# Cultura, Saúde e Doença

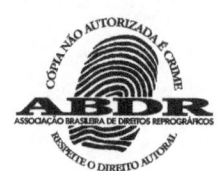

H478c  Helman, Cecil G.
     Cultura, saúde e doença / Cecil G. Helman ; tradução Ane Rose Bolner. – 5. ed. – Porto Alegre : Artmed, 2009.
     432 p. ; 28 cm.

     ISBN 978-85-363-1795-3

     1. Medicina – Antropologia. I. Título.

CDU 611/618:572

Catalogação na publicação: Renata de Souza Borges – CRB-10/1922

# Cultura, Saúde e Doença

## 5ª edição

**CECIL G. HELMAN**
*MB ChB FRCGP*
*Dip Soc Anthrop*
*Professor of Medical Anthropology, School of Social Sciences*
*and Law, Brunel University, Middlesex, UK.*
*Senior Lecturer, Department of Primary Care and Population Sciences,*
*Royal Free and University College Medical School, London.*
*Former Visiting Fellow in Social Medicine and Health Policy,*
*Harvard Medical School, USA.*
*Former Visiting Professor, Multicultural Health Programme,*
*University of New South Wales, Sydney, Australia.*

**Tradução:**
Ane Rose Bolner

**Consultoria, supervisão e revisão técnica desta edição:**
Francisco Arsego
*Médico de família e comunidade.*
*Mestre em Antropologia Social pela Universidade Federal do Rio Grande do Sul (UFRGS).*
*Professor do Departamento de Medicina Social da Faculdade de Medicina da UFRGS.*
*Chefe do Serviço de Atenção Primária à Saúde do Hospital de Clínicas de Porto Alegre.*
*Médico do Serviço de Saúde Comunitária do Grupo Hospitalar Conceição.*

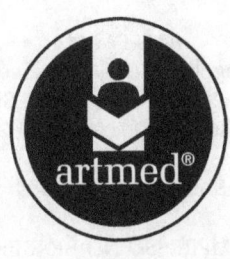

Obra originalmente publicada sob o título
*Culture, health and illness*, 5th Edition
ISBN 978-0-340-91450-2

Original Fifth Edition English language © 2007 by Hodder Arnold, an imprint of Hodder Education and a member of the Hodder Headline Group, 338 Euston Road, London NW1 3BH. We hereby assert that Cecil G. Helman is the author of this work and is rightfully identified as such. The accuracy of the translation of this work is solely the responsibility of Artmed Editora S.A. and is not the responsibility of Hodder Arnold, nor its imprints or group proprietors.

Capa
*Paola Manica*

Preparação do original
*Heloísa Stefan*

Leitura final
*Cecília Jabs Eger*

Supervisão editorial
*Letícia Bispo de Lima*

Projeto e editoração
*Armazém Digital® Editoração Eletrônica – Roberto Carlos Moreira Vieira*

Reservados todos os direitos de publicação, em língua portuguesa, à
ARTMED® EDITORA S.A.
Av. Jerônimo de Ornelas, 670 - Santana
90040-340 Porto Alegre RS
Fone (51) 3027-7000 Fax (51) 3027-7070

É proibida a duplicação ou reprodução deste volume, no todo ou em parte, sob quaisquer formas ou por quaisquer meios (eletrônico, mecânico, gravação, fotocópia, distribuição na Web e outros), sem permissão expressa da Editora.

SÃO PAULO
Av. Angélica, 1091 - Higienópolis
01227-100 São Paulo SP
Fone (11) 3665-1100 Fax (11) 3667-1333

SAC 0800 703-3444

IMPRESSO NO BRASIL
*PRINTED IN BRAZIL*

Para minha filha Zoe

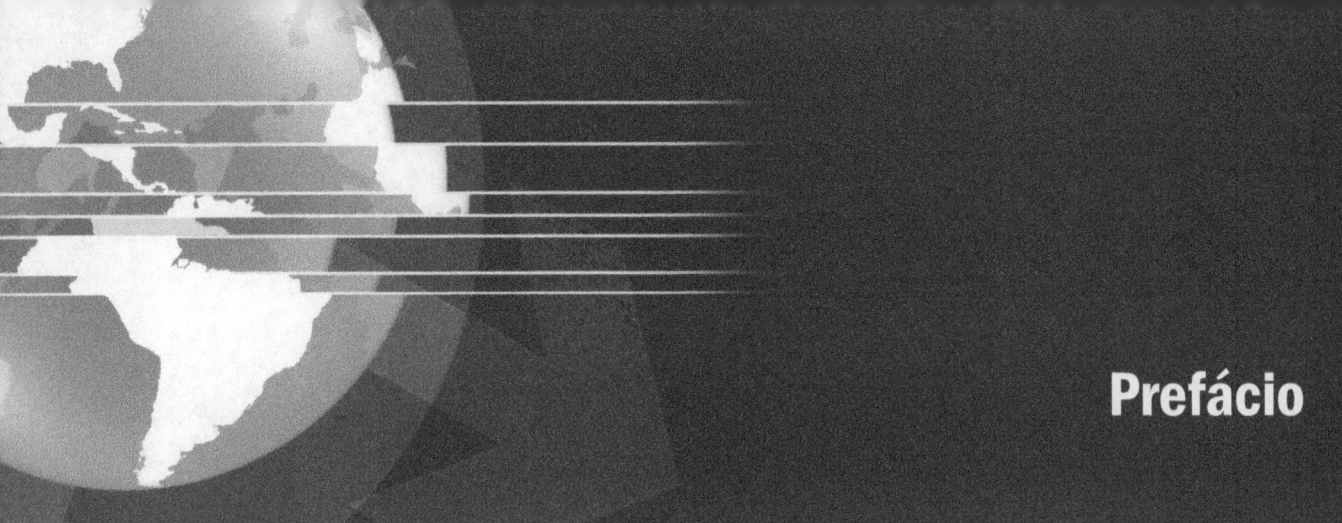

# Prefácio

Desde que a 1ª edição de *Cultura, saúde e doença* surgiu em 1984, o interesse pelos aspectos transculturais da saúde, da doença e dos cuidados médicos expandiu-se para além de toda a expectativa. Centenas de artigos, livros e projetos de pesquisa sobre o assunto foram publicados em várias línguas. Novos periódicos e *websites* também surgiram, e novos cursos sobre os aspectos transculturais da saúde foram desenvolvidos em muitas universidades, escolas de medicina e de enfermagem em todo o mundo. *Cultura, saúde e doença* agora é usado como livro-texto em mais de 40 países (incluindo mais de 120 universidades e faculdades na América do Norte), com traduções em diversas línguas.

O enorme crescimento do assunto indica que ficou cada vez mais difícil descrever todos os novos desenvolvimentos dentro de um livro apenas. Entretanto, esta 5ª edição de *Cultura, saúde e doença* aborda todos os principais desenvolvimentos dos últimos anos. Materiais novos foram adicionados aos capítulos já existentes, e vários capítulos inteiramente novos foram incluídos. O livro aborda tópicos cada vez mais importantes, como a globalização e a migração e suas consequencias na saúde global e nos cuidados médicos, o crescimento da internet e da telemedicina, a importância da genética para a compreensão dos padrões da doença humana, o papel dos aspectos de gênero e sexualidade, o aumento mundial nos transplantes de órgãos e em outras técnicas médicas novas, incluindo a biotecnologia, a engenharia genética e as modernas tecnologias reprodutivas e a ameaça crescente que as doenças infecciosas – como a síndrome da imunodeficiência adquirida (AIDS), a malária, a síndrome respiratória aguda grave (SARS), a tuberculose multirresistente e várias outras – representam à saúde humana. O livro aborda particularmente o papel que a pobreza e a privação – incluindo a desigualdade no acesso aos cuidados médicos – têm no desenvolvimento da doença e do sofrimento humano. Em muitos casos, esses fatores socioeconômicos são muito mais significativos do que as crenças e as práticas culturais.

Esta 5ª edição foi escrita em um mundo bem diferente do de 1984: mais móvel, mais interconectado, mais rapidamente variável e mais diversificado do que em qualquer outro período da história humana. Atualmente, de acordo com as Nações Unidas, cerca de 175 milhões de pessoas vivem fora de seus países de nascimento ou cidadania, e a taxa de migração entre países – e dentro deles – está aumentando rapidamente. Com isso, em muitas partes do mundo, a população ficou mais diversificada em termos de cultura, origem social, etnia e religião, o que, por sua vez, aumentou a necessidade de uma compreensão de fatores nos cuidados médicos e de enfermagem. Para ilustrar isso, estudos de caso de mais de 90 países foram incluídos no texto. Em cada caso, consta o ano em que o estudo foi publicado ou realizado para demonstrar a profundidade histórica do assunto e sua importância com o passar do tempo.

Agradeço aos seguintes colegas que gentilmente me enviaram seus artigos, livros ou achados de pesquisa e aos quais me referi no texto: Stephen Bach, Daniel Beck, Gillian Bentley, Maggie Burgess, J. Emilio Carillo, Susan M. Cox, Simon Dein, Maurice Eisenbruch, Carl Elliott, Gareth Enticott, Jiske Erlings, David Gellner, Robert A. Hahn, Suzette Heald, Elizabeth Hsu, Patricia Hudelson, David Ingram, Judith Justice, Sharon R. Kaufman, Robert C. Like, Gerald Mars, Alex Mauron, Jerry Menikoff, Susanna Hausmann Muela, Mervat Nasser, Lois Nixon, Melissa Parker, Mirilee Pearl, Joan Muela Ribiero, Hikaru Suzuki, Mark S. Tremblay, Elizabeth Panter-Brick, Irena Papadopoulos, Vikram Patel, Mary C.J. Rudolf, Andrew Russell, Clive Seale, Bob Simpson, Surinder Singh, Vieda Skultans, Stewart Skyte, Margaret Sleeboom, Johannes Sommerfeld, Mark Tremblay, Sandra Torres, Cassandra White e Sjaak van der Geest.

A ajuda e o apoio de Jane Tod, Sara Purdy e Joanna Koster, da editora Hodder Arnold, na preparação deste livro, também devem ser destacados.

Cecil G. Helman

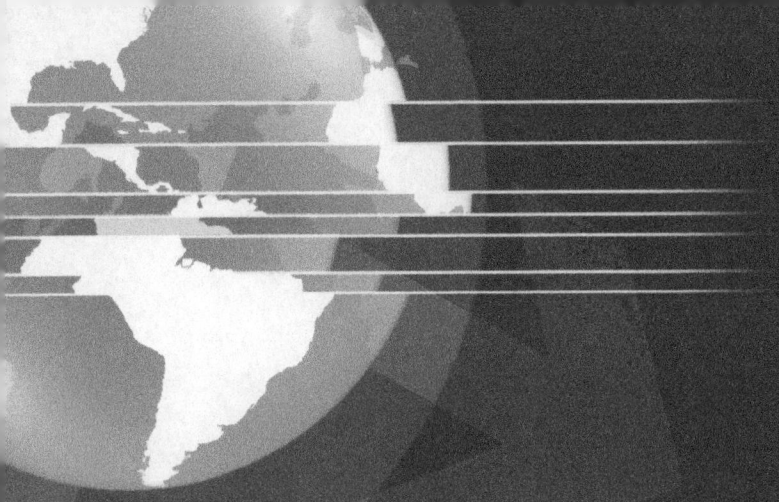

# Sumário

**1** Introdução: a abrangência da antropologia médica ............... 11
**2** Corpo: definições culturais de anatomia e fisiologia ............... 27
**3** Dieta e nutrição ............... 55
**4** Cuidado e cura: os setores de atenção à saúde ............... 79
**5** Interações médico-paciente ............... 113
**6** Gênero e reprodução ............... 143
**7** Dor e cultura ............... 169
**8** Cultura e farmacologia: drogas, álcool e tabaco ............... 179
**9** Ritual e manejo do infortúnio ............... 203
**10** Psiquiatria transcultural ............... 221
**11** Aspectos culturais do estresse e do sofrimento ............... 257
**12** Migração, globalização e saúde ............... 271
**13** Telemedicina e internet ............... 297
**14** Novo corpo, novo "eu": genética e biotecnologia ............... 315
**15** Fatores culturais em epidemiologia ............... 329
**16** A pandemia da AIDS ............... 345
**17** Doenças tropicais: malária e lepra ............... 363
**18** Antropologia médica e saúde global ............... 375
**19** Novos métodos de pesquisa em antropologia médica ............... 401

Apêndice: periódicos e *websites* ............... 411
Índice onomástico ............... 413
Índice ............... 417

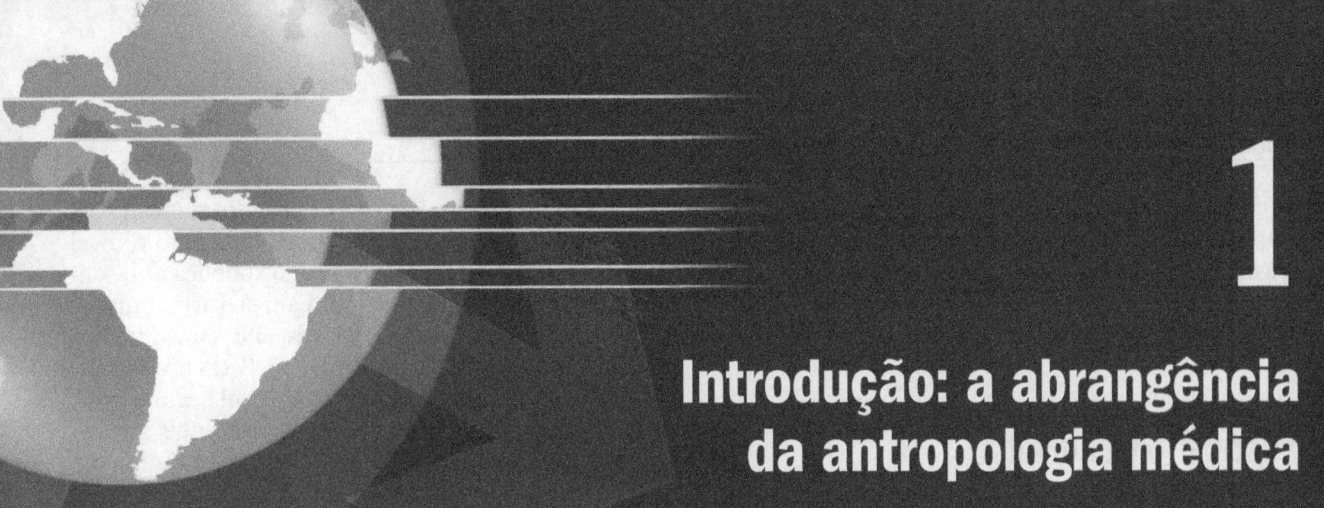

# 1
# Introdução: a abrangência da antropologia médica

A antropologia médica estuda a forma como as pessoas, em diferentes culturas e grupos sociais, explicam as causas dos problemas de saúde, os tipos de tratamento nos quais elas acreditam e a quem recorrem quando adoecem. Ela também é o estudo de como essas crenças e práticas relacionam-se com as alterações biológicas, psicológicas e sociais no organismo humano, tanto na saúde quanto na doença. A antropologia médica, por fim, é o estudo do sofrimento humano e das etapas pelas quais as pessoas passam para explicá-lo e aliviá-lo.

Para colocar o assunto em perspectiva, é necessário saber algo sobre a disciplina da antropologia em si, da qual a antropologia médica é um ramo relativamente novo. A antropologia – do grego "o estudo do homem" – tem sido chamada "a mais científica das ciências humanas e a mais humana das ciências".[1] Seu objetivo é o estudo holístico do ser humano – origens, desenvolvimento, organizações sociais e políticas, religiões, línguas, arte e artefatos.

A antropologia, como campo de estudo, apresenta vários ramos. A *antropologia física* – também conhecida como biologia humana – é o estudo da evolução da espécie humana e preocupa-se em explicar as causas da atual diversidade das populações humanas. Em sua investigação da pré-história humana, a antropologia física usa as técnicas da arqueologia, da paleontologia, da genética e da sorologia, bem como o estudo do comportamento dos primatas e a ecologia. A *cultura material* trata da arte e dos artefatos do gênero humano, tanto no presente quanto no passado. Ela abrange os estudos das artes, dos instrumentos musicais, das armas, das roupas, das ferramentas e dos implementos agrícolas de diferentes populações e de todos os outros aspectos da tecnologia que os seres humanos utilizam para controlar, moldar, explorar e melhorar os seus ambientes sociais ou naturais. A *antropologia social* e a *cultural* tratam, respectivamente, do estudo comparativo das sociedades humanas contemporâneas e dos seus sistemas culturais, embora haja uma diferença na ênfase entre essas duas abordagens.

No Reino Unido, a *antropologia social* é a abordagem dominante e enfatiza as dimensões sociais da vida humana. Ela vê as pessoas como animais sociais, organizados em grupos que regulam e perpetuam a si mesmos, e é a experiência da pessoa como membro da sociedade que molda sua visão de mundo. Nesta perspectiva, a cultura é vista como um dos modos pelos quais o homem organiza e legitima sua sociedade, fornecendo a base para sua organização social, política e econômica. Nos Estados Unidos, a *antropologia cultural* concentra-se mais nos sistemas de símbolos, idéias e significados que compreendem uma cultura e dos quais a organização social é apenas uma expressão. Na prática, as diferenças na ênfase entre a antropologia social e a cultural fornecem perspectivas valiosas e complementares sobre dois aspectos centrais – como os grupos humanos se organizam e como eles encaram o mundo em que habitam. Em outras palavras, ao estudar um grupo de seres humanos, é necessário estudar as características tanto de sua sociedade como de sua cultura.

Keesing e Strathern[2] definem uma *sociedade* como compreendendo "um sistema social total cujos membros compartilham uma linguagem e tradição cultural comuns" – as quais geralmente a diferenciam das populações circundantes. As fronteiras entre as sociedades algumas vezes são vagas, mas, em geral, cada uma tem sua própria identidade territorial e política. Como mencionado adiante, a maioria das sociedades está tornando-se cada vez mais diversificada devido à imigração e a outros fatores. Ao estudar qualquer sociedade, os antropólogos investigam como os seus membros se organizam em vários grupos, hierarquias e papéis. Essa organização é revelada em sua ideologia e religião dominantes, em seus sistemas políticos e econômicos, nos tipos de ligações que o parentesco ou a residência próxima criam entre as pessoas, em suas hierarquias de poder e prestígio e na divisão do trabalho entre pessoas de diferentes origens e gêneros. As regras que indicam a organização de uma sociedade e a forma como ela é simbolizada e transmitida fazem parte da cultura dessa sociedade.

## O CONCEITO DE CULTURA

O que é, então, *cultura* (uma palavra usada muitas vezes ao longo deste livro)? Os antropólogos forneceram várias definições, das quais talvez a mais famosa seja a de Tylor,[3] em 1871: "Aquele complexo integral que inclui conhecimento, crenças, arte, moral, leis, costumes e quaisquer outras capacidades e hábitos adquiridos pelo homem como membro de uma sociedade". Keesing e Strathern,[4] em sua definição, destacam o aspecto ideacional da cultura. Isto é, as culturas compreendem "sistemas de idéias compartilhadas, sistemas de conceitos e regras e significados que subjazem e são expressos nas maneiras como os seres humanos vivem".

A partir dessas definições, pode-se ver que a cultura é um conjunto de orientações (tanto explícitas quanto implícitas) que os indivíduos herdam como membros de uma sociedade particular, as quais lhes dizem como ver o mundo, como experimentá-lo emocionalmente e como se comportar em relação a outras pessoas, às forças sobrenaturais ou aos deuses e ao ambiente natural. Ela também fornece aos indivíduos um modo de transmitir essas orientações para a próxima geração – pelo uso de símbolos, linguagem, arte e rituais. Em certa medida, a cultura pode ser encarada como uma "lente" herdada através da qual o indivíduo percebe e compreende o mundo em que habita e aprende a viver dentro dele. Crescer dentro de qualquer sociedade é uma forma de *enculturação*,* pela qual o indivíduo lentamente adquire a sua "lente". Sem este tipo de percepção compartilhada do mundo, tanto a coesão como a continuidade de qualquer grupo humano seriam impossíveis.

O antropólogo norte-americano Edward T. Hall[5] propôs que, em cada grupo humano, há três *níveis* diferentes de cultura. Estes variam da cultura manifesta e explícita ("nível terciário de cultura"), visível ao estrangeiro, tais como rituais sociais, trajes típicos, culinária nacional e ocasiões festivas, a níveis muito mais profundos, conhecidos somente pelos membros do grupo cultural em si. Enquanto o nível terciário é basicamente a "fachada" pública apresentada ao mundo, abaixo dele situam-se várias presunções, crenças e regras implícitas, que constituem a "gramática cultural" daquele grupo. Esses níveis mais profundos incluem a "cultura de nível secundário", em que tais regras e presunções subjacentes são conhecidas pelos membros do grupo, porém raramente compartilhadas com estrangeiros – e a "cultura de nível primário". Esta última é o nível mais profundo da cultura, "em que as regras são conhecidas e obedecidas por todos, mas raramente ou nunca mencionadas. Suas regras são implícitas, tomadas como certas, sendo praticamente impossível ao sujeito mediano expressá-las como um sistema e, geralmente, inconscientes".

Na visão de Hall, enquanto o nível manifesto e terciário da cultura é mais fácil de observar, alterar e manipular, os níveis mais profundos (primário e secundário) são os mais ocultos, estáveis e resistentes às mudanças. Isso, por sua vez, tem grandes implicações para os cientistas sociais aplicados, especialmente para quem quer ajudar ou educar populações de outras culturas.

Um aspecto crucial da "lente" de qualquer cultura é a divisão do mundo e das pessoas dentro dele em diferentes *categorias*, cada uma com seu próprio nome. Por exemplo, todas as culturas dividem seus membros em diferentes categorias sociais – como homens ou mulheres, crianças ou adultos, jovens ou velhos, conhecidos ou estranhos, de classe alta ou baixa, capazes ou incapazes, normais ou anormais, belos ou feios, loucos ou maus, saudáveis ou doentes. Todas as culturas possuem maneiras elaboradas de mover as pessoas de uma categoria social para outra (como de "pessoa doente" para "pessoa saudável") e de confiná-las – algumas vezes contra a sua vontade – dentro de categorias nas quais foram colocadas (como "louco", "incapacitado" ou "idoso").

Antropólogos como Leach[6] destacam que praticamente todas as sociedades possuem mais de uma cultura dentro de suas fronteiras. Por exemplo, a maioria das sociedades tem alguma forma de estratificação social em classes sociais, castas ou categorias, e cada estrato é marcado pelos seus próprios atributos culturais distintos, incluindo uso da linguagem, costumes, estilos de vestir, padrões de alimentação e moradia e assim por diante. Ricos e pobres, poderosos e destituídos de poder – cada um terá herdado sua própria perspectiva cultural. Até certo ponto, tanto os homens quanto as mulheres podem ter suas próprias "culturas" distintas dentro da mesma sociedade, e espera-se que sigam diferentes normas e atendam a diferentes expectativas. Crianças, adultos e

---

* N. de R.T. Aqui, o autor faz uma distinção entre *enculturação* e *aculturação*. Este último é um conceito antigo em antropologia e que significa uma mudança de pedrões culturais de um grupo social sob a influência de outro grupo social, geralmente mais poderoso.

idosos estão todos sujeitos às diferentes regras de comportamento e possuem diferentes visões de mundo. Além dos estratos sociais, pode-se observar que, embora as sociedades complexas mais modernas, como as na América do Norte e na Europa ocidental, possuam suas próprias tradições culturais exclusivas, elas agora incluem, dentro de suas fronteiras, minorias religiosas e étnicas, turistas, estudantes estrangeiros, imigrantes recentes, refugiados políticos e trabalhadores migrantes, cada um com sua própria cultura. Muitos desses grupos sofrerão um certo grau de *aculturação* com o tempo enquanto incorporam alguns dos atributos culturais da sociedade maior, mas não outros. Além disso, cada vez mais seguidores de diferentes religiões novas, cultos e estilos de vida estão surgindo na maioria das sociedades ocidentais, cada um com sua própria visão exclusiva de mundo.

Uma subdivisão ulterior da cultura dentro de sociedades complexas é vista nas várias *subculturas* profissionais existentes, como medicina, enfermagem, direito ou profissões militares. Em cada caso, estas pessoas formam um grupo à parte, com seus próprios conceitos, regras e organização social. Embora cada subcultura tenha se desenvolvido a partir da cultura maior e compartilhe muitos de seus conceitos e valores, ela também possui características próprias exclusivas e distintas. Os estudantes nessas profissões – sobretudo em medicina e enfermagem – também sofrem uma forma de *enculturação* ao adquirir, gradualmente, a "cultura" da carreira escolhida. Ao fazê-lo, eles também adquirem uma perspectiva de vida muito diferente da que têm aqueles que estão fora da profissão. No caso da profissão médica, sua subcultura também reflete muitas das divisões sociais e dos preconceitos da sociedade maior (ver Capítulos 4 e 6) e isso pode interferir com os cuidados de saúde e com a comunicação médico-paciente ou enfermeiro-paciente, como ilustrado adiante neste livro.

Tudo isso significa que as sociedades mais complexas nunca são homogêneas e são hoje uma "colcha de retalhos" de diferentes subculturas, com diferentes visões de mundo coexistindo – algumas vezes de modo desconfortável – dentro do mesmo território. Assim, a "cultura" é um conceito cada vez mais fluido que, na maioria das sociedades, está sofrendo um processo constante de mudança e adaptação. Pode-se dizer que, agora, muitos indivíduos, famílias e mesmo comunidades ocupam duas ou mesmo mais culturas ao mesmo tempo. Este *biculturalismo* (e com freqüência bilingüismo) é especialmente verdadeiro para os migrantes novos, nos quais a cultura tradicional da primeira geração muitas vezes coexiste com as culturas bastante diferentes adquiridas pelos seus filhos e netos (ver Capítulo 12).

## O contexto da cultura

De modo geral, portanto, a origem cultural tem uma influência importante em muitos aspectos da vida das pessoas, incluindo crenças, comportamento, percepções, emoções, linguagem, religião, rituais, estrutura familiar, dieta, modo de vestir, imagem corporal, conceitos de espaço e de tempo e atitudes em relação à doença, dor e outras formas de infortúnio – todos podendo ter importantes implicações para a saúde e os cuidados de saúde.

Porém, a cultura em que você nasceu, ou na qual você vive, nunca é a *única* influência. Ela é apenas uma de várias influências sobre as crenças e os comportamentos relacionados à saúde, que incluem:

- fatores *individuais* (como idade, gênero, tamanho, aparência, personalidade, inteligência, experiência, estado físico e emocional);
- fatores *educacionais* (tanto educação formal quanto informal, inclusive educação em uma subcultura religiosa, étnica ou profissional);
- fatores *socioeconômicos* (como pobreza, classe social, *status* econômico, ocupação ou desemprego, discriminação ou racismo, bem como redes de suporte social de outras pessoas);
- fatores *ambientais* (como clima, densidade populacional ou poluição do *habitat*, mas incluindo também tipos de infra-estrutura disponível, como moradia, estradas, pontes, transporte público e serviços de saúde).

Em qualquer caso particular, além disso, todos esses fatores vão desempenhar algum papel, mas em proporções diferentes. Assim, em algumas situações – dependendo do contexto – as pessoas agem mais "culturalmente" do que em outras. Em outras ocasiões, seu comportamento pode ser determinado mais pela sua personalidade, pelo *status* econômico, por algo em que a educação os ensinou a acreditar ou pelas características do ambiente em que vivem.

### Maus usos do conceito de cultura

O conceito de cultura em si tem sido algumas vezes incompreendido ou mesmo usado de forma errada. Por exemplo, as culturas nunca são homogêneas, e, assim, deve-se sempre evitar usar generalizações ao explicar as crenças e os comportamentos das pessoas. Não se pode fazer generalizações amplas sobre os membros de qualquer grupo humano sem levar em conta o fato de que as diferenças entre os membros do grupo podem ser tão marcantes como aquelas entre os membros de diferentes grupos culturais. Frases como "os membros do grupo X não fazem Y" (como fumar, beber ou comer carne) podem ser verdadeiras a respeito de alguns ou mesmo da maioria dos membros do grupo, mas não necessariamente de todos. Por conseguinte, deve-se diferenciar entre as regras de uma cultura, que determinam como alguém *deveria* pensar e se comportar, e a forma como as pessoas realmente comportam-se na vida real. As generalizações também podem ser perigosas, pois freqüentemente levam ao desenvolvimento de estereótipos e então a equívocos culturais, preconceitos e discriminação. Outra razão para não generalizar é que as culturas nunca são estáticas – elas geralmente são influenciadas pelos outros grupos humanos em torno delas e, na maior parte do mundo, estão em um processo constante de adaptação e mudança. Cada vez mais isso se deve à globalização econômica e ao crescimento dos sistemas de comunicação global como rádio, televisão e internet, bem como às viagens aéreas, ao turismo de massa e ao aumento dos níveis de migração (ver Capítulos 12 e 18). Para algumas comunidades de migrantes, isso pode significar que o relacionamento previamente íntimo entre sua cultura e sua área geográfica de origem torna-se mais fraco com o tempo à medida que eles gradualmente são assimilados em outro ambiente cultural. Para outros, porém, a escolha pode ser a tentativa de manter o máximo possível de sua identidade original, por exemplo, usando sempre a língua materna em casa, consumindo seus alimentos tradicionais e assistindo aos programas de televisão por satélite somente de seu país natal. Tudo isso significa que agora é difícil generalizar sobre os grupos culturais, especialmente em sociedades mais complexas. Nesta era moderna de fluxo constante e movimento populacional, o que é verdadeiro sobre a cultura de um grupo particular em um ano pode não ser verdadeiro no ano seguinte.

Assim, a visão moderna da cultura – como já mencionado – é destacar a importância de considerá-la sempre dentro de seu *contexto* particular. Esse contexto é composto de elementos históricos, econômicos, sociais, políticos e geográficos e significa que a cultura de qualquer grupo de pessoas, em qualquer ponto particular no tempo, é sempre influenciada por muitos outros fatores. Portanto, pode ser impossível isolar as crenças e os comportamentos culturais "puros" do contexto social e econômico em que eles ocorrem. Por exemplo, as pessoas podem agir de um modo particular (consumir certos alimentos, viver em uma casa com muitas pessoas ou não ir ao médico quando adoecem) não porque seja parte de sua cultura fazer isso, mas porque simplesmente são pobres demais para agir de outra forma. Elas podem ter altos níveis de ansiedade em suas vidas diárias não porque sua cultura as torna ansiosas, mas porque estão sofrendo discriminação ou perseguição por outras pessoas. Portanto, ao compreender saúde e doença, é importante evitar "culpar a vítima" – isto é, ver a má saúde de uma população como o resultado exclusivo de sua cultura em vez de considerar também sua situação econômica ou social particular.

No cuidado clínico, o mau uso do conceito de cultura pode ocorrer quando sua influência é enfatizada *excessivamente* na interpretação de como algumas pessoas apresentam seus sintomas aos profissionais de saúde. Os sintomas ou alterações de comportamento podem ser atribuídos à "cultura" de uma pessoa quando na verdade são causados por um distúrbio físico ou mental subjacente.[7] Por exemplo, as doenças físicas do cérebro (como tumores ou encefalite) podem ser confundidas com doença mental em certos contextos culturais e sociais. Weiss[8] descreveu que, na Índia e em outros lugares, alguns casos de malária cerebral foram erroneamente diagnosticados como doença mental. Outro mau uso sério do conceito ocorre quando o comportamento anti-social, perigoso ou mesmo homicida de um indivíduo é atribuído à sua "cultura" quando não tem nada a ver com ela de forma alguma; um exemplo disso é a "camuflagem cultural" descrita no Capítulo 10.

## FATORES SOCIOECONÔMICOS: DESIGUALDADES EM SAÚDE

Os fatores econômicos e a desigualdade social são algumas das causas mais importantes de má saúde, pois a *pobreza* pode resultar em desnutrição, condições de vida em aglomerações, roupas inadequadas, níveis ruins de educação, casa ou trabalho situados em áreas com riscos ambientais maiores (como nas proximidades de fábricas que produzem resíduos tóxicos), bem como exposição à violência física e psicológica, estresse psicológico e abuso de drogas e álcool. A distribuição desigual de riqueza e recursos e de acesso aos serviços de saúde – tanto entre os países quanto dentro de cada país – também pode levar a esta situação. Um estudo inicial dessas *disparidades de saúde* no Reino Unido, o Black Report[9] de 1982, mostrou como a saúde podia ser claramente correlacionada com a renda, com as pessoas nas classes sociais mais baixas sofrendo mais doença e com uma mortalidade muito maior do que seus concidadãos nas classes mais afluentes. Nos últimos anos, essa situação piorou na Grã-Bretanha, com uma ampliação da diferença na expectativa de vida entre as classes sociais. Na Inglaterra e no País de Gales, no período de 1972 a 1976, a expectativa de vida para aqueles em ocupações profissionais era 5,5 anos maior para homens e 5,3 anos maior para mulheres em comparação com aqueles em ocupações manuais não-qualificadas; no período de 1992 a 1996, porém, esta diferença de classe na expectativa de vida havia se ampliado para 9,5 anos para homens e 6,4 anos para mulheres.[10]

Em muitas sociedades ocidentais, essas disparidades são particularmente evidentes em grupos minoritários étnicos ou culturais, quer sejam imigrantes ou nativos do país. Nos Estados Unidos, diversos estudos indicam que os membros de grupos minoritários sofrem desproporcionalmente de doença cardíaca, diabetes, asma, câncer e outras condições.[11] As razões para essas disparidades de saúde são complexas: elas incluem os muitos efeitos da pobreza, mas também os desvios e a falta de flexibilidade do sistema de cuidados de saúde em si. Além disso, como Betancourt e colaboradores[11] relatam, as minorias étnicas nos Estados Unidos possuem taxas muito menores de cobertura pelo seguro-saúde: por exemplo, enquanto os latinos são apenas 13% da população, representam 25% daqueles sem qualquer seguro-saúde. As pessoas de baixa renda não somente podem ser incapazes de pagar por bons cuidados de saúde, mas também de ausentar-se do trabalho para fazer uso de quaisquer cuidados de saúde disponíveis. Outro fator prejudicial à saúde dos grupos minoritários pode ser a discriminação, o racismo ou a perseguição pela população "hospedeira",[12] bem como uma má vontade geral em considerar suas crenças, práticas e expectativas em saúde.

Também no mundo em desenvolvimento, qualquer que seja a cultura local, a má saúde geralmente está associada à baixa renda e pobreza, pois esta influencia o tipo de alimento, água, roupas, saneamento, moradia e cuidados médicos pelos quais as pessoas podem pagar.[13] As disparidades de saúde e o ambiente físico em que as comunidades mais pobres vivem podem ter um impacto direto em sua saúde, resultando, por exemplo, em uma incapacidade de pagar por um suprimento de água potável ou pela coleta de esgotos adequada. Em 2005, o Programa de Desenvolvimento das Nações Unidas estimou que 1,2 bilhões de pessoas ainda não tinham acesso a água potável, enquanto 2,4 bilhões de pessoas não tinham acesso a saneamento adequado, e que essas duas situações poderiam levar às taxas aumentadas de doenças veiculadas pela água, que já matam cerca de dois milhões de crianças por ano.[14]

Um exemplo da relação entre desigualdade e estado de saúde foi descrito no estudo de Unterhalter[15] sobre as taxas de mortalidade de lactentes entre diferentes comunidades étnicas em Joanesburgo, África do Sul, entre 1910 e 1979. Ela verificou a existência de taxas muito maiores de mortalidade de lactentes entre negros e outros grupos "não-brancos" do que entre brancos, e isso se correlacionou claramente com as desigualdades econômicas e sociais que lhes eram impostas pelo sistema do *apartheid*. Preston-Whyte[16] descreveu por que o legado desse sistema político de racismo tornou o controle da síndrome da imunodeficiência adquirida (AIDS) na África do Sul muito mais difícil hoje em dia: o *apartheid* era um sistema que, em zonas rurais, freqüentemente separava os homens de suas esposas, enviando-os para trabalhar nas cidades por muitos anos. Lá, eles viviam em hospedarias somente para homens, o que ajudou a institucionalizar as relações sexuais com múltiplos parceiros para muitos deles. Ao mesmo tempo, nas zonas rurais, as mulheres pobres algumas vezes precisavam se prostituir para ganhar dinheiro para sua própria sobrevivência e de seus filhos.

Os efeitos da desigualdade social sobre a saúde e a expectativa de vida também podem aplicar-se às sociedades afluentes; isto é, a privação pode ser tanto relativa como absoluta. Marmot[17] descreveu a "síndrome de *status*", em que, para pessoas acima de um limiar de bem-estar material, outros fatores, como a sensação de autonomia e controle sobre suas vidas, assim como oportunidades de "engajamento e participação social plenos", são cruciais para sua saúde, bem-estar e longevidade. A pesquisa indica que quanto mais alto e mais bem-sucedido se está na hierarquia social, ou mesmo dentro de uma organização particular, como uma empresa, corporação ou burocracia, maior a saúde e expectativa de vida da pessoa. Quanto menor o nível social, maiores os riscos de saúde. Por exemplo, ele cita uma pesquisa mostrando que os atores de cinema que ganham um Prêmio da Academia (um "Oscar") vivem em média quatro anos mais do que seus coadjuvantes e do que outros atores que foram indicados para o Oscar mas que nunca o receberam. Este "gradiente social em saúde" parece ser encontrado em todas as sociedades, ricas e pobres, nas quais a hierarquia ou desigualdade social é uma característica. Um exemplo disso na Grã-Bretanha foi o famoso "Estudo Whitehall"[18] – um estudo detalhado de 25 anos sobre a saúde de 18.000 funcionários do governo – que encontrou uma morbidade e mortalidade muito maiores, especialmente por doença cardíaca, nos escalões inferiores da burocracia. Os administradores de nível mais alto e os oficiais executivos tinham saúde muito melhor e maior expectativa de vida do que os empregados subalternos ou exercendo cargos inferiores. Fatores como a renda ou o nível de educação desempenharam um papel nisso, mas também a sensação subjetiva de *controle* que as pessoas tinham sobre suas circunstâncias de vida particulares – tanto no trabalho quanto em casa. Marmot observa que um fator-chave aqui pode ser psicológico, pois "a experiência psicológica da desigualdade tem efeitos profundos nos sistemas corporais". A experiência subjetiva do estresse, e da falta de controle sobre ele, pode ser um fator importante na causação de alterações fisiológicas, que por sua vez levam ao "gradiente social da saúde". E mais, ele observa que "pessoas no mesmo nível na hierarquia ocupacional com parcelas diferentes de controle tinham taxas marcadamente diferentes de doença – o baixo controle levou consistentemente a mais doença". Outro fator é o grau de coesão social existente, e o fato de o indivíduo estar envolvido em redes de suporte de família, amigos ou colegas de trabalho. Em nível nacional, Marmot observa que as sociedades caracterizadas pela alta coesão social, quer sejam ricas ou pobres, "têm saúde melhor do que outras com a mesma riqueza porém menor coesão social".[19]

Quando as sociedades mais pobres passam por um *desenvolvimento* econômico e social rápido, a saúde de muitos de seus cidadãos pode melhorar, mas a de outros pode piorar. Por exemplo, um estudo na China em meados da década de 1990[20] mostrou, para grupos cujo *status* socioeconômico melhorou, como as chances de ter um estilo de vida mais saudável na verdade diminuíram. Ser novo rico significou um desvio em direção ao consumo de mais alimentos processados, ricos em gordura, sal e açúcar refinado, bem como um estilo de vida mais sedentário. Paradoxalmente, aqueles grupos que permaneceram em um nível socioeconômico mais baixo pareceram manter um estilo de vida mais saudável, levando uma vida mais ativa e consumindo mais alimentos naturais como frutas, vegetais e grãos. Este fenômeno de "transição do estilo de vida" nos países em desenvolvimento e mais pobres, pode explicar parcialmente por que "as doenças não-transmissíveis relacionadas à nutrição são mais prevalentes no mundo em desenvolvimento entre pessoas com um *status* socioeconômico maior, enquanto o oposto é encontrado nas sociedades desenvolvidas".[21] Estas doenças "novas" na população incluem a obesidade, o diabetes e os distúrbios cardiovasculares (ver Capítulo 3).

De modo geral, então, a conclusão desta seção é que a "cultura" não pode – nem deve – ser considerada em um vácuo. A cultura "pura" dificilmente existe, pois é apenas um componente de uma mistura complexa e diversificada de fatores que exercem influência sobre as crenças das pessoas, sobre a forma como elas vivem o seu cotidiano e sobre sua saúde e doença.

## ANTROPOLOGIA MÉDICA

Embora a *antropologia médica* seja um ramo da antropologia social e cultural, suas raízes também se situam profundamente dentro da medicina e de outras ciências naturais, pois está relacionada com uma ampla variedade de fenômenos biológicos, sobretudo em relação à saúde e à doença. Como uma área, ela portanto situa-se – algumas vezes de forma desconfortável – na sobreposição entre as ciências sociais e naturais e retira seus *insights* dos dois conjuntos de disciplinas. Na definição de Foster e Anderson,[22] ela é "uma disciplina biocultural voltada tanto para os aspectos biológicos como para os aspectos socioculturais do comportamento humano e, particularmente, para a maneira como os dois interagiram ao longo da história humana para influenciar a saúde e a doença".

Os antropólogos que estudam a faixa sociocultural deste espectro têm indicado que, em todas as sociedades humanas, as crenças e práticas relativas aos problemas de saúde* são uma característica central da cultura. Freqüentemente, elas estão ligadas às crenças sobre a origem de uma variedade muito maior de infortúnios (incluindo acidentes, conflitos interpessoais, desastres naturais, quebras de safra, roubos e perdas), dos quais a má saúde é apenas uma forma. Em algumas sociedades, todo o espectro desses infortúnios é atribuído às forças sobrenaturais, à retribuição divina ou à malevolência de um bruxo ou feiticeiro. Os valores e costumes associados à má saúde são parte da cultura mais ampla e com certeza não podem ser estudados isoladamente. Não se pode de fato compreender como as pessoas reagem à doença, à morte ou a outros infortúnios sem uma compreensão do tipo de cultura em que elas cresceram ou que adquiriram – isto é, das "lentes" através das quais elas percebem e interpretam seu mundo. Além do estudo da cultura, também é necessário examinar a *organização* social da saúde e da doença na sociedade (o sistema de cuidados de saúde), que inclui a forma como as pessoas são reconhecidas como doentes, o modo como elas apresentam essa doença a outras pessoas, os atributos daqueles a quem elas apresentam sua doença e as maneiras pelas quais a doença é abordada.

Este grupo de "curadores" ou "agentes de cura" é encontrado em diferentes formas em todas as sociedades humanas. Os antropólogos estão particularmente interessados nas características desse grupo social especial: seleção, treinamento, conceitos, va-

---

* N. de R.T. Na edição em inglês, o autor utiliza a expressão "ill health" para referir-se a um complexo estado em que o indivíduo está ou sente-se "doente". Assim, a versão brasileira dessa obra adotou tanto a expressão "má saúde", como "problemas de saúde".

lores e organização interna. Eles também estudam o modo como essas pessoas se ajustam no sistema social como um todo: sua posição na hierarquia social, seu poder econômico ou político e a divisão do trabalho entre eles e outros membros da sociedade. Em alguns grupos humanos, os agentes de cura desempenham outros papéis além de suas funções de cura – eles podem agir como "integradores" da sociedade, verificando regularmente os valores dela (ver Capítulo 9), ou como agentes de controle social, ajudando a marcar e a punir comportamentos socialmente desviantes (ver Capítulo 10). Seu foco pode não ser apenas o indivíduo doente, e sim sua família, comunidade, vila ou tribo "doentes". Assim, ao estudar como esses indivíduos em uma dada sociedade percebem e reagem à má saúde e os tipos de cuidados de saúde que eles fornecem, é importante saber algo sobre os atributos *culturais* e *sociais* da sociedade em que eles vivem. Esta é uma das principais tarefas da antropologia médica.

Na faixa biológica do espectro, a antropologia médica alimenta-se das técnicas e dos achados da ciência médica e de seus vários campos subordinados, incluindo a microbiologia, bioquímica, genética, parasitologia, patologia, nutrição e epidemiologia. Em muitos casos, é possível ligar as alterações biológicas encontradas com o uso dessas técnicas a fatores sociais e culturais em uma sociedade particular. Por exemplo, uma doença hereditária transmitida por um gene recessivo pode ocorrer com uma freqüência maior em uma dada população devido à sua preferência cultural pela endogamia (casamento somente dentro da própria família ou do grupo local de parentesco). Para desvendar este problema, são necessárias várias perspectivas:

- *medicina clínica*, para identificar a manifestação clínica da doença;
- *patologia*, para confirmar a doença em nível celular ou bioquímico;
- *genética*, para identificar e prever a base hereditária da doença e sua ligação com um gene recessivo;
- *epidemiologia*, para mostrar sua alta incidência em uma dada população em relação ao acúmulo de genes recessivos e certos costumes de casamento;
- *antropologia* social ou cultural, para explicar os padrões de casamento daquela sociedade e para identificar quem pode casar-se dentro dela.

A antropologia médica tenta resolver esse tipo de problema clínico utilizando não somente os achados antropológicos, mas também aqueles das ciências biológicas – sendo, em outras palavras, uma "disciplina biocultural".

# A ANTROPOLOGIA MÉDICA E O CICLO VITAL HUMANO

Um aspecto importante da antropologia médica é o estudo do ciclo vital humano e de todos os seus estágios, do nascimento à morte. A expressão *classe etária (age-grade)* é usada em antropologia para a categoria de pessoas que se enquadram dentro de uma faixa etária em particular, culturalmente definida (como crianças, adultos ou idosos).[23] Cada classe etária não é somente um estágio de vida biológico e universal; seu início e fim também são definidos pela cultura, bem como os eventos esperados dentro dela. E mais, cada classe etária também tem dimensões sociais e psicológicas profundas para aqueles que a atravessam. Em geral, estas definem de modo bastante preciso como as pessoas dentro de uma classe etária devem se comportar e como as outras pessoas devem se comportar em relação a elas. Assim como cada sociedade tem uma divisão profunda entre os tipos de comportamento esperados de homens e mulheres, também há diferenças importantes entre o que é esperado de cada uma das classes etárias.

Posteriormente neste livro, os dois extremos do ciclo vital humano, nascimento e morte, são discutidos em mais detalhes sob a perspectiva da antropologia médica (Capítulos 6 e 9). Também há mais discussões sobre como, particularmente na sociedade ocidental, muitas das etapas normais do ciclo vital (como puberdade, menstruação, gravidez, parto, menopausa e mesmo morte) parecem ter gradualmente se tornado "medicalizadas" e transformadas em estados patológicos, em vez de naturais.

Nos últimos anos, a antropologia médica tem dedicado considerável atenção às características culturais de dois estágios particulares do crescimento e desenvolvimento humanos: a infância e a velhice. Até certo ponto, tanto as crianças[24] quanto os idosos[25] podem ser descritos como tendo suas próprias culturas, ou melhor, subculturas, pois eles possuem sua própria visão exclusiva de mundo e modos de se comportar dentro dele. Embora cada um esteja sempre inserido dentro da cultura maior, eles também possuem certas características próprias e distintas.

### A infância

Assim como a velhice, a definição de infância não é algo fixo e finito, com base somente em critérios biológicos. Estudos transculturais indicam que há amplas variações na forma como a infância é definida, seu início e fim, e no comportamento considerado apropriado para as crianças e para aqueles que as rodeiam. James e colaboradores[26] destacam que as definições de infância são sempre, em certa medida, "construídas socialmente", isso porque elas tendem a variar de modo bastante amplo entre os diferentes grupos humanos. Por exemplo, diferentes sociedades estabelecem diferentes idades a partir das quais as crianças podem ser educadas, tomar parte em certos rituais religiosos, trabalhar fora de casa, ter relações sexuais, controlar suas próprias finanças, tomar decisões independentes (sobre sua saúde, educação ou local de residência), ter seus próprios documentos de identidade ou passaportes, assumir responsabilidade legal por suas ações e assim por diante. Em algumas culturas tradicionais, esperava-se inclusive que as crianças casassem, e a cerimônia de noivado ocorria arranjada por seus pais e parentes próximos. Embora tais casamentos arranjados entre crianças sejam agora cada vez mais incomuns, especialmente em zonas urbanas, no passado eles existiam em partes da Índia, da China, do Japão, da África e do sul da Europa.[27] Entre os Hausa da Nigéria, por exemplo, a infância efetivamente terminava para uma menina quando, na idade de 10 anos, ela era prometida a seu futuro marido, esperando-se então que tomasse parte nas "responsabilidades sociais de uma esposa".[28] Em outras situações culturais, esperava-se que as crianças se tornassem combatentes na guerra – sobretudo nas guerras civis e rebeliões[29] – ou trabalhassem em tempo integral fora de casa, freqüentemente por salários muito baixos.[29] A noção da infância como período único e protegido – uma existência em tese livre de preocupações, com seus próprios hábitos, lazer, normas de vestimenta, dietas, presentes, brinquedos, livros, programas de computador, filmes, vídeos e revistas – parece ser uma característica das sociedades economicamente mais desenvolvidas, em que altos lucros vêm sendo obtidos com esta "separação" conceitual da infância. Já nas sociedades mais pobres, as crianças são, com efeito, adultos em treinamento, esperando-se que realizem, o mais cedo possível, quase todas as tarefas usuais dos adultos, como cuidar de crianças, cozinhar, caçar, pastorear e ganhar dinheiro.

Na construção da cultura da infância, tanto em casa quanto na escola, as crianças não são apenas receptores passivos do processo. Elas também desenvolvem suas próprias crenças e linguagem[24] e contribuem para o desenvolvimento de sua própria identidade. Como James e colaboradores[26] destacam: "as crianças não são formadas pelas forças naturais e sociais, e sim... elas habitam em um mundo de significados criados por si mesmas e através de sua interação com os adultos". Cada vez mais, a antropologia médica concentra-se em certos aspectos da cultura da infância que se relacionam com a saúde e a doença – em particular, as necessidades e percepções da criança doente, suas crenças sobre saúde e doença e suas atitudes em relação ao tratamento médico (ver Capítulo 5).

Em nível internacional, o estudo antropológico da infância tem importância crescente devido às implicações, para a saúde, de uma série de aspectos sociais contemporâneos. Estes incluem o uso do trabalho infantil,[29] o abuso sexual e físico de crianças,[30,31] a prevalência disseminada da prostituição infantil,[29] o uso crescente de crianças na guerra[29] e o número cada vez maior de "crianças de rua" em vários países mais pobres.

Adiante neste livro, há uma discussão sobre algumas das áreas em que a antropologia médica já contribuiu para uma compreensão mais completa da saúde do lactente e da criança. Elas incluem os aspectos de incapacidade (Capítulo 2), a circuncisão masculina e feminina (Capítulo 2), as práticas de nutrição e a alimentação do lactente (Capítulo 3), as percepções de doença (Capítulo 5), a gestação e o parto (Capítulo 6), a automedicação e o abuso de substâncias (Capítulo 8), a estrutura familiar (Capítulo 10) e as imunizações, o planejamento familiar e os cuidados primários de saúde (Capítulo 18).

## A velhice

Um ramo relativamente novo da antropologia médica, a *gerontologia transcultural*, é o estudo do envelhecimento e das atitudes sociais em relação a ele em diferentes culturas. Sua importância é crescente, pois o número de idosos no mundo está aumentando rapidamente. Em todo o mundo, as Nações Unidas prevêem que a população com 60 anos ou mais irá triplicar, de 606 milhões em 2000 para quase dois bilhões em 2050.[32] Nos países mais desenvolvidos, os idosos já constituem 20% da população (e já ultrapassaram a população de crianças), devendo chegar a 33% por volta de 2050. Nos países em desenvolvimento, a porcentagem de idosos irá aumentar de 8% para 20%, esperando-se que a maior parte desse crescimento ocorra na África, na Ásia e na América Latina. Em todo o mundo, os "idosos mais velhos" (com 80 anos ou mais) são o grupo etário que cresce mais rapidamente entre a população mais velha, com um aumento projetado de 69 milhões em 2000 para 379 milhões em 2050.[32] Esse envelhecimento da população provavelmente terá grandes efeitos na sociedade. No momento, a modernização econômica, a queda da taxa de natalidade, a mudança dos papéis sexuais e a mobilidade da população têm levado freqüentemente à ruptura da estrutura familiar ampliada, com um número cada vez maior – e nunca visto até então – de idosos responsáveis pela própria subsistência.

Antropólogos têm apontado que, em todas as culturas, o envelhecimento biológico não é necessariamente igual ao envelhecimento social ou mesmo ao envelhecimento psicológico. Uma idade cronológica particular definida como velhice em uma cultura pode não ser considerada assim em outra. Da mesma forma, o comportamento definido por um grupo como inapropriado para os idosos, como ter relações sexuais ou usar roupas de cores chamativas, pode ser considerado bastante normal em outros. Além disso, a autopercepção e o envelhecimento psicológico freqüentemente são independentes da idade cronológica. Apesar do declínio do físico corporal, a maioria dos idosos mantém dentro de si mesmos um senso do que Kaufman[25] denomina "o eu sem idade" (*the ageless self*).

As culturas variam amplamente no *status* que dão aos idosos. Diferentemente das sociedades industrializadas ocidentais – em que a perda da produtividade (e da reprodutividade) com a idade em geral significa uma queda abrupta no *status* social –, o respeito dedicado aos idosos costuma ser muito maior nas sociedades tradicionais, mais rurais. Nas sociedades não-alfabetizadas, em particular, os idosos são os repositórios vivos da história oral e das tradições dos antepassados, bem como de costumes culturais, crenças, mitos e práticas rituais. Sob estas circunstâncias, a morte inesperada de um idoso respeitado é quase equivalente ao efeito de um incêndio de uma biblioteca ou universidade em uma sociedade alfabetizada e mais desenvolvida.

Em geral, a sociedade industrial ocidental moderna, com sua ênfase em juventude, beleza, produtividade, individualismo, autonomia e autocontrole, com freqüência é bastante intolerante com as pessoas idosas. Elas podem ser vistas por alguns como um peso, uma drenagem de recursos, um embaraço ou mesmo como parasitas improdutivos. Como dizem, ironicamente, Loustaunau e Sobo,[33] "Envelhecer é impopular nos Estados Unidos", assim como em outros países. As sociedades que entraram na era da informação dos computadores, das telecomunicações globais e da inteligência artificial vêm dando uma importância cultural cada vez maior ao cérebro (ver Capítulo 2). Elas valorizam especialmente suas funções cognitivas: raciocínio, memória, cálculo e absorção e retenção de grandes quantidades de dados. Este desvio cultural tende a desvalorizar muitos dos idosos, sobretudo se eles sofrem de alguma forma de perda de memória ou disfunção cognitiva. Este preconceito contra a perda das habilidades cognitivas é visto claramente na presença da doença de Alzheimer ou de outras formas de demência (mesmo que razoavelmente leves). Em uma era na qual o computador (com suas habilidades avançadas de memória, lógica e cálculo) tornou-se o respeitado "segundo eu"[34] de boa parte da população, muitos dos sinais normais de envelhecimento se tornaram patologizados.

Como Desjarlais e colaboradores[29] apontam, esta atitude contrasta com a de muitas outras culturas em que a demência não é vista como um problema tão grande de saúde pública. Em vez disso, ela é encarada como uma parte esperada ou ao menos compreensível do envelhecimento. Em muitas sociedades não-ocidentais, como a China, uma certa quantidade de "infantilização" nos muito idosos é vista como uma condição a ser tolerada, e não como algo anormal e que exija tratamento médico. Embora as famílias chinesas geralmente ofereçam muitos cuidados e suporte aos idosos, Desjarlais e colaboradores indicam que o aumento da expectativa de vida (resultando no aumento das incapacidades mentais e físicas) e a escassez de recursos (como asilos para os idosos) estão agora criando um considerável peso emocional e financeiro para muitas famílias chinesas. Eles citam outro estudo da Índia que também sugere que lá a demência senil é menos freqüente ou menos severa, quer devido à menor longevidade ou porque há uma tolerância maior para com idosos demenciados do que no ocidente.

Em seu estudo clássico sobre o envelhecimento na Índia, Cohen[35] compara a visão ocidental da demência (especialmente da doença de Alzheimer) – tido como uma "doença cerebral" distinta e séria afetando certos indivíduos – com uma idéia comum entre alguns indianos de que a senilidade não é tanto uma patologia individual, e sim o resultado do declínio da família tradicional sustentadora e ampliada devido à urbanização, modernidade e ocidentalização. Em sua visão, "a Índia moderna gera a senilidade", pois, "na vida moderna, os idosos são menos respeitados e se tornam senis". Esta diferença de perspectiva é parcialmente o resultado de diferentes concepções do eu; enquanto os norte-americanos e europeus "agem e experimentam a si mesmos como entidades autônomas e unidas, "eus" altamente individualizados dentro de corpos relativamente separados", muitos indianos "agem e experimentam a si mesmos principalmente em termos de suas relações com os outros, como "eus" ligados e interdependentes". Assim, acredita-se que um declínio dos laços de família tenha efeitos negativos sobre a saúde e o bem-estar de todos os seus membros, em especial os idosos.

Ao comparar o envelhecimento transculturalmente, é importante, porém, não romantizar demais o cuidado dos idosos nas sociedades não-industrializadas. Embora os idosos em geral sejam bem cuidados por seus parentes, eles algumas vezes são abandonados ou sofrem abusos. Em algumas sociedades, por exemplo, as mulheres demenciadas correm o risco de ser acusadas de bruxaria e até mesmo de ser condenadas à morte[36] (provavelmente uma situação semelhante à que prevalecia na histeria de "caça às bruxas" da Inglaterra dos séculos XVI e XVII).

Assim, há muitas definições culturais diferentes de "envelhecimento bem-sucedido" encontradas nas diversas sociedades em todo o mundo.[37] Algumas (sobretudo no mundo ocidental) podem defini-lo principalmente como a capacidade de manter as próprias habilidades cognitivas, a auto-suficiência econômica e a sensação de otimismo, enquanto outras podem vê-lo mais como um acúmulo de sabedoria, serenidade, tolerância e uma compreensão mais profunda da condição humana. Os psiquiatras, além disso, podem ter dificuldade em diagnosticar a demência em uma sociedade culturalmente diversificada devido aos problemas de língua e ao uso de instrumentos diagnósticos e questionários mais adequados para populações ocidentais.[38]

De modo geral, uma população em envelhecimento representa um desafio crescente ao modelo médico, com sua ênfase atual nos tipos de tratamento de "conserto rápido" e dramático (ver Capítulo 4). Em um mundo onde um número crescente da população estará sofrendo de doenças crônicas (tanto físicas quanto mentais), isso exigirá uma grande mudança no paradigma médico, com um deslocamento do tratamento agudo, mais dramático, em direção ao tratamento a longo prazo, mais holístico: em outras palavras, uma mudança de "curar" para "cuidar".

### A "medicalização" da velhice

As comunidades humanas sempre tentaram encontrar modos de aumentar a expectativa de vida e evitar a morte, incluindo o uso de dietas especiais, medicações, rezas, rituais e várias formas do "elixir da juventude". No mundo industrializado, porém, a velhice tem se tornado cada vez mais "medicalizada" no último século. Isto é, as alterações físicas e mentais associadas ao envelhecimento passaram a ser vistas principalmente como problemas *médicos*, que podem ser mais bem abordados por médicos em vez de por outros grupos na sociedade. Dentro da medicina, a *gerontologia* – os cuidados médicos das pessoas idosas – é uma profissão relativamente nova que data de 1881, quando o médico francês Jean Martin Charcot publicou suas *Clinical Lectures on the Diseases of Old Age* (Dissertações Clínicas Sobre as Doenças da Velhice).[39] Desde então, o envelhecimento cada vez mais tem sido visto como um tipo de doença crônica que não pode ser "curada", somente aliviada.

Paralelamente a este desenvolvimento, ocorreu o crescimento de uma grande indústria comercial "antienvelhecimento", oferecendo ao público uma variedade de produtos, de extratos glandulares e suplementos vitamínicos a dietas especiais e programas de exercício. A medicina também tornou-se parte desse "movimento antienvelhecimento". Um tipo de ciência médica, a *biogerontologia*, começou a explorar várias formas de "*prolongamento da vida*" e chegou a sugerir a possibilidade de que o envelhecimento físico em si também pode ser "curado".[40] Como diz de Grey[41]: "Assim como o objetivo da oncologia é derrotar o câncer, o objetivo da biogerontologia é, e deveria ser declarado como, derrotar o envelhecimento". Um aspecto disso é o processo conhecido como "morbidade comprimida", que visa "prevenir todas as moléstias crônicas da velhice pela intervenção nos processos moleculares subjacentes";[41] assim, as pessoas mais velhas permaneceriam mais saudáveis por muito mais anos de sua vida. Diferentes tipos de estudos estão sendo desenvolvidos nesta área,[42] incluindo a pesquisa sobre o uso da terapia com células-tronco[43] e a nanotecnologia. Porém, como a maior parte dessa pesquisa está ocorrendo em países mais ricos e desenvolvidos, ela sugere a possibilidade de uma disparidade ainda maior entre as expectativas de vida dos ricos e dos pobres – entre aqueles que podem pagar para se beneficiar dessas pesquisas (os "ricos de tempo") e aqueles que não podem (os "pobres de tempo").[44] Além disso, como Cetina[45] aponta, toda essa ênfase em aumentar a longevidade e melhorar a qualidade de vida ("*fortalecimento da vida*") é grandemente destituída de qualquer noção de melhora moral e dos ideais iluministas da ciência que levam a uma expansão da razão humana e ao aperfeiçoamento da sociedade humana. Do ponto de vista de muitas religiões, nada disso levaria necessariamente ao crescimento da sabedoria espiritual ou da consciência.

Outro aspecto do "fortalecimento da vida" – ao menos, em países desenvolvidos – é o uso crescente de intervenções médicas em pessoas mais velhas, inclusive transplantes e outras cirurgias e diálise renal. Kaufman e colaboradores[46] descrevem esta tendência crescente na medicina norte-americana em que "o corpo parece aberto à manipulação ilimitada, em qualquer idade, e a ênfase das profissões da saúde é sobre o manejo e a maximização da vida em si". E mais, "a prática médica nos últimos 15 anos, especialmente, promove a noção de que o envelhecimento não é inevitável (nos Estados Unidos)". Eles observam que, desde 1972, quando os benefícios do seguro Medicare foram estendidos a todas as pessoas acima de 65 anos com insuficiência renal crônica (IRC), o número de idosos em diálise subiu grandemente, de 16.000 em 1975 para 72.000 em 1995. Em 2001, 20% de todos os pacientes de diálise nos Estados

Unidos tinham mais de 75 anos e 13% tinham mais de 80 anos. Da mesma forma, o número de pessoas acima de 70 anos com DRT que estava recebendo transplantes de rim também havia aumentado muito. Esses transplantes são agora rotina na sétima década de vida e algumas vezes são realizados em pessoas no início da oitava. Muitos desses rins são doados por seus filhos adultos ou outros parentes.

Para a maioria das pessoas no mundo, porém, esses avanços na biogerontologia serão grandemente irrelevantes. Em muitos países mais pobres, a "velhice" é um conceito relativo e a expectativa de vida é de apenas 50 anos ou menos. Para essas pessoas, o "prolongamento da vida" vai significar no mínimo a superação de fatores como pobreza, desnutrição, deficiências de moradia, poluição da água potável e doenças infecciosas como infecção pelo vírus da imunodeficiência humana (HIV), malária ou tuberculose.

## ANTROPOLOGIA MÉDICA CLINICAMENTE APLICADA

Dentro da antropologia médica, alguns pesquisadores têm-se concentrado em seus aspectos teóricos, enquanto outros (especialmente aqueles envolvidos em prática clínica, programas de educação em saúde ou ajuda médica internacional) têm enfatizado mais os seus aspectos aplicados em cuidados de saúde e medicina preventiva.

O interesse nesse campo da *antropologia médica clinicamente aplicada* vem crescendo de modo constante nos últimos anos. Os antropólogos médicos estão se envolvendo em vários projetos, em muitas partes do mundo, dirigidos à melhora da saúde e dos cuidados de saúde. Eles têm trabalhado tanto no mundo não-industrializado quanto dentro de cidades e periferias da Europa e da América do Norte.

Muitos deles tornaram-se "antropólogos clínicos",[47] intimamente envolvidos no cuidado dos pacientes dentro de contextos hospitalares ou clínicos, freqüentemente como membros de uma equipe multidisciplinar de cuidados de saúde. Aqui, seu papel tem sido ou de professores – contribuindo para despertar a consciência de seus colegas sobre a importância dos fatores culturais na saúde e na doença – ou de profissionais de saúde ou terapeutas, com sua própria área específica de experiência.

Alguns ampliaram seu foco para além do cuidado clínico afim de incluir as influências "macro" em saúde. A *antropologia médica crítica* se concentra na desigualdade política e econômica entre, e dentro de, muitas das sociedades no mundo de hoje e especialmente na relação íntima entre pobreza e doença.[48,49] Outros antropólogos têm trabalhado para agências internacionais de ajuda, como a OMS (Organização Mundial de Saúde) ou o UNICEF (Fundo das Nações Unidas para a Infância), lidando com problemas de saúde em várias partes do mundo não-industrializado. Aqui, eles auxiliam no planejamento e na avaliação de diferentes formas de cuidados de saúde e educação em saúde ou atuam como defensores de pacientes particulares ou suas comunidades. Além de monitorar as respostas das várias comunidades aos programas de cuidados em saúde, eles também estudam as próprias agências de ajuda, observando como sua organização e subcultura podem auxiliar ou dificultar o sucesso dos programas.[50] Tanto no mundo industrializado quanto em outros países, os antropólogos médicos têm estado especialmente envolvidos nas áreas de cuidados primários da saúde, planejamento familiar, saúde materna e infantil, alimentação do lactente, nutrição, doença mental, imunizações, controle do abuso de drogas e alcoolismo e prevenção de AIDS, malária e tuberculose.

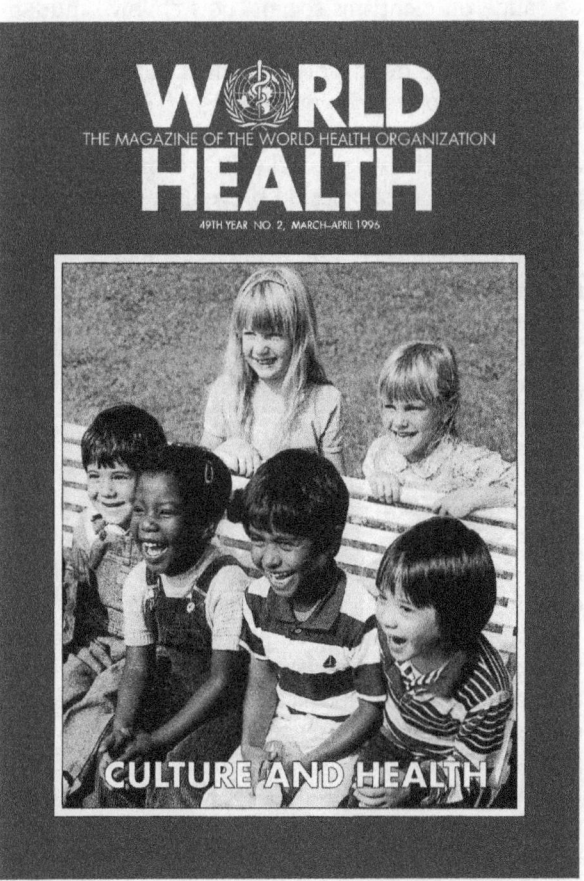

**Figura 1.1** Capa do periódico *World Health*, no qual a OMS e UNESCO declaram 1996 como o ano da "Cultura e da Saúde". (Fonte: Organização Mundial de Saúde, capa, *World Health*, No. 2, March-April 1996.)

A importância dos fatores culturais para muitos aspectos diferentes da saúde internacional foi reconhecida oficialmente em 1996 pela OMS e pela UNESCO, que declararam-no como o Ano da Cultura e da Saúde. Em sua declaração conjunta, os diretores gerais das duas organizações propuseram "caminhos subseqüentes para a cooperação, de forma que a saúde e a cultura possam ser desenvolvidas de um modo mutuamente sustentador, que beneficiará todas as pessoas em todos os países".[51]

Para ilustrar como a antropologia médica pode lidar com um problema de saúde particular em um determinado local do mundo, tomemos o exemplo das doenças diarréicas. De acordo com a OMS,[52] a alta incidência dessas doenças representa um importante problema de saúde em todo o mundo, sobretudo nos países não-industrializados. Lá, elas geralmente estão associadas com pobreza e desnutrição, saneamento inadequado, contaminação da água potável e vulnerabilidade à infecção dela decorrentes. Essas doenças matam cerca de cinco a sete milhões de pessoas a cada ano. Uma solução a longo prazo para esse problema não está nas mãos dos profissionais de saúde ou cientistas sociais, pois envolve mudanças importantes e abrangentes, econômicas, sociais e políticas tanto dentro desses países quanto em sua relação com o resto do mundo.

Em termos de um tratamento imediato, porém, a terapia de reidratação oral (TRO) fornece um meio seguro, barato e simples de prevenir e tratar a desidratação com risco de vida associada à diarréia, em lactentes e crianças. Apesar disso, as mães em muitas partes do mundo relutam em usar esta forma relativamente simples de tratamento, mesmo quando está a seu alcance e é gratuita. A pesquisa antropológica, como ilustrado no estudo de caso a seguir, constatou que isso se deve parcialmente às crenças nativas sobre as causas e os riscos da doença diarréica e sobre como ela deveria ser mais bem tratada.[53]

Embora realizado há alguns anos, o caso a seguir e outros estudos semelhantes continuam sendo importantes pontos de referência, pois as doenças diarréicas ainda são a principal causa de mortalidade de crianças no Paquistão, e uma pesquisa nacional mais recente (1991-1992) nesse país mostrou que as crenças locais sobre as doenças diarréicas ainda dissuadiam de modo importante as mulheres de dar a solução de reidratação oral (SRO) para seus filhos.[55] Embora 91% das mães, no estudo, já tivessem ouvido falar da SRO, somente 34% realmente haviam usado-a durante o último episódio de diarréia de seus filhos e somente 27,5% tinham alguma embalagem de SRO em casa.[55]

O caso a seguir e outros estudos de caso mostram que os programas de cuidados de saúde devem ser planejados não somente para tratar dos aspectos médicos, mas também para envolver a participação da comunidade. Eles devem considerar as necessidades específicas e as circunstâncias das diferentes comunidades, sua base social, cultural e econômica, bem como as crenças das pessoas que vivem nelas sobre sua própria má saúde e como ela deve ser tratada. Esses programas também devem considerar que alterações no conhecimento não necessariamente resultam em alterações no comportamento.

 **Estudo de caso:**

**Terapia de reidratação oral no Paquistão**

Um estudo feito pelo casal Mulls[54] na zona rural do Paquistão, na década de 1980, mostrou desconhecimento ou rejeição generalizados sobre a terapia de reidratação oral (TRO) por parte das mães. Isso ocorria apesar do uso da TRO ser promovido em nível nacional pelo Ministério da Saúde, desde 1983, e de os envelopes de solução de reidratação oral (SRO) estarem disponíveis gratuitamente nos postos de saúde do governo. Além disso, mais de 18 milhões de embalagens de SRO são produzidos anualmente pela indústria farmacêutica do próprio Paquistão. Os pesquisadores constataram que muitas das mães desconheciam a forma como a SRO deveria ser usada e algumas delas viam a diarréia (que era muito comum na área) como uma parte natural e esperada do surgimento dos dentes e do crescimento, e não como uma doença. Algumas acreditavam que era perigoso tentar interromper a diarréia, pois o "calor" aprisionado dentro dela se espalharia para o cérebro e causaria febre. Outras explicavam a diarréia do lactente como o resultado de certas doenças populares (ver Capítulo 5), como *nazar* (mau-olhado), *jinns* (maus espíritos) ou *sutt* (fontanela afundada ou deprimida, tida como causa de dificuldades na sucção pelo lactente), que deviam ser tratadas com remédios tradicionais ou pelos curandeiros tradicionais sem se recorrer à TRO. Algumas dessas mães não relacionavam a fontanela afundada com a desidratação grave e tentavam levantá-la aplicando substâncias adesivas no alto da cabeça do lactente ou empurrando o palato duro com dedo. Muitas mães no grupo viam a diarréia como uma doença "quente" (ver Capítulo 3), que exigia uma forma "fria" de tratamento, como uma alteração na dieta materna ou o fornecimento de certos alimentos e ervas ao lactente doente para que a sua temperatura voltasse ao normal. Elas classificavam a maioria dos remédios ocidentais, por exemplo, antibióticos e mesmo vitaminas, como também sendo "quentes" e, portanto, inapropriados para a criança diarréica. Algumas ainda rejeitavam a SRO (que contém sal) pois achavam que o sal "não era bom para a diarréia".

## COMPETÊNCIA CULTURAL

Nos últimos anos, o conceito de *competência cultural* tornou-se popular entre os planejadores de saúde, bem como entre médicos e enfermeiros, especialmente na América do Norte.[56] Isso resultou, em boa parte, do aumento da diversidade cultural e étnica da população e da necessidade de melhorar a comunicação com as minorias e os imigrantes, bem como de melhorar a qualidade de seus cuidados médicos.[57] Como Carillo e colaboradores[58] observam: "Apesar da grande quantidade de culturas nos Estados Unidos, os médicos são inadequadamente treinados para enfrentar os desafios de fornecer cuidados de qualidade a populações social e culturalmente diversas".

De acordo com o Office of Minority Health (OMH) do governo dos Estados Unidos, "a competência cultural e lingüística implica uma capacidade dos fornecedores e das organizações de cuidados em saúde de compreender e responder efetivamente às necessidades culturais e lingüísticas, trazidas pelos pacientes às situações de cuidados de saúde".[59] Assim, a "competência cultural" tem várias dimensões:

1. Melhorar a *sensibilidade* dos profissionais de saúde às crenças culturais, práticas, expectativas e *origens* de seus pacientes e suas comunidades[56-58,60] (como as crenças sobre as origens da má saúde, o papel maior da família em tomar decisões relacionadas à saúde ou a preferência que têm algumas pacientes mulheres por serem examinadas somente por um profissional de saúde do sexo feminino).
2. Melhorar o acesso aos cuidados de saúde, eliminando as *barreiras estruturais* aos cuidados de saúde de qualidade para as minorias (fornecendo intérpretes, dietas hospitalares de acordo com crenças religiosas, períodos de espera mais curtos para consultas e materiais de educação em saúde culturalmente apropriados). Também incluídas aqui estão as dificuldades que as minorias encontram em obter consultas médicas regulares ou em ser encaminhadas a um especialista.[11]
3. Reduzir as *barreiras organizacionais*, como o pequeno número de profissionais de saúde, administradores e elaboradores de políticas selecionados dentre comunidades de minorias, os quais poderiam planejar serviços de saúde mais apropriados culturalmente. De acordo com Betancourt e colaboradores,[11] esta falta de diversidade na elaboração das políticas tem levado a "políticas estruturais, procedimentos e sistemas de atendimento inapropriadamente planejados ou inadequados para servir as populações diversificadas". Eles apontam que, em 1997, somente 11% dos formandos médicos nos Estados Unidos eram de grupos étnicos minoritários.

Outro aspecto da competência cultural é o *consentimento informado* para tratamentos médicos, testes ou pesquisas. Dein e Bhui[61] destacam que a noção moderna de apresentar informação a um paciente – esperando que ele a compreenda plenamente e então decida por si mesmo se concorda ou não – pode estar em conflito com os valores culturais de alguns grupos étnicos. Indivíduos desses grupos podem recusar-se a assinar um formulário de consentimento informado por serem analfabetos ou por procederem de uma sociedade em que os compromissos verbais são altamente considerados, e os contratos escritos merecem desconfiança. Eles também podem não compartilhar das noções ocidentais de autonomia e individualidade, pelas quais os indivíduos tomam decisões por si mesmos, para si mesmos, e não em nome de um grupo.

Uma série de benefícios, assim, pode surgir do aumento da competência cultural do profissional de saúde. De acordo com Genao e colaboradores,[62] ela pode melhorar não somente a comunicação médico-paciente, mas também a satisfação do paciente e a adesão (como menos faltas a consultas). Ela também pode ter um impacto positivo no diagnóstico e no tratamento das doenças, bem como uso adequado dos recursos médicos. Além disso, a longo prazo, ela pode reduzir disparidades na saúde entre as minorias e a população majoritária.

Apesar da utilidade óbvia do conceito de competência cultural, é importante notar que ela não é um substituto para *competência clínica*. Ser culturalmente competente não necessariamente significa que se é um bom médico ou enfermeiro. A competência clínica é uma importante habilidade complementar que deve ser adquirida por *todos* os profissionais de saúde, seja qual for o contexto em que trabalhem. Além de lidar com uma população diversificada, essa habilidade é essencial porque as relações entre os profissionais de saúde e seus pacientes – de qualquer origem – muitas vezes podem ser descritas como um "choque de culturas" em si (ver Capítulo 5).

E mais, em uma era de mobilidade global, a competência cultural em geral não é um fenômeno de apenas uma via. Com o aumento do número de profissionais de saúde migrando de um país para outro (ver Capítulo 12), a própria população majoritária pode ter de aprender novas habilidades para se comunicar com profissionais do exterior, cujo domínio da língua local e cultura pode não ser o mesmo que o seu.

De modo geral, a competência cultural nunca é suficiente para lidar com disparidades de saúde dentro de uma sociedade. Como os cuidados de saúde nunca ocorrem em um vácuo, todas as realidades sociais, culturais e econômicas mais amplas da sociedade – como suas relações de poder e desigualdades – sempre precisam ser levadas em conta ao se tentar melhorar os cuidados de saúde para todos os setores da sociedade. Por fim, como descrito no Capítulo 5, a competência cultural sempre exige *reflexão* por parte dos profissionais de saúde: a capacidade de examinar honestamente sua *própria* "bagagem" cultural, como preconceitos ou crenças particulares que podem interferir com a administração bem-sucedida e humana dos cuidados de saúde.[60]

## ANTROPOLOGIA EM ENFERMAGEM

De muitas formas, a antropologia integrou-se melhor à enfermagem do que à medicina, especialmente na América do Norte e na Europa. Os enfermeiros freqüentemente conscientizam-se antes que seus colegas médicos da necessidade de adaptar a prática clínica às realidades de uma sociedade cada vez mais diversificada. Desde a década de 1980, o foco na antropologia e na competência cultural tornou-se uma parte essencial do currículo de muitas escolas de enfermagem. Os trabalhos inovadores de Leininger,[63-65] Papadopoulos e colaboradores,[66] Purnell,[67] Andrews e Boyle[68] e outros foram importantes neste desenvolvimento.

Leininger[63] definiu a *enfermagem transcultural* como "uma área formal de estudo e prática concentrada em cultura holística comparativa, no cuidado, nos padrões de saúde e na doença das pessoas, com respeito às diferenças e nas semelhanças em seus valores culturais e às crenças e práticas, com o objetivo de fornecer cuidados de enfermagem culturalmente congruentes, compreensivos e competentes para as pessoas de culturas diferentes". Já Papadopoulos e colaboradores[66] a definem como "o estudo e a pesquisa das diversidades e semelhanças culturais na saúde e na doença, bem como de suas estruturas societárias e organizacionais subjacentes, de forma a compreender a prática real e contribuir para seu desenvolvimento futuro de um modo culturalmente responsável".

Assim, a enfermagem transcultural não visa apenas ao cuidado compreensivo, culturalmente, dos clientes de origens variadas, mas também às estruturas da sociedade que constroem e perpetuam a desigualdade e a dificuldade de acesso aos cuidados de saúde. Ela também pretende capacitar seus clientes e permitir que eles participem nas decisões sobre seus próprios cuidados de saúde. Em seu modelo de enfermagem transcultural, Papadopoulos e colaboradores[66] também enfatizam a importância, para os enfermeiros, de desenvolver a reflexão e a autoconsciência (incluindo o conhecimento de sua própria "história étnica"), bem como o conhecimento de outras culturas, como um pré-requisito para fornecer cuidados culturalmente compreensivos a seus clientes.

## MÉTODOS DE PESQUISA EM ANTROPOLOGIA

Ao estudar as sociedades e os grupos culturais em todo o mundo – incluindo suas crenças e práticas em saúde – os antropólogos têm utilizado duas abordagens principais de pesquisa, ambas exclusivas da antropologia. A abordagem *etnográfica* – também conhecida como "observação participante" – envolve o estudo de sociedades em pequena escala ou grupos relativamente pequenos de pessoas, de modo a compreender como eles vêem o mundo e organizam suas vidas diárias. O objetivo é descobrir, dentro do possível, a "perspectiva do ator"; isto é, ver como o mundo se parece a partir da perspectiva de um membro daquela sociedade. Para descobrir isso, os antropólogos freqüentemente realizam trabalho de campo usando a técnica de "observação participante". Nesse caso, eles vivem com e observam um grupo de pessoas durante um período de tempo (geralmente um ou mais anos, no mínimo) e aprendem a ver o mundo do ponto de vista dessas pessoas, enquanto ao mesmo tempo eles mantêm a perspectiva objetiva do cientista social. Embora o trabalho dos antropólogos esteja "relacionado com significados em vez de medidas",[69] ele freqüentemente envolve também estudos quantitativos, como contar a população, medir sua dieta ou renda, ou listar os moradores dos vários domicílios. A etnografia, então, conduz a um segundo estágio, a abordagem *comparativa*, que visa destilar as características-chave de cada sociedade e cultura e compará-las com outras sociedades e culturas, de modo a tirar conclusões sobre a natureza universal dos seres humanos e seus grupos sociais.

Nos seus primeiros anos, a antropologia preocupava-se principalmente com estudos de sociedades tribais em pequena escala, dentro de ou nas fronteiras dos impérios coloniais. A antropologia moderna, porém, preocupa-se da mesma forma em realizar etnografias nas sociedades ocidentais complexas. A "tribo" de um antropólogo moderno pode facilmente ser uma seita em Nova York, um subúrbio em Londres, um grupo de cirurgiões em Los Angeles ou pacientes de uma clínica em Melbourne. Em todos os casos, tanto a abordagem etnográfica como a comparativa são usadas, além de algumas das técnicas de entrevista e mensuração da sociologia ou psicologia. Cada vez mais, a antropologia moderna utiliza-se de outros campos de estudo, como da história, da crítica literária, da semiótica, dos estudos culturais e da genética.

Como detalhado adiante neste livro, a amplitude das técnicas de pesquisa disponíveis à antropologia tem aumentado de forma constante. Além da "observação participante" a longo prazo, as técnicas agora freqüentemente incluem o uso de questionários abertos, registros em vídeo ou fita, análises computadorizadas, fotografias aéreas, compilação de histórias familiares e análise de genealogias, coleção de narrativas individuais e exame de materiais escritos ou impressos, como diários, cartas, fotografias de família, artigos de jornal, mapas, relatórios de censo e arquivos históricos locais.

Mais recentemente, para atender as necessidades crescentes dos programas de ajuda internacional, várias técnicas de "avaliação etnográfica rápida" foram desenvolvidas.[70] Estas geralmente envolvem um período curto e intensivo de pesquisa por uma equipe de antropólogos e seus assistentes e podem durar de diversas semanas a vários meses. Elas tendem a se concentrar em um problema particular (como uma alta taxa de doenças diarréicas) em uma dada comunidade ou região. Usados em conjunto com o trabalho de campo por períodos maiores, os dados desses estudos podem ser muito úteis no planejamento e na avaliação dos programas de ajuda internacional.

Muitos dos novos métodos de pesquisa agora disponíveis à antropologia médica são descritos em mais detalhes no Capítulo 19.

Este livro foi escrito por um antropólogo médico que, além disso, também é um clínico. Sendo assim, sua abordagem geral origina-se sobretudo do campo crescente *da antropologia médica clinicamente aplicada*, já descrita de forma concisa. Muitos exemplos de sua aplicação às situações da vida real, especialmente em relação aos aspectos de saúde contemporâneos de importância global, são descritos em cada um dos seus capítulos. De modo geral, o objetivo do livro é demonstrar o significado clínico dos fatores culturais e sociais na doença e na saúde, na medicina preventiva e na educação em saúde, bem como na administração real de cuidados de saúde.

## REFERÊNCIAS-CHAVE

5   Hall, E. T. (1984). *The Dance of Life*. Surbiton: Anchor Press, pp. 230-31.
10  Charlesworth, S.J., Gilfillan, P. and Wilkinson, R. (2004) Living inferiority. Br. *Med. Bull.* 69, 49-60.
11  Betancourt, J.R., Green, A.R., Carillo, J.E. and Ananeh-Firempong, O. (2003) Defining cultural competence: a practical framework for addressing racial/ethnic disparities in health and health care. *Publ. Health Rep.* 118, 293-302.
17  Marmot, M. (2004) *Status Syndrome*. London: Bloomsbury, pp. 1-36.
26  James, A., Jenks, C. and Prout, A. (1998). *Theorizing Childhood*. Cambridge: Polity Press, pp. 22-34.
35  Cohen, L. (1998) *No Aging in India*. Berkeley: University of California Press, pp. 15-20, 32-34.

38  Livingston, G. and Sembhi, S. (2003) Mental health of the ageing immigrant population. *Adv. Psychiatr. Treat.* 9, 31-37.
46  Kaufman, S., Shim, J.K. and Russ, A.J. (2004) Revisiting the biomedicalization of aging: Clinical trends and ethical challenges. *Gerontologist* 44(6), 731-738.
47  Johnson, T. M. (1987). Practising medical anthropology: clinical strategies for work in hospital. In: *Applied Anthropology in America* (Eddy, E. and Partridge W., eds), 2nd edn. New York: Columbia University Press, pp. 316-39.
49  Baer, H. A., Singer, M. and Susser, I. (1997). *Medical Anthropology and the World System*, 2nd edn. Westport: Praeger.
53  Weiss, M. G. (1988). Cultural models of diarrhoeal illness: conceptual framework and review. *Soc. Sci. Med.* 27, 5-16.
56  Like, R. c., Steiner, R. P. and Rubel, A.J (1996). Recommended core curriculum guidelines on culturally sensitive and competent health care. *Fam. Med.* 28 (4), 291-297.

## LEITURA RECOMENDADA

### Antropologia médica

Anderson, R. (1996) *Magic, Science and Health*. London: Harcourt Brace.

Foster, G. M. and Anderson, B. G. (1978). *Medical Anthropology*. Chichester: Wiley.

Hahn, R. A. (1995). *Sickness and Healing: an Anthropological Perspective*. New Haven: Yale University Press.

Sargent, C. F. and Johnson T.M. (eds) (1996). *Medical Anthropology*. Westporr: Praeger.

Kleinman, A. (1981) *Patients and Healers in the Context of Culture*. Berkeley: University of California Press.

Landy, D. (ed.) (1977) *Culture, Disease and Healing*. Basingstoke: Macmillan.

Lupton, D. (1994) *Medicine as Culture*. London: Sage.

### Antropologia em enfermagem

Andrews, M. and Boyle, J. (2003) *Transcultural Concepts in Nursing Care*, 4th edn. Philadelphia: Lippincott.

Leininger, M. (2005) *Cultural Care Diversity and Universality: a Worldwide Nursing Theory*. Baston: Jones and Bartlett.

Papadopoulos, L. (ed) (2006) *Transcultural health and social care: developing culturally competent professionals*. London: Elsevier.

### Antropologia social e cultural

Keesing, R.M. and Strathern, A.J. (1998). *Cultural Anthropology: A Contemporary Perspective*, 3rd edn. London: Harcourt Brace.

Peacock, J.L. (2001). *The Anthropological Lens*, 2nd edn. Cambridge: Cambridge University Press.

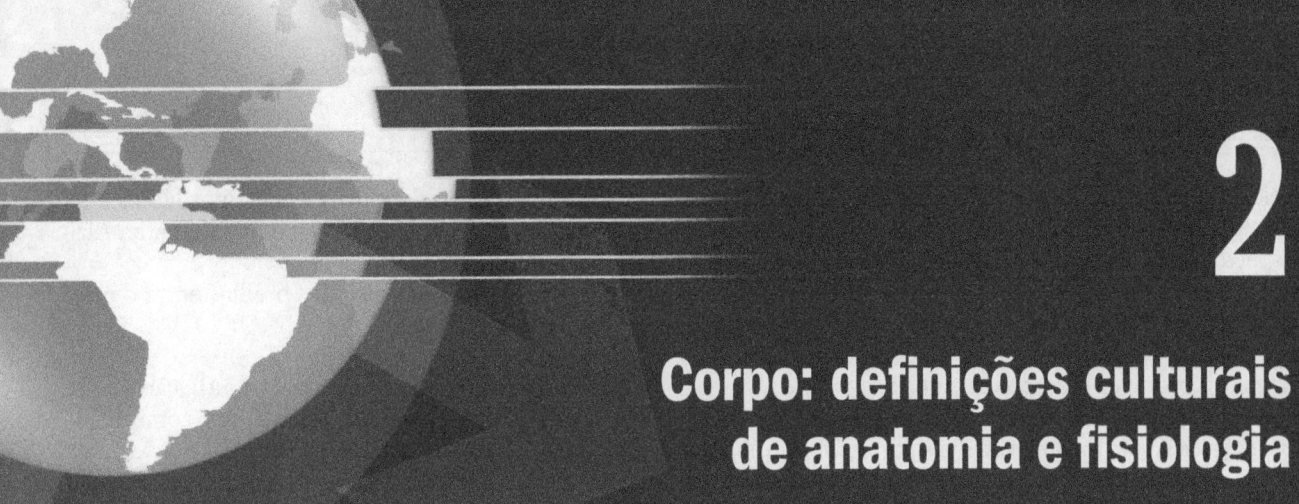

# Corpo: definições culturais de anatomia e fisiologia

Para os membros de todas as sociedades, o corpo humano é mais do que apenas um organismo físico que oscila entre a saúde e a doença. Ele também é o foco de um conjunto de crenças sobre o seu significado social e psicológico, sua estrutura e função. O termo *imagem corporal* tem sido usado para descrever todas as formas pelas quais um indivíduo conceitualiza e experimenta seu corpo, de modo consciente ou não. Na definição de Fisher,[1] isso inclui "suas atitudes coletivas, sentimentos e fantasias sobre seu corpo", bem como "o modo como a pessoa aprendeu a organizar e integrar suas experiências corporais". A cultura e o contexto nos quais crescemos nos ensinam a perceber e a interpretar as muitas alterações que podem ocorrer com o tempo em nossos próprios corpos e nos corpos das outras pessoas. Aprendemos a diferenciar um corpo jovem de um velho, um corpo doente de um saudável, um corpo apto de um incapacitado; a definir uma febre ou uma dor, um sentimento de inadequação ou de ansiedade; a perceber algumas partes do corpo como públicas e outras, não; e a encarar algumas funções corporais como socialmente aceitáveis e outras como moralmente impuras.

A imagem corporal, então, é algo adquirido pelo indivíduo como parte do crescimento em uma dada família, cultura ou sociedade – embora haja, é claro, muitas variações individuais na imagem corporal dentro de cada um desses grupos.

Em geral, os conceitos de imagem corporal podem ser divididos em quatro áreas principais:

1. Crenças sobre a forma e o tamanho ideais do corpo, incluindo as roupas e a ornamentação de sua superfície.
2. Crenças sobre os limites do corpo.
3. Crenças sobre a estrutura interna do corpo.
4. Crenças sobre o funcionamento do corpo.

Todas as quatro são influenciadas pela origem social e cultural, bem como pelos fatores individuais, podendo ter efeitos importantes sobre a saúde do indivíduo.

## FORMA, TAMANHO, ROUPAS E SUPERFÍCIE DO CORPO

Em todas as sociedades, o corpo humano tem uma realidade *social* além de física. Isto é, a forma, o tamanho e os adornos do corpo são um modo de *comunicar* informações sobre a posição de seu dono na sociedade, inclusive informações sobre idade, gênero, *status* social, ocupação e ligação com certos grupos, tanto religiosos quanto seculares. Incluídos nessa forma de comunicação estão os gestos e as posturas corporais, que freqüentemente diferem entre as culturas e entre os diversos grupos dentro de uma mesma cultura. As linguagens corporais, por exemplo, dos médicos, sacerdotes, policiais e vendedores são muito diferentes entre si e transmitem vários tipos de mensagens. As roupas também têm importância particular em sinalizar a posição social e a ocupação; no mundo ocidental, os casacos de pele, as jóias e as roupas de grife normalmente são usados como indicadores de riqueza, em contraste com as roupas andrajosas dos pobres, de tamanho inadequado ou produzidas em massa. Da mesma forma, o jaleco branco do médico ocidental ou a touca engomada da enfermeira não somente têm um aspecto prático (limpeza e prevenção da infecção), mas também uma função *social*, indicando sua inclusão em um grupo profissional prestigiado e poderoso, com seus próprios direitos e privilégios específicos (ver Capítulo 9). Uma mudança na posição social freqüentemente é sinalizada por uma alteração nas roupas – o vestido e o xale negros adotados pelas viúvas em uma vila grega são um indicador público de sua transição de mulher casada para enlutada solitária. Da mesma maneira, os recém-formados em uma universidade ocidental usam, ao menos temporariamente, um uniforme acadêmico de toga e chapéu. Assim, muitos aspectos dos adornos corporais, especialmente as roupas, desempenham tanto uma função social (sinalizando informações sobre a posição atual de um indivíduo na sociedade) quanto a função utilitária mais óbvia de proteger o corpo do ambiente.

Embora o corpo esteja protegido por suas roupas, certas áreas da superfície corporal são algumas vezes consideradas mais vulneráveis ao ambiente do que outras. Por exemplo, no estudo do autor[2] a respeito de crenças leigas inglesas sobre calafrios, resfriados e febres, a imagem corporal incluía certas áreas da pele (o alto da cabeça, a parte posterior do pescoço e os pés) consideradas como mais vulneráveis do que outras partes à penetração de frio, umidade ou correntes de ar. "Pegava um resfriado" quem saísse na chuva sem um chapéu (ou após um corte de cabelo), ou quem pisasse em uma poça ou no chão frio. Ao mesmo tempo, acreditava-se que as febres resultavam da penetração de germes, bactérias ou vírus por outras aberturas na superfície corporal, como ânus, uretra, garganta, narinas ou ouvidos.

Além das roupas, a postura e o controle dos movimentos corporais também podem ser um indicador da posição social: as pessoas de *status* elevado geralmente são associadas com controle corporal intenso, e as pessoas de *status* baixo, com sua ausência. Ao mesmo tempo, cada profissão controla seu corpo de um modo sutilmente diferente: a postura e os movimentos de um soldado, por exemplo, são muito diferentes das de um dançarino ou de um médico.

As alterações artificiais na forma, no tamanho e na superfície reais do corpo, que são difundidas em todo o mundo, também podem ter uma função social. Isso também se aplica às formas mais extremas de mutilação corporal, mencionadas adiante. Inerentes à maioria delas estão noções culturalmente definidas de "beleza" – em geral das mulheres – e do tamanho e da forma ideais do corpo. Polhemus[3] listou algumas das formas mais extremas de alteração do corpo praticadas hoje e no passado, especialmente entre pessoas de países não-industrializados. Estas incluem:

- a deformação artificial do crânio dos lactentes em partes do Peru;
- o preenchimento e a escultura dos dentes no México e no Equador pré-colombianos;
- a escarificação do tórax e dos membros na Nova Guiné e em partes da África Central;
- as ataduras nos pés das mulheres na China imperial;
- a engorda artificial das meninas em algumas partes da África Ocidental;
- a tatuagem do corpo no Taiti e entre alguns nativos norte-americanos;
- a inserção de grandes ornamentos nos lábios e lóbulos das orelhas na Amazônia brasileira, na África Oriental e na Melanésia;
- o uso de anéis no nariz e nas orelhas entre o povo do Timbuktu, Mali.

A forma mais disseminada de mutilação corporal é a circuncisão masculina. Ela tem sido comumente praticada em algumas comunidades por quase 5.000 anos e hoje é realizada por cerca de um sexto da população mundial.[4] A mais controversa provavelmente é a circuncisão feminina em suas várias formas, agora muitas vezes denominada mutilação genital feminina (MGF).[5] Ela costuma envolver a remoção de toda ou parte da genitália externa e é realizada em meninas com idade variando de um mês até a puberdade. Estima-se que existam hoje 80 milhões de meninas e mulheres que sofreram circuncisão, especialmente na África subsaariana, no mundo árabe, na Malásia e na Indonésia e em alguns grupos imigrantes em países ocidentais.[6] Em muitas dessas regiões, sobretudo áreas rurais, as mulheres que não são circuncidadas podem ser estigmatizadas e ter dificuldade de se casar. Em 1982, a Organização Mundial de Saúde (OMS) fez um apelo aos profissionais de saúde para que não realizassem circuncisões femininas sob nenhuma circunstância, mas embora seja atualmente ilegal em vários países, a MGF continua sendo praticada em muitas mulheres e meninas.

Os riscos de saúde dessas mutilações corporais são óbvios. A circuncisão feminina, por exemplo, envolve riscos de infecção, hemorragia, dano aos órgãos adjacentes, formação de cicatrizes e dificuldades a longo prazo com micção, menstruação, relações sexuais e parto.[6] Porém, algumas formas de mutilação corporal podem trazer benefícios à saúde da população, mesmo que indiretamente. Acreditava-se que a circuncisão masculina precoce era um dos fatores que protegiam as mulheres do desenvolvimento de câncer cervical, mas essa noção logo é questionada.[7] Todavia, ela pode proteger contra algumas infecções na área peniana, bem como contra a fimose (prepúcio apertado) e possivelmente contra a síndrome da imunodeficiência adquirida (AIDS). Em 2005, o Joint United Nations Programme on HIV/AIDS (UNAIDS) relatou um estudo da província de Gauteng, na África do Sul, realizado em homens de 18 a 24 anos, que sugeriu que a circuncisão de homens adultos podia estar associada a um risco menor de aquisição do HIV.[8] Curiosamente, desde 1991, alguns curandeiros tradicionais da África do Sul vêm aconselhando seus clientes homens não-circuncidados a se circuncidarem para prevenir doenças sexualmente transmissíveis.[9] Além disso, como foi observado entre os Mende de Serra Leoa, o uso de cicatrizes rituais por uma comunidade pode fazer com que ela aceite as "cicatrizes rituais" da vacinação mais entusiasticamente do que outros grupos sem estes costumes.[10] Tanto a escarificação como a realização de tatuagens (que trazem consigo riscos de infecção local, hepatite B e AIDS) são agora menos comumente vistas no Ocidente, exceto entre marinheiros e soldados, embora nos últimos anos a popularidade das tatuagens e de vários tipos de perfurações corporais tenha voltado a aumentar entre os adolescentes.

Além das influências culturais, os tratamentos clínicos ou cirúrgicos também podem ter um impacto profundo na imagem corporal. Isso aplica-se particularmente às cirurgias, como amputações, mastectomias e cirurgia plástica, e a tratamentos, como radioterapia e quimioterapia, que podem resultar em perda de cabelos ou outras alterações físicas. Da mesma forma, algumas mulheres podem, após uma histerectomia, sofrer uma sensação de perda de sua identidade feminina, ao menos por um período.

### Embelezando o corpo

Várias formas de alteração do corpo e automutilação são usadas nas sociedades ocidentais, sobretudo pelas mulheres, para se ajustar a padrões de beleza culturalmente definidos. Estas incluem o uso disseminado de tratamentos ortodônticos, cirurgia plástica, implantes mamários, lipoaspiração, perfurações nas orelhas e no corpo, fisiculturismo e implantes de cabelo, além do uso de dentes, cílios e unhas postiços. Estimou-se que, em 2003, os cirurgiões nos Estados Unidos realizaram 1,8 milhões de cirurgias estéticas – quase o dobro dos dados de 1997.[11] Entre elas, encontra-se a demanda crescente por cirurgias estéticas da genitália externa feminina, para fazê-la ajustar-se às imagens culturalmente "ideais" que costumam ser vistas nas revistas e nos filmes para adultos.[12] Estas operações incluem a redução dos pequenos lábios, o remodelamento dos grandes lábios, as reconstruções vaginais, a "plástica do púbis", e – em algumas comunidades – a himenoplastia, ou restauração do hímen, de modo a restituir a "virgindade" antes do casamento, bem como o reparo de circuncisão feminina prévia.

Também incluídas como uma forma de alteração corporal estão as várias formas de dieta, usadas principalmente pelas mulheres, a fim de reduzir seu peso para dimensões mais "atraentes" e melhorar sua saúde. Cerca de 1,5 milhões de pessoas freqüentam aproximadamente 46.000 reuniões dos Vigilantes do Peso por semana, em um total de 30 países,[13] enquanto outra organização, Slimming World, tem 5.500 grupos semanais no Reino Unido e relata que, nos últimos 30 anos, mais de três milhões de participantes freqüentaram esses grupos e, no total, perderam cerca de 30 milhões de quilos de peso.[14] Essas duas organizações parecem atrair muito mais mulheres do que homens.

Existe a hipótese de que a anorexia nervosa, freqüentemente acompanhada por interrupções no ciclo menstrual, é uma forma extrema e patológica de insatisfação com a imagem corporal em uma sociedade que valoriza e recompensa a magreza das mulheres.[15] Assim, ela só pode ser compreendida dentro do contexto de certos valores culturais e influências maiores, especialmente a forma corporal "ideal" do momento.[16] Essa imagem é amplamente disseminada pela mídia, com revistas, anúncios e livros apresentando fotografias de modelos e atrizes magras e belas, o que pode ter uma influência negativa sobre a imagem corporal e a auto-estima de algumas mulheres jovens. Porém, há muitas outras fontes deste imaginário na sociedade moderna.[17] Rintala e Mutajoki,[18] por exemplo, analisaram o tamanho, a forma e as proporções dos manequins que exibem roupas de mulheres nas vitrines das lojas de moda. Eles mostram como estes emagreceram progressivamente nos últimos 80 anos, até terem agora praticamente um aspecto anoréxico. Como as mulheres necessitam no mínimo 17% de seu peso como gordura para começar a menstruar e cerca de 22% para ter ciclos regulares, eles calculam que "uma mulher com a forma de um manequim moderno provavelmente não menstruaria" por estar muito abaixo do peso. Orbach[19] sugeriu ainda que a anorexia não é somente um fenômeno cultural, podendo mesmo representar uma "greve de fome" simbólica por algumas mulheres contra sua opressão na sociedade ocidental.

Uma distância cada vez maior se desenvolveu entre os conceitos de tamanho "ideal" das mulheres e a realidade de uma população feminina cada vez mais acima do peso. Ainsworth[20] revisou estudos mostrando que, enquanto o peso médio da maioria das mulheres aumentou entre 1950 e 1978, o peso médio das modelos da página central da revista *Playboy* diminuiu no mesmo período. Ela ainda relata que as populares bonecas "Barbie" também são agora muito mais magras do que a mulher média e que, para se tornar uma "Barbie em tamanho natural", uma mulher comum teria de ficar 50 cm mais alta, adicionar 13 cm a seu busto e perder 15 cm de sua cintura.

Esta ênfase cultural no corpo "ideal" não se aplica somente às mulheres. Embora os modelos masculinos da página central da *Playgirl* também tenham emagrecido nas últimas décadas, eles também ficaram mais musculosos, com bíceps e ombros mais pronunciados – uma tendência em direção a um físico de "fisiculturista" que também é encontrada cada vez mais entre atores de cinema e em alguns brinquedos para meninos como o "GI Joe".[20]

Em contraste com este emagrecimento da imagem corporal em países industrializados, em partes da África Ocidental e Central, os homens ricos freqüentemente enviam suas filhas para "casas de engorda", onde elas são alimentadas com comidas gordurosas, com exercício mínimo, de modo a adquirir uma aparência rotunda e pálida – uma forma culturalmente definida para indicar riqueza e fertilidade.[21] Chamei este fenômeno de obesidade voluntária de *obesidade cultural*, e ele é descrito em mais detalhes no Capítulo 3. Um exemplo disso é a "Sala de Engorda" do povo Annang da Nigéria.[22] No Pacífico, um processo semelhante de engorda de meninas (*ha'apori*) era comum no século XIX e no início do século XX, tanto no Taiti quanto em Nauru,[23] enquanto, entre o povo Enga das terras altas da Nova Guiné, um "corpo lustroso e gordo" era considerado o aspecto físico mais importante de uma mulher jovem, sendo que uma menina magra teria poucas chances de conseguir um bom casamento.[24] Os homens, além disso, muitas vezes valorizam uma forma corporal roliça como um sinal de saúde e riqueza. Entre os Massa do norte de Camarões, de Garine[25] descreveu que as "sessões de engorda" de homens são comuns e que as atitudes sociais em relação à obesidade são muito mais positivas, que no mundo ocidental. Entre este grupo e em muitos dos povos vizinhos, nem a gordura nem a obesidade são objeto de repulsa ou consideradas como "fatores que contribuem para transtornos psicológicos e um passaporte para a morte". Inversamente, as pessoas magras são vistas como fracas e cansadas, e sua forma corporal, como feia e ridícula. Em algumas comunidades, um corpo magro pode ser visto como um sinal de HIV/AIDS e, assim, ainda mais estigmatizado. Em contraste, no mundo ocidental, a *obesidade* é cada vez mais encarada como um importante problema de saúde que envolve um estigma social significativo. Ritenbaugh[26] destaca que as descrições médicas das causas da obesidade – a ingesta alimentar excessiva e a falta de exercícios – freqüentemente são apenas uma versão moderna medicalizada da desaprovação moral tradicional da gula e da preguiça (Capítulo 5), bem como de uma falta de autocontrole. A "epidemia de obesidade global" é descrita em mais detalhes no próximo capítulo.

Não somente a forma do corpo é alterada para se ajustar aos padrões de beleza culturalmente prescritos, mas roupas especiais também são usadas para tornar isso possível. Estas incluem os corseletes das mulheres e outras roupas íntimas constritivas, bem como os sapatos de salto alto ou plataforma, todos podendo ter um efeito negativo sobre a saúde. Cosméticos e desodorantes, que podem causar alergias cutâneas ou dermatite de contato, também fazem parte do modo ocidental de comunicação em que o odor pessoal do corpo é considerado ofensivo – uma crença não compartilhada por muitas outras culturas.

### Transtornos alimentares e "ocidentalização"

A ênfase ocidental no corpo feminino magro "ideal" pode ter um grande impacto na incidência dos transtornos alimentares – especialmente a anorexia nervosa e a bulimia – em países passando por desenvolvimento econômico, urbanização e "ocidentalização". A exposição às imagens de mulheres supermagras na televisão, em filmes e revistas – bem como os encontros com turistas estrangeiros – podem fazer com que algumas mulheres jovens fiquem insatisfeitas com sua imagem corporal. A magreza, como Nasser[27] ressalta, passou a simbolizar "beleza, saúde, riqueza e controle". Ela nota como a incidência global dos transtornos alimentares subiu de modo constante nos últimos 50 anos, afetando também agora muitos países mais pobres, especialmente na África, no Oriente Médio, na América Latina e na Europa Oriental, bem como minorias étnicas e grupos de imigrantes dentro da Europa Ocidental e da América do Norte. Este aumento também é causado pelas alterações na dieta e no estilo de vida, bem como por modificações nos papéis sexuais das mulheres. Na África do Sul, por exemplo, uma incidência crescente de transtornos alimentares e insatisfação com a imagem corporal tem sido relatada entre jovens africanas. Em um estudo na província de Kwazulu-Natal, muitas meninas Zulu em idade escolar admitiram usar laxantes e comprimidos para dieta a fim de controlar seu peso e queriam se parecer menos "com suas mães e mais como as garotas ocidentais".[28] Nasser e Di Nicola[29] destacam, porém, que esses transtornos alimentares não são apenas uma imitação da imagem corporal ocidental; em um nível muito mais profundo, eles são metáforas corporificadas do "caos cultural" e da "crise social" – uma "cruzada pela auto-redefinição" em relação aos outros em um mundo passando por mudanças muito rápidas.

## CORPOS INDIVIDUAIS E SOCIAIS

Como ilustra a seção anterior, cada ser humano tem, em um sentido simbólico, dois corpos; um eu corporal *individual* – (tanto físico quanto psicológico), adquirido ao nascer, e um corpo *social*, necessário para se viver dentro de uma dada sociedade e grupo cultural.[30]

O corpo social é uma parte essencial da imagem corporal, pois fornece a cada pessoa uma moldura para perceber e interpretar as experiências físicas e psicológicas.[30] Ele também é o meio pelo qual o funcionamento físico dos indivíduos é influenciado e controlado pela sociedade em que eles vivem. Essa sociedade maior, ou "política corporal", exerce um controle poderoso sobre todos os aspectos do corpo individual – sua forma, tamanho, roupas, dieta e postura, seu comportamento na doença e na saúde e suas atividades reprodutivas, laborais e de lazer.[31]

Douglas[30] destaca que existe uma relação de duas vias entre o imaginário corporal e social, um influenciando o outro. A sociedade não apenas molda e controla os corpos dentro dela, mas também o corpo nos fornece uma coleção de "símbolos naturais" com os quais buscamos compreender a sociedade em si e como ela está organizada – desde a "cabeça" do governo e o "coração" de uma comunidade até os lados "esquerdo" e "direito" do espectro político. Gordon[32] observa que esta relação íntima entre imaginário corporal e social significa que diferentes tipos de sociedade produzem imagens muito diferentes do corpo. Por exemplo, a sociedade ocidental vê a si mesma como composta de cidadãos autônomos e individuais e assume que o corpo também é composto de órgãos individuais, que podem ser removidos e substituídos por cirurgias sem que a sobrevivência do todo seja ameaçada. Como descrito adiante, esta imagem corporal ocidental é muito diferente daquela encontrada em outros locais – por exemplo, no Japão.

Na prática, porém, a imagem corporal derivada da sociedade não é realmente externa ou separada do eu corporal individual, nem de sua realidade física. Como Csordas[33] destaca, o corpo e a cultura (como o corpo e a mente) não estão realmente separados um do outro. Em grande parte, os indivíduos *corporificam* a cultura em que vivem. Suas sensações, suas percepções, seus sentimentos e outras experiências corporais são padronizados culturalmente, como é a consciência do corpo em relação a outros corpos dentro daquela sociedade e o modo como ele se relaciona com eles. As sensações e percepções corporais (os "modos somáticos de atenção") são o meio pelo qual as pessoas estão conscientes de outros corpos e são capazes de criar e manter as redes de relacionamentos com eles. Assim, eles são "meios culturalmente elaborados de lidar com o próprio corpo em situações que incluem a presença corporificada de outros". Em um sentido geral, assim, o corpo *é* cultura – uma expressão de seus temas básicos. Uma compreensão completa de qualquer corpo humano fornece, ao mesmo tempo, uma compreensão mais completa da cultura corporificada nele.

## OS LIMITES DO CORPO

### Peles simbólicas

Em todos os grupos humanos, os limites do senso de *self* do indivíduo não são necessariamente os mesmos que os limites de seu corpo, e seu senso de identidade pessoal estende-se para muito além dos limites de sua pele. Eles são circundados por uma série do que eu chamaria *peles simbólicas* – algumas delas invisíveis, outras não. Hall,[34] por exemplo, identificou quatro círculos invisíveis e concêntricos de espaço e distância, que circundam os corpos dos norte-americanos de classe média. Eles são:

1. Distância *íntima* (0-45 cm) – esta somente pode ser penetrada por aqueles que têm uma relação física íntima com o indivíduo.
2. Distância *pessoal* (45-120 cm) – esta envolve o contato menos íntimo e relacionamentos, mas ainda está dentro da zona do espaço pessoal; ela é "uma pequena esfera ou bolha protetora que um organismo mantém entre si e os outros".
3. Distância *social* (1,2-3,6 m) – esta é a distância em que ocorrem as transações comerciais impessoais e as interações sociais casuais.
4. Distância *pública* (3,6-7,5 m ou mais) – esta é a distância em que nenhuma interação social ou pessoal acontece.

Hall destaca que o tamanho e forma dessas "bolhas" invisíveis variam amplamente entre diferentes grupos sociais e culturais dentro dos Estados Unidos, bem como em diferentes partes do mundo – por exemplo, entre norte-americanos, britânicos, franceses, alemães e árabes. Em cada caso, a penetração, por um estranho (inclusive um profissional de saúde), de uma dessas peles invisíveis, especialmente as duas internas, pode ser experimentada pelo indivíduo dessa cultura como rude, invasiva ou muito ameaçadora.

Outras "peles simbólicas" que ajudam a definir o senso de *self* das pessoas podem incluir seus cosméticos, suas roupas, suas jóias, as paredes de seus cômodos (ou casas), seus carros, os limites externos de suas periferias, cidades ou vilas, o fato de pertencerem a um grupo étnico ou classe social, ou mesmo as fronteiras de seu estado nacional (cujos "orifícios" simbólicos são os aeroportos, portos e postos de fronteira). Nas culturas em que o grupo é considerado mais importante do que o indivíduo, essas peles geralmente incluem outras pessoas (membros de uma família, clã, grupo étnico, vila ou local de trabalho) e algumas vezes até mesmo o gado, uma habitação ou uma fração do território ancestral. Esse senso coletivo de *self*, revestido por um limite simbólico muito além do corpo humano, é comum em muitas partes do mundo. Por exemplo, Tamura e Lau[35] observam como, no Japão, o grupo costuma ser considerado mais central do que o indivíduo e, assim, está intimamente envolvido no senso individual de *self* – ao contrário do "ego encapsulado na pele" comum no Ocidente. Isso, por sua vez, tem implicações ao se tentar definir o momento da morte de um indivíduo, como discutido adiante. Em muitas outras sociedades, também, os indivíduos não necessariamente "possuem" seu corpo do modo como esperariam fazer no Ocidente. Jadhav[36] descreve como, em partes do norte da Índia, o conceito folclórico de *ãrdha-angãni* ("meio-corpo") pode ser encontrado. Nesse caso, acredita-se que a metade esquerda do corpo de uma mulher casada pertença a seu marido e a seus parentes; nesta situação cultural, as mulheres podem "corporificar" qualquer conflito matrimonial desenvolvendo dor, paralisia ou outros sintomas naquele lado de seus corpos.

Os limites da imagem corporal de um indivíduo, porém, não são estáticos. Eles podem se alterar de acordo com estado emocional, doença ou incapacidade, cirurgia (amputações, mastectomias, implantes mamários, transplantes) e tratamentos médicos (radioterapia, fertilização *in vitro*), bem como durante estados fisiológicos como gravidez, obesidade e perda de peso. Eles também variam com a idade. Na adolescência, uma consciência corporal maior está ligada à necessidade individual de desenvolver uma série de peles simbólicas características de sua própria cultura ou grupo social. Estas são adquiridas, uma por uma, como parte da transição da infância para o estado adulto. Freqüentemente, essas "peles" novas são experimentadas como potencialmente frágeis e facilmente rompidas pelas outras pessoas, sobretudo os adultos. Para a maioria dos adolescentes, um limite (ou pele simbólica) importante de seu senso de *self* é o limite do seu grupo de amigos, de modo que a exclusão desse grupo pode ser muito traumática para eles.

Em muitas sociedades tradicionais, o *status* individual é "escrito" fisicamente na superfície de seus corpos. A tatuagem, a escarificação, a circuncisão e a perfuração das orelhas, dos lábios ou de outras partes do corpo são formas permanentes e visíveis de pele cultural. Assim como o *status*, elas geralmente assinalam a condição de membro permanente de uma comunidade particular. Entre grupos como os Maori da Nova Zelândia, por exemplo, tatuagens complexas de corpo inteiro eram especialmente comuns. Para os guerreiros Maori, elas eram um tipo de armadura espiritual que os protegia, bem como uma expressão das crenças culturais e religiosas mais profundas.[37] Assim, para o antropólogo Claude Levi-Strauss,[38] o objetivo dessas tatuagens era "não somente imprimir um desenho na pele, mas também estampar na mente todas as tradições e a filosofia do grupo". Na sociedade ocidental, todavia, as tatuagens são voluntárias, mas, nos últimos anos, têm se tornado cada vez mais comuns. Este fenômeno pode representar – especialmente entre as pessoas mais jovens – o desejo de uma identidade mais permanente fixa em uma idade de imprevisibilidade e fluxo constante.

As alterações na imagem corporal são comuns em certas doenças graves e debilitantes. Por exemplo, Kaufman[39] descreveu o impacto de um derrame em pacientes norte-americanos como sendo "uma agressão ao corpo tomado como certo – o senso "natural", "correto" do *self*". Confrontado com seus efeitos debilitantes e com o fato de que ele não pode ser curado, a equação clara entre o corpo e o *self* freqüentemente se rompe. O *self* saudável – determinado a melhorar o mais rápido possível – entra em conflito com seu corpo comprometido permanentemente. Como a cultura norte-americana contemporânea pressupõe que "o indivíduo pode adquirir a capacidade, mediante treinamento e perseverança, de reverter a evolução da doença e, de fato, superar a natureza",[39] a impossibilidade das vítimas de derrame de dominar ou curar sua incapacidade pode ser interpretada por elas (e pelos outros) como um sinal de fraqueza moral, fracasso pessoal ou perda de controle.

## A ESTRUTURA INTERNA DO CORPO

Para a maioria das pessoas, a estrutura interna do corpo é um tema de mistério e especulação. Sem o auxílio de dissecções anatômicas, desenhos de estruturas ósseas e órgãos ou imagens de raio X, as crenças sobre como o corpo é construído geralmente baseiam-se no folclore herdado, em livros e revistas, experiência pessoal e teorias. A importância desta imagem do "lado de dentro do corpo" é que ela influencia a forma como as pessoas percebem e apresentam suas queixas corporais. Ela também influencia suas respostas ao tratamento médico. Por exemplo, uma mulher londrina de 20 anos foi informada, com base em seus sintomas, de que estava sofrendo de azia\*, e um antiácido lhe foi prescrito. Uma semana depois, com os mesmos sintomas, ela consultou outro médico e admitiu não ter tomado a medicação receitada. Questionada por que ela não havia seguido as orientações do primeiro médico, ela replicou: "É claro que eu não tomei o remédio. Como é que ele

---

\*N. de T. *Heartburn*, ou queimação no coração, em inglês.

poderia saber o que eu tinha se nem mesmo escutou meu coração?"

Diversos estudos foram feitos sobre as concepções das pessoas quanto ao que existe dentro do corpo. Em 1970, Boyle[40] estudou 234 pacientes britânicos utilizando questionários de múltipla escolha para descobrir o seu conhecimento sobre estrutura e função corporal e então comparou as respostas com as de uma amostra de 35 médicos. Ele encontrou uma ampla discrepância entre os dois conjuntos de respostas, especialmente na localização dos órgãos internos. Por exemplo, para 14,9% dos pacientes, o coração ocupava a maior parte da cavidade torácica; 58,8% localizaram o estômago como ocupando todo o abdome, da cintura à virilha; 48,7% localizaram os rins próximo à virilha; e 45,5% situaram o fígado no abdome inferior, logo acima da pelve. Em outro estudo, em 1982, com 81 homens e mulheres hospitalizados aguardando cirurgias abdominais importantes, Pearson e Dudley[41] constataram que, de um total de 729 respostas sobre a localização dos órgãos, somente 28% eram corretas; 14% eram respostas somente vagas; e 58% eram completamente incorretas. Quinze por cento igualaram o estômago à cavidade abdominal, 14% indicaram dois fígados em lados opostos do corpo e 18% disseram que a vesícula biliar estava relacionada com a urina ou localizaram-na na área pélvica inferior, ou ambos. Tais percepções corporais obviamente influenciam a forma como os pacientes interpretam e apresentam certos sintomas corporais. Por exemplo, um desconforto vago em qualquer local no tórax pode ser interpretado como "problemas cardíacos", quer o médico confirme isso ou não. Um paciente com queixa de dor no estômago pode estar se referindo a qualquer local na cavidade abdominal.

As concepções do que existe dentro do corpo também não são estáticas. Elas podem variar de acordo com certos estados físicos e psicológicos e parecem alterar-se com a idade. Um estudo de Tait e Ascher,[42] em 1955, examinou essas concepções em 107 pacientes psiquiátricos hospitalizados, 105 candidatos à Academia Naval dos Estados Unidos, 55 militares do sexo masculino hospitalizados em enfermarias clínicas ou cirúrgicas e 22 alunos da sexta série em Nova York. Muitos dos desenhos que os psicóticos produziram "exibiam arranjo desordenado, confusão, aspectos vagos e distorções pronunciadas e bizarras da forma, do tamanho e da posição relativos das partes do corpo". Nos desenhos das crianças, os órgãos sexuais eram omitidos, enquanto o sistema musculoesquelético era desenhado de modo proeminente. Nos pacientes clínicos e cirúrgicos, houve uma tendência a enfatizar o órgão ou sistema envolvido na doença pela qual estavam hospitalizados, como pulmão, rins ou sistema musculoesquelético. Um paciente com neurodermatite desenhou a superfície cutânea do corpo com uma indicação apenas sugerida das costelas como algo no interior do corpo.

A doença também pode envolver a reificação de um órgão ou parte corporal doente (pensar nele como se fosse uma "coisa") – algo parcialmente estranho ao corpo e apenas em parte sob seu controle.[43] Desse modo, as experiências corporais desagradáveis ou preocupantes podem ser negadas ou separadas do tipo de imagem corporal agora idealizada no mundo moderno: um corpo que é saudável, feliz, independente e que tem pleno controle de todas as suas funções.[44] Este é particularmente o caso nas doenças graves, como o câncer, em que tanto a doença quanto a parte do corpo afetada com freqüência

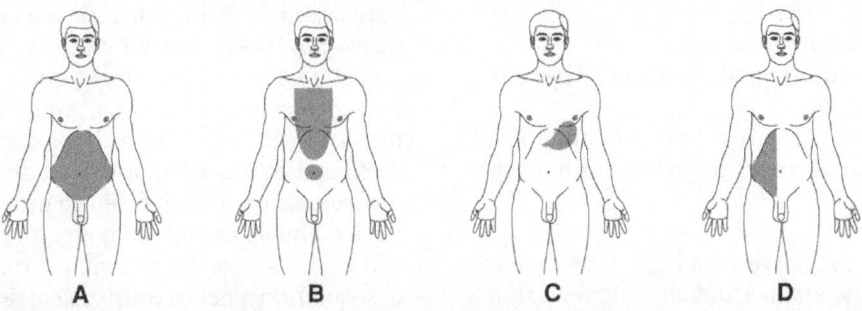

Distribuição das posições do estômago. **A**, 67 pacientes (58,8%), nenhum médico. **B**, 22 pacientes (19,3%), nenhum médico. **C**, 23 pacientes (20,2%), 35 médicos (100%) $x^2$ 43,21; D.F. 1; P < 0,0005 (médicos > pacientes). **D**, 2 pacientes (1,8%), nenhum médico.

**Figura 2.1** A posição do estômago: de um estudo britânico que comparou a compreensão de médicos *versus* pacientes sobre termos anatômicos comuns.[40] (Fonte: Boyle, C.M., 1970. Difference between patients' and doctors' interpretation of some common medical terms. *Br. Med. J.*, ii, 286-9, Fig. 4. Reproduzida com permissão.)

são encaradas como separadas ou estranhas ao corpo do paciente (ver Capítulo 5). Em um estudo sobre doenças psicossomáticas, por exemplo, os pacientes atribuíam seus sintomas embaraçosos (como vômitos ou diarréia inesperados) à parte de seu corpo que estava fraca, não-confiável e apenas parcialmente sob seu controle, como um "cólon irritável", um "estômago nervoso" ou um "peito fraco".[44]

O efeito da imagem corporal também é visto na apresentação dos sinais e sintomas não-orgânicos, isto é, psicogênicos. Em 1980, Waddell e colaboradores[45] estudaram a distribuição dos sinais físicos para os quais nenhuma causa orgânica foi encontrada em 350 pacientes britânicos e norte-americanos com dor lombar baixa. A distribuição desses sinais (como dormência, fraqueza ou tremor) não correspondia à distribuição neuroanatômica aceita. Pelo contrário, ela correspondia às divisões leigas do corpo em regiões como joelho, virilha ou cintura. Em outro estudo de Walters,[46] a dor histérica ou dor regional psicogênica ocorria em distribuições que correspondiam à imagem corporal dos pacientes – especialmente suas crenças sobre as partes do corpo supridas por um nervo particular, em vez de sua inervação anatômica real. Exemplos disso são a distribuição em "luva" ou "bota" da dor, da dormência ou da paralisia histéricas.

## O FUNCIONAMENTO DO CORPO

Enquanto as crenças sobre a estrutura do corpo podem ter importância clínica, as crenças sobre o seu funcionamento são provavelmente mais significativas em relação à forma como afetam o comportamento das pessoas. As crenças sobre a função costumam abranger um ou mais dos seguintes aspectos inter-relacionados do corpo:

1. Seu funcionamento interno.
2. O efeito, neste, da dieta, do ambiente e de outras influências externas.
3. A natureza (e a eliminação) dos subprodutos do funcionamento do corpo, como fezes, urina e sangue menstrual.

A partir da ampla variedade de teorias leigas sobre fisiologia que foram estudadas, algumas foram selecionadas para um exame mais detalhado.

### Equilíbrio e desequilíbrio

Em todas essas teorias, acredita-se que o funcionamento saudável do corpo depende do *equilíbrio* harmonioso entre dois ou mais elementos ou forças dentro do corpo. Em uma extensão variável, esse equilíbrio depende de forças externas, como dieta, ambiente ou agentes sobrenaturais, assim como de influências internas, como fraqueza herdada ou estado de espírito. A mais difundida dessas teorias é a teoria *humoral*, que tem suas raízes na China e na Índia antigas, mas que foi elaborada em um sistema de medicina por Hipócrates, nascido em 460 a.C. Na teoria hipocrática, o corpo continha quatro líquidos ou humores: o sangue, a fleuma, a bile amarela e a bile negra. A saúde resultava da proporção ótima entre esses quatro humores; a má saúde era causada por um excesso ou uma deficiência de algum deles. A dieta e o ambiente poderiam afetar esse equilíbrio, assim como a estação do ano. O tratamento para o desequilíbrio/doença consistia em restaurar a proporção ótima dos humores pela remoção do excesso (sangrias, purgações, vômitos, jejum) ou pela reposição da deficiência (por dietas especiais, medicamentos, etc.). Também incluía a teoria dos tipos de personalidade, esses que baseiam-se na predominância de um dos humores, sendo os quatro tipos o sangüíneo (excesso de sangue), o fleumático (excesso de fleuma),

### Estudo de caso:

**Imagem corporal interna em um paciente em Boston, Estados Unidos**

Kleinman e colaboradores,[47] em 1978, descreveram um caso que ilustra o significado clínico das crenças dos pacientes sobre seus corpos e a forma como elas podem afetar seu comportamento e as reações dos clínicos. Uma mulher branca de 60 anos foi internada em uma enfermaria clínica no Massachusetts General Hospital, em Boston, com edema pulmonar secundário a doença cardiovascular aterosclerótica e insuficiência cardíaca congestiva crônica. À medida que ela começou a recuperar-se, seu comportamento ficou cada vez mais bizarro; ela forçava vômitos e urinava na cama freqüentemente. Foi solicitada a opinião de um psiquiatra. Este, ao fazer perguntas mais detalhadas, descobriu que, pelo menos do ponto de vista da paciente, aquele comportamento fazia sentido. Ela havia sido informada pelos médicos de que tinha "água nos pulmões". Sendo esposa e filha de encanadores, seu conceito da estrutura do corpo envolvia o tórax conectado por "canos" à boca e à uretra. Assim, a paciente estava tentando remover o máximo possível de "água nos pulmões" pelo vômito e pela micção freqüentes. Ela comparava a ação de urinar com o efeito das "pílulas de água" que lhe haviam sido prescritas, as quais, segundo lhe foi dito, iriam eliminar a água em seu tórax fazendo-a urinar. No momento que o verdadeiro "encanamento" do corpo humano lhe foi explicado com auxílio de diagramas, seu comportamento bizarro imediatamente teve fim.

o colérico (excesso de bile amarela) e o melancólico (excesso de bile negra). A medicina hipocrática foi restaurada e elaborada subseqüentemente por Galeno (130-200 d.C.), um médico grego que vivia em Roma. Nos séculos que se seguiram, os trabalhos de Galeno gradualmente se difundiram pelo mundo romano e islâmico. No século IX, sob a dinastia abássida de Bagdá, grande parte de sua obra foi traduzida para o árabe. Segundo Foster,[48] durante a ocupação moura da Península Ibérica, grande parte dessa medicina humoral foi absorvida pelos médicos espanhóis e portugueses e posteriormente trazida por seus descendentes para a América do Sul e Central e Filipinas. Porém, alguns antropólogos acreditam que certas crenças nativas humorais e de "calor-frio" precederam a conquista européia da América Latina,[49] embora outros contestem essa afirmação.[50] De qualquer forma, a medicina humoral permanece sendo a base das crenças leigas sobre saúde e doença em boa parte da América Latina, recebe destaque no mundo islâmico e é um componente da tradição médica aiurvédica na Índia.

Na medicina popular latino-americana, a teoria humoral – freqüentemente chamada teoria de "quente-frio" da doença – postula que a saúde só pode ser mantida (ou perdida) pelo efeito do calor ou do frio sobre o corpo.[48] Conforme Logan[50], "calor" e "frio" aqui não se referem à temperatura real, mas a um poder simbólico contido na maioria das substâncias, incluindo alimentos, ervas e medicamentos. Além disso, todos os estados mentais, os estados fisiológicos, as doenças, as forças naturais e sobrenaturais são agrupados de modo binário em categorias de "quente" ou "frio". Para manter a saúde, o equilíbrio da "temperatura" interna do corpo deve ser mantido entre as forças opostas do "calor" e do "frio", especialmente evitando-se a exposição prolongada a qualquer uma delas. Na doença, a saúde é restaurada pelo restabelecimento do equilíbrio da temperatura interna por meio da exposição ou ingestão de itens de uma qualidade oposta à que se acredita estar causando a doença. Certas doenças encaradas como "quentes" são consideradas o resultado da exposição excessiva ao sol ou ao fogo ou da ingestão de alimentos ou bebidas quentes. Tanto a gravidez como a menstruação são consideradas estados quentes e, como tal, são tratadas pela ingestão de alimentos e medicamentos frios ou por tratamentos frios, como banhos de esponja com água fria. Essas crenças podem ter efeitos perigosos sobre a saúde das mulheres. Por exemplo, após o parto ou durante a menstruação, as mulheres de algumas partes da América Latina podem evitar certas frutas e vegetais que classificam como "frios" e propensos a coagular seu sangue menstrual quente. A evitação desses alimentos em mulheres que já possuem uma dieta pobre em vitaminas pode eliminar ainda mais vitaminas de sua dieta. Em um estudo nos Estados Unidos,[51] um grupo de mulheres pós-parto de Porto Rico acreditava que, se os lóquios haviam sido "coagulados" pelos alimentos frios, eles seriam reabsorvidos, causando nervosismo ou mesmo insanidade. Como uma medida preventiva, elas bebiam tônicos contendo alimentos "quentes" como chocolate, alho e canela.

A medicina humoral ainda é um componente do sistema médico pluralista no Marrocos, como descrito por Greenwood,[52] mas a maior parte da ênfase é colocada agora em dois dos humores: o sangue e a fleuma. Como na América Latina, esta teoria sobre saúde e doença relaciona o funcionamento interno do corpo com influências externas como dieta e ambiente. Há alimentos e fatores ambientais "quentes" e "frios", cujo desequilíbrio no corpo pode causar doenças quentes ou frias que são tratadas pelos alimentos da qualidade oposta. Alimentos são comumente usados como tratamento, pois a maioria deles é considerada quente, e a maioria das doenças, fria. O excesso de sangue é visto como uma característica das doenças "quentes", e o excesso de fleuma no corpo, como uma característica das doenças "frias". A maioria das doenças quentes é causada pela exposição excessiva ao sol, ao calor ou a ventos quentes ou pela ingestão excessiva de alimentos no verão. O calor então penetra no sangue, que sobe para a cabeça, causando rubor, febre e outros sintomas. O tratamento nesse modelo humoral do Marrocos é a remoção do excesso de sangue quente, pelo resfriamento da superfície do corpo, pela ingestão de alimentos frios e pelo uso de sangrias e sanguessugas no pescoço para retirar parte do sangue.

No sistema aiurvédico da Índia antiga, há conceitos de fisiologia corporal semelhantes, altamente complexos que igualam a saúde ao equilíbrio. Como descrito por Obeyesekere,[53] há cinco *bhūtas* ou elementos básicos no universo: o éter, o vento, a água, a terra e o fogo. Estes são os constituintes básicos de toda vida e também compõem os três *dōsas* ou humores (vento, bile e fleuma) e os sete *dhātus* ou componentes do corpo. O alimento que contém os cinco elementos é "cozido" pelos fogos no corpo e convertido em dejetos corporais e em uma porção refinada, que é sucessivamente transformada nos sete componentes básicos do corpo: suco alimentar, sangue, carne, gordura, osso, medula e sêmen. Os cinco elementos também contribuem para compor os três humores no corpo; o elemento vento torna-se vento ou flatulência, o fogo aparece como bile, e a água ocorre como fleuma. O funcionamento harmonioso do corpo resulta de um equilíbrio ótimo desses três humores, e a doença resulta do excesso ou deficiência relativos de um ou mais dos humores. Como na América Latina, há "resfriamentos" e "alimentos produtores de calor" que são usados para reduzir o excesso de um humor; os alimentos quentes podem causar excesso de bile e, assim, a doença deve ser tratada por uma dieta de alimentos frios e outros remédios. A medicina aiurvédica também inclui a teoria do temperamento e sua relação com a má saúde. Por exemplo, acredita-se que um paciente cujo temperamento resulta de um excesso de bile seja especialmente vulnerável à doença causada pelo excesso desse humor, devendo, assim, evitar alimentos produtores de calor que podem aumentar ainda mais a quantidade de bile no corpo.

Assim como a medicina aiurvédica, a medicina tradicional chinesa também encara a saúde como um equilíbrio harmonioso, neste caso, entre dois princípios cósmicos contrastantes: o *yin*, descrito como escuro, úmido, aquoso e feminino, e o *yang*, quente, seco, ardente e masculino. Os órgãos do corpo eram predominantemente *yin* (como o coração, os pulmões, o baço, os rins e o fígado) ou *yang* (como os intestinos, o estômago e a vesícula biliar). Acreditava-se que a doença resultava de um desequilíbrio, geralmente um excesso de um princípio dentro de um órgão, que poderia então precisar ser removido por acupuntura ou moxibustão.[54]

O conceito humoral praticamente desapareceu do Reino Unido e de outras sociedades européias, mas os conceitos de restauração da saúde pela contenção de um elemento no corpo com outro ainda persistem. Nas crenças do folclore inglês sobre resfriados e gripes, atribuídos à penetração do frio ou da umidade ambientais no corpo, um tratamento comum era contrabalançar o frio com o calor. O calor era administrado sob a forma de bebidas quentes, alimentos quentes (que ajudam o corpo a gerar seu próprio calor) e repouso em uma cama quente. O aforismo "alimente uma gripe, deixe a febre morrer de fome" resume esta abordagem. A fim de prevenir os resfriados e as gripes, vários tônicos patenteados, como óleo de fígado de bacalhau e extrato de malte, eram usados para gerar calor dentro do corpo. Como disse um paciente idoso, se você saísse para a rua após tomar um tônico, "você se sentia aquecido por dentro", pois o tônico era uma proteção interna contra o frio excessivo.[10]

A medicina humoral, é claro, também desapareceu da medicina científica moderna. Entretanto, a fisiologia moderna inclui muitos exemplos de doenças causadas por uma deficiência ou por um excesso de certas substâncias no corpo, como hormônios, enzimas, eletrólitos, vitaminas, microelementos e células do sangue, que podem ser corrigidas pela reposição das substâncias deficientes ou pela contenção do seu excesso. O conceito de alça de retroalimentação negativa em endocrinologia, no qual um aumento em um hormônio na corrente sangüínea resulta em uma redução em outro, também pode ser considerado uma visão de equilíbrio/desequilíbrio da má saúde, embora também inclua noções simultâneas de deficiência/excesso. Na linguagem do dia-a-dia, além disso, ecos do pensamento humoral permanecem em frases como "ele é uma pessoa bem equilibrada", "ingerir uma dieta balanceada", "ficar mal-humorado", "tudo em proporção", ou "ele está cheio de testosterona".

### Anatomias simbólicas

Nos sistemas tradicionais de cura, como a medicina chinesa tradicional, a medicina tibetana ou a medicina aiurvédica, os praticantes trabalham não somente com conceitos de equilíbrio, mas também com seus próprios modelos de estrutura e função corporal. Em geral, estes são parte de cosmologias bem mais amplas, ligando o corpo individual a forças maiores no universo. Eles costumam lidar com fluxo, bloqueio, concentração ou desequilíbrio de forças místicas (geralmente traduzidas em nosso idioma ocidental como "energia"). Sendo parte de cosmologias muito maiores, estes "mapas" tradicionais do corpo humano apresentam pouca relação com as ilustrações em um livro-texto de anatomia ocidental. Na acupuntura chinesa tradicional, por exemplo, o corpo é atravessado por uma série de meridianos ou canais invisíveis, ao longo dos quais flui o *chi* – a energia vital ou força de vida do corpo humano. Quaisquer interrupções ou desequilíbrios em seu fluxo podem estar ligados à doença, tanto física quanto mental. O tratamento é feito pela colocação de agulhas em algum dos 309 pontos de acupuntura ao longo dos meridianos, de modo a restaurar o fluxo do *chi* e o equilíbrio harmonioso entre *yin* e *yang*.[54] Na tradição tântrica tanto do hinduísmo quanto do budismo, os *chakras* (ou "rodas") são concentrações e receptores de energia ao longo do eixo central do corpo. Assim, na versão hindu, o corpo é atravessado por uma série de canais (ou *nadis*), ao longo dos quais flui uma força vital, ou *prāna*. O mais central desses canais, subindo do ânus até o topo da cabeça, é o *sushumna*. Ao longo dele estão situados os sete *chakras*, cada um localizado em um ponto-chave para o funcionamento do corpo.[55] No budismo tibetano, em geral apenas cinco ou seis *chakras* são descritos.[56] Nas duas tradições, a cura – por meio de certos rituais, prática de ioga, ervas, acupuntura ou moxibustão – visa restaurar, reforçar ou reequilibrar os fluxos da energia vital dentro e além do corpo, especialmente em relação aos *chakras*.

Para a mentalidade médica científica, esses "mapas" do corpo são meramente simbólicos – metáforas místicas que não comportam relação com a realidade física. Para os praticantes destas antigas formas de cura, porém, eles representam modelos verdadeiros de como o corpo funciona tanto na saúde quanto na doença e estão arraigados em tradições religiosas com milhares de anos.

## O modelo corporal de "encanamentos"

No mundo industrializado ocidental, muitos conceitos contemporâneos de estrutura e função corporais parecem ter sido parcialmente emprestados dos mundos da ciência e da tecnologia. A familiaridade com sistemas de drenagem no lar, eletricidade, máquinas, computadores e o motor de combustão interna fornecem os modelos em cujos termos as pessoas conceitualizam e explicam a estrutura e o funcionamento do corpo. Uma versão comum disso pode ser denominada o modelo do "encanamento", como ilustrado no estudo de caso recém-descrito. Aqui, o corpo é concebido como uma série de cavidades ou câmaras ocas, conectadas umas com as outras e com os orifícios do corpo por uma série de canos ou tubos. As principais cavidades costumam ser o peito e o estômago, que preenchem quase completamente os espaços torácico e abdominal, respectivamente.

Este tipo de subdivisão do corpo em grandes volumes com um só nome foi demonstrado no estudo de Boyle[40] na Inglaterra, mencionado anteriormente, no qual 58,8% da amostra via o estômago como ocupando toda a cavidade abdominal. O vocabulário leigo da má saúde também reflete esta concepção; por exemplo, "Estou com um resfriado no peito" ou "meu peito está cheio de catarro". As cavidades são conectadas umas com as outras e com os orifícios por tubos como o intestino delgado, o cólon, a garganta e os vasos sangüíneos. É central a este modelo a crença de que a saúde é mantida pelo *fluxo* ininterrupto de várias substâncias, incluindo sangue, ar, alimento, fezes, urina e sangue menstrual, entre as cavidades, ou entre a cavidade e o exterior do corpo através de um dos orifícios. A doença, então, é encarada como o resultado do bloqueio de um tubo ou cano interno.

As implicações desse modelo na prática clínica foram bem demonstradas no exemplo citado em Kleinman e colaboradores[47] Outro exemplo, no Reino Unido, é o conceito folclórico difundido dos riscos da constipação – isto é, de um "bloqueio nos intestinos". Neste modelo, mais comum nas gerações mais velhas, acreditava-se que as fezes retidas se espalhariam pela corrente sangüínea e, de algum modo, contaminavam-na com impurezas e "toxinas" – e isso então afetava a compleição e a saúde geral da pessoa. Os laxantes autoprescritos ainda são amplamente usados de modo a obter uma "boa limpeza" e, assim, preservar uma boa saúde e compleição. A noção de "boa limpeza" também se aplica ao sangue menstrual e pós-parto e é descrita em mais detalhes a seguir.

O modelo do encanamento não necessariamente cobre todos os aspectos da fisiologia e anatomia corporais, mas lida especialmente com os sistemas res-

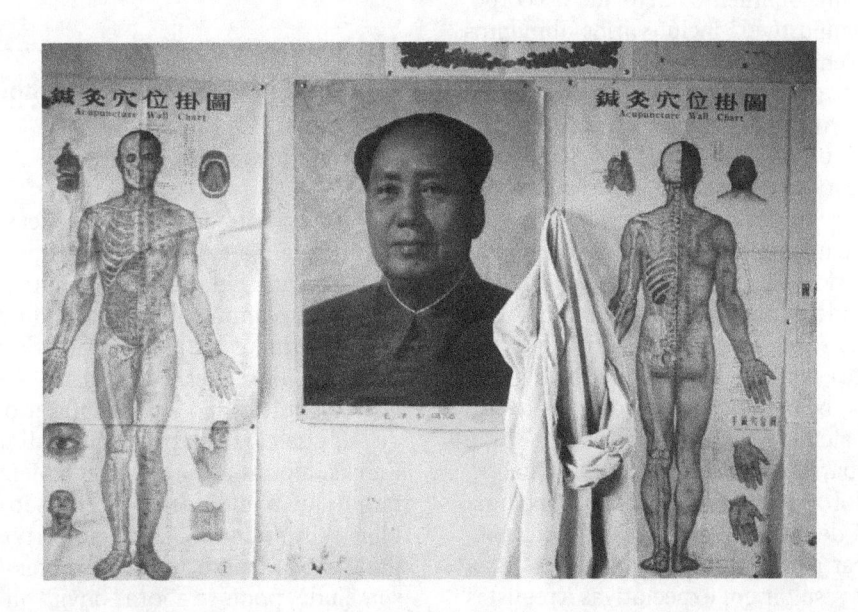

**Figura 2.2** Gráficos de acupuntura nas paredes de uma clínica em Qinghai, China. Os gráficos mostram os vários pontos de acupuntura no corpo e os meridianos ou canais ao longo dos quais flui sua energia vital, ou *chi*. (Fonte: © Catherine Platt/Panos Pictures. Reproduzida com permissão.)

piratório, cardiovascular, gastrintestinal e geniturinário. Ele não é um sistema coerente ou internamente consistente, mas, sim, uma série de metáforas usadas para explicar o funcionamento do corpo. Freqüentemente, diferentes sistemas fisiológicos são agrupados se ocorrerem na mesma área (p. ex., o tórax). Um homem com catarro nasal e tosse, por exemplo, descreveu seu autotratamento assim: "Faço gargarejo com água salgada para eliminar o catarro – e sempre engulo um pouco para enfraquecer a tosse".[17]

O modelo também pode ser usado para expressar estados emocionais, especialmente as noções leigas de "estresse" ou "pressão" (ver Capítulo 11), em imagens tomadas emprestadas da Idade do Vapor: "eu estava soltando fumaça", "preciso ventilar as idéias", "quase explodi".

### O corpo como uma máquina

A conceitualização do corpo como um motor de combustão interna ou como uma máquina movida a baterias tornou-se mais comum na sociedade ocidental. Estas metáforas de máquina e motor são cada vez mais encontradas pelos profissionais de saúde, que por sua vez podem reforçá-las, especialmente pelo uso de frases explicativas como "seu coração não está bombeando tão bem", "você teve um colapso nervoso", "a corrente não está fluindo tão bem ao longo de seus nervos" ou "você precisa de repouso para recarregar suas baterias". Central ao conceito do corpo como uma máquina está a idéia de um combustível renovável ou carga de bateria, necessários para fornecer energia ao funcionamento adequado do corpo. Nesse caso, o "combustível" inclui vários alimentos ou bebidas, como chá ou café, e o grande número de vitaminas, tônicos e outros medicamentos comerciais autoprescritos. Algumas pessoas podem conceber o álcool, o tabaco ou as drogas psicotrópicas como formas de combustível essencial sem as quais não poderiam funcionar no dia-a-dia.

O modelo de máquina inclui a idéia de que as partes individuais do corpo, assim como as partes de um automóvel, podem falhar ou parar de funcionar, exigindo, algumas vezes, reposição. A cirurgia moderna (ver adiante), com seu uso difundido de transplantes de órgãos, bem como de órgãos e partes do corpo artificiais, além de auxílios eletrônicos como marca-passos e aparelhos auditivos transistorizados, contribui para reforçar a imagem do corpo como uma máquina passível de reparo, com o tratamento consistindo em "trocar partes velhas por novas".[57] Isso, por sua vez, pode resultar em expectativas irrealistas do tratamento médico. Certos procedimentos diagnósticos como eletrocardiogramas ou eletroencefalogramas, que medem as "correntes elétricas" ou ondas do corpo, bem como o uso de monitores fetais em obstetrícia (ver Capítulo 6), podem reforçar a metáfora da máquina na mente tanto dos pacientes quanto dos profissionais de saúde.

Aliada a essa imagem do corpo como uma máquina, está a imagem da mente como um computador. O uso crescente dos computadores tem influenciado o modo como muitas pessoas no mundo industrializado pensam sobre si mesmas. Vivemos agora em uma nova cultura psicológica, que Turkle[58] denomina "cultura computacional", com novas metáforas para a mente, vista principalmente como um processador e armazenador de informações. Neste modelo, os pensamentos, as idéias, a criatividade, a memória e a personalidade são encarados como formas de "*software*" ou programas ocultos dentro do "*hardware*" do cérebro e do crânio. Assim, a doença mental ou o comportamento desviante podem agora ser concebidos como falhas nas conexões ou na programação do cérebro individual a serem curadas meramente pela reprogramação ou reconexão – uma imagem nova e simplificada do pensamento e do comportamento humanos que possui importantes implicações sociais. Ao mesmo tempo que a mente é vista como um computador, o computador também pode ser considerado um tipo de mente externa – um segundo cérebro fora do crânio, um órgão avançado de memória, lógica e cálculo (que Turkle[58] denomina "segundo *self*"). Na era moderna da informação, a perda de um computador ou de sua memória eletrônica pode parecer para alguns indivíduos quase tão traumática quanto uma lesão cerebral ou um derrame.

## O CORPO NO ESPAÇO E NO TEMPO

### O corpo no espaço

O conceito de peles simbólicas, resumido antes, significa que a existência do corpo é sempre moldada e alterada pelas noções culturais de *espaço*. Estas geralmente ampliam os limites do corpo para muito além do limite natural e físico da pele. Em termos espaciais, essas peles simbólicas – algumas delas invisíveis, outras não – podem fazer o corpo (e o senso de *self* que ele contém) adquirir dimensões enormes. E mais, alguns escritores como McLuhan[59] argumentaram que a mídia (rádio, televisão) pode agora ampliar os sentidos especiais do corpo (audição, visão) para virtualmente todas as partes do mundo. Com sua ajuda, pode-se agora "ouvir" ou "ver" eventos no outro lado do globo no exato momento em que eles ocorrem. O crescimento fenomenal da internet e da telemedicina nos últimos anos também acrescentou a este processo e é descrito no Capítulo 13.

Outros conceitos culturais do corpo, descritos anteriormente, tratam mais de idéias do espaço interno. Eles incluem a distribuição dos órgãos corporais e sistemas ou, no caso do *ārdha-angāni*, a penetração das categorias sociais para dentro dos limites da pele. O crescimento recente da tecnologia médica (ver Capítulo 4) também alterou a realidade espacial do corpo humano. O uso de raio X, tomografia e ressonância magnética (RM) tornou agora o corpo "transparente" tanto para a ciência médica quanto para os próprios pacientes. De modo simbólico, isso pode estar lentamente enfraquecendo a sensação das pessoas de sua própria pele como o primeiro, mais íntimo e fixo limite do *self*.[60] Da mesma forma, os sistemas de suporte de vida e as máquinas de monitoramento, bem como o desenvolvimento de novas tecnologias reprodutivas (ver Capítulo 6), auxiliam na ampliação ainda maior dos limites do corpo. No caso das máquinas de diálise, por exemplo, é como se certos órgãos – neste caso, os rins – houvessem agora tornado-se externos ao corpo em si.[60]

## O corpo no tempo

O corpo humano existe no *tempo*, bem como no espaço. Isso se deve em parte aos conceitos culturais de desenvolvimento e alterações do corpo à medida que ele evolui do nascimento à morte. Muito deste modelo médico ocidental do *tempo desenvolvimental*[61] – do desenvolvimento físico e mental "normal" – baseia-se em uma imagem rígida e linear do tempo, dividida em uma série de etapas claramente definidas de desenvolvimento. A falha em atingir essas etapas exatamente no tempo certo (de acordo com o livrotexto) costuma ser encarada como um sinal de anormalidade, em que o sujeito é de algum modo subdesenvolvido ou mesmo retardado. Estas idéias de tempo desenvolvimental determinam muitos aspectos da vida de uma criança, como quando ela é vacinada ou entra na escola. Mais tarde, elas definirão quando as pessoas jovens serão consideradas suficientemente "desenvolvidas" para votar, dirigir, herdar ou ter relações sexuais. Elas também definirão em que idade as pessoas serão consideradas "velhas" e obrigadas a aposentar-se do trabalho – sendo isso apropriado ou não à sua situação de vida.[61]

Hall[62] descreveu os dois conceitos de tempo mais comuns nos países ocidentais:

1. O tempo *monocrônico*, que é o tempo linear, do relógio. Aqui, o tempo é visto como uma linha ou fita se estendendo do passado ao futuro, dividida em segmentos conhecidos como anos, meses ou dias. Presume-se que cada fenômeno tem um início e um fim e, entre os dois, só se pode fazer "uma coisa de cada vez". O tempo monocrônico é uma forma de organização social externa imposta às pessoas, sendo essencial para o funcionamento adequado da sociedade industrial. Ele é particularmente forte nas organizações e burocracias. Nelas, o tempo é quase tangível; ele pode ser gasto, desperdiçado, investido, comprado ou poupado. O tempo pode ser convertido em dinheiro, assim como o dinheiro pode ser convertido em tempo. Esse tipo de tempo implica, porém, uma dominância completa do corpo e de seus processos pelos relógios, pelos calendários, pelos diários e pelas agendas.

2. O tempo *policrônico*, em contraste, é muito mais humano; nele, os relacionamentos e as interações pessoais têm precedência sobre os horários mais rígidos do calendário e do relógio. O tempo não é vivido como uma linha, mas como um ponto ao qual os relacionamentos ou eventos convergem. As pessoas policrônicas não são tão dominadas pelo tempo do relógio; em vez disso, elas "são orientadas para as pessoas, os relacionamentos humanos e a família, que são o centro de sua existência". Na visão de Hall, o tempo monocrônico nos Estados Unidos é mais público, um tempo "masculino", enquanto o policrônico é mais privado, "feminino" – o tempo do lar, do lazer e da vida em família.[62] O tempo policrônico é mais comum em sociedades menos industrializadas, no qual as reuniões oficiais algumas vezes só ocorrem "quando está na hora certa", em vez de seguirem um horário rígido – e os ocidentais ligados ao relógio freqüentemente acham isto muito frustrante.

As duas formas de tempo – mas especialmente o tempo monocrônico – implicam diferentes tipos de pressão de tempo cultural que exercem impacto sobre o corpo humano na sociedade moderna. Um exemplo disso é o efeito fisiológico nocivo de dirigir no tráfego intenso durante a "hora de pico", indo e voltando do trabalho, todos os dias da semana. Alguns dos outros efeitos do tempo do relógio, por exemplo, na doença cardíaca são discutidos em mais detalhes no Capítulo 11. Além disso, no caso da pílula contraceptiva, o ciclo rígido de 28 dias do tempo do relógio é imposto à fisiologia feminina e, para algumas mulheres, pode ter conseqüências emocionais ou físicas. E mais, no mundo industrializado ocidental, o tempo monocrônico é uma característica difundida de quase todas as instituições médicas, incluindo hospitais, clínicas, consultórios e burocracias médicas. Em tais locais de assistência à saúde, este *tempo burocrático*[61] – o uso excessivo de horários rígidos como horários de visita em hospitais ou sistemas de marcação de consultas – pode ser visto por algumas pessoas doentes como desumano e impessoal. Os pacientes e as suas famílias podem vê-lo como um modo de evitar o contato humano, de não lidar imediatamente com sua doença e a realidade emocional de sua situação.

### Outras formas de tempo cultural

Diversas *outras* formas de tempo cultural também existem na maioria das sociedades,[61] cada uma podendo ter importantes efeitos sobre a saúde e o comportamento humanos. Estas incluem:

1. *Tempo do calendário* – a divisão do ano, com base no mundo natural (geralmente os ciclos lunares ou solares) em dias, semanas e meses. Isso inclui as festividades anuais da primavera, do verão, da colheita e do inverno, a divisão do ano em "tempo de trabalhar" e "tempo de férias" e em especial as festividades como Ano Novo ou equinócio do verão. Diversos pontos no calendário anual podem afetar negativamente a saúde mental ou física de diferentes grupos de indivíduos: estudantes no período de exames, contadores no final do ano fiscal, homens de negócios esforçando-se para atender uma data estipulada e professores sob pressão para produzir artigos de pesquisa ou formulários de bolsas, dentro de um período de tempo limitado a cada ano.
2. *Tempo nacional* – o ciclo de tempo específico para cada nação individual e que inclui seus feriados públicos anuais e celebrações especiais, como o Dia de Ação de Graças nos Estados Unidos, o Dia da Bastilha na França ou Dia da Recordação no Reino Unido. Para algumas pessoas, a celebração desses dias especiais pode envolver ingesta excessiva de alimentos e abuso de álcool ou outros comportamentos de risco.
3. *Tempo religioso* – o ciclo de tempo ligado aos ciclos semanais dos dias sabáticos e dos dias de trabalho. Porém, ele também inclui os banquetes religiosos anuais, os jejuns e as festividades de cada religião, como Dia de Todos os Santos, Natal, Páscoa, Yom Kippur, Páscoa judaica, Ramadã, Diwali, etc. O tempo religioso também inclui o tempo incontável ou "atemporal" de rituais religiosos, rezas, meditação e contemplação. Ele pode envolver estados emocionais intensos, que podem ter grandes efeitos no estado psicológico e, em algumas culturas, envolver o uso de drogas alucinógenas fortes (ver Capítulo 8). As peregrinações religiosas em massa para locais sagrados algumas vezes podem estar ligadas à disseminação de certas doenças infecciosas.
4. *Tempo burocrático* – os tempos das instituições, mencionados antes, que prescrevem a duração e o horário de funcionamento diário, a duração das férias e as datas de relatórios anuais, imposto de renda, aplicações e festas do escritório. Assim como o tempo desenvolvimental, o tempo burocrático também especifica quando se pode começar legalmente a trabalhar e quando alguém é obrigado a se aposentar – independentemente das necessidades do indivíduo particular.
5. *Tempo de relações sociais* – as datas específicas na rede social pessoal de um indivíduo, como aniversários, bodas, casamentos ou memoriais, quando esses relacionamentos sociais precisam ser comemorados ou reforçados por uma troca de presentes ou cartões. Um exemplo dos efeitos deste tipo de tempo são as "reações de aniversário" – freqüentemente episódios de depressão e ansiedade – que algumas pessoas enlutadas sofrem a cada aniversário da morte de seu ente querido.
6. *Tempo simbólico* – tempo de renascimento – a sensação de tempo alterado que pode ocorrer após pontos de transição importantes ou crises no ciclo vital – como conversões religiosas (em que os indivíduos são "batizados" ou "renascem"), crises de grande porte (como acidentes, agressões ou estupros), doenças graves (como ataques cardíacos, derrames ou transplantes) ou transições importantes da vida (como dar à luz ou ficar de luto). Em cada caso, os indivíduos podem ter a sensação de ter uma "segunda vida" (e identidade) dentro de sua expectativa de vida, e o tempo pode agora ser experimentado como um "tempo antes" e um "tempo depois" daquele evento importante.

Junto com o tempo monocrônico do relógio, cada uma dessas formas de tempo cultural é imposta ao indivíduo pela sociedade em que ele vive e pode influenciar não somente seu comportamento e suas percepções, mas também sua saúde mental e física.

## O CORPO "INCAPACITADO"

Uma das categorias culturais chave, encontrada em praticamente todas as sociedades, é a divisão entre corpo "capaz" e "incapacitado". Apesar dessa divisão, os antropólogos mostram como estas definições variam amplamente entre diferentes grupos sociais e culturais, assim como os significados atribuídos a esses rótulos particulares.

Algumas tentativas foram feitas para padronizar a classificação da incapacidade internacionalmente, como a *Classificação Internacional de Deficiências, Incapacidades e Limitações*[63] da OMS, de 1980. De uma perspectiva antropológica, porém, são as dimensões sociais de como as pessoas (quer incapacitadas ou não) interpretam e respondem a essas categorias culturais que representam o maior interesse. Este fenômeno tem importância crescente, pois foi estimado na década de 1980 que havia cerca de 500 milhões de pessoas gravemente incapacitadas no mundo.[64] Desde então, este número já aumentou muito, em parte devido às várias guerras e conflitos civis e à grande quantidade de vítimas de minas terrestres no Cambodja, em Moçambique, no Afeganistão e em outros locais.

### "Incapacidade" *versus* "disfunção"

O sociólogo Michael Oliver,[65] em uma crítica radical do assunto, faz uma distinção útil entre *disfunção* e *incapacidade*. O primeiro termo descreve um corpo que não possui parte de um membro ou todo ele, ou tem um membro ou algum outro mecanismo corporal defeituoso, enquanto o último se refere às muitas desvantagens sociais e outras impostas pela sociedade às pessoas com restrições físicas. Ele critica o modelo médico de incapacidade, que concentra o seu foco unicamente no indivíduo e em sua condição física, e não na sociedade em que a incapacidade ocorre. Seu modelo enfatiza como o próprio conceito de incapacidade é construído socialmente e como esta categoria ajuda a criar um grande número de pessoas que são dependentes, marginais e supostamente improdutivas em termos econômicos. As definições limitadas que a sociedade tem sobre normalidade física fazem com que ela ignore e marginalize aqueles que não se ajustam a essa definição. Assim, ela não fornece instalações adequadas (como rampas para cadeiras de roda) àqueles fisicamente diferentes da maioria da população. Este modelo radical representa, assim, uma mudança no foco, da patologia individual para a social. A incapacidade não é vista como um problema individual, e sim da sociedade. Portanto, de alguns modos, esta perspectiva lembra o modelo "socialmente rotulador" das doenças psiquiátricas, descrito no Capítulo 10. E mais, Oliver argumenta que, como a incapacidade é em grande parte "construída socialmente", ocorre que nem todas as pessoas incapazes necessariamente seriam "incapacitadas": este estado não é necessariamente um aspecto inerente ao indivíduo, sendo determinado mais pelos significados que a sociedade atribui a ele e ao estado de dependência que ele freqüentemente impõe.

### Incapacidade e estigma

Em muitas sociedades, os antropólogos descreveram como as pessoas com diferentes formas físicas, tamanhos e funções corporais freqüentemente são objeto de *estigma* considerável, bem como de preconceito e discriminação.[66,67] Mesmo que o corpo incapacitado não seja necessariamente um corpo doente, essas pessoas muitas vezes enfrentam uma variedade de desvantagens sociais – sobretudo para encontrar um parceiro no casamento. Concepções errôneas e preconceitos sobre a cegueira são particularmente comuns.[68] Em Uganda, por exemplo, Sentumbwe[69] descreve que as meninas cegas costumam ter oportunidades de casamento muito reduzidas. Assume-se que, embora sejam capazes de ter relacionamentos sexuais ("amantes"), elas em geral não são aceitáveis como esposas em potencial, pois "a administração de um lar requer visão e funcionamento físico completo". Assim, muitos homens as vêem meramente como objetos sexuais e tentam aproveitar-se da situação. Apesar disso, Sentumbwe destaca que muitas mulheres cegas em Uganda conseguem se casar, ter filhos, emprego e contribuir para a vida econômica e social da comunidade. Ele prevê um momento em que, por meio da educação pública, "as pessoas com visão normal possam encarar os cegos como pessoas com uma disfunção visual, em vez de como pessoas que são cegas e, assim, social e fisicamente deficientes". Devlieger[70] também descreve que, entre as mulheres Songye da República Democrática do Congo (antigo Zaire), uma incapacidade importante dos membros que venha a impossibilitar as tarefas domésticas diárias pode tornar o casamento muito difícil; porém, isso não se aplica a homens com incapacidades semelhantes. Da mesma forma, antropólogos[70] descreveram as dificuldades sociais de pessoas jovens fisicamente incapacitadas em Dakar, Senegal, observando que casar uma filha incapacitada significa aceitar um "dote" inferior ao que seria pago por uma mulher "normal", enquanto conseguir uma esposa para um filho incapacitado exige o pagamento de um dote muito maior do que o normal – uma soma que pode levar muitos anos para ser acumulada.

O grau do estigma e o efeito econômico da disfunção física podem depender de vários fatores. Estes incluem o tipo de disfunção, a posição socioeconômica da pessoa e de sua família em relação à sociedade mais ampla, os tipos de reabilitação ou tratamento disponível e o nível de tecnologia e organização social da sociedade em si. Na era dos computadores, da tecnologia da informação, das telecomunicações e da internet, por exemplo, muitos tipos de disfunção física não são mais uma barreira para o pleno funcionamento e a vida social. Em outras culturas, o estigma pode ser evitado ou reduzido de diferentes modos. Em Botsuana, Ingstad[71] descreveu que os pais de uma criança fisicamente incapacitada são capazes de evitar o rótulo estigmatizante do *mopakwane* – uma incapacidade que a comunidade acredita ser causada pela quebra, por parte dos pais, do tabu de ter relações sexuais enquanto o bebê é muito pequeno. Eles fazem isso alegando que é algo que "apenas aconteceu" (ou seja, sem qualquer causa social) ou que a criança é *mpho ya modimo*, um "presente de Deus". Realmente, denominar a criança assim pode, em alguns aspectos, protegê-la do estigma em sua vida futura.

### Aspectos positivos da incapacidade

É importante enfatizar, porém, que a estigmatização de *toda* disfunção física não é universal. Em muitas culturas, diferentes formas de disfunção são vistas sob uma luz mais positiva, e as pessoas incapacitadas desempenham um papel importante na vida da comunidade. Por exemplo, Levinson e Gaccione[72] listam diversas culturas nas quais as pessoas com certos tipos de disfunção física são altamente valorizadas e consideradas como possuidoras de poderes ou capacidades especiais. Na Coréia rural, em uma tradição cultural existente há mil anos, alguns homens cegos são *pongsa* – um grupo especial de adivinhos que lêem a sorte, selecionam locais para construções e túmulos, rezam por chuva e rogam pragas. Acredita-se que eles tenham um tipo especial de visão, o "olho da mente". Também entre os Tiv da Nigéria, freqüentemente há a crença de que os cegos desenvolvem esse tipo especial de visão, fazendo com que sejam respeitados. Reynolds-Whyte e Ingstad[67] também observam que, em muitas culturas, os cegos têm mais probabilidade de se tornar religiosos, sábios contadores de histórias ou cantores, como os *Surdasi*, os cantores cegos da Índia. Eles também mencionam que, particularmente em alguns países muito pobres na África e na Ásia, a incapacidade física pode ser usada para obter vantagens econômicas. Nestes contextos, os mendigos freqüentemente "usam sua disfunção como um instrumento para trabalhar para suas famílias", podendo ganhar mais do que os fisicamente capazes.

### Teorias sobre as causas da incapacidade

Assim como ocorre com outros problemas humanos, as incapacidades físicas freqüentemente são atribuídas a inúmeras causas – originando-se do comportamento individual ou do mundo natural, social ou sobrenatural (ver Capítulo 5). As teorias sobrenaturais são particularmente comuns, mesmo entre os próprios incapacitados. Em um estudo de 104 cegos na Etiópia rural,[68] por exemplo, 45% deles atribuíam sua cegueira a uma doença febril e 15% a acidentes, mas 33% culpavam forças sobrenaturais, como "maldições" ou punição divina. Nesse mesmo estudo, quase todas as pessoas com visão completa e parcial na comunidade acreditavam que a cegueira impedia a educação e que os cegos não deveriam ter oportunidades educacionais. Em muitas outras sociedades não-industrializadas, também se dá atenção considerável à *causa* da disfunção. Muitas vezes, uma anormalidade física é vista como o resultado e a expressão de alguma anormalidade nos relacionamentos da pessoa com seu ambiente social ou sobrenatural. Entre os Songye, por exemplo, Devlieger[70] descreve que a disfunção física é vista freqüentemente como "um sintoma de algo mais importante". Ela pode ser o resultado de feitiçaria (muitas vezes resultante de conflitos sociais ou familiares) ou da quebra de tabus (como aqueles contra o sexo durante a gravidez) ou de uma falta de respeito por um ancestral morto. Por exemplo, uma pessoa com pé torto pode ser vista como tendo nascido "com o espírito do ancestral", pois isso poderia significar que o ancestral não foi bem enterrado e que seu caixão era muito pequeno, de modo que suas pernas ficaram comprimidas. Quando nenhuma outra causa social é encontrada, a condição pode simplesmente ser atribuída à vontade de Deus (*Efile Mukulu*).

Em geral, mas sem romantizar demais o quadro, as evidências etnográficas sugerem que, em muitas sociedades de pequena escala, os fisicamente comprometidos são tratados com mais cuidado – como uma parte mais normal e aceita da vida diária – do que em muitas sociedades industrializadas ocidentais. Porém, mesmo dentro dessas comunidades do Terceiro Mundo, as atitudes em relação às pessoas incapacitadas não costumam ser uniformes. Freqüentemente, aqueles com tipos diferentes de disfunção recebem rótulos diferentes e são então tratados de formas diferentes. Devlieger,[70] por exemplo, descreveu que, entre os Songye, as crianças fisicamente incomuns ou "anormais" são divididas em três categorias: as "ruins" (*malwa*) incluem crianças albinas, anãs e hidrocefálicas; as "defeituosas" (*bilema*) incluem crianças com membros superiores ou inferiores deformados (como pela pólio ou por traumatismos do parto) ou anormalidades congênitas (como pé torto); e as "cerimoniais" (*mishinga*) incluem gêmeos ou crianças que nasceram com as mãos ou os pés primeiro ou com o cordão umbilical em volta do pescoço. As crianças na última categoria recebem atenção especial e um *status* social mais elevado; acredita-se que possuam poderes especiais de cura. Por sua vez, as crianças "ruins" são tratadas como seres marginais e inferiores que não são completamente humanos. Acredita-se que haja algo de sobrenatural a respeito delas, pois sua origem é associada com feitiçaria e, portanto, elas estiveram recentemente em contato "com o antimundo dos feiticeiros". Embora recebam cuidados básicos, espera-se que morram logo, pois "vêm a este mundo para permanecer por um período curto e depois retornam ao mundo que lhes é próprio". O terceiro grupo, provavelmente mais comum, inclui *mwana wa kilema* ("uma criança com um defeito"). Essas crianças têm corpos deformados e sua condição é atribuída a relacionamentos conflituosos dentro de sua família ou comunidade. Poucos esforços são feitos para melhorar o seu funcionamento físico, mas elas não são necessariamente tratadas de forma negativa. Pelo contrário, "a pessoa com uma incapacidade é vista não como uma figura anormal, marginal ou desviada, mas como uma figura limítrofe" (para uma discussão desta identidade "limítrofe", ver Capítulo 9). E mais, elas freqüentemente são valorizadas como confidentes por sua sabedoria e por sua perspectiva singular do mundo.

Por fim, muitas das explicações sobrenaturais para o corpo incapacitado atêm-se às condições congênitas e não àquelas adquiridas posteriormente na vida, em que a "personalidade já foi estabelecida".[67] Apesar disso, uma disfunção física adquirida pode ter efeitos psicológicos e sociais quase igualmente dramáticos sobre o indivíduo afetado. Duas monografias clássicas sobre este tema são as da jornalista holandesa Renate Rubinstein[73] e do neurologista e escritor Oliver Sacks.[74] Rubinstein descreveu seu sentimento de impotência ao desenvolver esclerose múltipla, sua nova dependência dos médicos e da tecnologia e seu sentimento de "não ser mais tão humana" – ao menos no sentido social. Sacks, além disso, forneceu um relato tocante e descritivo de sua experiência de uma lesão grave na perna, das muitas mudanças na imagem corporal e no senso de *self* que o trauma trouxe consigo quão incompreensíveis eram muitas de suas experiências para os médicos e enfermeiros que o estavam cuidando.

De modo geral, então, a categoria do corpo incapacitado não é fixa. Ela é complexa e variável e sua definição depende do contexto social, cultural, econômico e histórico. Nas sociedades industrializadas, em particular, há uma tentativa de mudar essa definição de incapacidade, com todas as desvantagens que este rótulo implica, visando à definição mais neutra de disfunção física.

## OS "NOVOS CORPOS" DO SÉCULO VINTE

Após muitas décadas, diversos "novos corpos" – ou novos modos de conceitualizar o corpo humano – surgiram no mundo ocidental e industrializado. Cada um resulta de avanços tanto no tratamento médico quanto na tecnologia diagnóstica. Seu efeito tem sido alterar radicalmente os modos pelos quais o corpo moderno, inclusive seus limites e seu interior, é concebido, não somente pelos médicos mas também por boa parte do público leigo. Seis dessas novas conceitualizações são descritas a seguir.

### O corpo composto

Como resultado do sucesso da cirurgia de transplantes, tornou-se possível substituir órgãos doentes ou lesados, ou partes do corpo, seja pelo implante de um órgão artificial ou pelo transplante de um órgão de outra pessoa. As partes do corpo artificiais, feitas de metal, plástico, *nylon* ou borracha, incluem agora quadris, joelhos, artérias, laringe, membros, dentes, válvulas cardíacas, córneas e esôfago. Os órgãos transplantados incluem coração, rins, córneas, cartilagem, osso, cabelos, fígado, pulmões, pâncreas e paratireóide. Muitos milhares de pessoas, sobretudo idosos, possuem agora corpos que são parcialmente artificiais ou compostos de partes de outros corpos. Apesar de suas vantagens médicas e psicológicas óbvias, essas peças de reposição podem estar sutilmente alterando a imagem corporal contemporânea e o senso do que é *self* e o que é não-*self*.[57] Elas também criam novos laços de "parentesco" entre os doadores e os receptores desses órgãos, estejam eles vivos ou mortos, e entre os receptores dos órgãos artificiais e aqueles que os fabricaram ou implantaram. Em um sentido, os limites do corpo moderno se dissolveram parcialmente; à medida que as pessoas envelhecem, seus corpos cada vez mais absorvem partes dos corpos de outras pessoas ou os produtos protéticos da indústria de um modo que era desconhecido às gerações anteriores. Algumas das implicações desta nova situação são discutidas em mais detalhes adiante.

### O "ciborgue"

Os ciborgues são fusões avançadas de seres humanos e máquinas. A tecnologia médica moderna permite que muitas pessoas sejam mantidas vivas ou funcionem melhor por meio da ligação do corpo a uma máquina, grande ou pequena, durante a maior parte do tempo. Estas agora incluem as máquinas de diálise (para insuficiência renal), os sistemas de suporte de vida (como máquinas de coração-pulmão e "pulmões de aço"), as incubadoras (para lactentes prematuros), os corações artificiais e as máquinas menores como aparelhos auditivos transistorizados e marca-passos cardíacos. Ao criar corpos que são parcialmente máquina – algumas vezes denominados "corpos biônicos",[75] a tecnologia médica influenciou profundamente a imagem corporal contemporânea, um fato refletido no imaginário da cultura popular.[60] Por exemplo, em 2004, a revista *New Scientist* relatou os tipos de partes artificiais para o "corpo biônico" que estão sendo atualmente desenvolvidas e alegou que "algumas partes artificiais do corpo trabalham (irão trabalhar) melhor do que as originais".[75] Assim como o "coração artificial total",[76] essas novas partes mecânicas incluirão implantes penianos para ajudar na disfunção sexual; implantes cocleares para restaurar a audição; eletrodos implantados no cérebro para tratar a doença de Parkinson, controlar o comportamento ou melhorar a memória; pequenos estimuladores musculares ("microestimuladores"), inseridos nos músculos e controlados por uma espiral eletromagnética externa, para ajudar os membros paralisados a retomar o movimento; braços biônicos móveis para amputados, que estão conectados diretamente ao sistema nervoso da pessoa e respondem a sinais nervosos do cérebro; sangue artificial para transfusões e para a prevenção da disseminação da infecção; e próteses infantis de fêmur, que se alongam à medida que a criança vai crescendo. Todos esses desenvolvimentos se concentram no reparo ou na regeneração de corpos lesados ou envelhecidos; porém, os desenvolvimentos científicos futuros, especialmente em bioengenharia (engenharia genética), nanotecnologia e ciência da informação (incluindo robótica e inteligência artificial), estão voltados para "fortalecer" ainda mais os corpos saudáveis, de modo a desenvolver uma nova raça de "pós-humanos"[77] – seres humanos com capacidades físicas, psicológicas e intelectuais muito melhoradas.[78] E mais, em alguns hospitais nos Estados Unidos e em outros locais, cirurgias cardíacas e urológicas estão sendo realizadas com uma extensão robótica das mãos e dos instrumentos do cirurgião – o sistema computadorizado da Vinci Surgical Robotic System – que na verdade realiza o procedimento cirúrgico e que pode ser operado eletronicamente pelo cirurgião, que fica sentado em um console no outro lado da sala. Para muitas pessoas, então, todas essas inovações e pesquisas em medicina e cirurgia provavelmente reforçarão ainda mais o conceito de "corpo como uma máquina" descrito antes.

A "ciborguização" parece envolver não somente transformar seres humanos em máquinas ou parcialmente máquinas, mas também encarar as máquinas como parcialmente "humanas". Ver o computador, por exemplo, como um "segundo *self*"[58] ou uma prótese auditiva, membro artificial ou marca-passo como uma nova "parte" do corpo apenas é possível devido ao obscurecimento cada vez mais comum dos limites entre corpos e máquinas.

## O corpo virtual

O desenvolvimento dos meios de comunicação e da internet tornou possível a existência de um "corpo" somente em uma forma abstrata e imaterial no ciberespaço, como um "corpo virtual". Um exemplo disso é o Projeto Ser Humano Visível (*Visible Human Project*, VHP), iniciado em 1989 pela United States National Library of Medicine e que consiste em uma biblioteca *on-line* de imagens digitais da anatomia de homens e mulheres adultos normais, que se baseia em numerosas ressonâncias magnéticas (RMs) e tomografias computadorizadas (TCs) e imagens anatômicas de dois corpos mortos.[79] Eles são o que Csordas[80] chamou de *cadáveres computadorizados*. Essas imagens detalhadas, muitas delas tridimensionais, estão agora disponíveis *on-line* para quase 2.000 licenciados em 48 países e são usadas para fins educacionais, diagnósticos e de pesquisa por milhares de pessoas em todo o mundo.[79] Tanto o VHP quanto o Projeto Genoma Humano (*Human Genome Project*, HGP) são reconceitualizações do corpo – não como carne e sangue, mas como *informação* – potencialmente disponíveis para qualquer usuário da internet. Nas palavras de Sandelowski,[77] "o corpo, nesses projetos, são dados que retornam à vida em nossas telas de computador". Isso, em certa medida, torna a dissecção de um corpo humano real redundante, pois "o VHP e o HGP permitem excursões repetidas aos corpos virtuais sem realmente penetrar nenhum corpo". Ambos são exemplos do que ela denomina o novo "corpo pós-humano": "uma estrutura informacional não-corporificada sem um *self* claramente definido".[77]

A idéia de um "corpo virtual" também pode referir-se ao novo sentido de corpo humano criado pelos telefones, pela mídia, pelos computadores e pela internet. Ela se refere especialmente aos modos com que os limites do corpo foram agora ampliados no ciberespaço. Um exemplo precoce disso, notado por McLuhan,[59] é a forma pela qual mídias como a televisão e o rádio agora ampliam a extensão do sistema nervoso central de um indivíduo através do mundo, particularmente seus olhos e ouvidos. O acesso crescente a computadores também significa que, para algumas pessoas, o computador em si tornou-se um cérebro paralelo fora do crânio, ao qual elas delegam muitas das funções de memória, lógica e cálculo do cérebro orgânico. Como McLuhan aponta, o homem moderno tornou-se "um organismo que agora usa seu cérebro fora do crânio e seus nervos fora de suas entranhas".[59] Para algumas dessas pessoas, perder dados do disco rígido de seu computador pode parecer quase tão significativo quanto perder sua memória após um traumatismo craniano ou derrame. Para muitas outras, o terminal de computador ligado à internet pode ter se tornado um novo tipo de órgão sensorial – um modo de fazer interface, freqüentemente à longa distância, com outras pessoas e outros ambientes, e absorver uma variedade totalmente nova de dados sensoriais (auditivos e visuais). A internet fornece um modo de as pessoas encontrarem e comunicarem-se com outras, bem como delas terem acesso a novas fontes de informação.

Cada vez mais, graças aos computadores, uma porção maior de nossas funções cerebrais está ocorrendo fora de nossos corpos, quer dentro desses computadores ou no ciberespaço. Kurzweil[78] destaca que o crescimento exponencial dos computadores e da tecnologia da informação significa que "a inteligência não-biológica está dobrando de capacidade a cada ano, enquanto nossa inteligência biológica é essencialmente fixa". Uma vez que nosso pensamento é cada vez mais feito por nossos computadores, e não por nossos cérebros, ele calcula que, por volta de 2030, a porção *não*-biológica de nossa inteligência irá predominar e, por volta de 2040, ela será "bilhões de vezes mais capaz do que a porção biológica". Porém, é improvável que essas novas e caras tecnologias sejam compartilhadas de modo eqüitativo entre a população do mundo ou que estejam igualmente disponíveis para os pobres e para os ricos. Alguns desses desenvolvimentos, como a telemedicina, e suas implicações são descritos em mais detalhes no Capítulo 13.

## O cérebro

Por diversas décadas, a pesquisa e a prática médica têm-se concentrado cada vez mais no estudo do cérebro e no monitoramento de suas funções. Isso ocorreu após avanços na neurofisiologia e em tecnologias diagnósticas como o eletroencefalograma (EEG). Em termos simbólicos, porém, parece ter resultado em uma mudança contemporânea na imagem corporal – situando o local verdadeiro da "pessoa" e do "*self*" (bem como da personalidade e do inconsciente) dentro do cérebro em si, e não do corpo como um todo. Isso faz eco aos modelos culturais, como a *frenologia*, do século XIX, que enfatizavam a cabeça e o cérebro como as partes mais importantes da anatomia humana e a expressão física de seu caráter moral subjacente. Essa mudança é ilustrada pela modificação das definições médicas de morte. Desde o final da década de 1960, a morte vem sendo definida cada vez mais como "morte cerebral", isto é, o fim das funções cerebrais e não a cessação de outras funções corporais, como os batimentos cardíacos ou a respiração.[81] Em um sentido, definir a morte principalmente como o fim das funções cognitivas e da capacidade para pensar ecoa a frase de Descartes, de três séculos atrás: "Penso, logo existo". Se você não pode pensar, não pode existir.

Em muitos países ocidentais, agora é possível que pacientes comatosos sejam declarados legalmente mortos com base em um EEG e que seus órgãos sejam removidos para transplantar em outras pessoas mesmo que o seu coração ainda esteja batendo e eles ainda estejam respirando com o auxílio de um sistema de suporte de vida.[82] O aumento do foco no cérebro refletiu-se no grande aumento da pesquisa cerebral, na declaração pelo Congresso dos Estados Unidos na década de 1990 como "A Década do Cérebro"[83] e no crescimento dos "bancos de cérebros" (coleções de cérebros e tecido neural para pesquisas) nos Estados Unidos e em outros países. Por exemplo, em 1993, o National Neurological Research Specimen Bank, no Veterans Administration Wadsworth Hospital, Universidade da Califórnia, Los Angeles, manteve mais de 2.000 cérebros e coletou outros 150 por ano,[84] enquanto na Rússia, em 1991, o Moscow Brain Institute ainda mantinha 30.000 lâminas do cérebro de Lênin para estudo, bem como dos cérebros de outras pessoas proeminentes.[85]

No Japão, porém, Nudeshima[86] apontou que há uma resistência cultural considerável à abordagem ocidental da morte cerebral, seguida pela remoção de órgãos. Por essa razão, muitos japoneses que necessitam de um transplante têm de viajar ao exterior para consegui-lo.[86] Apesar da Lei de Transplantes de Órgãos de 1997,[87] que reconheceu pela primeira vez a morte cerebral como o fim da vida, e da distribuição de 23 milhões de cartões de doador de órgãos por todo o Japão, um ano depois, nenhuma cirurgia de transplante havia sido realizada.[88] De 1999 em diante, porém, um número relativamente pequeno de transplantes foi realizado no Japão.[89] Para Nudeshima,[86] isso ocorreu porque "a noção japonesa tradicional de pessoa tem uma base comunal, e não individual"; a morte do cérebro de um indivíduo não necessariamente era igualada à morte real daquele indivíduo. A morte era encarada como um longo processo, em vez de um evento isolado, e somente era reconhecida como final após vários rituais conduzidos pela família e pela comunidade (ver Capítulo 9) e que, algumas vezes, duravam diversos anos. Além disso, em uma sociedade em que a reciprocidade e os relacionamentos sociais são muito importantes, pode haver alguma resistência no recebimento de órgãos de um doador anônimo; as crenças xintoístas e budistas, que localizam a alma em qualquer lugar no corpo, não apenas no cérebro, também tornam difícil a definição do momento da morte de um indivíduo meramente pela morte de seu cérebro.[90]

### O corpo médico

O reducionismo essencial da medicina moderna, junto com os avanços na tecnologia diagnóstica (ver Capítulo 5), levou a um foco em partes progressivamente menores do corpo. O diagnóstico médico lida rotineiramente com anormalidades nos níveis bioquímico, celular e até mesmo molecular. Isso é refletido nas ilustrações dos livros-texto médicos nos últimos dois séculos. Eles gradualmente se desviaram da anatomia macroscópica para a microanatomia; de representações do corpo em si para representações dos órgãos individuais e, finalmente, das células ou mesmo das estruturas moleculares dentro das células, sobretudo seu material genético. Argumenta-se que o "corpo" em que a medicina moderna está agora mais interessada é o da célula em si. Muito do discurso médico sobre AIDS, por exemplo, concentra-se principalmente neste nível celular, sobretudo em relação ao sistema imune. Além disso, desde 1895, o desenvolvimento dos raios X e, mais recentemente, do ultra-som, da TC e da RM tornou o corpo humano mais "transparente", com sua estrutura e interior facilmente visíveis.[91] Milhares de pacientes já viram imagens ou radiografias de seu próprio corpo em hospitais, consultórios médicos e clínicas pré-natais. Junto com a visão médica reducionista do corpo, sobre a qual o público aprende cada vez mais por meio da mídia, de revistas, da internet ou durante consultas com médicos, isso influenciou indubitavelmente, de modo sutil, a forma como as pessoas percebem seus próprios corpos.

Os avanços recentes na tecnologia médica possibilitam um número crescente do que Kaufman e Morgan[92] denominam "seres limítrofes". No fim da vida, essas formas de vida ambíguas incluem "pessoas que não estão mortas mas não estão completamente vivas", como os pacientes profundamente comatosos e os "cadáveres em morte cerebral" – ambos com suas funções vitais mantidas, algumas vezes durante longos períodos, por sistemas de suporte de vida. Algumas das implicações disso são descritas no Capítulo 14. Da mesma forma, a tecnologia médica agora também tornou possível, no início da vida outro grupo de seres limítrofes, ou "novas formas nas margens da vida",[92] incluindo células-tronco, amostras de DNA, espécimes fetais e embriões, óvulos e esperma congelados. Na maioria dos casos, porém, os benefícios dessas tecnologias médicas avançadas, como a pesquisa de células-tronco, só estão disponíveis para aqueles que vivem em nações mais ricas e para a elite rica dos países mais pobres.

### O útero externo

Os avanços no tratamento médico da infertilidade (as modernas tecnologias reprodutivas), como fertilização *in vitro* (FIV) ou mães de aluguel (ver Capítulo 6), influenciaram a visão que muitas mulheres têm de seus próprios corpos e das funções reprodutivas.[93] Por exemplo, enquanto a ovulação, a fertilização e a gestação costumavam ocorrer dentro do corpo de uma mulher, hoje é possível que um ou mais desses processos ocorra fora de seu corpo ou mesmo no corpo de outras mulheres. A gestação, o nascimento e o desenvolvimento de um bebê podem agora envolver três mulheres diferentes: a mãe genética, a mãe que gesta e a mãe que cuida[94] – uma que fornece o óvulo, outra que carrega o feto durante a gestação e uma terceira que cuida do bebê depois do seu nascimento. Embora bem-vindos para mulheres inférteis, esses avanços na tecnologia reprodutiva, assim como a cirurgia de transplantes, influenciaram a imagem corporal e as suposições sobre os limites do corpo. Se o filho de uma mulher pode ser transportado no útero de outra (como se fosse um útero externo), então as noções tradicionais do que é o corpo, o *self* e o não-*self* serão todas radicalmente alteradas. E mais, para a doadora do óvulo, o óvulo em si pode se tornar uma parte externa do corpo – que logo se fundirá ao corpo de outra mulher.[95]

## OS TRANSPLANTES E O COMÉRCIO DE PARTES DO CORPO HUMANO

Desde o primeiro transplante de rim bem-sucedido, em 1954, e o primeiro transplante de coração, em 1967, houve um enorme aumento no número de transplantes de órgãos feitos em todo o mundo. Hoje, ocorrem cerca de 65.000 por ano, dos quais aproximadamente 45.000 são transplantes de rim.[96] Os restantes são de pulmão, fígado, pâncreas e outros órgãos. Porém, o número de órgãos disponíveis ainda é muito menor do que o número daqueles que necessitam de um transplante, mas não conseguem encontrar um doador. Muitos deles morrerão antes que tal órgão esteja disponível. Atualmente, os órgãos para transplante – de doadores mortos ou vivos – são uma

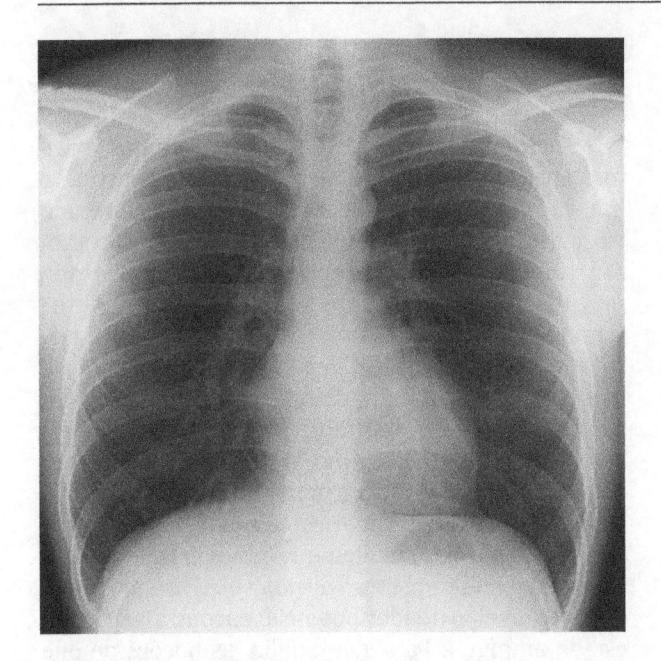

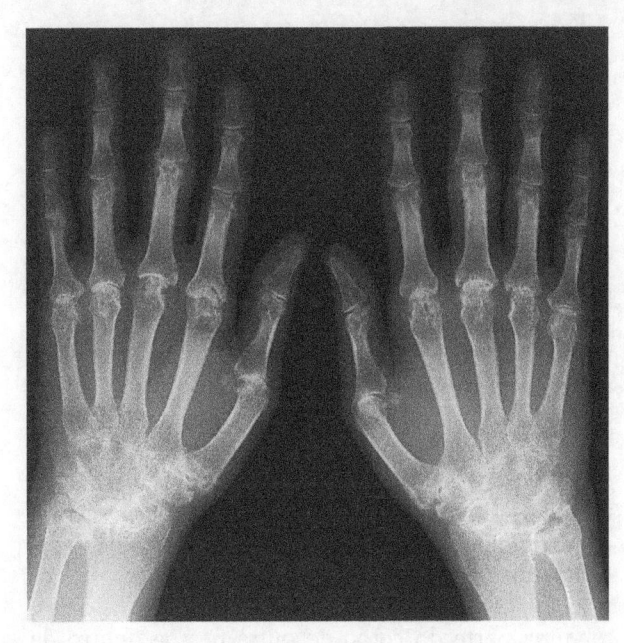

**Figura 2.3 (a,b)** Raios X do tórax e das mãos: a tecnologia diagnóstica agora torna o corpo "transparente" para médicos e pacientes. (Figura 2.3a reproduzida com permissão de Jenkins P., *Making Sense of the Chest X-ray: a Hands-on Guide*, London: Hodder Education, 2005; Figura 2.3b cortesia do Dr. P. R. Patel, reproduzida com permissão de Patel, K., *Complete Revision Notes for Medical Finals*, London: Hodder Arnold, 2006.)

*commodity* rara e sujeitos às leis do mercado – as leis de oferta e demanda. Eles têm sido cada vez mais transformados em objetos para venda e troca, um processo conhecido como commoditificação ou "transformação em *commodities*".[90] Porém, os órgãos humanos nunca são apenas objetos neutros ou "coisas". Como partes de pessoas vivas, eles carregam consigo uma grande quantidade de simbolismos. Os órgãos como o coração ou o cérebro também estão entrelaçados na linguagem do dia-a-dia como metáforas poderosas.[97] O coração, por exemplo, não é apenas uma bomba muscular; ele também é um símbolo universal de amor, emoção, personalidade, coragem e vontade. Para muitas pessoas, ele é a essência do "ser" – pode-se dizer que alguém tem "bom coração", "coração frio" ou está "de coração partido". Assim, os transplantes de coração, mesmo hoje, podem ter um simbolismo poderoso para quem os recebe, pois este é um processo em que alguém "doente do coração" "recebe o coração" de um doador, de modo que possa agora ter um coração tão "forte" quanto antes.[97]

Os transplantes criam novos tipos de "parentesco" ou elos entre as pessoas. Eles também podem criar o sentido de *imortalidade parcial* pois, ainda que o doador tenha morrido, seu órgão continua a viver dentro de outra pessoa. Embora isso seja bem-vindo para algumas famílias, pode não o ser para outras: algumas podem ver esse processo como uma causa de aumento da duração do seu período de luto e de adiamento de sua cicatrização emocional.

Como outros procedimentos médicos, os transplantes de órgãos são sempre moldados, em certa medida, pelo contexto em que ocorrem. Embora o modelo de "peças de reposição" dos órgãos doados possa ser comum no Ocidente, isso não ocorre em outros locais. No Sri Lanka, por exemplo, Simpson[98] descreve que, entre os Sinhalese, o budismo Therevāda tem tido uma influência importante em encorajar a doação de órgãos e tecidos (incluindo olhos e sangue). Isso vem da ênfase budista na caridade ou doação, oferecida de modo altruísta e sem pensar em ganhos, como uma das formas de atingir o nirvana, o estado mais alto de iluminação. Este ato dedicado (conhecido como *dāna upa paramitā*) de doar partes do corpo para aqueles em necessidade tem uma longa tradição atrás de si. Para o doador, ele revela uma falta saudável de fixação ao mundo material, incluindo seu corpo. Como um budista devoto explicou: "Gostaria de morrer de uma hemorragia cerebral – uma morte rápida e limpa – de modo que o máximo possível do meu corpo pudesse ser utilizado".

Em um ambiente ocidental, o estudo de Sharp em Indianápolis, Estados Unidos,[99,100] revelou visões muito diferentes e algumas vezes contraditórias do transplante entre médicos, receptores e famílias dos doadores de órgãos. Para os cirurgiões, os órgãos eram vistos como "coisas" impessoais, como "meros músculos, bombas, filtros ou pedaços de carne". Eles eram como "peças de reposição" necessárias para fazer o corpo voltar a funcionar normalmente. Eles tendiam a desencorajar qualquer contato entre os receptores e os familiares dos doadores e revelavam o menor número possível de informações sobre o doador. Alguns também viam cada vez mais esses órgãos como *commodities*. Apesar de o *US National Organ Transplantation Act* de 1984 ter proibido a comercialização de partes do corpo, muitos cirurgiões ainda consideravam os órgãos como objetos raros e preciosos, a serem comprados e vendidos pelo melhor preço possível.

Para os receptores, porém, esses órgãos em geral não eram vistos como "coisas" neutras – especialmente os órgãos "salvadores de vidas" como os corações, pulmões ou fígados. Sharp[99] observa como receber um transplante pode ter importantes efeitos psicológicos e sociais no receptor. Para alguns deles, ter uma parte do corpo de outra pessoa dentro de seu próprio "pode fragmentar seu senso de *self*". Muitos tentam "reestruturar" suas identidades após a operação desenvolvendo uma imagem fantasiosa privada e idealizada do doador e do tipo de pessoa que ele era e então tentam integrar isso em sua nova auto-imagem. Alguns (sobretudo as crianças) podem até temer que o órgão traga com ele os atributos (especialmente os negativos) de seu dono anterior, ocultos dentro de suas "memórias celulares". Receber um órgão também significa que uma nova biografia é enxertada na antiga. Não somente a pessoa "renasce" após a operação (o *renascimento simbólico* mencionado antes) mas, em um sentido, o órgão traz consigo sua própria biografia, sua própria história.[99] Os receptores podem indagar De onde ele veio? Qual é sua história? Quem é o doador? Que tipo de pessoa ele era? Como ele morreu? – embora, na maioria dos casos, eles nunca venham a saber as respostas. No estudo de Sharp,[99,100] muitos dos receptores sentiam que eram receptores afortunados de uma "dádiva de vida" e gostariam de poder retribuir de alguma forma à família do doador, mas isso foi frustrado pelo fato de o doador ser anônimo e pelas atitudes da equipe médica. Como um modo de "agradecer" indiretamente, muitos deles, após sua cirurgia, envolveram-se em trabalhos voluntários com pessoas menos favorecidas que eles mesmos.

A família dos doadores de órgãos freqüentemente tem uma atitude muito diferente em relação ao transplante. Muitos podem querer fazer contato pessoal com o receptor, pois sentem um tipo de relação de posse ou parentesco com a pessoa na qual agora bate o coração de seu ente querido ou na qual se expandem os seus pulmões. De acordo com Sharp, eles "sentem que têm o direito de controlar a forma como os receptores usam *suas* partes ou *seus* órgãos".[100] Porém, os receptores também costumam ser desencorajados pelos hospitais de fazer esta conexão social.

O transplante de órgãos levanta muitas questões éticas novas sobre o que exatamente constitui o fim da "vida", e o momento da "morte", sobretudo em culturas diferentes. É a morte de todo o corpo, seu coração, pulmões, sentidos, sensações de dor, movimentos – ou somente a morte de seu cérebro? Como observado antes no caso do Japão, a noção de "morte cerebral" não é necessariamente aceita de modo universal. Atualmente, conforme Lock,[101] somente cerca de 1% das mortes no mundo desenvolvido são reconhecidas como "morte cerebral" em vez de – como em anos atrás – morte dos sistemas cardíaco ou respiratório. E mais, o diagnóstico de morte cerebral sempre depende de tecnologia muito avançada que nem sempre está disponível. E mesmo quando disponível, o doador potencial encontra-se em um estado ambíguo. Para sua família, as noções de que seu ente querido é um "cadáver com o cérebro morto", um "cadáver vivo" ou um "neomorto" em "coma irreversível" podem ser muito difíceis de aceitar enquanto eles ainda parecem "vivos", têm uma boa coloração da pele e pulso regular, suas unhas e cabelos continuam crescendo e eles continuam respirando (ainda que com o auxílio de um sistema de suporte de vida). Ademais, surge a questão: a quem agora "pertence" esse "neomorto" e as partes de seu corpo, e quem pode agora fornecer consentimento informado para que elas sejam "coletadas"?

Na visão de Lock,[101] a medicina ocidental e sua tecnologia diagnóstica inventaram uma "nova morte" – ou então um modo totalmente novo de definir o momento da morte. Isso dá aos médicos um poder tremendo sobre o momento exato da "segunda morte" do corpo comatoso – o momento em que eles decidem "desligar" o sistema de suporte de vida. Ela também lhes dá o poder de decidir o que deve ser feito com os órgãos do neomorto. Entretanto, mesmo alguns médicos sentem-se desconfortáveis com essa situação. Entre os médicos de cuidado intensivo entrevistados, "ninguém acredita que um diagnóstico de morte cerebral significa o fim da vida biológica, apesar da presença de lesão irreversível e do conhecimento de que esta condição irá levar, geralmente mais cedo do que se pensa, à morte biológica completa".

### Commoditificação das partes do corpo

Um importante aspecto contemporâneo nos transplantes é a commoditificação dos órgãos humanos e o seu comércio internacional, legal e ilegal. Os órgãos têm sido cada vez mais transformados em "produtos" ou objetos que podem ser comprados e vendidos em todo o mundo.[90,101] O suprimento de órgãos humanos para transplante tornou-se uma grande indústria multimilionária, com muitas ramificações internacionais. Milhares de pessoas estão agora envolvidos na seleção, na remoção, no transporte, no armazenamento, na procura e na venda de órgãos de muitos "cadáveres com morte cerebral" em diversas partes do mundo.

Revisando o estado atual desse comércio internacional, Scheper-Hughes[102] afirma: "O comércio de órgãos é vasto, lucrativo, explicitamente ilegal na maioria dos países e antiético de acordo com todas as entidades que regem a vida médica profissional. Em alguns locais, o comércio de órgãos une os estratos superiores da prática biomédica às profundezas do mundo do crime. As transações podem envolver a polícia, os agentes funerários, os patologistas, os servidores públicos, os motoristas de ambulância, os funcionários de salas de emergência, os bancos de olhos e de sangue, bem como os coordenadores de transplante". A autora dá exemplos de como os órgãos, por exemplo os rins, circulam agora em números cada vez maiores dos países mais pobres para os mais ricos e de como esta "biopirataria" é apenas outro exemplo da desigualdade global e da exploração dos pobres pelos ricos. Freqüentemente, os doadores no mundo em desenvolvimento são forçados a dar um rim ou outro órgão devido à sua pobreza, pois ele é o único "bem" que possuem. Em partes da Índia, tornou-se comum em algumas comunidades vender um rim para pagar o dote de uma filha ou algumas outras despesas necessárias. Também no Brasil ela encontrou pessoas pobres que desejavam vender um rim ou um olho por necessitarem do dinheiro e "porque eu tenho dois". Em muitos países mais pobres, existe hoje um grande mercado negro de venda de órgãos para estrangeiros ricos, especialmente do Oriente Médio, da Europa e da América do Norte. Em alguns casos, esses órgãos foram removidos sem o consentimento do doador ou de sua família. Scheper-Hughes cita declarações de que, na China, os órgãos de prisioneiros executados foram "coletados" e então vendidos a estrangeiros e de que, na África do Sul sob o *apartheid* e no Brasil durante a ditadura militar, os órgãos eram removidos de doadores mortos sem permissão. Como resultado disso, rumores sobre "roubo de órgãos" pelas autoridades ou por estrangeiros difundiram-se em muitos países.

Em alguns casos, o estado pode tentar controlar o suprimento de partes do corpo "nacionalizando-o". Este foi o caso do Brasil em 1997, quando, para lidar com o suprimento inadequado de órgãos e reduzir o comércio deles, foi aprovada uma lei federal de "consentimento presumido" que "torna doadores universais de órgãos todos os brasileiros adultos no momento da morte, a menos que tenham oficialmente declarado a si mesmos como 'não-doadores de órgãos e tecidos'". De acordo com a autora, isso causou pânico em alguns brasileiros pobres, que temiam que "a nova lei fosse somente outra agressão burocrática a seus corpos" e que, caso adoecessem, médicos buscando órgãos para transplante poderiam não se esforçar para mantê-los vivos.[102]

Qualquer que seja a fonte de órgãos para transplante, seus receptores podem perceber esses órgãos novos de muitas maneiras diferentes, como descrito neste estudo de caso da Suécia.

## Estudo de caso:

### Percepções sobre transplante de órgãos na Suécia

Sanner[103] examinou as atitudes das pessoas em relação à doação de órgãos na Suécia em 2001. Ela encontrou duas concepções principais do corpo, cada uma influenciando a disposição ou a relutância das pessoas quanto a receber ou doar órgãos. A primeira considerava o corpo meramente como uma entidade objetiva "semelhante a uma máquina" e que não representava realmente "o *self*". Isso fazia com que eles vissem os órgãos doados apenas como "peças de reposição". A segunda concepção considerava que o corpo e o *"self"* estavam intimamente inter-relacionados, de modo que um órgão novo poderia "transferir" as qualidades do doador, como sua personalidade e comportamento, para o receptor. Dentro dessas duas concepções, ela identificou sete atitudes distintas em relação à doação de órgãos em si:

1. *Disposição tanto para receber quanto para doar* – esta foi associada com o modelo de máquina do corpo, e com uma disposição para doar e receber órgãos (ou sangue). Este grupo não associou seu sentido do *self* com seus órgãos ("O que sou não depende de quem era o rim que recebi").
2. *Disposição para receber, mas não para doar* – estes também tinham um modelo de máquina, mas eram bastante preocupados, com a morte e seu objetivo era sobreviver a qualquer preço. Assim, estavam dispostos a receber um órgão, mas não a arriscar suas vidas para doar um.
3. *Sem disposição nem para receber nem para doar* – estas pessoas sentiam que a troca de órgãos era de algum modo "antinatural", "contra a natureza", e "iria romper os limites que a natureza determinou". Muitas também se opunham ao transplante de órgãos animais em seres humanos ("Meu corpo me faria saber que um órgão animal não se ajusta. É contrário à natureza").
4. *Sem disposição nem para receber nem para doar: o "órgão influenciador"* – estes acreditavam que o órgão poderia mudar sua personalidade e identidade pessoal, pois as "qualidades" de uma pessoa residiam em seu corpo e órgãos. Eles recusavam firmemente a idéia de aceitar ou doar um órgão, pois "não

> gostariam de se tornar parte de um indivíduo desconhecido" ou vice-versa ("Tudo está no coração; não quero dá-lo nem tomá-lo"). Eles também rejeitavam a doação de órgãos de um animal ("Talvez eu me parecesse mais com um porco se tivesse um rim de porco").
> 5. *Sem disposição nem para receber nem para doar: o "corpo reencarnado"* – este grupo tinha uma visão muito concreta da reencarnação, acreditando que a ressurreição não seria possível se o corpo estivesse incompleto, com algum órgão vital faltando.
> 6. *Sentimentos mistos sobre receber, disposição para doar para membros da família* – como (4), esta abordagem expressava uma ansiedade inicial dos indivíduos sobre a "influência" de um órgão recebido de um estranho ("E se ele vier de um pecador?"), mas eles acabariam aceitando um, sobretudo de um parente. Eles também estavam dispostos a doar seus órgãos, mas somente para membros próximos da família.
> 7. *Sentimentos mistos sobre receber, mas disposição para doar* – este último grupo estava disposto a doar órgãos para estranhos, mas ansioso sobre como o fato de receber um órgão alteraria sua própria imagem corporal: eles reconheceriam a si mesmos depois? As partes artificiais os transformariam em "ciborgues"?

## O CORPO DURANTE A GRAVIDEZ

Todas as culturas compartilham crenças sobre a *vulnerabilidade* da mãe e do feto durante a gravidez; até certo ponto, isso se estende após o nascimento, geralmente durante o período pós-parto precoce ou a lactação. Os conceitos culturais da fisiologia da gestação são freqüentemente evocados após a criança ter nascido, de modo a explicar *post hoc* qualquer evolução indesejada da gravidez, como uma criança deformada, deficiente ou retardada. Na maioria das culturas, acredita-se que o comportamento da mãe – sua dieta, atividade física, estado mental, comportamento moral, uso de bebidas, drogas ou tabaco – pode afetar diretamente a fisiologia da reprodução e causar lesão à criança por nascer. Os antropólogos têm argumentado que nem todos os tabus e as restrições que envolvem as gestantes podem ser explicados como proteção da mãe e do feto contra lesão física; a grávida também está em um estado de vulnerabilidade *social* e ambigüidade. Ela encontra-se em um estado de transição entre dois papéis sociais: o de esposa e o de mãe.[104] Neste estado marginal, como em outros estados de transição social (ver Capítulo 9), a pessoa envolvida é vista como estando, de algum modo, em uma posição ambígua e "anormal", perigosa para si e para os outros. Assim, os rituais e tabus que envolvem a gravidez servem tanto para marcar essa transição quanto para proteger a mãe e o feto durante esse período de riscos.

### Folclore da gravidez

Diversos estudos foram realizados na década de 1970 por Snow e colaboradores[51,105,106] em clínicas públicas de pré-natal em Michigan, Estados Unidos, sobre as crenças leigas acerca da fisiologia e dos riscos da gravidez. Em muitos casos, essas crenças eram marcadamente diferentes das dos clínicos envolvidos em seu cuidado. Em um estudo de 31 gestantes,[105] 77% delas acreditavam que o feto poderia ser "marcado" – isto é, permanentemente desfigurado ou mesmo morto – pelos estados emocionais intensos da mãe, como punição divina por lapsos comportamentais, pelo "poder da natureza" ou pelas más intenções de outros. As mulheres de origem mexicana na amostra também acreditavam que muito sono ou repouso durante a gravidez lesaria o bebê, fazendo com que ele "grudasse no útero", tornando o parto difícil ou impossível. Elas também temiam o efeito sobre a criança se vissem um eclipse lunar, acreditando que, caso saíssem desprotegidas nesta ocasião, o bebê poderia nascer morto ou com um palato fendido ou uma parte do corpo faltando. Elas acreditavam que usar uma chave suspensa em torno da cintura era uma proteção adequada nesse período. Muitas no estudo também acreditavam que a emoção excessiva por parte da mãe – medo, ódio, ciúme, raiva, tristeza, pena – poderia ser perigosa para a criança por nascer. Se a gestante visse algo que a assustasse, como um gato ou um peixe, a criança poderia nascer com uma aparência semelhante à do animal. Uma mulher assustada por um peixe durante sua gestação deu à luz uma criança com "dois buracos no céu da boca e que nadava como um peixe". A lesão fetal também poderia resultar de lapsos comportamentais por parte da mãe; fazer graça de uma pessoa aleijada ou retardada durante a gravidez poderia fazer com que Deus afligisse o bebê com uma incapacidade semelhante. Finalmente, a malevolência de outra pessoa poderia causar lesão fetal e mesmo a morte. Crenças leigas parecidas são encontradas em todo o mundo, com variações locais.

As crenças sobre os efeitos da dieta materna sobre o feto também foram investigadas em um dos estudos de Michigan.[51] Noventa por cento de uma amostra de 40 mulheres achavam que as gestantes deveriam mudar suas dietas de algum modo, enquanto 38% acreditavam que os "desejos" alimentares poderiam "marcar" a criança permanentemente se não fossem satisfeitos. Na maioria dos casos, acreditava-se que o bebê seria marcado pelos desejos de alimentos insatisfeitos. Uma mulher achava que, se uma gestante tivesse o desejo de comer frango não realizado, o bebê poderia nascer "parecendo com um frango". Outras crenças relacionavam-se com o efeito de tipos particulares de alimento sobre o feto; por exemplo, o bebê poderia nascer com manchas vermelhas se a mãe comesse muitas cerejas ou morangos durante a gravidez ou com uma mancha cor de chocolate se comesse (ou mesmo se sentasse sobre) algum pedaço de chocolate. Snow destaca que algumas dessas crenças relacionadas à dieta podem ser perigosas na gravidez, pois podem justificar hábitos alimentares indesejáveis nas mulheres. Outro fator entre algumas mulheres latino-americanas é o uso de alimentos "quentes" ou "frios" na gestação, independentemente de suas propriedades nutricionais, com o propósito de manter seu "equilíbrio" interno. Crenças semelhantes são encontradas entre mulheres do subcontinente indiano. Homans[104] cita uma mulher asiática nascida na Grã-Bretanha que disse "minha mãe dizia para não ingerir coisas "quentes", não sentar diante do aquecedor e não beber Coca-Cola... o corpo adquire muito calor e isso pode provocar aborto".

As crenças sobre o estado do útero durante a gravidez também podem afetar a saúde da gestante. Em um dos estudos de Michigan,[105] uma crença bastante difundida era a do útero ser um órgão oco "hermeticamente fechado" durante a gestação para impedir a perda do feto. Uma mulher acreditava que as gestantes não contrairiam doenças venéreas (de modo que não precisavam preveni-las) durante a gravidez, já que "o útero está fechado e os germes não podem entrar".

As crenças sobre a fisiologia e os riscos da gestação apresentam aspectos sociais, psicológicos e físicos. Elas colocam as gestantes à parte como uma categoria especial de pessoas, envolvidas pelo que sua cultura diz serem tabus e costumes protetores, os quais ajudam a explicar retrospectivamente qualquer lesão física ou deformidade nos neonatos. Esses aspectos, como ilustrado antes, podem ter efeitos nocivos sobre a gestante e o concepto.

## CRENÇAS SOBRE O SANGUE

Para ilustrar mais algumas das implicações clínicas das concepções culturais de fisiologia, várias crenças sobre a natureza e função do *sangue* humano são descritas a seguir. A experiência humana com o sangue – como um líquido vital circulando dentro do corpo e que surge na superfície em momentos de lesão, doença, menstruação ou parto – fornece a base para as teorias leigas sobre diversas doenças. Em geral, tais doenças são atribuídas às alterações no seu *volume* ("sangue grosso" causado por excesso de sangue), *consistência* ("sangue fino", causando anemia), *temperatura* ("doenças quentes" causadas pelo "calor no sangue" no Marrocos), *qualidade* ("impurezas" no sangue resultantes de constipação) ou *poder poluente* (o sangue menstrual causando "fraqueza" em homens). Também é importante lembrar que os conceitos leigos de sangue não tratam apenas das ações fisiológicas perceptíveis do sangue; o sangue é uma imagem poderosa de diversos elementos sociais, físicos e psicológicos. Ele é o que Turner[107] denomina "um símbolo multivocal", isto é, significa uma série de elementos ao mesmo tempo. Entre os diversos significados, associados ao sangue transculturalmente, estão: um *indicador* do estado emocional (rubor ou palidez); o tipo de personalidade (sangue quente, sangue frio); doença (rubo-

### Estudo de caso

**Crenças sobre sangue no sul do País de Gales, Reino Unido**

Skultans,[109] em 1970, estudou as crenças sobre menstruação entre mulheres em uma vila de mineradores no sul do País de Gales. Ela encontrou dois tipos de crenças sobre o sangue menstrual. O primeiro era de que o sangue menstrual era um "sangue ruim", e que a menstruação era o processo pelo qual o sistema eliminava a ruindade ou o excesso. A ênfase foi em perder o máximo de sangue possível, pois este era o método pelo qual "o sistema se ajustava". As mulheres disseram que sentiam-se grandes, inchadas, lentas e preguiçosas "se não menstruassem ou se não perdessem sangue suficiente". Uma mulher sentia-se "realmente bem" após um período menstrual intenso, e a maioria insistia no valor de ter uma "boa limpeza" mensal. Skultans observou que este grupo tinha vidas de casada relativamente tranqüilas e estáveis e considerava o processo menstrual como "essencial para produzir e manter um equilíbrio saudável" pela eliminação regular da ruindade. Essas mulheres também viam a menstruação como um estado de vulnerabilidade aumentada e temiam, de modo particular, qualquer coisa que pudesse cessar o fluxo; isso obviamente lhes dava uma atitude pessimista em relação à menopausa, enquanto ao mesmo tempo podiam não se preocupar com uma menorragia ou um sangramento excepcionalmente intenso, vendo-o, pelo contrário, como "uma boa limpeza". O segundo grupo de mulheres acreditava que a menstruação era prejudicial para sua saúde geral e temia "perder seu sangue vital". Elas desejavam parar de menstruar o mais cedo possível e, ao contrário do primeiro grupo, eram muito mais positivas a respeito da menopausa e de seus sintomas correlatos. Skultans observou que esse segundo grupo, que considerava os períodos menstruais "um incômodo", parecia estar associado com relacionamentos conjugais irregulares ou perturbados.

rizado ou febril); parentesco ("o sangue é mais denso do que a água"); relações sociais ("sangue ruim entre nós"); lesão física (sangramentos, hematomas); gênero (menstruação); perigo (sangue menstrual[108] e pós-parto); e dieta ("sangue fino" resultante de uma dieta inadequada).

Por muitas razões, então, o clínico deve estar consciente do possível simbolismo oculto em quaisquer conceitualizações leigas do sangue. Essas crenças podem até influenciar a disposição das pessoas para fazer exames de sangue em hospitais ou doar sangue para transfusões. Elas são especialmente importantes hoje, devido ao crescimento da pandemia da AIDS e à disseminação de outras doenças infecciosas como a hepatite B e C.

### Estudo de caso:

**Crenças sobre menstruação entre os Zulus da África do Sul**

Ngubane,[110] em 1977, descreveu as crenças sobre sangue menstrual entre os Zulus da África do Sul. Eles acreditam que as mulheres menstruadas têm uma poluição contagiosa, perigosa tanto para outras pessoas quanto para o mundo natural. A virilidade dos homens pode ser enfraquecida por este sangue, especialmente se eles tiverem relações sexuais com uma mulher menstruada. Uma mulher menstruada também deve evitar pessoas doentes ou seus remédios durante o período menstrual, e as colheitas podem ser arruinadas ou o gado adoecer se ela caminhar entre eles. Em outras sociedades africanas, as mulheres podem ser confinadas mensalmente a uma "cabana menstrual" isolada, a fim de proteger a comunidade de sua poluição perigosa. Crenças semelhantes sobre a "sujeira" e os poderes poluentes do sangue menstrual são encontradas – sobretudo entre os homens – em culturas e grupos religiosos em muitas partes do mundo.

### Estudo de caso:

**Crenças sobre menstruação em Michigan, Estados Unidos**

Snow e Johnson,[51,106] na década de 1970, examinaram as crenças sobre menstruação de um grupo de mulheres de baixa renda em uma clínica pública em Michigan. Muitas delas viam a menstruação como um método de livrar o corpo de "impurezas" que de outro modo poderiam causar doenças ou contaminar o sistema. Elas viam o útero como um órgão oco que fica hermeticamente fechado no período entre as menstruações, enquanto lentamente vai se enchendo de "sangue sujo", para então se abrir a fim de permitir que o sangue escape durante a menstruação. Como resultado, elas raciocinavam que só se poderia engravidar logo antes, durante ou logo após o período menstrual, "enquanto o útero ainda está aberto". Durante esse período, as mulheres acreditavam que estavam particularmente vulneráveis às doenças causadas pela entrada de forças externas como ar frio ou água, germes ou feitiçaria. Uma mulher no grupo considerava que não era bom ir a um funeral se estivesse menstruada, pois os germes que provocaram a morte do falecido poderiam entrar no útero aberto e causar doença. Um temor recorrente entre o grupo era interromper ou cessar o fluxo menstrual ou o fluxo do sangue no período pós-parto ou pós-aborto. As mulheres latino-americanas, em particular, temiam que certos alimentos "frios" (ou água ou ar frios) pudessem coagular o sangue "quente" e interromper o fluxo. O fluxo cessado poderia então "voltar" para o corpo e causar derrame, câncer, esterilidade ou "tuberculose rápida". Os alimentos "frios" incluíam frutas frescas, especialmente cítricos, tomates e vegetais verdes. Como uma mulher de origem mexicana expressou, *"Le da mucha friadad a la matriz"* ("Estas coisas fazem o útero ficar muito frio").[51] Os pesquisadores apontam que evitar esses alimentos durante o sangramento vaginal associado com menstruação, estados pós-aborto ou pós-parto pode eliminar vitaminas bastante necessárias de uma dieta que, para muitas mulheres de baixa renda, já é deficiente nesses nutrientes. O temor de cessar a menstruação também pode levar algumas mulheres a evitar certos métodos de contracepção (contraceptivos orais, dispositivos intra-uterinos) que podem causar alterações na menstruação.

### Estudo de caso:

**"Sangue grosso" no sul dos Estados Unidos**

Snow,[111] em 1976, descreveu uma crença leiga comum entre pacientes de baixa renda no sul dos Estados Unidos, tanto negros quanto brancos, denominada *"high blood"* ("sangue grosso"). A crença central era de que o sangue aumentava ou diminuía de volume dependendo do que se comia ou bebia, o que poderia causar "sangue grosso" ou "sangue fino". Acreditava-se que o "sangue fino" resultava da ingestão excessiva de alimentos ácidos ou adstringentes, como suco de limão, vinagre, picles, azeitona, chucrute e sais Epsom, e causava cansaço, fadiga e fraqueza. Acreditava-se que ocorria particularmente nas gestantes e deveria ser tratado com a ingestão de certos alimentos ou bebidas de cor vermelha, como beterraba, fígado, carne vermelha, suco de uva e vinho tinto. Ao contrário, o "sangue grosso" resultava da ingestão excessiva de alimentos muito ricos, especialmente carne vermelha. Os medicamentos caseiros incluíam suco de limão, vinagre, laranjas azedas, sais Epsom e salmoura de picles ou azeitonas. As implicações clínicas desta crença eram não somente os efeitos deste tipo de dieta na saúde (por exemplo, um teor muito alto de sal), mas também o seu efeito na adesão às instruções do médico por alguém que confundisse "sangue grosso" com pressão arterial alta. Os pacientes que interpretavam um diagnóstico de pressão alta como "sangue grosso" poderiam aumentar a quantidade de sal em sua dieta e reduzir a ingestão de carne vermelha em uma dieta que já poderia ser deficiente em proteínas.

## Estudo de caso:

**"Sangue adormecido" nas ilhas Cabo Verde**

Like e Ellison,[112] em 1981, descreveram o caso de uma mulher de 48 anos das ilhas Cabo Verde que foi internada em uma enfermaria de neurologia em um hospital nos Estados Unidos. Ela apresentava paralisia, dormência, dor e tremor em seu braço direito. Descobriu-se que, dois anos antes, ela havia sofrido fraturas de Colles bilaterais dos pulsos, e, depois disso, seus sintomas neurológicos começaram a aparecer. Nenhuma causa física para sua doença pôde ser encontrada, até se compreender que ela acreditava estar sofrendo de uma doença popular do Cabo Verde: "sangue adormecido" ("*sangue dormido*"). Neste modelo leigo, as lesões traumáticas (no caso, as fraturas dos pulsos) podiam fazer com que o "sangue vivo" normal de uma pessoa vazasse para a pele, ficasse escuro (isto é, formasse um hematoma) e então se transformasse em "sangue adormecido". Temia-se que depósitos mais profundos de sangue se desenvolvessem entre os músculos e os ossos e, se não removido, seu volume poderia se expandir com o tempo e obstruir a circulação distal à área traumatizada. Além disso, o "sangue vivo" interno poderia ser represado e causar vários distúrbios como dor, tremor, paralisia, convulsões, derrame, cegueira, ataques cardíacos, infecção, aborto e doença mental. A paciente explicava suas incapacidades neurológicas como devidas ao bloqueio resultante do "sangue adormecido". Por fim, ela foi tratada com a retirada de 12 mL de sangue de seu pulso direito (o *sangue dormido*) em duas ocasiões e com a aplicação de bolsas de gelo. Depois disso, o tremor, a paralisia e a dor desapareceram completamente.

## Estudo de caso:

**Sangue "sujo" ou "perdido" entre o povo Mende de Serra Leoa**

Bledsoe e Goubaud,[114] em 1988, descreveram que, entre os Mende de Serra Leoa, o sangue é visto como um líquido vital quase impossível de repor se perdido. Eles acreditam que as doenças debilitantes, as lesões e as infestações com organismos pequenos e vermes (*fuluhaisia*) "sujam" ou drenam o sangue. O sangue também pode ser "perdido" quando amostras de sangue são coletadas em um hospital ou quando se doa sangue; assim, "os Mende vêem com grande temor as tentativas da equipe hospitalar de induzi-los a doar sangue". Os Mende tentam repor, aumentar ou purificar o sangue usando certos alimentos (especialmente óleo de palma e verduras como espinafre ou folhas de batata) e certos remédios (sobretudo os de cor vermelha). Todos os remédios vermelhos são considerados desejáveis, independentemente do que contenham, desde que sejam vermelhos, marrons ou até cor-de-laranja – por exemplo, Fanta, cerveja Guinness ou refrigerante Vimto também são ingeridos durante as doenças. Como o óleo de palma é o remédio favorito contra sangue sujo ou inadequado, é comum que as crianças pequenas sejam alimentadas apenas com arroz mole (que desenvolve o corpo) e óleo de palma (que faz o corpo produzir sangue) até boa parte do segundo ano de vida.

## Estudo de caso:

**Sangue como um líquido não-regenerativo**

Foster e Anderson[113] chamaram a atenção para a crença comum em muitas partes do mundo de que o sangue é um líquido que não se regenera e que, quando perdido por lesão ou doença, não pode ser substituído, deixando a vítima permanentemente enfraquecida. Em partes da América Latina, as pessoas são mais relutantes em separar-se de seu precioso sangue, e essa pode ser uma das razões pelas quais os bancos de sangue não são muito bem-sucedidos em obter doações de sangue em comparação com os bancos de sangue nos Estados Unidos e na Europa.

## REFERÊNCIAS-CHAVE

3 Polhemus, T. (1978). Body alteration and adornment: a pictorial essay. In: *Social Aspects of the Human Body* (Polhemus T., ed.). London: Penguin, pp.154-73.

20 Ainsworth,C. (2004) Vital statistics. *New Scientist* 184(2471), 40-31.

27 Nasser, M. (2003) Eating disorders across cultures. Psychiatry 11(11),12-14.

30 Douglas, M. (1973). *Natural Symbols*. London: Penguin, pp. 93-112.

48 Foster, G.M. (1994). *Hippocrates' Latin American Legacy: Humoral Medicine in the New World*. Reading: Gordon and Breach.

53 Obeyesekere, G. (1977). The theory and practice of Ayurvedic medicine. *Culto Med. Psychiatry 1*, 155-81.

58 Turkle, S. (1984). *The Second Self: Computers and the Human Spirit*. St Albans: Granada, pp. 281-318.

65 Oliver, M. (1990). *The Politics of Disablement*. London: Macmillan, pp. 78-94.

77 Sandelowski, M. (2002) Visible human, vanishing bodies, and virtual nursing: Complications of life, presence, place, and identity. *Adv. Nurs. Sci.* 24 (3), 58-70

88 Hadfield, P. (1998). No spare parts: cultural qualms are undermining Japan's transplant efforts. *New Scientist,* 31 October, p. 13.

92 Kaufman, S.R. and Morgan, L.M. (2005) The anthropology of the beginnings and ends of life. *Annu. Rev. Anthropol.* 34, 317-314.

103 Sanner, M.A. (2001) Exchanging body parts or becoming a new person? People's artitudes toward receiving and donating organs. *Soc. Sci. Med. 52*, 1491-1499.

## LEITURA RECOMENDADA

de Garine, L and Pollock, N.]. (eds). (1995) *Social Aspects of Obesity*. Reading: Gordon and Breach.

Helman, C. (1992) *The Body of Frankenstein's Monster: Essays in Myth and Medicine*. New York: W. W. Norton.

Ingstad, B. and Reynolds-Whyte, S. (eds) (1995) *Disability and Culture*. Berkeley: University of California Press.

Nasser, M., Karzman, M.A. and Gordon, R.A. (eds) *(2001) Eating Disorders and Cultures in Transition*. Hove: Brunner-Roudedge.

Sacks, O. (1991). *A Leg to Stand On*. Picador.

## *WEBSITES* RECOMENDADOS

TransWeb.Org (*website* sobre transplantes de órgãos): http://www.transweb.org

# 3
# Dieta e nutrição

O alimento é mais do que apenas uma fonte de nutrição. Em todas as sociedades humanas, ele desempenha muitos papéis e está profundamente inserido nos aspectos sociais, religiosos e econômicos do dia-a-dia. Para as pessoas nessas sociedades, o alimento também traz consigo vários significados simbólicos, que expressam e criam os relacionamentos entre os homens, entre eles e seus deuses, e entre eles e o ambiente natural. O alimento é uma parte essencial do modo como a sociedade se organiza e encara o mundo em que habita. Até certo ponto, você é o que come – ou o que se recusa a comer.

O antropólogo Claude Levi-Strauss[1] argumenta que, assim como não existe sociedade humana que não tenha uma língua falada, também não há grupo humano que, de algum modo, não processe parte do seu suprimento de alimento cozinhando-o. De fato, a transformação constante de alimentos crus em cozidos é uma das características que definem todas as sociedades humanas, um critério-chave da *cultura* em oposição à *natureza*.

Os antropólogos apontam também que os grupos culturais diferem marcadamente um do outro em muitas de suas crenças e práticas relacionadas ao alimento. Por exemplo, há amplas variações em todo o mundo quanto às substâncias que são consideradas alimentos e aquelas que não o são. Os alimentos que são consumidos em uma sociedade ou grupo podem ser rigorosamente proibidos em outra. Também há variações entre as culturas quanto à forma como o alimento é cultivado, colhido, preparado, servido e consumido. Cada cultura geralmente tem um conjunto de regras implícitas que determinam quem prepara e serve o alimento e para quem, que indivíduos ou grupos comem juntos, onde e em que ocasiões o consumo do alimento ocorre, qual a ordem dos pratos dentro de uma refeição e como eles serão consumidos. Todos esses estágios no consumo dos alimentos são padronizados estritamente pela cultura e fazem parte do modo de vida aceito pela comunidade.

Na maior parte do mundo, a preparação do alimento costuma ser tarefa das mulheres,[2] mas, em muitas sociedades, elas também estão intimamente envolvidas em sua produção: ordenhar animais, cuidar de aves e rebanhos e plantar, cuidar e colher uma ampla variedade de safras. Em muitas áreas rurais do Terceiro Mundo, as mulheres também desempenham um papel importante no comércio varejista de alimentos, como as famosas "mulheres do mercado" da África Ocidental, do Caribe e de partes da América Latina.

## CLASSIFICAÇÕES CULTURAIS DO ALIMENTO

Devido ao papel central do alimento na vida diária, sobretudo nos relacionamentos sociais, as crenças e práticas relacionados à dieta são notoriamente difíceis de mudar, mesmo quando interferem com a nutrição adequada. Muitos nutricionistas, enfermeiros e médicos bem-intencionados descobriram esse fato lidando com outras culturas diferentes das suas. Antes que essas crenças e práticas possam ser modificadas ou melhoradas, é importante compreender o modo como cada cultura vê seus alimentos e a forma como ela os *classifica* em diferentes categorias. Em geral, seis tipos de sistemas de classificação de alimentos podem ser identificados, embora na prática eles se sobreponham, e diversos deles podem coexistir dentro da mesma sociedade. São eles:

1. Alimento *versus* não-alimento.
2. Alimentos sagrados *versus* profanos.
3. Classificações paralelas de alimentos.
4. Alimentos usados como remédios e remédios usados como alimentos.
5. Alimentos como venenos.
6. Alimentos sociais (que indicam relacionamentos, *status*, ocupação, gênero ou identidade de grupo).

O significado clínico dessas classificações é que elas podem restringir seriamente os tipos de suprimentos disponíveis às pessoas, fazendo com que a dieta baseie-se em critérios culturais em vez de nutricionais.

## Alimento *versus* não-alimento

Cada cultura define quais substâncias são comestíveis e quais não são, embora essa definição freqüentemente deixe de fora substâncias que *possuem* um valor nutricional. No Reino Unido, por exemplo, cobras, esquilos, lontras, cães, gatos e camundongos são comestíveis, mas raramente classificados como alimentos. Na França, caracóis e pernas de rã são alimentos, mas em geral não o são no Reino Unido. Em partes do Extremo Oriente, cães e gatos são comumente consumidos, mas isso não ocorre no mundo ocidental. Independente da origem cultural, porém, virtualmente nenhum grupo humano no mundo define carne humana como alimento.

Em alguns casos, a definição de substâncias como não-alimento pode resultar de suas associações históricas; por exemplo, Jelliffe[3] sugere que o baço raramente é consumido como alimento na Grã-Bretanha, pois, no antigo sistema humoral de Galeno, era o local principal do humor melancólico. Todavia, as definições do que é considerado comestível ou não tendem a ser flexíveis, especialmente sob condições de fome, privação econômica e viagens ao exterior. Além disso, existe um espectro de substâncias definidas como alimento, incluindo desde aquelas consideradas nutritivas, consumidas durante as refeições, até aquelas consumidas entre as refeições, consideradas lanche. Em alguns casos, os fabricantes de certos tipos de lanche, como doces, balas, chocolates e bolos, procuram promover seus produtos como alimentos nutritivos – algo que "preenche a falta de energia" entre as refeições propriamente ditas.

Quaisquer que sejam as origens destas definições, classificar uma substância como não-alimento em bases culturais pode deixar de fora da dieta nutrientes úteis, e isso parece ser um fenômeno universal. "Nenhum grupo", como expressam Foster e Anderson,[4] "mesmo sob condições de fome extrema, utiliza todas as substâncias nutritivas disponíveis como alimento".

## Alimentos sagrados *versus* profanos

A expressão "alimentos sagrados" refere-se àqueles suprimentos cujo uso é validado por crenças *religiosas*, enquanto os suprimentos expressamente proibidos pela religião podem ser chamados de "profanos". Este último grupo geralmente é objeto de tabus estritos, que proíbem não somente a ingestão do alimento mas também o contato físico com ele. Na maioria dos casos, esse alimento profano também é considerado sujo e perigoso para a saúde. A dicotomia sagrado/profano se aplica a muitos aspectos além dos alimentos, pois costuma ser parte de uma moldura moral mais ampla que, inclui roupas, comportamento, fala e certas ações rituais, como rezas regulares, banhos rituais e outros ritos de purificação. As castas de padres e religiosos dentro desses grupos são mais provavelmente sujeitas a essas regras estritas, que mantêm sua pureza e santidade, do que a média dos devotos da religião. Em certas ocasiões ou jejuns, todos ou alguns suprimentos são considerados profanos e devem ser evitados. Exemplos disso são o jejum anual de 25 horas do *Yom Kippur* judeu ou Dia do Perdão, observado no décimo dia do mês hebraico de Tishri, e o jejum muçulmano do *Ramadã* em que, durante o nono mês do ano lunar, alimentos e bebidas são evitados entre o amanhecer e o pôr-do-sol por todos os muçulmanos acima da "idade da responsabilidade" (15 anos para meninos, 12 anos para meninas), a menos que estejam doentes, menstruadas, grávidas ou amamentando. O Ramadã termina com o festival do *Eid ul-Fitr*. As abstinências regulares de alimentos também são uma característica do hinduísmo e, de acordo com Hunt,[5] muitos seguidores passam dois ou três dias por semana em "jejum" – isto é, comendo somente alimentos "puros", como leite, frutas, nozes e tubérculos ricos em amido como mandioca e batatas.

Tabus rígidos contra certos tipos de alimentos são característicos de diversos credos religiosos:

**Hinduísmo**: os hindus ortodoxos não podem matar nem comer animais, em especial vacas. O leite e seus produtos podem ser consumidos, desde que não envolvam a morte do animal. Peixes e ovos são comidos com pouca freqüência.

**Islamismo**: nem a carne de porco nem seus produtos podem ser consumidos. A única carne permitida é a de animais ruminantes com casco bipartido, e ela deve ser *halal* (sacrificada em ritual). Somente os peixes que possuem nadadeiras e escamas podem ser consumidos, de modo que moluscos, tubarões e enguias são proibidos.

**Judaísmo**: assim como no islamismo, todos os produtos derivados do porco são proibidos, bem como peixes sem nadadeiras ou escamas, aves predadoras e de rapina. Somente animais ruminantes de casco bipartido e que foram abatidos ritualmente são *kosher* e podem ser comidos. Pratos de carne e leite nunca são misturados na mesma refeição.

**Siquismo**: a carne bovina é estritamente proibida, mas a de porco é permitida, embora raramente seja consumida. A carne também deve ser abatida em um ritual especial conhecido como *jhatka*.

**Rastafarianismo**: muitos rastafáris são vegetarianos, embora alguns sigam restrições alimentares semelhantes às do judaísmo.[6] Como em muitos grupos religiosos, o álcool é estritamente proibido.

Um exemplo secular de tabus alimentares é encontrado no movimento contemporâneo de *alimentos integrais* no Reino Unido e nos Estados Unidos. Aqui, a dicotomia sagrado/profano está entre os "alimentos integrais" de um lado e os "alimentos industrializados" de outro, mas também entre o natural e o artificial, entre a pureza do passado e a poluição do presente. Os alimentos industrializados são associados com idéias de sujeira e risco, especialmente em função de aditivos, corantes, conservantes e outros poluentes que contêm. Na ideologia do movimento, esses aditivos estão freqüentemente associados com os supostos males da modernidade e do modo de vida urbana e industrial. Da mesma forma, para o movimento moderno do *vegetarianismo*, que segundo Twigg[7] oferece "uma forma de salvação neste mundo em termos do corpo", a carne e seus vários produtos são tidos como perigosos e profanos. Esse movimento associa a dieta vegetariana com pureza, leveza, integralidade e espiritualidade, enquanto a carne e o sangue são associados com agressividade, instintos sexuais básicos, uma "natureza animal" e um mundo desarmonioso.

Como ilustrado adiante, essas formas de tabus alimentares podem excluir nutrientes muito necessários da dieta ao classificarem alguns suprimentos como profanos e, assim, proibidos. Esses tabus também podem fazer com que alguns tipos de remédios sejam rejeitados com bases religiosas – por exemplo, a insulina bovina ou porcina é inaceitável para muitos hindus e muçulmanos.

## Classificações paralelas de alimentos

A divisão de todos os suprimentos alimentares em dois grupos principais, geralmente denominados "quentes" e "frios", é uma característica de muitos grupos culturais no mundo islâmico, no subcontinente indiano, na América Latina e na China. Em todas essas culturas, esse sistema binário de classificação inclui muito mais do que alimentos; remédios, doenças, estados mentais e físicos, forças naturais e sobrenaturais, todos são agrupados nas categorias quentes ou frias. A teoria da fisiologia na qual se baseia esse conceito, e que iguala a saúde com o *equilíbrio* entre essas duas categorias, foi descrita plenamente no Capítulo 2.

Em muitos casos, esta visão de saúde e doença representa uma sobrevivência da teoria humoral da fisiologia, especialmente na América Latina e no norte da África. Na China e na Índia, embora a dicotomia quente/frio também seja encontrada, ela provém de uma genealogia diferente – respectivamente do *yin-yang* e dos sistemas aiurvédicos. As noções de quente e frio não se referem à temperatura real, e sim a certos valores simbólicos associados com cada categoria de suprimentos. Como a saúde é definida como um equilíbrio entre essas categorias, a má saúde é tratada pela adição de alimentos ou remédios quentes ou frios à dieta, de modo a restaurar o equilíbrio. Por exemplo, entre alguns grupos latino-americanos que vivem nos Estados Unidos, uma doença "fria" como a artrite pode ser tratada com alimentos ou remédios "quentes", enquanto, no Marrocos, as doenças "quentes" como a insolação costumam ser tratadas com substâncias frias. Na maioria dos casos, essas classificações paralelas de alimentos não baseiam-se em um princípio logicamente consistente, nem os alimentos que são classificados como quentes em uma cultura ou região necessariamente são considerados quentes em outra.

Os fatores históricos e culturais locais, bem como idiossincrasias pessoais, podem desempenhar um papel na atribuição dos alimentos a cada um a dessas categorias. Por exemplo, em seu estudo no Marrocos, Greenwood[8] encontrou discordâncias significativas entre seus informantes sobre quais alimentos eram "quentes" e quais eram "frios", embora todos concordassem sobre sabor, efeitos fisiológicos e valor terapêutico esperado das duas categorias. Em alguns casos, a escolha da categoria baseou-se principalmente na experiência pessoal. Por exemplo, um homem observou que a carne de cabra tinha gosto amargo, causando indigestão e rigidez articular (condições frias), e que as cabras não toleravam ficar em ambientes abertos no inverno; o gado, contudo, tolerava essa situação, de forma que a carne de cabra era fria e a bovina, quente.

As classificações paralelas de alimentos algumas vezes incluem categorias intermediárias como frescos, mornos ou neutros, de modo que existe um espectro entre quente e frio, em vez de uma divisão clara entre elas. Na década de 1970, Harwood[9] descreveu um exemplo dessa forma de classificação em um pequeno grupo de imigrantes de Porto Rico em Nova York. Embora as doenças fossem agrupadas nas categorias quentes e frias, os suprimentos e remédios eram divididos em quentes, frescos ou frios. Artrite, resfriado, períodos menstruais e dores articulares eram doenças frias, enquanto constipação, diarréia, exantemas, tenesmo e úlceras eram quentes. Os remédios quentes incluíam aspirina, óleo de rícino, penicilina, óleo de fígado de bacalhau, ferro e vitaminas, enquanto os remédios frios eram bicarbonato de sódio, manitol, tintura de beladona e leite de magnésia.

As três categorias de alimentos são mostradas na Tabela 3.1, embora essa divisão não seja necessariamente típica de todos os porto-riquenhos hoje em dia, seja em Nova York ou em outros lugares. Harwood notou como a classificação que ele descreveu não baseia-se em temperaturas relativas – a cerveja gelada, por exemplo, é considerada quente por ser uma bebida alcoólica.

As doenças frias algumas vezes são atribuídas à ingestão excessiva de muitos alimentos frios, que causam um resfriamento (*frialdad*) do estômago. Da mesma forma, uma pessoa com resfriado pode recusar-se a beber sucos de frutas recomendados por um médico, já que são classificados como frios.

Durante a gestação, as mulheres neste grupo evitam alimentos ou remédios quentes (incluindo suplementos de ferro e vitaminas) para evitar que seus filhos nasçam com uma doença quente, como um exantema. Após o parto e durante a menstruação, os alimentos frios são evitados, pois coagulam o sangue e impedem o fluxo, fazendo com que ele volte para dentro do corpo causando nervosismo ou insanidade.

No estudo de Tann e Wheeler[10] de um grupo de chineses em Londres, em 1980, as mães acreditavam que sua dieta deveria ser modificada de acordo com a saúde geral do lactente que se alimentava de seu leite. Se o bebê tivesse uma doença fria, elas evitavam alimentos frios, que podiam esfriar o leite e, assim, agravar a doença. Em alguns casos, isso levou a uma restrição considerável nas fontes de nutrição disponíveis para as mães.

Na década de 1970, Hunt[5] descreveu o sistema de classificação quente-frio entre alguns imigrantes asiáticos (da Índia, do Paquistão e de Bangladesh) vivendo no Reino Unido, incluindo hindus e muçulmanos. Sua classificação de alimentos em quentes e frios é mostrada na Tabela 3.2. Como no exemplo porto-riquenho, as doenças eram tratadas com a restauração do equilíbrio das forças quentes e frias dentro do corpo; uma doença febril, por exemplo, era tratada com alimentos frios como arroz, gramíneas do tipo *greengram* e leitelho. Um estudo mais recente por Chowdhury e colaboradores[11] de imigrantes britânicos de Bangladesh revelou que *duas* classificações diferentes e paralelas de alimentos podiam ser usadas ao mesmo tempo: neste caso, alimentos "fracos" *versus* "fortes" e "digeríveis" (*loghu pak*) *versus* "indigeríveis" (*guru pak*). Esse sistema de classificação é descrito em mais detalhes posteriormente.

Esses tipos de sistema de classificação paralela, especialmente os usados como uma forma de automedicação, são importantes porque, em algumas circunstâncias, podem prejudicar a saúde e o bem-estar.

## Alimento como remédio, remédio como alimento

Este sistema de categorias, geralmente, sobrepõe-se às classificações paralelas de alimentos quando os dois coexistem na mesma sociedade, como nos casos recém-citados do Marrocos, da Índia e de Porto Rico. Porém, em outras sociedades, as dietas especiais também podem ser vistas como uma forma de "remédio" para certas doenças ou estados psicológicos. Alguns exemplos foram citados no capítulo anterior, como "alimente uma gripe, deixe a febre mor-

**Tabela 3.1**
Classificação de alimentos quentes e frios entre alguns porto-riquenhos de Nova York, Estados Unidos

| Quentes | Frescos | Frios |
|---|---|---|
| Alho | Agrião | Abacate |
| Bebidas alcoólicas | Água de cevada | Bananas |
| Café | Bacalhau salgado | Cana-de-açúcar |
| Cebola | Frango | Cocos |
| Chocolate | Frutas | Feijão-branco |
| Ervilha | Leite engarrafado | Feijão-de-lima |
| Feijões | Mel | |
| Fubá | Passas | |
| Leite em pó | | |
| Pimentas chili | | |
| Tabaco | | |

Fonte: Harwood (1971).[9]

**Tabela 3.2**
Classificação de alimentos em quentes e frios, entre alguns asiáticos no Reino Unido

| Quentes | Frios |
|---|---|
| Abóbora amarga | Abóbora |
| Alho | Arroz |
| Batata | Banana |
| Cenoura | Banana-da-terra |
| Coxa de frango | Cebola |
| Feno-grego | Ervilha |
| Frango | Espinafre |
| Gramíneas (*horse gram*) | Feijões |
| Leite de búfala | Goiaba |
| Manga verde | Gramínea do tipo *greengram* |
| Paw-paw | Leite de vaca |
| Peixe | Leitelho |
| Rabanete | Limão |
| Tâmaras | Manga madura |
| Trigo | Tomates verdes |
| Tubérculos | |

Fonte: Hunt, 1976.[5]

rer de fome" no caso das infecções virais ou bacterianas comuns, ou o uso de determinados alimentos, ou vitaminas (uma forma de alimento concentrado) para prevenir resfriados e gripes. No caso dos estados fisiológicos especiais (como gestação, lactação e menstruação), certos alimentos algumas vezes são evitados ou então prescritos para ajudar no processo fisiológico. O efeito dos alimentos quentes e frios nesses estados já foi descrito no caso das mulheres da América Latina. Em um estudo de 1978,[12] de 40 mulheres freqüentando uma clínica pública em Michigan, 11 acreditavam que o feto poderia ser "marcado" se os desejos alimentares da mãe não fossem satisfeitos, 12 achavam que a dieta deveria ser alterada no período pós-parto e quatro acreditavam que ela deveria ser modificada durante a lactação. Doze mulheres na amostra admitiram ter consumido amido, argila ou terra durante a gravidez – como explicou uma gestante, era uma boa idéia comer terra, pois ela age como "uma vassoura pelos órgãos". Outra mulher acreditava que, durante a lactação, o suprimento de leite materno poderia ser aumentado se ela tomasse chá de framboesa e evitasse alimentos ácidos e repolho. Em muitos desses casos, as prescrições culturais a respeito de alimento e bebida apropriados para "tratar" ou levar a diante um processo fisiológico podem ter efeitos negativos sobre a saúde dos pacientes.

A doença popular norte-americana "sangue grosso" (e seu oposto, "sangue fino"),* descrita no Capítulo 2, é outro exemplo de alimento como remédio. O "sangue grosso" é tratado com suco de limão, vinagre, laranjas ácidas, picles, azeitonas ou chucrute, enquanto o tratamento do "sangue fino" envolve um consumo aumentado de beterraba, *grapefruit*, vinho tinto, fígado e carne vermelha. Quando um paciente confunde o diagnóstico de pressão arterial alta com "sangue grosso", fontes muito necessárias de proteína podem ser cortadas da dieta e substituídas por alimentos com um alto teor de sal – que podem ser perigosos no caso de hipertensão.

Etkin e Ross[13] estudaram o uso das plantas, tanto como remédio quanto como alimento, entre os Hausa do norte da Nigéria. Eles constataram que muitas das plantas eram usadas como remédios populares e como alimento. Por exemplo, as castanhas eram mastigadas para tratar vermes intestinais, diarréia e dispepsia, mas também eram adicionadas a sopas e usadas como condimento em alimentos vegetais. Pela análise das propriedades nutritivas e farmacológicas de várias dessas substâncias, eles concluíram que muitas plantas tomadas como remédios podem de fato também ter valor nutritivo, enquanto algumas das plantas usadas principalmente como alimento também possuem um efeito medicinal. Assim, somente pelo exame dos diversos usos das plantas é possível estimar seu valor nutritivo geral. Eles também sugerem que os programas de desenvolvimento da agricultura que tentam reduzir a diversidade dos produtos de modo a maximizar a disponibilidade de calorias e proteínas podem reduzir a variedade de nutrientes disponíveis para as populações produtoras de alimentos, bem como as plantas disponíveis para utilização como remédios e constituintes da dieta.

Recentemente, e em especial nos Estados Unidos, há um interesse cada vez maior pelos "nutricêuticos" – alimentos ou suplementos nutricionais que podem prevenir ou tratar vários distúrbios físicos e mentais. Quando incluídos na dieta, estes "alimentos funcionais" supostamente oferecem uma série de benefícios à saúde, além da nutrição básica. Eles incluem azeite de oliva ou peixes oleosos consumidos para reduzir os níveis de colesterol, chás verdes bebidos por suas propriedades antioxidantes e alimentos ricos em fibras consumidos para prevenir o câncer de intestino, diverticulite, hemorróidas ou constipação. Incluída aqui, além disso, está a ampla variedade de "alimentos saudáveis", "alimentos integrais" ou "alimentos orgânicos" (ver acima) agora à venda na maioria das sociedades industrializadas.

Os remédios, quer sejam prescritos por médicos ou autoprescritos, também podem ser considerados uma forma de alimento ou nutrição sem a qual o paciente pode enfraquecer ou morrer. Exemplos disso são certas drogas cardíacas ou hipotensivas, a insulinoterapia e a terapia de reposição da tireóide e outros hormônios. Quando essas drogas são ingeridas regularmente nas refeições, elas podem se incorporar à refeição como uma forma simbólica de alimento. Outras substâncias, como vitaminas e tônicos, álcool, tabaco e drogas psicotrópicas, se usadas regularmente, também podem vir a desempenhar esse papel (ver Capítulo 8).

Em alguns casos, o consumo de certos alimentos pode ser percebido não como um remédio, mas como uma forma de "imunização" contra doença. Enticott[14,15] descreve que, em algumas comunidades rurais da Inglaterra, há uma oposição à introdução do leite pasteurizado, que é visto como "artificial" e "não-saudável". Inversamente, considera-se que leite não-pasteurizado local, com todas as suas bactérias e impurezas, "imuniza" o corpo contra a doença expondo-o regularmente à "força vital" pura, benéfica e protetora da "Natureza" – o ambiente em que essas comunidades trabalham e vivem. Assim, ele também é

---

*N. de R. T. No original, em inglês, a expressão utilizada para o "sangue grosso" é *high blood*, cuja tradução literal seria "sangue alto", em oposição a *low blood* ("sangue frio"). Dessa forma, a confusão entre *high blood* e *high blood pressure* (hipertensão arterial) torna-se mais compreensível.

uma assertiva dos valores de seu estilo de vida rural, em contraste com o das pessoas da cidade.

### Alimento como veneno

Este é um fenômeno relativamente novo em países ricos, com suprimentos de alimento abundantes: trata-se de uma preocupação crescente quanto à segurança alimentar, com "medos de alimento" regulares que disseminam-se entre a população a cada poucos anos. Nessas situações, um certo tipo de alimento é classificado – freqüentemente de modo temporário – como um "veneno": uma substância perigosa para a saúde ou que causa doença, que deve ser evitada. No Reino Unido, nos últimos anos, diversos "medos de alimento" concentraram-se nos *aditivos químicos* – como tinturas e corantes (como o Sudão 1), antibióticos, dioxinas, mercúrio no peixe, organofosforados e seus metabólitos em frutas e vegetais, ftalatos em alimentos para lactentes, bifenol A em vários produtos enlatados, acrilamida (um carcinógeno potencial) em diversos alimentos fritos e cozidos no forno e resíduos de hormônios com atividade estrogênica em diferentes alimentos (que podem afetar as contagens de espermatozóides). Outros "medos" têm se concentrado na *contaminação microbiana* – como a encefalopatia espongiforme bovina (EEB) ("doença da vaca louca"), a intoxicação alimentar por *Escherichia coli* ou *Salmonella* ou a contaminação de frangos por *Campylobacter*, ou nos riscos percebidos de alimentos e cultivares geneticamente modificados (GM).[14] A noção de "*junk food*" ou "*fast-food*" (lanches rápidos) como sendo de risco para a saúde por causa de seus níveis relativamente altos de sal, açúcar e gordura também deve ser incluída aqui. Embora esses "medos" em geral baseiam-se em informações científicas comprovadas, a resposta pública a eles muitas vezes tem um aspecto fortemente simbólico. Enticott,[15] por exemplo, observa que, em certas áreas rurais da Inglaterra, algumas pessoas agora escolhem o alimento que consideram "natural", "tradicional", "orgânico" ou "local" em detrimento dos alimentos "artificiais" pré-embalados, processados e produzidos em massa, visto que eles simbolizam um estado mais "natural" de pureza moral, inocência pré-industrial e senso comunitário local – mesmo que tais alimentos "naturais" algumas vezes tenham seus próprios riscos à saúde.

### Alimentos sociais

Os alimentos sociais são aqueles consumidos na presença de outras pessoas e que possuem um valor *simbólico*, além de nutritivo para todos os envolvidos. Um lanche consumido em privacidade não é um alimento social, mas os constituintes de uma refeição familiar ou banquete religioso em geral o são. Em todas as sociedades humanas, o alimento é uma forma de criar e expressar os *relacionamentos* entre as pessoas. Esses relacionamentos podem ser entre indivíduos, entre os membros de grupos sociais, religiosos ou étnicos, ou entre qualquer um deles e o mundo sobrenatural. O alimento usado desse modo tem muitas das propriedades dos símbolos rituais descritos no Capítulo 9. Em particular, quando o alimento é consumido na atmosfera formal de uma refeição comunal, ele traz consigo diversas associações, dizendo muito aos participantes sobre sua relação um com o outro e com o mundo exterior. A maioria das refeições tem um aspecto ritual além de seu papel puramente prático de fornecer nutrição para diversas pessoas ao mesmo tempo. Como todas as ocasiões rituais, as refeições são rigidamente controladas pelas normas de uma cultura ou grupo particular. Essas normas, ou regras, determinam quem prepara e serve o alimento, quem come junto e quem lava a louça depois. Elas também determinam os horários e locais das refeições, a ordem dos pratos dentro de uma refeição, os talheres ou louças usados e o modo preciso como o alimento pode ser consumido (maneiras à mesa). O alimento em si está sujeito à padronização cultural, que determina tamanho, forma, consistência, cor, cheiro e sabor apropriados. Assim, tanto a ocasião formal de uma refeição quanto os tipos de alimentos servidos nela podem ser considerados como uma *linguagem* complicada, que pode ser decodificada para revelar muito sobre as relações e os valores daqueles que compartilham o alimento. Cada refeição é uma reafirmação e recriação desses valores e relacionamentos.

Diferentes tipos de refeição sinalizam diferentes mensagens para aqueles que dela participam. Farb e Armelagos[13] destacam que, na América do Norte, os coquetéis sem uma refeição são para conhecidos ou pessoas de *status* social inferior, as refeições precedidas por bebidas alcoólicas são para amigos íntimos e convidados homenageados, e um almoço frio está "no limiar da intimidade", mas ainda não atingiu plenamente esse estágio. A intimidade social é simbolizada pelo convite para uma refeição completa, com uma seqüência de pratos ora frios, ora quentes; o bufê, a comida servida no pátio e o churrasco ampliam a amizade a uma extensão maior do que um convite para um café-da-manhã, mas menos do que um convite para uma refeição à mesa completa.

### Status *social*

As refeições também podem ser usadas para simbolizar o *status* social, freqüentemente pelo oferecimento de pratos raros e caros – que Jelliffe[3] denomina "alimentos de prestígio". De acordo com o autor, estes costumam ser proteínas (freqüentemente animal), difíceis de obter ou preparar (por serem raros, caros ou importados) e muitas vezes estão ligados historicamente a um grupo social dominante (como a carne de veado, que era exclusiva das classes superiores na Europa durante a Idade Média). Entre os alimentos de prestígio que podem ser identificados, estão o veado e as aves de caça no norte da Europa, o corte de gado *T-bone* na América do Norte, o caviar em boa parte do mundo ocidental, a corcova de camelo entre os árabes beduínos e o porco na Nova Guiné. Também pode-se obter *status* por meio de grandes festas, nas quais grandes quantidades de alimento são consumidas conspicuamente ou desperdiçadas. Um exemplo bem conhecido disso, da literatura antropológica, é o banquete *potlach* dos índios do nordeste dos Estados Unidos e do Canadá. Aqui, diferentes famílias competiam para dar grandes festins, cada um maior do que o outro, nos quais grandes quantidades de alimento eram desperdiçadas. O objetivo era humilhar as famílias rivais dando um banquete que não poderia ser igualado.

Em outras sociedades, a exibição e o compartilhamento do alimento também são usados para obter-se prestígio, mas sem o desperdício característico do *potlach*. Nas ilhas Trobriand de Papua Nova Guiné, por exemplo, um agricultor que tenha produzido muito alimento durante a estação é visto como altamente hábil e capaz, supondo-se que tenha sido especialmente favorecido pelos poderes sobrenaturais. Ele pode então demonstrar seu sucesso e aumentar seu *status* exibindo grandes pilhas de alimentos que cultivou em quaisquer das cerimônias grupais da tribo (como ritos de colheita ou de luto), distribuindo esse alimento a parentes e amigos que deseja honrar. Belshaw[17] destacou que isso não resulta em um festim de glutonaria, pois o alimento, quando distribuído, é cozido e consumido na casa do receptor.

Em outros sistemas sociais, como o de castas hindus na Índia, a posição social geralmente é marcada pelos tipos de alimentos preparados e consumidos por parte de cada casta. O maior prestígio é dado aos alimentos crus, que são considerados aceitáveis para os brâmanes sagrados e outras castas superiores. O alimento cozido é menos valorizado, a menos que contenha *ghee*, uma forma de manteiga da qual se removeu a água. Os alimentos cozidos inferiores incluem picles, *curries* baratos e bolos de cevada, todos preparados sem *ghee*. O alimento não pode ser aceito de, ou preparado por, membros das castas inferiores, embora possa percorrer de modo descendente o sistema de castas como pagamento por bens ou serviços. Nesta sociedade, o alimento funciona tanto como uma forma de moeda quanto como um indicador da posição social.

Em muitas partes do mundo, os alimentos de cor clara como o pão ou arroz brancos têm um *status* maior do que os alimentos de cor escura. Na Europa, eram os camponeses que comiam o pão grosseiro e escuro, enquanto a aristocracia comia pães brancos ou bolos; esse mesmo padrão existia em outros lugares. No Terceiro Mundo, como Trowell e Burkitt[18] notam, a ocidentalização aumentou o *status* do pão e do arroz brancos e de outros alimentos refinados. Os cereais são cada vez mais refinados para produzir farinha branca, pobre em fibras, e arroz branco polido, resultando em uma diminuição no consumo de fibras. Algumas das doenças ocidentais que possivelmente resultam desta mudança são mencionadas a seguir.

### *Identidade grupal*

Além de sinalizar o *status*, o alimento pode ser usado como um distintivo de *identidade grupal*, quer o grupo se baseie em critérios regionais, familiares, étnicos ou religiosos. Cada país tem seu prato nacional e, freqüentemente, as regiões dentro de países são conhecidas por sua cozinha local. Muitas dessas bem conhecidas "culinárias étnicas" na verdade foram importadas de outros países: por exemplo, de acordo com Goody,[19] a massa provavelmente originou-se na China, antes de entrar na Europa através da Alemanha e então tornar-se um prato "típico" italiano somente do século XIV em diante. Hoje, porém, o alimento produzido e consumido localmente é intimamente identificado com o sentido de continuidade e coesão da comunidade, e suas práticas de dieta muitas vezes são transportadas para outros países quando os membros da comunidade emigram. Em seus novos países, os imigrantes podem continuar comendo sua dieta tradicional – com seu sabor, cheiro e modo de preparo familiares – ou meramente reverter para ela apenas em ocasiões especiais. Por exemplo, Jerome[20] estudou as alterações na dieta e no padrão de refeições em afro-americanos que haviam migrado de áreas rurais no sul para cidades grandes no norte. O padrão tradicional do sul consistia de duas refeições: o *breakfast* (desjejum), que compreendia carnes fritas de vários tipos, arroz, cereais, biscoitos, molho, batatas-doces irlandesas fritas, café e leite, e o *heavy boiled dinner* (um cozido mais pesado), que ocorria no meio da tarde e compreendia vegetais cozidos ou legumes secos e preparados com várias carnes. O prato principal era acompanhado por fubá, batatas, uma bebida doce ou leite e uma sobremesa ou fruta ocasionalmente. No norte, ambiente urbano, sob a influência dos horários de trabalho, o padrão mudou. A refeição cozida pesada passou a ser servida das 16 às 18 horas e foi renomeada "*supper*" (jantar), enquanto o grande desjejum geralmente persistia por cerca de 18 meses após a migração, com o almoço consistindo em sobras do café. Por fim, um novo padrão foi estabelecido com três refeições: desjejum, consistindo em ovos ou *bacon*, ou salsicha com ovos, biscoitos quentes, pão "simples" e café; almoço, consistindo em sanduíches, sopa, biscoitos, frutas cruas e uma bebida de frutas; e jantar, com alimentos "cozidos" ou fritos. Os grandes desjejuns tradicionais ficaram reservados para os finais de semana, "dias de folga" e feriados.

Em alguns casos, a persistência das dietas tradicionais e dos padrões de consumo de alimentos entre os migrantes podem entrar em conflito com os conselhos de seus médicos e nutricionistas, especialmente no caso do diabetes. Isso é descrito a seguir, no caso de imigrantes de Bangladesh britânicos (ver estudo de caso),[21] mas também foi descrito em muitos outros grupos, incluindo os imigrantes vietnamitas para os Estados Unidos[22] e os imigrantes de Tonga para a Nova Zelândia.[23]

Como ilustra o estudo de Jerome,[20] a estrutura interna e o conteúdo das refeições podem ser notavelmente uniformes dentro de um grupo social ou cultural. Um estudo semelhante, das refeições da classe operária britânica foi realizado por Douglas e Nicod[24] em 1974. Eles constataram que as refeições, ao contrário dos lanches, eram eventos altamente estruturados, com certas combinações de alimentos servidas em uma seqüência apropriada. O desjejum, no qual os pratos eram servidos em qualquer ordem, em geral não era considerado uma refeição. Nas refeições, combinações cuidadosas eram feitas entre alimentos salgados e doces, molhados e secos e quentes e frios. Quando o alimento era muito quente, tinha de ser acompanhado por uma bebida fria, enquanto a sobremesa ingerida com uma bebida quente tinha de ser fria, seca e sólida (bolo ou biscoitos). Douglas e Nicod foram capazes de decifrar a gramática recorrente subjacente a essas refeições e destacam que a melhoria em suas qualidades nutricionais tinha de levar esta estrutura em conta, em vez da imposição das opiniões de um nutricionista de classe média.

### *Banquetes e festivais*

Em função do seu papel central na definição e na recriação da identidade e coesão do grupo, as refeições comunais, os banquetes ou os festivais marcam muitas das ocasiões importantes na vida do grupo. Exemplos disso são os banquetes associados a casamentos, batizados, circuncisões, funerais, *barmitzvahs*, festas e serviços religiosos.

Os alimentos consumidos durante ocasiões religiosas têm mais provavelmente um significado simbólico do que nutritivo – por exemplo, a hóstia da comunhão ou o pão ázimo da Páscoa ou matzá. Consumir esses alimentos confirma e restabelece a relação entre o homem e sua divindade, bem como entre os homens. Os festivais de alimentos mais seculares, em que a história e as experiências do grupo são celebradas, também utilizam alimentos especiais – por exemplo, o peru no Dia de Ação de Graças norte-americano. Farb e Armelagos[25] destacam que a abóbora, originalmente um vegetal muito usado, assumiu aos poucos um significado mais simbólico e menos nutritivo de decoração no Halloween ou no Dia de Ação de Graças. Eles estimam que, a cada outono, quase três milhões de abóboras são vendidos em Massachusetts e que 90% delas nunca serão consumidas, sendo em vez disso esculpidas para fazer lanternas ou usadas para decorar pórticos, janelas e mesas de jantar. Da mesma forma, todo ano em agosto, na cidade de Buñol, no leste da Espanha, mais de 125.000 quilos de tomates são

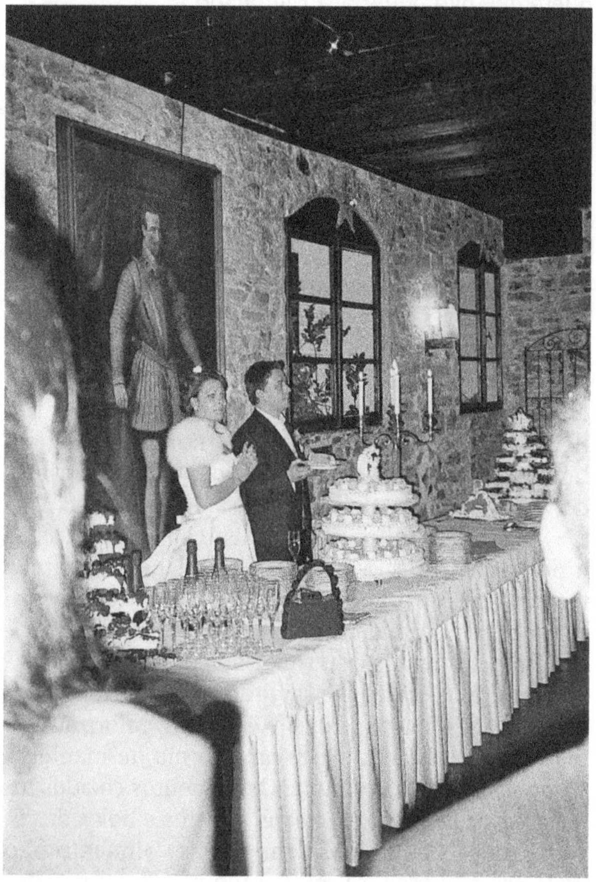

**Figura 3.1** O bolo de casamento como alimento simbólico: noivos com o bolo em Gorizia, norte da Itália. (Fonte: © J Tod. Reproduzida com permissão.)

jogados pelos participantes uns nos outros, no festival anual de *La Tomatina* – uma tradição popular que iniciou em 1945.[26]

Outro exemplo de um alimento social com significado ritual em vez de nutricional é o bolo de casamento britânico. Charsley[27] sugere que o bolo de casamento, compreendendo três camadas, cada uma coberta com glacê branco liso e circundada por ornamentos e uma decoração elaborada (ferraduras prateadas ou douradas, sapatinhos ou flores), simboliza a própria noiva, em seu longo vestido e véu brancos. Além disso, o gesto conjunto de cortar o bolo "branco virginal" realizado pelos recém-casados tem um significado sexual, que simboliza a transformação do casal "em uma só carne".

Esses vários exemplos de alimentos sociais ilustram os múltiplos papéis que o alimento desempenha na sociedade humana: criar e manter relacionamentos sociais; sinalizar o *status* social, a ocupação e os papéis sexuais; marcar importantes mudanças na vida, comemorações e festivais; e reafirmar identidades religiosas, étnicas ou regionais. Em função de seus diversos papéis sociais, as crenças e práticas alimentares algumas vezes são difíceis de descartar, mesmo quando perigosas para a saúde.

## CULTURA E DESNUTRIÇÃO

Os seis sistemas de classificação de alimentos, antes descritos, ilustram como o alimento pode ser consumido por razões culturais e também nutricionais. De uma perspectiva clínica, essas influências culturais podem afetar a nutrição de dois modos:

1. Elas podem excluir nutrientes importantes da dieta, definindo-os como não-alimentos, profanos, "venenos", estranhos ou de classe inferior, ou como alimentos que estão do lado errado de uma dicotomia quente/frio.
2. Elas podem encorajar o consumo de certos alimentos ou bebidas ao defini-los como alimentos sagrados, "remédios", "alimentos integrais" ou como um sinal de identidade social, religiosa ou étnica, quando na verdade eles são prejudiciais à saúde.

Quando essas duas influências coexistem, provavelmente há um risco aumentado de *desnutrição* – manifestando-se como *sub*nutrição (uma deficiência de vitaminas, proteínas, fontes de energia ou microelementos) ou *super*nutrição (especialmente a obesidade e suas consequências). Outros fatores culturais também podem ter um efeito indireto sobre a nutrição, como as crenças acerca da estrutura e do funcionamento do corpo, seu tamanho e forma ideais e o papel da dieta na saúde e na doença. Além disso, as regras sobre o uso de alimentos e sua distribuição dentro de uma família podem contribuir para a desnutrição – por exemplo, quando os homens da família recebem porções maiores do que as mulheres.

### O papel da privação

Sempre é importante lembrar que a influência cultural isolada *não é* responsável pela maior parte da desnutrição mundialmente, embora possa ser um dos fatores contribuintes para ela. Para ser compreendida completamente, a desnutrição deve sempre ser colocada em seu contexto mais amplo, social, político, econômico e ambiental. Por exemplo, várias formas de *privação* – isto é, a falta de alimento disponível ou dos meios para obtê-lo – são responsáveis pela maioria dos casos de subnutrição, sobretudo no mundo em desenvolvimento. Essa privação pode resultar de diversos fatores, especialmente:

- pobreza, causada pela distribuição desigual de recursos dentro de uma sociedade ou entre sociedades;
- desastres naturais, como enchentes, maremotos, tornados e secas;
- guerras (em particular guerras civis) e outras formas de conflito social violento;
- quebras de safra, provocadas por gafanhotos e outros insetos ou parasitas.

Outro fator, plenamente descrito por Keesing e Strathern,[28] é a *economia política* internacional da produção e do consumo de alimentos. Eles observam que, em muitas partes do Terceiro Mundo, tanto sob o regime do colonialismo quanto depois dele, as pessoas eram encorajadas e algumas vezes forçadas a cultivar *commodities* para exportação (como tabaco, cana-de-açúcar, café ou algodão) em vez de alimentos básicos para consumo interno. Em grandes áreas do mundo em desenvolvimento, aumenta cada vez mais a utilização da terra na produção de lavouras comerciais para exportação. Na década de 1970, por exemplo, as monoculturas ocupavam cerca de 55% da área cultivável nas Filipinas, 80% nas ilhas Maurício e 50% de toda a terra cultivada no Senegal. Assim, muitos países em desenvolvimento estão à mercê das flutuações no mercado mundial para suas monoculturas e também baseiam-se cada vez mais em alimentos importados para a subsistência. Além disso, os anúncios de empresas nos países industrializados têm promovido o uso de alimentos artificiais menos nutritivos e mais caros, como os refrigerantes, os alimentos enlatados e as fórmulas de leite em pó para lactentes (ver adiante). Em muitos países, uma ênfase excessiva na produção de materiais brutos, como carvão, cobre, estanho, ouro ou óleo, ou mesmo na indústria do turismo, podem desempenhar um papel semelhante ao das monoculturas: aumentar a dependência dos mercados internacionais e reduzir a terra e a população disponíveis para a produção de alimentos.

Recentemente, mais atenção tem sido dada ao fenômeno da *globalização* (ver Capítulo 12) e a seu efeito na dieta global.[29,30] Esse processo envolve a difusão dos modos ocidentais de produção, comercialização e consumo de alimentos para muitas partes do mundo, especialmente para os países mais pobres. Um efeito disso é a concentração do poder sobre tais processos em um número cada vez menor de pessoas, sobretudo no setor corporativo ocidental. Isso, por sua vez, implica uma mudança no poder, do produtor do alimento – o fazendeiro, camponês ou agrucultor – para o distribuidor desse alimento (freqüentemente uma corporação multinacional ou "*agribusiness*").[29] De modo geral, os efeitos desse processo sobre a nutrição incluem a alteração rápida de dietas tradicionais utilizadas há séculos, a introdução de uma nova variedade de lanches rápidos nutricionalmente inadequados ("hamburguerização"[29]) e uma mudança para dietas ricas em gorduras, sal e calorias como parte dessa "transição nutricional"[30] (ver adiante).

Em muitos casos de desnutrição, assim, as causas estão fora do controle dos indivíduos, de suas famílias e comunidades. Portanto, os fatores culturais, tal qual os fatores pessoais como ignorância ou idiossincrasia, são somente uma parte (embora importante) do conjunto complexo de influências sobre o indivíduo que determinam se a sua dieta é ou não nutricionalmente adequada.

### Estudo de caso:

**Desnutrição entre crianças em Farimabougou, Mali**

Dettwyler,[31] em 1992, descreveu parte da "intricada rede de fatores interagentes" que contribuem para a desnutrição infantil em Farimabougou, próximo a Bamako, Mali. Com base em uma amostra de 136 crianças, seu estudo indica que a pobreza relativa isolada não pode explicar completamente as variações na dieta e no *status* nutricional dentro da comunidade. Outros estudos em Mali também indicam que "o aumento da renda não está correlacionado com um aumento na quantidade ou uma melhora na qualidade nutricional da dieta". Assim, em cada caso de desnutrição grave, "uma série de fatores biológicos, sociais e culturais" – *além* da baixa renda – tem contribuído para o mau crescimento da criança, uma situação que a autora chama de "desnutrição sociocultural". Esses fatores incluem:

- diferenças quanto à idade, experiência, competência e atitudes da mãe em relação ao cuidado das crianças;
- disponibilidade de redes de apoio para as mães e ruptura da unidade familiar ampliada sob a influência da economia salarial;
- doença materna, como malária ou sarampo;
- problemas conjugais, conflitos familiares e a difícil posição das mulheres em uma sociedade polígama;
- decisões sobre como os recursos do lar devem ser alocados;
- práticas tradicionais de alimentação do lactente, tais como interromper a amamentação assim que a mãe engravida novamente, ou deixar que as próprias crianças decidam se querem comer e quanto querem comer.

Em um caso específico, uma mãe solteira de 16 anos, com gêmeos, vivendo como filha adotiva de baixo *status* em outra família, recebeu pouca ajuda para a alimentação ou o cuidado dos bebês; tampouco recebeu apoio do pai das crianças. Ela se ressentia dos gêmeos, pois "eles eram uma carga" e, com duas crianças pequenas, "tinha poucas chances de se casar". Como resultado desses e de outros fatores, as crianças eram negligenciadas e não se desenvolviam. Em outro caso, um pai gastava a maior parte de sua renda em sua motocicleta e em roupas para si e sua esposa, sobrando pouco para a alimentação dos filhos.

Assim, Dettwyler destacou que, embora em algumas circunstâncias um único fator – como seca, fome ou guerra – possa ser responsável pela desnutrição, "a vasta maioria dos casos de desnutrição nas populações do Terceiro Mundo não tem uma causa primária". Como "nem todas as pessoas pobres são iguais", a autora alerta contra soluções simplistas para o problema. A pobreza, porém, desempenha um papel crucial na "rede de

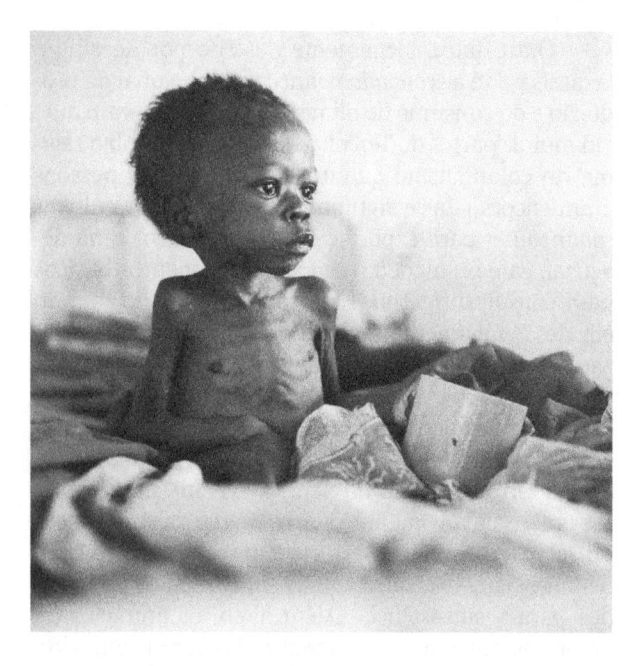

**Figura 3.2** A desnutrição é uma importante causa de morte entre as crianças nos países em desenvolvimento. (Fonte: © Jann Banning/Panos Pictures. Reproduzida com permissão.)

> causas" da desnutrição infantil em Mali. Além da menor disponibilidade de dinheiro a ser gasto com alimentos para os filhos, um ambiente contaminado (devido à ausência completa de esgoto e coleta de lixo) e cuidados primários de saúde inadequados contribuem para a diarréia infantil freqüente e outras causas de má saúde. Ademais, em uma situação de privação, os pais doentes, desnutridos ou estressados são menos capazes de lidar com as demandas do cuidado dos filhos e assegurar-lhes uma nutrição adequada.

Para ilustrar ainda mais o papel contribuinte da cultura na desnutrição, três tópicos são discutidos a seguir, com exemplos.

## Imigrantes e minorias étnicas no Reino Unido: alguns problemas nutricionais

A maioria dos grupos imigrantes traz consigo sua própria cultura alimentar, com suas crenças e práticas tradicionais relacionadas ao alimento. Isso não somente assegura um sentido de continuidade cultural com seus países de origem, mas também desempenha muitos papéis simbólicos, religiosos e sociais em suas vidas diárias. Os hábitos alimentares são um dos indicadores importantes da aculturação, junto com as roupas, o comportamento e a estrutura familiar, e freqüentemente estão entre os últimos traços culturais a desaparecer quando os imigrantes procuram descartar suas culturas originais. Além dos hábitos alimentares, outros fatores fora do controle dos próprios imigrantes podem afetar sua saúde e nutrição. Esses fatores são: discriminação ou rejeição pela comunidade hospedeira, desemprego, violência física ou ameaças raciais,[32] condições de vida abaixo do padrão ou em aglomerações, baixa renda, pouco tempo de lazer, muitas horas de trabalho, isolamento social e os efeitos estressantes da mudança de cultura em si (ver Capítulo 12).

Stroud,[33] no início da década de 1970, revisou os problemas nutricionais mais comuns dos imigrantes do sul da Ásia (Índia, Paquistão e Bangladesh) e das Antilhas no Reino Unido. Esses problemas incluíam osteomalacia e raquitismo entre asiáticos, várias formas de anemia tanto entre asiáticos como entre aqueles das Índias Ocidentais e supernutrição (obesidade) em algumas comunidades, incluindo as do Caribe. Hoje, alguns desses problemas nutricionais, embora nem todos, persistem, especialmente o raquitismo em algumas partes da comunidade asiática.[34]

É importante notar que muitos dos estudos sobre a saúde nutricional dos imigrantes aplicam-se principalmente à primeira geração de imigrantes e não a seus descendentes, nascidos e criados no Reino Unido. Tanto entre os grupos de imigrantes quanto entre a população majoritária, a culinária está em constante fluxo, pois cada vez mais pessoas se adaptam a novos tipos de alimento e a novas formas de preparo deles. Assim, é importante não estereotipar – ou estigmatizar – as dietas das comunidades de imigrantes.

## Raquitismo

Há um volume considerável de pesquisas sobre o raquitismo em asiáticos no Reino Unido, pois a freqüência dessa doença nesse grupo é muito maior do que entre a população branca. O problema foi descrito pela primeira vez na década de 1960, mas acredita-se que ainda hoje seja disseminado.[34] Ele é especialmente comum entre crianças de 9 meses a 3 anos, 8 a 14 anos e entre mulheres asiáticas gestantes e nutrizes.[35,36] Diversos fatores foram responsabilizados por essa alta incidência, incluindo:

- uma deficiência de vitamina D e cálcio na dieta vegetariana asiática;[34,37]
- o conteúdo de fitatos das dietas asiáticas (em *chapattis* e cereais),[37] que se ligam ao cálcio e impedem sua absorção;
- a pigmentação da pele (os pigmentos da pele absorvem a luz ultravioleta, com uma conseqüente redução na produção de vitamina D);
- fatores genéticos;
- uma falta de exposição à luz ultravioleta em função das más condições de moradia, confinamento das mulheres dentro de casa e tipos de vestimenta feminina que cobrem grande parte da pele.[34,38]

Embora a falta de vitamina D na dieta não seja a única causa do raquitismo (deve-se incluir, por exemplo, o medo de ataques raciais, que pode manter algumas mulheres asiáticas dentro de casa),[32] ela ainda é uma causa importante dessa condição. Hunt[5] destaca que a dieta asiática fornece cerca de $1,5\mu g$ de vitamina D por dia, em comparação com $2,9\mu g$ por dia no restante da população do Reino Unido (Iqbal e colaboradores[34] fornecem este dado como $3,0\mu g$ por dia), que obtém a maior parte de sua vitamina D da margarina e de peixes – ambos dificilmente usados pelos asiáticos. Os hindus rejeitam os peixes por motivos religiosos, enquanto alguns muçulmanos acreditam que a margarina contém gordura de porco. A falta de vitamina D na dieta é especialmente importante nas meninas, durante seu estirão de crescimento na puberdade, e nas gestantes; em ambos os casos, a exclusão social e a vestimenta também têm um papel. O raquitismo nos lactentes também foi atribuído à prática asiática de desmamar os bebês passando diretamente para o leite de vaca, sem o uso de vitaminas ou alimentos infantis enriquecidos com vitamina D. Stroud[33] destaca que o leite de vaca e o leite humano contêm 20 a 40 UI/L de vitamina D, enquanto a dose recomendada dessa vitamina para lactentes é de 400 UI/dia (10$\mu$g); assim, um bebê alimentado apenas com leite humano ou leite de vaca comum receberá muito menos do que a dose diária recomendada.

Dessa forma, os suplementos de vitamina D têm sido sugeridos tanto para os lactentes como para as gestantes de origem asiática. De acordo com um editorial do *Lancet*[39] de 1981, os médicos no Reino Unido deveriam "considerar todas as gestantes asiáticas como potencialmente osteomalácicas e assegurar que elas recebam suplementos adequados de vitamina D (400 UI por dia) durante a gestação e a lactação", embora alguns obstetras não estivessem convencidos do valor desses suplementos.[40] Mais recentemente, Pettifor[37] sugere que o melhor modo de prevenir o raquitismo asiático no Reino Unido seria pelo aumento da ingesta de vitamina D ou pela redução do conteúdo de fitato, ou ambos. Onde são encontrados casos de deficiência de vitamina D com raquitismo ou osteomalacia, Iqbal e colaboradores[34] sugerem que outros membros da família sejam examinados, pois também podem estar sofrendo de deficiência de vitamina D.

Sob uma perspectiva diferente, Mares e colaboradores[41] questionam essa ênfase excessiva da "dieta asiática" como causa do raquitismo entre as comunidades asiáticas do sul no Reino Unido. Eles sugerem que, de fato, somente cerca de um quarto dos asiáticos britânicos – principalmente os hindus, mas em geral não os muçulmanos ou os siques – são, em menor ou maior grau, realmente vegetarianos, que muitos asiáticos na realidade ingerem grandes quantidades de laticínios e que o papel positivo das dietas vegetarianas na proteção contra doenças cardíacas e outras também deveria ser enfatizado.

O raquitismo nutricional também foi descrito entre alguns bebês das Índias Ocidentais cujos pais pertenciam à religião rastafári. Em 1982, Ward e colaboradores[42] descreveram quatro casos de crianças com idades entre 11 e 20 meses que apresentavam raquitismo clínico. Seus pais eram rastafáris estritos e ingeriam uma dieta vegetariana que também excluía peixe. Eles foram amamentados ao seio até a segunda metade do primeiro ano de vida, quando foram desmamados e passaram a receber uma dieta essencialmente vegetariana conhecida como *I-tal*. Nenhum deles havia recebido suplementos de vitaminas durante a primeira infância, nem tinha completado o esquema básico de imunização. Como muitos asiáticos, eles provinham de famílias de baixa renda e viviam em áreas pobres da cidade, onde as oportunidades de lazer em ambientes externos eram escassas e a exposição à luz solar provavelmente era limitada.

### *A perspectiva global*

De uma perspectiva global, as pesquisas mais recentes sugerem que, em muitos países em desenvolvimento na Ásia e na África, onde a população depende intensamente de suprimentos que tenham base em cereais (muitas vezes cereais não-refinados, que são ricos em fitatos) com pouco ou nenhum laticínio na dieta, a principal causa de raquitismo nutricional em crianças além do período de lactência é a deficiência de *cálcio na dieta*, em vez de apenas uma deficiência de vitamina D. De acordo com Pettifor,[37] "o raquitismo nutricional, uma doença antes atribuída exclusivamente à deficiência de vitamina D, deve ser visto como tendo um espectro de mecanismos, com a deficiência clássica de vitamina D, conforme observado entre os lactentes amamentados ao seio, em uma extremidade e a deficiência de cálcio na dieta... na outra".

Entre esses dois extremos, é provável que uma combinação de insuficiência de vitamina D com pouco cálcio na dieta ou uma alta ingesta de fitatos seja "a causa mais freqüente de raquitismo, globalmente".

### Anemia

Stroud[33] também relatou taxas maiores de anemia por deficiência de ferro entre lactentes e crianças asiáticos e das Antilhas. Em parte, isso pode ser resultado da amamentação prolongada com leite materno ou da passagem direta para o leite de vaca, pois os dois tipos de leite são deficientes em ferro, contendo apenas 0,3 mg/L e 1,0 mg/L, respectivamente. De acordo com Hunt,[5] em 1975, a dieta dos adultos asiáticos é destituída do ferro facilmente assimilável de fontes animais; embora o ferro seja adicionado à farinha *chapatti*, somente cerca de 3% dele é absorvido quando ingerido como parte de uma dieta asiática. Em alguns casos, a anemia pode resultar de ancilostomose, em função das demandas que essa infestação pode produzir sobre as proteínas do corpo; porém, de acordo com Stroud, isso é raro nas comunidades no Reino Unido. Hunt também destaca que as anemias megaloblásticas – causadas pela deficiência de ácido fólico ou vitamina $B_{12}$ – são mais comuns entre os asiáticos no Reino Unido, especialmente hindus. Os hábitos da culinária asiática podem destruir boa parte do ácido fólico, por exemplo, pela prática de ferver os alimentos por cerca de uma hora ou pelo aquecimento prolongado de alimentos cortados em pedaços muito pequenos. Além disso, acredita-se que o hábito de ferver leite, folhas de chá e água juntos por cinco minutos, para a preparação do chá, destrua boa parte da vitamina $B_{12}$, o que seria especialmente importante para os hindus, cuja dieta vegetariana não possui outras fontes dessa vitamina. Porém, é importante notar que as cozinhas tradicionais de alguns grupos de imigrantes muitas vezes alteram-se gradualmente com o tempo para se adaptar a seu novo ambiente, o que também pode incluir uma mudança em seus hábitos culinários.

## Supernutrição

Um último problema entre alguns imigrantes no Reino Unido é o da supernutrição, uma condição que *não* restringe-se, de modo algum, a comunidades de imigrantes ou minorias étnicas. Por exemplo, em 1971, Taitz[43] estudou 261 lactentes britânicos normais nascidos a termo em Sheffield por ocasião do parto e novamente após seis semanas. O estudo observou que somente 21 eram amamentados ao seio e que, em seis semanas, a maioria dos bebês amamentados artificialmente (40,4% dos meninos, 37,3% das meninas) estava substancialmente acima do peso e acima do percentil 90 para sua idade nos gráficos de Tanner. Taitz atribuiu esta supernutrição ao incentivo de médicos, clínicas de saúde, visitadoras e avós e à noção popular de bebê saudável tendo bochechas e membros roliços, barriga protuberante e os vários sinais da síndrome do "homem dos pneus Michelin". Além disso, "a resistência aparentemente baixa das mães atuais ao choro do lactente e a tendência a fornecer gratificação instantânea de forma calórica também podem desempenhar sua parte". Taitz destacou o perigo da supernutrição no lactente, pois ela pode resultar em obesidade na infância e na vida adulta – uma previsão que parece ter tornados-se verdadeira hoje em dia.

Alguns dos aspectos relacionados ao grande aumento mundial na obesidade atualmente, sobretudo na infância, são discutidos a seguir.

## A EPIDEMIA GLOBAL DE OBESIDADE

Nas últimas décadas, a *obesidade* tornou-se uma das principais causas de morte e doença em muitas partes do mundo. De acordo com a Organização Mundial da Saúde (OMS),[44] existe agora uma "epidemia global de obesidade", com cerca de 1 bilhão de adultos acima do peso em todo o mundo, dos quais no mínimo 300 milhões são clinicamente obesos. As definições da OMS de "sobrepeso" ou "obeso" dependem do *índice de massa corporal (IMC)* individual, definido como o peso em quilogramas dividido pelo quadrado da altura em metros ($kg/m^2$). Um IMC de 25 $kg/m^2$ é definido como sobrepeso, e acima de 30 $kg/m^2$, como obesidade.[44]

Uma característica-chave da obesidade é que ela está associada com um risco aumentado de desenvolver muitas outras condições clínicas. Estas incluem diabetes tipo 2 (também conhecido como diabetes melito não insulino-dependente), câncer (especialmente de mama, cólon, próstata ou endométrio), doença cardíaca, doença da vesícula biliar, derrame, distúrbios respiratórios, infertilidade, apnéia obstrutiva do sono e osteoartrose.[44] Algumas vezes, ela também está associada com problemas psicológicos, como depressão ou baixa auto-estima.[45] De modo geral, a OMS estimou em 2002 que cerca de 58% dos casos de diabetes, 21% das cardiopatias isquêmicas e 8 a 42% de certos cânceres mundialmente eram atribuíveis a um IMC acima de 21 $kg/m^2$.[44] A epidemia da obesidade e suas doenças associadas está afetando não somente os países mais ricos e industrializados, mas também vários países mais pobres (ver Tabela 3.3). Para tais países, as implicações de saúde pública e econômicas dessa epidemia são enormes. A OMS estimou que 115 milhões de pessoas nesses países em desenvolvimento sofrem de problemas relacionados à obesidade e que eles respondem por 2 a 6% de seus custos totais em saúde.[44] E talvez o mais importante: a obesidade é responsável por 58% da carga global do *diabetes*, especialmente do tipo 2, o que, por sua vez, pode causar muitos outros problemas de saúde. A OMS estima que o número de pessoas com diabetes mais do que dobrará nos próximos 25 anos, atingindo um total de 366 milhões em 2030, e a maior parte desse aumento ocorrerá como resultado de uma elevação de 150% nos países em desenvolvimento.[46]

Um importante aspecto desse problema é o grande aumento na *obesidade infantil*,[44-46] com cerca de 22 milhões de crianças com menos de 5 anos sendo agora classificadas como acima do peso.[44] Um estudo de coorte britânico, por exemplo, realizado em escolares em Leeds entre 1996 e 1998, observou que até 30% das crianças de 11 anos estavam acima do peso (> percentil 85) e 17% eram obesas (> percentil 95), com um aumento significativo durante o período de três anos.[47] Da mesma forma, um estudo nos Estados Unidos mostrou que aproximadamente 14 a 15% de todas as crianças de 15 anos eram obesas e que a prevalência da obesidade infantil era particularmente alta entre afro-americanos e alguns grupos de hispânicos e índios norte-americanos.[48] O risco desta situação é que isso, por sua vez, pode resultar em uma variedade de distúrbios, psicológicos e físicos,[45,49] e que muitas dessas crianças obesas serão adultos obesos, com todos os riscos de saúde associados. Para reduzir essa possibilidade, a OMS recomenda a promoção de um estilo de vida ativo para as crianças, restringindo as horas em frente à televisão, diminuindo o consumo de lanches industrializados e refrigerantes adoçados e aumentando a ingesta de frutas e vegetais.[44,46]

O que causou esse aumento na obesidade em todo o mundo? Como explicado a seguir, a obesidade é atribuída principalmente a mudanças importantes nos padrões alimentares (a "transição nutricional") que ocorreram nas últimas décadas, junto com a natureza cada vez mais sedentária da vida moderna, sobretudo em comunidades que ainda estão passando por ocidentalização, urbanização e desenvolvimento econômico.[44,45] Ela também está ligada aos padrões de alimentação do lactente e ao uso de fórmulas de leite em pó (ver adiante). A obesidade também está freqüentemente correlacionada com o baixo *status* socioeconômico e com baixos níveis de educação. Porém, os fatores genéticos também podem desempenhar um papel. Um grande estudo feito por Tremblay e colaboradores[50] examinou as razões para as grandes diferenças nas taxas de obesidade e sobrepeso em diferentes grupos étnicos canadenses, comparados com os brancos. Eles encontraram taxas significativamente maiores entre os nativos canadenses (índios e esquimós) em comparação com os brancos, porém taxas menores entre pessoas originárias do leste e sudeste da Ásia, árabes e negros (embora as taxas para mulheres negras e brancas não sejam significativamente diferentes). Essas diferenças no peso entre os grupos étnicos (não-imigrantes) permaneceram significativas mesmo quando os efeitos da idade, da renda familiar, do nível educacional, da atividade física e do local de nascimento foram levados em conta. Eles sugerem que isso se deve a uma combinação de predisposição genética, pressões sociais diferentes sobre grupos diferentes e normas culturais diferentes relacionadas ao tamanho ideal do corpo, à dieta e ao nível de atividade física. Entre os imigrantes para o Canadá, o estudo também revelou diferenças na prevalência de obesidade e sobrepeso que relacionaram-se com o tempo desde a imigração, com uma prevalência maior nos imigrantes mais antigos (11 anos ou mais) do que nos imigrantes mais recentes (10 anos ou menos). Assim, entre todos os grupos étnicos, esse efeito do "imigrante saudável" parece desaparecer dentro de uma década da chegada à medida que eles são expostos a uma nova dieta e a um novo estilo de vida, embora continuem havendo diferenças entre esses grupos. No entanto, um IMC baixo, por exemplo, entre os grupos étnicos asiáticos, pode ser enganador, pois em si não indica o nível e a distribuição da gordura corporal nem prevê as conseqüências subseqüentes para a saúde. Os autores sugerem que, após o ajuste do IMC, os asiáticos geralmente têm uma porcentagem maior de gordura corporal do que os brancos e, assim, um limiar de IMC de 25 kg/m$^2$ pode ser alto demais para identificar as pessoas nessas comunidades sob risco aumentado de doença; portanto, esse limiar pode precisar ser reduzido.

**Tabela 3.3**
Porcentagem de adultos obesos (> 15 anos) em países selecionados

| País | Homens | Mulheres |
|---|---|---|
| Índia | 0,3 | 0,5 |
| China | 2,4 | 3,4 |
| Suíça | 7,9 | 7,5 |
| Brasil | 8,9 | 13,1 |
| Vanuatu | 12,2 | 19,6 |
| Estados Unidos | 25,8 | 19,6 |
| Ilhas Marshall | 38,5 | 52,7 |
| Samoa | 48,4 | 67,9 |

Organização Mundial de Saúde (2005).[44]

Ironicamente, esse aumento mundial na obesidade, quer entre populações nativas ou migrantes, está ocorrendo ao mesmo tempo que uma grande ênfase cultural jamais vista no valor social de um corpo mais magro (especialmente entre as mulheres). Esta contradição entre os fatos e as expectativas tem levado, entre outras coisas, a uma epidemia global de dietas e modas dietéticas.

### "Obesidade cultural"

Embora os riscos da obesidade para a saúde tenham sido claramente demonstrados por estudos epidemiológicos, deve-se sempre ter cautela ao aplicar estudos populacionais em grande escala a qualquer caso individual particular, dadas as variações normais no tamanho e na forma corporais encontrados em qualquer comunidade e o estigma associado a um rótulo de "obesidade". Além disso, nem todas as formas de obesidade resultam de uma dieta ruim, de um estilo de vida inadequado ou de fatores genéticos. A obesidade também não é vista em todos os locais como a mesma condição infeliz e estigmatizada, sinal de baixo autocontrole e baixo *status* moral (uma versão moderna dos pecados mortais da Gula e da Preguiça). Como descrito no Capítulo 2, há muitas áreas do mundo em que as pessoas realmente *buscam* um tamanho corporal grande, sobretudo as mulheres, como um sinal de atratividade sexual, saúde e riqueza material, e elas farão tudo o que puderem para atingir este objetivo. O resultado disso é o que chamo *obesidade cultural*. Isso pode explicar, em parte, as diferenças amplas na prevalência da obesidade em diferentes partes do mundo (Tabela 3.3). Pollock[51] descreveu diversos exemplos de obesidade voluntária no oeste da África, na África Central e no Pacífico, incluindo rituais de engorda do século XIX (*ha'apori*) para pessoas jovens no Taiti e Nauru e o grande tamanho corporal de grupos contemporâneos como os lutadores de sumô do Japão. Esta longa história de obesidade cultural – bem antes da intervenção ocidental – indica que a obesidade não pode ser atribuída somente à modernidade.[51] Ela também sugere por que as formas e os tamanhos corporais "ideais" do hemisfério norte não são necessariamente bem-vindos no hemisfério sul e por que pode haver uma resistência cultural considerável a mensagens de saúde que promovem dieta, exercício e perda de peso, como indicado pelo estudo de caso em Gâmbia.

disso, como ocorre em outros locais da África Ocidental, "gordo é bonito", um sinal tanto de riqueza como de saúde (e especialmente de não estar infectado pelo vírus da imunodeficiência humana [HIV] nem ter a síndrome da imunodeficiência adquirida [AIDS]). Por todas essas razões, Prentice sugere que será difícil convencer as pessoas a perder peso nesta situação.

Em casos como a obesidade em Gâmbia, mudanças na dieta, estilo de vida e na imagem corporal podem ser difíceis de atingir se os nutricionistas e especialistas em dieta concentrarem-se somente em uma abordagem "numérica": a "contagem de calorias" dos alimentos, o peso dos diferentes suprimentos, as porcentagens de gordura ou açúcar na dieta, o horário exato das refeições, o peso da pessoa e a circunferência de sua cintura. Todas essas medidas numéricas – características da abordagem de "doença" à má saúde (ver Capítulo 5) – ignoram os *sentidos* e o significado social do alimento, do horário das refeições e do corpo em si para as pessoas envolvidas, como ilustrado no estudo de caso dos imigrantes britânicos de Bangladesh.

### Estudo de caso:

#### Obesidade urbana em Gâmbia

Prentice,[52] em 2000, descreveu os efeitos das transições demográficas, como a urbanização, no peso corporal médio em Gâmbia. Nas áreas rurais, a obesidade é quase desconhecida e a subnutrição infantil é o principal problema. Ao contrário, nas novas áreas urbanas, a obesidade e suas doenças associadas – especialmente o diabetes tipo 2 – tornaram-se cada vez mais comuns, com as mulheres urbanas de meia-idade mostrando agora mais de 30% de prevalência de obesidade clínica. Esses dois tipos muito diferentes de problemas de saúde – subnutrição e supernutrição – em conjunto impõem uma grande carga econômica ao país, assim como em outros locais na África. As explicações para esse aumento na obesidade em Gâmbia variam de teorias genéticas a socioeconômicas. Em particular, Prentice menciona que os migrantes que chegam nas cidades, à medida que entram na economia de salários e se tornam mais ricos, tendem a fazer grandes mudanças em sua dieta (que o autor chama de "coca-colonização") e em seus níveis de atividade física. Eles começam a consumir uma proporção maior de alimentos gordurosos, "*fast-food*" e óleos vegetais baratos. Além disso, ao contrário das áreas rurais, eles não caminham mais por até 10 km para chegar em seus campos, não tiram água de poços com suas mãos nem a carregam na cabeça, nem trabalham por oito horas seguidas antes de retornar às suas casas. Em vez disso, eles agora têm tempo livre para assistir à televisão. Escapar do trabalho físico duro é visto como um indicador de sucesso, e o exercício, como "uma lembrança indesejável de um passado mais pobre". Além

### Estudo de caso:

#### Crenças sobre alimentos e diabetes entre imigrantes britânicos de Bangladesh, Londres, Inglaterra

Em dois estudos, em 1998 e 2000, Greenhalgh e colaboradores[11,21] estudaram crenças sobre dieta e diabetes melito em um grupo de 40 imigrantes de Bangladesh em Londres. Embora algumas dessas crenças se sobrepusessem ao modelo médico, outras eram muito diferentes. O grupo inteiro reconhecia a importância da dieta no controle do diabetes e também acreditava que uma das principais causas de diabetes era o excesso de açúcar. Eles também culpavam a hereditariedade, os "germes" e o estresse. Quanto aos alimentos, porém, eles os dividiam em duas categorias simbólicas em termos de sua "força" percebida (poder nutritivo) e "digestibilidade". Os alimentos fortes eram percebidos como fontes de energia e incluíam açúcar branco, carne de cordeiro e de vaca, *ghee* (derivado da manteiga), gordura sólida e temperos. Tais alimentos eram considerados cruciais para manter ou restaurar a saúde e essenciais para certas ocasiões festivas. Eles eram considerados perigosos, porém, para os idosos ou debilitados (incluindo os diabéticos), para os quais os alimentos fracos (como arroz cozido ou cereais) eram mais apropriados. Os alimentos crus e os assados ou grelhados eram considerados de difícil digestão, assim como todos os vegetais que crescem sob a terra. Eles eram considerados inaceitáveis para os idosos, muito jovens ou muito doentes. Assim, a recomendação de que os diabéticos deviam assar ou grelhar seus alimentos em vez de fritá-los não estaria de acordo com suas crenças alimentares. Em contraste, o melaço – uma forma escura de açúcar bru-

> to, líquido à temperatura ambiente – era considerado seguro para consumo pelos diabéticos e muito diferente do açúcar branco, da manteiga, *ghee* e gordura sólida, que eram proibidos. Toda a amostra acreditava que o início e o controle do diabetes dependiam do *equilíbrio* entre o alimento que entrava no corpo e as emissões do corpo, como sêmen, suor, urina e sangue menstrual. Acreditava-se que um excesso de qualquer uma dessas emissões causaria doença e fraqueza, como no diabetes. Na comunidade oriunda de Bangladesh, na qual os banquetes comunitários, festivais e ocasiões sociais são comuns (e geralmente envolvem o consumo de doces e alimentos muito calóricos), um comprometimento calculado entre as obrigações sociais e a adesão à dieta precisava ser feito tanto pelos diabéticos quanto por suas famílias. Finalmente, o valor do exercício físico e da redução de peso tinha pouco significado cultural para a amostra. Em geral, um tamanho corporal maior (mas não a obesidade) era considerado um indicador de mais saúde, enquanto a magreza era um sinal de menos saúde.

## PRÁTICAS DE ALIMENTAÇÃO DO LACTENTE: COMPARAÇÕES TRANSCULTURAIS

O cuidado e a alimentação dos lactentes são uma preocupação central em todos os grupos humanos. Porém, há diferenças disseminadas nas técnicas de alimentação do lactente, quer sejam usados seio materno, mamadeira ou alimentação artificial, e na idade e técnica de desmame. Apesar dos conselhos médicos de que, por uma série de razões fisiológicas e emocionais, "o seio é melhor", o aleitamento materno tem diminuído na maior parte do mundo neste século. Isso é particularmente verdadeiro em sociedades urbanas, industrializadas ou em sociedades não-ocidentais passando por modernização e urbanização. Na maioria dos casos, mudar-se do campo para a cidade resulta em diminuição do aleitamento materno. Por exemplo, a World Fertility Survey de 1984,[53] com base em dados de 42 países em desenvolvimento, constatou que as mulheres rurais nesses países amamentavam ao seio em média por dois a seis meses mais tempo do que suas equivalentes urbanas. Como Farb e Armelagos[54] destacam, "as mães em muitas partes do mundo freqüentemente consideram a amamentação ao seio um costume vulgar de camponeses a ser abandonado assim que se possa usar uma mamadeira".

Essa diminuição no aleitamento materno foi descrita como a maior crise nutricional no mundo contemporâneo.[28] Diversas razões foram indicadas para a mudança do seio para a mamadeira, incluindo a urbanização, o desmantelamento da família ampliada e o aumento do número de mulheres trabalhando fora de casa.[55] Outro fator em alguns países não-industrializados, especialmente aqueles na África, são as grandes campanhas publicitárias em favor da amamentação com mamadeira promovidas pelos fabricantes ocidentais de alimentos artificiais para lactentes. Essas campanhas têm sido muito criticadas por privar os bebês das vantagens nutricionais e imunológicas do leite materno e por aumentar os riscos de desnutrição e doenças diarréicas. Em muitas áreas, as mães podem não ter condições de preparar as mamadeiras para os lactentes com água adequadamente fervida e nem de esterilizá-las, aumentando assim o risco de infecção dos seus bebês.

Uma tendência inversa está surgindo em muitos países industrializados, que nos últimos anos viram um retorno gradual ao aleitamento materno entre muitas mulheres nas classes socioeconômicas mais altas. Por exemplo, de acordo com o Fundo das Nações Unidas para a Infância (UNICEF),[56] de 1995 a 2000, a proporção de bebês amamentados ao seio no Reino Unido subiu 3%, com os maiores aumentos na

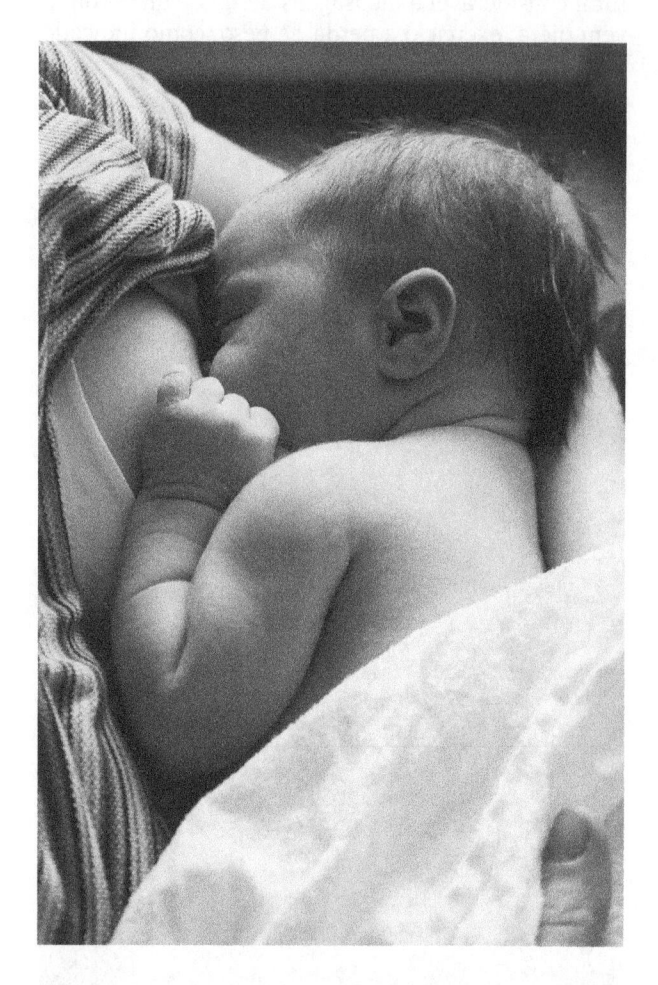

**Figura 3.3** Apesar dos conselhos médicos de que, por diversas razões emocionais e físicas, "o seio é melhor", muitas mulheres não são capazes ou não estão dispostas a amamentar seus bebês. (Fonte: © iStockphoto.com/Tim Osborne. Reproduzida com permissão.)

Irlanda do Norte (9%) e na Escócia (8%), enquanto na Inglaterra e no País de Gales o aumento foi de apenas 2%. Em 2000, a menor taxa de amamentação ao seio no Reino Unido foi na Irlanda do Norte, onde somente 54% dos bebês foram amamentados ao seio ao menos uma vez, em comparação com 63% na Escócia e 71% na Inglaterra e País de Gales.[57] De modo geral, em 2000, 69% de todos os bebês britânicos foram amamentados ao seio ao nascer, embora esse número tenha diminuído para 22% aos seis meses de vida. Além dessas diferenças regionais dentro do Reino Unido, também houve diferenças de classe: o aleitamento materno foi muito mais comum entre as mães de classe média, mais educadas e com 30 anos de idade ou mais. Aos seis meses, somente 13% dos bebês das classes sociais mais baixas ainda estavam sendo amamentados ao seio, em comparação com 31% nas classes sociais mais afluentes.[58]

Um quadro diferente está surgindo nos países mais pobres, em desenvolvimento – especialmente na África subsaariana – onde muitas mulheres que são HIV-positivas estão agora sendo aconselhadas a *não* amamentar ao seio. Isso ocorre porque cerca de metade de todas as transmissões de HIV da mãe para o bebê nos países em desenvolvimento ocorrem durante o aleitamento materno.[57] Em muitos casos, este novo conselho tem gerado confusão para muitas mães, que não sabem se devem amamentar ou não. Assim, o quadro geral é de declínio do aleitamento em algumas comunidades, mas elevação em outras – algumas vezes dentro do mesmo país. Em 2005, o UNICEF[59] forneceu um panorama geral da situação em todo o mundo. Ele estimou que, durante a década de 1990, houve um leve aumento na amamentação exclusiva ao seio nos quatro primeiros meses de vida, com as taxas no mundo em desenvolvimento subindo de 48 para 52%, embora a proporção de crianças que ainda mamam no peito com um e dois anos tenha aumentado apenas levemente. As maiores taxas de aleitamento exclusivo foram no leste da Ásia e no Pacífico (57%), e as menores na região da CIS (Commonwealth of Independent States) (17%). Embora as taxas de amamentação na América Latina e no Caribe tenham permanecido baixas, houve melhoras substanciais em ambas as regiões.

Em qualquer país ou comunidade, sempre vários fatores – sociais, culturais, pessoais e econômicos – que influenciam se e por quanto tempo as mulheres vão amamentar seus bebês, como elas explicam para si mesmas e para os outros um fracasso na amamentação e quando e como elas desmamam seus filhos. Como outras atividades humanas, a amamentação não ocorre em um vácuo; ela sempre é moldada pelo ambiente cultural, social, religioso e econômico em que ocorre. Isso é ilustrado pelo estudo de caso do Egito.

### Estudo de caso:

**Crenças sobre aleitamento materno e desmame em uma periferia pobre no Cairo, Egito**

Harrison e colaboradores,[60] em um estudo em 1993 de 20 mães em Boulaq El Dakrour, Cairo, encontraram diversas crenças sobre o fato de uma mulher poder amamentar ou não. Todas as mulheres desejavam amamentar seus bebês até o segundo ano de vida, mas não presumiam que a capacidade de amamentar era automática. Acreditava-se que a amamentação bem-sucedida exigia paciência, tempo, um sentido de responsabilidade, sorte, um estado mental saudável e alterações específicas na dieta e no comportamento. Elas citavam muitas razões pelas quais algumas mulheres podiam amamentar e outras não. Algumas acreditavam que o leite materno adequado seria um "presente de Deus" e que somente "uma mãe com boa sorte podia amamentar". Outras viam o estado emocional materno como muito importante, pois acreditavam que a infelicidade tornava o corpo materno e seu leite "quentes" e que esse "leite da tristeza" ou "leite do luto" poderia causar diarréia no lactente. Assim, algumas mães que atravessavam um período estressante tiravam boa parte de seu leite, manualmente, e o descartavam. Em contraste, diversas mães aumentavam a freqüência das mamadas se o bebê estivesse doente. Acreditava-se que a criança em si tinha influência sobre a quantidade de leite disponível; certas crianças eram vistas como mais "abençoadas", uma característica que assegurava um suprimento abundante de leite materno. Nutrir um bebê da mesma idade de outra mulher como o seu próprio também era comum nesta comunidade, assim como em outras partes do Egito. Esse ato tinha um significado simbólico considerável, criando uma relação de quase-parentesco entre as mulheres e os bebês envolvidos e resultando em uma proibição vitalícia contra o casamento entre crianças amamentadas pela mesma mulher. Também havia uma série de crenças sobre quando desmamar o lactente. Muitas baseavam sua decisão em etapas do desenvolvimento do lactente, como quando ele tivesse todos os dentes ou fosse capaz de caminhar, ou comer alimentos de adultos. Outras citavam doença materna, gravidez, trabalho fora de casa, conselhos médicos e uso de contraceptivos orais como razões para interromper o aleitamento. Os fatores sazonais e religiosos também tinham uma influência sobre quando desmamar; algumas mães preferiam o verão ao inverno, algumas paravam de amamentar pois haviam decidido jejuar durante o Ramadã, enquanto outras evitavam o *Muharam* (o primeiro mês do calendário islâmico), considerado um período inaceitável para o desmame.

### *"Parentesco do leite" em sociedades islâmicas*

Um aspecto do estudo de caso egípcio é o "parentesco do leite" criado por uma mulher que amamenta o bebê de outra. Embora isso tenha sido relatado em outras sociedades, tanto islâmicas quanto não-islâmicas, Khatib-Chahidi[61] descreve a lei islâmica em particular define três tipos de parentesco: relacionamentos pelo sangue, pelo casamento e pelo leite (*al-rida'a* em árabe, *shiri* ou *reza'i* em farsi). O fato de uma mulher (a "ama-de-leite") amamentar o filho de outra mulher, em vez de apenas criá-lo, é que origina esta forma de parentesco simbólico. Ele descreve as regras complexas no Irã xiita, em que a criança que foi amamentada por uma ama é objeto de várias proibições sobre com quem ela pode se casar quando crescer. As proibições incluem a "ama-de-leite" em si, bem como seu marido, irmãos, filhos e pais. Porém, se a própria ama-de-leite tiver sido amamentada por uma ama quando bebê, as proibições de casamento também se estendem para incluir todos os seus "parentes de leite" (como sua própria "mãe de leite" e "pai de leite", seus irmãos e filhos). Diversas regras também governam a escolha de uma ama-de-leite (*dayeh*), que deve ser inteligente, de bom caráter (*ba e'fat*), atraente e devota. Khatib-Chahidi destaca, porém, que a introdução das fórmulas de leite em pó para lactentes no Irã muitas décadas atrás enfraqueceu gradualmente a instituição tradicional do parentesco do leite, sobretudo entre as classes sociais com dinheiro suficiente para comprar esses alimentos artificiais.

### Amamentação entre diferentes comunidades no Reino Unido

Os cinco estudos de caso a seguir, do período de 1977 a 2003, indicam a variedade de práticas de alimentação do lactente entre diferentes comunidades no país e os efeitos que elas podem ter sobre a saúde dos bebês. As razões para escolher um tipo ou quantidade de alimentação do lactente em detrimento de outro são muitas e incluem a influência de fatores culturais na dieta materna (e, assim, na saúde do lactente).[60] Alguns desses fatores socioculturais já foram descritos, mas eles incluem as concepções culturais de como deve se parecer um bebê saudável, o tipo de estilo de vida que a mãe deveria seguir após o parto e se a amamentação ao seio em público é aceitável ou não. Também é importante lembrar que, em algumas partes do mundo, a amamentação é vista como um contraceptivo efetivo, o que pode influenciar na escolha do tipo de alimentação do lactente. Em algumas dessas sociedades, isso é reforçado pelos tabus que proíbem as relações sexuais até o lactente ser desmamado (ver Capítulo 6). Onde a amamentação ao seio é opcional, e outras formas de contraceptivos estão disponíveis, as crenças e os modismos culturais, bem como os fatores econômicos, determinam se a maioria das mães vai escolher essa forma de alimentação do lactente ou não.

Outro fator, descrito por Ball,[62] são as expectativas das mães sobre se os seus bebês deveriam ou não dormir a noite inteira sem mamar. Essa expectativa pode vir de outras pessoas ou mesmo de seus médicos. Ela nota que, por questões fisiológicas, os lactentes amamentados com mamadeira têm mais probabilidade de começar a dormir à noite toda sem acordar e em uma idade mais precoce, do que os bebês amamentados ao seio. As mães que consideram essa situação desejável e "normal" freqüentemente a citam como uma razão para desistir de amamentar ao seio e então usar leites artificiais. Ball sugere que tanto a amamentação freqüente quanto o contato físico mais íntimo mãe-bebê (como dormir na mesma cama) são mais apropriados fisiologicamente, pois somos uma "espécie sugadora freqüente", e estamos "fisiologicamente adaptados ao contato íntimo mãe-bebê dia e noite". Para promover a amamentação, ela sugere que a mãe e o bebê compartilhem uma cama, desde que isso seja feito com segurança, pois assim se elimina a necessidade de as mães despertarem completamente para uma mamada. Isso também reduz os intervalos médios entre as mamadas, aumenta a produção geral de leite e torna a desistência da amamentação com base no leite insuficiente muito menos provável.

### Estudo de caso:

**Amamentação ao seio *versus* amamentação com mamadeira em Londres, Reino Unido**

Jones e Belsey,[63] em 1977, pesquisaram 265 mães de bebês com 12 semanas de vida em Lambeth, periferia de Londres. Sessenta e dois por cento das mães haviam tentado amamentar ao seio (em comparação com 16% em Dublin, 39% em Newcastle e 52% em Gloucestershire). As diversas comunidades mostraram diferentes taxas de aleitamento materno: britânicas, 58%, africanas, 86%, imigrantes das Antilhas, 84%, asiáticas, 77%, européias, 59% e irlandesas, 64%. A origem étnica das mães foi uma influência importante, pois, em muitas comunidades, o aleitamento materno era a norma aceita. Diversas razões foram dadas para não amamentar ao seio, especialmente porque elas "não gostavam da idéia da amamentação ao seio"; 54% das mulheres que amamentavam com mamadeira disseram isso, enquanto 44% achavam que a amamentação com mamadeira era mais conveniente, pois exigia menos privacidade do que a amamentação ao seio. Somente 13% das mães que usavam mamadeira achavam que o método que elas haviam escolhido era o mais saudável para o bebê, em comparação com 85% das mães que amamentavam ao seio. Fatores sociais e étnicos foram importantes na escolha da técnica de alimentação, embora os dois fossem relacionados; as mães tinham mais probabilidade de continuar a amamentação ao seio após seis semanas se tivessem amigas que haviam amamentado ao seio. As mães africanas e das Antilhas tinham mais freqüentemente amigas que haviam sido bem-sucedidas no aleitamento materno do que as mães em outros grupos étnicos, assim como as mulheres nas classes socioeconômicas mais altas. Foram encontradas poucas evidências de que os conselhos médicos pré ou pós-natais afetassem o tipo de alimentação escolhida pelas mães.

## Estudo de caso:

### Práticas de alimentação de bebês em Glasgow, Reino Unido

Goel e colaboradores[64], em 1978, estudaram as práticas de alimentação de bebês de 172 famílias de várias comunidades em Glasgow. Estas incluíram 206 crianças asiáticas, 99 africanas, 99 chinesas e 102 escocesas. Foi constatado que, após a chegada no Reino Unido, a maioria das mães imigrantes não queria amamentar ao seio os seus bebês. Os filhos de imigrantes nascidos fora do Reino Unido apresentavam maior probabilidade de terem sido amamentados ao seio do que aqueles nascidos dentro do Reino Unido; 83,7% das crianças asiáticas, 79,2% das africanas e 80,9% das chinesas nascidas no exterior haviam sido amamentadas ao seio. Noventa e nove por cento das crianças escocesas haviam sido amamentadas exclusivamente com mamadeira. As razões mais comuns dadas pelas mães imigrantes para não amamentar ao seio eram vergonha, inconveniência e leite materno insuficiente. Dois terços das crianças asiáticas que mamaram no peito foram alimentadas por, no mínimo, seis meses, e somente 5% dos bebês africanos foram amamentados ao seio por mais de um ano, mas as mães chinesas freqüentemente amamentavam ao seio por um a três anos, e muitos de seus filhos não recebiam alimentos sólidos antes de um ano de vida ou mais. As crianças asiáticas nascidas no Reino Unido geralmente recebiam alimentos sólidos aos seis meses (mas os recebiam com um ano se houvessem nascido no exterior). Tanto as crianças africanas como as escocesas recebiam alimentos sólidos aos seis meses. Os autores sugerem que todas as crianças asiáticas deveriam receber suplementos de vitamina D, pois 12,5% das crianças asiáticas na amostra tinham raquitismo.

## Estudo de caso:

### Padrões de alimentação em crianças chinesas, Londres, Reino Unido

Tann e Wheeler,[65] em 1988, avaliaram os padrões de alimentação e as taxas de crescimento de 20 crianças chinesas em Londres, com idades entre 1 e 24 meses, em um período de seis meses em 1988. Todas as famílias vinham dos Territórios Novos, uma área rural de Hong Kong. Com exceção de uma, todas as crianças eram amamentadas com mamadeira e os alimentos pastosos enlatados e pães do tipo britânico eram introduzidos entre um e seis meses de vida. Após isso, dos seis aos dez meses, a maioria das mães introduzia *congee*, um alimento de desmame tradicional chinês, consistido em arroz fervido em grandes quantidades de caldo de carne. O arroz mole e fervido era introduzido com cerca de 10 meses e então gradualmente toda a variedade de alimentos chineses era introduzida. As mães tinham optado por não amamentar ao seio principalmente devido à "inconveniência", embora em Hong Kong quase 60% delas praticasse aleitamento parcial ou exclusivo. A maior parte da amostra acreditava que a qualidade do leite era afetada pela qualidade dos alimentos consumidos pela mãe após o parto; em Hong Kong, as mães chinesas geralmente ficavam confinadas em casa por 30 dias após o parto, período durante o qual alimentos nutritivos (isto é, carnes) lhes eram servidos pelas mulheres da família – um processo conhecido como "fazer o mês" (ver Capítulo 6). Em Londres, elas não se permitiam um período pós-confinamento tão abundante, pois tinham de trabalhar ou realizar as tarefas domésticas. Como resultado, elas acreditavam que não estavam suficientemente bem-nutridas para produzir leite de boa qualidade para os bebês. A carne servida no hospital após o parto não era considerada suficientemente nutritiva, pois deveria ter sido cozida de um modo tradicional, com temperos especiais, ervas e vinhos. Os autores constaram que, apesar disso, todas as crianças chinesas na amostra eram bem-nutridas. O papel dos alimentos "quentes-frios" na dieta da mãe foi mencionado previamente.

## Estudo de caso:

### Práticas de alimentação de lactentes de mães paquistanesas na Inglaterra e no Paquistão

Sarwar,[66] em 2002, comparou as práticas de alimentação de lactentes de dois grupos de mães paquistanesas – um vivendo em Nottingham, Inglaterra, e o outro em Mian Channu, Paquistão. Apesar de terem formações socioculturais muito parecidas, havia diferenças marcantes entre os dois grupos. No Paquistão, 73% das mães escolhiam o aleitamento materno como método inicial de alimentação, em comparação com somente 24% na Inglaterra. De modo geral, a amamentação ao seio era praticada muito mais comumente no Paquistão e por um período muito maior em comparação com a Inglaterra, onde predominava a amamentação com mamadeira. As razões para esta mudança incluíam a pronta disponibilidade de alimentos artificiais na Inglaterra, a pressão dos pares e o fato de as mães considerarem que o aleitamento materno exclusivo restringia suas vidas e também demandava atenção. Embora os dois grupos de mães começassem a desmamar seus bebês entre três e quatro meses de vida com arroz, cereais e ovos, no Paquistão isso progredia para frutas, vegetais e alimentos da família mas, na Inglaterra, evoluía para frutas, vegetais, carne e alimentos prontos (alguns deles muito doces). O estudo indicou, assim, como a migração – bem como as alterações no contexto social e econômico – influenciam a decisão das mães de amamentar ao seio ou não. Se elas decidem amamentar ao seio, isso também influencia por quanto tempo vão continuar esta alimentação.

> **Estudo de caso:**
>
> **Percepções da amamentação na Irlanda do Norte, Reino Unido**
>
> Stewart-Knox e colaboradores,[57] em 2003, estudaram uma amostra de mães na Irlanda do Norte e suas razões para não amamentar ao seio. O estudo teve implicações importantes, pois a Irlanda do Norte tem a menor taxa de aleitamento materno no Reino Unido, além de ser baixa quando comparada com muitas outras regiões na Europa. As mães descreveram várias barreiras à amamentação ao seio: (1) elas ficavam presas ao lar e isso restringia sua liberdade de movimento; (2) elas se sentiam embaraçadas em amamentar, mesmo na presença da família e dos amigos; (3) elas achavam que voltar a trabalhar tornava a amamentação ao seio quase impossível; (4) elas sentiam que o aleitamento materno exigia uma licença-maternidade prolongada e não remunerada, e isso também fazia com que se sentissem mais dependentes dos outros; (5) elas freqüentemente não recebiam apoio prático e emocional dos membros da família e dos parceiros; (6) elas percebiam a amamentação ao seio como cansativa e associada à dificuldade de estabelecer uma rotina; (7) elas se queixavam de falta de locais para amamentar em prédios públicos; (8) elas sentiam que os materiais promocionais sobre aleitamento materno não eram realistas e freqüentemente faziam-nas se sentirem culpadas ou pressionadas; e (9) elas sentiam que todas essas barreiras significavam isolamento social para a mulher que optasse por amamentar ao seio. Os autores situam todas essas crenças e atitudes no contexto da mudança do papel das mulheres na sociedade. Essa importante mudança cultural tem significado muito mais mulheres em postos de trabalho e um valor maior sendo atribuído agora à sua liberdade e independência.

## A "TRANSIÇÃO NUTRICIONAL": GLOBALIZAÇÃO, MUDANÇAS ALIMENTARES E DOENÇA

### A "transição nutricional"

Uma área de importância crescente para os nutricionistas é a *globalização* da dieta humana. Em particular, eles têm estudado o impacto da alteração social e econômica na nutrição e na saúde, especialmente nas comunidades em todo o mundo que estão passando por urbanização, industrialização e ocidentalização. À medida que a renda aumenta nessas sociedades e suas populações tornam-se mais urbanizadas, elas entram em diferentes estágios daquilo que tem sido chamado de *transição nutricional*.[29,30] Tanto o crescimento econômico quanto o aumento extremamente rápido na urbanização mundial (ver Capítulo 18) tiveram grandes efeitos nos hábitos alimentares globais. Comparadas com as dietas rurais, as dietas urbanas – sobretudo nos países em desenvolvimento – geralmente são caracterizadas pelo consumo de grãos mais polidos (arroz e trigo, em vez de milho ou painço), mais gordura e produtos animais, mais açúcar refinado, mais alimentos processados e mais alimentos consumidos fora de casa.[30] Analisando dados de 1962 a 1994, Drewnowski e Popkin[30] mostraram que a disponibilidade global de óleos vegetais baratos e gorduras levou a um consumo muito aumentado de gordura, e em menor extensão de açúcar, entre os países de baixa renda. Um dos primeiros estágios da transição nutricional costuma ser um grande aumento na produção doméstica e na importação de oleaginosas e óleos vegetais (incluindo os óleos de soja, girassol, mostarda forrageira, palma e amendoim), em vez de um aumento nas importações de carne e leite. Entre 1991 e 1997, por exemplo, a produção global de gorduras e óleos vegetais subiu de 60 milhões para 71 milhões de toneladas. Como resultado, os óleos vegetais agora contribuem com mais energia para o suprimento alimentar humano do que a carne ou gorduras animais. Anteriormente, as dietas ricas em gordura eram um privilégio dos países mais ricos, mas este não é mais o caso. Em toda a Ásia, por exemplo, apesar do fato de existir agora uma diversidade maior de suprimentos, as dietas de países ricos e pobres mostram um declínio na proporção de energia derivada de carboidratos complexos e um aumento correspondente na energia derivada das gorduras. No Japão, por exemplo, nos anos de 1946 a 1987, o teor de gordura da dieta quase triplicou, de 9% para 25% da energia total. O impacto geral dessa transição nutricional é visto especialmente na saúde das crianças, com um aumento significativo na obesidade mundial.[44] Atualmente, em muitas partes do mundo, como América Latina, Caribe e mesmo Estados Unidos, "os pobres têm mais probabilidade de serem obesos do que os ricos". Drewnowski e Popkin prevêem que uma dieta contendo cerca de 30% da energia proveniente de gordura pode vir a se tornar a norma global, o que terá grandes implicações sobre a saúde no futuro.[30]

Lang[29] criticou a base econômica da globalização e seu impacto na nutrição global, especialmente nos países mais pobres. Ele destaca que, embora não haja nada de novo na troca de alimentos, dietas, receitas e produtos entre as diferentes partes do mundo – um processo que começou com o nascimento da agricultura – a globalização moderna é significativamente diferente. O que há de novo é a velocidade e a escala das mudanças e o modo sistemático com que o controle sobre a produção e a distribuição global de alimentos pode agora ser exercido. Além disso, pela primeira vez esse controle está concentrado em relativamente poucas mãos (sobretudo ocidentais). O crescimento de um mercado global de alimentos desviou o poder dos produtores locais de alimento para as corporações multinacionais, que controlam rigidamente seu processamento, distribuição e vendas. Os agricultores que produzem os alimentos são encorajados a aumentar o tamanho de suas terras ou propriedades e a competir com outros agricultores, tanto local quanto globalmente. As implicações disso e o crescimento das monoculturas em muitos países mais pobres já foram discutidos. A globalização também possibilita a difusão mundial de novos tipos de alimentos ocidentais, como os produtos geneticamente modificados ou alimentos processados. As cadeias de *fast-food* de estilo norte-americano são agora encontradas em todo o mundo; o McDonalds, por exemplo, tem agora mais de 30.000 restaurantes ou franquias locais em 119 países, em cinco continentes,[67] processo que Lang denomina "hamburguerização".[29] Este é um processo que provavelmente contribuirá para o desaparecimento da culinária local e das tradições alimentares e também poderá ter impactos importantes sobre a saúde.

## Globalização das cozinhas

A influência da "ocidentalização" sobre a dieta global de nenhuma maneira é um processo de uma só via. Nas últimas décadas, a maioria dos países industrializados do norte importou hábitos alimentares do sul mais pobre – como a comida mexicana nos Estados Unidos, os *curries* sul-asiáticos na Grã-Bretanha e o cuscus norte-africano na França. Essa globalização das cozinhas "étnicas" tem tido um grande e especialmente bem-vindo impacto sobre os hábitos alimentares no Ocidente, além de fornecer oportunidades de emprego para muitos membros das comunidades de minorias étnicas. A nova diversidade dos suprimentos disponíveis pode ser vista não somente em lojas e supermercados, mas também na variedade de restaurantes. Nos Estados Unidos, o *Chinese Restaurant News* estimou que, em 2005, havia 40.889 restaurantes chineses no país, empregando cerca de 1 milhão de pessoas e com vendas anuais totais de 15,5 bilhões de dólares.[68] No Reino Unido, há aproximadamente 7.600 lojas de cozinha chinesa, 5.932 restaurantes italianos (só o mercado de massas movimenta 571 milhões de libras), 600 restaurantes tailandeses e 550 gregos ou cipriotas.[69] Provavelmente, os restaurantes étnicos mais populares no Reino Unido são as "casas de *curry*" – principalmente da Índia, do Paquistão e de Bangladesh. O *curry* apareceu pela primeira vez na Inglaterra em 1773, e o primeiro restaurante indiano, o Hindostanee Coffee House, foi estabelecido em Londres em 1809.[69] Em 2000, havia cerca de 8.500 casas de *curry* na Grã-Bretanha, empregando em torno de 70.000 pessoas, movimentando mais de 2 bilhões de libras por ano e servindo 175 milhões de refeições por ano.[70] Em 2000, o *London Times* estimou que havia mais restaurantes indianos (a maioria deles administrados por imigrantes de Bangladesh) em Londres do que em Delhi e Bombaim juntas, e que mais pessoas estavam empregadas na indústria de *curry* do Reino Unido do que na mineração de carvão, construção de navios e indústria do aço juntas.[70]

A globalização da cozinha exige um sistema complexo de comércio e fluxo de informações para movimentar as cozinhas, as receitas e os suprimentos pelo mundo. Bestor,[71] por exemplo, descreve que a comida japonesa como o sushi hoje é internacional e que pratos como batatas amassadas wasabi, filés de atum para sashimi e molho de gengibre para sushi são agora comuns em muitos restaurantes caros nos Estados Unidos. Ao mesmo tempo, o atum congelado de todo o mundo, incluindo dos Estados Unidos, é importado pelo Japão, onde o atum é considerado uma iguaria, e comercializado no grande mercado de peixes Tsukiji de Tóquio, freqüentemente por grandes somas de dinheiro. Em alguns casos, o atum espanhol tem de ser importado pelos Estados Unidos para substituir o atum exportado para o Japão, ou então parte do atum norte-americano de melhor qualidade é na verdade reimportado de volta aos Estados Unidos, proveniente do Japão, através do mercado de Tsukiji.

É importante lembrar que o comércio internacional de suprimentos não é novo e que ocorre há muitos séculos. O que mudou enormemente, no entanto, é a velocidade, a complexidade e o volume desse comércio. Isso, por sua vez, dependeu de várias inovações tecnológicas que permitiram a conservação, a purificação, a embalagem e então o transporte do alimento com segurança em todo o mundo. Esse processo começou em uma escala industrial no final do século XVIII e no início do século XIX com o desenvolvimento dos alimentos engarrafados e enlatados,[19] seguido posteriormente pelos métodos de transporte de alimentos congelados envolvidos em gelo e depois em contêineres refrigerados. Goody[19] destaca que as inovações no transporte nos séculos XIX e XX, especialmente em estradas, ferrovias, navios e aviões auxiliaram a distribuição em massa desses alimentos embalados, do local de produção ao ponto de venda e consumo.

De modo geral, assim, o efeito de todas estas tendências complexas significa que agora vivemos em uma era de transição nutricional rápida; a dieta global está em constante fluxo e as implicações disso para a saúde estão apenas começando a surgir.

## AS "DOENÇAS DA CIVILIZAÇÃO OCIDENTAL": MUDANÇAS ALIMENTARES E DOENÇA

Burkitt,[72] em 1973, examinou muitas das doenças que tornaram-se comuns no mundo industrializado ocidental, particularmente na Europa e nos Estados Unidos, no último século. Essas mesmas doenças são raras ou desconhecidas nas sociedades tradicionais não-ocidentais, mas aumentam em freqüência sob a influência da modificação cultural – isto é, onde os costumes e estilos de vida ocidentais são adotados. Essas doenças "novas" incluem apendicite, doença diverticular, tumores benignos de cólon, câncer do intestino grosso, colite ulcerativa, veias varicosas, trombose venosa profunda, embolia pulmonar, hemorróidas, doença coronariana, cálculos biliares, hérnia de hiato, obesidade e diabetes.

Burkitt considera a obesidade como a "forma mais comum de desvio nutricional no Ocidente", e ela também está associada com algumas das outras "doenças ocidentais". Ele estimou que mais de 40% das pessoas no Reino Unido estavam acima do peso, e o problema era igualmente sério nos Estados Unidos. Ele relaciona o aumento dramático na freqüência de várias doenças com as alterações na dieta no século precedente. Entre 1860 e 1960, o consumo de gordura aumentou menos de 50%, enquanto o consumo de açúcar dobrou. Nos últimos cem anos, a quantidade de fibras consumidas na dieta caiu marcadamente. Em 1860, o conteúdo de fibras da farinha branca era de 0,2 a 0,5%, e a quantidade de fibras supridas diariamente no pão estava entre 1,1 e 2,8 g. Com o consumo de pão reduzido à metade e o conteúdo de fibras da farinha branca reduzido para 0,1 a 0,01%, a ingesta diária de fibras do pão é cerca de 10% do nível pré-1860. Além disso, a papa de aveia, com um alto conteúdo de fibras, saiu de moda e foi substituída por cereais embalados pobres em fibras. Nas sociedades não-ocidentais que se ocidentalizaram, as dietas tradicionais geralmente são alteradas pela adição de açúcar, pela substituição de cereais ricos em fibras por pão branco e, freqüentemente, por um aumento no consumo de carne. Burkitt destacou, porém, que em nenhuma das "doenças ocidentais" a deficiência de fibras é um fator causal *único*, mas que pode ser um fator etiológico importante, embora sua ligação precisa com essas doenças, e os tipos reais de fibras (como frutas e vegetais) que protegem contra elas continuem sendo desconhecidos.

Assim, o estudo de Burkitt de 1973 sugeriu que as alterações na tecnologia e cultura alimentares podem estar relacionadas à incidência aumentada de certas doenças. Porém, um estudo mais recente nos Estados Unidos[73] levantou dúvidas sobre a noção de que uma dieta rica em fibras poderia realmente reduzir o risco de câncer colorretal e adenomas em mulheres. Assim, mais pesquisas sobre o papel preciso das fibras em certas doenças ainda são necessárias.

## DIETA E CÂNCER

O estudo dos padrões e das preferências alimentares de uma cultura não é importante apenas na pesquisa do desvio nutricional ou de qualquer uma das "doenças ocidentais" listadas por Burkitt e outros. Diversos estudos sugerem que, em alguns casos, diferentes tipos de dieta podem estar ligados a certas formas de câncer. Tem sido sugerido que um terço ou mais de todos os cânceres podem estar relacionados a fatores dietéticos e nutricionais.[74] Em 1976, Lowenfels e Anderson[75] revisaram as evidências dessa hipótese e constataram que diferenças nos padrões de ingesta de alimento poderiam ser correlacionadas positivamente com diferenças na incidência de vários cânceres nas populações mundiais. Este era especialmente o caso do câncer de cólon e estômago. Além do alimento consumido, variáveis como ingesta calórica total, excesso ou déficit nutricional, exposição a carcinógenos e consumo de álcool também aumentam o risco de câncer. Muitos desses fatores da dieta, conforme notado anteriormente, podem ser afetados pelas crenças e práticas culturais. Em outra revisão do assunto, Newberne[76] também citou evidências ligando padrões alimentares a vários cânceres, inclusive de estômago, cólon, esôfago e mama (que têm sido ligados a uma ingesta aumentada de gordura na dieta). Ele destacou que, nos Estados Unidos, os hábitos alimentares tinham mudado gradualmente nos últimos 40 anos, um período em que o câncer aumentou em algumas populações. Um estudo posterior de Kolonel e colaboradores[77] examinou a taxa de incidência do câncer de estômago em quatro populações: japonesa no Japão, japonesa no Havaí, branca no Havaí e a população geral dos brancos norte-americanos. As maiores taxas foram em japoneses no Japão, seguidas pelos japoneses no Havaí, com os grupos brancos em um nível muito menor. Houve uma associação positiva de altas taxas de câncer com o consumo, precocemente na vida, dos alimentos japoneses tradicionais de arroz, picles de vegetais e peixe seco/salgado. Foi postulado que o câncer de estômago pode ser causado pelas nitrosaminas endógenas formadas por precursores dietéticos – os nitratos, nitritos e aminas secundárias encontrados em altos níveis na dieta japonesa.[78]

Outros estudos indicam que, na Índia e em outras partes da Ásia, a alta incidência de cânceres da cavidade oral (lábios, língua, faringe, assoalho da boca e glândulas salivares) pode estar relacionada às misturas para mascar de tabaco, noz betel e outras substâncias.[79] Na Índia, uma mistura para mascar denominada *pan* (contendo folha de betel, noz betel, tabaco, lima e substâncias aromáticas) e, em partes do Afeganistão e na antiga Ásia Central Soviética, uma mistura conhecida como *nass* (contendo betel, folha de tabaco e lima tratados com certos óleos) foram implicadas como causas desses cânceres.[79] Uma dieta rica em gorduras (especialmente gorduras saturadas) e em calorias tem sido responsabilizada pelo aumento do risco de câncer de cólon, mama e outros.[77] Certos contaminantes de alimentos, sobretudo as *aflatoxinas* (encontradas em amendoins ou grãos mofados), foram ligados a altas taxas de câncer do fígado em partes da Ásia e da África.[74] Em contraste, certos tipos de dieta podem realmente *proteger* contra algumas formas de câncer. Constatou-se que uma alta ingesta de frutas e vegetais frescos (ver adiante) reduz a incidência de cânceres da cavidade oral, do esôfago, do estômago e do pulmão, enquanto uma dieta pobre em gorduras, rica em fibras pode proteger contra os cânceres de mama e cólon.[74] Um estudo mais recente em Xangai, China, constatou que uma dieta rica em certos vegetais, alho e frutas (especialmente laranjas e tangerinas) protegia contra o câncer de laringe, mas o risco do câncer de laringe era aumentado pela ingestão de carne e peixe conservados em sal, bem como por outros fatores.[80] Entretanto, relacionar componentes específicos da dieta com a causa de cânceres específicos continua sendo problemático. Uma pesquisa recente do assunto por oncologistas[81] concordou que, "embora a dieta provavelmente seja um fator muito importante na carcinogênese, ainda não há dados suficientes para permitir uma classificação de fatores nutricionais específicos entre os carcinógenos estabelecidos". Todavia, houve evidências de que alguns nutrientes e grupos alimentares podem estar envolvidos no aumento ou na redução do risco de câncer. De modo geral, esta foi a conclusão deles: é importante que, embora nenhuma relação causal tenha sido estabelecida definitivamente entre qualquer fator nutricional e qualquer dos cânceres indicados, um padrão claro de proteção parece caracterizar uma alta ingesta de frutas e vegetais, enquanto um padrão menos claro de risco aumentado parece caracterizar um equilíbrio energético positivo e uma ingesta excessiva.[82]

Uma revisão mais recente e abrangente do assunto pelo World Cancer Research Fund e pelo American Institute for Cancer Research[81] concluiu que 30 a 40% dos casos de câncer no mundo, ou 3 a 4 milhões de casos por ano, poderiam ser prevenidos pela dieta. Isso se aplica particularmente aos cânceres de boca, faringe, estômago, cólon, reto, fígado e mama. Assim como em diversos outros estudos, suas recomendações incluem o seguinte:

1. A dieta básica deve ser adequada e variada, com base principalmente em alimentos de origem vegetal, incluindo verduras, frutas e legumes, bem como em alimentos ricos em amido minimamente processados.
2. A dieta deve sempre incluir um alto consumo de frutas e vegetais, que devem fornecer 7% ou mais da energia total.
3. As gorduras e os óleos na dieta não devem fornecer mais do que 15 a 20% da energia total; assim, os alimentos gordurosos (especialmente de origem animal) devem ser evitados.
4. Se ingerida, a carne vermelha deve fornecer menos do que 10% da energia total.
5. O sal dietético de todas as fontes não deve ultrapassar 6 g/dia para adultos, de modo que ervas e temperos devem ser usados no lugar do sal para temperar os alimentos.
6. Uma variedade de alimentos ricos em amido ou proteína de origem vegetal deve fornecer 45 a 60% da energia, e estes incluem cereais (grãos), legumes, raízes, tubérculos e folhas.
7. O consumo de açúcar refinado deve ser limitado, e deve fornecer menos de 10% da energia total.
8. O alimento perecível, se não consumido imediatamente, deve ser congelado ou refrigerado, armazenado de modo a minimizar a contaminação fúngica.
9. A carne e o peixe devem ser cozidos em temperaturas relativamente baixas e não assados ou grelhados, e as carnes salgadas e defumadas devem ser evitadas.
10. Na presença de uma dieta adequada e balanceada, os suplementos dietéticos (como vitaminas) "provavelmente são desnecessários e possivelmente inúteis" para reduzir o risco de câncer.

Além dessas alterações na dieta, eles também recomendam exercício físico adequado, evitar o sobrepeso e reduzir drasticamente o consumo de álcool e tabaco.

# RESUMO

Como os exemplos neste capítulo indicam, um grande número de doenças pode estar ligado a crenças e práticas alimentares, embora esses fatores culturais sejam relevantes principalmente onde há alimento suficiente disponível para a nutrição, em primeiro lugar. Assim, as tentativas de modificar ou melhorar as dietas devem levar em conta os importantes papéis culturais que o alimento desempenha em todas as sociedades e grupos culturais.

## REFERÊNCIAS-CHAVE

1. Levi-Strauss, C. (1970). *The Raw and the Cooked.* London: Jonathan Cape, pp. 142, 164.
8. Greenwood, B. (1981). Cold or spirits? Choice and ambiguity in Morocco's pluralistic medical system. *Soco Sci. Med.* 15B, 219-35.
11. Chowdhury, A.M., Helman, C. and Greenhalgh, T. (2000) Food beliefs and practices among British Bangladeshis with diabetes: implications for health education. *Anthropol. Med.* 7(2), 209-226.
15. Enticott, G. (2003) Lay immunology, local foods and rural identity: defending unpasteurised milk in England. *Sociologia Ruralis* 43(3), 257-270.
21. Greenhalgh, T., Helman, C. and Chowdhury, A. M. (1998). Health beliefs and folk models of diabetes in British Bangladeshis: a qualitative study. *Br. Med. J.* 316,978-83.
28. Keesing, R. M. and Strathern, A.]. (1998) *Cultural Anthropology,* 3rd edn. London: Harcourt Brace College Publishers, pp. 440-4.
29. Lang, T. (1999). Diet, health and globalization: five key questions. *Proc. Nutr. Soe.* 58, 335-43.
30. Drewnowski, A. and Popkin, B. M. (1997). The nutrition transition: new trends in the global diet. *Nutr. Rev.* 55,31-43.
44. World Health Organization (2005) Obesity and overweight. *WHO Global Strategy on Diet, Physical Activity* and Health: http://www.who.int/dietphysi-calactivity/publicationsl facts/obesity/en (Accessed on 14 ]uly 2005)
49. Speiser, P.W., Rudolf, M.C.], Anhalt, H. *et ai. (2005)* Consensus statement: Childhood obesity. *J. Clin. Endocrinol. Metab.* 90, 1871-87.
51. Pollock, N.]. (1995) Cultural elaborations of obesity - fattening practices in Pacific societies. *Asian Paeific J. Clin. Nutr.* 4, 357-60.

60. Harrison, G. G., Zaghoul, S. S., Galal, O. M. and Gabr, A. (1993). Breastfeeding and weaning in a poor urban neighbourhood in Cairo, Egypt: maternal beliefs and perceptions. *Soc. Sci. Med.* 36, 1-10.

## LEITURA RECOMENDADA

Counihan, C. and van Esterik, P. (eds) (1997) *Food and Culture: a Reader.* London: Routledge.

Dettwyler, K. A. (1992). The biocultural approach in nutritional anthropology: case studies of malnutrition in Mali. *Med. Anthropol.* 15, 17-39.

Farb, P. and Armelagos, G. (1980). *Consuming Passions: the Anthropology of Eating.* Boston: Houghton Muffin.

Lang, T. (1999). Diet, health and globalization: five key questions. *Proc. Nutr. Soc.* 58, 335-43.

Maher, V. (ed.) (1992) *The Anthropology of Breast-Feeding.* Oxford: Berg.

World Cancer Research Fund/American Institute for Cancer Research (1997) *Food, Nutrition and the Prevention of Cancer: A Global Perspective.* London: WCRF/AICR.

World Health Organization (2003) *Diet, Nutrition and the Prevention of Chronic Disease.* (Technical Report Series 916). World Health Organization.

## *WEBSITES* RECOMENDADOS

Food and Culture: http://lilt.ilstu.edulrtdirks GEN-ERAL.html

Food Standards Agency (UK): http://www.food.gov.uk

Nutritional anthropology: http://lilt.ilstu.edu/rtdirks/NUTRANTH.html

UNICEF Statistics: Breast feeding and Complemenrary Feeding: http://www.childinfo.org/eddb/brfeed

# 4

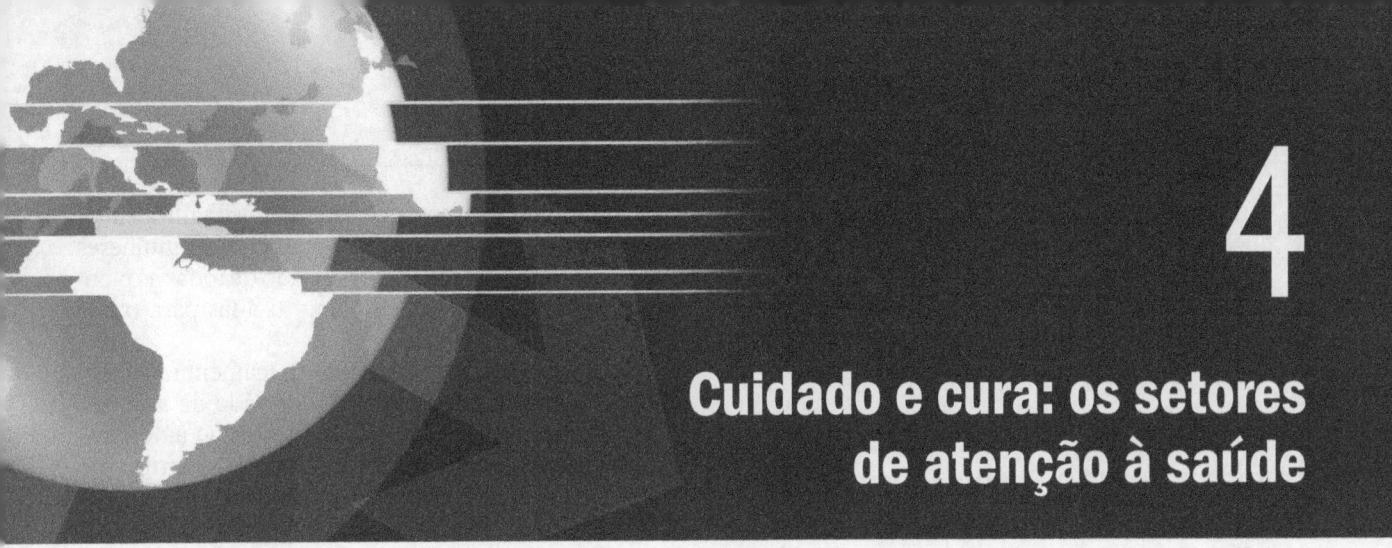

# Cuidado e cura: os setores de atenção à saúde

Na maioria das sociedades, as pessoas que sofrem de desconforto físico ou emocional têm diversas formas de ajudar a si mesmas ou de procurar ajuda de outras pessoas. Elas podem, por exemplo, decidir descansar ou tomar um remédio caseiro, pedir conselhos a um amigo, parente ou vizinho, consultar um pároco local, curandeiro ou "pessoa sábia", ou consultar um médico, desde que haja algum disponível. Elas podem seguir todas essas etapas ou talvez somente uma ou duas delas, podendo segui-las em qualquer ordem. Quanto maior e mais complexa a sociedade em que a pessoa vive, mais dessas opções terapêuticas provavelmente estarão disponíveis, desde que o indivíduo possa pagar por elas. Assim, as sociedades urbanizadas modernas, ocidentais ou não, são mais propensas a exibir *pluralismo nos cuidados de saúde*. Dentro dessas sociedades, há muitas pessoas ou indivíduos oferecendo ao paciente seu próprio modo particular de explicar, diagnosticar e tratar a má saúde. Embora essas formas terapêuticas coexistam, elas freqüentemente baseiam-se em premissas bastante diferentes e podem mesmo originar-se de culturas diferentes, como a medicina ocidental na China ou a acupuntura chinesa no mundo ocidental moderno. Para a pessoa doente, porém, a origem desses tratamentos é menos importante do que sua eficácia no alívio do sofrimento.

## PLURALISMO NOS CUIDADOS DE SAÚDE: ASPECTOS SOCIAIS E CULTURAIS

Os antropólogos têm destacado que o sistema de cuidados de saúde de qualquer sociedade não pode ser estudado isoladamente dos outros aspectos dessa sociedade, em especial sua organização social, religiosa, política e econômica. Ele está entrelaçado nelas e baseia-se nas mesmas presunções, valores e visão de mundo. Landy[1] observa que um sistema de cuidados de saúde tem dois aspectos inter-relacionados: um aspecto *cultural*, que inclui certos conceitos básicos, teorias, práticas normativas e modos compartilhados de percepção, e um aspecto *social*, incluindo sua organização em certos papéis especificados (como paciente e médico) e regras que regem os relacionamentos entre esses papéis em situações especiais (como em hospitais ou consultórios médicos). Na maioria das sociedades, uma forma de cuidados de saúde, como a medicina científica no Ocidente, é elevada acima das outras formas, e os seus aspectos culturais e sociais são mantidos por lei. Além disso, nesse sistema oficial de cuidados de saúde, que inclui as profissões de medicina e de enfermagem, geralmente há sistemas alternativos menores como homeopatia, herbalismo e cura espiritual em muitos países ocidentais, que podem ser chamados de *subculturas de cuidados de saúde*. Cada uma tem seu próprio modo de explicar e tratar a má saúde, e os agentes de cura em cada grupo são organizados em associações profissionais, com regras de admissão, códigos de conduta e modos de se relacionar com os pacientes. As subculturas de cuidados de saúde podem ser nativas da sociedade ou podem ser importadas de outros locais; em muitos casos, os imigrantes que chegam a uma sociedade com freqüência trazem seus agentes de cura populares tradicionais junto com eles para lidar com sua má saúde de uma forma culturalmente familiar. No Reino Unido, exemplos desses agentes de cura são os *hakims* muçulmanos ou *vaids* hindus, algumas vezes consultados pelos imigrantes do subcontinente indiano. Ao examinar o pluralismo dos cuidados de saúde, onde quer que ocorra, é importante examinar os aspectos cultural e social dos tipos de cuidados de saúde disponíveis para o paciente individual.

Neste capítulo, os sistemas pluralistas de cuidados de saúde das sociedades industrializadas complexas são examinados a fim de ilustrar:

1. a variedade de opções terapêuticas disponíveis nessas sociedades;

2. como e por que escolhas são feitas entre as várias opções.

O pluralismo dos cuidados de saúde no Reino Unido também é discutido, bem como suas implicações para a oferta de assistência à saúde.

## OS TRÊS SETORES DOS CUIDADOS DE SAÚDE

Kleinman[2] sugeriu que, ao examinar qualquer sociedade complexa, pode-se identificar três setores sobrepostos e interconectados de cuidados de saúde: o setor *informal*, o setor *popular* (*folk*) e o setor *profissional*. Cada setor tem seus próprios modos de explicar e tratar a má saúde, definir quem é a pessoa que cura e quem é o paciente e especificar como o agente de cura e o paciente devem interagir em seu encontro terapêutico.

### O setor informal

Este é o domínio leigo, não-profissional, não-especialista da sociedade, em que a má saúde é reconhecida pela primeira vez e definida e no qual as atividades de cuidados de saúde são iniciadas. Ele inclui todas as opções terapêuticas que as pessoas usam, sem qualquer pagamento e sem consultas a curandeiros ou médicos. Entre essas opções, estão:

- autotratamento ou automedicação;
- conselhos ou tratamento dados por parentes, amigos, vizinhos ou colegas de trabalho;
- atividades de cura e cuidado mútuo em uma igreja, culto ou grupo de auto-ajuda;
- consulta com outra pessoa leiga que possui experiência específica com um distúrbio em particular ou com o tratamento de um estado físico.

Nesse setor, a principal arena dos cuidados de saúde é a *família*; é aqui que muitos dos casos de má saúde são reconhecidos e então tratados. Ele é o local real dos cuidados primários de saúde em qualquer sociedade. Na família, como Chrisman[3] salienta, os principais provedores de cuidados de saúde são as mulheres, geralmente as mães ou avós, que diagnosticam as doenças mais comuns e as tratam com os materiais disponíveis. Estima-se que cerca de 70 a 90% dos cuidados de saúde ocorrem nesse setor, tanto em sociedades ocidentais quanto não-ocidentais.[4] Na maioria das sociedades, as mulheres são as guardiãs de uma ampla variedade de remédios tradicionais e formas de tratar a má saúde, passadas através de muitas gerações, de mãe para filha. Na Amazônia brasileira, por exemplo, somente as mulheres detêm o conhecimento especializado de todas as plantas e ervas locais e sabem como usá-las para tratar suas famílias e a si mesmas.[5]

As pessoas que adoecem tipicamente seguem uma "hierarquia de recursos", variando da automedicação à consulta com outras pessoas. O autotratamento baseia-se em crenças leigas sobre estrutura e função do corpo e origem e natureza da má saúde. Ele inclui uma variedade de substâncias como remédios comerciais, remédios populares tradicionais ou "conselhos de comadre", bem como alterações na alimentação ou no comportamento. O alimento pode ser usado como uma forma de medicamento (ver Capítulo 3) nas doenças populares: por exemplo, em casos de "sangue grosso" no sul dos Estados Unidos, onde certos alimentos são usados para reduzir o volume excessivo de sangue, que supostamente causaria a condição, ou em partes da América Latina e da Ásia, onde certos alimentos são usados para contrabalançar as doenças "quentes" ou "frias" e para restaurar o equilíbrio corporal. Tanto no Reino Unido como nos Estados Unidos as vitaminas autoprescritas são comumente usadas para restaurar a saúde quando a pessoa se "sente para baixo". As alterações no comportamento que acompanham as diferentes formas de má saúde podem variar de rezas especiais, rituais, confissão, jejum, uso de talismãs e amuletos, até o repouso em uma cama quente para uma gripe ou um resfriado.

O setor informal geralmente inclui um conjunto de crenças sobre a *manutenção da saúde*. Estas costumam ser uma série de orientações, específicas para cada grupo cultural, sobre o comportamento "correto" para evitar a má saúde em si mesmo e nos outros. Elas incluem crenças sobre o modo saudável de comer, beber, dormir, vestir-se, trabalhar, rezar e sobre a forma geral de conduzir a própria vida. Elas também incluem crenças sobre o funcionamento "saudável" do corpo: com que freqüência se deve defecar, por exemplo, e em que horário.[6] Em algumas sociedades, a saúde também é mantida pelo uso de talismãs, amuletos e medalhas religiosas para afastar o azar, inclusive doenças inesperadas, e para atrair sorte e saúde.

A maioria dos cuidados de saúde nesse setor ocorre entre pessoas já ligadas umas às outras por laços de parentesco, amizade ou vizinhança, ou por serem membros de organizações profissionais ou religiosas. Isso significa que tanto o paciente como o agente de cura compartilham presunções semelhantes sobre saúde e doença e que incompreensões entre os dois são comparativamente raras.[3] O setor é constituído por uma série de relacionamentos de cura *informais* e gratuitos, de duração variável, que ocorrem dentro da rede social do próprio paciente, particularmente a família. Nesses encontros terapêuticos não há regras fixas regendo o comportamento ou a situação; posteriormente, os papéis podem ser invertidos, com o paciente de hoje tornando-se a pessoa que cura amanhã. Há certos indivíduos, porém, que tendem a agir como fonte de aconselhamento em saúde mais freqüentemente do que outros. Entre eles estão:

1. Aqueles com longa experiência em um tipo de doença ou de tratamento.
2. Aqueles com longa experiência em certos eventos de vida (como as mulheres que criaram ou amamentaram diversas crianças).
3. As pessoas que exercem profissões paramédicas (como enfermeiros, farmacêuticos, fisioterapeutas ou recepcionistas de consultórios médicos) que são consultadas informalmente sobre problemas de saúde.
4. Os cônjuges de médicos, que compartilham parte de sua experiência, quando não o próprio treinamento.
5. Os indivíduos que exercem profissões como cabeleireiros, vendedores ou mesmo funcionários de bancos, que interagem freqüentemente com o público e algumas vezes agem como confessores leigos ou psicoterapeutas.
6. Os organizadores de grupos de auto-ajuda.
7. Os membros ou oficiantes de certas seitas de cura ou de igrejas.

Todas essas pessoas podem ser consideradas por seus amigos ou familiares como fontes de aconselhamento e assistência em relação aos assuntos de saúde. Suas credenciais são principalmente sua própria *experiência*, muito mais do que sua educação, seu *status* social ou seus poderes ocultos especiais. Uma mulher que passou por diversas gestações, por exemplo, pode dar conselhos informais a uma jovem gestante, relatando que sintomas esperar e como lidar com eles. Da mesma forma, uma pessoa que possui longa experiência com determinado remédio pode "emprestá-lo" a um amigo com sintomas parecidos.

As experiências de má saúde dos indivíduos algumas vezes são compartilhadas dentro de um *grupo de auto-ajuda*, que pode agir como um repositório do conhecimento sobre um problema ou experiência particular, a ser usado para o benefício tanto de outros membros quanto para o restante da sociedade. Os grupos de auto-ajuda podem trazer muitos outros benefícios para os membros, como compartilhar conselhos sobre estilo de vida ou estratégias de manejo, ou funcionar como um refúgio para indivíduos isolados, especialmente aqueles que sofrem de condições estigmatizantes como obesidade ou alcoolismo. Em países industrializados, os grupos de auto-ajuda vêm tornando-se uma parte cada vez mais importante do setor informal. Suas raízes situam-se originalmente nos Estados Unidos, com a fundação dos Alcoólicos Anônimos (AA) em 1936.[7] Atualmente, há cerca de 500.000 grupos de auto-ajuda nos Estados Unidos, e cerca de 18% da população norte-americana já participou de um deles.[7] Na Alemanha, entre 2 e 8% da população pertencem a um grupo de auto-ajuda, enquanto na Escandinávia este número é menor, entre 0,2 e 0,7%.[7] Um dos maiores e mais antigos grupos internacionais de auto-ajuda é o AA, que possui mais de 100.000 grupos em 150 países e mais de 2 milhões de membros.[8]

As experiências de má saúde e sofrimento também podem ser compartilhadas dentro de seitas de cura, igrejas ou outro grupo religioso. Por exemplo, McGuire[9] descreveu alguns dos grupos de cura hoje encontrados na classe média suburbana dos Estados Unidos. Estes incluem movimentos como Christian Science, Unity School of Christianity, vários outros grupos cristãos (como os católicos carismáticos e os protestantes pentecostais), grupos do tipo Human Potential (como Cientologia, EST, Progoff Process e Cornucopia), meditação oriental e grupos de ioga (que baseiam-se no budismo zen ou tibetano, no jainismo ou no hinduísmo) e os muitos tipos de igrejas espiritualistas e "círculos de cura", que praticam a cura oculta ou espiritual para seus membros. Muitos deles baseiam-se no movimento "*New Age*",[10] que enfatiza o desenvolvimento pessoal, o autocuidado e uma abordagem holística aos cuidados de saúde, abrangendo mente, corpo e alma. Além disso, em sociedades não-ocidentais, os grupos de auto-ajuda freqüentemente têm uma base religiosa. Os cultos de "possessão espiritual", por exemplo, são comuns em partes da África, sobretudo entre mulheres. Nessas seitas, as mulheres que foram "possuídas" e que adoeceram por causa de um espírito em particular formam o que Turner[11] chama de "comunidade de sofrimento", cujos membros diagnosticam e tratam ritualmente outras pessoas no resto da sociedade que sofrem de possessão pelo mesmo espírito maligno. Lewis[12] vê alguns desses cultos de possessão espiritual, como a seita *bori* dos Hausa, no norte da Nigéria, essencialmente como movimentos de protesto das mulheres contra suas desvantagens sociais. A ligação à seita traz prestígio, poder de cura e atenção especial por parte dos homens, que as enchem de presentes para apaziguar os espíritos responsáveis pela possessão.

Todos os aspectos do setor informal (e também dos outros dois setores) podem, algumas vezes, ter efeitos negativos sobre a saúde mental e física das pessoas. A família, por exemplo, pode facilitar ou impedir os cuidados de saúde. Em Taiwan, de acordo com Kleinman,[13] a reação normal da família a um membro doente é tentar contê-lo, assim como sua doença e os problemas sociais que ela gera dentro do círculo familiar, em vez de compartilhá-la com alguém externo ao grupo, como um médico.

Em geral, as pessoas doentes movem-se livremente entre o setor informal e os outros dois setores, muitas vezes usando todos os três de uma vez, sobretudo quando o tratamento em um setor falha em aliviar o desconforto físico ou emocional.

## O setor popular (*folk*)

Neste setor, que é particularmente grande em sociedades não-industrializadas, certos indivíduos especializam-se em formas de cura que são *sagradas* ou *seculares*, ou uma mistura das duas. Esses curandeiros não pertencem ao sistema médico oficial e ocupam uma posição intermediária entre os setores informal e profissional. Existe uma ampla variação nos tipos de curandeiro popular em qualquer sociedade, de especialistas puramente seculares e técnicos, como quiropráticos, parteiras, pessoas que extraem dentes ou herbalistas, até aqueles que realizam curas espirituais, clarividentes e xamãs. Os curandeiros populares compõem um grupo heterogêneo, com muita variação individual em termos de estilo e aspecto, mas algumas vezes estão organizados em associações com regras de entrada, códigos de conduta e troca de informações.

A maioria das comunidades inclui uma mistura de curandeiros populares sagrados e seculares. Por exemplo, em seu estudo no final da década de 1970 sobre curandeiros afro-americanos nas periferias de baixa renda nos Estados Unidos, Snow[14] descreveu "médicos de ervas", "médicos de raiz", espiritualistas, magos, *houngans* ou *mambos* de vodu, sacerdotes de cura e curandeiros pela fé, profetas da vizinhança, "avozinhas" e vendedores de ervas mágicas, raízes e medicamentos comerciais (Figura 4.1). Os curandeiros espirituais, que operam fora dos templos, das igrejas ou das "lojas de velas", são particularmente comuns e lidam com doenças supostamente causadas por feitiçaria ou punição divina. A maioria das doenças seculares são tratadas com automedicação, ou pelas "avós" ou médicos herbalistas da vizinhança. Na prática, porém, há alguma sobreposição entre suas abordagens e técnicas. Em outra comunidade, os Zulus da África do Sul, também há uma sobreposição entre os curandeiros sagrados e seculares. Enquanto a adivinhação sagrada é realizada pelas mulheres *isangomas*, o tratamento com remédios herbais africanos é feito pelos homens *inyangas*; ambos, porém, coletam informações sobre a origem social da vítima, bem como detalhes sobre sua doença, antes de fazer um diagnóstico.[15]

Um exemplo de um curandeiro puramente secular é o *sahi*, ou trabalhador da saúde, como descrito pelos Underwoods[16] em Raymah, República Árabe do Iêmen. Esses curandeiros surgiram no Iêmen nos últimos anos, e sua prática consiste principalmente em aplicar injeções de várias drogas ocidentais. Eles possuem pouco treinamento (em geral, um contato breve com um profissional de saúde; em um caso, um mês de trabalho como faxineiro de um hospital) e habilidade diagnóstica limitada. O mesmo pode ser dito de suas habilidades de aconselhamento ou psicológicas. Para os habitantes de Raymah, porém, o *sahi* pratica o que é considerado a quintessência da medicina ocidental: "o tratamento da doença por injeções". A popularidade crescente das injeções foi descrita em muitos países do Terceiro Mundo,[17,18] assim como a proliferação de *injecionistas* não-treinados (também conhecidos como médicos de injeção, homens da agulha ou *shot givers*) como o *sahi*.

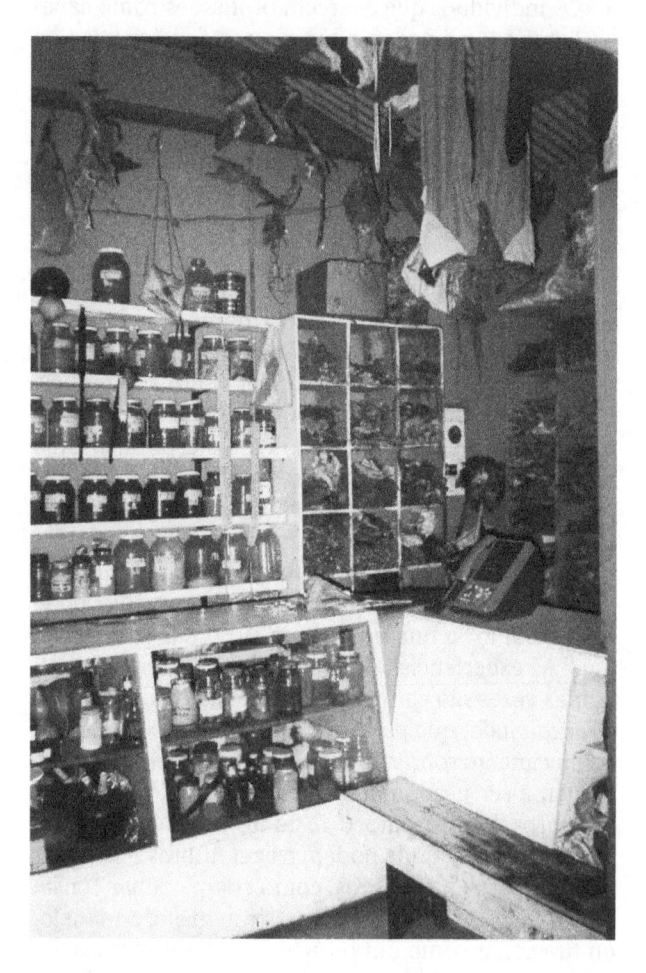

**Figura 4.1** Uma loja vendendo muti, ou remédios africanos tradicionais, e medicamentos folclóricos, em Joanesburgo, África do Sul.

Outros exemplos dessa tendência foram descritos por Kimani,[19] no Quênia. Lá, os "médicos do mato" administram remédios e injeções, e os "meninos-médicos das ruas e paradas de ônibus" repassam cápsulas de antibióticos adquiridas no mercado negro.

A maioria dos curandeiros populares compartilha os valores culturais básicos e a visão de mundo das comunidades em que vivem, inclusive as crenças sobre origem, significado e tratamento da má saúde. Em sociedades nas quais a má saúde e outras formas de infortúnio são atribuídas às causas sociais (feitiçaria ou "mau-olhado") ou sobrenaturais (deuses, espíritos, fantasmas ancestrais ou destino), os curandeiros sagrados são particularmente comuns. Sua abordagem em geral é holística, lidando com *todos* os aspectos da vida do paciente, inclusive os relacionamentos com outras pessoas, com o ambiente natural e com forças sobrenaturais, bem como com quaisquer sintomas físicos ou emocionais. Em muitas sociedades não-ocidentais, todos esses aspectos da vida são parte da definição de saúde, que é vista como um *equilíbrio* entre as pessoas e seu ambiente social, natural e sobrenatural. Um distúrbio de qualquer um desses aspectos (como um comportamento imoral, conflitos familiares ou falha em observar as práticas religiosas) pode resultar em sintomas físicos ou sofrimento emocional e exige os serviços de um curandeiro sagrado. Os curandeiros desse tipo, quando confrontados com a má saúde, freqüentemente perguntam sobre o comportamento do paciente antes da doença e sobre quaisquer conflitos com outras pessoas. Em uma sociedade de pequena escala, o curandeiro também pode ter conhecimento em primeira mão das dificuldades de uma família por meio de fofocas locais, o que pode ser útil para o diagnóstico. Além de colher informações sobre a história recente do paciente e sua origem social, o curandeiro pode empregar um ritual de *adivinhação*. Esse ritual tem muitas formas em todo o mundo,[20] incluindo o uso de cartas, ossos, palha, conchas, gravetos, pedras especiais e folhas de chá, cujo arranjo é cuidadosamente examinado pelo curandeiro para evidências de qualquer padrão subjacente. Também há exames das entranhas ou do fígado de certos animais ou aves, interpretação de sonhos ou visões, ou consulta direta com espíritos, ou seres sobrenaturais mediante transe. Em cada caso, a adivinhação visa revelar a causa sobrenatural da doença (como feitiçaria ou retribuição divina) pelo uso de técnicas sobrenaturais. A *isangoma* zulu, por exemplo, é consultada pelos parentes de uma pessoa doente, que fica em casa. Ela faz o diagnóstico entrando em transe e se comunicando com os espíritos, que lhe revelam a causa e o tratamento da doença.[15]

### O xamã

Outra forma de adivinho é o *xamã*, encontrado em diferentes formas em muitas culturas. O xamã é um curandeiro que faz a mediação entre os mundos material e espiritual. Lewis[21] define-o como "uma pessoa de qualquer sexo que dominou os espíritos e pode introduzi-los à vontade em seu próprio corpo"; a adivinhação ocorre em uma sessão, na qual o curandeiro incorpora os espíritos e, por meio deles, diagnostica a doença e prescreve o tratamento. Como o xamã "dominou" esses espíritos que penetraram nele, ele pode então usá-los para ajudar a diagnosticar pessoas possuídas por eles ou por espíritos malevolentes parecidos. Em alguns casos, o xamã somente entra em transe com o auxílio de drogas alucinógenas poderosas (ver Capítulo 8). Esta e outras formas de adivinhação algumas vezes ocorrem na presença de familiares, amigos e outros contatos sociais do paciente. Nesta situação pública, o adivinho visa trazer à tona os conflitos dentro de uma comunidade – que podem ter levado à feitiçaria ou bruxaria entre as pessoas – e tenta resolvê-los de um modo ritual. Os curandeiros sagrados também fornecem explicações e tratamentos para sentimentos subjetivos de culpa, vergonha ou raiva, prescrevendo, por exemplo, rezas, penitências ou a resolução de problemas interpessoais. Eles também podem prescrever tratamentos físicos ou remédios simultaneamente.

A adivinhação em transe é comum em sociedades não-industrializadas, mas está tornando-se cada vez mais comum no Ocidente entre os médiuns, clarividentes, "canalizadores", "neoxamãs" e membros de certas igrejas carismáticas de cura. Mesmo nas regiões menos desenvolvidas, os curandeiros xamânicos que praticam a adivinhação em transe e a cura são cada vez mais encontrados em áreas urbanas e rurais, como descrito no estudo de caso da Sibéria.

### Estudo de caso:

**Xamãs urbanos em Ulan-Ude, Sibéria, Federação Russa**

Humphrey[22] estudou o surgimento de xamãs urbanos na cidade de Ulan-Ude, na República Buryat da Sibéria, desde a queda do comunismo. A autora descreve a cidade pós-soviética, com sua atmosfera impessoal, seus edifícios de concreto decadentes e grandes blocos de apartamentos anônimos, onde a maioria das pessoas encontra-se vivendo entre estranhos, longe dos parentes. A maioria dos Buryats mudou-se do campo para a cidade na década de 1960. Esta migração, além da promoção estatal do ateísmo e da supressão do budismo e das crenças espirituais tradicionais, significou que muitas pessoas perderam contato com suas raízes rurais e sua cultura tradicional. Uma vez na cidade, a maioria teve pouca chance de escolher o local onde viver ou trabalhar, o que também ajudou a fragmentar seu sentido de identidade e comunidade. Os xamãs Buryat que surgiram nasceram principalmente na cidade e atendem sobretudo clientes instruídos. Eles tendem a explicar a doença e o infortúnio como devidos aos espíritos ancestrais dos clientes, das regiões selvagens e das estepes além da cidade. Eles freqüentemente perguntam aos clientes sobre sua genealogia, de modo a identificar o espírito ofensivo, para que esse possa então ser exorcizado ou aplacado. Para isso, freqüentemente encorajam os clientes a descobrir mais sobre seus ancestrais e sobre as áreas de onde eles provêm. Em alguns casos, os xamãs encorajam os clientes a voltar para tais áreas, para uma montanha ou árvore particular onde o espírito agora reside, a fim de realizar um ritual especial (*alban*) para apaziguá-lo. Assim, "insistindo nessas ligações com o campo, os xamãs reconceitualizam e segmentam a cidade, de forma que ela é agora composta de indivíduos pertencentes a grupos familiares ou decentes, cujas origens situam-se muito longe". Desse modo, "religando os indivíduos da cidade – de laços familiares quase esquecidos – a locais sagrados e assustadores no campo", eles as estão ajudando a se adaptar à sua realidade urbana pós-soviética. Ao mesmo tempo, eles as ajudam a se adaptar ao novo contexto maior em que eles se encontram. Em suas sessões, os xamãs evocam não apenas os espíritos ancestrais dos clientes, mas também uma variedade menos paroquial e mais ecléctica de "divindades", como o Arcanjo Gabriel, samurais japoneses e mesmo "pilotos automobilísticos do cosmo". Assim, os xamãs urbanos Buryat agem não somente como psicoterapeutas leigos e conselheiros, mas também ligando os clientes com suas raízes e, em um contexto maior, fazendo também com que eles se sintam mais confortáveis nos novos espaços urbanos anônimos onde agora vivem. Como Humphrey nota, "a percepção do xamã acerca do mal e do infortúnio na cidade implica uma consciência dos fluxos relacionais do poder espiritual proveniente de fora".

### Vantagens e desvantagens da cura popular (folk)

Para aqueles que a utilizam, a cura popular oferece diversas vantagens em relação à medicina científica moderna. Uma delas é o freqüente envolvimento da família no diagnóstico e no tratamento. Por exemplo, como Martin[23] destacou, para os índios norte-americanos, tanto o paciente quanto sua família têm a responsabilidade de participar dos rituais de cura da doença dele. O foco da atenção não é somente o paciente (como na medicina ocidental), mas também a reação da família e dos outros à doença. O curandeiro em si geralmente é circundado por auxiliares, que tomam parte na cerimônia, dão explicações ao paciente e sua família e respondem perguntas. De uma perspectiva moderna, este tipo de curandeiro nativo norte-americano com auxiliares, junto com a família do paciente, fornece uma equipe efetiva de cuidados primários de saúde, especialmente ao lidar com problemas psicossociais. Fabrega e Silver[24] examinaram as vantagens, para o paciente, de outro tipo de curandeiro popular, o *h'ilol* de Zinacantan, México, em comparação com os médicos ocidentais. Em particular, existe uma visão de mundo compartilhada, intimidade, calor humano, informalidade e uso da linguagem do dia-a-dia nas consultas, e a família e outros membros da comunidade são envolvidos no tratamento. Além disso, o *h'ilol* é uma figura crucial na comunidade; acredita-se que ele age em benefício do paciente e da comunidade, bem como dos deuses. Ele pode influenciar a sociedade em um nível maior, particularmente os relacionamentos sociais do paciente, podendo influenciar o seu comportamento futuro, destacando a influência das ações passadas sobre a sua doença atual. Finalmente, sua cura ocorre em um ambiente familiar, como o lar ou um santuário religioso. Uma vez que os curandeiros populares como o *h'ilol*, articulam e reforçam os valores culturais das comunidades onde vivem, eles têm vantagens sobre os médicos ocidentais, que estão freqüentemente separados de seus pacientes por classe social, posição econômica, gênero, educação especializada e, algumas vezes, bagagem cultural. Em particular, esses curandeiros são mais capazes de definir e tratar a *perturbação* – isto é, as dimensões sociais, psicológicas, morais e espirituais associadas com a má saúde, assim como com outras formas de infortúnio (ver Capítulo 5). Ao contrário do mundo ocidental, onde diferentes tipos de infortúnio são manejados por diferentes tipos de agentes de cura – os problemas físicos por médicos, os problemas psicológicos por psiquiatras ou terapeutas, os problemas sociais por assistentes sociais e os problemas espirituais por ministros religiosos – este tipo de agente de cura aborda *todas* essas dimensões simultaneamente. E mais, eles muitas vezes as reúnem em uma única explicação causal. Eles também fornecem formas culturalmente familiares de explicar a causa e o momento de ocorrência do infortúnio e sua relação com o mundo social e sobrenatural.

Em diversos países hoje em dia, esses curandeiros populares são muitas vezes usados paralelamente ao tratamento médico, mesmo quando os dois baseiam-se em premissas muito diferentes. No México, por exemplo, Finkler[25] descreveu as diferenças e semelhanças entre os médicos e os curandeiros espirituais (que curam com o auxílio de espíritos que os possuem). A autora mostra que as pessoas usam os dois sistemas, porém com fins diferentes. Como em muitas outras culturas, os médicos tendem a dizer a seus pacientes o que aconteceu, enquanto os curandeiros dizem a eles por que aconteceu. Os curandeiros explicam a má saúde em termos culturais mais amplos, mais familiares, envolvendo os aspectos sociais, psicológicos e espirituais da vida de seus pacientes, enquanto os médicos se concentram principalmente nas doenças físicas e em seus patógenos ou comportamentos causais. Isso ocorre apesar do fato de os médicos gastarem duas vezes mais tempo (cerca de 20 minutos) nas primeiras consultas em comparação com os curandeiros. Porém, há algumas semelhanças entre as duas abordagens. Ambas possuem uma visão dualista do paciente, os médicos usando uma abordagem de mente e corpo e os curandeiros, de espírito e corpo. Ambos tentam "olhar" para dentro do corpo do paciente, de modo a diagnosticar a má saúde, os médicos com ajuda da tecnologia e os curandeiros por meio de espíritos que os possuem e auxiliam. Seus cenários terapêuticos, porém, são muito diferentes. A cura do *Espiritualismo* ocorre em um templo, na presença da família e de outros membros da comunidade, enquanto as interações médico-paciente ocorrem no isolamento estéril de um pequeno cubículo, ocasionalmente na presença de estranhos como enfermeiros ou estudantes de medicina. Finkler também nota que, ao contrário dos médicos, os curandeiros espirituais raramente dão a seus pacientes um diagnóstico específico; em vez disso, fornecem uma tranqüilização de que os espíritos sabem tudo sobre sua aflição. Para muitos pacientes, essa explicação é satisfatória pois, em algum nível, ela atende suas próprias expectativas e experiência emocional subjetiva de má saúde. Enquanto os médicos tendem a colocar a má saúde do paciente em uma moldura temporal limitada e localizá-la em uma determinada parte do corpo, os espíritos oniscientes que auxiliam o curandeiro "transcendem o tempo e o espaço, do mesmo modo que a doença do paciente transcende as dimensões temporal e espacial".

Assim como outras formas de cuidados de saúde, a medicina popular tem suas desvantagens e seus riscos. Por exemplo, os curandeiros populares podem ignorar, fazer um diagnóstico errado ou tratar mal os sinais de uma doença física grave ou de um distúrbio mental, como confundir psicose, epilepsia ou tumor cerebral com uma "possessão espiritual". Eles podem usar formas de tratamento como exorcismos, concocções herbais fortes, dietas especiais ou formas extremas de reza ou jejum que podem causar lesão física ou psicológica a seus clientes. Alguns podem usar agulhas ou instrumentos não-esterilizados em circuncisões, escarificações rituais, acupuntura ou outros tratamentos, levando à disseminação de infecções com o vírus da imunodeficiência humana (HIV) ou da hepatite B. Tanto a circuncisão masculina quanto a feminina, realizadas por praticantes populares, algumas vezes podem levar a uma grande hemorragia, especialmente naqueles com tendência a sangramento, bem como a infecções locais ou até septicemia. Algumas parteiras tradicionais podem usar instrumentos não-esterilizados nos partos ou aconselhar as mães a descartar seu colostro ou colocar pedaços de excrementos no coto umbilical do bebê após o nascimento – levando ao tétano neonatal (ver Capítulo 6). Alguns curandeiros populares também podem usar a credulidade e a vulnerabilidade de seus clientes para explorá-los financeira, emocional ou mesmo sexualmente. Todos esses exemplos significam que os curandeiros populares devem ser vistos de modo realista, sem romantizá-los exageradamente. Para as pessoas que os consultam, eles com certeza possuem muitas vantagens em comparação com os médicos, mas também podem ter desvantagens e riscos.

### Treinamento dos curandeiros populares

Em geral, os curandeiros populares possuem pouco treinamento formal em relação às faculdades de medicina ocidentais. As habilidades geralmente são adquiridas pelo aprendizado com um curandeiro mais velho, pela experiência com certas técnicas ou condições, ou pela possessão de um poder de cura inato ou adquirido. As pessoas podem tornar-se curandeiros populares de diversos modos:

1. Herança – ter nascido em uma "família de curandeiros", algumas vezes de muitas gerações.
2. Posição dentro da família, como o "sétimo filho de um sétimo filho" na Irlanda.
3. Sinais e presságios no nascimento, como uma marca de nascença ou "chorar no útero" ou ter nascido com a membrana amniótica envolvendo o rosto (o "*caul*" na Escócia).
4. Revelação – a descoberta de que alguém "tem o dom", o que pode ocorrer como uma experiência emocional intensa durante uma doença, um sonho ou um transe. Em casos extremos, como Lewis[21] destaca, a vocação pode ser anunciada por "um estado inicialmente descontrolado de possessão: uma experiência traumática associada a um comportamento de êxtase ou de histeria".
5. Aprendizado com outro curandeiro – um padrão comum em todas as partes do mundo, embora o processo possa durar muitos anos.
6. Aquisição de uma habilidade específica sem auxílio de outros, como o *sahi* do Iêmen, os médicos do mato (*bush doctors*) quenianos e outros tipos de injecionistas. Os aspirantes a curandeiros populares modernos podem hoje adquirir seus conhecimentos de cura em livros, cursos por correspondência ou mesmo internet.

Na prática, essas formas de cura popular tendem a se sobrepor; por exemplo, alguém nascido em uma "família de curandeiros" e com certos sinais e presságios ao nascimento ainda pode precisar refinar seu "dom" por meio de um longo aprendizado com um curandeiro mais velho. Em alguns casos, os curandeiros também podem ser qualificados como enfermeiros ou outros profissionais de saúde. Um estudo[26] estimou, por exemplo, que na África do Sul quase 1% dos enfermeiros africanos também trabalha em meio turno como curandeiro tradicional.

Embora a maioria dos curandeiros populares trabalhe individualmente, existem redes informais ou associações de curandeiros, que propiciam a troca de técnicas e informações e a monitoração do comportamento de cada indivíduo. Uma dessas redes entre os adivinhos zulus ou *isangomas* é descrita por Ngubane.[15] Eles se reúnem regularmente para compartilhar idéias, experiências e técnicas; cada adivinho tem a oportunidade de encontrar ex-alunos, professores e aprendizes entre os adivinhos da vizinhança, bem como entre aqueles que atuam em locais mais distantes. Estima-se que, em um período de três a cinco anos, um adivinho pode fazer contato com mais de 400 colegas adivinhos em todo o sul da África (embora, recentemente, como mencionado adiante, eles tenham começado a formar suas próprias organizações profissionais, estando sujeitos a movimentos do governo para licenciá-los e regulamentá-los). Em outras situações, como os bairros negros de baixa renda nos Estados Unidos, diversos curandeiros podem ser ministros de uma igreja espiritualista, que também atua como uma associação de curandeiros. Nos círculos de cura suburbanos descritos por McGuire,[9] quase todos os participantes têm a chance de ser curandeiros e pacientes em várias ocasiões; assim, esses grupos sobrepõem o limite entre a cura popular e informal e fornecem um meio para a troca de informações e experiências entre um grupo de curandeiros.

Porém, apesar de suas muitas vantagens, é importante não ter uma visão romântica demais sobre os curandeiros populares em geral. Como todos os outros prestadores de cuidados de saúde, inclusive médicos e enfermeiros, existem aqueles que são incompetentes, ignorantes, arrogantes ou gananciosos, ou que possuem uma visão muito reducionista da má saúde e de como ela deve ser tratada. E mais, nem todos os curandeiros populares provêm da comunidade em que trabalham nem todos estão familiarizados com seu funcionamento social interno. Algumas das técnicas que eles usam também podem ser muito perigosas para seus pacientes. O uso de agulhas não-esterilizadas pelos injecionistas, por exemplo, pode levar a abscessos cutâneos graves, bem como à disseminação da hepatite B ou da síndrome da imunodeficiência adquirida (AIDS). Alguns de seus remédios à base de ervas foram relatados como causadores de doenças graves ou mesmo morte.[27] Assim, é importante considerar os curandeiros populares de modo equilibrado e evitar tanto a idealização quanto a crítica excessiva. Por um lado, deve-se evitar o que Lucas e Barrett[28] denominam visão arcádica – ver esses curandeiros e as comunidades onde atuam como de alguma forma "naturais" e holísticos, vivendo em harmonia pacífica com a natureza e uns com os outros. Todavia, por outro lado, considerá-los "bárbaros" – vê-los e a suas comunidades como de algum modo primitivos, degenerados, incompetentes e subdesenvolvidos – também é impreciso. Na maioria dos casos de cura popular, a verdade situa-se em algum ponto entre os dois extremos.

### *"Profissionalização" dos curandeiros populares*

A relação entre os setores popular e profissional geralmente tem sido marcada por sentimentos mútuos de desconfiança e suspeita. A maioria dos médicos tende a ver, nos curandeiros populares, trapaceiros, charlatães, feiticeiros ou farsantes, que representam um perigo para a saúde dos seus pacientes.

Cada vez mais (e muitas vezes com relutância), porém, as autoridades médicas têm reconhecido que, apesar de seus problemas inerentes, os curandeiros populares possuem algumas vantagens óbvias para o paciente e sua família, sobretudo ao lidar com problemas psicológicos. Em muitos países em desenvolvimento, os curandeiros populares tradicionais estão sendo incorporados marginalmente ao sistema médico – algumas vezes contra sua vontade. A iniciativa nesse sentido geralmente parte da Organização Mundial de Saúde (OMS) ou de governos nacionais, ou algumas vezes dos próprios curandeiros. Em 1978, a OMS emitiu sua famosa declaração de Alma-Ata de "Saúde para todos no ano 2000". Sua principal proposta era a provisão mundial de cuidados primários abrangentes de saúde, que forneceriam serviços preventivos, curativos e de reabilitação a um custo razoável.[29] Porém, com recursos financeiros escassos, populações crescentes e recursos médicos limitados, a tarefa era quase impossível e recentemente tornou-se ainda mais difícil em função de novas doenças como a AIDS. Um resultado disso foi um olhar novo para a medicina tradicional, redefinindo-a como um aliado potencial do sistema médico, e não como um inimigo. Em 1978, a OMS recomendou que a medicina tradicional fosse promovida, desenvolvida e integrada sempre que possível com a medicina científica moderna,[30] mas destacou a necessidade de assegurar respeito, reconhecimento e colaboração entre os praticantes dos vários sistemas envolvidos. Os recursos humanos que a OMS esperava recrutar incluíam herbalistas, praticantes de medicina aiurvédica, unāni ou ioga, curandeiros tradicionais chineses como os acupunturistas e vários outros. Atenção especial foi dedicada à seleção e ao treinamento das parteiras tradicionais,[31,32] que já fazem o parto de cerca de dois terços dos bebês no mundo (ver Capítulo 6).

Last[33] destaca que agora, como resultado dessas duas declarações, "a profissionalização potencial dos praticantes tradicionais firmou-se na pauta de ações". O autor observa que houve um crescimento rápido no número de organizações de praticantes, especialmente na África. Algumas organizações (como os *isangomas* zulus) operam principalmente como redes informais, enquanto outras atuam como grupos de pressão ou igrejas, ou cultos que oferecem cura. Já diversas organizações, como a Zimbabwe National Tradicional Healers' Association, foram reconhecidas pelo governo como corporações profissionais propriamente ditas, com poderes exclusivos para educar, avaliar, licenciar e disciplinar seus membros. Na África do Sul, a lei governamental Traditional Health Practitioners Bill de 2004 criou um Conselho para supervisionar o licenciamento e a regulamentação dos cerca de 200.000 curandeiros tradicionais africanos no país – que são consultados por cerca de 70% da população – com o objetivo de assegurar "a eficácia, a segurança e a qualidade dos serviços tradicionais de cuidados de saúde".[34]

Para muitos curandeiros populares, o processo de formar uma "profissão" (ver adiante) freqüentemente também tem sido uma resposta à competição desigual do sistema médico. Ao criar uma associação profissional, eles esperam obter avanços em seus interesses e nos de seus clientes, melhorar os padrões, elevar seu prestígio, ganhar poder e apoio oficial e definir uma área de cuidados de saúde que somente eles podem fornecer.

Todavia, isso freqüentemente é problemático. Por um lado, há evidências de que, em muitos países em desenvolvimento, o número real de curandeiros tradicionais está declinando, em parte devido à educação, à urbanização e à ruptura das comunidades. Além disso, como Last[33] salienta, os curandeiros tradicionais (em especial do tipo sagrado) são um grupo demasiado disperso e seu conhecimento e prática estão muito enraizados nos contextos locais para serem padronizados efetivamente. Eles também têm noções específicas de legitimidade, que derivam principalmente das tradições de sua comunidade e seu próprio carisma, e não de alguma burocracia governamental distante. Para muitos de seus clientes, "a legalidade de uma prática é menos importante do que o padrão moral do praticante ou sua confiabilidade".

Até certo ponto, essa profissionalização dos curandeiros tradicionais é paralela a um processo semelhante que está ocorrendo entre os curandeiros alternativos e complementares nas sociedades ocidentais (ver adiante). No leste da Europa, desde o século XVIII, os *feldshers* russos também percorreram um longo caminho, de curandeiros populares locais (freqüentemente ex-médicos do exército) para seu *status* mais recente como auxiliares de médicos que muitas vezes trabalham no cuidado primário ou em obstetrícia, sobretudo em áreas rurais.[35] Em contraste, seus equivalentes em outros países do leste europeu, como os *cyruliks* da Polônia, em grande parte desapareceram.[35]

Velimirovic[36] vê a iniciativa da OMS quanto à medicina tradicional como bem-intencionada porém mal-orientada. Ele argumenta que sua integração no setor formal (profissional) dos cuidados de saúde desde 1978 "não contribuiu virtualmente em nada para resolver os monumentais problemas de saúde do mundo em desenvolvimento" ou para atingir a meta de "Saúde para todos até o ano 2000". Isso se deve em parte ao fato de, na proposta da OMS, a definição de medicina tradicional nunca ter sido clara ou consistente. Nem sua presunção acrítica da eficácia da medicina tradicional foi justificada, pois ignorou suas muitas falhas e problemas, como sua incapacidade de curar malária, cólera, febre amarela e outras doenças. Em muitos casos, os pontos de vista dos curandeiros tradicionais acerca da doença e seus tratamentos eram tão prejudiciais para a saúde que eles próprios eram parte do problema. E mais, em muitos países em desenvolvimento, a medicina tradicional "freqüentemente não é tão benquista entre as pessoas quanto os planejadores de saúde acreditam". Com a possibilidade de escolha, muitas pessoas preferem consultar médicos de estilo ocidental, e não os curandeiros tradicionais ou trabalhadores de saúde não treinados da comunidade – mesmo que isso envolva muitas despesas e longas viagens.

Apesar desse ponto de vista, é importante enfatizar que *há* exemplos de colaboração bem-sucedida entre os curandeiros tradicionais e o sistema médico oficial, especialmente quanto à prevenção da AIDS,[37] às parteiras tradicionais,[32] ao planejamento familiar,[38] à promoção da terapia de reidratação oral,[39] ao tratamento da doença mental[40] e ao tratamento e reabilitação dos drogaditos.[41]

### Medicina tradicional na China e na Índia

Em países como a Índia e a China, os fortes sistemas nativos de cura têm quase a mesma legitimidade e popularidade que a medicina ocidental, e atualmente, com apoio do governo, oferecem à população sistemas paralelos de cuidados de saúde. De certa forma, eles já estão "profissionalizados". Na China, apesar de diversas mudanças da política do governo, a medicina tradicional chinesa – incluindo acupuntura, moxibustão e fitoterapia – ainda constitui um sistema complementar de cuidados de saúde para boa parte da população, especialmente em áreas rurais, existindo junto com clínicas biomédicas e outras instalações. Na Índia, há 91 escolas médicas reconhecidas aiurvédicas (hindus) e 10 *unāni* (muçulmanas), sendo que a medicina aiurvédica serve a uma grande proporção da população. O Indian Medicine Central Council Act de 1970 criou um Conselho Central para a medicina aiurvédica, que estabeleceu um registro de praticantes qualificados e supervisiona o treinamento dos novos. O conselho concede o grau de bacharel em Medicina e Cirurgia Aiurvédica após três anos de estudo, seguidos por uma pós-graduação de mais três anos.[42] Porém, no final da década de 1980, somente 12% dos praticantes aiurvédicos haviam obtido o diploma de uma instituição de ensino reconhecida, 54% tinham diplomas de escolas não reconhecidas e 33% não tinham nenhuma qualificação.[42] Um processo semelhante ocorreu com a homeopatia (que chegou à Índia em 1830)[43] e que, desde 1973, é supervisionada por um Conselho Central de Homeopatia. Este reconheceu 200.000 praticantes de homeopatia e supervisiona 104 faculdades que ministram cursos de graduação sobre o assunto. Os diplomas de pós-graduação são emitidos pelo National Institute of Homeopathy em Calcutá, e há 130 a 150 hospitais homeopáticos e 1.500 dispensários homeopáticos na Índia, todos apoiados pelo governo. Os homeopatas superam os praticantes aiurvédicos em diversos estados, e a homeopatia é particularmente difundida no estado de West Bengal, mas também em Uttar Pradesh, Bihar, Tamil Nadu e Kerala, e tende a ser mais prevalente em áreas urbanas do que em rurais.[43]

Srinavasan[44] observou, em 1995, que a medicina aiurvédica estava perdendo popularidade para a medicina ocidental (alopática) em muitas partes do país. Uma pesquisa em toda a Índia mostrou que, enquanto 80% dos domicílios em áreas urbanas usavam a medicina alopática e somente 4% usavam a aiurvédica, nos domicílios em zonas rurais, 75% usavam a alopática e 8% a aiurvédica. Isso aplicava-se à maioria das classes sociais. Ao contrário, no Sri Lanka, Srinavasan observou que a política do governo encorajava fortemente a medicina aiurvédica tradicional, havendo agora 13.000 médicos aiurvédicos (1 por 1.400 habitantes), comparados aos 380.000 (1 por 2.200 habitantes) na Índia.[44]

### Medicina alternativa e complementar

Na maioria dos países ocidentais, uma forma especial de cuidados de saúde – a medicina alternativa ou complementar (algumas vezes conhecida como MAC) – sobrepõe-se tanto ao setor popular quanto ao profissional. Seus muitos tipos de curandeiros geralmente incluem acupunturistas, homeopatas, quiropráticos, osteopatas, herbalistas, naturopatas, curandeiros espirituais, especialistas em hipnose, massoterapeutas e especialistas em meditação. Uma das formas mais populares de MAC é a acupuntura (que atualmente é usada em, no mínimo, 78 países em todo o mundo).[45]

### Medicina não-convencional na Europa e na Ásia

Na Europa, o setor MAC dos cuidados de saúde está aumentando rapidamente em popularidade. Em 1981, por exemplo, cerca de 6,4% da população da Holanda haviam consultado um terapeuta ou médico que praticava a medicina complementar, número que subiu para 15,7% em 1990, e 47% dos médicos de família* holandeses agora usam uma terapia complementar.[46] Na Alemanha, milhares de *Heilpraktikers* (naturopatas que praticam a "cura pela natureza" e a hidroterapia) muitas vezes também praticam a acupuntura, o herbalismo ou a quiropraxia.[47] Esses naturopatas são reconhecidos oficialmente desde 1939 e, de acordo com Wirsing,[48] havia cerca de 7.000 deles atuando na Alemanha em 1996. O autor também estimou que havia cerca de 2.000 médicos praticando a homeopatia e outros 1.000 praticando a medicina "antroposófica", que baseia-se nos ensinamentos de Rudolf Steiner.[48] Além disso, 77% das clínicas de dor na Alemanha utilizam agora a acupuntura.[46] De acordo com a OMS, 90% da população alemã usou um "remédio natural" em algum estágio de sua vida e, entre 1995 e 2000, o número de médicos que receberam treinamento especial em medicina com remédios naturais quase dobrou, subindo para 10.800.[45]

Há amplas variações entre os países europeus a respeito do ramo preferido da medicina alternativa. De acordo com Fisher e Ward,[46] embora a antroposofia seja popular em todos os países de língua alemã, a homeopatia é popular na Bélgica (com cerca de 50% da população consultando homeopatas, o que aparentemente é a maior taxa na Europa), a reflexologia é particularmente popular na Dinamarca (31% dos usuários de MAC), a massagem é popular na Finlândia, a cura espiritual é popular na Holanda e, na França, a forma mais popular de terapia complemen-

---

* N. de R.T. No original, o termo utilizado é *general practitioner* (GP), que corresponde, no Brasil, por sua formação e forma de atuar, mais ao médico de família e comunidade do que ao "clínico geral".

tar é a homeopatia, cuja utilização subiu de 16% da população em 1982 para 36% em 1992.

Fora da Europa, a OMS[45] estima que 60 a 70% dos médicos no Japão também prescrevem medicina *kampo* (remédios herbais tradicionais), que 46% da população australiana já usou alguma forma de MAC e que, na Malásia, o uso das formas tradicionais de medicina malaia, chinesa e indiana é comum. De modo geral, estes dados indicam que, mesmo em países desenvolvidos e industrializados, uma grande proporção da população prefere usar outras formas de cuidados de saúde – em vez da biomedicina ou além dela.

### Medicina não-convencional nos Estados Unidos

Nos Estados Unidos, Eisenberg e colaboradores[49] estimaram que, em 1990, quase uma em cada três pessoas usou alguma forma de medicina não-convencional, mais freqüentemente para problemas lombares (36%), cefaléias (27%), dor crônica (26%) e cânceres ou tumores (24%). Os tratamentos mais comuns usados foram as técnicas de relaxamento, a quiropraxia e a massagem. Na maioria dos casos (89%), eles consultaram estes praticantes sem a recomendação de seus médicos, e 72% jamais relataram o fato a eles. De modo geral, os autores estimaram que os norte-americanos fizeram cerca de 425 milhões de consultas a praticantes não-convencionais em 1990, um dado que excede o número total de consultas a todos os médicos de cuidados primários dos Estados Unidos (388 milhões). E mais, eles pagaram "de seu bolso" cerca de 10,3 bilhões de dólares para essas terapias, em comparação com 12,8 bilhões pagos a todo o cuidado hospitalar nos Estados Unidos. A maioria dos usuários de terapias não-convencionais tinha entre 25 e 49 anos, mas provinha de todos os grupos sociodemográficos. De acordo com a OMS,[50] no ano 2000, 158 milhões de adultos nos Estados Unidos usaram algum tipo de medicina complementar, e 17 bilhões de dólares foram gastos nela. A acupuntura foi particularmente popular, com 12.000 acupunturistas licenciados; a prática da acupuntura era legal em 38 estados.[45] A OMS também estimou que cerca de 75% das pessoas vivendo com HIV/AIDS em San Francisco usaram alguma forma de terapia tradicional ou alternativa (uma proporção semelhante à de Londres, Inglaterra, e à da África do Sul).[50] Algumas das formas menos ortodoxas de terapia usadas para HIV/AIDS nos Estados Unidos são descritas no Capítulo 16.

Kaptchuk e Eisenberg[51,52] revisaram o aumento constante da medicina alternativa nos Estados Unidos de 1800 até os dias atuais. Eles citam um estudo nacional que mostra que, de 1990 a 1997, o número de respondentes que usou no mínimo uma das 15 terapias alternativas representativas durante um período de 12 meses subiu de 34% para 42%. Eles destacam que o pluralismo médico nos Estados Unidos é agora um fato, e não pode mais ser omitido ou ignorado pela profissão médica. Há agora um diálogo emergente entre as medicinas convencional e alternativa, bem como um reconhecimento crescente da nova diversidade cultural, religiosa e étnica no país, além do poder crescente da escolha do consumidor. Em 1991, o National Institutes of Health criou um Office of Alternative Medicine (OAM), e cerca de 75 escolas médicas dos Estados Unidos oferecem agora cursos de medicina alternativa.[53] Kaptchuk e Eisenberg[50,51] também fornecem uma taxonomia útil das práticas de cura alternativas ("não-convencionais") nos Estados Unidos:

- *Sistemas médicos profissionalizados ou distintos*, com suas próprias teorias, práticas, instituições e métodos de treinamento. Estes incluem os praticantes de quiropraxia, acupuntura, homeopatia, naturopatia, massagem, bem como os médicos de formação convencional que também praticam esses sistemas de cura.
- *Práticas alternativas de dieta e estilo de vida* (também conhecidas como sistemas de "*Reforma da Saúde Popular*"), que incluem o movimento de "alimentos saudáveis", o uso de megavitaminas, suplementos botânicos e nutricionais e aqueles que seguem uma dieta macrobiótica, de alimentos orgânicos ou vegetariana.
- *Cura New Age* (Nova Era), uma variedade díspar de crenças e práticas – muitas originárias de religiões orientais ou do paganismo – que freqüentemente focalizam as "energias" esotéricas, visando atingir um equilíbrio entre elas. Aqui estão incluídas as consultas com espíritos ou médiuns e as formas orientais de cura como Reiki ou Qi-Dong, além do uso de cristais de cura ou magnetos.
- *Intervenções psicológicas*: a Cura pela Mente e a medicina "Mente-Corpo" variam das formas mais convencionais de psicoterapia ao uso de visualizações orientadas, meditações, afirmações e hipnoterapia; elas concentram-se na noção de que "a mente é a energia mais dominante para restaurar o bem-estar e manter a saúde" e que, portanto, as emoções negativas podem causar ou exacerbar, doenças físicas importantes.
- Os *empreendimentos científicos não-normativos* são formas de tratamento médico ou medicações, ou formas de diagnóstico, que não são validadas pelo *establishment* científico, às quais freqüentemente recorrem aqueles com doenças graves como o câncer

terminal. Incluem iridologia, tratamento com "antineoplastons", "análise dos cabelos" para detectar doenças e desequilíbrio de nutrientes e "terapia de quelação" para reverter a doença arteriosclerótica.
- A *medicina não-convencional paroquial* consiste em práticas folclóricas específicas, com profundas raízes culturais em certos grupos nos Estados Unidos. Ela inclui o espiritismo entre os porto-riquenhos, o curandeirismo entre os norte-americanos de origem mexicana, o vodu entre os haitiano-americanos e várias formas de cura dos nativos norte-americanos. Também estão incluídas aqui a medicina folclórica indígena norte-americana (algumas vezes de regiões específicas, como o sul dos Appalaches) e muitas formas diferentes de cura espiritual e religiosa, como o Christian Science e uma variedade de igrejas pentecostais e carismáticas.

## O setor profissional

Este compreende as profissões de cura organizadas, legalmente sancionadas, como a medicina científica ocidental moderna, também conhecida como *alopatia* ou *biomedicina*. Ele inclui não somente médicos de vários tipos e especialidades, mas também as profissões paramédicas reconhecidas, como enfermeiros, parteiras e fisioterapeutas. Todas as sociedades têm sua própria *etnomedicina* – aquela parte de seu sistema cultural que trata especificamente da doença e da cura[54] – e a biomedicina pode ser considerada a etnomedicina do mundo ocidental industrializado. Como tal, ela não apenas origina-se dessa sociedade, mas também expressa (e constantemente ajuda a recriar) algumas das suas premissas culturais básicas, inclusive seus modos de ver o mundo, suas hierarquias e organização social, papéis sexuais e atitudes em relação à doença e ao sofrimento.

No último século, essa biomedicina ocidental difundiu-se para cobrir boa parte do globo, de modo que agora ela é a forma dominante de cura encontrada em todo o mundo e, na maioria dos países, forma a base do setor profissional. Porém, em certos países, os sistemas médicos tradicionais também podem profissionalizar-se em certa medida e, assim, serem capazes de competir com a biomedicina; exemplos disso são as faculdades de medicina aiurvédica e *unāni* na Índia, que recebem apoio governamental, e cujos graduados são regularmente consultados por milhões de pessoas.

É importante compreender que, com todo o seu poder e prestígio, a biomedicina ocidental fornece apenas uma pequena proporção dos cuidados de saúde na maior parte do mundo. Os recursos humanos médicos freqüentemente são escassos, com a maioria dos cuidados de saúde ocorrendo nos setores informal e popular. Em 2005, o relatório *World Health Statistics* da OMS[55] ilustrou as amplas variações na disponibilidade de médicos – bem como de enfermeiros e parteiras – em todo o mundo (Tabela 4.1). Com base nos dados de 1997 a 2003, esse relatório mostrou uma variação considerável entre os países quanto à disponibilidade de recursos humanos médicos, indo de países como Uganda, com 0,1 médicos por 10.000 habitantes, até países como a Índia com 5,9, China com 16,4, Reino Unido com 21,3, Estados Unidos com 27,9 e Federação Russa com 42,5. Uma comparação das seis principais regiões do mundo (Tabela 4.2) mostra graficamente quão variada e desigual é a distribuição do número de médicos, enfermeiros e leitos hospitalares disponíveis para a população dessas diferentes regiões.[56]

Esses dados, porém, provavelmente superestimam o número de médicos de fato envolvidos no cuidado direto do paciente, pois muitos deles trabalham em pesquisa e administração, e não na prática clínica. Além disso, a distribuição de médicos não é uniforme; em muitas sociedades não-industrializadas, eles tendem a agrupar-se nas cidades, onde as instalações são melhores e a prática é mais lucrativa, deixando boa parte do campo para os setores informal e popular de cuidados. Em Moçambique, em 1994, por exemplo, 52% dos médicos do país estavam concentrados na capital Maputo, enquanto a maior parte do restante trabalhava nas outras cidades maiores.[57] Em muitos desses países, a proporção de médicos trabalhando no setor privado tem aumentado de modo constante, reduzindo assim ainda mais o número disponível desses profissionais para fornecer cuidados de saúde de baixo custo pelo estado. No Zimbábue, em 1993, por exemplo, 66% dos médicos trabalhavam no setor privado, enquanto 59% o faziam na África do Sul e 25% em Papua Nova Guiné.[58] A prática médica particular aumentou muito em Malawi e na Tanzânia após alterações na política do governo, enquanto em Uganda, Bennett[58] argumenta que o aumento de médicos particulares "criou uma cultura em que o bom atendimento deve estar associado à disponibilidade de injeções e outras drogas, independente de ser clinicamente apropriado".

Na maioria dos países, especialmente no mundo ocidental, os praticantes da medicina científica formam o único grupo de agentes de cura cujas posições são defendidas por lei. Eles desfrutam de *status* social mais elevado, renda maior e direitos e obrigações mais claramente definidos do que os outros tipos de agentes de cura. Eles têm o poder de interrogar e de examinar seus pacientes, prescrever tratamentos e medicações poderosos e algumas vezes perigosos, bem como de privar certas pessoas de sua liberdade e de confiná-las a hospitais, caso sejam di-

### Tabela 4.1
Relação de médicos, enfermeiros e parteiras com a população em países selecionados

| País | Médicos por 10.000 habitantes | Enfermeiros e parteiras por 10.000 habitantes |
|---|---|---|
| Malaui | 0,1 | 2,6 |
| Níger | 0,3 | 2,7 |
| Uganda | 0,5 | 0,9 |
| Afeganistão | 1,9 | 2,2 |
| Índia | 5,9 | 7,9 |
| Jamaica | 8,5 | 16,5 |
| Filipinas | 11,6 | 61,4 |
| China | 16,4 | 9,6 |
| México | 17,1 | 10,8 |
| Japão | 20,1 | 86,3 |
| Reino Unido | 21,3 | 54,0 |
| Egito | 22,2 | 26,5 |
| Estados Unidos | 27,9 | 97,2 |
| Ucrânia | 30,1 | 82,8 |
| Grécia | 33,5 | 73,0 |
| Federação Russa | 42,5 | 85,1 |

Organização Mundial de Saúde (2005).[55]

### Tabela 4.2
Relação de médicos, enfermeiros e parteiras e leitos hospitalares com a população em diferentes regiões do mundo

| Região | Médicos por 10.000 habitantes | Enfermeiros e parteiras por 10.000 habitantes | Leitos hospitalares por 10.000 habitantes |
|---|---|---|---|
| África | 1,8 | 8,8 | ?* |
| Sudeste da Ásia | 5,0 | 7,4 | 17,0 |
| Leste do Mediterrâneo | 10,1 | 13,7 | 13,0 |
| Oeste do Pacífico | 15,8 | 19,7 | 34,0 |
| Américas | 21,8 | 40,8 | 26,0 |
| Europa | 33,1 | 72,0 | 67,0 |

Organização Mundial de Saúde (2005).[56]
*Os dados para leitos hospitalares na África não estão incluídos no relatório.

agnosticadas como psicóticas ou contagiosas. No hospital, eles podem controlar rigidamente a dieta, o comportamento, padrões de sono e medicações de seus pacientes, podendo realizar vários testes, como biópsias, raios X ou punções venosas. Eles também podem rotular seus pacientes (algumas vezes permanentemente) como doentes, incuráveis, simuladores, hipocondríacos ou como plenamente recuperados – um rótulo que pode entrar em conflito com a perspectiva do paciente. Tais rótulos podem ter efeitos importantes, tanto sociais (confirmando o paciente no papel de doente) quanto econômicos (influenciando os pagamentos de seguro-saúde ou pensão).

## O sistema médico

Como já mencionado, o sistema dominante de cuidados de saúde de qualquer sociedade não pode ser estudado isoladamente de outros aspectos dessa sociedade, pois o *sistema médico* (ou setor profissional dos cuidados de saúde) não existe em um vácuo social ou cultural. Ao contrário, ele é uma expressão e, em certa medida, um modelo em miniatura dos valores e da estrutura social da sociedade da qual se origina. Assim, diferentes tipos de sociedade produzem diferentes tipos de sistemas médicos e diferentes atitudes em relação à saúde e à doença, dependendo de sua ideologia dominante – quer seja capitalista, estatizada, socialista ou comunista. Uma sociedade pode considerar os cuidados de saúde gratuitos (ou relativamente baratos) como um direito básico do cidadão ou como direito básico apenas das pessoas pobres, ou muito idosas, enquanto outra pode ver os cuidados médicos como uma *commodity* a ser comprada somente por aqueles que podem pagar por ela. Neste último caso, a busca de lucros nos cuidados de saúde vai excluir muitos desses membros mais pobres da sociedade que não possuem os recursos para pagar por eles. Qualquer que seja o tipo de sociedade, o sistema médico não somente reflete esses valores e ideologias básicos, mas, por sua vez, também ajuda a moldá-los e mantê-los.[59]

Como um exemplo disso, os críticos dos sistemas médicos no mundo ocidental têm apontado como a organização interna do setor profissional reflete algumas das desigualdades básicas nessas sociedades, especialmente em relação ao gênero, à classe social e à origem étnica. Dentro do sistema médico, a maioria dos médicos são homens (e geralmente brancos) e, como na sociedade geral, ocupam muito mais cargos de prestígio, poderosos e mais bem remunerados do que as médicas mulheres e enfermeiras. Além disso, o pessoal dentro desse setor é arranjado em hierarquias semelhantes aos estratos sociais da sociedade geral. Ao lidar com a população, o sistema médico pode reproduzir muitos dos preconceitos subjacentes da sociedade, bem como presunções culturais sobre o que constitui o bom e o mau comportamento. Por exemplo, sugeriu-se que o preconceito racial desempenha um papel importante na forma como alguns pacientes afro-caribenhos no Reino Unido são classificados pelos psiquiatras como "loucos", mesmo quando há evidências do contrário[60] (ver Capítulo 10). Um processo parecido ocorria na antiga União Soviética, na atitude da psiquiatria estatal em relação aos dissidentes políticos.[61]

Outras críticas do sistema médico ocidental incluem aquelas feitas por Illich,[62] que alega que a medicina moderna de alta tecnologia tornou-se cada vez mais perigosa para a saúde da população ao reduzir sua autonomia, torná-la dependente da profissão médica e lesar sua saúde pelos efeitos colaterais de drogas e intervenções cirúrgicas. Além disso, o sistema médico está em uma relação simbiótica com os fabricantes dos produtos farmacêuticos e equipamentos médicos, e essa relação não necessariamente atende os interesses do paciente.

Como Illich, outros críticos do sistema médico alegam que a medicina moderna, além de controlar os microrganismos, também visa controlar o comportamento da população, especialmente pela "medicalização" do comportamento desviante e de muitos estágios normais do ciclo vital humano. Stacey[63] e outros sugeriram que este fenômeno é particularmente evidente no caso das mulheres, sobretudo durante a gravidez e o parto (ver Capítulo 6). E mais, boa parte da má saúde na sociedade ocidental que pode ser causada por outros fatores como pobreza, desemprego, crises econômicas, poluição ou perseguição é freqüentemente ignorada pelo sistema médico, pois seu foco principal está cada vez mais voltado ao paciente *individual* (ou mesmo ao órgão individual) e aos fatores de risco em seu próprio estilo de vida.[64]

Assim, para compreender qualquer sistema médico é importante sempre considerá-lo no *contexto* dos valores básicos, da ideologia, da organização política e do sistema econômico da sociedade da qual ele se origina. Nesse sentido, o setor profissional dos cuidados de saúde, como os outros dois setores, está sempre, em certa medida, "ligado à cultura".

### Comparação dos sistemas médicos

Pode-se ilustrar este aspecto de ligação à cultura, no caso da medicina ocidental, pela comparação dos sistemas médicos de diferentes países ocidentais com níveis semelhantes de desenvolvimento econômico. Obviamente, esses países variam no que diz respeito ao caráter privado ou público do setor dominante de atendimento de saúde, à distribuição dos recursos médicos, às características do seguro-saúde e assim por diante, mas seus setores profissionais são todos enraizados na mesma tradição da medicina científica ocidental, havendo considerável intercâmbio de dados médicos e técnicas entre eles.

Apesar da alegação de universalidade da medicina ocidental, vários estudos têm ilustrado diferenças significativas nos tipos de diagnóstico fornecido e no tratamento prescrito nos diferentes sistemas médicos ocidentais. Por exemplo, em 1984, uma comparação dos padrões de prescrição de cinco diferentes países europeus (Reino Unido, Alemanha, Itália, França e Espanha)[65] encontrou variações marcantes entre eles – e que não poderiam ser explicadas unicamente pelas disparidades na saúde de suas populações. O estudo examinou as 20 principais categorias diagnósticas e os 20 principais tipos de drogas prescritas em cada um desses países. No Reino Unido, por exemplo, o principal grupo de drogas prescrito foi o de tranqüilizantes, hipnóticos e sedativos (8,6% do número total de prescrições), comparado com 6,8% na França, 6,0% na Alemanha, 3,1% na Itália e 2,0% na Espanha. No Reino Unido, as neuroses estavam entre os diagnósticos mais comuns (5,1% do número total de diagnósticos fornecidos), em comparação com 4,1% na França, 3,2% na Itália e 1,7% na Espanha. Essas discrepâncias podem representar não apenas diferenças na morbidade entre os cinco países, mas também diferenças importantes na nomenclatura, nos critérios diagnósticos e em atitudes *culturais* quanto a certos tipos de comportamento e à forma como eles deveriam ser manejados. Outros estudos, alguns dos quais são descritos posteriormente neste livro, mostraram diferenças entre os psiquiatras do Reino Unido e dos Estados Unidos, bem como entre os psiquiatras do Reino Unido e da França nos critérios que eles usam para diagnosticar e tratar a esquizofrenia (ver Capítulo 10); diferenças entre Reino Unido, Canadá e Estados Unidos nas taxas de várias cirurgias, incluindo os partos cesáreos (ver Capítulo 15); e diferenças no uso médico de *spas* e hidroterapia (*la thermalisme*) na França e na Alemanha (o *kur*),[66] mas não em países como o Reino Unido ou os Estados Unidos.

Um exame mais atento dessas diferenças nacionais na percepção, no diagnóstico, na denominação e no tratamento da doença pode sugerir alguns dos valores culturais subjacentes a tais diferenças. Por exemplo, Payer[67] examinou os sistemas médicos dos Estados Unidos, da França, da Alemanha e do Reino Unido. A autora descreveu algumas das categorias diagnósticas que não possuem equivalentes claros em outros países, como a *crise de foie* e a *spasmophilia* na França, a *Herzinsuffizienz* e o *Kreislaufkollaps* na Alemanha, ou *chilblains* ou "problemas intestinais" no Reino Unido. Além disso, ao compreender essas variações, ela relacionou certas crenças e práticas médicas com os valores culturais centrais em cada uma dessas sociedades. Nos Estados Unidos, por exemplo, ela vê uma relação entre a alta taxa de cirurgias de revascularização coronariana e outros tipos de cirurgia e a concepção norte-americana do corpo como uma "máquina" passível de consertos, que precisa ser reparada e recalibrada periodicamente. Ela descreve a atitude dominante dos médicos dos Estados Unidos com relação a doenças como uma abordagem agressiva e do tipo "deixa comigo, eu posso resolver", o que faz parte do legado do espírito de fronteira: "Os norte-americanos não somente querem *fazer* algo, eles querem fazê-lo *rápido* e, se não puderem, freqüentemente ficam frustrados". Como resultado, os médicos dos Estados Unidos fazem mais exames diagnósticos e realizam mais cirurgias em seus pacientes do que os médicos dos outros três países. De acordo com Payer, eles freqüentemente descartam o tratamento medicamentoso em favor da cirurgia mais agressiva e, se usam drogas, tendem a empregar doses maiores do que seus colegas europeus. Em psiquiatria, por exemplo, as doses de algumas drogas usadas nos Estados Unidos são até 10 vezes maiores do que as usadas em outros lugares. As razões para estas abordagens aos cuidados médicos são várias, incluindo os tipos de pagamento que os médicos dos Estados Unidos obtêm por seus serviços e a ameaça de processos por má prática contra eles. Porém, assim como os médicos dos três países europeus, são os valores *culturais* subjacentes de sua sociedade que desempenham um papel na determinação da forma como a má saúde é diagnosticada e então tratada.

### A profissão médica

Dentro do sistema médico, aqueles que praticam a medicina formam um grupo à parte, com seus próprios valores, conceitos, teorias sobre doenças e regras de comportamento, bem como organização em uma hierarquia de papéis de cura; assim, esse grupo tem aspectos culturais e sociais. Ele pode ser considerado – assim como os advogados, arquitetos e engenheiros – como uma *profissão*. Foster e Anderson[68] definem uma profissão como sendo "um grupo com base ou organizado em torno de um corpo de conhecimento especializado (o conteúdo) não adquirido facilmente e que, nas mãos de praticantes qualificados, atende as necessidades de *clientes* (ou lhe presta serviços)". Ela também tem uma *organização corporativa* de pessoas conceitualmente iguais, que existe para manter o *controle* sobre seu campo de experiência, promover seus interesses comuns, manter seu monopólio de conhecimento, estabelecer as qualificações exigidas para a admissão (como a habilitação de novos médicos), proteger seus membros contra a incursão e a concorrência de outros e monitorar a competência e a ética dos próprios membros. Embora seus integrantes sejam conceitualmente iguais, a profissão é arranjada em hierarquias de conhecimento e poder, como as posições dos professores, consultores, residentes sênior e júnior e internos no Reino Unido. Abaixo deles, estão os profissionais paramédicos: enfermeiros, parteiras, fisioterapeutas, terapeutas ocupacionais, assistentes sociais médicos, etc. Cada grupo paramédico tem seu próprio corpo de conhecimento, clientes, organização corporativa e controle sobre uma área de competência, mas, de modo geral, tem menos autonomia e poder do que os médicos.

Os próprios médicos estão divididos em subprofissões especializadas que reproduzem em uma escala menor a estrutura da profissão médica como um todo. Exemplos disso são os cirurgiões, pediatras, ginecologistas e psiquiatras. Cada um tem sua própria perspectiva exclusiva da má saúde, sua própria área de conhecimento e sua própria hierarquia interna, que vai dos especialistas aos novatos. As especialidades médicas variam em *status*, dependendo se lidam primariamente de doenças agudas ou crônicas e da parte do corpo na qual se especializam. Em geral, aqueles que tratam condições agudas, como cirurgiões ou internistas, têm um *status* maior do que aqueles que tratam de condições mais crônicas, como oncologistas, geriatras, psiquiatras e reumatologistas. Isto é, os médicos que podem "curar" têm um *status* maior do que aqueles que podem apenas "cuidar". Entre os cirurgiões, existe uma hierarquia de *status* que depende da parte do corpo que operam. Devido ao maior valor simbólico que nossa sociedade dá ao cérebro e ao coração, os neurocirurgiões e cirurgiões cardíacos têm um *status* muito maior do que, digamos, os proctologistas ou ginecologistas.

Pfifferling[69] examinou algumas das presunções e premissas subjacentes à profissão médica nos Estados Unidos, que, segundo o autor, é:

1. *Centrada no médico* – o médico, e não o paciente, define a natureza e os limites do problema do paciente; os diagnósticos e as habilidades intelectuais são mais valorizados do que as habilidades de comunicação; as instalações de cuidados de saúde, como os consultórios médicos, freqüentemente têm localização conveniente para os médicos, ficando longe das residências dos seus pacientes.
2. *Orientada por especialistas* – os especialistas, e não os generalistas, obtêm o maior prestígio e as maiores recompensas.
3. *Orientada por credenciais* – aqueles com maiores credenciais podem subir na hierarquia médica e são tidos como detentores de maior habilidade clínica e maior conhecimento.
4. *Com base na memória* – os feitos da memória (sobre fatos, casos, drogas, descobertas na área médica) são recompensados com promoção e respeito dos colegas.
5. *Centrada em um só caso* – as decisões são tomadas em cada caso de uma doença, com base em descrições cumulativas dos casos clínicos prévios.
6. *Orientada por processos* – as avaliações da habilidade clínica do médico são feitas pela medida do seu impacto em processos biológicos quantificáveis no paciente ao longo do tempo (como uma queda na pressão arterial).

Poderíamos adicionar a essa lista a ênfase aumentada na tecnologia diagnóstica, em vez de nas avaliações clínicas, e a influência crescente do corporativismo de muitos hospitais de todo o país e suas implicações para os cuidados de saúde. Muitos destes pontos estão agora começando a se aplicar igualmente aos médicos em países europeus, como o Reino Unido.

Em muitos países industrializados, o setor profissional também é composto de médicos de família locais ou médicos de família que, ao contrário de muitos médicos que atuam em hospitais, com freqüência têm raízes profundas em uma comunidade. Existe alguma semelhança entre esses médicos (e enfermeiros) e os curandeiros no setor popular, particularmente, em sua familiaridade com as condições locais e com os aspectos sociais, familiares e psicológicos da má saúde, mesmo que sua cura tenha base em premissas bastante diferentes.

### *O hospital*

Na maioria dos países, a principal estrutura institucional da medicina científica é o *hospital*. Ao contrário dos setores informal e popular, a pessoa doente é separada da sua família, de seus amigos e da comunidade em um momento de crise pessoal. No hospital, ela sofre um ritual padronizado de despersonalização (ver Capítulo 9), sendo convertida em um "caso" numerado em uma enfermaria cheia de estranhos. A ênfase é em sua doença física, com pouca referência ao seu ambiente doméstico, religião, relacionamentos sociais ou *status* moral, ou ao significado que ela dá à sua má saúde. A especialização hospitalar garante que ela seja classificada e colocada em diferentes enfermarias com base na *idade* (adultos, pediatria, geriatria), *gênero* (homens, mulheres), *condição* (médica, cirúrgica ou outras), *órgão ou sistema* envolvido (por exemplo, otorrinolaringologia, oftalmologia, dermatologia) ou *gravidade* (unidade de tratamento intensivo, departamentos e salas de emergência). Pacientes do mesmo sexo, da mesma faixa etária e com doenças semelhantes freqüentemente compartilham uma enfermaria. Todos são destituídos de muitas das indicações da identidade social e individualidade e uniformizados com pijamas, camisolas ou robes. Existe uma perda do controle sobre o próprio corpo e sobre o próprio espaço, privacidade, comportamento, dieta e uso do tempo. Os pacientes são afastados do apoio emocional contínuo da família e da comunidade, ficando aos cuidados de uma equipe que eles podem nunca ter visto antes. Em hospitais, a relação dos profissionais de saúde – médicos, enfermeiros e técnicos – com seus pacientes é em grande parte caracterizada pela distância, pela formalidade, pelas conversas rápidas e, freqüentemente, pelo uso de jargão profissional.

Os hospitais têm sido considerados pelos antropólogos como Goffman[70] como "pequenas sociedades", cada uma com sua própria cultura exclusiva, suas próprias regras implícitas e explícitas de comportamento, tradição, rituais, hierarquias e até mesmo sua própria linguagem. Os pacientes em uma enfermaria formam uma "comunidade de sofrimento" temporária, ligada por comiseração, fofocas da enfermaria e conversas sobre as condições dos outros. Porém, essa comunidade não se assemelha ou substitui as comunidades em que eles vivem e, ao contrário dos membros dos grupos de auto-ajuda, suas aflições não lhes dão o direito de curar os outros, pelo menos não dentro do hospital.

O hospital, como o resto do sistema médico em si, não existe em um vácuo. Ele também é fortemente influenciado pelos fatores culturais, sociais e econômicos, tanto em nível local quanto nacional. Embora os componentes do hospital possam parecer universais – médicos, enfermeiros, enfermarias, clínicas, aventais brancos, laboratórios, equipamentos de alta tecnologia – eles são na verdade bastante diferentes em países diferentes, e uma ampla variedade de "culturas de hospital" pode ser encontrada por todo o mundo.[71] Por exemplo, os hospitais na América do Norte e no norte da Europa tendem a ser mais socialmente separados das comunidades às quais eles servem do que em outras partes do mundo. Com exceção de algumas enfermarias pediátricas e obstétricas, os membros da família ou da comunidade do paciente raramente podem passar a noite com a pessoa doente, alimentá-la, lavá-la e vesti-la ou contribuir para seus cuidados de enfermagem. Na maioria dos casos, somente é permitido que visitem o paciente em horários rigidamente determinados, sob o olhar vigilante de enfermeiros e médicos. Em oposição a isso, em muitas partes do sul da Europa, da Ásia e da África, os limites entre o hospital e a comunidade são muito mais difusos; os membros da família freqüentemente passam muitas horas em torno do leito do doente, lavando, alimentando e cuidando das suas necessidades íntimas. Em hospitais nos Estados Unidos e no norte da Europa, estes papéis em geral são desempenhados exclusivamente pelos enfermeiros, que fazem parte da quase-família temporária (enfermeira = mãe, médico = pai, paciente = criança) dos profissionais de saúde[72] descrita no Capítulo 6.

Há várias formas de ver o hospital e os muitos papéis que ele desempenha em diferentes países, culturas e comunidades. Por exemplo, além de ser um lugar onde a doença é curada e o sofrimento aliviado, ele também pode ser visto como:

1. Um *refúgio* – oferecendo asilo (como na Idade Média) para aqueles incapazes de lidar com o mundo exterior devido à má saúde mental ou física ou à idade avançada.
2. Uma *fábrica* – uma instituição industrial que produz pessoas "curadas" a partir do material bruto de "pessoas doentes".
3. Um *negócio* – orientado (especialmente no setor privado, corporativo) para obter o maior lucro possível a partir do fornecimento de cuidados de saúde.
4. Um *templo* – dedicado a uma cosmologia religiosa particular (como a medicina aiurvédica) ou tradição de cura, ou ao poder transcendente da ciência sobre as forças da doença e da morte.
5. Uma *universidade* – dedicada não somente ao treinamento de médicos e enfermeiros, mas também à instrução moral dos pacientes, ensinando-os *post hoc* como sua má saúde foi o resultado lógico de um estilo de vida prévio, e o que eles podem fazer para evitar que isso aconteça novamente.
6. Uma *prisão* – protegendo a sociedade ao confinar aqueles considerados loucos, dissidentes ou muito pouco convencionais, contra a vontade deles.
7. Uma *cidade* – uma metrópole em miniatura, cada enfermaria sendo um "distrito" com sua própria administração, burocracia, trabalhadores, equipe de segurança, capelas e lojas, tudo em conjunto com pacientes que formam uma coletividade de cidadão involuntários e em constante mudança.

Quaisquer que sejam suas variações locais, e a despeito de como é visto, o hospital permanece a instituição mais destacada da biomedicina (Figura 4.2). Ele é, nos termos de Konner,[73] um "templo da ciência". Porém, com sua grande equipe e burocracia e suas tecnologias avançadas de diagnóstico e de tratamento, os hospitais mais modernos têm um custo operacional cada vez mais alto. Nos Estados Unidos, por exemplo, os hospitais são os maiores consumidores da verba para cuidados de saúde, gastando cerca de 1.000 dólares por norte-americano em 1990; quase um quarto do orçamento hospitalar é consumido com gastos administrativos.[74] Em 1960, nos Estados Unidos, havia um administrador para cada 3,17 pacientes, mas, em 1990, esse número havia aumentado para um paciente para cada 1,43 administradores.[74] No mundo em desenvolvimento, particularmente, esses custos crescentes – e o fato de que a maioria dos hospitais de grande porte e alta tecnologia estão situados nas cidades, longe das áreas rurais onde a maioria das pessoas vive[75] – levaram a uma reavaliação do papel do hospital. Uma tendência moderna tem sido o desenvolvimento de hospitais distritais menores, servindo a uma comunidade local, freqüentemente em parceria com uma rede de cuidados primários locais de saúde (ver Capítulo 18), enquanto um número menor de hospitais maiores, com habilidades especializadas e alta tecnologia, são reservados para as condições mais graves. Apesar dessa mudança, a maioria dos recursos médicos em muitos países ainda está concentrada nos grandes hospitais metropolitanos, que também são os principais locais da tecnologia médica.

Existe uma ampla variação, porém, nos números de leitos hospitalares disponíveis em diferentes regiões do mundo, como ilustrado pela publicação *World Health Statistics* de 2005,[55] embora esta não inclua os números de leitos hospitalares na África. De modo geral, tais estatísticas de leitos hospitalares disponíveis provavelmente são enganosas no caso de alguns países mais pobres, onde a capacidade hospitalar freqüentemente é forçada a expandir-se além dos números de leitos disponíveis e a acomodar pacientes extra nos corredores, em colchões ou cadeiras, ou até mesmo no próprio chão.

### A ascensão da tecnologia médica

A tecnologia pode ser vista como uma extensão dos sentidos humanos e de suas funções motoras e sensoriais. Assim como McCluhan[76] descreveu a mídia

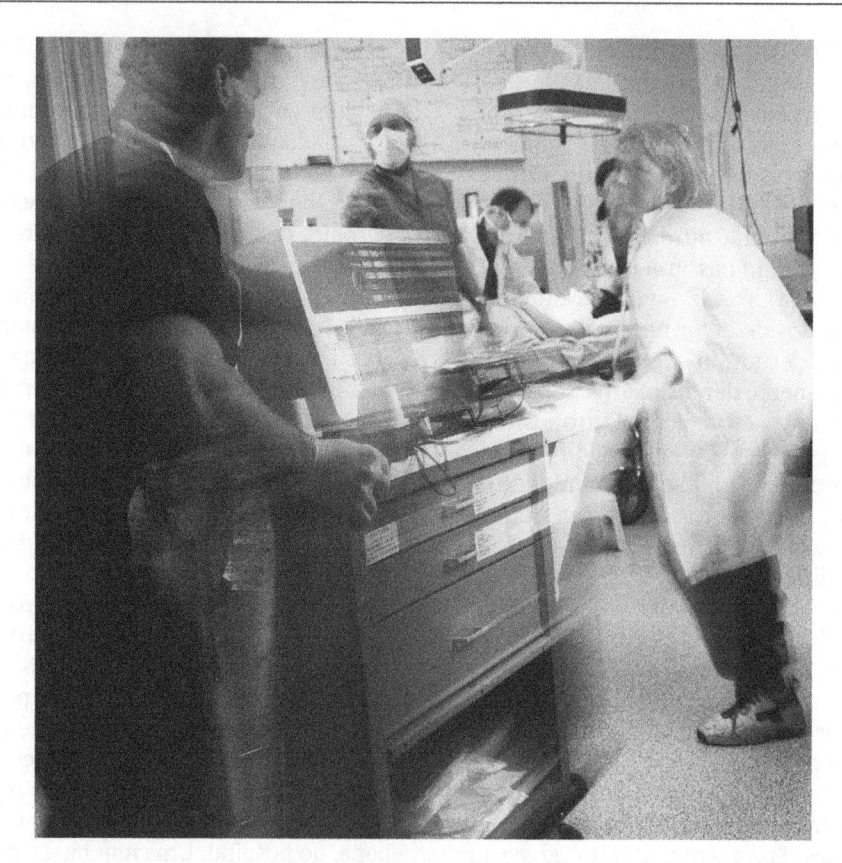

**Figura 4.2** Com sua ênfase na tecnologia e no tratamento de doenças graves, o hospital é a principal instituição da medicina científica moderna. (Fonte: EyeWire ® por Getty Images™.)

(rádio, televisão) como "extensões" do sistema nervoso central e suas funções (audição, visão), boa parte da tecnologia médica também fornece modos mais eficientes de olhar e ouvir o corpo humano e seus processos internos.

Em todas as épocas e em todas as sociedades, os agentes de cura sempre fizeram uso de alguma forma de equipamento – facas, talas, bisturis, sondas, espátulas ou itens mais mágicos, usados em rituais. Porém, a medicina ocidental moderna destaca-se pelo papel prático e simbólico cada vez mais importante desempenhado pela tecnologia tanto no diagnóstico quanto no tratamento. Apesar do custo e da complexidade crescentes dessas máquinas, este "imperativo tecnológico" aumenta a cada ano que passa.

As tecnologias médicas, como sistemas complexos de *design* e função, não são apenas objetos físicos usados para um fim particular. Elas também são produtos culturais, que nos dizem algo sobre os valores sociais, econômicos e históricos que os produziram em um dado momento e em um dado local. Elas têm diversos significados para aqueles que as usam profissionalmente e para os pacientes que passam a depender delas. Em um contexto ocidental, essa tecnologia expressa o desejo da medicina moderna de dominar e controlar o corpo, seus processos naturais e suas várias doenças. Porém, em outras partes do mundo, a mesma tecnologia ou equipamento pode ter significados muito diferentes para as pessoas que a usam, dependendo do contexto social e cultural. Em muitas sociedades não-industrializadas, por exemplo, até mesmo uma simples seringa é vista pelo "injecionista" e por seus clientes (ver acima) como sendo, de algum modo, a própria corporificação da ciência médica ocidental moderna.

Foucault[77] descreveu que, na medicina européia, o "olhar médico" do fim do século XVIII começou a concentrar-se cada vez mais em eventos e alterações *dentro* do corpo do paciente. O médico concentrava-se menos nos sintomas subjetivos e nos sinais visíveis do paciente, "tendo começado a perceber o que estava imediatamente atrás da superfície visível... e a mapear a doença nas profundezas secretas do corpo". Indubitavelmente, essa mudança foi auxiliada algumas décadas depois pela invenção de novos equipamentos diagnósticos. Tenner[78] descreveu como este processo – do humilde estetoscópio de Laennec, em 1816, à descoberta do raio X por Roentgen, em 1895, e à invenção do eletrocardiograma por Herrick, em 1918 – levou a uma capacidade maior de *localizar* os processos de doença dentro do corpo. Os locais de patologia passariam a ser indicados com maior acurácia do que jamais fora possível. Embora de grande benefício tanto para os pacientes quanto para os médicos, esse processo também contribuiu para um estreitamento da visão médica – para o reducionismo, o dualismo mente-corpo e a objetificação do corpo, tão característicos da perspectiva atual sobre doença.

Também de outras maneiras, a tecnologia médica alterou radicalmente nosso sentido do corpo humano. Ela teve importantes efeitos em nossas percepções do corpo no espaço e no tempo. Por exemplo, um resultado das tecnologias de diagnóstico e de suporte de vida é confundir os limites do corpo, dissolvendo a pele como o verdadeiro limite do *self* individual.[79] O raio X, a ressonância magnética (RM), o ultra-som, a tomografia computadorizada (TC) e dispositivos de fibra óptica avançados tornaram o corpo mais "transparente". Seu interior ficou mais visível e, de certa forma, exterior. Podemos agora examinar nossa estrutura interna sem qualquer necessidade de cortar a pele. Além disso, o uso crescente de sistemas de suporte de vida, máquinas de diálise, equipamentos de monitoração e incubadoras – bem como as novas tecnologias reprodutivas (ver Capítulo 6) – também podem contribuir para borrar os limites entre o *self* e o não-*self*. Unidas ao corpo, essas máquinas podem ajudar a criar *ciborgues* temporários ou permanentes, tornando-se, com efeito, órgãos externos (pulmões, coração, rins, etc.) estendendo o corpo além dos limites da pele. Comumente, esse processo está ligado à metáfora moderna do corpo como uma máquina, mantido saudável pelas cirurgias de reposição de peças.[79] Os efeitos desta dependência da máquina, e particularmente de sua violação dos limites normais do corpo, foram descritos de forma comovente por Kirmayer,[80] no caso de um paciente de hemodiálise. Aqui, o paciente tem de ver seu próprio sangue saindo de seu corpo, viajando através de tubos plásticos nas profundezas da máquina. De algum modo, neste ser eletrônico, ele é misteriosamente "transformado", antes de ser devolvido à privacidade do corpo. Em um sentido, o corpo é virado do avesso; aquilo que normalmente está dentro é agora colocado para fora. Um processo fisiológico privado e oculto – a circulação do sangue – está agora completamente à mostra para a visão pública. Os limites entre o *self* e o não-*self* não são mais tão claros como eram antes.

Em obstetrícia, Davis-Floyd[81] também notou os efeitos negativos desse processo. A autora argumenta que os hospitais de obstetrícia nos Estados Unidos tornaram-se fábricas de alta tecnologia, dedicadas à produção em massa de bebês perfeitos. Neste ambiente, o uso excessivo da tecnologia envia uma mensagem à gestante de que seu próprio corpo é meramente uma máquina defeituosa – que precisa ser controlada e dirigida pelos técnicos (médicos), e não por ela mesma. Isso, por sua vez, pode ter importantes conseqüências emocionais para ela. Apesar desse processo, Browner[82] observa que muitas mulheres norte-americanas continuam ambivalentes quanto ao valor da tecnologia em suas próprias gestações e partos (ver Capítulo 6).

Em termos de tempo, algumas tecnologias podem ampliar o intervalo entre o nascimento e a morte sociais e biológicos (ver Capítulo 9). Por exemplo, o desenvolvimento do ultra-som para o diagnóstico pré-natal pode ajudar a criar uma identidade social para o feto – aos olhos de seus pais e médicos – muitos meses antes de seu parto real. Assim, o nascimento social pode preceder o nascimento biológico, revertendo a ordem normal dos eventos, o que, por sua vez, tem um efeito no debate sobre o aborto. Já no cuidado aos que estão morrendo, os sistemas de suporte de vida podem estender o intervalo entre a morte biológica (cada vez mais definida como morte cerebral) e a morte social (a morte final da personalidade). Neste estado comatoso, e até que o sistema de suporte de vida seja desligado, o corpo pode ser mantido por meses ou mesmo anos. Konner[83] argumenta que, no caso dos muito idosos, isso pode criar um dilema ético: estender a *quantidade* de vida, mas freqüentemente apenas às custas da qualidade.

Assim, a tecnologia médica moderna tem importantes custos sociais e econômicos para aqueles que a utilizam. Além disso, é cada vez mais caro comprar, operar, manter e consertar os aparelhos. Ela requer trabalho intensivo e exige técnicos especialmente treinados, funcionários de manutenção, reparadores e supervisores, bem como um suprimento constante de eletricidade e uma fonte confiável de peças de reposição. À medida que essas máquinas tornam-se mais complexas e avançadas, a possibilidade de seu mau funcionamento também aumenta proporcionalmente.[78] Em ambientes hospitalares, essas tecnologias complexas tornam os profissionais de saúde cada vez mais dependentes de pessoas de fora, notadamente a comunidade muito bem remunerada de especialistas e engenheiros que as consertam, mantêm e reparam. Quando introduzidas em qualquer ambiente clínico, as máquinas freqüentemente demandam grandes ajustes no comportamento das pessoas e em como elas se relacionam umas com as outras. Por exemplo, Barley[84] descreveu a introdução de máquinas de tomografia computadorizada (TC) em dois hospitais de Massachusetts, Estados Unidos, e os problemas que isso causou aos radiologistas, técnicos e pacientes. As panes e as falhas técnicas exigiram numerosas mudanças sociais, comportamentais e psicológicas, incluindo novos rituais, superstições e modelos explicativos para as panes, de modo a integrá-las na vida diária do hospital.

Nos países mais pobres, em desenvolvimento, a aquisição dessas tecnologias caras pode ter grandes impactos na política de saúde pública. Ela pode forçar um redirecionamento dos recursos escassos, inicialmente alocados para a medicina preventiva de longo prazo e promoção da saúde, para soluções de alta tecnologia para os problemas sociais e de saúde; de uma abordagem que baseia-se na comunidade e um sistema de hospitais distritais (ver Capítulo 18), utilizando tecnologias mais "apropriadas" e em menor escala, para um foco no cuidado agudo, em um hospital metropolitano caro. Assim, em países que não conseguem fazer a manutenção e os consertos dos equipamentos, essas tecnologias podem ser completamente inapropriadas, muitas vezes criando dependência de grandes empresas estrangeiras que produzem os aparelhos e oferecem serviços de manutenção e reposição de suas peças.

A tecnologia diagnóstica também levou à criação de um novo grupo de "pacientes". São os produtos da tecnologia, como as fitas de papel de eletrocardiograma (ECG), os filmes de raio X ou os impressos de exames de sangue. Algumas vezes, eles são o foco de mais atenção médica do que os pacientes em si. Para alguns profissionais de saúde, esses "pacientes de papel" são tão interessantes – ou mesmo *mais* interessantes – do que os pacientes em si. Eles são mais fáceis de interpretar, controlar, quantificar e monitorar ao longo do tempo, não havendo risco de que sejam pouco cooperativos. Eles também estão livres dos aspectos ambíguos e imprevisíveis da doença, como as crenças de saúde culturais ou religiosas. Em muitos casos, no entanto, o uso excessivo crescente da tecnologia em saúde tem sido forçado aos médicos, especialmente pelo medo de serem acusados de má prática médica.

Hoje em dia, em muitos hospitais-escola, a apresentação e a discussão desses "pacientes de papel" – ou de seus equivalentes eletrônicos – tornaram-se o método de ensino mais comum para estudantes de medicina (e de enfermagem). Cada vez mais, os grandes *rounds*, as apresentações de caso e as sessões de ensino concentram-se em *slides*, vídeos, fotografias ou gráficos feitos no computador sobre a condição do paciente – em vez de examinar ou questionar o próprio paciente.[85]

Um efeito final e paradoxal da tecnologia diagnóstica é que, em alguns casos, ela pode tornar o diagnóstico, o tratamento e a comunicação com os pacientes *mais* difíceis.[86] Isso resulta da mudança, notada por Feinstein,[87] na forma como os médicos fazem um diagnóstico médico. No passado, os médicos diagnosticavam a doença com base no que o paciente lhes contava sobre os seus sintomas (a história) e nos achados do exame físico, bem como nos resultados de certos testes que eles realizavam. Para fazer um diagnóstico completo, eles freqüentemente também adicionavam informações que haviam colhido sobre o estilo de vida do paciente, sua família e origem social. Na medicina contemporânea, porém, o processo do diagnóstico cada vez mais tem sido desviado dessa coleção de informações subjetivas ou clínicas (colhidas ao ouvir, olhar, tocar e sentir) em direção ao uso de informações objetivas ou "paraclínicas" (colhidas pelas máquinas de tecnologia diagnóstica). As anormalidades podem agora ser detectadas por essas máquinas em nível celular, bioquímico ou até molecular, mesmo quando os pacientes não têm nenhum sintoma anormal nem uma sensação subjetiva de que possa haver algo de errado com eles. Isso levou a uma ampliação da distância (e maiores possibilidades de conflito) entre as definições *médicas* de patologia (*disease*) e as definições subjetivas de perturbação (*illness*) do *paciente* – um processo descrito no Capítulo 5. E mais, os médicos treinados principalmente para detectar a doença paraclínica podem ser menos competentes ao interpretarem as apresentações clínicas complexas e mutáveis encontradas nos pacientes de verdade, na vida real.[86] Essa complexidade é em parte devida ao fato de que a *mesma* doença paraclínica revelada pela tecnologia (como AIDS, câncer ou hipertensão) pode manifestar-se por meio de uma série de formas clínicas *diferentes* (como fraqueza, dor, edema, cefaléia ou perda de apetite). Além disso, diferentes doenças paraclínicas (como hérnia de hiato e doença arterial coronariana) podem apresentar-se com quadros clínicos quase idênticos (como dor torácica retroesternal). Assim, por todas essas razões, o conhecimento de como interpretar tanto os dados clínicos *quanto* os paraclínicos é essencial para o diagnóstico bem-sucedido, embora a ênfase excessiva nos últimos possa prejudicar esse processo.

Portanto, as muitas tecnologias novas da medicina têm apresentado grandes impactos, tanto positivos quanto negativos, na maneira como ela é praticada. Elas têm influenciado a forma como os médicos diagnosticam e tratam a má saúde e a forma como eles se relacionam com seus pacientes. Elas também podem ter contribuído, de algum modo, para o distanciamento entre os pacientes e os profissionais de saúde. Em 1983, um editorial[88] no *Journal of the American Medical Association* formulou a seguinte questão: "Será que a máquina tornou-se o médico?" Sugeriu-se – e muitos desde então passaram a concordar – que isso estava, de fato, acontecendo aos poucos (especialmente nos Estados Unidos) e que estava tendo um efeito emocional importante sobre os pacientes. A mensagem que o paciente estava recebendo agora era a de um "sistema (médico) impessoal, dominado pela tecnologia". E mais: "O fato de que os cuidados de saúde fornecidos pelo sistema podem ser melhorados como resultado da tecnologia não tem tanto impacto quanto a mensagem sutil e oculta de que a máquina tornou-se o médico: o conselheiro definitivo. O médico especialista está se metamorfoseando em um tecnocrata e homem de negócios. O médico recua para trás da máquina e se torna uma extensão da máquina".[88]

Portanto, na biomedicina moderna, a máquina é agora uma parte intrínseca de quase toda interação médico-paciente. A relação profissional entre médico e paciente pode hoje ser descrita como:

$$\begin{array}{c} \text{Médico} \\ \diagup \quad \diagdown \\ \text{Paciente} \longrightarrow \text{Máquina} \end{array}$$

Quer a máquina seja usada para diagnóstico (TC, raio X), tratamento (máquinas de diálise ou anestesia) ou comunicação (computadores, telefones), ela tornou-se o símbolo profissional chave da medicina ocidental. Porém, esse processo pode ter dois efeitos negativos sobre a relação médico-paciente: o obscurecimento dos limites entre o médico e a máquina (como o *JAMA* sugere) e daqueles entre o paciente e a máquina. No último caso, o corpo do paciente pode vir a ser considerado cada vez mais em termos mecânicos, como meramente um tipo de "máquina mole" (ver Capítulo 2), e a máquina em si como um tipo de "paciente". Atualmente, em algumas enfermarias hospitalares, os pacientes têm de competir pela atenção com as máquinas de monitoração à beira do seu leito, e os seus médicos podem dar mais atenção a essas máquinas e ao que estão "dizendo" do que ao paciente no leito à sua frente. De todas as máquinas usadas em medicina, porém, a mais pervasiva é indubitavelmente o computador – uma situação descrita em mais detalhes no Capítulo 13.

Apesar das desvantagens desta nova situação, porém, o que Koenig[89] chama de "imperativo tecnológico" da medicina moderna sobrevive, especialmente nas sociedades ocidentais. De certa maneira, ele também pode ter contribuído para a crise da medicina contemporânea.

## A "crise" na medicina ocidental

Embora a biomedicina seja a ideologia de cura dominante no mundo, muitos acreditam que ela está em crise – ao menos no mundo ocidental.[73,75,90] Isso se dá apesar de seus muitos sucessos na prevenção e no tratamento de doenças, no alívio do sofrimento e no aumento da expectativa de vida. Nos últimos anos, uma insatisfação pública crescente se refletiu em um aumento das queixas contra médicos, em litígios e campanhas da mídia contra a classe médica e na maior popularidade dos curandeiros não-médicos e alternativos.

Há diversas razões para isso. Paradoxalmente, algumas resultam do próprio sucesso da medicina em si. No último século, a medicina em grande parte erradicou as principais doenças infecciosas causadoras de morte na maioria dos países ocidentais, como varíola, difteria, poliomielite, tétano, sarampo e muitas infecções bacterianas. A mortalidade infantil e materna caiu, e a expectativa de vida aumentou. Como resultado, mais pessoas vivem agora por tempo suficiente para sofrer de doenças *crônicas* – uma situação que Tenner[78] chamou de "vingança do crônico". Essas doenças incluem diabetes, hipertensão, artrite e doença de Parkinson, bem como outras condições que, como o câncer, são doenças da velhice. Na maioria dos casos, uma cura rápida para essas condições simplesmente não é possível. Ao contrário, elas exigem um modelo de *cuidado* por períodos prolongados. Isso, por sua vez, demanda uma abordagem mais cooperativa aos cuidados de saúde, muito diferente da perspectiva atual bastante autoritária da "patologia". Nas doenças crônicas como o diabetes, os pacientes devem tornar-se *agentes de cura auxiliares*, monitorando sua própria condição e tratando a si mesmos em uma base diária, em colaboração com os profissionais de saúde.[91] Isso aumenta a necessidade de maior educação do paciente[92] e de um maior entendimento das suas necessidades, de suas crenças sobre saúde e das realidades da sua vida diária.

Ao mesmo tempo, os custos dos cuidados médicos estão crescendo devido aos custos cada vez maiores de hospitais, tecnologia, drogas, burocracias médicas, salários das equipes, treinamento, litígios e seguro contra erro médico. Foi estimado que, em 2002, os gastos em saúde nos Estados Unidos aumentaram 9,3%, atingindo a enorme cifra de 1,6 trilhões de dólares.[93] Na maioria das sociedades, esses custos crescentes agravam o efeito da distribuição já desigual dos recursos para a saúde na população, dividindo-a ainda mais entre aqueles que podem pagar por cuidados médicos plenos e aqueles que não podem.[90] Além disso, a ênfase em procedimentos curativos mais caros, de alto perfil – como os transplantes de coração – e não em campanhas de promoção à saúde mais baratas e por períodos mais longos para prevenir a doença cardíaca em primeiro lugar, eleva os custos gerais do sistema médico.

Os efeitos *iatrogênicos* da biomedicina são agora amplamente conhecidos pelo público através da mídia. Além da tragédia da talidomida, muitos outros efeitos colaterais de drogas foram recentemente relatados, bem como uma dependência crescente de psicotrópicos com prescrição médica e de outros medicamentos. Em ambientes hospitalares, as operações e os procedimentos diagnósticos mais complexos aumentam agora o risco de complicações e efeitos colaterais indesejáveis.[78] Estes incluem as infecções por bactérias resistentes aos antibióticos (que infectam cerca de 6% de todos os pacientes hospitalizados nos Estados Unidos)[78] e muitos outros eventos adversos. Um estudo detalhado[94,95] de mais de 30.000 registros hospitalares em Nova York, em 1980, mostrou que, em 3,7% deles, ocorreram eventos adversos. Eles foram causados principalmente por complicações de drogas (19%), infecções de feridas (14%) e complicações técnicas (13%). Desses eventos adversos, 70,5% deram origem a uma incapacidade durante menos de seis meses, 2,6% a uma incapacidade permanente e 13,6% à morte. O estudo estimou que, entre os 2.671.863 pacientes que receberam alta dos hospitais de Nova York em 1984, durante o período do estudo, houve 98.609 efeitos adversos, 27.179 deles envolvendo negligência.

### Doenças crônicas e resistentes

Em termos de tratamento, um número cada vez maior de doenças infecciosas não pode ser curado pela medicina e por suas "balas mágicas". Entre elas estão as doenças *virais*, como HIV/AIDS, hepatite B e C, doença de Creutzfeld-Jacob (DCJ) e algumas formas de influenza, as doenças *parasitárias*, como novas cepas de malária resistente às drogas e às doenças *bacterianas*, como a tuberculose multirresistente, resultando do uso excessivo de antibióticos no passado, e outras bactérias resistentes às drogas. A difusão rápida dos agentes infecciosos ou seus vetores em função do transporte aéreo e do turismo de massa também vem piorando essa situação.

No presente, o controle de doenças como HIV/AIDS e malária somente pode ser bem-sucedido pela alteração dos padrões do comportamento humano (ver Capítulos 16 e 17), e não por vacinas ou drogas antimicrobianas. Isso é especialmente relevante porque, na maioria das sociedades industrializadas, há agora uma população de pacientes cada vez mais diversificada, sobretudo em áreas urbanas. Essa população inclui turistas, imigrantes, estudantes estrangeiros, trabalhadores expatriados e refugiados, bem como os seguidores de diferentes cultos, religiões e estilos de vida. Cada um desses grupos freqüentemente tem sua própria visão específica sobre saúde e doença e sobre como ela deve ser tratada. Assim, em sociedades social e culturalmente mistas, um único modelo inflexível de educação em saúde e biomedicina não pode mais ser aceitável. Por essas razões, a medicina deve tornar-se uma ciência social aplicada além de ser uma ciência médica aplicada.

### Alterações no papel médico

Os médicos nos sistemas de medicina ocidental estão passando por grandes mudanças em termos dos seus papéis tradicionais e do que se espera deles. Como outros profissionais de saúde, espera-se que eles sejam competentes em uma ampla variedade de papéis, tais como de administrador, educador, especialista em computadores, burocrata, empregado do governo (ou de uma companhia de seguro médico), tecnólogo, escritor, especialista em finanças, homem de negócios, juiz, especialista em ética, defensor dos pacientes, amigo da família e confidente, além do papel de curador. Muitos sentem que sua autonomia clínica tem sido reduzida pelas pressões crescentes de burocracias governamentais, companhias de seguro, hospitais, escolas de medicina e organizações de manutenção da saúde (Health Maintenance Organizations – HMOs).[96] Os sucessos históricos da ciência médica, junto com o declínio na religião organizada, também levaram a expectativas exageradas em relação aos médicos. Muitas vezes, espera-se que eles se comportem como "padres" seculares, em seus próprios "templos da ciência",[73] mesmo quando eles não possuem nenhum treinamento pastoral para fazê-lo. Outro aspecto sobre a profissão médica é o da *sobrecarga de informações*. De acordo com Haynes,[97] há atualmente mais de 20.000 periódicos médicos em todo o mundo, os quais publicam um total de dois milhões de artigos por ano. (Se empilhados um sobre o outro, a pilha teria 500 metros de altura.) Ele estima que um médico teria de digerir 19 artigos originais *por dia* de modo a se manter atualizado em sua área.

Todos esses fatores se somam às grandes mudanças no sistema médico contemporâneo, em como ele é percebido e no papel que ele desempenha em qualquer situação de pluralismo em cuidados de saúde. Se os críticos da biomedicina estão corretos e o sistema está em crise, então um paradigma muito diferente para a prática da medicina será exigido no futuro.

## REDES TERAPÊUTICAS

Em qualquer sociedade, as pessoas que adoecem e que não melhoram com o autotratamento fazem escolhas sobre quem consultar nos setores informal, popular ou profissional para obter mais ajuda. Essas escolhas são influenciadas pelo contexto em que são feitas, inclusive pelos tipos de auxílio realmente disponível, pela necessidade de pagar por esses serviços, pelas condições que o paciente tem para arcar com essas despesas e pelo "Modelo Explanatório" que a pessoa doente usa para explicar a origem da má saúde. Esse modelo, descrito completamente no Capítulo 5, fornece explicações da etiologia, dos sintomas, das alterações fisiológicas, da história natural e do tratamento da doença. Nesta base, os pacientes e suas famílias escolhem o que parece ser a fonte apropriada de conselhos e tratamento para a condição. Doenças como resfriados são tratadas pelos parentes, doenças sobrenaturais (como a "possessão espiritual"), pelos curandeiros populares sagrados, e doenças naturais, pelos médicos, especialmente se forem muito graves. Se, por exemplo, a má saúde é atribuída à punição divina por uma transgressão moral, então, como Snow[14] destaca, "reza e arrependimento, não penicilina, curam o pecado", embora ambos possam ser usados simultaneamente: um médico para tratar os sintomas físicos e um padre ou curandeiro para tratar a causa.

Desse modo, as pessoas doentes freqüentemente usam tipos *diferentes* de agentes de cura e processos de cura ao mesmo tempo ou em seqüência. Isso pode ser feito com base no pragmatisno de que "duas (ou mais) cabeças pensam melhor do que uma". Por exemplo, Scott[98] descreve o caso de uma mulher afro-americana da Carolina do Sul e que vivia em Miami, Flórida. Acreditando ter sido enfeitiçada, ela se tratou com óleo de oliva e gotas de terebintina sobre cubos de açúcar. Ao ver que isso não aliviava seu sintoma (dor abdominal), ela consultou dois "médicos de raízes" (que lhe receitaram pós mágicos e velas para acender e fizeram rezas sobre ela), uma "mulher santificada" (que a massageou e rezou por ela) e dois hospitais locais para raios X e exames gastrintestinais a fim de "descobrir o que é que tinha lá embaixo". Em um estágio, ela estava seguindo os conselhos de todos os três curandeiros populares simultaneamente. Como Scott destaca, seus contatos com os médicos não tinham propósitos curativos, mas sim de "verificar a efetividade da terapia popular" em cada estágio. Cada um desses agentes de cura pode redefinir o problema do paciente em seu próprio idioma, como "úlcera péptica" ou "feitiçaria". Este uso simultâneo de múltiplas formas de terapia está tornando-se cada vez mais comum nas sociedades mais complexas, especialmente na presença de doenças graves. Muitas pessoas diagnosticadas com câncer, por exemplo, tendem a mudar seu comportamento e suas dietas, aumentar sua ingesta de vitaminas, rezar mais, unir-se a um grupo de auto-ajuda e consultar curandeiros alternativos ou tradicionais,[99] além do seu tratamento biomédico.

As pessoas doentes estão no centro de *redes* terapêuticas, que estão conectadas a todos os três setores do sistema de cuidados de saúde. Os conselhos e tratamentos passam ao longo das ligações dessa rede, começando com os conselhos de familiares, amigos, vizinhos e amigos de amigos, movendo-se então para os curandeiros populares sagrados ou seculares, ou para os médicos. Mesmo após um conselho ter sido dado, ele pode ser discutido e avaliado pelas outras partes da rede do paciente, à luz de seu próprio conhecimento ou experiência. Como Stimson[100] notou, o tratamento do médico freqüentemente é avaliado "à luz de seu desempenho prévio, da experiência que outras pessoas tiveram com ele e comparado com o que a pessoa esperava que o médico fizesse". Desse modo, as pessoas doentes fazem escolhas, não somente entre diferentes tipos de agente de cura (popular, profissional ou popular), mas também entre diagnósticos e conselhos que *fazem sentido* ou não para eles. No último caso, o resultado pode ser a não-adesão ao tratamento ou a passagem para outro segmento da rede terapêutica.

## PLURALISMO NOS CUIDADOS DE SAÚDE NO REINO UNIDO

No Reino Unido, como em outras sociedades industriais complexas, há uma ampla variedade de opções terapêuticas disponíveis para o alívio e a prevenção do desconforto físico ou emocional, sendo possível identificar os setores informal, popular e profissional dos cuidados de saúde. Esta seção concentra-se principalmente nos setores informal e popular. O setor profissional já foi examinado em detalhes por sociólogos médicos como Stacey[101] e Levitt.[102] Um resumo dos três setores de cuidados de saúde no Reino Unido ilustra a ampla gama de opções disponíveis para o manejo do infortúnio, incluindo a má saúde.

### O setor informal

Os dois estudos por Elliott-Binns,[103,104] de 1970 e 1985, citados a seguir, estão entre os poucos que abordam em detalhe, as redes terapêuticas leigas no Reino Unido. Outros estudos concentraram-se no fenômeno da automedicação. Por exemplo, no grande estudo de Dunnell e Cartwright,[105] em 1972, o uso da medicação autoprescrita foi duas vezes mais comum do que o uso de remédios prescritos. A automedicação foi mais comumente ingerida por febre, cefaléia, indigestão e dor de garganta. Esses e outros sintomas foram comuns na amostra mas, embora 91% dos adultos tenham relatado um ou mais sintomas anormais nas duas semanas prévias, somente 16% haviam consultado um médico por esse motivo. A automedicação foi usada freqüentemente como uma alternativa à consulta com o médico, que esperavam que tratasse de condições mais graves. A idéia de usar um dado medicamento comercial autoprescrito veio de diversas fontes, incluindo cônjuges (7%), pais e avós (18%), outros parentes (5%), amigos (13%) e médico (10%). Cinqüenta e sete por cento da amostra achavam o farmacêutico local uma boa fonte de aconselhamentos de saúde para muitas condições. Isso foi confirmado pelo estudo de Sharpe,[106] em 1979, de uma farmácia londrina na qual, em um período de 10 dias, 72 pedidos de conselhos foram recebidos, especialmente para problemas de pele, infecções respiratórias, problemas dentários, vômitos e diarréia. Em um estudo anterior de Jefferys e colaboradores[107] em um condomínio da classe trabalhadora, dois terços das pessoas entrevistadas estavam tomando alguma medicação autoprescrita, muitas vezes em conjunto com uma droga prescrita. Os laxantes e aspirinas eram os mais comumente prescritos. A aspirina e outros analgésicos eram usados para muitos sintomas, incluindo "artrite e anemia, bronquite e dor lombar, distúrbios menstruais e sintomas da menopausa, crises de nervos e neurite, gripe e insônia, resfriado e catarro e, é claro, para dores de cabeça e reumatismo".

O acúmulo e a troca de medicações, tanto de venda livre quanto prescritas, é comum no Reino Unido. As pessoas que adoeceram algumas vezes agem como o que Hindmarch[108] chamou de "médicos por trás do muro", compartilhando suas drogas prescritas com amigos, parentes ou vizinhos com sintomas parecidos. Warburton[109] constatou que 68% dos adultos jovens em seu estudo em Reading admitiram ter recebido drogas psicotrópicas de amigos ou parentes. Em seu estudo de 1981 em Leeds, Hindmarch também verificou que uma média de 25,9 comprimidos ou cápsulas prescritos *por pessoa* eram guardados pelas pessoas que viviam em uma rua selecionada. As decisões de tomar ou não as drogas prescritas também são parte da cultura de saúde popular, e a avaliação leiga da droga como "fazendo sentido" ou não pode, como Stimson[100] sugere, influenciar a não-adesão. A taxa deste fenômeno foi estimada por ele em 30% ou mais.

O segundo estudo de Elliot-Binns, em 1985,[104] mostrou um uso crescente de fontes impessoais de conselhos e informações de saúde (livros, revistas e mídia). Desde então, porém, outra fonte impessoal de conselhos médicos – a *internet* – tem desempenhado um papel cada vez maior na vida das pessoas e na forma como elas compreendem e lidam com sua própria doença/saúde e a de suas famílias. Este desenvolvimento importante é descrito em mais detalhes no Capítulo 13.

Poucos estudos sobre a eficácia real dos cuidados informais de saúde foram feitos no Reino Unido. Blaxter e Paterson,[110] em seu estudo de 1980 sobre mães da classe operária em Aberdeen, Escócia, concluíram que as doenças infantis comuns (como infecções no ouvido) eram freqüentemente ignoradas se não interferissem com o funcionamento diário. Porém, em outro estudo por Pattison e colaboradores,[111] os achados foram bem diferentes, mostrando que as mães eram capazes de reconhecer as doenças dos seus bebês e buscar ajuda médica, mesmo com seu primeiro filho.

No Reino Unido, um importante grupo de indivíduos que fornecem conselhos e cuidados de saúde são aqueles que se poderia denominar *trabalhadores voluntários* – freqüentemente trabalhando para grupos de auto-ajuda (ver adiante) ou para várias organizações de caridade (como o St John's Ambulance Service, a Cruz Vermelha, os Samaritanos ou o Age Concern). Na maioria dos casos, estes indivíduos recebem algum treinamento das organizações com as quais trabalham. Incluídos aqui estão o número muito grande de *conselheiros* agora disponíveis – um número que tem aumentado de forma constante desde a década de 1990. De acordo com Árnason,[112] cerca de 2,5 milhões de pessoas no Reino Unido utilizam agora as habilidades de aconselhamento no sentido mais amplo da palavra, o que inclui cerca de 300.000 pessoas que trabalham como conselheiros voluntários (mais 8.000 que recebem um salário pelo aconselhamento).

### Grupos de auto-ajuda

Um componente importante do setor informal é a ampla variedade de *grupos de auto-ajuda* que surgiram no Reino Unido desde a Segunda Guerra Mundial. Como em outras partes do setor informal, a *experiência* dos membros, e não a educação, é importante, especialmente a experiência com um infortúnio específico. O número total de membros desses grupos não é conhecido, embora sejam milhares. Um *website*, Self Help UK,[113] lista mais de 1.000 grupos denominados genericamente como de "auto-ajuda" no Reino Unido ou Irlanda, enquanto outro, Patient UK,[114] lista 1.968 grupos de auto-ajuda ou de apoio ao paciente. De modo geral, esses grupos podem ser classificados com base na razão pela qual as pessoas se unem a eles:

1. *Problemas físicos* (Migraine Trust, National Back Pain Association, Guillain-Barré Syndrome Support Group).

2. *Problemas emocionais* (National Phobics Society, Schizophrenia Association of Great Britain).
3. *Parentes* de pessoas com problemas físicos, emocionais ou de dependência (Association of Parents of Vaccine Damaged Children, Al-Anon, National Council for Carers and their Elderly Parents, Families Anonymous).
4. *Problemas de família* (Family Welfare Association, Parentline Plus).
5. *Problemas de dependência* (Alcoólicos Anônimos, Jogadores Anônimos, Sexaholics Anonymous*).
6. *Problemas sociais*, incluindo:
    a) *Não-conformidade sexual* (Lesbian and Gay Foundation, Lesbian Line, Gay Switchboards);
    b) *Famílias de pais solteiros* (Families Need Fathers, Gingerbread, Single Parent Action Network);
    c) *Mudanças de vida* (Pre-retirement Association, National Association of Widows);
    d) *Isolamento social* (Meet-a-Mum Association, Carers UK).
7. *Grupos de mulheres* (Woman's Health Concern, grupos de amparo a casos de estupro ou Rape Crisis, Mother's Union).
8. Minorias étnicas (Ethiopian Health Support Network, Cypriot Advisory Service, Asian People's Disability Alliance, Organization of Blind African Caribbeans).

A maioria dos grupos de auto-ajuda tem, como observa Levy,[115] um ou mais dos seguintes objetivos ou atividades:

- informações e encaminhamento;
- aconselhamento;
- educação pública e profissional;
- atividade política e social;
- levantamento de fundos para pesquisa ou serviços;
- provisão de serviços terapêuticos, sob orientação profissional;
- atividades de suporte mútuo em grupos pequenos.

Muitos grupos são "comunidades do sofrimento", em que a *experiência* de um tipo de problema emocional de infortúnio é a credencial para o ingresso no grupo. Por exemplo, o *website* da *National Phobics Society* declara: "Acreditamos que aqueles que sofreram distúrbios de ansiedade estão mais bem posicionados para fornecer apoio para outros sofredores, pois são capazes de compreender verdadeiramente o impacto que essas condições têm nas vidas das pessoas".[116] No estudo de Levy,[115] em 1982, de 71 grupos de auto-ajuda, 41 tinham inscrições reservadas a pessoas que sofriam de uma dada condição, enquanto oito eram compostos principalmente por familiares desses doentes. Alguns grupos se sobrepunham ao setor profissional, como a Psoriasis Society; seus 4.000 membros incluem pacientes e seus familiares, médicos, enfermeiros e companhias cosméticas e farmacêuticas.[117] Outros grupos são hostis à medicina ortodoxa e possuem um caráter antiburocrático e antiprofissional.

Robinson e Henry[118] citam várias razões para o crescimento desses grupos no setor informal, incluindo a falha percebida dos serviços médicos e sociais existentes em atender as necessidades das pessoas, o reconhecimento pelos membros do valor da ajuda mútua e o papel da mídia em tornar pública a dimensão dos problemas compartilhados na comunidade. Outras razões podem ser a nostalgia da comunidade (especialmente a comunidade de cuidados da família estendida) em um mundo impessoal e industrializado, como um mecanismo para lidar com condições estigmatizadas ou um *status* social marginal e como um modo de explicar e lidar com o infortúnio de um modo mais personalizado.[119]

## O setor popular

No Reino Unido, como em outras sociedades ocidentais, este setor é relativamente pequeno e pouco definido. Embora ainda existam curandeiros pela fé, ciganos que lêem a sorte, clarividentes, médiuns, herbalistas e "mulheres sábias" locais em muitas áreas rurais, as formas de diagnóstico e cura características do setor popular são mais provavelmente encontradas nas áreas urbanas, sobretudo na medicina alternativa ou complementar. Todas as estimativas do número total de consultas por ano com praticantes de MAC concordam que o número está subindo de modo constante.[120] Um estudo, em 1981, estimou essas consultas em 11,7 a 15,4 milhões por ano, calculando que cerca de 1,5 milhões de pessoas (2,5% da população total do Reino Unido) receberam alguma forma de terapia não-convencional durante o curso de um ano, em comparação com os 72% da população que consultaram seu médico de família durante um ano.[120] Das pessoas que consultaram com praticantes de MAC, 33% ao mesmo tempo também estavam recebendo tratamento de seus médicos.[120] Como nas sociedades não-ocidentais, muitos praticantes de MAC objetivam uma visão holística do paciente, que inclui as dimensões psicológicas, sociais, morais e físicas, bem como uma ênfase na saúde como equilíbrio. Por exemplo, um panfleto do National Institute of Medical Herbalists[121] menciona: "O praticante herbal considera a doença como um distúrbio do equilíbrio fisiológico e mental/emocional que corresponde

---

* N. de R.T. Equivalente aos grupos de dependentes sexuais.

ao estado de boa saúde e, conhecendo as forças de cura dentro do corpo, dirige o tratamento para restaurar esse equilíbrio". Da mesma forma, de acordo com a Community Health Foundation:[122] "A saúde é mais do que apenas a ausência de dor ou desconforto. A boa saúde é uma relação dinâmica entre o indivíduo, amigos, família e o ambiente dentro do qual vivemos e trabalhamos".

O herbalismo, a cura pela fé e o uso de parteiras provavelmente têm raízes mais profundas no Reino Unido. A primeira descrição de remédios herbais data de 1260, sendo que vários outros "herbários" foram publicados nos últimos 400 anos. Em 1636, por exemplo, um herbário compilado por John Parkinson continha detalhes do uso medicinal de 3.800 plantas.[123] As parteiras, outra forma tradicional de cuidados de saúde, foram absorvidas pelo setor profissional, especialmente desde o seu registro compulsório na lei das parteiras de 1902. Outros métodos de cura foram importados do exterior, como acupuntura, homeopatia e osteopatia.

O setor popular inclui curandeiros sagrados e seculares. Um exemplo dos primeiros é a National Federation of Spiritual Healers (NFSH), que define a cura espiritual como "todas as formas de curar o doente em termos de corpo, mente e espírito por meio da imposição das mãos ou mediante preces ou meditação, na presença ou não do paciente".[124] Desde 1965, sob um acordo com mais de 1.500 hospitais do National Health Service, os membros do NFSH podem atender os pacientes hospitalizados que solicitarem os seus serviços. Além disso, há uma série de igrejas espiritualistas e círculos de cura no Reino Unido que praticam a cura espiritual por meio de reza ou imposição das mãos; estas incluem as igrejas Christian Science e algumas igrejas pentecostais afro-caribenhas. A cura cristã é encorajada pela Christian Fellowship of Healing, pelo Churches' Council of Health and Healing e pelo Guild of St Raphael.[125] De modo geral, milhares de pessoas praticam a cura espiritual e "impõem as mãos" no Reino Unido. As duas maiores organizações de cura são o NFSH, fundado em 1954, com 6.000 membros no Reino Unido e outros no exterior,[126] e a Spiritualists' National Union, com 368 igrejas espiritualistas filiadas e mais de 16.000 membros.[127]

Em contraste, um número desconhecido de grupos ou assembléias de magia *Wicca* ou magia branca praticam a cura mágica; escrevendo para a revista *Doctor* de 1981, de Jonge[128] alegou que havia 7.000 "assembléias de bruxas" na Grã-Bretanha, com um número total de membros de 91.000.

Como uma forma de cura alternativa, a *homeopatia* tem uma posição especial no Reino Unido. Os princípios da homeopatia foram enunciados pela primeira vez na Alemanha, por Samuel Hahnemann, em 1796, e o primeiro hospital homeopático no Reino Unido foi fundado em Londres em 1849. Há uma longa associação entre a família real britânica e a homeopatia; em 1937, Sir John Weir foi nomeado médico homeopata do rei George VI, e essa ligação com a realeza permanece até hoje. Em 1948, os hospitais homeopáticos foram incorporados ao National Health Service. Existem agora hospitais homeopáticos do National Health Service (NHS) em Londres, Liverpool, Bristol, Tunbridge Wells e Glasgow.[46,129] De acordo com as estimativas, em 1971, havia cerca de 383 leitos disponíveis em hospitais homeopáticos e 51.037 consultas a clínicas ambulatoriais homeopáticas.[130] Esses hospitais são atendidos por médicos qualificados na medicina ortodoxa que realizam treinamento de pós-graduação em homeopatia. Além disso, em 1996, havia duas associações profissionais para homeopatas não-qualificados em medicina e 21 escolas de treinamento.[129] Embora tenha base em premissas diferentes das da medicina ortodoxa, a homeopatia no Reino Unido desfruta de maior legitimidade do que as outras formas de cura alternativa. Como as outras formas de MAC, ela abrange tanto o setor popular quanto profissional dos cuidados de saúde.

Há uma influência recíproca entre esses dois setores. Muitos médicos ortodoxos, por exemplo, praticam uma ou mais formas de cura alternativa. Eles estão organizados em colegiados como o UK Homeopathic Medical Association, a British Medical Acupuncture Society e a British Society of Medical and Dental Hypnosis.[131] Da mesma forma, os curadores alternativos foram influenciados, em grau variável, pelo treinamento, pela organização, por técnicas, credenciais e auto-apresentação dos médicos ortodoxos e estão se "profissionalizando" cada vez mais – formando organizações profissionais com uma estrutura educacional e registros de membros filiados. Algumas estão organizadas em colegiados, como outras profissões britânicas, por exemplo, o British College of Acupuncture, o National Institute of Medical Herbalists, a Society of Homeopaths e o General Council and Register of Osteopaths.[132] Em 1979, a British Acupuncture Association ofereceu um curso de treinamento de dois anos para uma licenciatura e mais um ano de estudo para um bacharelado em acupuntura. Ela contou com 100 alunos no Reino Unido, tendo entre os seus membros 33 médicos formados em medicina e 420 sem credenciamento médico.[133] Na última década, as pressões para a profissionalização vieram não somente dos agentes de cura em si, mas também do governo do Reino Unido, da União Européia, da profissão médica e dos próprios consumidores.[131,134] Os agentes de cura responderam de várias maneiras, desde a criação de seus próprios grupos profissionais com auto-regulamentação voluntária como os recém-listados até a busca de *status* legal e regulamentação estatutária pelo governo.[135]

Na outra extremidade do espectro estão as formas mais individuais de cura popular, incluindo clarividentes, astrólogos, curandeiros psíquicos, sensitivos, quiromantes, médiuns celtas, tarólogos, ciganos leitores da sorte e videntes irlandeses, cujos anúncios aparecem na imprensa popular, em revistas, almanaques e publicações como *Prediction*, *Horoscope* e *Old Moore's Almanack*. Muitos deles agem como conselheiros leigos ou psicoterapeutas: "Você tem uma preocupação de saúde e não consegue ajuda? Você tem uma preocupação pessoal ou familiar e precisa de conselhos? Então talvez eu possa ajudá-lo. Sou o sétimo filho de um sétimo filho", etc.[136] A maior parte deste grupo usa alguma forma de *adivinhação*, com moedas, dados, folhas de chá, bolas de cristal, cartas de tarô ou leitura das mãos para decifrar a influência sobrenatural e cósmica sobre o indivíduo e revelar as causas da infelicidade, da má saúde ou de outro infortúnio. Do ponto de vista do paciente, esta abordagem pode ter a vantagem de colocar a responsabilidade pelo problema fora do controle do indivíduo, de modo que destino, azar, marcas de nascença, ou mesmo a malevolência de outra pessoa, e não o comportamento do próprio paciente, são as causas do infortúnio. Alguns desses agentes de cura também estão se profissionalizando. Por exemplo, desde que foi fundada em 1976, a British Astrological and Psychic Society tem promovido uma série de ensinamentos ligados ao esoterismo, espiritualismo e à Nova Era, e seus membros oferecem uma ampla variedade de "artes interpretativas e adivinhatórias".[137] As formas de adivinhação que eles oferecem incluem astrologia, quiromancia, numerologia, leitura de aura, grafologia, médiuns em transe, I Ching, tarô, clarividência, clariaudiência, sensitividade e arte psíquica. Ela publica um *National Register of Consultants*, define critérios para entrada, tem um Código de Ética e Conduta e oferece cursos e certificados em diferentes formas de adivinhação. Seus panfletos dizem que seus "consultores são competentes em diversas disciplinas e podem transitar entre elas de modo a preencher as necessidades específicas de cada cliente".[137]

Muitas minorias étnicas e imigrantes na Grã-Bretanha continuam a consultar seus próprios curandeiros tradicionais, ao menos em certas circunstâncias. Estes incluem os *hakims* muçulmanos e os *vaids* hindus do subcontinente indiano (estima-se que há cerca de 300 deles no Reino Unido),[138] os praticantes da medicina tradicional chinesa (MTC) (incluindo fitoterapia, acupuntura e moxibustão), os *marabouts* e *obeah* africanos e os curandeiros espirituais caribenhos. Os jornais dedicados às comunidades sul-asiáticas, caribenhas e africanas, como *Eastern Eye*, *Caribbean Times* e *The Voice*, publicam anúncios de diversos curandeiros espirituais e conselheiros que lidam com uma variedade de problemas pessoais, de relacionamentos, saúde e preocupações financeiras até azar e feitiçaria. Muitos deles atribuem seus poderes de cura ao fato de serem oriundos de uma "família de curandeiros", freqüentemente de várias gerações.

Um grupo bastante novo de agentes de cura – no sentido mais amplo da palavra – são aqueles envolvidos primariamente em melhorar o aspecto físico de seu cliente, e assim, seu estado psicológico. Em todo o Reino Unido, há uma proliferação de "clínicas de beleza", cuja equipe é composta de "terapeutas de beleza". Tanto as instalações quanto a atmosfera dessas clínicas são quase médicas, com consultas, aventais brancos, fileiras de frascos, máquinas complexas e diplomas impressionantes na parede. Elas são parte de um fenômeno muito mais amplo, a "medicalização" gradual de todos os aspectos do corpo humano, incluindo sua aparência.

### *Organizações profissionais de agentes de cura alternativos*

Atualmente há muitas corporações profissionais diferentes no Reino Unido que praticam e promovem formas de terapia "alternativas", "complementares" ou "holísticas". Uma das maiores é a Federation of Holistic Therapists, que representa mais de 20.000 terapeutas profissionais, incluindo praticantes de terapia estética, eletrólise, aromaterapia, reflexologia e outras formas de terapia. Ela publica o periódico *International Therapist*.[139]

Nos últimos anos, assim como tem havido críticas crescentes à medicina convencional em alguns distritos oficiais, também tem havido um aumento paralelo em todas as formas de medicina complementar e alternativa, e um florescimento das organizações conectadas a ela. Muitas delas visam conter o ceticismo do *establishment* médico aumentando suas atividades de pesquisa sobre tais formas de terapia. Por exemplo, o Research Council for Complementary Medicine foi fundado em 1983, "para desenvolver e ampliar a base de evidências da medicina complementar, de modo a fornecer aos praticantes e seus pacientes informações sobre a efetividade das terapias individuais e o tratamento de condições específicas".[140] O Institute for Complementary Medicine foi fundado em 1982, "para fornecer ao público informações sobre a medicina complementar". Ele iniciou estudos "para desenvolver formas de controlar, regular e pesquisar todas as diferentes disciplinas e técnicas de modo a proteger os praticantes qualificados e assegurar a segurança do público geral", e administra o British Register of Complementary Practitioners (BRCP), que lista os praticantes complementares reconhecidos e possui 18 divisões autônomas.[141] A British Holistic Medical Association, fundada em 1983, visa "educar médicos, estudantes de medicina, profissionais de saúde aliados e membros do público geral sobre os princípios e a prática da medicina holística".[142] Ela tem membros médicos e leigos, e publica o *Journal of Holistic Healthcare*. O British General Council of Complementary Medicine existe "para desenvolver a educação sobre e a ciência e prática da medicina complementar para o benefício do povo".[143]

Não há detalhes precisos sobre o número total de agentes de cura não-ortodoxos no Reino Unido nem sobre o número total de consultas com eles. No início da década de 1980, um grande estudo, encomendado de forma privada pela Threshold Foundation,[144] estimou que, no período de 1980 a 1981, havia 7.800 praticantes alternativos profissionais em tempo parcial e integral na Grã-Bretanha e cerca de 20.000 homens e mulheres que praticavam a cura espiritual e religiosa. Também havia 2.075 médicos que praticavam uma ou mais terapias alternativas embora, com exceção da homeopatia, seu treinamento fosse "mínimo". Os agentes de cura alternativos (médicos e leigos) incluíam 758 acupunturistas, 540 quiropráticos, 303 herbalistas, 360 homeopatas, 630 hipnoterapeutas e 800 osteopatas. Ele também estimou que os praticantes alternativos passavam, em média, oito vezes mais tempo com seus pacientes do que os médicos ortodoxos. (As primeiras consultas na acupuntura tradicional e homeopatia podem levar até duas horas cada.) Muitos deles praticavam mais de uma forma de terapia. Em um estudo em 1984 feito com 411 praticantes, 51% praticavam uma segunda terapia e 25% uma terceira.[144]

Em 1989, o Institute for Complementary Medicine[145] estimou que havia cerca de 15.000 praticantes alternativos no Reino Unido atuando profissionalmente. Um "praticante" profissional foi definido nesse caso como um indivíduo que "exerce atividade em tempo integral, que é membro de uma organização profissional com códigos de ética e prática, contando com um comitê disciplinar para cumpri-los, e que é coberto por seguro pessoal e seguro para terceiros". Nesta base, seus dados incluíram 7.000 curandeiros espirituais, 1.500 osteopatas, 1.500 acupunturistas, 1.000 massagistas, 500 hipnoterapeutas, 350 nutricionistas, 350 quiropráticos, 300 reflexologistas e 250 aromaterapeutas.

Mais recentemente, em 1995, Fulder[129] estimou que havia cerca de 50.000 praticantes alternativos no Reino Unido (cerca de 60% a mais do que o número total de médicos de família). Eles incluíam 3.039 osteopatas, 3.000 acupunturistas, 1.200 homeopatas, 900 quiropráticos, 750 naturopatas, 600 herbalistas e 219 praticantes de radiônica. Walker e Budd[135] relataram que uma das terapias complementares de crescimento mais rápido no Reino Unido é a aromaterapia e que o número de terapeutas registrados subiu de 2.500 em 1991 para 6.000 em 2000.

As escolas de treinamento e associações profissionais para agentes de cura não-qualificados em medicina continuam a proliferar. Por exemplo, em 1996, os homeopatas (não-médicos) tinham duas associações profissionais e 21 escolas de treinamento, enquanto os reflexologistas tinham 13 organizações profissionais e mais de 100 escolas.[131]

Em 1993, a British Medical Association publicou um relato detalhado sobre a medicina alternativa no Reino Unido,[146] e suas conclusões foram cautelosamente positivas: "Está claro que há muitas iniciativas encorajadoras ocorrendo atualmente no campo da terapia não-convencional, e é de se esperar que a boa prática possa ser extrapolada para o uso geral". Porém, eles recomendaram que, antes de fazer uso dela, os clientes potenciais devem investigar:

1. Se o terapeuta é registrado junto a uma organização profissional.
2. Se aquela organização possui um registro público de membros, um código de prática, procedimentos e sanções disciplinares efetivos e um mecanismo para queixas.
3. O tipo de qualificações que o terapeuta possui e onde as obteve.
4. O tempo de prática.
5. Se o terapeuta está coberto por qualquer forma de seguro contra má prática.

Em virtude da lei dos osteopatas de 2000 e da lei dos quiropráticos de 2001, a osteopatia e a quiropraxia finalmente tornaram-se cuidados de saúde reconhecidos e profissões paramédicas pela primeira vez,[135] assim como os farmacêuticos haviam feito em 1852 e 1868, os dentistas em 1878 e as parteiras em 1902. Em 1993, o parlamento do Reino Unido criou o General Osteopathic Council para regular a profissão, bem como um registro único de praticantes, enquanto o General Chiropractic Council foi criado em 1994.[135]

Porém, nem todos os agentes de cura alternativos desejam tornar-se "profissionais" sob o controle direto ou indireto do governo ou do sistema médico. Muitos se opõem ideologicamente a todos os aspectos do modelo médico e ao que eles vêem como suas limitações e riscos; assim, eles consideram a si mesmos como verdadeiramente *alternativos*, e não complementares, a ele. Entretanto, muitas formas de medicina alternativa no Reino Unido além da osteopatia e quiropraxia – especialmente o herbalismo, a acupuntura e a aromaterapia – estão passando aos poucos pelo mesmo processo de profissionalização que está acontecendo com os curandeiros populares tradicionais em partes do mundo em desenvolvimento.[27,131,134]

### Consultas com praticantes de MAC

Consideradas em perspectiva, as consultas com praticantes de MAC no Reino Unido freqüentemente possuem certas características em comum quando comparadas às consultas apressadas com um médico do NHS. Muitas dessas características (embora nem todas) antigamente faziam parte da prática médica em "estilo antigo", sobretudo nas áreas rurais. Elas incluem o seguinte:

- As consultas geralmente são mais longas, dando aos clientes mais tempo para explorar seu "desconforto" e sua "doença".
- As consultas freqüentemente são mais táteis, algumas vezes envolvendo massagem ou manipulação física.
- As consultas em geral são mais "holísticas", no sentido de colocar o sofrimento do indivíduo no contexto social, psicológico ou espiritual mais amplo de sua vida.
- As consultas freqüentemente possuem um elemento "religioso" ou místico (algumas vezes tomado emprestado de religiões orientais) e não se concentram apenas nas anormalidades físicas.
- Os tratamentos em geral não penetram os limites do corpo, com exceção da acupuntura (a crescente aceitabilidade da acupuntura pode bem ser devida à familiaridade com as injeções como uma forma comum de tratamento).
- As consultas e os tratamentos são pagos pela pessoa, pois a maior parte da MAC no Reino Unido pertence ao setor privado, não sendo coberta pelo NHS. Isso pode dar aos clientes um maior sentimento de controle sobre a consulta e a escolha do praticante.

### O setor profissional

Este inclui a ampla variedade de profissionais médicos e paramédicos, cada um com suas próprias percepções sobre má saúde, formas de tratamento, áreas definidas de competência, hierarquia interna, jargão técnico e organizações profissionais. Em 1980, o Office of Health Economics[147] estimou os números de todos os profissionais da saúde dentro do NHS como 23.674 médicos de família (general practitioners – GPs), 31.421 médicos hospitalares, 301.081 enfermeiros hospitalares, 17.375 parteiras atuando em hospitais, 32.990 enfermeiros comunitários e 2.949 parteiras comunitárias. Em 1981, os enfermeiros comunitários incluíram 9.244 visitadores de saúde.[148] Porém, em 2005, o número total de enfermeiros havia subido para 672.897 (incluindo 33.000 atuando como parteiras),[149] mais de 50% do número total de empregados do NHS.[150] Desses enfermeiros, somente 10,73% eram homens.[149] Além disso, há um grande número de quiropodistas, fisioterapeutas, técnicos em radiologia, terapeutas ocupacionais, farmacêuticos e técnicos hospitalares. Cada uma dessas categorias oferece alguma forma de cuidado profissional definido, mas também podem ser chamadas para conselhos informais sobre as doenças como parte do setor informal.

Apesar de seu grande tamanho, estima-se[151] que cerca de 75% dos sintomas anormais são tratados *fora* do setor profissional – que vê somente a ponta do "iceberg da doença" – com o restante sendo atendido nos setores informal e popular dos cuidados de saúde.

No Reino Unido, há duas formas complementares de cuidados médicos profissionais, o National Health Service e os cuidados médicos privados, embora haja uma sobreposição de pessoal entre os dois.

### O National Health Service

Desde 1948, o NHS tem oferecido acesso gratuito e irrestrito aos cuidados de saúde no Reino Unido, tanto em clínicas quanto em hospitais. Essas duas formas de cuidados médicos possuem genealogias e perspectivas diferentes sobre a má saúde. Os precursores dos médicos de família eram comerciantes especializados denominados boticários. A partir de 1617, eles foram licenciados para vender apenas drogas prescritas pelos médicos. Em 1703, permitiu-se que eles atendessem pacientes e prescrevessem medicamentos. Eles tornaram-se os médicos de família dos pobres e da classe média. Os médicos inicialmente tinham um *status* maior do que os cirurgiões ou boticários e, durante séculos, foram os únicos médicos "verdadeiros". Tanto os médicos como os cirurgiões fortaleceram sua posição durante o desenvolvimento do setor hospitalar, que teve início por volta de 1700. De certa forma, a divisão e a diferença no *status* entre a prática generalista e a hospitalar ainda persistem, refletindo-se na alocação de recursos. Na Inglaterra e no País de Gales, em 1972, por exemplo, mais da metade do orçamento do NHS foi gasto no setor hospitalar, embora somente 2,3% dos pacientes tenham sido realmente hospitalizados.[152] O NHS continua sendo um dos maiores empregadores no país – e no mundo – com uma força de trabalho total, em 2004, de 1,3 milhões, incluindo 117.036 médicos.[150]

## O setor hospitalar

Muitos dos aspectos organizacionais e culturais dos hospitais já foram descritos, sobretudo os da especialização. Em 1974, de acordo com Levitt,[153] havia 42 especialidades clínicas reconhecidas dentro do serviço hospitalar do NHS, embora o número tenha aumentado consideravelmente desde então, com a adição de várias subespecialidades. Também há numerosos hospitais especializados, como hospitais de olhos, ouvidos, nariz e garganta, coração ou maternidades. O hospital é o lugar onde nascem 99% das pessoas no Reino Unido,[154] e também onde a maioria morre. Entre esses dois pontos, muitas pessoas o associam com as formas mais graves de má saúde que não podem ser tratadas pelos médicos de família ou pelos setores informal ou popular. Como em outras sociedades ocidentais, a ênfase recai sobre o paciente individual como um caso ou problema a ser resolvido o mais brevemente possível e com máxima eficiência. Em grande medida, os aspectos social, familiar, religioso e econômico da vida do paciente são invisíveis para a equipe hospitalar, embora os assistentes sociais tentem reunir tais informações. A ênfase maior está na identificação e no tratamento da doença física, ainda que isso seja menos verdadeiro nos hospitais psiquiátricos. Examinado em perspectiva, o serviço hospitalar lida especialmente com episódios de má saúde agudos, graves ou, algumas vezes, com risco para a vida, bem como com o nascimento ou a morte. Ele é menos orientado para lidar com os significados subjetivos associados à doença, que geralmente são tratados pelos setores informal ou popular ou por religiosos. De modo geral, no período de 1997 a 1998, um total de 52% das despesas do NHS foram gastos em serviços hospitalares, enquanto somente 10% foram gastos em serviços de saúde da comunidade e 8% em serviços de medicina de família.[155]

## O serviço de medicina de família (general practitioner service)*

Ao contrário dos Estados Unidos, esta área de cuidados de saúde encontra-se em grande parte separada da medicina hospitalar, situação que existe há algum tempo. Por exemplo, em 1976, dos 482.782 leitos hospitalares alocados na Inglaterra, na Escócia e no País de Gales, somente 13.665 (2,8%) eram "leitos de medicina de família", e 5.406 deles eram leitos obstétricos.[116] Em 1978, na Inglaterra e no País de Gales, havia apenas 350 pequenos hospitais administrados por médicos de família, com uma média de 20 a 40 leitos cada.[157] Embora os médicos de família possam visitar as enfermarias e discutir o manejo de seus pacientes com a equipe médica hospitalar, a maior parte da responsabilidade pelos cuidados médicos fica a cargo do hospital.

Enquanto em 1976 cada médico de família tinha, de acordo com Levitt,[158] uma média de 2.347 pacientes em sua lista, este número caiu hoje para cerca de 1.700.[159] Em 2004, havia um total de 41.574 médicos de família no Reino Unido, um aumento de 14,6% desde 1997.[159] Nem todos esses médicos de família trabalham em tempo integral, e o equivalente em tempo integral deste número é 33.915 médicos de família. A proporção de mulheres médicos de família no Reino Unido também aumentou de modo constante, de 30,35% em 1997 para 36,67% em 2004.[159]

A prática da medicina de família baseia-se no lar e na comunidade, e os fatores sociais, psicológicos e familiares são considerados relevantes na realização do diagnóstico. De acordo com Harris,[160] "todos os diagnósticos têm um componente social, quer existam problemas sociais ou não" e, "na prática geral, é fácil perceber como a doença do paciente e as circunstâncias sociais estão relacionadas, pois as circunstâncias sociais são visíveis". Da mesma forma, Hunt[161] acredita que os médicos de família devem "cuidar da mente do paciente antes de tratar o seu corpo", e "a consciência do médico de família do que os pacientes pensam e sentem é de vital importância para o seu trabalho como um todo". Ao contrário da maioria dos médicos hospitalares, o médico de família britânico freqüentemente é uma figura familiar na comunidade. A maioria reside na própria comunidade onde trabalha, toma parte nas atividades locais, veste-se em trajes "civis" e usa a linguagem cotidiana em suas consultas (Figura 4.3). Além de cuidar de doentes, eles estão associados a muitos dos marcos naturais da vida: fazem exames pré-natais e pós-natais, realizam *check-ups* em bebês, orientam sobre imunizações e métodos contraceptivos, realizam esfregaços cervicais, lidam com problemas maritais e escolares e dão apoio às famílias enlutadas. Diferentemente dos médicos hospitalares (e da maioria dos curandeiros populares), eles fazem visitas domiciliares e atendem mais de uma geração na mesma família. Ao contrário do setor hospitalar, as doenças que eles tratam tendem a ser relativamente leves; em um estudo de 1971 sobre a morbidade de 2.500 pacientes em uma prática de família do NHS em um ano, 1.365 tiveram doenças leves, 588 doenças crônicas e

---

*N. de R.T. Ver nota na página 88.

somente 288 doenças graves.¹⁶² Embora as consultas com médicos de família costumem ser bastante breves (um estudo indicou 5 a 6 minutos, em média),¹⁶³ os pacientes podem ser chamados de volta para reconsultas ou acompanhamentos, conforme necessário.

Na década de 1970, de acordo com Levitt,¹⁶² o médico de família era o primeiro ponto de contato para cerca de 90% daqueles que buscavam ajuda médica profissional no NHS. Contudo, desde então, embora o médico de família do NHS continue sendo o primeiro ponto de contato para os pacientes, cada vez mais pacientes o estão ultrapassando e indo diretamente aos departamentos de traumas e emergências de seu hospital local, telefonando à linha direta do NHS (ver Capítulo 18), obtendo informações de saúde na internet ou com outras pessoas, ou pagando pelo tratamento de praticantes "alternativos" como osteopatas, quiropráticos, massoterapeutas ou psicoterapeutas.

De modo crescente, mais médicos de família do NHS trabalham agora como parte das "equipes de cuidados primários de saúde";¹⁶⁴ estas costumam incluir recepcionistas, enfermeiros e vários tipos de terapeutas empregados diretamente pelo médico de família, bem como visitadores de saúde, enfermeiros distritais, enfermeiros psiquiátricos comunitários, parteiras da comunidade e assistentes sociais empregados pelo NHS. Os médicos de família, em associação com sua equipe de cuidados primários de saúde, compartilham alguns dos atributos do setor popular, particularmente a ênfase na perturbação (ver Capítulo 5) – isto é, as dimensões sociais, psicológicas e morais da má saúde – e dos marcos normais da vida humana. De 2000 em diante, os médicos de família, enfermeiros, dentistas, hospitais, centros ambulatoriais e outros aspectos dos cuidados primários de saúde foram incorporados a grandes centros regionais de cuidados primários, isto é, organizações responsáveis pelo planejamento e comissionamento de serviços de atenção à saúde para sua população local – variando de 50.000 a 250.000 – e pela integração do cuidado médico e social.¹⁶⁵

### O serviço de enfermagem

Os enfermeiros e parteiros formam o maior grupo profissional dentro do NHS. Como apontado anteriormente, em 1990, eles compreendiam mais de 50% de sua equipe total.¹⁵⁰ A maior parte dos profissionais de enfermagem é composta por mulheres, enquanto a maioria dos médicos são homens. Porém, cerca de 10% do pessoal de enfermagem nos hospitais do NHS são agora homens (a porcentagem é ainda maior em hospitais psiquiátricos), porém muito poucos enfermeiros homens trabalham na comunidade.¹⁶⁶ Em 2005, do total de 672.897 enfermeiros registrados no Reino Unido, 10,7% eram homens, e a porcentagem de homens na enfermagem não subiu muito na última década.¹⁴⁹ A vasta maioria dos parteiros é composta por mulheres e, em 2003, de um total de 33.000 parteiros, somente 102 eram homens.¹⁶⁷ A maioria dos enfer-

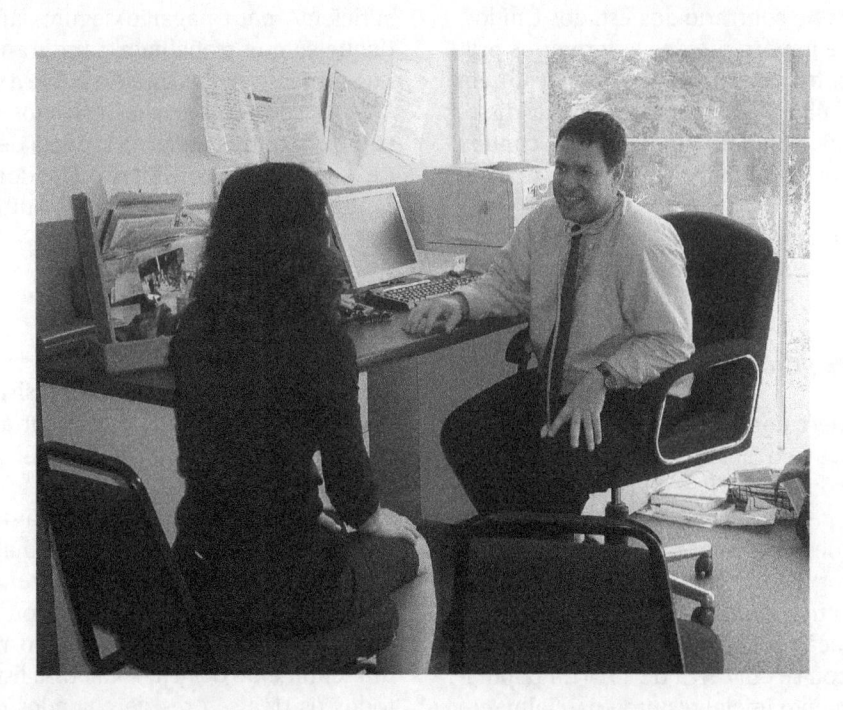

**Figura 4.3** Um médico de família do National Health Service e sua paciente, em Londres, Reino Unido.
(Fonte: © S. Rankin. Reproduzida com permissão.)

meiros trabalha no setor hospitalar, e o restante, na comunidade. Dentro dos hospitais, os enfermeiros passam muito mais horas no cuidado direto do paciente do que qualquer membro da hierarquia médica e, no entanto, têm uma remuneração mais baixa e menos prestígio que os médicos.

Assim como a equipe médica, os enfermeiros são organizados em suas próprias hierarquias profissionais. Em muitos hospitais do Reino Unido, esta hierarquia varia de diretor de enfermagem, até passar pelos vários graus de enfermeiro administrador sênior, enfermeiro especialista clínico, chefe de enfermaria/administrador de enfermaria, enfermeiro de equipe, enfermeiro listado e enfermeiro auxiliar/assistente de cuidados de saúde. Muitos enfermeiros hospitalares especializam-se em diferentes áreas de cuidado, como oftalmologia, ortopedia, trauma e emergência, cuidado coronariano ou intensivo, possuindo qualificações extra além do seu treinamento básico. Vários enfermeiros especialistas – enfermeiro especialista clínico – assumem um papel de ligação entre o hospital e a comunidade; por exemplo, aqueles que atuam nos cuidados paliativos ou com pacientes diabéticos ou ostomizados, ou no aconselhamento de pacientes incontinentes. Dentro da comunidade, alguns enfermeiros, também com qualificações extra, trabalham como enfermeiros distritais, outros como parteiras comunitárias, visitadores de saúde, enfermeiros de escolas, enfermeiros práticos (atuando dentro de um consultório de medicina de família) ou enfermeiros psiquiátricos comunitários ligados a hospitais. Ao contrário dos Estados Unidos, o papel crescente e importante dos enfermeiros praticantes ainda não foi formalmente reconhecido em termos de uma qualificação específica. Apesar disso, eles trabalham atualmente em uma série de contextos, em alguns casos realizando tarefas antes realizadas pelos médicos.

Algumas das características da profissão de enfermagem são descritas em mais detalhes no Capítulo 6.

### Cuidados médicos privados

Esta forma de cuidados de saúde precedeu o NHS e hoje coexiste com ele. Ela cresceu rapidamente do final da década de 1970 ao início da década de 1990, encorajada pelo governo da época. Em 1971, somente 2,1 milhões de pessoas no Reino Unido tinham cobertura por seguro-saúde privado; em 1990, esse número havia triplicado, para 6,7 milhões (quase 12% da população do Reino Unido)[168] mas, em 1999, ele estabilizou-se em cerca de 11% da população total.[169] O aumento inicial resultou parcialmente de cortes no NHS, que reduziram o número de leitos hospitalares e aumentaram as listas de espera para cirurgias e consultas ambulatoriais (em 1990, havia 710.300 pessoas, ou 1% da população do Reino Unido, em listas de espera para internações em hospitais do NHS).[170] Porém, para as pessoas mais pobres, os cuidados privados de saúde têm sido há muito tempo um luxo impossível de pagar: na Inglaterra, em 1987, por exemplo, 27% daqueles em grupos ocupacionais profissionais e somente 1% dos trabalhadores manuais não-qualificados estavam cobertos por seguro médico privado.[168]

Hoje em dia, há uma sobreposição considerável em termos dos profissionais de saúde que trabalham nos cuidados médicos públicos e particulares, embora alguns médicos exerçam somente a medicina particular. Há diversos hospitais e clínicas particulares e uma série de grandes fundos de saúde. Além disso, com exceção da homeopatia e, ocasionalmente, da acupuntura, todas as formas de cura alternativa ou popular pertencem ao setor privado. Da perspectiva de alguns pacientes, a medicina particular oferece mais controle sobre o tempo e a escolha do tratamento quando eles estão doentes. A duração das consultas é maior no setor privado, o que dá mais tempo para explicações sobre diagnóstico, etiologia, prognóstico e tratamento da condição que os aflige. Também há listas de espera mais curtas para consultas com especialistas ou para procedimentos cirúrgicos, e o paciente tem uma opção de especialistas e de hospitais. O controle sobre o tempo e a opção de escolha quando se está doente são privilégios daqueles que têm renda suficiente para pagar o seguro-saúde particular ou daqueles que trabalham para grandes organizações que fornecem cobertura de saúde a seus empregados.

O NHS e os setores privados não são isolados; como em outras áreas do sistema de cuidados de saúde, há um fluxo considerável de doentes entre eles, e muitos médicos trabalham em ambos os sistemas.

## O sistema de cuidados de saúde no Reino Unido

Para pôr em perspectiva o sistema de cuidados de saúde do Reino Unido, a maioria das fontes disponíveis de cuidados de saúde ou aconselhamento são listadas na Tabela 4.3.

"Agente de cura", na Tabela 4.3, refere-se a todos aqueles que, formal ou informalmente, oferecem conselhos e cuidado aos que sofrem desconforto físico e/ou sofrimento psicológico, ou a todos que prestam aconselhamento sobre como manter a saúde e um sentimento de bem-estar. Essa lista, assim, abrange todos os três setores de cuidados de saúde na Grã-Bretanha: informal, popular e profissional.

### Tabela 4.3
Agentes de cura profissionais, populares e informais no Reino Unido

Médicos hospitalares (NHS)
Médicos de família (NHS)
Médicos particulares (hospitalares ou médicos de família)
Enfermeiros (hospitalares, generalistas, escolares ou comunitários)
Parteiras
Visitadores de saúde
Assistentes sociais
Fisioterapeutas
Terapeutas ocupacionais
Farmacêuticos
Nutricionistas
Optometristas
Dentistas
Técnicos hospitalares
Auxiliares de enfermagem
Recepcionistas médicos
Clínicas de saúde locais
Psicólogos clínicos e psicanalistas
Conselheiros (de casais, crianças, gravidez, contracepção)
Psicoterapeutas alternativos (Gestalt, bioenergética, terapia do grito primal, etc.)
Terapeutas de grupo
Samaritanos e outros prestadores de aconselhamento por telefone
Grupos de auto-ajuda
Grupos de ioga e meditação
Vendedores de lojas de alimentos naturais
Esteticistas
Curandeiros da mídia (conselheiros em colunas de jornais e revistas, médicos da TV e do rádio)
Linha direta do NHS (para aconselhamento por telefone)
Curandeiros de minorias étnicas
   *Hakims* muçulmanos
   *Vaids* hindus

Acupunturistas chineses e herbalistas
Igrejas de cura das Índias Ocidentais
*Marabouts* e *obeah* africanos
Igrejas e cultos de cura
Congregações de cura cristã
Igrejas e curandeiros espiritualistas
Serviços de aconselhamento das igrejas
Capelães de hospitais e outros
Oficiais de justiça encarregados do cumprimento de penas em liberdade condicional
Repartições de aconselhamento ao cidadão
Curandeiros complementares e alternativos (leigos e médicos)
   Acupuntura
   Homeopatia
   Osteopatia
   Quiropraxia
   Radiônica
   Herbalismo
   Cura espiritual
   Hipnoterapia
   Naturopatia
   Massagem, etc.
Adivinhos
   Astrólogos
   Leitores de cartas de tarô
   Clarividentes
   Clariaudientes
   Médiuns
   Consultores psíquicos
   Quiromantes
   Leitores da sorte, etc.
Conselheiros leigos de saúde (familiares, amigos, vizinhos, conhecidos, trabalhadores voluntários ou de caridade, vendedores, cabeleireiros, etc.)

NHS, National Health Service.

### Estudo de caso:

**Fontes de aconselhamentos leigos de saúde em Northampton, Reino Unido**

Elliott-Binns,[103] em 1970, estudou 1.000 pacientes que consultaram em uma clínica de medicina de família em Northampton, no Reino Unido. Perguntou-se aos pacientes se eles haviam recebido previamente qualquer conselho ou tratamento para seus sintomas. A fonte, o tipo e a confiabilidade do conselho foram registrados, bem como se o paciente o havia aceitado. Os resultados revelaram que 96% dos pacientes haviam recebido algum conselho ou tratamento antes de consultar seu médico de família. Cada paciente teve uma média de 2,3 fontes de conselhos, ou 1,8 excluindo o autotratamento; isto é, 2.285 fontes, das quais 1.764 eram fontes externas e 521 auto-aconselhamentos. Trinta e cinco pacientes receberam conselhos de cinco ou mais fontes; um menino com acne foi aconselhado por 11 fontes. As fontes externas de conselhos para a amostra foram amigos, 499; cônjuges, 466; parentes, 387; revistas ou livros, 162; farmacêuticos, 108; enfermeiros oferecendo conselhos informais, 102; e enfermeiros fornecendo conselhos profissionais, 52. Entre os parentes e amigos, o conselho das esposas foi avaliado como estando entre os melhores, e o das mães e sogras, como o pior. Os parentes homens geralmente diziam "vá ao médico", sem oferecer conselhos práticos, e raras vezes davam conselhos a outros homens. Os conselhos de fontes impessoais, como revistas femininas, livros de medicina caseira, jornais e televisão foram avaliados como os menos confiáveis. Os farmacêuticos, consultados por 11% da amostra, forneceram os conselhos mais confiáveis. Quinze por cento dos aconselhamentos eram sobre remédios caseiros, recomendados especialmente por amigos, parentes e pais.

De modo geral, os melhores conselhos dados foram para queixas respiratórias, e os piores, para doenças psiquiátricas. Um exemplo da amostra de pacientes foi uma comerciante que vivia em um vilarejo e que tinha uma tosse persistente. Ela recebeu conselhos de seu marido, de uma ex-funcionária de hospital, da recepcionista de um médico e de cinco clientes: três deles recomendaram um remédio comercial, *"Golden Syrup"*, um recomendou uma fervura de cebolas e um a aplicação de um tijolo quente ao peito. Um viúvo de meia-idade consultou o médico queixando-se de dor lombar. Ele não havia consultado ninguém, pois "não tinha amigos e, de qualquer forma, se recebesse alguma pomada, não haveria ninguém para passá-la nele".

Elliott-Binns[104] repetiu esse estudo 15 anos depois, em 500 pacientes na mesma clínica em Northampton. Surpreendentemente, o padrão de autocuidado e aconselhamentos leigos de saúde havia permanecido em grande parte inalterado; 55,4% dos pacientes trataram a si mesmos antes de ir ao médico, em comparação com 52,0% em 1970. As únicas alterações significativas foram um aumento nas fontes impessoais de conselhos em saúde, como os livros de medicina caseira e a televisão, e um declínio no uso dos remédios caseiros tradicionais (embora eles ainda respondessem por 11,2% dos conselhos de saúde). Além disso, o uso de conselhos de farmacêuticos aumentou de 10,8% em 1970 para 16,4% em 1985. De modo geral, o estudo sugeriu que, no Reino Unido, o autocuidado continua sendo a principal fonte de cuidados de saúde para o paciente médio.

Desde que os dois estudos de Elliott-Binns foram publicados,[103,104] os principais progressos nos cuidados de saúde populares no Reino Unido foram o maior recurso do público a fontes *impessoais* de conselhos e informações em saúde, incluindo a telemedicina (como a linha direta do NHS) para conselhos médicos e a internet para informações médicas. Tanto a telemedicina como a internet são discutidas em mais detalhes no Capítulo 13.

## REFERÊNCIAS-CHAVE

2 Kleinman, A. (1980). *Patients and Healers in the Context of Culture.* Berkeley: University of California Press, pp. 49-70.

21 Lewis, L M. (1971). *Ecstatic Religion.* London: Penguin, pp. 49-57.

30 World Health Organization (1978). *The Promotion and Development of Traditional Medicine.* WHO Tech. Rep. Ser. No. 622. WHO. 43 Frank, R. and Ecks, S. (2004) Towards an ethnography of Indian Homeopathy. *Anthropology and Medicine* 11(3), 307-26.

46 Fisher, P. and Ward, A. (1994) Complementary medicine in Europe. *Br. Med. J.* 309, 107-111.

51 Kaptchuk, T.J. & Eisenberg, D.M. (2001) Varieties of healing. 1: Medical pluralism in the United States. *Ann. Intern. Med.* 135, 189-95.

52 Kaptchuk, T.J. and Eisenberg, D.M. (2001) Varieties of healing. 2: A taxonomy of unconventional healing practices. *Ann. Intern. Med. 135,* 196-204.

73. Konner, M. (1993). *The Trouble with Medicine.* London: BBC Books, pp. 22-47.

81 Davis-Floyd, R.E. (1992). *Birth as an American Rite of Passage.* Berkeley: University of California Press.

86 Helman, C.G. (1985). Disease and pseudo-disease: a case history of pseudoangina. In: *Physicians of Western Medicine* (Hahn, R. A. and Gaines, A.D. eds). Dordercht: Reidel, pp. 293-331.

119 British Medical Association (1993). *Complementary Medicine: New Approaches to Good Practice.* London: British Medical Association, pp. 28-30.

150 Department of Health (2004) *Staff in the NHS 2004.* London: Department of Health. http://www.dh.gov.uk/assetRoot/04/10/67/08/0410 6708.pdf (Accessed on 11 August 2005).

## LEITURA RECOMENDADA

### Sectors of health care

Kleinman, A. (1980). *Patients and Healers in the Context of Culture,* Chapters 2 and 3. Berkely: University of California Press.

### Folk and popular sectors

Eisenberg, D. *et al.* (1993). Unconventional medicine in the United States. N. *Engl. J. Med.,* 328, 246-52.

Ernst, E. (1996) *Camplementary Medicine.* Oxford: Butterworth Heinemann.

Finkler, K. (1994). Sacred healing and biomedicine compared. *Med. Anthrap. Q. (New Ser.),* 8, 178-97.

Fulder, S. (1996) *Handbook af Camplementary Medicine,* 3rd edn. Oxford: Oxford University Press.

McGuire, M. B. (1988). *Ritual Healing in Suburban America.* Piscataway: Rutgers University Press.

O'Connor, B. B. (1995). *Healing Traditions.* Philadelphia: University of Pennsylvania Press.

World Health Organization (2002) *WHO Traditional Medicine Strategy* 2002-2005. WHO.

## *WEBSITES* RECOMENDADOS

National Center for Alternative and Complementary Medicine (National Institutes of Health): http://nccam.nih.gov

Self Help UK (online data base of over 1000 self-help groups and support groups in the UK): http://www.self-help.org.uk

Self-Help Group Sourcebook Online (USA): http://mental-help.net/selfhelp

World Health Statistics 2005 (World Health Organization): http://www3.who.int/statistics

# 5
# Interações médico-paciente

Os médicos e seus pacientes, ainda que tenham a mesma origem social e cultural, vêem a má saúde de formas muito diferentes. Suas perspectivas baseiam-se em premissas bastante diversas, empregam um sistema diferente de comprovação e avaliam a eficácia do tratamento de modo variado. Cada uma tem seus pontos fortes e fracos. O problema é como assegurar alguma *comunicação* durante o encontro clínico entre médico e paciente. Para ilustrar esse problema, as diferenças entre as visões médica e leiga da má saúde – ou seja, entre "enfermidade" (disease) e "perturbação" (illness) – são apresentadas detalhadamente.

## "DOENÇA": A PERSPECTIVA DO MÉDICO

Como descrito no capítulo anterior, aqueles que praticam a medicina científica moderna formam um grupo à parte, com seus valores, suas teorias de doença, suas regras de comportamento e sua organização hierárquica de papéis especializados. A profissão médica pode ser vista como uma "subcultura" de cura, com sua própria visão de mundo. No processo da educação médica, os estudantes sofrem uma forma de *aculturação*, na qual gradualmente adquirem uma perspectiva sobre má saúde que vai continuar com eles durante toda a sua vida profissional. Eles também adquirem um *status* social elevado, uma alta capacidade de geração de renda e o papel socialmente legitimado de agente de cura, que comporta certos direitos e obrigações. Algumas das premissas básicas dessa perspectiva do médico são:

1. Ponto de vista humanitário.
2. Racionalidade científica.
3. Ênfase em medidas objetivas e numéricas.
4. Ênfase em dados físico-químicos.
5. Dualismo corpo-mente.
6. Visão das doenças como entidades.
7. Reducionismo.
8. Ênfase no paciente individual, e não na família ou na comunidade.

Desde a antiguidade, a abordagem central da medicina tem sido *humanitária*: isto é, sua principal preocupação tem sido tratar a doença, melhorar o bem-estar e aliviar o sofrimento e a dor dos seres humanos utilizando todos os meios possíveis à sua disposição. Para conseguir isso, a medicina moderna baseia-se na *racionalidade científica*, pela qual todas as suas suposições e hipóteses devem poder ser testadas e verificadas sob condições objetivas, empíricas e controladas. Os fenômenos relacionados à saúde e à doença só tornam-se "reais" se puderem ser observados *objetivamente* e medidos sob essas condições. Uma vez observados, e freqüentemente quantificados, eles tornam-se "fatos" clínicos, cujas causas e efeitos devem então ser descobertos. Todos os "fatos" têm uma causa, e a tarefa do clínico é descobrir a cadeia lógica de influências causais que resultaram no fato em questão. Por exemplo, a anemia por deficiência de ferro pode ser o resultado de uma perda de sangue provocada por um tumor gástrico, que, por sua vez, pode ter sido causado por certos carcinógenos na dieta. Quando uma influência causal específica não pode ser isolada, o fato clínico é rotulado como "idiopático" – isto é, ele *tem* uma causa, mas que ainda não foi descoberta. Quando um fenômeno não pode ser observado ou medido objetivamente, por exemplo, as crenças de uma pessoa sobre as causas de uma doença, tal fenômeno é, de certa forma menos "real" do que algo como o nível da pressão arterial do paciente ou sua contagem de leucócitos. Como a pressão arterial e a contagem de leucócitos podem ser medidas e verificadas por diversos observadores, elas formam o tipo de "fatos" clínicos sobre os quais o diagnóstico e o tratamento baseiam-se.

Assim, esses "fatos" surgem de um *consenso* entre os observadores, cujas medidas são realizadas de acordo com certas orientações preestabelecidas. As presunções subjacentes a essas orientações que determinam quais fenômenos devem ser investigados e como devem ser verificados e medidos são chamadas de *modelo* conceitual. Como Eisenberg[1] destaca, os modelos "são formas de construir a realidade, de impor sentido ao caos do mundo fenomenológico" e, "uma vez instalados, agem de maneira a produzir sua própria verificação, excluindo os fenômenos externos à estrutura de referência empregada pelo usuário". O modelo da medicina moderna está orientado principalmente para a descoberta e quantificação da informação físico-química sobre o paciente, e não para fatores sociais e emocionais menos mensuráveis. De acordo com Kleinman e colaboradores,[2] a visão médica ocidental moderna da realidade clínica "presume que as preocupações biológicas são mais básicas, reais, clinicamente significativas e interessantes do que os aspectos psicológicos e socioculturais".

Essa ênfase nos fatos fisiológicos significa que um médico confrontado com os sintomas de um paciente tenta, antes de mais nada, relacioná-los a algum processo físico subjacente. Por exemplo, se um paciente se queixa de um certo tipo de dor torácica, a abordagem do médico provavelmente envolverá uma série de exames ou testes para tentar identificar a causa física da dor – talvez doença arterial coronariana. Se nenhuma causa física for encontrada após uma investigação exaustiva, o sintoma pode ser rotulado como "psicogênico" ou "psicossomático", mas esse diagnóstico geralmente só é feito pela exclusão de uma causa física. Assim, os sintomas subjetivos podem tornar-se mais "reais" se puderem ser explicados por alterações objetivas e físicas. Como Goods[3] descreve: "Os sintomas adquirem seu *significado* em relação aos estados fisiológicos, que são interpretados como os referenciais dos sintomas. As lesões ou disfunções somáticas produzem desconforto e alterações comportamentais, comunicadas pelas queixas do paciente. A tarefa crítica do médico é decodificar o discurso de um paciente, relacionando os sintomas a seus referenciais biológicos, de modo a diagnosticar uma entidade nosológica". Esses referenciais somáticos ou biológicos são descobertos pelo exame do médico e, algumas vezes, pelo uso de testes especializados, freqüentemente com o uso de tecnologia diagnóstica.

Conforme descrito no capítulo anterior, Feinstein[4] destacou a mudança, nos últimos anos, na forma como os médicos coletam as informações sobre os processos de doença subjacentes. O método tradicional era ouvir os sintomas do paciente e o modo como eles se desenvolveram (história), para então pesquisar os sinais físicos objetivos (exame). Cada vez mais, contudo, a medicina moderna vem baseando-se na tecnologia diagnóstica para coletar e medir os fatos clínicos. Isso implica uma mudança das formas *subjetivas* (os sintomas subjetivos do paciente, a interpretação subjetiva dos sinais físicos pelo médico) para as formas *objetivas* de diagnóstico. Os processos patológicos subjacentes são hoje identificados firmemente por exames de sangue, raio X, tomografias e outras investigações, em geral realizadas em laboratórios ou clínicas especializadas (ver Capítulo 4). Um resultado disso é o uso crescente de definições *numéricas* de saúde e doença. A saúde ou normalidade é definida em relação a certos parâmetros físicos e bioquímicos, como peso, altura, circunferência, valores do hemograma, nível de hemoglobina, níveis de eletrólitos ou hormônios, pressão arterial, freqüência cardíaca, freqüência respiratória, tamanho do coração ou acuidade visual. Para cada medida, há uma faixa numérica – o "valor normal" – dentro da qual o indivíduo é considerado normal e "saudável". Estar acima ou abaixo dessa faixa é considerado "anormal" e indica presença de "doença". A doença, então, é vista como um desvio desses valores normais, acompanhado por anormalidades na estrutura ou na função dos órgãos ou sistemas do corpo. Por exemplo, um valor abaixo do normal de hormônio da tireóide no sangue significa *hipo*tireoidismo e acima do normal, *hiper*tireoidismo; entre os dois, significa que a tireóide está funcionando normalmente.

### Doenças

A definição médica de um problema de saúde, portanto, baseia-se em grande parte nas alterações físicas objetivamente demonstráveis na estrutura ou função do corpo que podem ser quantificadas em relação às medidas fisiológicas "normais". Essas alterações anormais, ou "*doenças*", são vistas como "entidades", cada qual com uma "personalidade" própria de sintomas e sinais. A personalidade de cada doença é constituída por uma causa característica, um quadro clínico (sintomas e sinais), resultados das investigações hospitalares, uma história natural, um prognóstico e um tratamento apropriado. Por exemplo, sabe-se que a tuberculose é causada por um bacilo particular, que revela-se por certos sintomas característicos, apresenta certos sinais físicos ao exame, aparece de determinada forma no raio X de tórax e nos exames de escarro e tem uma evolução natural provável, dependendo da realização ou não de tratamento. Como Fabrega e Silver[5] destacam, a perspectiva médica presume que as doenças são "universais em forma, progresso e conteúdo" e que elas possuem uma identidade recorrente; isto é, pressupõe-se que a tuberculose será sempre a mesma doença em qualquer

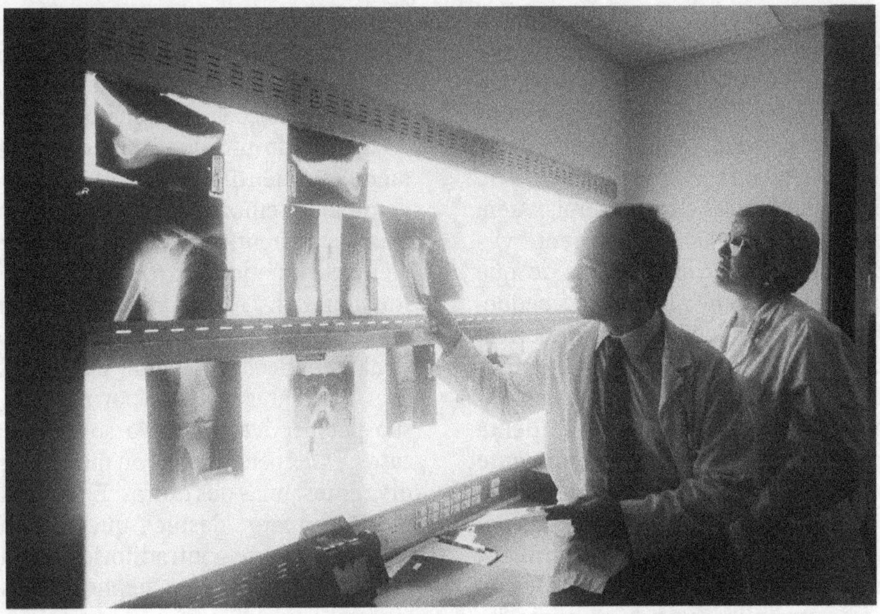

**Figura 5.1** Os avanços na tecnologia diagnóstica ajudaram a desviar o foco da medicina em direção às anormalidades *físicas* – em detrimento dos sintomas do paciente, do seu estado psicológico ou de sua origem social e cultural. (Fonte: © Corbis MED 028. Reproduzida com permissão.)

cultura ou sociedade onde aparecer. Sua causa, seu quadro clínico e seu tratamento serão sempre os mesmos. Porém, essa perspectiva não inclui as dimensões sociais, culturais e psicológicas do problema de saúde nem o contexto em que ela surge, as quais determinam o *significado* da doença para os pacientes individuais e para aqueles à sua volta. Como a medicina concentra-se mais nas dimensões físicas da doença, fatores como personalidade, crenças religiosas, cultura e *status* socioeconômico do paciente freqüentemente são considerados irrelevantes na realização do diagnóstico ou na prescrição do tratamento. Engel[6] vê esta abordagem como outra evidência do "dualismo corpo-mente", um modo médico de pensar que se concentra na identificação das anormalidades físicas enquanto freqüentemente ignora "o paciente e seus atributos como uma pessoa, um ser humano", isto é, reduzindo-o a um conjunto de parâmetros fisiológicos anormais. Esse dualismo conceitual remonta no mínimo ao século XVII, quando Descartes dividiu o homem em "corpo" (a ser estudado somente pela ciência) e "mente" ou "alma" (a ser estudada pela filosofia e pela religião). Mais recentemente o estudo da "mente" foi passado para os psiquiatras e cientistas comportamentais (em vez dos padres), enquanto o estudo do "corpo" – visto cada vez mais como uma máquina viva – foi entregue à ciência médica e sua tecnologia diagnóstica. Portanto, na medicina moderna, o dualismo básico continua vivo.

### Reducionismo

Outra questão é que a medicina moderna muitas vezes tem uma abordagem bastante reducionista. Com exceção das especialidades de saúde pública e medicina de família, seu foco é principalmente o paciente individual, e não sua família, comunidade ou sociedade mais ampla. Em alguns casos, esse foco ultrapassou o indivíduo, para concentrar-se em um órgão doente particular ou em um sistema, grupo de células ou região dentro do seu corpo. Esse desenvolvimento tornou-se possível graças aos avanços nos equipamentos e na tecnologia diagnóstica, que podem agora revelar alterações em nível celular, bioquímico ou mesmo molecular, podendo localizar precisamente a patologia. Nos últimos anos, também tem havido uma ênfase crescente no genoma humano (ver Capítulo 14) e nas anormalidades genéticas como indicadores ou previsores de doenças hereditárias. Como mencionado no capítulo anterior, os avanços na tecnologia diagnóstica produziram um novo grupo de "pacientes", como filmes de raio X, tomografias, impressos de resultados de exames ou tiras de papel de um eletrocardiograma. O desenvolvimento desses "pacientes de papel" como uma característica crescente das consultas clínicas, das conferências de casos e dos *rounds* de hospital é mais um passo na direção do reducionismo médico. Além disso, muitos médicos agora diagnosticam e tratam as anormalidades de somente uma pequena parte do corpo humano. Seu objetivo profissional é, em um sentido, saber mais e mais sobre menos e menos (o que freqüentemente acaba resultando em saber menos e menos sobre mais e mais). Na medicina moderna, esses hiperespecialistas tendem a ter um *status* e uma renda maiores do que muitos generalistas, como os clínicos gerais. Além disso, esses especialistas, que são publicamente vistos como "curadores", têm um *status* maior do que aqueles que meramente "cuidam". Tratar uma pequena área do corpo em um período de tempo relativamente curto e com uma evolução claramente definida dá mais *status*, do que lidar com aquelas condições em que nenhuma cura a curto prazo é evidente ou mesmo possível. Assim, os cirurgiões geralmente têm um *status* mais elevado do que os médicos que trabalham com idosos, pacientes psiquiátricos, pacientes com incapacidades físicas, doenças terminais, doenças crônicas ou na medicina preventiva. Mesmo dentro da cirurgia há uma hierarquia de prestígio dependendo do valor simbólico que nossa sociedade atribui às diferentes partes do corpo. Isso aplica-se especialmente ao cérebro e ao coração, de modo que os neurocirurgiões e os cirurgiões cardíacos têm um prestígio muito maior do que, digamos, os proctologistas ou ginecologistas.

## A variedade de modelos médicos

O modelo médico, portanto, não deve ser visto como algo homogêneo e consistente. Para compreender as interações médico-paciente, deve-se sempre perguntar "*que* médico?" ou, talvez, "que *tipo* de médico?". Na realidade, não existe algo como uma medicina "ocidental" ou "científica" uniforme, como ilustrado no Capítulo 4. Embora hoje a medicina ocidental seja internacional, há enormes variações em como ela é praticada em diferentes partes do mundo. Essas variações existem em diferentes países industrializados ocidentais e até mesmo dentro do mesmo país. Além disso, o modelo médico está sempre, em grande medida, ligado à cultura, variando muito de acordo com o contexto em que ocorre. Mesmo dentro da mesma sociedade, existem grandes diferenças na perspectiva entre os vários ramos da medicina e as diversas especialidades – entre, digamos, as perspectivas dos cirurgiões,[7] dos psiquiatras, dos epidemiologistas, dos médicos de família e dos especialistas em saúde pública. Em alguns casos, sua abordagem a um determinado caso pode ser até incompatível, um exemplo de um "choque de culturas" profissional. Eles podem se concentrar em diferentes aspectos da condição do paciente e ignorar outros. Alguns podem ter como foco somente uma pequena área do corpo, enquanto outros, especialmente o estado de espírito do paciente ou a sua relação com a família e a comunidade. Esse tipo de choque de perspectivas também é visto muitas vezes nas relações entre médicos e enfermeiros.

Quando um determinado médico treinado em medicina científica moderna faz um diagnóstico, geralmente emprega uma série de modelos ou perspectivas *diferentes*, sendo que cada um examina o problema de um modo particular. Como observa Goods,[3] "qualquer disciplina médica tem um repertório de modelos interpretativos – bioquímico, imunológico, viral, genético, ambiental, psicodinâmico, de interações familiares e assim por diante", cada qual com sua perspectiva exclusiva sobre doença. Em alguns casos, essas perspectivas ou modelos, podem ser muito diferentes umas das outras. Em psiquiatria, por exemplo, Eisenberg[1] destaca que "modelos múltiplos e manifestamente contraditórios" são usados por diferentes psiquiatras para explicar as psicoses. Estes incluem:

1. O modelo *orgânico*, que enfatiza as alterações físicas e bioquímicas no cérebro.
2. O modelo *psicodinâmico*, que se concentra nos fatores do desenvolvimento e da experiência.
3. O modelo *comportamental*, em que a psicose é mantida por contingências ambientais.
4. O modelo *social*, com sua ênfase em distúrbios no desempenho de papéis.

Qualquer que seja a especialidade escolhida, deve-se notar que os médicos em si também são parte do mundo comunitário durante a maior parte de sua vidas – antes e depois de se formarem em medicina. Tanto como indivíduos quanto como membros de uma determinada família, comunidade, religião ou classe social, eles trazem consigo um conjunto específico de idéias, presunções, experiências, preconceitos e folclore herdado, o que pode influenciar muito sua prática médica. Quando eles impõem (freqüentemente de forma inconsciente) seus próprios valores culturais, presunções e expectativas aos pacientes, esse fenômeno – usando imagens psicanalíticas – pode ser considerado um exemplo do que eu chamo *contratransferência cultural*.

Todos os modelos médicos e psiquiátricos tendem a mudar com o tempo, à medida que novos conceitos são desenvolvidos e novas descobertas são feitas. Entidades nosológicas como hipertensão, câncer ou doença cardíaca coronariana estão continuamente sendo reexaminadas ou retrabalhadas à medida que novas teorias de etiologia são formuladas e novas técnicas de diagnóstico e tratamento são inventadas. Os diferentes modelos usados por clínicos nas diversas especialidades também significam que eles podem perceber e diagnosticar o *mesmo* episódio de má saúde de formas muito diferentes, se uma pessoa doente consultar com cada um deles ao longo de um período de tempo.

### A medicina como um sistema de moralidade

Um aspecto final é que, com o declínio da religião organizada em muitas sociedades ocidentais, as preocupações morais da era contemporânea são cada vez mais expressas em termos médicos, e não em termos religiosos. A medicina sempre foi mais do que um sistema de idéias e práticas científicas; ela também é um sistema *simbólico*, expressando alguns dos valores, das crenças e das preocupações morais básicas que subjazem à sociedade mais ampla. Em uma era mais secularizada, as idéias religiosas de pecado ou imoralidade freqüentemente parecem ser substituídas por idéias de saúde e doença. Hoje em dia, as metáforas médicas tornaram-se parte do discurso diário, por exemplo, uma "sociedade doente", uma "epidemia de crime", uma "economia doente", a "praga do terrorismo". Enquanto algumas gerações atrás a religião manifestava-se contra uma "vida pecadora", a medicina agora condena o "estilo de vida não-saudável", mas as punições ocorrem nesta vida, e não na outra. Os antigos pecados mortais da "gula" e da "preguiça" foram reconceitualizados como "ingesta excessiva de alimentos" e "sedentarismo". Como tantos discursos morais estão agora descritos em termos médicos, as definições de certos comportamentos – alcoolismo, filhos ilegítimos, vadiagem, abuso de drogas e criminalidade – deixaram de ser consideradas maldade ou pecado para entrarem, de certa forma, no domínio da medicina ou da psiquiatria.

Um fenômeno relacionado na maioria das sociedades industrializadas é o crescimento do setor de *seguros*. Embora penalize os clientes que têm um estilo de vida não-saudável (que bebem ou fumam, por exemplo), ele compensa os indivíduos por uma doença inesperada, um acidente ou outro infortúnio – eventos que, nas gerações anteriores (e em outros locais no mundo) eram tratados pelo sistema religioso. Pode-se argumentar que, nas sociedades em que a religião organizada é fraca, o setor de seguros (assim como o próprio sistema médico) fornece a algumas pessoas um modo racional e secularizado de responder ao infortúnio e reduzir seus efeitos. Porém, as duas abordagens concentram-se muito menos na responsabilidade moral do que a religião; apesar do papel social aumentado da medicina, seu foco principal ainda são as *conseqüências* da doença, do acidente ou do infortúnio, e não as suas causas.

Apesar dessas mudanças no papel social e simbólico da medicina na sociedade moderna e das variações dentro do modelo médico em si, sua abordagem predominante na prática clínica continua sendo a busca de evidências *físicas* de doença ou disfunção e o uso de tratamentos físicos (como drogas, cirurgia ou radiação) para corrigir essas anormalidades subjacentes.

## "DOENÇA": A PERSPECTIVA DO PACIENTE

Cassell[8] usa a palavra "*illness*" (perturbação, mal-estar, desconforto) para representar "o que o paciente sente quando vai ao médico" e "*disease*" (doença, patologia) para "o que ele tem ao sair do consultório médico e voltar para casa"*. Ele conclui: "A patologia, então, é algo que um órgão tem; a perturbação é algo que uma pessoa tem". A perturbação é uma resposta subjetiva de um indivíduo e daqueles que o cercam ao fato de ele não estar se sentindo bem – particularmente a forma como ele e os demais interpretam a origem e o significado desse evento, como ela afeta seu comportamento e sua relação com outras pessoas, e os vários passos que segue para remediar a situação. A perturbação não inclui somente a sua experiência de má saúde, mas também o *significado* que o indivíduo lhe dá. Por exemplo, uma pessoa que adoece subitamente pode perguntar-se "por que isso aconteceu *comigo*?", "por que *agora*?", "o que fiz de errado para merecer isso?" ou mesmo, em algumas sociedades, "será que alguém me *fez* ficar doente?". Tanto o significado dado aos sintomas quanto sua resposta emocional a eles são influenciados pela sua própria origem e personalidade, bem como pelo contexto cultural, social e econômico onde os sintomas surgem. Em outras palavras, a mesma "doença" (como a tuberculose) ou o mesmo sintoma (como a dor) podem ser interpretados de modo completamente diverso por dois indivíduos de diferentes culturas ou origens sociais e em diferentes contextos. Isso também vai afetar os seus comportamentos subseqüentes e os tipos de tratamento que eles vão buscar.

A perspectiva do paciente sobre os problemas de saúde costuma ser parte de um modelo conceitual muito mais amplo, usado para explicar o infortúnio em geral; dentro desse modelo, a perturbação é apenas uma forma especializada de adversidade. Por exemplo, em muitas sociedades, *todas* as formas de infortúnio são atribuídas à mesma variedade de causas; uma febre alta, uma quebra de safra, o roubo de uma propriedade ou o desabamento de um telhado podem ser todos atribuídos à feitiçaria ou à punição

---

* N. de T. Esta distinção não se aplica à língua portuguesa.

divina por alguma transgressão moral. No último caso, eles podem provocar emoções semelhantes de vergonha ou culpa e exigir tipos parecidos de tratamento, como rezas ou penitência. Assim, a "perturbação" freqüentemente compartilha das dimensões psicológicas, morais e sociais associadas a outras formas de adversidade dentro de uma cultura particular. A "perturbação" é um conceito mais amplo, embora mais difuso, do que "doença", e que deve ser considerado na compreensão de como as pessoas interpretam seus problemas de saúde e sofrimento e de como respondem a eles.

### O adoecer e as definições de "saúde"

As definições do que constitui "saúde" e "doença" variam entre indivíduos, famílias, grupos culturais e classes sociais. Na maioria dos casos, a *saúde* é vista como bem mais do que apenas a ausência de sintomas físicos desagradáveis. A Organização Mundial de Saúde (OMS),[9] por exemplo, definiu saúde em 1946 como "um estado de completo bem-estar físico, mental e social e não simplesmente a ausência de doença ou enfermidade". A "saúde" é realmente um conceito *multidimensional* e holístico, que inclui saúde física, psicológica, social e espiritual. Um distúrbio em qualquer uma delas, como um importante conflito com um cônjuge ou parente próximo, sonhos perturbadores ou uma sensação de ter sido "enfeitiçado" podem ser vistos como uma forma de "doença", especialmente se interferirem na vida e nas atividades diárias. Isso ocorre porque, em muitas sociedades não-industrializadas, a saúde é concebida como um *relacionamento* equilibrado entre as pessoas, entre elas e a natureza e entre elas e o mundo sobrenatural. A saúde também é vista como um equilíbrio interno, tanto físico quanto emocional. Um distúrbio de uma dessas dimensões prova que alguém não é "saudável", especialmente porque esse desequilíbrio pode se manifestar por sintomas físicos ou emocionais. Entre as comunidades ocidentais, as definições de saúde tendem a ser bem menos abrangentes devido à ênfase excessiva da biomedicina ocidental sobre as anormalidades físicas *dentro* do corpo, mas elas quase sempre incluem alguns aspectos físicos, psicológicos e comportamentais. No discurso moderno, alguns traços da idéia de "equilíbrio" ainda podem ser vistos em expressões como "uma pessoa equilibrada", "estar mentalmente desequilibrado", "ingerir uma dieta balanceada" e "tudo em proporção".

As definições de saúde também variam entre as classes sociais. Por exemplo, Fox[10] cita um estudo clássico de 1960 realizado em "Regionville", uma cidade no interior do estado de Nova York onde os membros da classe socioeconômica mais alta geralmente relatavam ao seu médico uma dor lombar persistente como um sintoma anormal, enquanto os membros da classe socioeconômica mais pobre a viam como "uma parte inevitável e inócua da vida e, assim, inapropriada para se levar a uma consulta médica". Da mesma forma, no estudo de 1981 de Blaxter e Paterson,[11] em Aberdeen, Escócia, as mães da classe trabalhadora não definiam seus filhos como doentes, mesmo que tivessem sintomas físicos anormais, desde que continuassem caminhando e brincando normalmente. Essa definição funcional de saúde, comum entre as pessoas mais pobres, provavelmente baseia-se na necessidade (econômica) de continuar trabalhando, independente de como a pessoa esteja se sentindo, bem como nas baixas expectativas a respeito dos cuidados médicos. Essas definições leigas de saúde podem obviamente diferir daquelas da profissão médica, como descrito adiante.

Em um nível individual, o processo de definir a si mesmo como "doente" pode basear-se nas próprias percepções, nas percepções dos outros ou em ambas. Definir-se como doente geralmente segue uma série de experiências subjetivas, incluindo:

- alterações percebidas no aspecto corporal, como perda de peso, mudanças na cor da pele ou queda de cabelo;
- alterações nas funções orgânicas regulares, como freqüência urinária, períodos menstruais intensos, batimentos cardíacos irregulares;
- emissões corporais incomuns, como sangue na urina, no escarro ou nas fezes;
- alterações nas funções dos membros, como paralisia, falta de coordenação ou tremor;
- alterações nos cinco sentidos, como surdez, cegueira, ausência de olfato, dormência ou perda da sensação do paladar;
- sintomas físicos desagradáveis, como dor, cefaléia, desconforto abdominal, febre ou calafrios;
- estados emocionais excessivos ou incomuns, como ansiedade, depressão, culpa, pesadelos ou medos exagerados;
- alterações comportamentais em relação aos outros, como desarmonia no casamento ou no trabalho;
- certas experiências espirituais como visões ou sonhos, ou a sensação de ter sido punido pela divindade ou de estar enfeitiçado, ou "possuído" por um espírito malevolente.

A maioria das pessoas experimenta algumas dessas alterações anormais em suas vidas diárias, embora geralmente de uma forma leve, o que tem sido demonstrado em diversos estudos. No estudo de Dunnell e Cartwright,[12] em 1972, 91% de uma amostra de adultos haviam experimentado um ou mais sintomas anormais durante as duas semanas precedentes ao estudo (enquanto somente 16% haviam consultado um médico durante esse período). Assim, o fato de um indivíduo ter uma ou mais alterações anormais de sintomas pode não ser suficiente para que seja rotulado como "doente". Por exemplo, no estudo de Apple[13] com norte-americanos de classe média, os sintomas anormais só eram considerados uma doença se interferissem com as atividades diárias usuais, se tivessem início recente se fossem ambíguos – isto é, de difícil diagnóstico para um leigo.

Outras pessoas também podem definir alguém como doente, mesmo na ausência de experiências subjetivas anormais, por frases como "você parece pálido hoje, deve estar doente", ou "você vem agido de modo muito estranho ultimamente". Na ausência de alterações comportamentais, as culturas podem variar em termos de uma determinada forma de comportamento ser considerada doença ou não. No estudo de Guttmacher e Elinson,[14] de 1971, diferentes grupos sociais e étnicos na cidade de Nova York foram perguntados quanto ao fato de certos tipos de comportamentos socialmente desviantes (como travestismo, homossexualismo ou participação em brigas) serem evidências de doença. O grupo porto-riquenho foi menos propenso a descrever esses aspectos como doença do que outros grupos como irlandeses, italianos, judeus ou negros. Na maioria dos casos, porém, uma pessoa é definida como "doente" quando há concordância entre as suas percepções de redução do bem-estar e as percepções daqueles que a cercam. Nesse sentido, adoecer é sempre um processo *social*, que envolve outras pessoas além do paciente. A sua cooperação é necessária para que ele adote os direitos e os benefícios do "papel de doente" – isto é, do papel socialmente aceito de uma "pessoa doente". As pessoas assim definidas podem temporariamente evitar suas obrigações em relação aos grupos sociais aos quais elas pertencem, como família, amigos, colegas de trabalho ou grupos religiosos. Ao mesmo tempo, esses grupos sentem-se obrigados a cuidar de seus membros enquanto estão doentes. Portanto, o papel de doente fornece, como Fox[10] destacou, "um canal semilegítimo de exclusão das responsabilidades adultas e uma base de elegibilidade para o cuidado pelos outros". Na maioria dos casos, esse papel é mais potente quando validado por um médico ou algum outro profissional de saúde. Este cuidado costuma ocorrer dentro do setor informal dos cuidados da saúde e especialmente dentro da família, no qual os sintomas do paciente são discutidos e avaliados e no qual decisões são tomadas sobre a existência ou não de doença e, se for o caso, sobre como deve ser ela tratada.

Portanto, o processo de "adoecer" envolve tanto experiências subjetivas de alterações físicas e emocionais quanto a confirmação dessas alterações por outras pessoas com exceção dos indivíduos completamente isolados. Para que essa confirmação ocorra, deve haver um *consenso* entre todos os envolvidos sobre o que constitui saúde e sobre o que são sinais e sintomas anormais. Também deve haver um modo padronizado pelo qual uma pessoa doente possa chamar a atenção para essas alterações anormais de modo a mobilizar cuidado e apoio. De acordo com Lewis,[15] "em todas as sociedades há algumas convenções sobre como as pessoas devem se comportar quando doentes... na maioria das doenças, há alguma interação de respostas voluntárias e involuntárias na expressão da doença. O paciente tem algum controle sobre o modo como demonstra sua doença e o que faz em relação a ela".

Tanto a apresentação da doença quanto a resposta dos outros a ela são em grande parte determinadas por fatores socioculturais. Cada cultura (e, em certa medida, cada gênero, classe social, região e mesmo família) tem sua própria *linguagem do sofrimento*, que preenche a lacuna entre as experiências subjetivas de redução do bem-estar e o reconhecimento social dessas experiências. Os fatores culturais determinam *que* sintomas ou sinais são percebidos como anormais; eles também ajudam a *moldar* essas alterações emocionais e físicas difusas em um padrão que é reconhecível tanto para o doente quanto para aqueles que o cercam. O padrão resultante de sintomas e sinais pode ser chamado de "entidade nosológica" e representa o primeiro estágio do adoecer.

## O modelo explanatório

Kleinman[16] sugeriu um modo de examinar o processo por meio do qual a doença é padronizada, interpretada e tratada, método por ele denominado *Modelo Explanatório* (ME). Embora existam limitações nesse modelo, ele pode ser útil ocasionalmente. O ME é definido como "as noções sobre um episódio de doença e seu tratamento que são empregadas por todos aqueles engajados no processo clínico". Os modelos explanatórios são usados tanto pelos pacientes como pelos profissionais de saúde, e "oferecem explicações sobre doença e tratamento para orientar as escolhas entre as terapias e os terapeutas disponíveis e para projetar significados pessoais e sociais sobre a experiência da doença". Em particular, eles oferecem explicações para cinco aspectos da doença:

1. A etiologia ou causa da condição.
2. O momento de surgimento e o modo de início dos sintomas.
3. Os processos fisiopatológicos envolvidos.

4. A história natural e a gravidade da doença.
5. Os tratamentos apropriados para a condição.

Esses modelos são organizados em resposta a um episódio particular de doença e não são idênticos às crenças gerais sobre a doença que são mantidas pela sociedade. De acordo com Kleinman, os MEs leigos tendem a ser "idiossincrásicos e mutáveis e fortemente influenciados pela personalidade e por fatores culturais. Eles são parcialmente conscientes e parcialmente inconscientes, sendo caracterizados por imprecisão, multiplicidade de sentidos, alterações freqüentes e falta de limites definidos entre as idéias e a experiência". O autor compara isso com os MEs dos médicos, que também são organizados para lidar com um episódio particular de doença, mas que baseiam-se principalmente em "linhas causais únicas de lógica científica". Os modelos explanatórios, assim, são usados pelos indivíduos para explicar, organizar e manejar os episódios particulares de redução do bem-estar. As consultas com um médico são, na verdade, transações entre os MEs leigos e os MEs médicos acerca de uma determinada doença.[17]

Outro modo de ver as explicações leigas para os problemas de saúde é examinar os tipos de questões que as pessoas fazem a si mesmas quando se percebem doentes[17] (ou quando sofrem algum outro infortúnio) e a forma como entrelaçam as respostas a essas questões na história ou *narrativa* de seu problema de saúde. Essas questões incluem:

1. *O que aconteceu?* Isso inclui organizar os sintomas e os sinais em um padrão reconhecível e dar a ele um nome ou uma identidade.
2. *Por que aconteceu?* Isso explica a etiologia ou causa da condição.
3. *Por que aconteceu comigo?* Isso tenta relacionar a doença a aspectos do paciente, como comportamento, dieta, compleição física, personalidade ou hereditariedade.
4. *Por que agora?* Isso se relaciona ao momento da doença e seu modo de início, súbito ou lento.
5. *O que me aconteceria se nada fosse feito a respeito dessa situação?* Isso considera o curso provável, a evolução, o prognóstico e os riscos.
6. *Quais são os efeitos prováveis sobre as outras pessoas (familiares, amigos, empregadores, colegas de trabalho) se nada for feito a respeito dessa situação?* Isso inclui a perda de renda ou emprego ou uma perturbação das relações familiares.
7. *O que devo fazer a respeito dessa situação – ou a quem devo pedir ajuda?* Isso inclui estratégias para tratar a condição, como automedicação, consulta com amigos ou parentes ou consulta a um médico.

Por exemplo, alguém que está com um resfriado pode responder essas questões assim: "Eu peguei um resfriado. É porque saí na chuva em um dia frio, logo depois de um banho quente, quando estava me sentindo mal. Se eu não fizer nada, isso pode descer para meu peito e fazer com que eu piore. Então terei de ficar em casa por muito tempo, e vou perder dinheiro. É melhor consultar um médico e conseguir algum remédio para isso". Antes que essas questões possam ser feitas ou respondidas, os pacientes devem ver seus sintomas ou sinais – como dores musculares, calafrios ou um nariz escorrendo – como "anormais" e agrupá-los no padrão reconhecível de "um resfriado". Isso implica uma crença muito difundida na comunidade do paciente sobre o que é "um resfriado" e sobre como ele pode ser reconhecido, embora o ME de um determinado resfriado provavelmente tenha elementos pessoais e idiossincrásicos. Quando muitas pessoas em uma cultura ou comunidade concordam sobre um padrão de sintomas e sinais, sua origem, seu significado e seu tratamento, cria-se condições para o estabelecimento de uma doença popular ou *"illness entity"* ("entidade nosológica"), com uma identidade recorrente. A definição dessa identidade é menos precisa do que as definições das "doenças" médicas, sendo muito influenciada pelo contexto sociocultural em que surge.

### O contexto dos modelos explanatórios

Os modelos explanatórios, contudo, nem sempre existem isoladamente. Eles não são "coisas" concretas, inalteráveis, que de alguma forma estão separadas das circunstâncias exclusivas de uma vida humana particular. Ao contrário de alguns testes biomédicos, eles não são um tipo de "teste diagnóstico" da visão de mundo de alguém ou de sua condição psicológica, mas somente um reflexo de como, naquele momento particular no tempo, as pessoas explicam o que lhes aconteceu e como deveriam lidar com isso. Além disso, os MEs só podem ser completamente compreendidos por meio do estudo do *contexto* específico em que são empregados, pois este em geral tem uma grande influência sobre eles.

Como os MEs são fortemente moldados pelo contexto, as explicações para o *mesmo* evento de doença podem variar de acordo com o momento e o local em que são dadas, por quem e para quem. As pessoas doentes podem dar diferentes explicações sobre sua doença para si mesmas, sua família e seu médico. Por sua vez, cada uma dessas partes pode ver a doença de uma forma completamente diferente. O contexto mais amplo de um ME também inclui a organização social e econômica e a ideologia dominante (ou religião) da sociedade em que um dado indivíduo adoece e na qual ele consulta um médico ou outro profissional de saúde. Ele pode depender também das circunstâncias sociais e econômicas particulares da vida de alguém naquela ocasião. Por exemplo, a avaliação de uma pessoa doente a respeito da gravidade de sua doença (e de como ela afetará sua vida) pode depender não apenas de sua explicação sobre a origem da condição, mas também do fato de ela poder faltar ao emprego, pagar um seguro-saúde privado e receber do estado cuidados de saúde gratuitos e pagamentos por incapacidade enquanto permanecer inapta para o trabalho. As implicações econômicas de uma perna quebrada serão bem diferentes para um trabalhador manual, um agricultor, ou um programador de computador, de modo que seus MEs sobre a mesma condição serão muito diferentes. O contexto social e econômico também influenciará o tipo de tratamento pelo qual os pacientes podem pagar, e principalmente em que setor ele vai ocorrer: informal, popular ou profissional. Finalmente, gênero, grupo etário e etapa do ciclo vital de diferentes indivíduos vão influenciar muito os MEs que eles utilizam: os de crianças, idosos, mães recentes e arrimos de família provavelmente serão todos muito diferentes uns dos outros.

As formas pelas quais os MEs leigos e médicos interagem na consulta clínica são influenciadas não apenas pelo contexto físico em que ocorrem (como uma enfermaria de hospital ou um consultório médico),[18] mas também pela classe social, pelo gênero e pela idade das duas partes envolvidas. O *poder* que têm os médicos em virtude de sua origem e treinamento (bem como gênero ou classe social) pode lhes permitir moldar o ME dos pacientes a fim de que se ajuste ao modelo médico da doença, em vez de permitir que a perspectiva do próprio paciente sobre a doença possa emergir.

## DOENÇAS POPULARES (*FOLK ILLNESSES*)

Como mencionado antes, as doenças populares podem ser consideradas MEs *compartilhados* por um grupo de pessoas. Rubel[19] as definiu como "síndromes das quais os membros de determinado grupo alegam sofrer e para as quais sua cultura fornece uma etiologia, um diagnóstico, medidas preventivas e regimes de cura". Os antropólogos descreveram muitas dessas doenças populares em todo o mundo, cada uma com sua configuração exclusiva de sintomas, sinais e alterações comportamentais. Alguns exemplos são *susto* na América Latina, *amok* na Malásia, *windigo* no nordeste da América do Norte, *narahatiye qalb* ("sofrimento do coração") no Irã, *dil ghirda hai* ("coração afundando") no Punjab, Índia, *koro* na China, *brain fag* em partes da África, *tabanka* em Trinidad, *nervios* em boa parte da América Latina, *vapid unmada* no Sri Lanka, *crise de foie* na França, *high blood* nos Estados Unidos, e *colds* e *chills* em boa parte dos países de língua inglesa. Cada uma delas é uma "síndrome ligada à cultura" (ver Capítulo 10), no sentido de que é uma doença única, reconhecida principalmente por membros de uma cultura particular e tratada por eles de um modo culturalmente específico. Estamos lidando com uma doença popular ligada à cultura quando, como Rubel define, "os sintomas são regularmente coerentes em qualquer população especificada e os membros daquela população respondem a tais manifestações de maneiras semelhantes e padronizadas."

As doenças populares são mais do que agrupamentos específicos de sintomas e sinais físicos. Elas também têm uma variedade de significados *simbólicos* – morais, sociais ou psicológicos – para aqueles que sofrem delas. Em alguns casos, elas ligam o sofrimento do indivíduo a alterações no ambiente natural ou a obras de forças sobrenaturais. Em outros casos, o quadro clínico da doença é um modo de expressar, de uma forma culturalmente padronizada, que o sofredor está envolvido em conflitos sociais, como desarmonia com familiares, amigos ou vizinhos.

Os dois estudos de caso a seguir são exemplos de doenças populares descritas por antropólogos.

### Estudo de caso:

#### "Sofrimento do coração" em Maragheh, Irã

Good,[20] em 1977, descreveu um exemplo deste tipo de doença popular, *narahatiye qalb*, ou sofrimento do coração, em Maragheh, no Irã. Esta é uma doença popular complexa, que geralmente se manifesta por sintomas físicos, como tremor, agitação ou batidas fortes do coração e sentimentos de ansiedade ou infelicidade, também associados ao coração ("meu coração está inquieto"). Essa doença é "um complexo que abrange e liga as sensações físicas de anormalidade nos batimentos cardíacos e os sentimentos de ansiedade, tristeza ou raiva". O batimento cardíaco anormal é associado tanto a estados afetivos desagradáveis quanto a experiências de estresse social. A condição é mais freqüente nas mulheres iranianas e expressa algumas das tensões e dos conflitos de suas vidas. O "sofrimento do coração" freqüentemente ocorre após brigas ou conflitos familiares, morte de parentes próximos, gravidez, parto, infertilidade e uso de pílula contraceptiva (considerada uma ameaça à fertilidade e à lactação). Ela é principalmente uma doença popular auto-rotulada que expressa uma ampla variedade de problemas físicos, psicológicos e sociais ao mesmo tempo. O rótulo "sofrimento do coração" é uma imagem que reúne uma rede de símbolos, situações, motivos, sentimentos e estresses que estão enraizados no ambiente estrutural em que as pessoas de Maragheh vivem. A apresentação básica dessa doença, porém, se dá sob a forma de sintomas físicos comuns associados ao coração.

> ### Estudo de caso:
> **"Coração afundando" entre imigrantes do Punjab em Bedford, Reino Unido**
>
> Krause,[21] em 1989, descreveu uma síndrome semelhante entre imigrantes hindus e siques do Punjab vivendo em Bedford, Inglaterra. A imagem do *dil ghirda hai* ("coração afundando") reúne sensações físicas, emoções e certas experiências sociais em um complexo de doenças, com significados específicos para a comunidade. O "coração afundando" – certas sensações físicas no tórax – pode ocorrer repetidas vezes no mesmo indivíduo e, eventualmente, resultar em "fraqueza" do coração, ataque cardíaco ou até morte. Entre suas muitas causas, estão calor excessivo devido a alimentos ou ao clima, ou a emoções fortes (como raiva), que fazem o corpo ficar "quente", outros estados emocionais como vergonha, orgulho, arrogância ou preocupação sobre o destino de alguém, todos eles vistos como evidência de uma pessoa autocentrada, e fome, exaustão, velhice e pobreza, que tornam as pessoas "fracas" e, assim, incapazes de atender suas obrigações morais, o que, por sua vez, pode resultar em preocupação e tristeza. Assim, o "coração afundando" está especialmente ligado a um "profundo temor de falha social" e a valores culturais que enfatizam a importância de se cumprir obrigações sociais, ser capaz de controlar as emoções pessoais, ser altruísta e não excessivamente preocupado consigo e egoísta e, para homens, ser capaz de controlar a sexualidade de seus parentes do sexo feminino. A falha em qualquer uma dessas áreas – por exemplo, ser incapaz de impedir o comportamento desrespeitoso e promíscuo de uma filha – pode resultar na perda de *izzat* (honra ou respeito) na comunidade e em *dil ghirda hai*. Portanto, assim como muitas doenças populares, a síndrome une as experiências físicas, emocionais e sociais em uma única imagem ou metáfora.

### Somatização

Uma característica de muitas doenças populares é a da somatização (ver Capítulo 10), a qual Kleinman[22] define como "a substituição da preocupação somática por um afeto disfórico sob a forma de queixas de sintomas físicos e até mesmo doença". Isto é, estados emocionais desagradáveis (como depressão) ou a experiência de vários estresses sociais são expressos principalmente sob a forma de sintomas físicos. Em Taiwan, por exemplo, Kleinman[22] descreve que a depressão é comumente apresentada sob a forma de sintomas e sinais físicos. Na cultura taiwanesa, a doença mental é fortemente estigmatizada, bem como o uso da psicoterapia, de modo que o estresse por problemas familiares ou dificuldades financeiras muitas vezes é manifestado por sintomas físicos. Embora esses sintomas não apareçam necessariamente de uma forma padronizada, eles são mais facilmente reconhecidos por curandeiros populares chineses (que estão mais familiarizados com esse modo de apresentar problemas e conflitos pessoais) do que por médicos com formação ocidental.

As doenças populares podem ser "aprendidas", no sentido de que uma criança que cresce em uma cultura particular aprende a responder a uma variedade de sintomas físicos ou emocionais, ou estresses sociais de um modo culturalmente padronizado (bem como a expressá-los). As crianças vêem parentes ou amigos sofrendo de uma condição e gradualmente aprendem a identificar suas características típicas, tanto em si mesmas quanto nos outros. Frankenberg[23] observa que a experiência pessoal de uma forma particular de problema de saúde também é moldada por forças culturais e sociais muito mais amplas, como televisão, anúncios, jornais e livros (e, cada vez mais, a internet), bem como pela ideologia dominante e pela estrutura social da sociedade em que eles vivem.

Assim, um profissional de saúde trabalhando em qualquer cultura ou sociedade deve estar consciente do processo pelo qual as doenças populares são geradas, como são adquiridas e manifestadas e como isso pode afetar o comportamento dos pacientes e o diagnóstico dos problemas de saúde.

### Metáforas da doença

Na maior parte do mundo industrializado, várias doenças populares continuam existindo, muitas delas em grande parte intocadas pelo modelo médico e ainda enraizadas no folclore tradicional. Além disso, certas doenças graves e que trazem risco à vida, como câncer, doença cardíaca ou síndrome da imunodeficiência adquirida (AIDS), também tornaram-se doenças populares, embora pertençam a um tipo particularmente poderoso. Freqüentemente, essas condições estão associadas, na imaginação das pessoas, com crenças tradicionais sobre a natureza moral da saúde, da doença e do sofrimento humano. Essas doenças (especialmente aquelas difíceis de tratar, explicar, prever ou controlar) vieram a simbolizar muitas das ansiedades mais gerais que algumas pessoas têm, como o medo da desagregação da sociedade organizada, da invasão ou da punição divina. Nas mentes de muitas pessoas, tais doenças são mais do que uma condição clínica; elas tornam-se *metáforas* para muitos terrores da vida cotidiana. Algumas das metáforas associadas à AIDS, pelo menos nos primeiros anos da epidemia, são descritas no Capítulo 16.

### Metáforas do câncer

Susan Sontag[24] descreveu como, historicamente, certas doenças graves, sobretudo aquelas cuja origem não era compreendida e cujo tratamento não era muito bem-sucedido, tornaram-se metáforas para tudo o que havia de "não natural" e social ou moralmente errado na sociedade. Na Idade Média, as epidemias como a peste eram metáforas para os distúrbios sociais e a ruptura da ordem religiosa e moral. Nos dois últimos séculos, a sífilis, a tuberculose e o câncer foram usados como metáforas contemporâneas para o mal. No século XX, em particular, o câncer foi descrito (na mídia, na literatura e no discurso popular) como se fosse um tipo de força maligna incontida e caótica, exclusiva do mundo moderno, composta de células "primitivas", "atávicas", "caóticas" e "energéticas" que se comportam sem nenhuma inibição e sempre destroem a ordem natural do corpo (e da sociedade). De acordo com Sontag, um resultado desse modelo moral do câncer é que, para muitas vítimas, a doença é "freqüentemente vivenciada como uma forma de possessão demoníaca – os tumores são malignos ou benignos, como forças – e muitos pacientes aterrorizados, estão dispostos a buscar curandeiros pela fé para serem exorcizados". Na mídia, também, o crime, o terrorismo, o abuso de drogas, as greves, a imigração e mesmo a dissidência política têm sido todos descritos como "um câncer", uma força demoníaca que destrói gradualmente o próprio tecido social. Um resultado disso, como Lupton[25] destaca, é o uso difundido das metáforas de "invasão", "batalha" e "guerra" no tratamento do câncer. Um exemplo disso foi a declaração do presidente Nixon em 1971 sobre uma "Guerra contra o Câncer".

As metáforas, como observa Kirmayer,[26] possuem sentidos criativos. Seu uso "envolve um processo de descoberta ou invenção". Elas são, em um sentido, *novas* formas de ver e experimentar o mundo em que vivemos. No caso de doenças graves como o câncer, essas metáforas trazem consigo várias associações simbólicas que podem ter efeitos sérios tanto na forma como os pacientes percebem sua própria condição quanto no modo como as outras pessoas se comportam em relação a eles. Por exemplo, Peters-Golden[27] descreveu como o estigma associado ao câncer de mama pode fazer com que outras pessoas evitem a pessoa doente, privando-a de seu apoio social. Em seu estudo nos Estados Unidos com 100 mulheres portadoras de câncer de mama, 72% disseram que as outras pessoas as tratavam de modo diferente após saberem do diagnóstico; 52% delas sentiam-se evitadas ou temidas; 14% achavam que os outros tinham pena delas; e somente 3% achavam que as pessoas as tratavam melhor do que antes. Uma razão para isso pode ser o medo de que o câncer, de alguma forma, seja "contagioso". Herzlich e Pierret,[28] em seu estudo sobre crenças francesas acerca de doença, também encontraram mais evidências disso. Por exemplo, uma mulher com câncer de mama perguntou a seu médico se a doença era "contagiosa" e se ela podia causar algum mal à sua filha caso compartilhassem o prato.

Da mesma forma, o estudo de Gordon,[29] na Itália, descobriu que muitas mulheres descreviam o câncer de mama como uma epidemia ou uma "peste" – uma força maléfica que, de algum modo, tinha invadido seus corpos, de fora para dentro. Segundo uma das mulheres, "é uma coisa no ar... que se fixa em uma parte do corpo e então começa a comer a pessoa toda"; para outra, "eu vejo o câncer como uma coisa que vem de fora e que altera algo perfeito que está dentro de mim..." Outras ainda o viam como "um animal", "uma fera" ou "um monstro" que invade e então devora o corpo da mulher. Ver o câncer como algo originado fora do corpo – uma idéia que baseia-se nas imagens mais antigas da peste ou da possessão por espíritos do mal – inevitavelmente reforça o sentido de que ele é perigoso ou contagioso para aqueles que estão em contato com uma de suas vítimas.

O estudo de Hunt,[30] no sul do México, mostrou ainda como as mulheres com câncer lutavam para negar esta sensação de que a doença era arbitrária. Para tentar restaurar a "sensação de uma ordem geral na vida", elas a atribuíam a eventos prévios em sua vida pessoal. Estes incluíam perturbações emocionais, preocupações excessivas, comportamento sexual inadequado, infidelidade por um cônjuge, dificuldade em conceber, ou um golpe físico ao corpo, bem como poluição ambiental. Assim, "a doença não aconteceu simplesmente; ela aconteceu por uma razão". Achados semelhantes foram relatados nos Estados Unidos por Chavez e colaboradores[31] entre imigrantes mexicanos e salvadorenhos. Estas explicações leigas para o câncer podem implicar, assim, que a doença tem um elemento moral e que o comportamento responsável pode de algum modo evitá-la.

Porém, as metáforas para o câncer não são estáticas e podem mudar consideravelmente com o tempo. Além disso, diferentes tipos de câncer parecem atrair diferentes tipos de metáforas, dependendo da parte do corpo afetada, da duração da condição e da velocidade de início.

### Comparação das metáforas de doenças

Weiss,[32] em um estudo em Israel, comparou as metáforas usadas para câncer, AIDS e doença cardíaca. As metáforas para o câncer estavam relacionadas com fluxo, transformação e destruição de limites tanto dentro do corpo quanto além dele. Como nos exemplos anteriores, a doença foi descrita como uma "coisa" estranha – ameba, polvo, aranha, verme ou parasita – que "come" o corpo da vítima de dentro para fora ("O câncer come seu corpo... ele come o que quer que esteja na sua frente. Ele tem uma boca aberta cheia de dentes e come tudo"). Entretanto, embora fosse estranho, de alguma forma ele originou-se dentro da pessoa. Ao contrário, a AIDS (ver Capítulo 16) não era vista como uma "coisa" isolada, mas uma parte abrangente do eu ("é o corpo todo da pessoa que está infectado, e não um único órgão discernível"). Diferentemente do câncer, ela era vista como originando-se completamente fora do indivíduo ("a AIDS ataca você de fora para dentro...o câncer, de dentro para fora") e estava ligada às noções de poluição exterior. Tanto as metáforas para o câncer como as para a AIDS sugeriam "uma entidade além da cultura", uma sensação de algo que pertencia ao "exterior" e que, contudo, de alguma forma havia sido incorporado ao "interior" do corpo e do eu (e sociedade), e agora o estava destruindo. Inversamente, as metáforas para as doenças cardíacas eram muito menos dramáticas. Elas eram descritas em termos menos simbólicos, porém mais familiares e mecânicos. Elas eram vistas essencialmente como "um problema de circulação", e os ataques cardíacos, simplesmente como uma "bomba" que de repente falha.

Uma discussão mais completa sobre as metáforas associadas com o vírus da imunodeficiência humana (HIV) e com a AIDS é fornecida no Capítulo 16.

Todas essas metáforas de doença não são apenas fenômenos da linguagem. Elas também são, de certa forma, *incorporadas* ou internalizadas por aqueles que as utilizam. Tornam-se parte do modo como os indivíduos vivenciam os eventos – tanto dentro de seus corpos quanto além deles – e dos sentidos que dão a essas experiências. As metáforas freqüentemente surgem em momentos de vulnerabilidade devido à doença, à dor, à ansiedade ou a outras formas de sofrimento. Tais metáforas muitas vezes são uma característica, como observou Becker,[33] de "vidas alteradas" – de acontecimentos súbitos e traumáticos que interrompem o fluxo normal dos eventos humanos. Sob essas circunstâncias, assim, algumas das metáforas de doenças graves podem contribuir para o efeito *nocebo* (ver Capítulo 8), com conseqüências nocivas para a saúde física ou mental da pessoa envolvida, bem como para aqueles em torno dela.[34]

Por conseguinte, como ilustram os exemplos do câncer, da AIDS e de outras condições, sob algumas circunstâncias certas *doenças* médicas graves também podem tornar-se formas de *doença popular*, o que pode prejudicar seriamente o reconhecimento, o diagnóstico, o manejo e o controle delas.

## Teorias leigas sobre as causas das doenças

Como citado anteriormente, as teorias leigas sobre as doenças são parte de conceitos mais amplos acerca da origem do infortúnio em geral. Elas também baseiam-se em crenças sobre a estrutura e a função do corpo e sobre as maneiras como ele pode funcionar mal. Mesmo quando baseiam-se em premissas cientificamente incorretas, esses modelos leigos muitas vezes possuem uma lógica e uma consistência internas, que com freqüência ajudam a vítima da doença a "obter um sentido" sobre o que ocorreu e por quê. Na maioria das culturas, eles são parte de um corpo complexo de folclore herdado, cada vez mais influenciado – especialmente em países industrializados – por conceitos tomados de empréstimo da mídia, da internet e do modelo médico.

Em geral, as teorias leigas da doença colocam a etiologia ou causa do problema de saúde em um dos seguintes locais, ou em uma combinação deles:

1. Dentro do indivíduo
2. No mundo natural
3. No mundo social
4. No mundo sobrenatural

Isso está ilustrado na Figura 5.2. Em muitos casos, a doença é atribuída a combinações de duas ou mais causas, ou a interações entre esses vários mundos.

Fazendo uma generalização bastante ampla, as etiologias social e sobrenatural tendem a ser uma característica de algumas comunidades no mundo não-industrializado (especialmente em áreas rurais), enquanto as explicações naturais ou centradas no paciente são mais comuns no mundo industrializado ocidental, embora a divisão não seja de modo algum absoluta. Por exemplo, Chrisman[35] descreveu oito gru-

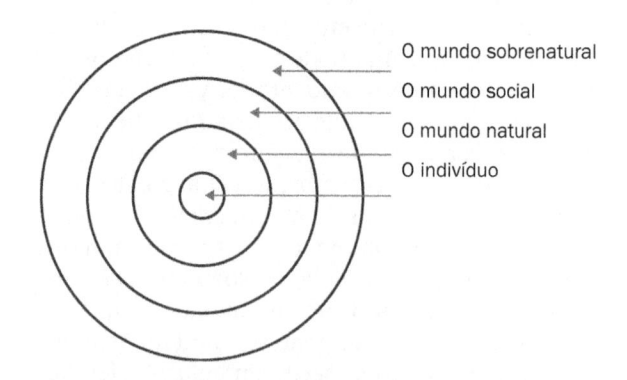

**Figura 5.2** Locais da etiologia das doenças.

pos de etiologias leigas que são mais comumente relatadas entre pacientes nos Estados Unidos. São eles:

1. Debilitação
2. Degeneração
3. Invasão
4. Desequilíbrio
5. Estresse
6. Causas mecânicas
7. Irritantes ambientais
8. Predisposição hereditária

Assim como em outros países ocidentais, a maioria dessas etiologias é centrada no paciente e não invoca explicações sobrenaturais ou sociais para justificar por que as pessoas adoecem.[36] Na prática, essas etiologias tendem a sobrepor-se, pois muitas explicações leigas para a doença são *multicausais*. Por exemplo, uma pessoa pode atribuir sua doença ao "estresse" no trabalho, que causou algum "desequilíbrio" em sua vida, resultando em fraqueza ("debilitação") e "resistência baixa", deixando-a, dessa forma, mais propensa à "invasão" por um vírus ou outro micróbio.

O conceito leigo de "estresse" é discutido no Capítulo 11, a noção de "predisposição hereditária" no Capítulo 14, enquanto as outras etiologias leigas são discutidas em mais detalhes a seguir.

## *O indivíduo*

As teorias leigas que localizam a origem dos problemas de saúde dentro do indivíduo tratam principalmente de maus funcionamentos dentro do corpo, algumas vezes relacionados com alterações na dieta ou no comportamento. Aqui, a *responsabilidade* pela doença recai principalmente (embora não completamente) sobre o próprio paciente.[36] Essa crença é especialmente comum no mundo ocidental (muitas vezes encorajada por campanhas governamentais de educação em saúde) onde os problemas de saúde são cada vez mais atribuídos ao descaso com alimentação, vestimenta, higiene, estilo de vida, relacionamentos, comportamento sexual, tabagismo e ingestão de bebidas alcoólicas e exercício físico. Assim, o problema de saúde é evidência desse descaso, e a vítima deve sentir-se culpada por causá-lo. Isso aplica-se especialmente a condições estigmatizadas como obesidade, alcoolismo, doenças sexualmente transmissíveis e, como mencionado antes, em certa medida à AIDS. Outras condições mais comuns também são atribuídas a comportamentos incorretos; no Reino Unido, gripes e resfriados podem ser causados por se fazer "algo anormal" como "sair ao ar livre quando se está com febre", "expor-se a uma corrente de ar após um banho quente" ou "andar descalço em um piso frio". A dieta errada também pode causar problema de saúde; por exemplo, como descrito no Capítulo 2, o "sangue fino" e a pressão arterial baixa no sul dos Estados Unidos são atribuídos à ingestão excessiva de alimentos muito ácidos ou adstringentes, como limão, vinagre, picles, azeitonas ou chucrute, enquanto o "sangue grosso" resulta da ingesta excessiva de alimentos ricos, especialmente carne vermelha.[37] Em outro estudo,[38] um quarto das mulheres entrevistadas acreditava que a alimentação devia ser alterada durante a menstruação para evitar problemas de saúde. Por exemplo, elas diziam que os doces mantinham o fluxo menstrual por mais tempo, enquanto outros alimentos faziam-no cessar, resultando em cólicas menstruais, esterilidade, derrames ou "tuberculose rápida". Proibições alimentares semelhantes aplicavam-se a gestantes. Outros exemplos de responsabilidade pessoal pelos problemas de saúde são algumas lesões traumáticas (também atribuídas ao descaso) ou lesões claramente auto-infligidas, como as tentativas mal-sucedidas de suicídio. Finalmente, o estado de humor, os sentimentos e o estado emocional podem ser culpados pelos problemas de saúde, sendo responsabilidade do indivíduo evitar preocupações, tristeza e desespero,[28] e cultivar sentimentos de felicidade e contentamento. Como o depoimento de uma mulher francesa, "Tenho a impressão de que é porque estou feliz que eu não estou mais doente".[28]

O fato de as pessoas perceberem os problemas de saúde como resultante de seu próprio comportamento, dieta ou emoções depende de uma série de fatores. Pill e Stott,[39] em seu estudo de 1982 feito com 41 mães da classe operária em Cardiff, Reino Unido, constataram que a extensão em que as pessoas acreditavam que sua saúde era determinada por suas próprias ações (e não pela sorte, pelo acaso ou por poderosas forças externas) se correlacionava com variáveis socioeconômicas como educação e posse de uma residência. As pessoas que tinham mais *controle* econômico sobre suas próprias vidas aceitavam mais responsabilidade sobre a causa de seus problemas de saúde do que aquelas que percebiam a si mesmas como social e economicamente impotentes. Nesse último grupo, a doença era considerada uma decorrência da ação de forças externas, sobre as quais a vítima não tinha controle e pelas quais ela não sentia nenhuma responsabilidade.

Outros fatores etiológicos são tidos como presentes dentro do corpo porém fora do controle da vítima. Estes incluem noções de *vulnerabilidade* pessoal – psicológica, física ou hereditária. Os fatores de personalidade incluem o "tipo de pessoa que alguém é", sobretudo se excessivamente ansioso ou que se preocupa com facilidade. No estudo de Pill e Stott,[39] isso é ilustrado em citações como: "Bem, eu acredito que algo que está dentro de você, como nervos ou coisa assim, é parcialmente uma coisa sua, acho eu, que depende do tipo de pessoa que você é. Por exemplo, eu sou um pouco tenso, como você sabe". A vulnerabilidade física baseia-se em noções leigas de *resistência* e *fraqueza*. Algumas pessoas na amostra eram tidas como mais resistentes à doença do que outras ("Eu acho que algumas pessoas têm uma resistência corporal maior do que outras. Eu realmente não sei por que, talvez tenha a ver com o tipo sangüíneo").[39] Essa resistência poderia ser fortalecida por hábitos adequados de alimentação, vestuário, tônicos e assim por diante, mas freqüentemente era vista como sendo herdada e constitucional ("Algumas pessoas nascem resistentes a resfriados e outras coisas"). Da mesma forma, a "fraqueza" poderia ser herdada ou adquirida; no Reino Unido alguns tipos de "fraqueza" são considerados de família ("toda a nossa família tem peito fraco"), mas as pessoas que foram gravemente afetadas por um resfriado também podem reter uma fraqueza permanente ou lacuna em suas defesas naquela parte do corpo ("uma fraqueza no peito"). De modo semelhante, na classificação de Chrisman,[35] a *debilitação* – uma fraqueza do corpo que resulta de trabalho excessivo, esforço exagerado, uma doença crônica ou um "ponto fraco" no corpo – era uma etiologia leiga comum. Também havia a *predisposição hereditária*, que é a transmissão genética de uma determinada doença, qualidade ou traço, que inclui a "fraqueza" (ver Capítulo 14). Além disso, o autor descreve a *degeneração* na estrutura ou na função dos tecidos ou órgãos, como ocorre no processo do envelhecimento, e a *invasão*, que, nos Estados Unidos, abrange as zonas "individual" e "natural" da etiologia. Aqui, a doença é causada pela invasão externa de um "germe" ou outro objeto ou pela disseminação interna de um problema existente, como o câncer. As outras etiologias "individuais" comuns são as *causas mecânicas* e o *desequilíbrio*, percebido como um estado de perturbação (excesso ou depleção) dentro do corpo, como a "deficiência de vitaminas" ou "uma falta de sangue". O desequilíbrio também pode resultar da ingestão de alimentos errados e nas proporções incorretas, especialmente em uma cultura com uma classificação de alimentos em "quente-frio" (ver Capítulo 3). As *causas mecânicas* incluem o funcionamento anormal de órgãos e sistemas ("má circulação"), lesões a partes do corpo como fraturas ou ferimentos, o "bloqueio" de órgãos internos ou vasos sangüíneos e a "pressão" dentro de órgãos ou partes do corpo.

As explicações para os problemas de saúde centrados no indivíduo, por conseguinte, são importantes para se determinar se as pessoas assumem a responsabilidade por sua saúde ou se vêem a origem e a cura dos problemas de saúde como algo muito além de seu próprio controle.

### *O mundo natural*

Este inclui aspectos do ambiente natural, tanto vivos quanto inanimados, considerados causadores de problemas de saúde. São comuns a este grupo as condições climáticas como excesso de frio, calor, luz solar, vento, chuva, neve ou umidade. No Reino Unido, por exemplo, acredita-se que as zonas de frio ambiental causem gripes ou resfriados se ultrapassarem os limites da pele; correntes de ar nas costas causam "resfriado nos rins", chuva fria na cabeça causa "resfriado na cabeça". No Marrocos, o excesso de calor ambiental (como na insolação) pode entrar no corpo e dilatar os vasos sangüíneos, causando uma sensação de ter a cabeça cheia e latejante – "o sangue subiu para minha cabeça", e, tal como no Reino Unido, acredita-se que ar frio, correntes de ar e umidade causem gripes (*berd*) ou resfriados (*bruda*).[40] Outras condições climáticas incluem os desastres naturais como ciclones, tornados ou tempestades fortes.

As supostas influências que a lua, o sol e os corpos planetários têm sobre a saúde as quais são uma característica comum das sociedades em que a astrologia é praticada, poderiam ser incluídas aqui – assim como os signos astrológicos também podem ser vistos como uma forma de predisposição hereditária à saúde ou à doença. Outras etiologias "naturais" incluem as lesões causadas por animais ou aves e, ao menos no mundo ocidental, as infecções causadas por microrganismos. No Reino Unido, as "febres" infecciosas são comumente atribuídas à penetração do corpo por entidades vivas denominadas, intercambiavelmente, de "germes", "bichos" ("*bugs*") ou "vírus", os quais são comumente associados com insetos ("um bicho na barriga", "*tummy bug*"). Em alguns casos, como notado antes, o câncer é concebido como uma invasão do corpo por uma entidade viva externa, que então cresce e "come" o corpo de dentro para fora. As infestações parasitárias, como áscaris ou tênias, também fazem parte desse grupo, assim como as lesões acidentais. Na classificação de Chrisman, os *irritantes ambientais* como alérgenos, polens, venenos, aditivos alimentares, tabaco, fumaça e outras formas de poluição foram normalmente consideradas causas de doenças nos Estados Unidos. Na França, Herzlich e Pierret[28] constataram que "o ar, o clima e as estações" eram todos culpados por problemas de saúde e que as noções modernas de poluição ambiental eram, em muitos casos, um retorno às teorias mais tradicionais dos *miasmas*, ou "ar sujo", como causa de doenças.

## O mundo social

Culpar outras pessoas pelos problemas de saúde de alguém é uma característica comum de sociedades de pequena escala, nas quais os conflitos interpessoais são freqüentes. Em algumas sociedades não-industrializadas, as formas mais comuns disso são a feitiçaria, a bruxaria e o "mau-olhado". Nos três casos, a doença (e outras formas de infortúnio) é atribuída à malevolência interpessoal, quer consciente ou inconsciente. Nas crenças sobre *feitiçaria*, que são particularmente comuns na África e no Caribe, acredita-se que certas pessoas (em geral mulheres) possuam um poder místico de prejudicar outras. Como Landy[41] destaca, esse poder geralmente é intrínseco, sendo herdado geneticamente ou por pertencimento a um grupo particular. As feiticeiras costumam ser diferentes das outras pessoas, tanto na aparência quanto no comportamento; elas são muitas vezes feias, incapacitadas ou socialmente isoladas. Elas geralmente são os párias ou marginais de uma sociedade, sobre os quais são projetados todos os aspectos negativos e assustadores da cultura. Seu poder malevolente, porém, costuma ser praticado de forma inconsciente, sendo que nem todas as "feiticeiras" são perceptivelmente marginais.

Os antropólogos têm ressaltado que as acusações de feitiçaria são mais comuns em épocas de mudança social, incerteza e conflitos sociais. As facções que competem dentro de uma sociedade, por exemplo, podem acusar-se mutuamente de causar o infortúnio uma da outra pela prática de feitiçaria. Sob essas circunstâncias, a identidade da feiticeira pode precisar ser exposta em rituais de adivinhação, e seu efeito negativo exorcizado. As crenças de feitiçaria eram comuns na Europa na Idade Média; na Inglaterra, a doença era freqüentemente atribuída ao *maleficium* de uma feiticeira, e milhares de mulheres foram condenadas como feiticeiras nos séculos XVI e XVII. Esse sistema de crenças praticamente desapareceu, mas resquícios de conflitos interpessoais considerados causadores de problemas de saúde ainda persistem na linguagem – "Ele partiu seu coração" ou "Ela lhe causou muita dor" – e nos conceitos psiquiátricos modernos como a "mãe esquizofrenogênica".

A *bruxaria*, definida por Landy[45] como "o poder de manipular e alterar os eventos naturais e sobrenaturais por meio do conhecimento mágico apropriado e da realização de ritual", é diferente da feitiçaria. Ela também é extremamente comum em algumas sociedades não-ocidentais. O bruxo exerce seu poder conscientemente, em geral motivado por inveja ou malevolência. Ele provoca doenças com certas palavras mágicas, poções ou rituais. Por exemplo, em um estudo de 1976[42] acerca das crenças em saúde entre afro-americanos de baixa renda, os problemas de saúde freqüentemente eram atribuídos à bruxaria, conhecida variavelmente como "*voodoo*", "*hoodoo*", "maldição", "praga", "encantamento" ou "magia". A bruxaria freqüentemente é praticada entre o mundo social de amigos, parentes ou vizinhos e muitas vezes baseia-se na inveja; como um dos informantes de Snow declarou, "Ponha algumas roupas boas e algumas pessoas já começam a ficar com inveja". A filha de outro informante havia sido "morta por bruxaria", praticada por seus sogros, que invejaram seu rosto bonito, marido atencioso e a bela casa que tinham. Em outros casos, a bruxaria era usada para controlar o comportamento alheio, como uma esposa que usava magia para evitar que seu marido a deixasse. As doenças atribuídas à bruxaria incluíam uma variedade de condições gastrintestinais, bem como alterações gerais como anorexia ou perda de peso. As crenças de feitiçaria deste tipo geralmente ocorrem em grupos cujas vidas são caracterizadas por pobreza, insegurança, risco, apreensão e sentimentos de inadequação e impotência.

O *mau-olhado* como causa de doença tem sido relatado na Europa, no Oriente Médio e no norte da África. Na Itália, é o *mal occhia*; em culturas hispânicas, é o *mal de ojo*; na Grécia, é o *mati*; na Turquia, o *nazar*; nas culturas árabes, o *ayn*; em hebraico, *ayin ha-rah*; e no Irã, *cašm-e šur*. Em língua inglesa, também é conhecido como "olho-grande", "olho-gordo", "olho que fere" ou simplesmente "olho". Spooner[43] descreve que o mau-olhado é encontrado em todas as comunidades do Oriente Médio, sejam islâmicas, judaicas, cristãs ou zoroastrianas. Ele define as principais características do mau-olhado como "relacionado ao medo da inveja nos olhos de quem vê, e [que] sua influência é evitada ou contrabalançada por meio de artifícios planejados para distrair sua atenção e por práticas de magia de simpatia. A inveja pode matar através de um olhar". Ela também causa diversos tipos de problemas de saúde. O indivíduo que lança o mau-olhado em geral causa dano de modo não-intencional, freqüentemente não está consciente dos seus poderes e é incapaz de controlá-los. Em seu estudo do Iêmen, os Underwoods[44] destacam que este tipo de pessoa "costuma ser um estrangeiro ou uma pessoa local cuja atividade social, aparência, atitudes ou comportamento são em algum grau não-ortodoxos ou diferentes", sobretudo uma pessoa que "olha fixamente" em vez de falar. Assim, neste tipo de sociedade, um turista ou um profissional de saúde vindo do exterior poderia ser visto como uma fonte de doença, por melhores que sejam suas intenções, sobretudo se esteve olhando fixamente uma criança e elogiando sua aparência logo antes de ela adoecer.

A etiologia social da doença também inclui as lesões físicas, como envenenamento ou ferimentos em batalha, infligidas por outras pessoas. Em muitas sociedades não-industrializadas, porém, outras pessoas geralmente causam doença por meios mágicos, como feitiçaria, bruxaria ou mau-olhado. Na sociedade ocidental, as noções leigas de *estresse* (ver Capítulo 11) freqüentemente desempenham o mesmo papel, colocando a origem dos problemas de saúde em outras pessoas – por exemplo, atribuindo a doença ao cônjuge, aos filhos, parentes, amigos, empregadores ou colegas de trabalho: "Eu costumo ter enxaqueca sempre que meu chefe me estressa". As infecções também podem ser atribuídas a outras pessoas, como em "Ele me passou a sua gripe" ou "Peguei o vírus dele" ou no caso de doenças sexualmente transmissíveis. Também poderia ser argumentado que o uso excessivo de *processos judiciais*, especialmente nos Estados Unidos, é análogo às acusações de feitiçaria, pois desloca a culpa por acidentes, sofrimento ou infortúnio para longe de si mesmo e sobre a malevolência ou negligência de outras pessoas.

Em geral, porém, o costume de responsabilizar outros indivíduos pela má saúde de alguém em geral é mais comumente uma característica das sociedades menores e pré-industrializadas, sobretudo nas zonas rurais, do que das sociedades ocidentais e mais urbanas. No entanto, é importante notar que crenças muito semelhantes são encontradas em situações muito diferentes, em diversas partes do mundo, sejam ricas ou pobres.

### *O mundo sobrenatural*

Aqui, a doença é atribuída às ações diretas de entidades sobrenaturais, como *deuses*, *espíritos* ou *entidades ancestrais*. No estudo de Snow[42] recém-citado, a doença freqüentemente era descrita como um "alerta" de Deus por algum lapso comportamental, como não ir à igreja regularmente, não fazer suas orações ou não agradecer a Deus pelas bênçãos diárias. A doença era um *whuppin*, uma punição divina pelo comportamento pecaminoso. Nesta base, nem os remédios caseiros nem um médico eram considerados úteis para tratar a condição. A cura envolve o reconhecimento do pecado, o remorso por tê-lo cometido e um juramento no sentido de melhorar o próprio comportamento. Aqui, como descrito por Snow,[42] "Preces e arrependimento, não penicilina, curam o pecado". Abordagens semelhantes, que ligam a má saúde à desaprovação divina do comportamento de alguém, também foram descritas entre norte-americanos suburbanos de classe média.

Em outras sociedades, a doença é atribuída à invasão por espíritos caprichosos e maléficos. Isso foi descrito por Lewis[45] em algumas comunidades africanas, em que os "espíritos portadores de doenças" atacam inesperadamente, causando vários sintomas em suas vítimas. Sua invasão não está relacionada com o comportamento do indivíduo, de modo que ele não é considerado culpado, sendo assim merecedor de ajuda complacente dos demais. Assim como os germes e os vírus no mundo ocidental, esses espíritos patogênicos revelam sua identidade pelos sintomas particulares que causam e somente podem ser tratados com a sua expulsão do corpo. Uma forma semelhante de possessão espiritual – o *jinn* ou *ginn* – é comum no mundo islâmico. Na descrição dos Underwoods,[44] eles são espíritos ubíquos e caprichosos que são "semi-humanos em vez de sobrenaturais" e também podem causar problemas de saúde. Outra forma de "possessão espiritual" descrita por Lewis[45] ocorre quando os indivíduos são invadidos e ficam doentes em função dos espíritos de seus ancestrais, a quem eles ofenderam. Isso ocorre quando a vítima é culpada de comportamento imoral, blasfemo ou anti-social. O diagnóstico acontece em uma sessão de adivinhação, na qual a doença é vista como uma punição por essas transgressões e os valores morais do grupo são reafirmados. Embora essas explicações sobrenaturais da doença como uma punição divina ou possessão espiritual sejam menos comuns no mundo industrializado, o principal equivalente é atribuir os problemas de saúde ao azar, ao destino, às estrelas ou a "um ato de Deus". Porém, entre muitas comunidades religiosas ocidentais, a doença é atribuída ao erro moral, ou ao fato de não se pensar ou agir de forma suficientemente espiritual. Como um membro da Ciência Cristã norte-americana explicou a McGuire:[46] "Do jeito médico, não se cura ninguém. Eles simplesmente não curam, pois nosso ponto de vista é que, se alguém está doente, isso é um produto do seu pensamento. E [os médicos] não corrigem o pensamento."

Na maioria dos casos, como salientado antes, essas teorias leigas sobre a etiologia da doença (assim como as explicações médicas) são *multicausais* – isto é, elas postulam diversas causas que atuam em conjunto. Isso significa que as causas individuais, naturais, sociais e sobrenaturais não são mutuamente exclusivas, mas que em geral estão ligadas em um caso particular. Por exemplo, o comportamento descuidado ou imoral pode predispor a doenças naturais, raiva divina ou possessão espiritual, assim como um estilo de vida de ostentação pode atrair feitiçaria ou mau-olhado. Em um estudo na Emilia-Romagna, Itália, por exemplo, Whitaker[47] constatou que, ao compreenderem o que causava o problema de saúde, as pessoas usavam uma combinação de modelos tradicionais e teoria científica moderna: o corpo era visto como vulnerável aos "germes", mas especialmente quando não estava em "equilíbrio" em termos das qualidades simbólicas de "quente" e "frio".

Ao compreender qualquer tipo específico de doença, os MEs leigos dentro de uma comunidade freqüentemente variam de acordo com a forma como eles explicam sua etiologia; o estudo de Blaxter[48] com mulheres da classe trabalhadora em Aberdeen, Reino Unido, por exemplo, encontrou variação no modo como algumas condições comuns eram explicadas. Das 30 operárias entrevistadas, oito atribuíam a bronquite a fatores ambientais, duas ao comportamento, quatro à hereditariedade, três à "suscetibilidade", dez ao fato de ser secundária a outras condições e três a conseqüências da gravidez ou do parto. Enquanto essas são consideradas categorias discriminadas nesse estudo, a maioria dos MEs vê a doença como multicausal, com elementos de diversos tipos de etiologia envolvidos em um episódio particular de má saúde.

## Classificação das etiologias da doença

Foster e Anderson[49] propuseram um modo alternativo de classificar as etiologias leigas da doença, especialmente em sociedades não-ocidentais. Eles estabeleceram uma diferença entre os sistemas *personalista* e *naturalista*. No primeiro, a doença é causada pela intervenção ativa e proposital de um agente, como um ser sobrenatural (um deus), um ser não-humano (fantasma, espírito ancestral ou espírito maléfico) ou um ser humano (feiticeiro ou bruxo). Também se poderia incluir as noções modernas de "germes" nesta categoria, especialmente aqueles que causam "febres". Nos sistemas naturalistas, a doença é explicada em termos impessoais, sistêmicos. Ela pode ser causada por forças ou condições naturais como frio, vento ou umidade, ou pelo desequilíbrio entre o indivíduo e o ambiente social. Incluídos neste grupo de "desequilíbrio" estão os sistemas de explicação das doenças como o humoral ou de "quente-frio" na América Latina, a medicina aiurvédica na Índia e o sistema Yin-Yang da medicina tradicional chinesa. As "gripes" e os "resfriados" causados pelo frio ambiental também poderiam ser incluídos aqui.

Young[50] classificou os sistemas de crença sobre problemas de saúde como *externalizantes* ou *internalizantes*. Os sistemas de crença externalizantes se concentram principalmente na etiologia da doença, cuja origem é considerada como estando *fora* do corpo do doente, sobretudo em seu mundo social. Assim, ao tentar identificar uma causa para a doença individual, as pessoas examinam cuidadosamente as circunstâncias e os eventos sociais de sua vida que precederam a doença – como rastrear a causa de uma enfermidade até uma rusga entre duas pessoas que levou a sentimentos de ressentimento e, então, a algum ato patogênico (como feitiçaria ou bruxaria), que por fim provocou a doença em si. Muitos dos modelos leigos de etiologia da doença de diferentes partes do mundo descritos neste capítulo podem, portanto, ser descritos como tipos de explicações externalizantes.

Em contraste, os sistemas de crença internalizantes concentram-se menos nas explicações etiológicas e mais nos eventos que ocorrem (e se originam) *dentro* do corpo, e eles sempre enfatizam os processos fisiológicos e patológicos como explicações para como e por que algumas pessoas adoecem. Esta é a perspectiva do modelo médico científico moderno. Sua força reside na percepção detalhada dos eventos fisiológicos dentro do corpo individual, mas sua fraqueza está em ignorar os eventos sociais e psicológicos que precederam o início dos sintomas – enquanto o oposto é verdadeiro para os sistemas externalizantes.

## *Narrativas de doença e infortúnio*

Uma característica das explicações externalizantes para problemas de saúde é que elas freqüentemente assumem a forma de uma *narrativa* ou história sobre como e por que determinada pessoa adoeceu.[51] Em cada caso, a história é apresentada em uma *linguagem de sofrimento* específica, verbal ou não-verbal. Uma história verbal pode incluir eventos da vida da vítima e até episódios que precederam o seu nascimento, como "Herdei essa fraqueza no peito da família de meu pai". Como Brody[52] destacou, contar essas "histórias de doença" é um modo de dar *sentido* à experiência de má saúde, de colocá-la no contexto da história de vida do indivíduo. Isso também a relaciona aos temas mais amplos da cultura e da sociedade em que ele vive. Portanto, uma narrativa é um modo básico de organizar uma experiência, especialmente no caso de uma experiência traumática, de "fazer com que ela faça sentido" e lhe dar significado.

As narrativas de sofrimento pessoal não são apenas pessoais. Elas também baseiam-se no repertório de linguagem, idioma, metáforas, imagens, mitos e lendas fornecidos pela cultura em que o sofrimento ocorreu.[51] Nesse sentido, elas costumam estar *ligadas à cultura* até certo ponto – isto é, a forma como as pessoas contam a história de seu sofrimento em uma cultura pode ser muito diferente da forma como a contam em outra. Assim, as narrativas são, como Becker[53] as descreve, "documentos culturais". A autora ressalta que elas surgem em momentos de ruptura inesperada no fluxo da vida diária. Isso implica um conceito de um estado anterior de "normalidade", que por sua vez pode ser amplamente definido em termos culturais. Nos momentos de doença ou infortúnio, portanto, as narrativas costumam ser histórias altamente pessoais, porém expressas de um modo culturalmente específico.

Muitas narrativas são criadas com a ajuda de outras pessoas – com os membros de uma família, por exemplo, ou um culto de cura ou grupo de auto-ajuda. Em particular, os curadores de todos os tipos desempenham um papel importante ao ajudarem a construir as narrativas de seus clientes. Ajudar a revelar e então dar forma a essas narrativas de infortúnio é característico não apenas dos cuidados médicos, mas também da maioria das formas de cura simbólica, do xamanismo à psicanálise (ver Capítulo 10) e da maioria das tradições religiosas. Em cada caso, o agente de cura visa impor um sentido de ordem coerente ao caos dos sintomas e sentimentos do paciente. Normalmente, isso coloca o sofrimento individual em um contexto muito maior de tempo e lugar e emprega conceitos de causa e efeito culturais, religiosos ou científicos. Em muitos casos, a nova forma da narrativa é negociada entre o agente de cura e o cliente durante a consulta. Esta criação sincrética, compartilhada, é então levada de volta para casa, como uma espécie de presente do agente de cura para o cliente. Em termos de cura simbólica, a explicação do agente de cura sobre o que e por que aconteceu freqüentemente é mais importante para os clientes do que as prescrições de ervas ou outras formas de tratamento físico que eles possam ter recebido.

A medicina ocidental é exclusiva no tipo de estrutura narrativa que ela visa impor a seus pacientes. Em geral, esse processo assume uma forma *linear* ao manter noções ocidentais pervasivas de tempo monocrônico (ver Capítulo 2). Seu objetivo é organizar a narrativa de um paciente – sua história – de forma linear, com um início claro dos eventos, um sentido de duração e um final no tempo presente. Questões como "Quando a dor começou?", "O que aconteceu depois?", "Para onde ela foi?", "O que você fez?" e "O que aconteceu desde que eu lhe dei o remédio?" impõem essa forma narrativa linear, algumas vezes inapropriada, à experiência dos pacientes. Os pacientes que não conseguem produzir uma história oral clara são freqüentemente rotulados como fornecedores de "história pobre". Na medicina ocidental, a narrativa médica da experiência do paciente assume hoje uma forma padronizada, encontrada em todos os periódicos médicos, nos quais é conhecida como "história de caso".

Ao contrário de muitas sociedades tradicionais, o paciente na medicina ocidental, como na psicanálise, é quem fala mais, com o agente de cura fazendo apenas perguntas ocasionais para esclarecimentos. Nos sistemas tradicionais de cura, porém, a situação freqüentemente é inversa. O paciente oferece ao agente de cura somente uma pequena quantidade de informações – a data e a hora de nascimento, por exemplo, ou o conteúdo de um sonho particular – e o agente de cura é quem fala mais. Nesses sistemas, assim, o bom agente de cura é aquele que logo "sabe" o diagnóstico, algumas vezes com auxílio de adivinhação. Seu diagnóstico é feito sem a necessidade de se fazer várias perguntas ou estimular uma longa narrativa do cliente. Para as pessoas destas comunidades, assim, um bom médico pode ser alguém que faz pouquíssimas perguntas – uma vez que já deveria conhecer o diagnóstico por outros meios.

### Narrativas não-verbais

Muitas narrativas de sofrimento são *não-verbais*. O sofrimento pessoal pode ser representado em termos de um padrão específico de comportamento – por exemplo, retraimento, silêncio, autonegligência, alterações nas roupas, jejum, abuso de substâncias ou mesmo violência – durante um período de tempo. Freqüentemente, esse aspecto de desempenho da narrativa é desenvolvido mais como uma mímica do que como uma encenação falada. Ele pode tomar a forma de mudanças no comportamento, tais como consultar com muita freqüência com um médico, faltar constantemente a consultas médicas, perder prescrições ou sempre tomar a dose errada da medicação, que somente podem ser "decodificadas" com o tempo. Em algumas sociedades, as narrativas são comumente representadas sob a forma de uma síndrome culturalmente padronizada, algumas vezes muito teatral (ver Capítulo 10), sendo que seu significado é claramente compreendido por outros membros do grupo, mas geral não por pessoas de fora. Na prática clínica e psicoterapêutica, as narrativas freqüentemente tomam a forma de padrões particulares de sintomas físicos, revelados com o tempo – sobretudo no caso da *somatização* encontrada em alguns distúrbios psicossomáticos. Além disso, em muitas culturas, a depressão apresenta-se principalmente como sintomas somáticos, e não como estados emocionais de tristeza ou desespero. Parte da tarefa do médico, então, é compreender tanto o significado pessoal quanto o significado cultural ocultos nesses padrões de sintomas. Isto é, decodificar a linguagem somática pela qual a narrativa da doença pode ser expressa.

Assim, qualquer que seja a forma como elas surgem, tanto verbal como não-verbalmente, a compreensão das narrativas é uma parte intrínseca da compreensão da natureza do sofrimento humano e das muitas dimensões da doença.

Nos estudos de caso a seguir, duas doenças populares, uma dos Estados Unidos e uma do Reino Unido, são brevemente descritas. Em ambos os casos, a doença popular é um grupo de sintomas e sinais que são objeto de variações individuais e contextuais, incluindo alterações ao longo do tempo.

## Estudo de caso:

### "Hiper-tensão" em Seattle, Estados Unidos

O estudo de Blumhagen,[54] em 1980, realizado em Seattle no Veterans' Administration Medical Center, foi feito com pacientes que sofriam de hipertensão. O autor descobriu um modelo explanatório leigo usado por muitos dos pacientes para se referir à sua condição denominado "hipertensão". A maioria via sua condição como originária de estresse ou tensão em suas vidas diárias – daí a hiper-*tensão*. Em 49% da amostra, estresses externos crônicos como trabalho excessivo, desemprego, "preocupações e tensões da vida" e certas ocupações eram responsabilizados pela condição; 14% culpavam o estresse interno crônico, como problemas psicológicos, interpessoais ou familiares. Cinqüenta e seis por cento da amostra total achavam que a condição poderia ser precipitada pelo estresse agudo, como ansiedade, excitação ou raiva. Nesse modelo, a "hipertensão" é caracterizada pelos sintomas subjetivos como nervosismo, medo, ansiedade, preocupação, raiva, desconforto, tensão, hiperatividade, exaustão e excitação. Ela é desencadeada pelo estresse, que deixa o indivíduo suscetível à condição de "hiper-tenso". Em muitos casos, os pacientes não percebem que a "hiper-tensão" é o mesmo que pressão arterial alta, pois seu modelo enfatiza a origem e as manifestações psicossociais da condição. Um número menor via a "hiper-tensão" como resultante de fatores hereditários ou físicos, como excesso de sal, água ou gordura nos alimentos. De modo geral, porém, 72% acreditavam que a hipertensão fosse "um reflexo físico dos estressantes sociais e ambientais passados, exacerbados pelas situações estressantes atuais", o que permitia que eles se esquivassem das obrigações familiares, sociais ou laborais – as quais viam como fontes de tensão. Eles também rotulavam a si mesmos como "hiper-tensos", mesmo na ausência de evidências médicas de hipertensão.

## Estudo de caso:

### "Resfriados", "gripes" e "febres" em Londres, Reino Unido

Uma pesquisa deste autor[55,56] abordou um conjunto de crenças comumente mantidas sobre "resfriados", "gripes" e "febres" em pessoas em um subúrbio de Londres e a forma como estas mudaram desde a década de 1970 até hoje. No final da década de 1970, a "natureza" era vista como uma causa potencial de doença. "Resfriados" e "gripes" eram causados pela penetração de elementos do ambiente natural (particularmente áreas de frio ou umidade) por meio da pele e para dentro do corpo humano. Em geral, umidade ou chuva (ambientes frios/úmidos) causavam condições frias/úmidas no corpo, como coriza ou resfriado, enquanto ventos frios ou correntes de ar (ambientes frios/secos) causavam condições frias/secas, como sensação de frio, calafrios e dores musculares. Uma vez dentro do organismo, essas forças frias poderiam se mover de um lugar para outro – do "resfriado na cabeça", por exemplo, para o "resfriado no peito". As "gripes" (*chills*) ocorriam principalmente da cintura para baixo ("gripe na bexiga", "gripe nos rins", "gripe no estômago"), e os "resfriados" (*colds*), da cintura para cima ("resfriado na cabeça", "resfriado nos seios da face", "resfriado no peito"). Essas condições eram causadas pelo comportamento descuidado, como expor-se a uma situação de risco pelo contato com o ambiente natural – por exemplo, ao "caminhar descalço em um piso frio", "lavar o cabelo quando se está indisposto" ou "sentar-se perto de uma corrente de ar após um banho quente". As temperaturas variavam entre o quente e o frio; nas situações em que o primeiro dava lugar ao último, como ao sair para o ar livre após um banho quente, ou no outono, quando o verão quente dá lugar ao inverno frio, a probabilidade de se "pegar resfriados" era bastante grande. Como os resfriados e as gripes eram desencadeados principalmente pelo comportamento da própria pessoa, não eram bem recebidos pelas outras pessoas; freqüentemente esperava-se que os indivíduos se tratassem sozinhos, repousando em uma cama quente, comendo alimentos quentes ("Alimente a gripe, deixe a febre morrer de fome") e bebendo líquidos quentes.

Ao contrário, as "febres" eram causadas por seres invisíveis chamados "germes", "bichos" ou "vírus", que entravam no corpo através de seus orifícios (boca, nariz, ouvidos, ânus, uretra e narinas) e então provocam elevação da temperatura e outros sintomas. Os agentes causais eram concebidos como entidades invisíveis, amorais, malignas, que existiam dentro e entre as pessoas e que transitavam entre elas pelo ar. Assim, a infecção por germes era um risco inerente a todos os relacionamentos sociais. Alguns desses germes, como os "bichos da barriga" ("*tummy bugs*"), eram imaginados como semelhantes a insetos, embora de um tamanho muito reduzido. Os germes também tinham "personalidades" de sintomas e sinais, que se revelavam com o tempo ("Eu contraí aquele germe, doutor, aquele que dá tosse seca e água nos olhos"). Ao contrário dos resfriados, as vítimas de uma febre não eram culpadas e poderiam mobilizar uma comunidade de cuidados em torno de si. Os germes responsáveis por essas condições poderiam ser removidos pelo uso de líquidos (como os remédios para tosse), extintos pela privação de determinados alimentos ou mortos no corpo por antibióticos, embora, no último caso, nenhuma diferenciação fosse feita entre "vírus" e "germes". Desse modo, essas crenças leigas sobre o espectro de resfriados/gripes/febres das doenças poderiam afetar o comportamento, a automedicação e as atitudes em relação ao tratamento médico, tanto em adultos quanto em crianças.

Desde a década de 1970, o modelo mudou consideravelmente.[56] Embora, em 2003, essas crenças ainda fossem mantidas entre muitas pessoas mais velhas, houve uma mudança significativa na forma como as pessoas mais jovens explicam essas infecções respiratórias leves. Os dois conjuntos de opostos no modelo original de "alimente uma gripe, deixe a febre morrer de fome" – os resfriados, a natureza e a autoculpabilidade de um lado e as febres, os relacionamentos sociais ("sociedade") e a inocência do outro – foram sintetizados em um modelo composto único. Agora, a natureza é vista não como uma fonte de infecção, mas como uma força positiva, fornecedora de saúde – a qual está sob a ameaça de nosso estilo de vida moderno e industrializado. Essa mudança é evidente no novo vocabulário de "natural" ou "orgânico" como sendo qualidades positivas, especialmente quanto a alimentos e tipos de cura. Hoje, a sociedade – isto é, as outras pessoas – passou a ser vista como potencialmente perigosa para o indivíduo e como uma fonte de problemas de saúde. Atribuir a doença aos "germes" de outras pessoas, e não ao mundo natural, ampliou-se agora para abranger quase todos os resfriados comuns e gripes (bem como as febres), além de muitas outras condições. O efeito dessa mudança é fazer as pessoas doentes se sentirem menos culpadas por sua doença e ver a si mesmas, em vez disso, como vítimas inocentes de alguma força externa. Essa mudança na percepção também atinge diversos outros modos como as pessoas jovens atribuem agora, cada vez mais, seus infortúnios aos outros, como pais, professores, cônjuges, empregadores ou o estado. Desse modo, os "resfriados" e as "gripes" tornam-se um conceito muito mais *social*, uma imagem que parece expressar uma ansiedade subjacente sobre os riscos inerentes a todos os relacionamentos humanos – especialmente em cidades cheias de gente, blocos de apartamentos, trens e metrôs da vida moderna.

Além disso, essa metáfora da "infecção" invisível dos outros como causa de doença e infortúnio é cada vez mais usada para explicar muitos dos *outros* aspectos da vida moderna sobre os quais as pessoas sentem que não têm controle (um fenômeno cultural que eu chamo de "germismo").[57] A agitação civil, o crime, a inflação, o terrorismo, o divórcio são agora freqüentemente descritos na mídia como atingindo "proporções epidêmicas", como se de algum modo fossem causados por patógenos invisíveis, caprichosos, fora do controle de suas vítimas. Apesar de toda a ênfase moderna na individualidade e na autonomia, este modelo passivo do infortúnio freqüentemente parece se aplicar também ao nível individual.[58]

## A PERCEPÇÃO DA DOENÇA POR PARTE DAS CRIANÇAS

Dentro de qualquer comunidade, diferentes grupos – de acordo com idade, gênero, educação, etnia, religião e posição social – muitas vezes têm percepções bastante diversas acerca da doença. Pesquisas recentes têm se concentrado nas *crianças* e na forma como elas percebem e experimentam a doença e os cuidados médicos.

As pesquisas sugerem que, apesar de sua idade, as crianças *possuem* sua própria compreensão exclusiva da doença, do que a causa e de como ela deve ser tratada. Assim como os adultos, elas especulam sobre por que e como isso lhes aconteceu e por que naquele momento particular. Seus MEs geralmente são uma mistura de idéias derivadas da experiência pessoal e da influência da família, da escola e da mídia. Na maioria dos casos, essas percepções da doença repetem as dos adultos mas, algumas vezes, são bem diferentes.

Na Europa, uma quantidade considerável de dados sobre o assunto foi obtida em um grande estudo multicêntrico, realizado entre 1990 e 1993 em crianças de 7 a 12 anos e patrocinado pela União Européia. Conhecido como COMAC Childhood and Medicines Project,[59,60] esse estudo examinou a experiência da doença e dos remédios entre crianças de nove países europeus. Os métodos de pesquisa incluíram uma entrevista com desenhos, em que se pedia às crianças que fizessem um desenho sobre a última vez em que estiveram doentes. Depois disso, elas eram questionadas sobre o conteúdo e o significado do desenho. Os resultados mostraram diferenças interessantes, porém muitas semelhanças, entre os diversos países.

Os sintomas mais comuns descritos pelas crianças estavam associados com febre, cefaléia, tontura ou exantema. Seus desenhos retratavam a si mesmas como a figura central no drama da doença, muitas vezes circundadas por pessoas ou objetos familiares. Trakas[61] destacou que seus desenhos freqüentemente passavam uma sensação de isolamento ou solidão ou de tédio, ansiedade ou tristeza. Eles mostravam uma figura solitária deitada na cama, "totalmente sozinha, parecendo esperar passivamente por algo que pudesse mudar seu estado".[61] Ao contrário dos adultos, porém, a experiência que as crianças tinham da doença não era totalmente ruim. Embora elas descrevessem várias sensações negativas (como dor ou febre) associadas com a doença, elas também descreviam muitas experiências positivas (como ver televisão ou vídeos, ganhar doces e brinquedos, receber visitas e muita atenção). Enquanto os visitantes geralmente eram bem-vindos, uma grande quantidade deles causava ansiedade, pois isso significava que a doença era séria. Em quase todos os casos, as crianças enfatizavam o papel-chave de sua mãe como a principal cuidadora. No estudo de Botsis e Trakas,[62] em Atenas, Grécia, por exemplo, as mães das crianças eram retratadas "servindo chá quente, perguntando se elas queriam suco, segurando termômetros em sua mão e lhes trazendo flores". Ao contrário, os pais dificilmente eram desenhados (um achado semelhante ao do estudo espanhol). Porém, o médico – quer fosse homem ou mulher – era uma figura proeminente em muitos dos desenhos.

Assim como os adultos, as crianças teorizavam sobre o motivo pelo qual haviam ficado doentes. A doença era vista como algo súbito e inesperado, que "simplesmente acontecia", muitas vezes sem qualquer razão. As explicações para sua origem – freqüentemente complexas e multicausais – mostravam como muitos modelos culturais (como a teoria dos germes) já haviam sido absorvidos do mundo adulto ao seu redor. Esses modelos incluíam os conceitos do papel dos "germes", do contágio, do clima frio, da dieta e de seu próprio estilo de vida ou comportamento. As causas sociais eram apenas ocasionalmente mencionadas, embora uma menina em Atenas tenha especulado que havia tido dor de estômago devido a uma torta de queijo estragada, dada a ela por uma tia que não gostava de sua mãe. Ao contrário dos adultos, porém, as crianças em geral não atribuíam sua doença a causas sobrenaturais, religiosas ou similares.[63]

O clima e o tempo eram freqüentemente considerados causadores de doença. Em seu estudo de 100 crianças na Espanha (Madrid e Tenerife), Aramburuzabala e colaboradores[64] constataram que o clima frio freqüentemente era visto como uma causa de doença – sobretudo depois de se fazer "algo errado", como "caminhar descalço". As idéias de contágio também eram comuns, e termos como "germes", "vírus" e "pegar um germe" eram livremente usados: "Alguém tosse e me passa os germes; quando se respira, os germes entram no corpo pelo nariz e pela boca; os germes são pequenos bichinhos que entram e fazem a pessoa ficar doente... resfriados e coisas assim".

Na Finlândia,[63] as crianças de 7 a 10 anos entrevistadas em Jyväskylä também revelaram como haviam adotado o modelo microbiológico adulto, freqüentemente atribuindo sua doença ao contágio por entidades invisíveis chamadas "bactérias", "vírus" ou "bichos" – termos que usavam para se referir à mesma coisa. Uma criança descreveu as bactérias como "coisas tão pequenas que as pessoas não podem ver". Como outras crianças européias, elas também relacionavam a doença a seu próprio comportamento ("ficar tempo demais na rua, no frio") bem como a condições climáticas (frio, umidade, chuva, neve). Embora a doença tenha sido vista como uma interrupção em seus relacionamentos sociais normais, ela também fazia com que ficassem mais próximas de seus pais e obtivessem mais atenção.

Na Holanda (Amsterdã e Groningen), Gerrits e colaboradores[65] também encontraram grande concordância entre as visões das crianças em idade escolar e as de seus pais. Ambos compartilhavam uma ênfase sobre a temperatura corporal e o papel central da febre para saber se a criança estava doente ou não e se era preciso chamar um médico. Os pais, no entanto, diferiam entre si quanto ao nível considerado perigoso, com uma variação entre 38,5°C e 41°C.

De modo geral, Vaskilampi e colaboradores[63] destacaram que a visão que as crianças têm sobre saúde é holística e multidimensional, incorporando elementos físicos, psicológicos e sociais. Por essa razão, elas tendem a ver a doença em termos funcionais: não ser capaz de *fazer* coisas.

O estudo COMAC revelou que as atitudes das crianças quanto à *medicação*, tanto prescrita quanto de venda livre, variam amplamente, embora costumem ser bastante positivas. Como uma criança espanhola explicou, "O remédio avança e mata os micróbios, que são bactérias. Você pega as bactérias e elas fazem mal a seu corpo; o remédio mata elas". Para os pesquisadores, essa atitude reflete o uso excessivo de medicações em muitas famílias espanholas.[64] Em outros locais da Europa, e especialmente na Holanda,[65] algumas crianças eram mais céticas sobre os remédios do que seus pais. Algumas achavam que tomar remédios era menos importante para sua recuperação do que descansar, enquanto outras tinham medo de seus efeitos colaterais ("Um monte de remédios não está certo. Uma coisa melhora mas, ao mesmo tempo, outra piora").

Revisando o estudo COMAC, van der Geest[66] observou quatro temas comuns à maioria dos estudos europeus:

1. As experiências de doença das crianças são expressas pelo modo como descrevem os remédios que lhes foram prescritos. Por exemplo, elas lembram de um sabor doce se sua experiência de doença foi positiva (como ter sido mimadas e cuidadas), mas de um gosto amargo se ficaram entediadas e sozinhas.
2. Em muitos relatos de doença, as crianças não mencionaram o fato de tomar remédios. Outros aspectos do tratamento, como repouso e atenção, eram mais importantes para elas. Em geral, elas vêem a doença em termos *sociais*, como um tempo durante o qual desfrutam do cuidado e da atenção especiais de outras pessoas. Assim, ao contrário dos adultos, elas freqüentemente acolhem bem a dependência aumentada que caracteriza a má saúde, o que lhes proporciona mais cuidados do que costumam receber.
3. Na doença, os remédios comunicam às crianças os poderes que os adultos têm sobre elas. Como substâncias proibidas para crianças, exceto com a supervisão dos adultos, eles são formas de representar os limites entre a criança e o adulto – símbolos de poder e maturidade.
4. O termômetro, como um objeto simbólico ritual, desempenha um papel importante no estabelecimento dos limites entre saúde e doença.

Outros estudos recentes indicaram que a principal diferença entre os adultos e as crianças está na percepção do *tempo*, pois ambos experimentam a vida dentro de esquemas horários bastante diferentes. James e colaboradores[67] e outros chamaram a atenção para as muitas formas como os adultos impõem seus próprios horários às crianças e como, em casa, os ritmos temporais da criança são ditados pelas rotinas da família, que estabelece o horário das refeições e de dormir. Além disso, também há o ciclo anual de aniversários, grandes eventos familiares, férias e feriados nacionais e religiosos. Posteriormente, muitos outros ritmos vão sendo impostos à criança, freqüentemente contra sua vontade. Estes incluem o ciclo de vacinações da infância e então os horários escolares, com seu controle rígido pelo tempo linear (ou monocrônico)[68] do relógio (ver Capítulo 2). Além disso, as noções de futuro e passado das crianças são muito diferentes das dos adultos. Uma razão pela qual as campanhas de promoção de saúde que advertem sobre o consumo de fumo e bebidas alcoólicas ou que incentivam a prática de sexo seguro freqüentemente têm pequeno impacto é porque as idéias que as crianças têm acerca de "tempo distante" (o momento quando esses "maus comportamentos" vão começar a afetá-las) estão tão difusas que não chegam a ser uma realidade para elas. Dizer a uma criança ou a um adolescente que, em 30 ou 40 anos, eles vão desenvolver câncer de pulmão se fumarem ou lesão do fígado por abusarem de álcool é um conceito que não faz sentido, pois eles não viveram "30 ou 40 anos" nem têm experiência do que isso quer dizer.

Assim, a doença coloca em destaque essas diferenças na percepção do tempo. Os pais (e os médicos) vêem a doença em períodos de tempo distintos, que usam como um modo de medir seu risco e gravidade. Essas noções determinam quando chamar o médico se não há melhora: "tome esta aspirina, e vamos ver se você se sente melhor em meia hora". Inversamente, "a concepção das crianças pequenas sobre a doença é... principalmente uma experiência sem limites de tempo; quer ela seja de curta ou longa duração, é o evento da doença em si, com seus dramas associados, que é importante".[67] Como a doença tem um efeito imediato, a criança quer alívio imediato. De certa forma, essa experiência do tempo da doença é semelhante ao modelo de Hall[68] do "tempo policrônico" (ver Capítulo 2), em que o tempo é experimentado não de um modo monocrônico linear, mas como um ponto especial para o qual convergem os eventos e os relacionamentos.

Finalmente, outras pesquisas indicam que as percepções das crianças sobre seus médicos podem basear-se em critérios muito idiossincrásicos. Por exemplo, um estudo britânico[69] descobriu que as crianças viam os pediatras formalmente vestidos como competentes mas não amistosos, enquanto os pediatras vestidos casualmente eram considerados amistosos mas não competentes.

Esses e outros estudos, portanto, indicam que médicos e pais devem reconhecer e respeitar as visões da criança sobre sua doença, mesmo que elas algumas vezes sejam "inesperadas e espantosas".[61] Assim como os adultos, suas idéias freqüentemente têm uma lógica interna muito clara, ainda que não científicas. Os estudos mostram que, em geral, as crianças *são* capazes de reconhecer os sintomas anormais e compreender muito do que os seus médicos lhes dizem. As crianças – mesmo as pequenas – não são meramente espectadores passivos de seu próprio problema de saúde. Quando apropriado, é importante fornecer-lhes explicações que façam sentido para elas em termos de sua própria base exclusiva de referência. Como Trakas[61] conclui, "As crianças que são capazes de comunicar-se com quem cuida da sua saúde tornar-se-ão adultos que podem fazer o mesmo".

## A CONSULTA MÉDICO-PACIENTE

Contra este fundo de crenças médicas e leigas sobre doença, três aspectos da interação médico-paciente podem ser observados:

1. Por que as pessoas decidem (ou não) consultar um médico quando doentes?
2. O que acontece durante a consulta?
3. O que acontece após a consulta?

### Razões para consultar ou não um médico

Diversos estudos examinaram as razões pelas quais algumas pessoas doentes consultam um médico enquanto outras com a mesma queixa não o fazem. Com freqüência, isso ocorre porque as pessoas simplesmente não podem pagar pelos cuidados médicos, ou porque os cuidados médicos não estão disponíveis. Porém, mesmo quando elas *podem* pagar por eles, freqüentemente há pouca correlação entre a gravidade de uma doença física e a decisão de buscar ajuda médica. Em alguns casos, esse atraso pode ter sérias conseqüências para a saúde da pessoa. Outros estudos mostraram que os sintomas anormais são comuns na população, mas que somente uma pequena porcentagem deles é levada ao conhecimento dos médicos. Assim, há uma série de fatores *não*-fisiológicos que influenciam o que Zola[70] chama de "caminhos para o médico", os quais incluem:

1. A disponibilidade de cuidados médicos.
2. Os recursos financeiros que o paciente tem para custeá-los.
3. O fracasso ou o sucesso dos tratamentos dentro dos setores informal ou popular.
4. A maneira como o paciente percebe o problema.
5. O modo como as pessoas ao seu redor percebem o problema.

Obviamente, a escassa disponibilidade de cuidados médicos em muitas partes do mundo e a impossibilidade de pagar pelos cuidados existentes (ou por medicamentos, dietas especiais ou transporte a uma clínica) são cruciais para determinar se as pessoas vão consultar um médico ou não. Da mesma forma, a falha no cuidado não-médico em curar ou tranqüilizar o paciente individual também influencia nessa decisão. Nesta seção, porém, somente os dois últimos pontos, e a relação entre eles, são discutidos.

O processo de ficar "doente" já foi descrito, particularmente a definição de alguns sintomas como anormais pelos pacientes e suas famílias. Zola[70] destacou que essa definição depende de quão comum é o sintoma em sua sociedade e de como se encaixa nos principais valores daquela sociedade ou grupo. Um sintoma que é muito comum pode ser considerado normal (embora não necessariamente bom ou desejável) e, assim, ser aceito de modo fatalista; por exemplo, Zola constatou que o cansaço freqüentemente é considerado normal, mesmo que algumas vezes seja característica de uma doença grave.[70] No estudo de Regionville mencionado previamente, a dor lombar era considerada uma parte normal da vida, ao menos pelos grupos socioeconômicos inferiores. O segundo ponto é que os sintomas e sinais devem se *adequar* à visão que a sociedade tem sobre o que constitui doença, a fim de que se obtenham atenção e tratamento apropriados. Por conseguinte, o mesmo sintoma ou sinal pode ser interpretado de modo distinto em diferentes grupos de indivíduos, como doença em um ou como normal em outro. Em ambos os casos, a definição de problemas de saúde depende do conceito de saúde subjacente que, como observado antes, freqüentemente inclui elementos sociais, comportamentais ou emocionais.

Zola[71] também examinou como essa definição mais ampla de saúde afeta as decisões dos pacientes sobre consultar um médico. Em meados da década de 1960, ele entrevistou mais de 200 pacientes norte-americanos de três grupos étnicos – irlandeses, italianos e anglo-saxônicos protestantes – que freqüentavam clínicas ambulatoriais em dois hospitais de Boston. O estudo visava descobrir por que eles haviam decidido consultar um médico e como eles lhe comunicavam suas perturbações. Foi constatado que havia dois modos de perceber e comunicar as queixas corporais: ou "restringindo-as" ou "generalizando-as". O primeiro modo era típico dos irlandeses, o segundo dos italianos. Os irlandeses focalizavam uma disfunção física específica (como visão deficiente ou ptose) e restringiam seu efeito a seu funcionamento físico. Os italianos apresentavam muito mais sintomas e um "mau funcionamento" global de vários aspectos de seu corpo, como aparência, nível de energia, emoções e assim por diante. Em sua percepção, os sintomas físicos (como a visão deficiente) interfeririam com seu modo geral de viver, seus relacionamentos sociais e suas ocupações.

Com base nesses dados, Zola[71] foi capaz de identificar cinco "gatilhos" não-fisiológicos para a decisão de buscar auxílio médico:

1. Uma crise interpessoal.
2. Uma interferência percebida nos relacionamentos pessoais.
3. Um "sancionamento", isto é, um indivíduo assumindo a responsabilidade primária pela decisão de buscar auxílio médico para alguém mais (o paciente).
4. Uma interferência percebida no funcionamento laboral ou físico.
5. O estabelecimento de critérios de tempo externo ("Se não melhorar em três dias... então vou tratar disso").

Os dois primeiros padrões chamam atenção para o sintoma, significando que há "algo errado" nas vidas diárias dos pacientes; esse padrão foi comum entre os italianos. O terceiro padrão foi comum entre os irlandeses e ilustra as dimensões sociais da doença ("Bem, eu tendo a deixar as coisas passarem, mas não a minha esposa, de modo que no meu primeiro dia de férias ele me perguntou: 'Por que você não vai tratar disso agora?' De modo que eu fui"). A definição funcional (o quarto padrão) de saúde foi comum tanto entre os grupos irlandeses quanto anglo-saxônicos (Blaxter e Paterson).[11] O quinto padrão foi comum entre todos os grupos e reflete a percepção adulta de tempo descrita anteriormente.

Esse estudo demonstrou que as decisões sobre consultar um médico podem estar relacionadas a fatores socioculturais, como definições mais amplas de saúde, e não à gravidade da doença. Zola notou que, em qualquer comunidade, as diferenças epidemiológicas inexplicadas podem resultar da ocorrência diferente desses fatores, o que reflete "a seletividade e a atenção que fazem com que as pessoas e seus episódios entrem nas estatísticas médicas mais do que qualquer diferença verdadeira na prevalência e na incidência de um problema ou distúrbio particular" (ver Capítulo 15).

Apple[13] ressaltou os riscos de se definir um sintoma como doença somente quando ele interfere com as atividades usuais e quando apresenta início relativamente recente. Isso significa que as condições mais crônicas e insidiosas, como doença cardíaca, hipertensão, câncer ou infecção por HIV, podem não ser definidas como anormais, desde que se possa continuar com a vida diária. Outras razões para o adiamento na busca de conselhos médicos foram estudadas no Massachusetts General Hospital em Boston: Hackett e colaboradores[72] examinaram o atraso entre o primeiro sinal ou sintoma de câncer e a busca de ajuda médica em 563 pacientes. Somente 33,7% foram "respondedores precoces" e consultaram dentro das quatro primeiras semanas, enquanto dois terços aguardaram mais de um mês; 8% da amostra evitou a ajuda médica até não poderem mais funcionar independentemente e só então "cederam à pressão da família ou da comunidade e receberam ajuda médica". O papel dos fatores emocionais foi importante: as pessoas que se preocupavam mais com o câncer tenderam a atrasar a busca de ajuda mais do que aquelas que não se preocupavam, e a hipótese para a razão do atraso poderia ser o medo da confirmação de um diagnóstico fatal. O rótulo dado à doença também afetou o atraso; rotulá-la francamente como "câncer" levou a uma resposta mais rápida. Em geral, os pacientes de nível socioeconômico mais alto atrasaram a consulta por menos tempo do que aqueles mais pobres, embora "existam poucas evidências de que os programas de educação para o câncer em si possam ser creditados por essa diferença". Em um estudo semelhante, Olin e Hackett[73] estudaram 32 pacientes com infarto agudo do miocárdio; a maioria havia explicado sua dor torácica como resultante de condições menos sérias, como indigestão, problemas pulmonares, pneumonia ou úlcera, apesar do fato de estarem familiarizados com os sintomas da doença cardíaca coronariana. A resposta imediata era negação, "conseqüência de uma crise emocional induzida pela dor torácica e pelas associações ameaçadoras que ela evocava". Na maioria dos casos, somente o aumento da incapacidade ou a persuasão da família ou dos amigos os levaram a buscar ajuda médica.

O fato de se recorrer aos cuidados médicos – desde que, é claro, estejam disponíveis e sejam baratos – depende também da *causa* percebida da condição e de o paciente acreditar que a origem dela está no indivíduo ou nos mundos natural, social ou sobrenatural. Alguns grupos consideram que a medicina é melhor para tratar os sintomas da doença do que para eliminar a sua causa, especialmente se ela é sobrenatural. Em um estudo[74] com cinco grupos étnicos em Miami, por exemplo, os pacientes buscavam alívio dos sintomas com um médico, mas esperavam que um curandeiro popular explicasse a causa da doença em termos culturalmente familiares (como feitiçaria) e então a tratasse por meios místicos.

Em todos os casos citados, uma série de fatores não-fisiológicos (sociais, culturais e emocionais) influenciam a iniciativa das pessoas doentes ou de suas famílias de buscar ajuda médica ou não. Esses fatores também influenciam a forma como essa doença é apresentada na consulta médico-paciente.

## A apresentação da doença

O modo como diferentes indivíduos, grupos sociais e culturais usam *linguagens de sofrimento* distintas para comunicar o seu sofrimento aos outros, inclusive aos médicos, foi descrito anteriormente. Um clínico incapaz de decodificar essa linguagem, que pode ser verbal ou não-verbal, somática ou psicológica, corre o risco de fazer o diagnóstico errado e receitar um tipo inadequado de tratamento. Por exemplo, no estudo de Zola de 1966,[71] os italianos apresentavam sua doença de um modo mais volúvel, emocional e dramático, queixando-se de muito mais sintomas e enfatizando o seu efeito sobre as circunstâncias sociais. Por outro lado, os irlandeses tenderam a subvalorizar seus sintomas. Quando nenhuma doença orgânica era encontrada, os médicos tendiam a diagnosticar os italianos como tendo condições neuróticas ou psicológicas, como cefaléias tensionais, problemas funcionais ou transtornos de personalidade, enquanto os irlandeses recebiam um diagnóstico neutro como "nada encontrado nos exames", sem o rótulo de neuróticos. Ao mesmo tempo, o estoicismo irlandês na apresentação da doença poderia fazer com que condições mais sérias passassem despercebidas. Em um artigo anterior de Zborowski,[75] os achados foram semelhantes: em seu estudo de respostas à dor por norte-americanos de origem irlandesa, italiana e judaica em Nova York, ele constatou que quanto mais emocional era a linguagem do sofrimento, mais provável era que o paciente fosse erroneamente rotulado como "neurótico" ou "hiperemotivo".

A apresentação da doença também pode ser aprendida com médicos ou com a mídia, especialmente nos casos de pacientes com doenças crônicas. Eles aprendem a exibir o quadro clínico típico que os médicos estão procurando. No estudo do autor desta obra,[76] um homem que foi erroneamente diagnosticado como tendo angina por "problemas do coração" desenvolveu dor torácica psicossomática, a qual foi aos poucos se assemelhando à angina "real" conforme mais contato ele ia tendo com clínicos, especialmente cardiologistas. Esta "escolha de sintomas", na ausência de doença física, foi descrita por Mechanic[77] no caso da "doença dos estudantes de medicina", uma forma de hipocondria que se acredita que ocorra em até 70% deles. À medida que aprendem sobre as várias doenças, freqüentemente imaginam que estão sofrendo delas, chegando até a desenvolver seus sintomas e sinais típicos. Isso ocorre porque as condições estressantes da formação médica causam muitos sintomas transitórios nos estudantes, e aqueles "sintomas difusos e ambíguos vistos como normais no passado podem ser reconceitualizados dentro do contexto do conhecimento recentemente adquirido sobre a doença". Isso pode influenciar a padronização e a apresentação de sua sintomatologia. Este, então, é um exemplo de linguagem do sofrimento adquirida a partir da profissão médica – uma situação que está tornando-se cada vez mais comum à medida que as pessoas aprendem mais sobre assuntos relacionados à saúde.

## Problemas da consulta médico-paciente

A consulta clínica, como Kleinman[16] notou, é uma transação entre MEs leigos e profissionais. Ela também é, no entanto, uma transação entre duas partes separadas por diferenças de *poder*, social e simbólico. Essa diferença de poder pode basear-se em classe social, etnia, idade ou gênero e se constitui uma influência crucial em qualquer consulta.

Embora a consulta seja caracterizada por elementos rituais e simbólicos, suas funções manifestas são:

1. A apresentação da "doença" pelo paciente, verbalmente ou não.
2. A tradução desses sintomas ou sinais difusos para entidades patológicas descritas da medicina, isto é, converter o mal-estar ou desconforto em doença.
3. A prescrição de um regime de tratamento que seja aceitável tanto para o médico quanto para o paciente.

Algumas de suas funções mais latentes, especialmente em relação ao controle do grupo social, já foram discutidas no capítulo anterior. Para que a consulta seja bem-sucedida, deve haver um *consenso* entre as duas partes sobre causa, diagnóstico, processos fisiológicos envolvidos, prognóstico e tratamento ideal para a condição. A busca de um consenso – uma interpretação concordante da condição do paciente – foi denominada de "negociação" por Stimson e Webb.[78] Nesse processo, um tenta influenciar o outro, independentemente da evolução da consulta – o diagnóstico fornecido e o tratamento prescrito. Os pacientes podem tentar reduzir a importância de um diagnóstico ou o rigor de um regime de tratamento, por exemplo. Em particular, eles podem lutar por diagnósticos e tratamentos que façam sentido para si em termos de sua visão leiga do problema de saúde, como o apelo por "tônicos" ou vitaminas no Reino Unido que tem raízes profundas na medicina tradicional. A consulta também é um processo social em que a pessoa doente adquire o papel social do paciente, com todos os direitos e as obrigações que isso implica. Deve-se sempre lembrar, porém, que obter um consenso entre médico e paciente não é garantia, em si, de que o diagnóstico está correto ou de que o tratamento oferecido será efetivo.

Na consulta, pode-se isolar vários problemas recorrentes que interferem no desenvolvimento do consenso. Tais problemas, muitos dos quais já foram descritos, incluem os seguintes.

### Diferenças na definição de "paciente"

A medicina ocidental tende a focalizar cada vez mais o paciente *individual*[36] (ou mesmo um órgão individual, ou sistema corporal); todavia, pode ser que a família, a comunidade ou mesmo a sociedade mais ampla estejam doentes, e não o indivíduo. Um enfoque inapropriado somente no indivíduo e seus sintomas, enquanto são ignorados aspectos familiares, sociais e econômicos mais amplos, pode dificultar o consenso e a solução para o problema. Assim, a terapia de família moderna enfatiza o papel da família na causação e na manutenção de certos tipos de transtornos mentais ou comportamentais em crianças, de modo que, para solucionar esse problema, a família, assim como a criança, devem ser tratadas.

### Interpretação errônea das "linguagens de sofrimento" dos pacientes

Isso é claramente ilustrado nos estudos de Zola,[71] Apple,[13] Mechanic[77] e Zborowski[75] e no caso de muitas das "síndromes ligadas à cultura". Esse fenômeno tem mais probabilidade de ocorrer se médico e paciente forem originários de diferentes culturas, religiões ou classes socioeconômicas, embora também possa ocorrer se médico e paciente forem de diferentes faixas etárias ou gênero. Um exemplo comum é a interpretação errônea da somatização (ver Capítulos 7 e 10) como evidência de doença física, hipocondria ou ausência de "*insight*" psicológico.

### Incompatibilidade dos modelos explanatórios

Os modelos médico e leigo podem diferir muito na forma como interpretam um episódio particular de doença, especialmente sua causa, seu diagnóstico e seu tratamento apropriado. Por um lado, eles baseiam-se freqüentemente em compreensões diferentes da estrutura e da função do corpo. Por exemplo, muitos médicos com treinamento ocidental que trabalham em áreas rurais no mundo não-industrializado podem ter dificuldades para compreender as explicações sobrenaturais e interpessoais da má saúde ou as definições de boa saúde como um "equilíbrio" moral ou social. A perspectiva por vezes limitada de doença na medicina moderna, com sua ênfase em dados físicos quantificáveis, pode ignorar as várias dimensões dos sentidos – psicológico, moral ou social – que caracterizam a perspectiva da doença do paciente e daqueles que o cercam. Assim, o médico, ao se concentrar somente no diagnóstico e no tratamento da disfunção física, pode não levar em conta os estados emocionais como culpa, vergonha, remorso ou medo por parte do paciente.

### Doença sem mal-estar ou desconforto

Este é um fenômeno cada vez mais comum na medicina moderna, com sua ênfase no uso da tecnologia diagnóstica (ver Capítulo 4). Anormalidades físicas do corpo são encontradas, freqüentemente em nível bioquímico ou celular, mas o paciente não se sente doente. Exemplos são hipertensão, colesterol alto, carcinoma cervical *in situ* ou infecção por HIV, normalmente descobertos em programas rotineiros de triagem em saúde. As pessoas assintomáticas podem não fazer uso desses programas ou podem recusar o tratamento caso uma anormalidade seja encontrada ("Mas eu não me *sinto* mal"). Isso também pode explicar muitos dos casos de não-adesão à medicação prescrita; por exemplo, uma pessoa que recebe um curso de uma semana de antibióticos pode parar de tomá-los após dois ou três dias pelo fato de estar se sentindo muito melhor.

### Mal-estar ou desconforto sem doença

Aqui, a pessoa sente que "algo está errado" em sua vida – física, emocional, social ou mesmo espiritualmente – mas, apesar de seu estado subjetivo, lhe é dito, após exame físico e testes, que não há nada de errado. Porém, em muitos casos, ela continua a se sentir mal ou infeliz. Muitas dessas pessoas podem ser vistas como "preocupadas demais". Também incluídas aqui estão as diversas emoções desagradáveis ou sensações físicas para as quais nenhuma causa física pode ser encontrada, muitas delas originárias de dificuldades e estresses da vida cotidiana: os vários distúrbios "psicossomáticos" (como cólon irritável, torcicolo espasmódico, síndrome de hiperventilação ou síndrome de Da Costa); hipocondria (como a "doença dos estudantes de medicina"); e a ampla variedade de doenças populares (como "possessão espiritual", "*susto*" ou "sangue grosso"). Em todos esses casos, a doença desempenha um papel importante na vida do paciente e de sua família, e o reconforto de que não há nenhuma anormalidade física pode não ser suficiente para tratá-la, como ilustrado no estudo de caso a seguir.

### Problemas de terminologia

As consultas clínicas geralmente são conduzidas em um misto de linguagem cotidiana e jargão médico. Porém, a linguagem da medicina em si tem tornado-se cada vez mais técnica e esotérica no último século e cada vez mais incompreensível para o público leigo. Quando *são* usados termos médicos por qualquer uma das partes, freqüentemente há risco de uma incompreensão mútua; o mesmo termo, por exemplo, pode ter significados inteiramente diferentes para médico e paciente. Em um estudo de 1970, Boyle[81] constatou que médicos e pacientes interpretavam termos médicos comuns como estômago, azia, palpitações, flatulência ou pulmões de formas muito diferentes. As variações marcantes entre os dois grupos poderiam ter importantes implicações clínicas, especialmente porque muitas consultas in-

---

**Estudo de caso:**

**Mal-estar ou desconforto sem doença, Londres, Reino Unido**

Balint[79] descreveu o caso do Sr. U., 35 anos, um trabalhador qualificado que ficou parcialmente incapacitado devido a uma poliomielite na infância. Entretanto, ele se esforçava para trabalhar, "supercompensando suas limitações físicas pela alta eficiência. Um dia, levou um forte choque elétrico no trabalho, que o deixou inconsciente; nenhuma lesão orgânica foi encontrada no hospital, e ele recebeu alta. Consultou então o seu médico de família apresentando dores em todas as partes do corpo, as quais estavam piorando cada vez mais, acrescentando que achava que algo havia acontecido com ele por causa do choque elétrico". Apesar de testes exaustivos, nenhuma anormalidade física foi encontrada, mas o Sr. U. continuava apresentando sintomas: "Eles pensam que estou imaginando coisas: eu sei o que eu tenho". Ele continuava se sentindo doente e queria saber que condição poderia ser essa que lhe estava causando todas essas dores. Apesar de mais testes hospitalares terem apresentado resultados negativos, ainda se sentia doente. Na visão de Balint, ele estava "propondo uma doença" ao médico, mas esta era consistentemente rejeitada; o foco do médico não era sobre as dores, as ansiedades e os medos do paciente, tampouco sobre as suas expectativas de compreensão e apoio, mas sobre a exclusão de uma anormalidade física subjacente.

cluem questões como "Você tem dor no estômago?" (o qual, para 58,8% dos pacientes, ocupava toda a cavidade abdominal). De modo semelhante, um estudo por Pearson e Dudley[82] também mostrou grandes interpretações errôneas de termos como vesícula, estômago ou fígado. Eles salientaram que os pacientes à espera de uma colecistectomia poderiam ficar extremamente ansiosos se (como ocorreu com parte da amostra) acreditassem que a vesícula (em inglês, gall*bladder*) tivesse alguma relação com o armazenamento de urina (confundindo-a com bexiga, cujo termo em inglês é *bladder*). O estudo de Blumhagen[54] sobre crenças leigas acerca do significado de "hiper-tensão" também verificou que elas eram diferentes das definições médicas de hipertensão. No estudo das crenças leigas sobre "germes" e "vírus" citado antes, elas tinham pouca relação com sua descrição na microbiologia; ambos eram considerados vulneráveis a antibióticos, e essas drogas eram exigidas mesmo se o diagnóstico fosse de uma "infecção viral". Assim, o uso da mesma terminologia pelo médico e pelo paciente *não* é uma garantia de compreensão mútua, pois os termos e seu significado podem ser conceitualizados por ambas as partes de modos inteiramente diferentes.

O uso de terminologia popular especializada pelos pacientes também pode confundir o clínico: frases como "eu fui enfeitiçado" ou "um espírito me fez ficar doente" podem ser incompreensíveis para os médicos, a menos que eles estejam conscientes das teorias leigas sobre a causa das doenças. O mesmo se aplica a doenças populares auto-rotuladas como *susto*, "sofrimento do coração" ou "cansaço cerebral", especialmente quando o médico provém de uma origem social ou cultural diferente.

As questões na consulta que destinam-se a revelar o sofrimento emocional também podem envolver problemas de terminologia. Por exemplo, Leff,[83] em um estudo em Londres, comparou os conceitos de psiquiatras e pacientes sobre emoções desagradáveis. A autora descobriu que os psiquiatras faziam uma distinção clara entre ansiedade, depressão e irritabilidade como tipos diferentes de sofrimento emocional, enquanto os pacientes as viam como intimamente sobrepostas. Para os pacientes, sintomas somáticos como palpitações, transpiração excessiva ou tremores eram considerados como característicos da "depressão" e da "ansiedade". Isso claramente influenciaria a forma como os pacientes respondiam a questões específicas tais como "Você se sente deprimido?" ou "Você se sente ansioso?". Novamente, a ignorância do modo como os pacientes conceitualizam e rotulam problemas de saúde pode levar à interpretação errônea dos sintomas durante a consulta.

### Problemas do tratamento

Para que o tratamento médico seja bem recebido pelos pacientes, ele deve fazer sentido em termos de seus MEs. Aqui, o consenso sobre a forma e o objetivo do tratamento é tão importante quanto o consenso sobre o diagnóstico. Isto é particularmente relevante quando o tratamento envolve sensações físicas ou efeitos colaterais desagradáveis, isto é, induz, com efeito, uma forma de "doença" temporária. Este é o caso de cirurgias, injeções, radioterapia, quimioterapia e certos exames diagnósticos como biópsias e sigmoidoscopia. A medicação prescrita pode não ser tomada se for percebida como causa de doença ou, como no caso da hipertensão assintomática, se o paciente não se sentir doente. A medicação também pode não ser tomada se parentes ou amigos já tiverem apresentado efeitos colaterais com ela. Outro problema, mencionado antes, é que o uso dos remédios autoprescritos é comum em combinação com o uso das drogas prescritas; as pessoas podem usar os dois de uma forma que faz sentido para elas em termos de sua própria visão do problema de saúde. O fenômeno da *não-adesão* foi estimado, no Reino Unido, em 30% ou mais.[84] Em um estudo britânico realizado por Waters e colaboradores[85] em 1976, de 1.611 prescrições fornecidas por médicos de família, 7% não foram nem mesmo apresentadas a farmacêuticos. O mau uso da medicação prescrita, com base em crenças leigas específicas, foi descrito por Harwood[86] entre um grupo de porto-riquenhos em Nova York (ver Capítulo 3). Eles dividiam todas as doenças, alimentos e medicamentos em três grupos: quente, frio e (algumas vezes) fresco. A penicilina era considerada uma droga "quente", sendo apropriada para o tratamento profilático de doença cardíaca reumática (uma doença "fria"). Se, porém, um indivíduo tivesse diarréia ou constipação (doenças "quentes"), imediatamente deveria interromper o tratamento com penicilina. Durante a gravidez, os alimentos ou medicamentos "quentes" também eram evitados, pois poderiam causar doenças "quentes", como exantemas cutâneos ou vermelhidão, no bebê; como os suplementos de ferro ou as vitaminas eram "quentes", também podiam ser recusados. Da mesma forma, certos alimentos ou remédios classificados como "quentes" são evitados em muitas outras comunidades no mundo inteiro.

O *sucesso* de um tratamento ou medicação freqüentemente é avaliado de modo muito diferente pelos médicos e seus pacientes. O desaparecimento de uma doença física identificável pode não ser acompanhado pelo desaparecimento do mal-estar, embora essa situação possa ser revertida. Por exemplo, Cay e colaboradores[87] examinaram a avaliação dos pacientes sobre os resultados da cirurgia para úlcera péptica e compararam-na com a avaliação de seus cirurgiões, tendo encontrado grandes discrepâncias entre os dois. Os critérios de sucesso determinados pelos médicos, como redução de acidez, ausência de diarréia, não-recorrência ou êxito da antrectomia ou vagotomia, diferiam daqueles dos pacientes, que diziam respeito à qualidade de vida, como o efeito na vida familiar e social, trabalho, sexo e hábitos de sono. Uma operação bem-sucedida, aos olhos do cirurgião, algumas vezes era vista como uma falha pelo paciente, especialmente se havia interferido com qualquer um desses aspectos da qualidade de vida. Isto é, "um mau resultado... é determinado mais pelas evidências psicossociais do que físicas de fracasso". Inversamente, as operações que os cirurgiões consideravam fracassos – devido a sintomas residuais de diarréia, por exemplo – eram vistas como um sucesso pelos pacientes, e o preço dos sintomas residuais era "um preço digno de ser pago" pela ausência dos sintomas graves e imprevisíveis da úlcera. Em ambos os casos, pode-se considerar a hipótese de uma definição funcional subjacente de saúde para o julgamento do sucesso da operação.

### *O papel do contexto*

Uma última (mas muito importante) fonte de problemas na consulta médico-paciente é o papel desempenhado pelo *contexto* da consulta em si. Há dois aspectos relativos a esse contexto, os quais são cruciais na relação médico-paciente:

1. Um *contexto interno* de experiência prévia, expectativas, presunções culturais, modelos explanatórios e preconceitos (que baseiam-se em critérios sociais, de gênero, religiosos ou raciais) que cada parte traz ao encontro clínico.[88]
2. Um *contexto externo*, que inclui a situação real em que o encontro ocorre (como hospital, clínica ou consultório médico) e as influências sociais mais amplas que agem sobre as duas partes. Estas incluem ideologia dominante, religião e sistema econômico da sociedade, bem como suas divisões e desigualdades sociais que baseiam-se em classe, gênero ou etnia. Todos esses fatores ajudam a definir quem tem e quem não tem poder na consulta. Nesse sentido, o papel das desigualdades econômicas e sociais – particularmente das diferenças de poder entre médico e paciente – é de suma importância.

A soma desses dois tipos de contexto pode influenciar significativamente os tipos de comunicação possível entre médico e paciente, pois ajuda a determinar o que é dito na consulta, como isso é dito e como é recebido e interpretado.

## A RELAÇÃO MÉDICO-PACIENTE: ESTRATÉGIAS PARA APERFEIÇOAMENTO

Este capítulo destacou algumas das diferenças potenciais nas perspectivas médica e leiga sobre a má saúde – entre os modelos de doença e de mal-estar ou desconforto – além de alguns problemas que essas diferenças evocam na consulta. Seis estratégias principais podem ser sugeridas para lidar com esses problemas:

1. Compreensão da doença.
2. Melhora da comunicação.
3. Aumento da reflexividade.
4. Tratamento do mal-estar *e* da doença.
5. Respeito à diversidade.
6. Avaliação do papel do contexto.

### Compreensão da doença

Além de investigar a doença, cabe ao clínico tentar descobrir como os pacientes e aqueles que o cercam vêem a origem, o significado e o prognóstico da condição e também como ela afeta os outros aspectos de suas vidas – como renda ou relacionamentos sociais. As reações emocionais do paciente à má saúde (como culpa, medo, vergonha, raiva ou incerteza) são todas tão relevantes para o encontro clínico quanto os dados fisiológicos e, algumas vezes, até mais importantes. O ME do paciente sobre seu problema de saúde e os MEs de sua família devem ser trazidos à tona com a obtenção de respostas para as sete perguntas listadas na seção dedicada ao modelo explanatório, referida anteriormente neste capítulo. Também devem ser coletadas informações sobre a origem cultural, religiosa e social do paciente, seu *status* econômico, suas experiências prévias com problemas de saúde, desejos e temores e, se possível, sua visão do infortúnio em geral, de modo a colocar suas explicações sobre o problema de saúde em um contexto mais amplo.

## Melhora da comunicação

O clínico deve adquirir conhecimento sobre a linguagem de sofrimento específica usada pelo paciente, em especial sobre a apresentação das doenças populares culturalmente específicas. Também deve haver uma consciência dos problemas de terminologia mencionados antes, especialmente da interpretação errônea de termos médicos. O diagnóstico e o tratamento do clínico devem *fazer sentido* para o paciente em termos de sua visão leiga do problema de saúde e reconhecer e respeitar a experiência e a interpretação do paciente sobre sua própria condição. Como citado por Mechanic,[77] "A eficácia das interpretações dos problemas do paciente por parte do médico dependerá da extensão em que eles são críveis em termos da experiência do paciente e da extensão em que ele prevê as experiências do paciente e... suas reações aos sintomas e ao tratamento". Porém, como notado anteriormente, embora uma boa comunicação seja essencial, ela não garante, por si só, bons cuidados médicos.

## Aumento da reflexividade

A comunicação bem-sucedida médico-paciente não é realmente possível sem um sentido ampliado da autoconsciência (ou "reflexividade")[89] por parte do médico em todos os encontros clínicos. Tanto ao fazer um diagnóstico como ao prescrever um tratamento, o clínico deve sempre refletir sobre o papel de sua *própria* origem social e pessoal (especialmente em termos de cultura, *status* econômico, gênero, religião, educação, experiências, preconceitos e poder profissional) no processo de melhorar ou piorar tanto a comunicação com os pacientes quanto os cuidados efetivos de saúde. Isto é, ele deve estar consciente da *contra-transferência cultural* e, sempre que possível, diminuir a possibilidade de sua ocorrência. Os médicos não são apenas os produtos padronizados das faculdades de medicina e sua perspectiva sobre doença: suas percepções são pessoais, idiossincrásicas e culturais, além de profissionais. Por essa razão, é importante enfatizar que não se pode realmente compreender as motivações internas e crenças das outras pessoas sem, até certo ponto, compreender as suas próprias.

## Tratamento do mal-estar e da doença

O tratamento médico nunca deve lidar unicamente com as anormalidades ou disfunções físicas. As várias dimensões da doença – emocional, social, comportamental, religiosa – também devem ser tratadas pela explicação adequada e tranqüilização em termos que façam sentido para os pacientes e aqueles que os cercam. Quando necessário, o tratamento pode ter de ser compartilhado com um psicoterapeuta, conselheiro, padre, praticante alternativo, assistente social, grupo de auto-ajuda, organização da comunidade, agência de habitação ou emprego, ou até mesmo, em algumas situações, com um curandeiro popular culturalmente sancionado. Desse modo, *todas* as dimensões da doença do paciente poderão ser tratadas, bem como qualquer doença física.

## Respeito à diversidade

Os clínicos devem reconhecer que o modelo médico ocidental de má saúde não é o único modelo válido disponível. Eles devem reconhecer que há muitas outras formas no mundo de interpretar o sofrimento humano e também muitas formas diferentes de aliviá-lo. Além disso, algumas dessas formas apresentam vantagens distintas em relação ao modelo biomédico; outras não. Isso deve implicar um respeito à diversidade das crenças e práticas de saúde encontradas em diferentes países, comunidades e indivíduos. Também envolve colocar a biomedicina na devida proporção – como apenas uma parte (embora muito bem-sucedida e importante) de um sistema mundial de cuidados de saúde pluralistas.

## Avaliação do papel do contexto

Para se compreender qualquer interação médico-paciente, deve-se sempre avaliar o papel dos contextos interno e externo descritos anteriormente. É de particular importância compreender aqueles contextos externos – como os fatores sociais e econômicos (incluindo pobreza, discriminação, privação, racismo, desemprego, aglomeração e papéis de gênero) e os fatores ambientais (como poluição, superpopulação, escassez de serviços de cuidados de saúde e suprimentos de água contaminados) – que podem contribuir para a origem, a apresentação e o prognóstico do problema de saúde. Uma consideração do contexto também ajuda o clínico a decidir quem é o paciente real e se o foco do diagnóstico e do tratamento deve ser sobre o indivíduo doente, sua família, sua comunidade ou a sociedade mais ampla em que vive.

## REFERÊNCIAS-CHAVE

3 Good, B. J. and Good, M. D. (1981). The meaning of symptoms: a cultural hermeneutic model for clinical

8 Cassell, F.J. (1976). *The Healer's Art: A New Approach to the Doctor-Patient Relationship*. Philadelphia: Lippincott, pp. 47-83.

16 Kleinman, A. (1980). *Patients and Healers in the Context of Culture*. Berkeley: University of California Press, pp. 104-18.

19 Rubel, A.J. (1977). The epidemiology of a folk illness: Susto in Hispanic America. In: *Culture, Disease and Healing: Studies in Medical Anthropology* (D. Landy, ed.). London: Macmillan, pp.119-28.

21 Krause, I. B. (1989). Sinking heart: a Punjabi communication of distress. *Soc. Sci. Med.*, 29, 563-75.

24 Sontag, S. (2001). *Illness as Metaphor and AIDS and its Metaphors*. London: Picador.

32 Weiss, M. (1997). Signifying the pandemics: metaphors of AIDS, cancer, and heart disease. *Med. Anthropol. Q. (New Series)* 11,456-76.

43 Spooner, B. (1970). The evil eye in the Middle East. In: *Witchcraft Confessions and Accusations* (Douglas, M. ed.). London: Tavistock, pp. 311-19.

46 McGuire, M.B. (1988). *Ritual Healing in Suburban America*. Piscataway: Rutgers University Press, p.83.

67 James, A., Jenks, C. and Prout, A. (1998). *Theorizing Childhood*. Cambridge: Polity Press, pp. 77-9.

88 Hall, E. T. (1977). *Beyond Culture*. Grantham: Anchor Books, pp. 85-103.

practice. In: *The Relevance of Social Science for Medicine* (Eisenberg, L. and Kleinman, A.eds). Dordrech: Reidel, pp. 165-96.

## LEITURA RECOMENDADA

**Doença *versus* "doença"**

Kleinman, A. (1980). *Patients and Healers in the Context of Culture*. Berkeley: University of California Press.

Lock, M. and Gordon, D. (eds) (1988) *Biomedicine Examined*. Dordrecht: Kluwer.

**Crenças leigas sobre saúde**

Currer, C. and Stacey, M. (eds) (1986). *Concepts of Health, Illness and Disease*. Oxford: Berg Publishers.

Snow, L. F. (1993). *Walkin' over Medicine*. Boulder: Westview Press.

**Narrativas de doença**

Becker, G. (1997). *Disrupted Lives*. Berkeley: University of California Press.

Brody, Howard (2003) *Stories of Sickness*, 2nd edn. Oxford: Oxford University Press.

Kleinman, A. (1988). *The Illness Narratives*. New York: Basic Books.

# 6

# Gênero e reprodução

Todas as sociedades humanas dividem suas populações em duas categorias sociais, denomidas "masculina" e "feminina". Cada uma delas baseia-se em uma série de presunções – retiradas da cultura em que ocorrem – sobre os diferentes atributos, crenças e comportamentos característicos dos indivíduos nela incluídos.

Embora essa divisão binária da humanidade em dois gêneros seja universal, ao ser examinada com mais cuidado, revela-se um fenômeno claramente mais complexo, com muitas variações relatadas na forma como o comportamento masculino e feminino é definido em diferentes grupos culturais. Para ilustrar esse ponto, o presente capítulo vai examinar dois assuntos separados, embora inter-relacionados: a pesquisa antropológica sobre o gênero e sua relação com saúde e cuidados de saúde e a gravidez e o parto sob uma perspectiva transcultural.

## GÊNERO

### A controvérsia "natureza" *versus* "cultura"

Um dos debates básicos do pensamento social, especialmente desde o século passado, é a controvérsia natureza (*nature*) *versus* imperativo cultural (*nurture*) – que, em antropologia, equivale ao debate entre as idéias de "natureza" e de "cultura". Em suma, esse debate natureza/cultura questiona se o comportamento e a mente humanos (incluindo inteligência e personalidade), bem como as diferenças percebidas entre os grupos humanos (como os grupos étnicos ou religiosos, classes sociais ou gêneros), seriam todos o resultado da natureza ou da cultura. A "natureza" era conceitualizada como enraizada na biologia e como algo fixo, universal e imutável, enquanto a "cultura" era vista como a influência do ambiente (social e cultural) e, assim, mais mutável e mais dependente dos contextos locais. Essa divisão conceitual tinha toda sorte de implicações políticas e sociais; seguir a linha estrita da natureza, por exemplo, poderia significar que um grupo de pessoas (ou outro gênero) seria considerado biologicamente inferior a outro e que isso jamais poderia ser alterado, não importando as influências ambientais que fossem aplicadas sobre ele. No último século, essa abordagem foi freqüentemente usada como uma justificativa para a perseguição, a colonização ou a exploração de vários grupos de pessoas em diferentes partes do mundo.

Hoje em dia, esse tipo de debate é bem mais brando, ao menos nos círculos acadêmicos, e a maioria dos antropólogos rejeita tanto o determinismo biológico extremo *quanto* o determinismo ambiental extremo. Em vez disso, para explicar o comportamento humano, eles observam a *interação* complexa (dentro de um ambiente específico) entre cultura, ecologia e estrutura social, além da natureza psicobiológica dos seres humanos.[1]

Os ecos do debate natureza/cultura continuam vivos nas discussões contemporâneas sobre gênero. Nelas, o gênero é freqüentemente descrito como se resultasse da natureza *ou* da cultura (isto é, *nurture*). Antropólogos feministas[2] ressaltam que, no pensamento ocidental, em particular, as mulheres e sua sexualidade muitas vezes são vistas como menos "culturais" do que os homens e equiparadas à "natureza" (descontroladas, perigosas, poluidoras) e não à "cultura" (controlada, criativa, ordenada) do mundo dos homens. Esses antropólogos argumentam que essa divisão conceitual entre natureza e cultura (e a oposição implícita entre as duas) é em si artificial, uma falsa dicotomia que representa uma forma especificamente ocidental e cultural de ver o comportamento humano. Além do mais, esse modo de pensar, assim como a divisão conceitual do mundo nessas duas categorias de valores, não é encontrado na mesma medida em outras partes do mundo.

Eles também destacam as implicações sociais dessa divisão, pois, no pensamento ocidental, a cultura geralmente é considerada superior e mais humana do que a natureza. Em seu auge – especialmente no século XIX – esse modelo forneceu uma justificativa para a superioridade dos homens, pois via a natureza feminina como algo a ser conquistado, transformado e então tornado produtivo pelas forças da cultura masculina.

Ao examinar a identidade sexual, porém, é razoável dizer que tanto a influência biológica quanto a ambiental desempenham algum papel na definição do gênero de qualquer indivíduo. Em todas as sociedades, homens e mulheres possuem formas corporais e ciclos fisiológicos diferentes; as mulheres menstruam, engravidam, dão à luz e amamentam; os homens, não. Também há diferenças emocionais e comportamentais entre os dois. Porém, são os *significados culturais* dados aos fenômenos fisiológicos, psicológicos e sociais e a forma como estes, por sua vez, influenciam o comportamento das pessoas e até o sistema social, político e econômico da sociedade que constituem o principal interesse para o antropólogo moderno.

## Os componentes do gênero

O "gênero" de um dado indivíduo pode ser mais bem compreendido como o resultado de uma combinação complexa de vários elementos, que incluem:

1. O *gênero genético*, com base no genótipo e nas combinações de dois cromossomos sexuais, X e Y (XX = mulheres e XY = homens).
2. O *gênero somático*, com base no fenótipo (especialmente a aparência física) e no desenvolvimento de características sexuais secundárias (genitália externa, mamas, voz e distribuição de gordura e pêlos corporais).
3. O *gênero psicológico*, com base na autopercepção e no comportamento da própria pessoa.
4. O *gênero social*, com base nas categorias culturais mais amplas de masculino e feminino, que definem como os indivíduos são percebidos pela sociedade, como deve ser a sua aparência, como devem pensar, sentir, vestir-se, agir e perceber o mundo em que vivem.

Porém, em cada um desses níveis, há áreas de anomalia e ambigüidade quanto à divisão binária da humanidade. No nível genético, por exemplo, a divisão da população em XX ou XY pode ser alterada quando ocorrem certas anomalidades dos cromossomos sexuais, como na síndrome de Turner (XO), na síndrome de Klinefelter (XXY), na polissomia do Y (XYY) ou mesmo no hermafroditismo verdadeiro (XX/XY).[3] No nível somático, as anomalidades do desenvolvimento hormonal podem levar a características sexuais secundárias diferentes do gênero genético. Os exemplos incluem o *pseudo-hermafroditismo* masculino e feminino, em que um indivíduo tem constituição genética e gônadas de um sexo, mas genitália externa do outro.[3] Os indivíduos também podem ter genótipo e fenótipo biologicamente masculinos, ser definidos como masculinos pela sociedade, mas comportar-se, vestir-se e perceber a si mesmos como essencialmente *femininas* – como no caso de alguns transexuais.

De todos os aspectos da identidade sexual, o "gênero social" é o mais flexível e o mais influenciado pelo ambiente social e cultural. Os antropólogos que estudaram as duas categorias (masculina e feminina) em muitas sociedades por todo o mundo encontraram muitas variações na abrangência e no conteúdo de cada uma. Isto é, eles verificaram que o comportamento considerado apropriadamente "masculino" (ou "feminino") em um grupo muitas vezes pode ser considerado mais "feminino" (ou "masculino") em outro.

## As culturas de gênero

Até recentemente, a maior parte do trabalho de campo realizado por antropólogos homens dedicava pouca atenção aos "mundos das mulheres" nas sociedades estudadas.[4] Quando os mundos masculino e feminino eram muito separados, os antropólogos não tinham acesso aos segredos internos dos mundos femininos, especialmente suas crenças e práticas relativas à sexualidade, à gravidez, ao parto e à menstruação. Nos últimos anos, porém, várias etnografias foram feitas, sobretudo por antropólogas mulheres, que corrigiram esse desequilíbrio inicial. Uma das características dessa nova corrente de pesquisas é a valorização do papel da "cultura" ou da influência social e cultural, nas definições de gênero nas sociedades humanas.

Em todas as sociedades, a divisão do mundo social nas categorias "masculino" e "feminino" significa que os meninos e as meninas são socializados de modos muito diferentes. Eles são educados para ter expectativas diversas com relação à vida e para desenvolver a emoção e o intelecto de formas distintas, estando sujeitos, em suas vidas diárias, a diferentes normas de vestuário e comportamento. Qualquer que seja a contribuição da biologia para o comportamento humano, está claro que a *cultura* também contribui com um conjunto de orientações, explícitas e implícitas, que são adquiridas a partir da infância e dizem ao indivíduo como perceber, pensar, sentir e agir como membro masculino ou feminino daquela sociedade.

Esses dois conjuntos de orientações dentro de uma sociedade particular podem ser descritos como as *culturas de gênero* dessa sociedade. Em algumas partes do mundo, especialmente em países menos industrializados, essas culturas de gênero podem ser tão diferentes uma da outra que seria possível dizer que os homens e as mulheres naquela sociedade vivem como "duas nações sob a mesma bandeira".

Como exemplo disso, em muitas sociedades da Nova Guiné, os mundos dos homens e das mulheres são tão polarizados que eles de fato vivem em casas separadas, em diferentes partes da vila e, nas palavras de Keesing,[5] "têm relações sexuais com pouca freqüência, em um clima de tensão e perigo". Em algumas dessas sociedades, em que a homossexualidade é institucionalizada, isso aumenta ainda mais a polarização entre os dois sexos.

Em outro exemplo, Goddard,[6] em 1987, descreveu os diferentes mundos masculino e feminino na cidade de Nápoles, Itália, especialmente em relação ao comportamento sexual e aos valores culturais de honra e vergonha. Como em outras sociedades mediterrâneas, normas muito diferentes (e um duplo padrão moral) operavam para cada um dos sexos. Por exemplo, esperava-se que os homens saudáveis e "normais" tivessem muitos casos pré e extraconjugais como prova de sua masculinidade, enquanto as mulheres eram proibidas de tê-los. Esperava-se que os homens defendessem ativamente sua própria honra e a de sua família, enquanto a honra das mulheres estava associada à preservação de sua pureza e castidade. A honra dos homens poderia ser lesada (e substituída por vergonha) caso a honra de suas familiares mulheres fosse comprometida de algum modo. Porém, como em outras culturas, havia uma ambivalência nas atitudes dos homens em relação às mulheres – nessa comunidade mediterrânea, elas eram consideradas "ou perigosamente vulneráveis, ou eminentemente disponíveis e passíveis de sedução". Dunk,[7] em 1989, descreveu um quadro parecido entre aldeões gregos residentes em Montreal, Canadá. Apesar das variações locais, havia uma presunção geral na Grécia rural de que o papel dos homens é proteger a honra da família por meio do seu auto-respeito ou do sentido de honra (*philotimo*), enquanto o recato sexual das mulheres ou vergonha (*dropi*) deveria ser protegido por meio de controle cuidadoso de seu comportamento. Para proteger sua *dropi*, esperava-se que as mulheres exercessem um autocontrole considerável, tanto na vida privada quanto em público. A honra da família e a dignidade social tinha particular importância e estavam constantemente sendo observadas pelas outras famílias. Shepherd,[8] em 1982, descreveu uma divisão semelhante de normas entre os suaíli muçulmanos em Mombasa, Quênia. As mulheres eram consideradas (pelos homens) "sexualmente entusiastas e sexualmente irresponsáveis sempre que lhes é dada a oportunidade". Esperava-se que elas fossem dependentes dos homens, mas ao mesmo tempo os homens também temiam o poder poluente de seu sangue menstrual. Contudo, esperava-se que os homens sustentassem – e, assim, controlassem – mulheres e crianças. Esse controle era considerado mais efetivo quando exercido sobre a virgindade de suas filhas solteiras, porém menos efetivo ao lidar com a fidelidade de suas esposas. Para uma jovem nessa comunidade, o casamento e sua consumação eram "a única via para a vida adulta feminina".

Em cada um desses casos citados, como em outros lugares do mundo, a divisão da sociedade humana em duas culturas de gênero é um dos elementos mais básicos da estrutura social e uma parte importante do sistema simbólico de qualquer sociedade. Porém, parte dessa estrutura binária expressa a ambivalência com que alguns homens vêem as mulheres de sua comunidade: por vezes como mães nutridoras ou curadoras (ver Capítulo 4) e por outras como "feiticeiras" maléficas (ver Capítulo 5) ou fontes perigosas de poluição menstrual (ver Capítulo 2).

### Variações nas culturas de gênero

Os papéis sexuais, porém, de modo algum são completamente rígidos; com freqüência podem se alterar e se desenvolver, especialmente sob a influência da urbanização e da industrialização. Em sociedades industriais, como os Embers[9] observaram, "quando as máquinas substituem a força humana e quando as mulheres podem deixar seus filhos sob os cuidados de outros, a divisão estrita do trabalho por gênero começa a desaparecer".

Embora sempre haja certos aspectos constantes transculturalmente nas divisões do trabalho por gênero,[4,9] também há consideráveis evidências, oriundas da pesquisa antropológica, da ampla variação nas culturas de gênero em diferentes partes do mundo. Isto é, o que pode ser visto como típico do comportamento de um sexo em uma sociedade particular pode não ser considerado assim em outra. Por exemplo, em algumas sociedades, as mulheres têm somente uma função doméstica, ficam restritas ao lar e nunca têm permissão para trabalhar fora (como o sistema *purdah* em muitas sociedades islâmicas[9]), enquanto, em outras sociedades, as mulheres desempenham um papel significativo no sistema econômico mais amplo. Em algumas sociedades industriais, elas têm um papel importante na renda familiar – nos Estados Unidos, por exemplo, mais de 50% das mulheres casadas agora trabalham fora,[9] enquanto, em muitas sociedades camponesas, além do seu papel doméstico, elas estão envolvidas em tarefas relacionadas ao cuidado do rebanho, ao plantio, ao cultivo, à colheita e à venda da safra, bem como na produção de roupas, na cerâmica e nos vários tipos de artesanato destinados ao comércio.

Alguns antropólogos sugeriram que a subordinação das mulheres (especialmente o fato de estarem relegadas à esfera doméstica e não à esfera pública da vida) é um fenômeno universal e comum a todas as sociedades humanas.[10] Porém, outros antropólogos argumentam contra esse conceito, salientando que a situação é muito mais complexa e que cada caso deve ser avaliado de modo diferente. Por um lado, os homens sempre invejam os poderes biológicos das mulheres de criar vida, fazê-la nascer e sustentá-la com seu próprio leite,[4] especialmente porque esse poder é reforçado pelos ritos e pelas religiões de quase todas as sociedades. Além disso, em muitas sociedades tradicionais, as mulheres – especialmente as mais velhas, casadas e com filhos – desfrutam de grande poder pessoal, simbólico e econômico e possuem considerável autonomia e às vezes são figuras de destaque dentro da comunidade. Como Keesing[4] destaca, "o poder das mulheres exercido nos bastidores pode, de certa forma, ser mais genuíno do que o poder dos homens, representado no centro do palco", que, por sua vez, pode ser meramente "ostentação e pose".

Posteriormente, neste capítulo, são descritas algumas das relações entre as várias culturas do gênero e a saúde. Afinal, se as diferenças fisiológicas entre os sexos forem excluídas, é possível ver como cada uma das duas culturas de gênero pode (dependendo do contexto) ser *protetora* da saúde ou *patogênica*. Isto é, as crenças e os comportamentos característicos de uma cultura de gênero particular podem contribuir para a causa, a apresentação e o reconhecimento de várias formas de má saúde.

### As culturas de gênero e o comportamento sexual

Embora as culturas de gênero ditem normas de comportamento sexual para cada um dos sexos, há muitas variações transculturais no que são essas normas. Por exemplo, estudos etnográficos indicam que há muita variação entre as sociedades quanto ao grau de atividade heterossexual permitido antes do casamento, fora dele e mesmo dentro do casamento em si.

Como um exemplo disso, estudos citados pelos Embers[9] indicam que o sexo extraconjugal ocorre em muitas sociedades; estima-se que em 69% das sociedades no mundo, os homens comumente têm relacionamentos sexuais fora do casamento e que, em cerca de 57%, as mulheres também comumente o fazem. Significativamente, enquanto 54% das sociedades dizem permitir o sexo extraconjugal para os homens, somente 11% dizem permiti-lo para as mulheres.

Os padrões de comportamento sexual são importantes na transmissão de diversas doenças. Quando a promiscuidade e o sexo extraconjugal são comuns dentro de uma sociedade, há maior probabilidade de disseminação de doenças sexualmente transmissíveis, como gonorréia, sífilis, herpes genital e síndrome da imunodeficiência adquirida (AIDS), bem como de hepatite B e possivelmente câncer cervical (ver Capítulo 15). Um "padrão duplo" rígido de comportamento sexual extraconjugal, especialmente com o recurso freqüente a prostitutas, também pode contribuir para a persistência e a disseminação dessas doenças. Nesse caso, as prostitutas podem agir como os "reservatórios" da infecção dentro da comunidade. A recente epidemia de AIDS levou as autoridades de educação em saúde a enfatizarem cada vez mais a importância de limitar o comportamento sexual promíscuo, tanto entre heterossexuais quanto homossexuais. A prática do sexo anal entre heterossexuais adolescentes em algumas sociedades,[11] como um modo de preservar a virgindade feminina, também é relevante para a disseminação dessa doença.

Ser membro de uma cultura de gênero particular nem sempre significa que o comportamento sexual será coerente com essa cultura. Por exemplo, há grandes variações, nas sociedades de todo o mundo, em relação à tolerância a algumas formas de comportamento sexual, como a homossexualidade (masculina e feminina), que transgride as normas usuais de uma cultura de gênero. Em algumas sociedades, a homossexualidade é completamente proibida, mas em outras ela é aceita ou limitada a certos momentos e a certos indivíduos. Entre o povo Etoro da Nova Guiné, por exemplo, a heterossexualidade era proibida por até 260 dias por ano, enquanto a homossexualidade "nunca é proibida, pois o povo Etoro acredita que essa prática faça as colheitas florescerem e os meninos tornarem-se fortes".[9] Shepherd[8] descreveu a homossexualidade masculina e feminina entre os suaíli em Mombasa, Quênia, onde os limites sexuais rígidos eram freqüentemente transgredidos pela instituição da homossexualidade e do travestismo. Tanto a homossexualidade masculina quanto a feminina eram comuns e tacitamente toleradas. A homossexualidade entre meninos adolescentes era particularmente comum, embora muitos deles mais tarde tivessem relações heterossexuais e viessem a se casar. A autora destaca que esse comportamento homossexual não enfraquece as rígidas divisões conceituais entre homens e mulheres, pois, quaisquer que sejam suas práticas sexuais, "seu *sexo* biológico é muito mais importante do que seu *comportamento* como um determinante do gênero" (em itálico no original). Ela contrasta esse fenômeno com o que ocorre hoje no Reino Unido e nos Estados Unidos, onde o comportamento é mais importante na definição do gênero de alguém, e o comportamento masculino que transgride as regras sexuais é freqüentemente descrito como afeminado.

Caplan[12] argumentou que, onde o desejo de fertilidade e gravidez é grande, a sexualidade e a fertilidade dificilmente são separadas uma da outra conceitualmente e, como descrito antes, o sexo *biológico* dos indivíduos é o aspecto mais importante na definição do seu gênero, qualquer que seja o seu comportamento sexual. Onde o desejo de ter muitos filhos é menor (como no mundo ocidental urbano moderno) e métodos contraceptivos são mais facilmente disponíveis, o sexo cada vez mais se dissocia da fertilidade e as práticas sexuais que não levam à gravidez (como a homossexualidade) são mais toleradas; assim, o sexo nessas sociedades modernas é definido menos pelos critérios biológicos e mais pelo comportamento social e sexual. Também foi sugerido[9] que as sociedades mais tolerantes à homossexualidade são aquelas com uma pressão populacional – isto é, pessoas demais para seus recursos – e onde um aumento na população pelo sexo heterossexual é menos desejável.

### As culturas de gênero e os cuidados de saúde

Como descrito anteriormente neste livro, em quase todas as culturas a maioria dos cuidados primários de saúde ocorre dentro da família e, no setor *informal*, os principais provedores de cuidados de saúde geralmente são as mulheres – com freqüência mães e avós. Além disso, dentro do setor informal, as mulheres freqüentemente se organizam em cultos, círculos ou igrejas de *cura*, que agem como grupos de auto-ajuda para seus membros (como os *Dertlesmek* ou grupos de "compartilhamento de sofrimento" descritos por Devisch e Gailly[13] entre imigrantes turcos na Bélgica) ou como grupos que combinam auto-ajuda com o tratamento oferecido por indivíduos de fora (como os cultos de possessão *zar* na África, descritos por Lewis,[14] ou as igrejas e cultos que praticam a cura ritual nos subúrbios de classe média dos Estados Unidos).[15] Dentro do setor *popular*, as mulheres sempre desempenharam um papel central, da sábia da aldeia e dos diversos tipos de mulheres médiuns ou curadoras espirituais no Reino Unido às muitas mulheres curandeiras populares no mundo não-industrializado e às parteiras tradicionais, que ainda fornecem a maioria dos cuidados obstétricos nesses países.

No setor *profissional* da medicina moderna, porém, embora a maioria dos profissionais de saúde (enfermeiras e parteiras) ainda sejam mulheres, os trabalhos com melhor remuneração e com maior prestígio geralmente estão nas mãos de profissionais de sexo masculino. Como descrito no Capítulo 4, a classe médica é sempre, de certa forma, uma expressão da ideologia social dominante e do sistema econômico da sociedade, incluindo sua divisão em estratos sociais e sua divisão sexual do trabalho. Assim, a medicina, até recentemente, era uma profissão predominantemente masculina na maioria dos países ocidentais. Por exemplo, no Reino Unido, em 1901, havia somente 212 médicas mulheres de um total de 36.000 médicos registrados.[16] A medicina continuou sendo uma profissão predominantemente masculina até a década de 1970, quando mais mulheres foram admitidas nas faculdades de medicina. Em 1985, cerca de 23% de todos os médicos britânicos registrados no Reino Unido eram mulheres.[17] Dentro do National Health Service (NHS), no Reino Unido, cerca de 75% dos funcionários são mulheres, embora elas sejam mais encontradas em escalões mais baixos, como enfermeiras, auxiliares, funcionárias de cozinha e de limpeza.[17] A maior parte dos administradores e a maioria dos médicos são homens. Por exemplo, em 1981, 89% dos consultores hospitalares (especialistas) e 75% dos médicos-residentes eram homens.[18] Na medicina de família, o quadro é bem diferente, com uma proporção maior de médicas mulheres. Dados da Inglaterra e do País de Gales, em 1983, mostraram que apenas 17,4% dos médicos de família eram mulheres (muitas das quais trabalhavam em meio turno), enquanto 82,6% eram homens. Porém, em 2004, a proporção de mulheres médicas de família em todo o Reino Unido havia mais do que dobrado para 36,6% do total.[19]

Do outro lado do Atlântico, a maioria dos médicos nos Estados Unidos também são homens: em 2002, de um total de 813.770 médicos no país, cerca de 76% eram homens e 24% mulheres.[20]

### A classe profissional de enfermagem

A enfermagem é predominantemente uma profissão feminina. Por exemplo, nos Estados Unidos, em 2000, havia 2.694.540 profissionais de enfermagem registrados, dos quais somente 146.902 (5,5%) eram homens.[21] Porém, esta proporção vem crescendo de forma constante, e o número de homens na profissão aumentou em uma taxa maior do que a própria população total de enfermeiras registradas.

De uma perspectiva internacional, existe uma ampla variação no número de enfermeiras disponíveis para a população em diferentes partes do mundo. Como mencionado no Capítulo 4, as *Estatísticas Mundiais de Saúde* da Organização Mundial de Saúde (OMS) para 2005,[22] com base em dados coletados entre 1997 a 2003, indicam grandes variações na disponibilidade mundial de enfermeiras e parteiras, bem como na proporção de enfermeiras e parteiras em relação aos médicos. Para ilustrar isso, os dados de países selecionados são mostrados na Tabela 6.1. Esses dados indicam claramente que, em muitos países no mundo, sobretudo nos mais pobres, as enfermeiras realizam a maior parte dos cuidados de saúde para a população.

No Reino Unido, a enfermagem (incluindo as parteiras) constitui o maior grupo profissional da saúde dentro do NHS e, em 1990, compunha mais de 50% de seu pessoal total.[23] Em 2005, havia 672.897 profissionais de enfermagem registrados no Reino Unido.[24] Apesar do fato de mais de 90% dos profissionais de enfermagem britânicos serem mulheres, há um número desproporcionalmente alto de homens (30 a 40%) em posições de administração em enfermagem.[25] A porcentagem geral de homens em enfermagem no Reino Unido não subiu muito na última década; ela era de 9,01 em 1995 e 10,7 em 2005.[24] O trabalho de parteira, em particular, continua sendo quase totalmente uma ocupação de mulheres: em 2003, de um total de 33.000 profissionais, somente 102 eram homens.[26]

A maioria das enfermeiras trabalha dentro do setor hospitalar onde, como a maioria das outras instituições na sociedade ocidental, muitas das divisões básicas por gênero existentes na cultura mais ampla são recriadas. Gamarnikow[27] argumentou que a relação dos médicos com as enfermeiras ainda espelha as divisões de gênero da família vitoriana, nos dias em que Florence Nightingale desenvolveu seu modelo de enfermagem. Isso significa que, dentro da estrutura hospitalar, a equação ainda é médico = pai, enfermeira = mãe e paciente = filho. Em termos de relacionamentos de poder no cuidados à saúde, a esfera da enfermeira está separada porém ainda é subordinada à dos médicos homens. Esta visão é sustentada por algumas das imagens de família ainda usadas na estrutura hospitalar do Reino Unido, na qual as várias posições da profissão de enfermeira eram, até muito recentemente, designadas em alguns hospitais como "enfermeiras", "irmãs" ou "matronas".

Além disso, o trabalho da enfermeira, como o da mãe de um bebê, é mais tátil e envolve o contato íntimo com o corpo do paciente (particularmente com sua superfície) e com suas várias excreções. De acordo com van Dongen e Elema,[28] em seu estudo com enfermeiras nos Países Baixos, "A enfermagem e o modo como as enfermeiras tocam e reagem ao toque estão ligados a idéias e valores de cuidado, com a importância da empatia e do amor humano e com o valor dos relacionamentos humanos em nossa sociedade". Ao contrário, os médicos passam relativamente pouco tempo na companhia dos pacientes e quase não têm contato prolongado com o corpo do paciente ou suas excreções corporais, sendo que seu conhecimento especializado diz respeito principalmente aos segredos biológicos internos e ao funcionamento do corpo de seus pacientes. Como as divisões do trabalho por gênero dentro da profissão médica continuam existindo, apesar das grandes alterações sociais neste século, dois tipos anômalos de profissionais de saúde estão tornando-se cada vez mais comuns: os papéis ambíguos do "enfermeiro homem" e da "médica mulher".

### Tabela 6.1
Relação de enfermeiras e parteiras com a população e com o número de médicos em países selecionados

| País | Enfermeiras e parteiras por 10.000 habitantes | Relação de enfermeiras e parteiras para médicos |
|---|---|---|
| Malaui | 2,2 | 22,6 |
| Tanzânia | 3,7 | 16,2 |
| Índia | 7,9 | 1,3 |
| China | 9,6 | 0,6 |
| Jamaica | 16,5 | 1,9 |
| Reino Unido | 54,0 | 2,5 |
| Filipinas | 61,4 | 5,3 |
| Japão | 86,3 | 4,3 |
| Estados Unidos | 97,2 | 3,5 |

Organização Mundial de Saúde (2005).[22]

## Mudanças na cultura da enfermagem

Stacey[16] descreveu como a profissão de enfermagem no Reino Unido originou-se de ordens religiosas e como, quando os hospitais foram estabelecidos nos séculos XVIII e XIX, as enfermeiras foram sendo admitidas em grande parte para fazer os trabalhos domésticos e cuidar dos doentes. Do século XIX em diante, a enfermagem gradualmente emergiu como uma profissão em si, mas ainda subordinada à classe médica. O College of Nursing foi fundado em 1916, o registro de enfermeiras foi estabelecido em 1918 e o Nurses's Act de 1943 estabeleceu uma listagem de enfermeiras, além do registro. Desde então, o treinamento profissional em enfermagem vem-se especializando cada vez mais e, tanto na Europa quanto nos Estados Unidos, muitas enfermeiras agora têm treinamento pós-graduado, dentro de uma série de especialidades e subespecialidades. Nos Estados Unidos, o número de enfermeiras com nível superior de graduação subiu dramaticamente entre 1980 e 2000: de 17% para 29% com bacharelado, e de 5% para 10% com mestrado ou doutorado.[21] A enfermagem é agora bem estabelecida como uma profissão de saúde com estatuto próprio e independente.

### Estudo de caso:
**A publicidade em periódicos de medicina e de enfermagem nos Estados Unidos**

Krantzler,[29] em meados da década de 1980, analisou anúncios em periódicos de medicina e de enfermagem nos Estados Unidos. A autora observou que esses anúncios estavam mostrando cada vez menos os médicos usando os símbolos tradicionais de sua profissão (como avental branco e estetoscópio). Ao contrário, essa exibição simbólica da ciência em ação tinha passado a ser vista com mais freqüência nos periódicos de enfermagem, e eram as enfermeiras que agora estavam sendo mostradas mais freqüentemente fazendo uso dos símbolos de cura antes associados somente aos médicos. Em muitos dos anúncios, as enfermeiras ainda eram associadas aos símbolos-chave mais antigos da enfermagem – uniforme e touca brancos – mas, cada vez mais, a publicidade sugeria que os símbolos e o comportamento da enfermagem haviam passado a imitar aqueles dos médicos. Ela especulou que isso "pode refletir o desejo não meramente por respeitabilidade, mas também por *status* profissional". Nesses anúncios de enfermagem, os médicos têm aparecido em posições periféricas, enquanto "as enfermeiras aparecem sozinhas, com outras enfermeiras ou com pacientes." Ela notou que, nos Estados Unidos, essa "relação direta com um cliente, não diminuída por uma terceira pessoa, é um símbolo importante de profissionalização".

Littlewood[30] sugeriu que, embora a educação em enfermagem ainda ocorra principalmente dentro de uma estrutura biomédica, as enfermeiras estão em uma posição muito melhor do que os médicos para compreender e lidar com os problemas do desconforto (*illness*) e da doença (*disease*), ver Capítulo 5. A autora ressalta o papel crucial da enfermagem na avaliação e no manejo das doenças crônicas, da incapacidade, da gravidez e dos problemas de saúde dos idosos. Em cada um desses casos, o "conserto rápido" do modelo médico é inapropriado ou traz pouco benefício. No caso de deficientes ou doentes crônicos, "identidades sociais desacreditadas" e marginalizadas pela sociedade, a enfermagem pode ter um grande impacto sobre a qualidade de vida e a compreensão dos significados que os pacientes dão à sua vida e ao seu sofrimento. Assim, ela vê o enfermeiro como o profissional de saúde que está em melhor posição para "fazer a negociação entre os objetivos do médico... e os objetivos do paciente".

Mais recentemente, Sandelowski[31] destaca que as modernas inovações tecnológicas, como a "tele-enfermagem" (ver Capítulo 13), estão agora desafiando o papel tradicional dos enfermeiros. A autora observa que a enfermagem sempre foi caracterizada pelo "trabalho corporal": pela "presença corporal" da enfermeira tocando, segurando, vestindo, limpando ou alimentando o corpo doente do paciente, bem como fornecendo-lhe suporte emocional pessoal. Essa característica exclusiva do cuidado é o que a diferencia do comportamento mais distante dos médicos. Ela tem sido uma fonte de orgulho profissional, dando-lhe um "senso do eu, auto-estima e função, bem como um modo de diferenciá-la de outros profissionais de saúde". Nos últimos anos, porém, muitos profissionais de enfermagem voltaram-se para a tecnologia em suas práticas – usando consultas por telefone, telemetria ou videomonitoração, bem como delegando o "trabalho corporal" para funcionários auxiliares. Embora essa tendência freqüentemente tenha aumentado seu *status* e sua renda, também desgastou boa parte da "essência tradicional" da enfermagem: o cuidado físico mais íntimo e engajado das pessoas doentes.

## MEDICALIZAÇÃO

Nos últimos anos, o conceito de *medicalização* tem sido posto em evidência tanto pelos críticos da medicina moderna, como Illich[32], quanto por muitos sociólogos médicos. Gabe e Calnan[33] definem a medicalização como "o modo com que a jurisdição da medicina moderna expandiu-se nos últimos anos, abrangendo agora muitos problemas que anteriormente não eram definidos como entidades médicas". Estes incluem uma ampla variedade de fenômenos, como muitas das fases normais do ciclo vital das mulheres (menstruação, gravidez, parto e menopausa), bem como velhice, infelicidade, solidão e isolamento social, além dos resultados de problemas sociais mais amplos como pobreza ou desemprego.

Há muitas explicações para a medicalização. Muitos sociólogos médicos argumentaram que a medicina moderna é cada vez mais usada como um agente de controle social (especialmente sobre a vida das mulheres),[34] tornando-as dependentes da profissão médica e das ligações desta com a indústria farmacêutica e com outros setores industriais.[35] Ela também tem sido vista como um modo de controlar o comportamento socialmente desviante, ao definir aqueles que não se conformam às normas sociais como "doentes" ou "loucos", em vez de "maus" ou "ruins". Talvez o aspecto mais importante seja que o declínio de uma visão de mundo religiosa e a sua substituição gradual pela saúde como um modelo moral de universo significam a difusão das explicações médicas para certas áreas da vida e seus respectivos infortúnios com os quais a medicina não havia se preparado para lidar. Hoje, como descrito no Capítulo 5, a noção de estilo de vida não-saudável, resultando em problemas de saúde, substituiu os conceitos religiosos antigos de comportamento pecador levando ao castigo divino. Esse processo provavelmente foi auxiliado pelos indubitáveis sucessos da tecnologia e da ciência (inclusive da ciência médica) na melhoria da expectativa e da qualidade de vida. Possivelmente, a medicalização também é mais provável se o corpo é conceitualizado como uma "máquina", vista apenas à parte de seu contexto social e cultural (ver Capítulo 2). Uma última razão possível para o crescimento da medicalização foi sugerida anteriormente na discussão sobre a controvérsia natureza/cultura. Se alguns homens ainda consideram as mulheres e sua fisiologia como representativas da natureza – descontrolada, imprevisível e perigosamente poluente – então os rituais médicos e a tecnologia médica tornam-se um modo de domesticar o descontrole (especialmente na era do feminismo) e torná-lo mais "cultural" ao longo do processo.

Ao descrever casos que alguns sociólogos e antropólogos citaram como exemplos de medicalização, esta seção vai concentrar-se em:

1. Aspectos estressantes da vida das mulheres e sua relação com a prescrição de drogas psicotrópicas.
2. Aspectos da fisiologia e do ciclo vital femininos, como menstruação, menopausa e, posteriormente neste capítulo, parto.

## As mulheres e a prescrição de drogas psicotrópicas

O uso disseminado de drogas psicotrópicas no mundo industrializado, como uma solução para problemas pessoais e sociais, é discutido no Capítulo 9. Porém, estudos feitos em diversos países ocidentais indicaram que as *mulheres* recebem prescrições de psicotrópicos cerca de duas vezes mais freqüentemente do que os homens.[35] As razões pelas quais os médicos prescrevem mais dessas drogas para mulheres do que para homens são complexas, mas incluem a influência dos anúncios da indústria farmacêutica que as promovem como soluções para os estresses e conflitos da vida das mulheres. Ao contrário, o álcool e o tabaco, em vez das drogas psicotrópicas, parecem ser os principais confortos químicos usados pelos homens em muitas sociedades.

Essa medicalização do estresse e das ansiedades da vida de algumas mulheres é parte de uma medicalização mais ampla dos problemas sociais e pessoais, como luto, solidão, divórcio, agitação política, pobreza e desemprego. Ela também é parte da tendência crescente em direção à "adaptação química", e da procura de uma utopia sem estresse e sem dor como um estilo de vida moderno (ver Capítulo 8).

## A fisiologia e o ciclo vital femininos

Ao examinar o conceito de "medicalização" enfatizado por muitos críticos da medicina moderna,

### Estudo de caso:
#### Anúncios de drogas psicotrópicas no Reino Unido

Stimson,[36] na década de 1970, estudou os anúncios de drogas psicotrópicas nos periódicos médicos britânicos, constatando que as imagens de mulheres nos anúncios superavam as de homens em uma proporção de 15 para 1. Nos anúncios, o lugar das mulheres na sociedade era predominantemente mostrado "como gerador de estresse, ansiedade e problemas emocionais". Imagens de uma "dona-de-casa atormentada", cansada e chorosa, em uma cozinha entulhada, circundada por crianças chorando, eram comuns. De acordo com Stimson, esses anúncios revelam que os problemas e conflitos de função das mulheres são cada vez mais definidos apenas em termos médicos, sendo que a mensagem dos anúncios é que "certos eventos da vida colocam as pessoas em uma posição na qual a prescrição de uma droga pode ser apropriada". Além disso, as descrições da droga sempre mostram o indivíduo adaptando-se à situação com o auxílio dos cuidados médicos, e não mudando a situação social em si.

deve-se sempre lembrar que muitas mulheres não vêem esse processo como necessariamente algo ruim.[33] Ao contrário, elas acolheram bem o desenvolvimento de tratamentos médicos para a síndrome pré-menstrual, a dismenorréia, os sintomas da menopausa e algumas das dores e dificuldades do parto.

## *Menstruação*

A menstruação é uma parte normal da fisiologia feminina, da menarca até a menopausa. Entretanto, ela freqüentemente é um processo cercado por vários tabus e comportamentos especiais, criados para proteger simbolicamente a mulher menstruada do mal durante esse período vulnerável e os homens do perigoso poder poluente do seu sangue menstrual.

As mulheres nos países industrializados ocidentais, especialmente em áreas urbanas, vivenciam a menstruação de forma muito diferente das mulheres em diversos países em desenvolvimento. Nestes últimos, sobretudo em áreas rurais, os períodos menstruais são relativamente incomuns por uma série de razões – assim como o eram há um século no mundo ocidental. Isso se deve a uma série de mudanças importantes que ocorreram na vida das mulheres nos países industrializados ao longo do último século. Estas incluem uma queda na taxa de natalidade, uma redução no número médio de gestações por mulher, uma diminuição da idade da menarca, um declínio na mortalidade infantil e materna e um aumento da expectativa de vida e, portanto, uma proporção maior de mulheres que sobrevivem até a idade da menopausa.[37] Em 1890, uma mulher da classe operária britânica passava em média 15 anos em um estado de gravidez e amamentação de um bebê durante seu primeiro ano de vida, enquanto o tempo assim despendido hoje seria de somente quatro anos,[37] de modo que muitos anos a mais de menstruação são prováveis. No mundo em desenvolvimento, dois outros fatores também podem contribuir para a amenorréia ou para períodos menstruais irregulares; primeiro, a amamentação ao seio prolongada após o parto, que é comum em muitos desses países e, segundo, a alimentação inadequada, que pode ter o mesmo efeito. A nutrição é particularmente importante, pois as mulheres necessitam cerca de 17% de seu peso corporal em forma de gordura para ter a menarca e cerca de 22% para ter ciclos regulares.[38]

Nos últimos anos, um aspecto da menstruação, a *síndrome pré-menstrual* (SPM), tem sido visto cada vez mais como um problema patológico e de deficiência hormonal e não como um fenômeno fisiológico. Dalton,[39] por exemplo, descreveu a SPM como "o distúrbio endócrino mais comum", causado por uma deficiência de progesterona. Isso contrasta com a menopausa, que também tem sido definida por alguns clínicos como uma doença de deficiência, mas, nesse caso, de estrogênio (ver adiante).

Gottlieb[40] descreveu a natureza simbólica da síndrome pré-menstrual na cultura contemporânea nos Estados Unidos. A autora vê os humores negativos (como irritabilidade e hostilidade) que definem a SPM como o oposto do que normalmente se espera das mulheres nesse país; essa é uma forma de inversão simbólica do comportamento idealizado que se espera delas durante o resto do mês (ser sempre boa, calma, carinhosa, generosa e atenciosa com os outros). É permitido, e até encorajado, que as mulheres oscilem entre esses dois extremos de personalidade dentro de certos períodos do mês. De acordo com Gottlieb, muitas mulheres norte-americanas internalizaram esse modelo dividido de comportamento feminino. Porém, seu "ritual mensal de inversão" desses valores tem um efeito grandemente conservador, pois coloca a experiência da mulher contra si própria, já que ela "de fato escolhe, embora inconscientemente, manifestar suas queixas em um período no qual sabe que as mesmas serão rejeitadas como ilegítimas". Ademais, Lupton[41] cita estudos que observam como a SPM é representada na mídia norte-americana, de um modo que retorna às imagens do século XIX, da mulher estando "mais próxima da natureza". As descrições da SPM em textos populares como o "monstro mensal" ou a "besta interna" sugerem que as mulheres são controladas pelos seus ciclos menstruais, "como se fossem animais inferiores no cio".

Johnson,[42] também, vê a SPM (e os modos como ela é descrita em revistas femininas norte-americanas) como uma "síndrome ligada à cultura" (ver Capítulo 10). Ele argumenta que, na sociedade industrial moderna, os papéis das mulheres estão mudando, e elas são cada vez mais colocadas em situações de conflito de papéis: espera-se que elas "sejam tanto produtivas quanto reprodutivas; tenham tanto carreiras quanto famílias". Porém, ao mesmo tempo, a sociedade as critica caso escolham exclusivamente uma dessas opções ou caso tentem fazer as duas ao mesmo tempo. Assim, a síndrome pré-menstrual simboliza e encapsula esse conflito de papéis entre produtividade e geração, negando simultaneamente a possibilidade de ambas: "ao menstruar, se é potencialmente fértil, mas obviamente não gestante; ao apresentar sintomatologia incapacitante, se é excluída das expectativas normais de seu papel no trabalho". Desse modo, a expressão cultural da SPM corresponde a uma válvula de segurança cultural simbólica, que reconhece a necessidade das mulheres de rejeitar simultaneamente – pelo menos de modo temporário –

essas duas demandas de papéis alternativos, carregados de conflitos. No processo, porém, ela também solidifica os estereótipos das mulheres como sendo delicadas e frágeis e, portanto, incapazes de assumir os papéis dos homens na esfera pública.

Além da SPM, a menstruação em si pode ser medicalizada; em alguns casos, isso pode ajudar a disfarçar as crenças mais tradicionais sobre a vulnerabilidade da mulher menstruada a forças externas e sobre as propriedades poluentes ou venenosas do sangue menstrual (ver Capítulo 3). Por exemplo, em seu estudo sobre crenças menstruais em Taiwan, Furth e Shu-Yueh[43] verificaram que as imagens tradicionais da mulher menstruada vulnerável com seu sangue menstrual sujo ou vergonhoso eram expressas – especialmente entre as mulheres mais jovens – na linguagem da saúde ou limpeza. A maioria delas tomava "precauções de saúde" durante seus períodos menstruais para evitar infecções e "germes". Essas precauções incluíam tomar remédios herbais, manter-se aquecida, não lavar os cabelos e evitar banhos, exercício intenso, alimentos gelados ou crus. As relações sexuais durante a menstruação eram consideradas perigosas tanto para as mulheres ("Podem causar febre no útero") como para os homens.

### Menopausa

Assim como os períodos menstruais regulares e freqüentes, a menopausa é mais uma característica das sociedades industrializadas modernas, onde as mulheres têm uma maior expectativa de vida e muitas delas agora atingem e ultrapassam a idade da menopausa.

Lock[44] destacou as alterações significativas no modo como a menopausa tem sido definida no último século pela medicina ocidental. No século XIX, por exemplo, acreditava-se que a menopausa *causava* doença, mas, desde meados do século XX, ela foi redefinida *como* uma doença em si. Assim, uma característica normal do ciclo vital das mulheres tornou-se cada vez mais medicalizada, embora freqüentemente haja diferenças importantes entre os modelos leigo e médico de menopausa.

Kaufert e Gilbert[45] observaram que a definição biomédica da menopausa principalmente como um distúrbio *endócrino* (deficiência de estrogênio) muitas vezes faz com que se definam como "menopáusicos" somente aqueles sintomas que podem ser atribuídos a uma deficiência de estrogênio (como fogachos, suores noturnos, osteoporose e vaginite atrófica), enquanto são ignorados aqueles sintomas (sobretudo sociais ou psicológicos) que não são facilmente corrigidos pela terapia de reposição hormonal (TRH). Outro problema em ver a menopausa principalmente como uma condição médica é que, sendo definida como uma doença de deficiência hormonal, ela só pode ser diagnosticada por um médico e por exames laboratoriais, o tratamento só pode ser prescrito por um médico e, assim, ela muitas vezes se torna "uma condição permanente, a ser permanentemente manejada" pelo sistema médico.

Porém, como Lock[44] destaca, o modelo médico em si não é uniforme, havendo muita discussão na literatura médica sobre os sintomas que definem a menopausa e sobre o seu tratamento apropriado, bem como sobre a relação da deficiência de estrogênio com os sintomas e com outras alterações patológicas (como a osteoporose). Também há discordância sobre outros sintomas menopáusicos mais vagos, como irritabilidade, depressão, cansaço, cefaléias, tontura e perda de libido, e sobre a sua relação ou não com uma deficiência hormonal. Evidentemente, existe uma alteração fisiológica – o fim das menstruações e da fertilidade – que ocorre neste momento. Porém, isso também coincide com uma série de eventos socioculturais na vida da mulher (de modo que é freqüentemente chamada de "mudança de vida"); tais eventos são muitas vezes associados a outras transições sociais, como a aposentadoria, a saída dos filhos de casa (a "síndrome do ninho vazio") ou problemas de saúde, que também podem ser responsáveis por alguns dos sintomas relacionados com a menopausa.

Em seu estudo realizado em Montreal, Canadá, Lock[44] constatou que o manejo médico dos sintomas da menopausa era muitas vezes bastante variável e que, embora alguns médicos sempre prescrevessem TRH, outros raramente o faziam. Em certos casos, a decisão de prescrever TRH parecia ser determinada pelo contexto em que a consulta ocorria, bem como pela personalidade, treinamento, idade, sexo e experiência do clínico e os atributos sociais e culturais da paciente em si. Achados semelhantes, também do Canadá, são ilustrados no estudo de caso a seguir.

### Estudo de caso:

**Medicalização da menopausa em Manitoba, Canadá**

Kaufert e Gilbert,[45] em 1986, estudaram 2.500 mulheres em Manitoba, Canadá, com idade entre 40 e 59 anos. Trinta e sete por cento eram pré-menopáusicas, 14% eram perimenopáusicas e 30% pós-menopáusicas; 19% haviam realizado previamente uma histerectomia. Eles constataram que, nessa amostra, a menopausa foi muito menos medicalizada do que o previsto. De modo geral, pouco menos da metade das mulheres disse que nunca havia discutido seu *status* de menopausa com um médico. Kaufert e Gilbert concluíram que, dentro da

> amostra, a experiência da menopausa não foi um processo altamente medicalizado, e sim um processo no qual certas mulheres não envolveram seus médicos de modo algum. Isso foi diferente do parto, que é altamente medicalizado no Canadá; a gestação é um processo publicamente visível, com poucas possibilidades de ocultação, ao contrário da menopausa. No Canadá, a cultura da gestação geralmente incluía consulta a um médico e, como nos Estados Unidos, quase todos os partos envolvem alguma forma de intervenção médica. Porém, a sociedade norte-americana atribui um peso relativamente leve à menopausa, em comparação com o parto, o que pode explicar por que ela foi apenas parcialmente medicalizada.

Nos casos da síndrome pré-menstrual e da menopausa, é possível argumentar que dois dos eventos fisiológicos naturais da vida das mulheres foram redefinidos por alguns médicos como "deficiências endócrinas" ou "doenças". Essa medicalização significa que algumas mulheres tornaram-se mais dependentes da profissão médica e de seus tratamentos do que suas mães haviam sido. Porém, como mencionado anteriormente, muitas mulheres também receberam bem o desenvolvimento desses tratamentos médicos, que aliviaram os sintomas desagradáveis tanto da menstruação como da menopausa.

## CULTURAS DE GÊNERO E SAÚDE

Os papéis de gênero determinados por uma cultura sexual particular podem, como outras crenças e comportamentos culturais, ser protetores da saúde ou patogênicos, dependendo do contexto. Esta seção descreve brevemente como o fato de ser alocado, ao nascer, à categoria social "masculina" ou "feminina" pode, sob algumas circunstâncias, ter um efeito negativo sobre a saúde de um indivíduo. As condições nas quais as crenças, as expectativas e os comportamentos inerentes a uma determinada cultura de gênero podem contribuir para os problemas de saúde são denominadas "doenças de gênero social".

### Doenças do gênero social masculino

Há diversos aspectos da cultura de gênero masculina que podem ser considerados contribuintes para a má saúde dos homens ou para o risco de desenvolvimento dessa má saúde. Por exemplo, comparados com as mulheres, os homens são encorajados a beber mais álcool, fumar mais cigarros, ser mais competitivos e assumir mais riscos em sua vida cotidiana. Em quase todas as culturas, tanto a guerra quanto a caça são tarefas exclusivas dos homens, e a saúde masculina – em particular dos homens mais jovens – freqüentemente é posta em risco por esportes perigosos e competitivos, mutilações corporais, rituais de iniciação e testes públicos de masculinidade e "machismo" característicos de tantas culturas.

Diante do sofrimento e da dor, costuma-e esperar que os homens tenham uma linguagem de sofrimento não-emocional, que sejam estóicos e não se queixem e, assim, tenham maior resistência a consultar um médico ou outro profissional de saúde (especialmente se estes também forem homens). Em muitos casos, esse estoicismo pode ser contraproducente para a saúde, pois pode fazer com que alguns homens ignorem os sintomas precoces de doenças graves com que o médico subestime a gravidade dessas doenças.

Outro exemplo da relação das culturas de gênero masculinas com a má saúde é o padrão de comportamento tipo A (PCTA), descrito em maiores detalhes no Capítulo 11. Este é um tipo de comportamento competitivo, ambicioso e obcecado pelo tempo, que parece aumentar o risco de doença cardíaca coronariana (DCC) em alguns indivíduos. Waldron[46] explicou o fato de que as taxas de mortalidade nos Estados Unidos por DCC, duas vezes maiores nos homens do que nas mulheres, seriam em parte devidas a fatores culturais, sobretudo às diferentes práticas norte-americanas de educação das crianças. A competitividade, a ambição e outras características do PCTA são mais provavelmente encorajadas e recompensadas em homens do que em mulheres. Espera-se que os homens sejam bem-sucedidos na esfera profissional, ao passo que, das mulheres espera-se que sejam bem-sucedidas na esfera doméstica, sendo que cada esfera exige adaptações comportamentais diferentes para que haja êxito. Posteriormente na vida, esse tipo de socialização pode proteger as mulheres, mas não os homens, dos riscos de desenvolvimento de DCC.

### Doenças do gênero social feminino

Algumas dessas doenças já foram discutidas no Capítulo 2, no contexto de muitas alterações da imagem corporal que ocorrem mundialmente, sobretudo entre as mulheres. No mundo ocidental, isso inclui mamoplastia, rinoplastia e outras formas de cirurgia plástica, todas envolvendo riscos inerentes à cirurgia e à anestesia, bem como a possibilidade de infecção pós-operatória. Outras alterações mais exóticas na superfície corporal e na aparência, como a compressão dos pés com bandagens, a escarificação, a tatuagem e o *piercing* dos lábios, envolvem riscos claros à saúde. Modismos mais recentes de roupas e adornos do corpo também podem ser prejudiciais à saúde; por exemplo, problemas ortopédicos podem resultar do uso de sapatos de salto alto ou plataforma, e dermatites de contato ou urticária podem se seguir ao uso de cosméticos, sais de banho, desodorantes e tinturas de cabelo. Além disso, grandes alterações na forma corporal, com o objetivo de se adequar às imagens culturais atuais de beleza feminina, podem levar a "modismos alimentares" e "dietas da moda", as quais podem ser perigosas para a nutrição e a saúde. Em alguns indivíduos, a ênfase cultural na magreza feminina pode até contribuir para o desenvolvimento de anorexia nervosa[47] (ver Capítulo 2) em países ocidentais e naqueles em desenvolvimento econômico. Ela também pode levar à depressão e a uma auto-imagem depreciativa entre as mulheres obesas ou cujos corpos não se adaptam às imagens culturais atuais de beleza feminina.

Ao contrário dos homens, as mulheres são socializadas para, mais facilmente, recorrer a consultas médicas e a exibir uma linguagem de sofrimento mais emocional, como as várias formas de "nervos" descritas pelos antropólogos em diferentes partes do mundo (ver Capítulo 11).[48] Isso, por sua vez, pode levar a um diagnóstico errôneo de histeria ou hipocondria por clínicos homens,[49] à medicalização de seus eventos de vida e suas alterações fisiológicas, e ao uso desnecessário de farmacoterapia (sobretudo drogas psicotrópicas). Inversamente, as consultas freqüentes com um médico às vezes podem ajudar no reconhecimento precoce de certas doenças.

Finalmente, nas sociedades industriais modernas, muitas mulheres são cada vez mais o foco da influência contraditória de sua cultura de gênero. Por um lado, seu papel doméstico é enfatizado, esperando-se que elas permaneçam em casa com suas famílias, mas, por outro, esperando-se ao mesmo tempo que sigam carreiras e contribuam com a economia de modo mais amplo. Esses conflitos de papel aumentaram bastante os estresses na vida de muitas mulheres modernas.

## REPRODUÇÃO E PARTO

Os antropólogos têm relatado diferenças comuns nas percepções de concepção, gravidez e parto entre grupos culturais diversos. Esse sistema de crenças herdadas, que Hahn e Muecke[50] chamam de *cultura de parto* de uma sociedade particular, "informam os membros de uma sociedade sobre a natureza da concepção, as condições adequadas para a procriação e a gestação, o funcionamento da gravidez e do parto e as regras e os raciocínios do comportamento pré e pós-natal".

Um aspecto-chave de qualquer cultura de parto são as crenças sobre o funcionamento do corpo e sobre a natureza da concepção e da gestação – especialmente quando a mulher tem mais probabilidade de engravidar. Em um estudo no Sri Lanka, os Nichters[51] descrevem que a maioria das mulheres entrevistadas acreditava que o seu período mais fértil ia do 4º ao 14º dia após o fim da menstruação. Também havia a idéia, entre algumas, de que o útero se "abria" e se "fechava" a cada mês e que, logo após o parto, especialmente nos primeiros 14 dias, a mulher corria um grande risco de engravidar, pois o útero ainda estava "aberto". Esse conceito é semelhante ao do grupo latino-americano descrito no Capítulo 2, que acreditava que o útero ficava "fechado" na maior parte do mês, abrindo-se somente no período menstrual, de modo que a gravidez era mais provável logo antes, durante ou logo após o período menstrual, e que a contracepção era desnecessária durante o resto do mês.

Muitas "culturas de parto" diferentes, tanto do mundo industrializado quanto do não-industrializado, foram descritas pelos antropólogos no últimos anos. Na Europa e na América do Norte modernas e de classe média, por exemplo, a gravidez e o parto – assim como a menopausa e a menstruação – são cada vez mais vistas como condições médicas e, portanto, indicados para diagnóstico e tratamento médico.

### Cultura de parto ocidental

Em todas as culturas, as mulheres são assistidas durante o trabalho de parto por uma ou mais pessoas. Estas podem ser parentes ou amigas, uma parteira tradicional ou atendente de parto ou, no hospital, um obstetra com formação médica.

Stacey[52] descreveu que, no Reino Unido, a profissão de parteira era exclusiva de mulheres até o século XVII, quando começaram a surgir alguns homens parteiros (ou *accoucheurs*) – embora hoje ela ainda seja uma profissão predominantemente feminina.[24,26] Muito do conhecimento das parteiras tradicionais provinha de sua própria experiência com gravidez e parto. Embora muitos médicos se opusessem à idéia, durante a última metade do século XIX, as parteiras foram gradualmente incorporadas ao sistema médico, ainda que somente lhes fosse permitido atender partos "normais". Sua posição como praticantes por seu próprio direito acabou sendo regulamentada pelo Ato das Parteiras de 1902, embora ainda permaneçam subordinadas aos obstetras com formação médica. De acordo com Leavitt,[53] um processo semelhante ocorreu nos Estados Unidos.

Antes de 1880, as mulheres em trabalho de parto eram auxiliadas principalmente por parentes do sexo feminino e auxiliares de parto. Apenas ocasionalmente os médicos eram chamados para ajudar em partos difíceis, mas, mesmo então, o poder de tomar decisões sobre o parto permanecia com a mulher, sua família e amigos. De 1880 a 1920, porém, apesar de a maioria dos partos ainda ocorrer em casa, a profissão médica foi aos poucos aumentando sua autoridade sobre o processo do parto e sobre como ele deveria ser manejado. Na década de 1930, pela primeira vez, os partos nos Estados Unidos passaram a ser feitos com mais freqüência no hospital do que em casa. Nessa nova situação hospitalar, o controle sobre o manejo do processo do parto tornou-se quase exclusivamente um assunto médico.

## O crescimento da obstetrícia hospitalar

Em 1959, um em cada três partos no Reino Unido ocorriam em casa ou em uma clínica de enfermagem, ao passo que, em meados de 1980, 99% dos partos ocorriam em hospitais do National Health Service.[18] Nos Estados Unidos, também, aproximadamente 98% dos partos ocorriam em hospitais.[53] O declínio dos partos domiciliares no Reino Unido e a mudança gradual para um parto em ambiente hospitalar são mostrados pelas alterações no número de parteiras hospitalares e daquelas ainda em exercício na comunidade; entre 1974 e 1980, o número de parteiras hospitalares aumentou de 15.002 para 17.163, enquanto o número de parteiras comunitárias declinou de 4.237 para 2.773.[18] Como notado antes, em 2005, o número total de parteiras atuando no Reino Unido era superior a 30.000.[24,26]

Nos últimos 50 anos, a obstetrícia moderna atingiu resultados notáveis na redução da mortalidade e da morbidade materna e neonatal, salvando bebês prematuros, diagnosticando anormalidades congênitas intra-útero e tratando de modo bem-sucedido a infertilidade com a fertilização *in vitro* (FIV) e outras técnicas. Porém, mesmo com todo esse sucesso técnico, a cultura de partos da sociedade ocidental, a exemplo de outros aspectos da medicina moderna, tem sido criticada por muitas mulheres por várias razões, que incluem:

- sua ênfase excessiva nos aspectos fisiológicos em detrimento dos aspectos psicossociais da gravidez e do parto;
- sua tendência em medicalizar um evento biológico normal, transformando-o em um problema médico e, assim, convertendo a gestante em uma paciente passiva e dependente.

Em particular, como na distinção entre doença-patologia (*disease*) e doença-perturbação (*illness*) descrita no capítulo anterior, a medicina tem sido criticada por ignorar os significados que as mulheres atribuem às experiências tanto de gravidez como de parto.

Essa ênfase excessiva no parto como um problema técnico freqüentemente parece implicar um modelo de "encanamentos" do corpo da mulher, como descrito no Capítulo 2. Para alguns obstetras, o parto parece ser meramente um problema técnico de extrair um objeto vivo (o bebê) de dentro de um tubo (o útero) fazendo-o descer por outro (o canal vaginal) para ir parar então nas mãos do médico.

## As origens da "cultura de parto" ocidental

Quais são as origens da cultura de parto da obstetrícia ocidental moderna? Davis-Floyd[54] associa essa cultura ao imaginário do século XVII, desenvolvido por Descartes, Bacon e Hobbes, de um universo mecanicista, seguindo leis previsíveis, que poderiam ser descobertas pela ciência e controladas pela tecnologia. O modelo cartesiano do dualismo mente-corpo levou à metáfora do corpo como uma máquina, e a dissociação conceitual entre corpo e alma retirou o corpo do escopo da religião e o colocou firmemente nas mãos da ciência. Davis-Floyd argumenta que a teologia cristã sustentava que as mulheres eram inferiores aos homens, estando mais próximas da natureza. Conseqüentemente, os homens que estabeleceram a idéia do corpo como uma máquina também estabeleceram firmemente o corpo masculino como o protótipo dessa máquina; assim, o corpo feminino desviava-se do padrão masculino, sendo considerado, portanto, inerentemente anormal, defeituoso, perigosamente imprevisível e sob influência da natureza, exigindo manipulação constante pelos homens. A diminuição de importância das parteiras e o crescimento da metáfora do corpo feminino como uma máquina defeituosa formaram a base filosófica da obstetrícia moderna. Outra característica, especialmente na obstetrícia norte-americana, é o hospital como uma fábrica de alta tecnologia, dedicado à produção de bebês perfeitos: "o produto final mais desejável do processo do parto é o novo membro social, o bebê; a nova mãe é um subproduto secundário".

Além disso, a separação conceitual da mãe e do bebê é básica para esse modelo tecnológico do parto. O bebê é tirado da mãe e entregue à enfermeira, que o inspeciona, testa, limpa, põe fraldas, veste e administra uma injeção de vitamina K e um colírio antibiótico. Então, tendo sido "apropriadamente aculturado" ou "batizado" pelo mundo da tecnologia, é devolvido à sua mãe por um curto período de tempo, para em seguida ser colocado em uma incubadora plástica durante quatro horas de observação e novamente devolvido à sua mãe. Para Davis-Floyd, assim, "o útero da mãe é substituído não pelos seus braços, mas pelo útero plástico da cultura". Essa separação é intensificada ainda mais com a designação de um médico diferente – o pediatra ou neonatologista – para o bebê recém-nascido.

Davis-Floyd descreve que, durante o parto em si, a mãe fica deitada, rodeada pela tecnologia médica: monitores fetais externos e internos, gotejos intravenosos, gráficos e instrumentos (ver Figura 6.1). Para a mulher, "todo o seu campo visual lhe passa uma mensagem perceptual arrasadora sobre os valores e crenças mais profundos de nossa cultura: a tecnologia é suprema, e você é totalmente dependente dela e das instituições e indivíduos que a controlam e administram". Essa impressão é reforçada pelo uso freqüente de uma episiotomia, que "transforma até o mais natural dos partos em um procedimento cirúrgico".

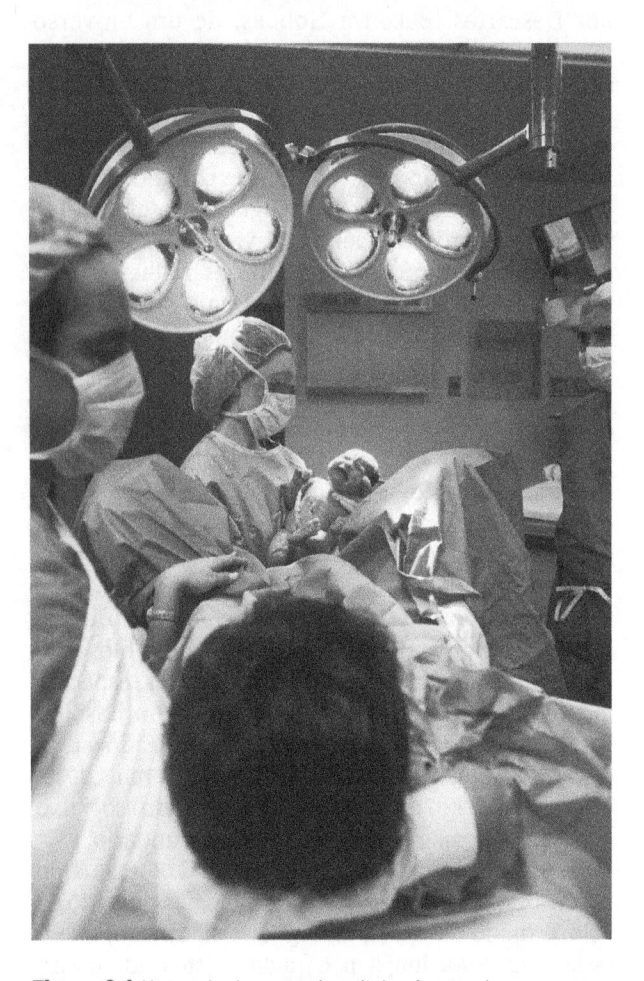

**Figura 6.1** Uma sala de partos hospitalar. Apesar de seu sucesso em reduzir a mortalidade materna e infantil, a obstetrícia moderna tem sido criticada por "medicalizar" o nascimento e transformar "até o mais natural dos partos em um procedimento cirúrgico". (Fonte: © Phototake Inc/Alamy. Reproduzida com permissão.)

## A medicalização do parto

Como Davis-Floyd[54] descreve, a medicina (incluindo a obstetrícia) cada vez mais tem definido saúde e doença em termos de disfunção fisiológica (ver Capítulo 5). À medida que ela o faz, a distância entre as culturas de parto leiga e obstétrica parece ter se ampliado consideravelmente, e a possibilidade de um "choque de culturas" entre elas parece mais provável do que antes. Isso é especialmente verdadeiro em muitas partes do mundo industrializado, onde algumas mulheres têm expressado considerável insatisfação com certos aspectos do manejo médico do parto.

Por exemplo, Graham e Oakley[55] descreveram algumas das diferenças fundamentais entre as perspectivas dos médicos e das mães sobre o parto, particularmente quanto ao fato de ele ser um processo natural ou médico. Esse conflito é parte das diferenças mais amplas de perspectiva inerentes a todas as interações médico-paciente. A visão médica da gravidez a retira do restante da experiência de vida da mulher, tratando-a como um evento médico isolado. A paciente começa a receber cuidados médicos no início da gravidez, os quais são cessados após o trabalho de parto. Contudo, para a mãe, ele está integrado a *outros* aspectos de sua vida, pois ela adquire (com o primeiro parto) um novo papel social, além de passar por profundas alterações em termos de situação financeira, estado civil, condições de moradia e relacionamentos pessoais. Também há diferenças na forma como ela e o obstetra avaliam a qualidade da experiência do parto, como eles medem uma evolução bem-sucedida e como eles decidem quem deve controlar o método e o ritmo do parto em si. Assim, há um choque inerente entre os obstetras – clínicos (geralmente homens) que possuem um conhecimento especializado do parto – e as mães, cuja experiência "não brota originalmente da ciência médica mas, ao contrário, da capacidade da mulher de sentir e responder às sensações de seu corpo".

Além de terem um objetivo técnico, muitos dos procedimentos da obstetrícia moderna também podem ser descritos como rituais de transição social ou *ritos de passagem*, que são descritos posteriormente no Capítulo 9. Para os propósitos desta seção, porém, é importante notar que, em todas as sociedades humanas, a gravidez e o parto são mais do que apenas eventos biológicos. Eles também são parte de uma importante transição da mulher, do *status* social de "mulher" para o de "mãe". Como em todas as transições sociais, durante a perigosa jornada de um *status* para outro, o indivíduo deve ser protegido dos perigos pela observância de certas crenças e comportamentos rituais. Em muitas dessas transições, a pessoa envolvida passa por um período temporário de afastamento da vida comum, antes de "renascer" em seu novo *status* social; como Kitzinger[56] observa, o iniciado freqüentemente "passa por uma infantilização, em que é reduzido à condição de criança pequena, dependente, submissa", "como se o renascimento só pudesse ocorrer com esse retorno ao princípio da vida". A prática, em alguns hospitais, de raspar os pêlos pubianos das mulheres e aplicar-lhes um enema antes do parto também pode ser vista como parte dessa infantilização, ou ao menos do retorno da mulher a um estado pré-puberal. Porém, de acordo com o argumento de Davis-Floyd[54] apresentado antes, muitos dos rituais da obstetrícia também são modos de transmitir parte dos valores mais básicos da sociedade para a mulher em trabalho de parto. De acordo com a autora, esses valores incluem sua impotência diante do patriarcado, o caráter "defeituoso" de seu corpo feminino, a necessidade que a medicina tem de controlar seus processos naturais, sua dependência da ciência e da tecnologia e a superioridade contínua das instituições e das máquinas sobre as crenças e os significados individuais. Esse tipo de mensagem cultural tem mais probabilidade de ser transmitido à nova mãe na atmosfera impessoal de uma unidade obstétrica hospitalar do que quando o parto ocorre no ambiente familiar doméstico. Como Kitzinger[56] afirma, "nas grandes instituições hierárquicas e centralizadas, existindo fora e à parte da família, há uma probabilidade especial de que esses rituais sejam usados para reforçar o sistema existente e manter a estrutura de poder".

Apesar disso, Browner[57] observa que muitas gestantes nos Estados Unidos são profundamente ambivalentes quanto ao valor da tecnologia médica, sobretudo no cuidado e no diagnóstico pré-natal. Embora elas confiem em sua própria experiência e "conhecimento corporificado", poucas rejeitam os achados da ciência médica. A autora prevê que, à medida que o papel da tecnologia clínica no parto cresce, também cresce o consenso de que a biomedicina sozinha detém "conhecimento com autoridade", especialmente na esfera do cuidado pré-natal. Essa ambivalência em relação à tecnologia médica é confirmada na pesquisa nacional *Listening to Mothers*, realizada nos Estados Unidos em 2002.[58] A maioria das mulheres entrevistadas vivenciou partos com "tecnologia intensiva", com as seguintes intervenções: monitoração fetal eletrônica (93%), gotejo intravenoso (86%), anestesia epidural (63%), membranas rompidas artificialmente (55%), ocitocina artificial para aumentar as contrações (53%), cateter vesical (52%) e sutura para reparar uma episiotomia ou laceração (52%). Apesar disso, havia uma grande proporção de mulheres satisfeitas com os cuidados recebidos, sendo que "geralmente entendiam o que estava acontecendo" (94%), sentiam-se confortáveis em fazer perguntas (93%), obtinham a atenção de que necessitavam (91%) e sentiam que "estavam tão envolvidas quanto desejavam na tomada de decisões" (89%)".[58]

Em seu estudo sobre ultra-sons pré-natais entre mulheres primíparas na Austrália, Harris e colaboradores[59] destacam outro aspecto desses efeitos ambíguos da tecnologia médica no período pré-natal. Ver o feto no exame transforma a experiência feminina da gravidez. Por um lado, é uma experiência agradável, a qual alivia sua ansiedade e confirma que o feto é normal e que a gravidez está transcorrendo conforme o esperado. Por outro lado, esses exames também enfatizam o poder crescente da tecnologia médica sobre seu corpo, pois essa capacidade de "ver" o seu interior transforma a mulher e seu feto em objetos de vigilância e controle médicos rígidos.

## Culturas de parto não-ocidentais

Hahn e Muecke[50] descreveram as discrepâncias entre a cultura de parto da classe média dos Estados Unidos e as de alguns grupos sociais e étnicos nesse país, como pessoas negras da classe operária, norte-americanos de origem mexicana, chinesa e Hmong (do Laos). Em cada caso, algumas das presunções básicas dos obstetras brancos de classe média – por exemplo, de que o marido deve estar presente no nascimento – podem *não* ser compartilhadas pelos membros desses grupos (ou pelos homens de outros grupos na sociedade). Entre alguns grupos chineses tradicionais, por exemplo, as mulheres e seus produtos corporais são considerados perigosos e poluentes para os homens, que desse modo evitam o cenário do parto e qualquer contato com a mulher no mês seguinte ao nascimento. A exemplo de outros grupos tradicionais, obstetras e auxiliares de parto do sexo feminino podem ser preferidas aos do sexo masculino.

Em muitas culturas do mundo não-industrializado, é incomum realizar o parto na posição de litotomia ou supina, preferida pela obstetrícia ocidental. Em sua revisão da literatura sobre o assunto, em 1982, MacCormack[60] afirma que "em várias partes do mundo, na América Latina, no norte da Tailândia, na Índia, no Sri Lanka e na África Ocidental, as mulheres ficam de pé, acocoram-se ou sentam-se reclinadas contra algo ou alguém nos últimos estágios do trabalho de parto". No segundo estágio do trabalho de parto, a parteira freqüentemente fica sentada no chão na frente da parturiente. Com as apresentações de nádegas ou transversas, as auxiliares de parto tradicionais freqüentemente conseguem manipular o bebê para a posição cefálica por meio de massagem externa.

Revisando a literatura sobre Vietnã, Tailândia, Burma, Índia, África Oriental e Ocidental, Jamaica, Guatemala e Brasil, MacCormack[60] destaca que, ao contrário da prática obstétrica ocidental, o cordão umbilical geralmente é cortado *depois* da expulsão da placenta, e não antes. Em algumas áreas, é costume esfregar esterco no umbigo do bebê para interromper o sangramento, o que pode aumentar o risco de tétano neonatal.[60]

Porém, essas práticas tradicionais estão mudando rapidamente com o desenvolvimento social e econômico e a "medicalização" gradual do parto, mesmo em países mais pobres. Em alguns casos, essa medicalização pode ser bem-vinda, pois se ajusta a certos conceitos tradicionais. Em Tamil Nadu, no sul da Índia, por exemplo, van Hollen[61] descreveu que muitas mulheres dando à luz em hospitais públicos insistiam em ter seu trabalho de parto induzido e acelerado por drogas como a ocitocina, embora isso aumentasse muito a dor. Isso ocorria porque era dito que essa dor, conhecida como *vali* – uma palavra que também significa "força" ou "poder" – aumentava o nível de *sakti* da mulher, ou poder regenerativo feminino: "o mestre ativador da vida, o princípio da mudança sem fim que é tanto celebrado quanto temido". Suportar uma dor maior resultava em um *sakti* maior. Assim, de acordo com van Hollen, "à medida que o parto torna-se cada vez mais biomedicalizado por todo o mundo, as tecnologias médicas modernas podem ser usadas de diferentes modos e receber diferentes significados em contextos particulares".

### O período pós-parto

Após o nascimento do bebê, as mulheres na maioria das culturas observam um período especial de repouso pós-parto, durante o qual devem seguir certas dietas e outros tabus e são cuidadas principalmente por outras mulheres. Esse período de repouso e afastamento em geral dura entre 20 e 40 dias. Em alguns casos (ver Capítulo 9), o fim desse período de repouso pós-parto é marcado por um ritual religioso especial para a mãe e o corpo, assinalando sua reentrada na vida cotidiana, como a "bênção do quadragésimo dia" (*sarantismos*) na igreja ortodoxa grega. Entre o povo Tamil, no Sri Lanka, o período de "poluição do parto" é de 31 dias, seguido por rituais especiais que purificam a casa, bem como por um banho ritual para a mãe e pela raspagem da cabeça da criança.[62] Pillsbury[63] descreve que, em comunidades chinesas rurais, tanto na República Popular da China quanto em Taiwan (onde é chamado *tso yueh*), "fazer o mês" envolve um mês inteiro de convalescença pós-parto, durante o qual a mulher é confinada ao lar, sendo cuidada por parentes e devendo receber uma dieta especial além de observar tabus especiais. A autora ressalta que, ao contrário, o período de "resguardo" da cultura ocidental do parto deu lugar ao puerpério, que não tem a mesma importância simbólica e "não conota mais a especificidade de comportamento que continua a caracterizar o 'fazer o mês'". Outro aspecto importante do período pós-parto é que muitas culturas proíbem as relações sexuais entre marido e mulher durante um determinado período de tempo. Em alguns casos, isso pode durar diversos meses; entre muitos chineses tradicionais nos Estados Unidos, por exemplo, o contato sexual algumas vezes é proscrito por até 100 dias pós-parto.[50] As implicações desses costumes para o planejamento familiar são discutidas em mais detalhes no Capítulo 18.

### Auxiliares tradicionais de parto

Em contraste com o modelo tecnológico moderno de parto, a maioria dos bebês no mundo – especialmente em áreas rurais do mundo em desenvolvimento – nascem de um modo muito diferente, geralmente pelas mãos de auxiliares de parto do sexo feminino como as *parteras* do México, as *comadronas* de Porto Rico, as *nanas* da Jamaica, as *dais* da Índia, as *dayas* do Egito e as *jiddas* do Iêmen.

Na África e na Índia rural, cerca de 80% das mulheres são assistidas durante o parto pelas auxiliares tradicionais de parto (ATPs). Mundialmente, a OMS estimou que cerca de 60 a 80% dos partos são feitos por ATPs.[64]

As auxiliares tradicionais de parto são encontradas em quase todas as vilas e em muitos subúrbios urbanos na África, na Ásia, na América Latina e no Caribe. Além de fazer partos, elas também supervisionam o cuidado pré e pós-natal, realizam rituais importantes durante a gravidez e o parto e, em algumas partes do mundo, realizam circuncisões femininas. Os relatórios da OMS[65,66] de 1979 e 1990 defenderam um treinamento maior das ATPs. O objetivo da OMS era aumentar o seu número e melhorar o treinamento, bem como aumentar a consulta com elas, de modo a integrá-las aos programas de saúde geral nos países em desenvolvimento, enquanto assegurava ao mesmo tempo a continuação da arte tradicional e o respeito às suas raízes nas culturas tradicionais. Após o treinamento, pretendia-se que elas assumissem outros papéis na comunidade, como fornecer primeiros socorros, dar conselhos sobre planejamento familiar e distribuir a solução de reidratação oral (SRO) em casos de diarréia infantil. Como educadoras de saúde da comunidade, elas dariam conselhos sobre nutrição, prevenção da infecção pelo vírus da imunodeficiência humana (HIV), importância da higiene pessoal e ambiental e necessidade de trazer os bebês e crianças às clínicas de saúde para monitorar o seu desenvolvimento e vaciná-los.[66] Várias agências de ajuda internacional, como o Fundo das Nações Unidas para a Infância (UNICEF), desenvolveram programas de treinamento para as ATPs, fornecendo-lhes, após a instrução, *kits* de equipamento básico planejado para reduzir o risco de infecção materna durante o parto (Figura 6.2). Esses *kits* geralmente incluíam itens como folhetos, sabão, escovas, lâminas descartáveis, um par de tesouras, um frasco de metal (para água quente), além de curativos, fios de sutura e pinças esterilizados.

Em países onde as ATPs são reconhecidas pelas autoridades, um número considerável delas foi treinado e usado nos serviços de saúde básicos nos últimos 30 anos, incluindo Gana, Indonésia, Malásia, Paquistão, Filipinas, Sudão e Tailândia. No Egito, por exemplo,[67] onde 80 a 90% dos bebês ainda nascem com o auxílio das *dayas*, o programa de treinamento teve quatro objetivos principais:

1. Expandir a abrangência de sua prática.
2. Aumentar a segurança de suas técnicas.
3. Aumentar o encaminhamento dos bebês e das mães em risco a hospitais.
4. Aumentar a cooperação entre elas e a equipe local de saúde.

Apesar de sua falta de treinamento formal e dos problemas de algumas de suas técnicas, as ATPs oferecem, dessa maneira, a possibilidade de cuidados de parto não-tecnológicos, com pouco ou nenhum custo, em muitas partes do mundo não-industrializado.

### Estudo de caso:

#### A *nana* na Jamaica

Kitzinger,[55] em 1982, descreveu um exemplo de uma auxiliar tradicional de parto, a *nana*, ou parteira popular da Jamaica. A autora estimou que cerca de 25% dos bebês jamaicanos, especialmente em áreas rurais, nascem com auxílio de uma *nana*. Como essas mulheres não são legalmente reconhecidas pelo estado, a maioria dos partos são registrados como "sem atendimento" ou "realizado pela mãe" (ou por um amigo ou parente). Nas vilas, a *nana* é uma pessoa de *status* elevado e grande autoridade, "uma figura-chave na coesão das mulheres nas comunidades rurais jamaicanas". Junto com a professora da vila e a funcionária dos correios, elas formam "o centro político" das redes sociais que unem a comunidade. As *nanas* são figuras familiares, profundamente enraizadas em suas comunidades, sendo muitas vezes chamadas para ajudar em uma variedade de crises familiares. As habilidades de parteira da *nana* são passadas adiante dentro da família, de mãe para filha. Todas as *nanas* são mães, pois "ser uma *nana* é, na verdade, uma extensão do papel de mãe, de modo que todas elas são consideradas mães bem-sucedidas em seu papel". Elas vêem seu papel como sendo o de conduzir as mulheres com segurança da concepção até o parto, facilitando seus processos naturais e, ao fazê-lo, auxiliando no drama do "renascimento de uma mulher como mãe". Seu cuidado geralmente vai da gravidez até o nono dia pós-parto. As *nanas* supervisionam todos os diversos rituais e tabus da gravidez e do parto (ver Capítulo 9) que marcam a transição feminina da gravidez para a maternidade e que ajudam a dar significado à sua experiência, situando-a no contexto dos valores culturais maiores de sua religião e comunidade. Kitzinger contrasta esta abordagem culturalmente familiar e íntima com o estilo ocidental e tecnológico dos procedimentos de par-

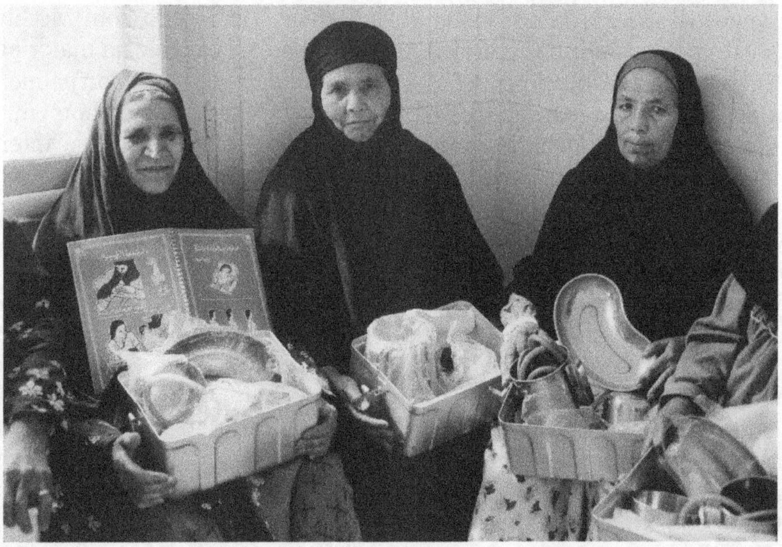

**Figura 6.2** Auxiliares tradicionais de parto ou *dayas* no Delta do Nilo, Egito, segurando *kits* com equipamento e panfletos recebidos do UNICEF. (Fonte: © Sean Sprague/Panos Pictures. Reproduzida com permissão.)

> to usados em muitos hospitais jamaicanos, onde as enfermeiras e parteiras valorizam "a eficiência, a velocidade do parto, rotinas hospitalares sobre higiene e ordem e a supressão dos fatores emocionais no parto, de modo que elas possam continuar o trabalho de um modo organizado e tratar o maior número de pacientes no menor tempo possível".
>
> De acordo com Kitzinger, as *nanas* jamaicanas, que fazem as coisas "à moda antiga", tendem a ser menosprezadas tanto pela profissão médica quanto pela classe média educada, sendo consideradas ineficientes e nocivas à saúde, como ecos de um passado de escravidão e subjugação. Porém, ela salienta que as *nanas* têm muita experiência nas técnicas de parto, são inteligentes para aprender a maior parte da obstetrícia moderna e recorrem rapidamente a uma parteira treinada ou mandam a paciente diretamente para o hospital se acontece qualquer coisa de errado no parto. Muitas mulheres das zonas rurais usam agora as *nanas* durante a gravidez e o primeiro estágio do trabalho de parto e, então, solicitam o atendimento de uma parteira qualificada para o parto em si.

Embora elas ainda sejam ativas no campo, um estudo mais recente por Sargent e Bascope[68] sugere que o uso das *nanas* está declinando de modo geral na Jamaica, especialmente em áreas urbanas. Isso se deve em parte à política do governo e às campanhas de educação em saúde. Cada vez mais, as gestantes estão depositando sua confiança na obstetrícia hospitalar, especialmente nas enfermeiras-parteiras que trabalham nos hospitais do governo.

## FERTILIDADE E INFERTILIDADE

A fertilidade é uma preocupação humana universal, assim como é a angústia sobre a infertilidade, qualquer que seja sua causa. A maioria das culturas inclui uma série de rituais, orações ou precauções especiais para ajudar uma mulher a conceber com sucesso e evoluir até um parto seguro. Quando a mulher não consegue engravidar, uma ampla variedade de explicações culturais geralmente entra em jogo para explicar sua infertilidade e a forma de lidar com ela. Como descrito no capítulo anterior, essas explicações leigas para o infortúnio costumam colocar a culpa no comportamento do indivíduo, no mundo natural, na malevolência de outras pessoas ou em forças sobrenaturais, ou divinas. Além disso, elas freqüentemente baseiam-se em imagens culturais profundas do que constitui "uma mulher" e "um homem". Becker[69] descreveu as narrativas tocantes de mulheres norte-americanas que descobriram ser estéreis. A autora mostra como este conhecimento atinge o sentido de sua própria identidade, desconstituindo sua compreensão básica do que elas são. Nos Estados Unidos, como em outros lugares, a capacidade de cuidar dos outros e, assim, de ser fértil, é a principal base da feminilidade. As mulheres se comparavam repetidamente com esse ideal cultural da "mãe natural": "aquela que alimenta seu filho com as riquezas de seu corpo". Enquanto o corpo da gestante – "um corpo que nutre, é natural e saudável" – destaca-se como a própria corporificação dos valores culturais da feminilidade, seus próprios corpos estéreis pareciam de algum modo "anormais" diante dessa comparação.

Os conceitos de fertilidade e infertilidade também dependem parcialmente de como as pessoas definem o funcionamento interno de seus corpos e os processos da concepção e do parto. Por exemplo, Cosminsky[70] descreveu que, em uma vila da Guatemala, algumas das parteiras tradicionais acreditavam que a infertilidade era causada por um "útero frio", que não era suficientemente "quente" para receber o sêmen. Uma forma de tratamento era administrar chás de ervas "quentes" e "aquecer o útero" em uma sauna especial. Se, porém, os habitantes da vila acreditassem que a esterilidade havia sido causada por intervenção divina, não se esperava que a parteira a curasse.

Nas sociedades de pequena escala, em particular, a mulher estéril freqüentemente é uma figura marginalizada, vista como uma pessoa frustrada e socialmente incompleta. Nas sociedades mais tradicionais, a culpa pela infertilidade costuma ser colocada na mulher. Em muitas comunidades de todo o mundo, produzir uma criança – especialmente um filho homem – é considerado prova pública da virilidade de um homem, bem como de sua entrada na vida adulta. Como resultado, os homens freqüentemente relutam em admitir qualquer responsabilidade pela infertilidade. De acordo com McGilvray,[62] entre o povo Tamil no Sri Lanka e na maior parte do sul da Ásia, a infertilidade é vista principalmente como um problema da mulher, e não do homem. Algumas vezes, uma causa sobrenatural para a infertilidade é sugerida, mas raramente a potência do marido é questionada, sendo que a maioria dos homens nunca reconheceria a possibilidade de sua própria esterilidade. Nesse tipo de situação, a simples sugestão de que eles, e não suas esposas, são estéreis pode ser muito ameaçadora. Por exemplo, Palgi[71] descreve o caso de um homem iemenita de origem tradicional que emigrou para Israel. Quando sua primeira esposa não conseguiu engravidar, ele se divorciou dela. Quando o segundo casamento também não gerou filhos e os médicos lhe disseram que ele era estéril, ele teve um sério colapso emocional, sendo acometido de pânico, insônia e um sentimento de estar sendo atormentado por espíritos malignos. Palgi liga essa reação a crenças culturais em sua comunidade de que a dignidade e o respeito de um homem estão ligados ao número de sua progênie, especialmente filhos homens. Ademais, uma crença comum era que, se não houvesse herdeiros para orar pela alma de um pai depois da morte, então "sua vida em paz depois da morte estaria em perigo". De modo semelhante, Inhorn[72] descreveu que, em duas outras situações no Oriente Médio – Cairo, Egito, e Beirute, Líbano – os homens árabes também viam sua infertilidade como uma condição estigmatizada e problemática, que ameaçava seu próprio sentido de virilidade e masculinidade.

Deve-se notar, porém, que essas definições sobre quem é responsável pela infertilidade não são estáticas. Elas são suscetíveis a alterações significativas durante a ocidentalização, a migração, a urbanização e outras mudanças sociais importantes.

### Reprodução assistida: as novas tecnologias reprodutivas

Ao longo das últimas décadas, na maioria dos países industrializados, houve grandes avanços no tratamento médico da infertilidade, tanto masculina quanto feminina. Embora tenham ajudado muitos casais inférteis a conceber, as novas tecnologias reprodutivas (TRs) continuam sendo controversas. Isso se deve em grande parte ao fato de elas terem desafiado as próprias noções de família, proximidade e parentesco, especialmente a relação entre o parentesco social e biológico. Elas também alteraram as percepções das funções físicas e dos limites do corpo individual, em particular do corpo das mulheres.

Apesar disso, sua popularidade continua a crescer. Em 2006, estimou-se que cerca de três milhões de crianças foram concebidas por fertilização *in vitro* mundialmente.[73] Em alguns países como o Japão, porém, há uma oposição pública e oficial ao uso desses procedimentos.[73]

Embora toda uma variedade de TRs esteja agora disponível, e em diferentes combinações, as mais conhecidas são:

- *fertilização in vitro* (FIV), que envolve a doação de óvulos ou esperma pelo cônjuge da pessoa infértil ou por um doador anônimo;
- *maternidade de aluguel*, em que uma mulher carrega o bebê para outra, dando-lhe o bebê assim que ele nasce; o feto pode ser filho da própria mãe de aluguel com o marido da mulher infértil ou o óvulo fertilizado e implantado de outro casal.

Outras técnicas mais avançadas de concepção assistida que podem tornar-se amplamente disponíveis no futuro (ao menos para a população dos países mais ricos) incluem a *injeção intracitoplasmática de esperma* (ICE), a *clonagem genética* e o uso de *células-tronco embrionárias*.

Antes do desenvolvimento das TRs, a ovulação, a fertilização e a gravidez eram eventos que ocorriam todos dentro do corpo de uma mesma mulher. Agora, um ou mais deles podem ocorrer fora de seu corpo, ou mesmo nos corpos de três mulheres diferentes. Em 1983, Snowden e colaboradores[74] dividiram o papel materno em três partes: "a mãe genética, a mãe gestante e a mãe nutriz". Uma mulher que realiza todos os três papéis foi descrita por eles como uma "mãe completa". Como resultado do desenvolvimento da FIV e da maternidade de aluguel, porém, agora é possível que cada um desses papéis seja realizado por uma mulher diferente: uma fornecendo o óvulo (também conhecida como "mãe comissionada"), outra carregando a criança (a "mãe transportadora") e uma terceira cuidando do bebê assim que ele nasce. Assim, a criança tem uma, duas ou três mães? E qual delas, de seu ponto de vista, é a mãe "real"?

Desse modo, um efeito potencial das TRs é ampliar a separação entre a paternidade biológica e social. Isso não se aplica somente à maternidade; foi estimado que até 20% das crianças nascidas no Reino Unido não são biologicamente relacionadas com seus "pais",[75] sendo que o uso da FIV com doação de esperma provavelmente aumentará essa porcentagem. Outro resultado foi a criação de novas e complexas redes de parentesco entre, por exemplo, as "mães transportadoras" e as "mães comissionadas", as crianças e suas "mães" ou "pais" genéticos desconhecidos, os casais e o doador anônimo do óvulo ou esperma de seu filho, e os avós e netos que não são geneticamente relacionados uns com os outros. Konrad,[76] por exemplo, descreveu a sensação de "parentesco" sentida tanto pelas doadoras quanto pelas receptoras de óvulos, mesmo que nunca viessem a se encontrar pessoalmente.

Os efeitos a longo prazo das TRs nas percepções das pessoas sobre proximidade e parentesco ainda precisam ser esclarecidos. As pesquisas indicam, porém, que, embora sejam bem-vindos pelos casais estéreis, também estão provocando algum desconforto na população geral. Por exemplo, em seu estudo com mulheres em uma cidade inglesa, Edwards[77] constatou que elas expressavam ansiedade sobre a possibilidade de incesto ou outros tipos proibidos de união biológica resultante das TRs. Elas temiam que, se duas pessoas nascidas dos mesmos óvulos ou esperma doados (com efeito, meio-irmãos) se encontrassem um dia, se casassem e tivessem um filho sem o conhecimento de sua relação genética, isso seria um incesto (e um intercruzamento), e o seu filho estaria correndo risco de nascer insano, incapacitado ou com algum outro tipo de lesão. A mesma ansiedade foi expressa com relação às crianças nascidas da mesma mãe de aluguel, mesmo que não fossem biologicamente relacionadas, pois haviam sido nutridas pelo "sangue da mesma mãe". Em sua visão, "uma mãe de aluguel, embora não relacionada geneticamente com o feto que transporta, está inevitável e literalmente conectada pelo sangue que flui entre eles". Também havia desconforto quanto à doação de esperma de um homem para a esposa de seu filho, caso este fosse infértil, pois isso também seria "um incesto". De modo geral, a ansiedade subjacente era sobre a quebra dos limites "naturais" entre as pessoas e entre as gerações por essas novas tecnologias, bem como sobre as conseqüências "não-naturais" que poderiam advir. Isso se aplicava mesmo que o "incesto" não resultasse de relação sexual, mas apenas de uma intervenção tecnológica. Em outras sociedades, além disso, há desconforto quanto a algumas das TRs, e até rejeição franca delas. Inborn[72] destacou que algumas sociedades do Oriente Médio rejeitam as gestações com mãe de aluguel por questões religiosas e a FIV caso ela envolva doação de esperma, óvulo ou embriões por uma terceira pessoa; Gatrad e Sheikh[78] observam que, no islamismo, a doação de esperma só é aceitável caso se origine do cônjuge da mulher.

Nas sociedades industrializadas ocidentais, nas quais as famílias nucleares freqüentemente são a regra, a paternidade social e biológica costuma coincidir, exceto no caso da adoção ou quando um novo casamento se segue ao divórcio, ou à morte de um cônjuge. Embora as novas formas de parentesco criadas pelas TRs pareçam diferentes e incomuns para a cultura ocidental, os antropólogos descreveram muitos exemplos de "paternidade substituta", com os papéis da paternidade social e biológica sendo supridos por diferentes pessoas. Isso é particularmente comum em sociedades tradicionais, nas quais as grandes famílias ampliadas são a regra e as crianças podem ser cuidadas por uma variedade de adultos – tias, tios, avós, irmãos mais velhos e vizinhos – bem como por seus próprios pais biológicos. Por exemplo, Evans-Pritchard,[79] no início da década de 1950, descreveu os padrões incomuns de parentesco e casamento entre os Nuer do Sudão. Aqui, a impossibilidade de ter filhos, especialmente homens para levar o nome da família adiante, era considerada uma grande tragédia por todas as famílias, sendo que eles adotavam várias estratégias para superar esse problema. Por exemplo, no "casamento fantasma", que ocorre quando um homem morre sem herdeiros legais do sexo masculino, um parente seu (como irmão ou sobrinho) casa-se com a viúva "em nome do parente morto"; como resultado, os filhos dessa união são considerados descendentes do falecido, levando o seu nome. A mulher é conhecida como *ciekjooka*, a esposa de um fantasma, e seus filhos são *gaatjooka*, filhos de um fantasma. Em outro padrão, o "casamento de mulheres", uma mulher estéril "casa-se" com outra e então faz com que um parente ou amigo a engravide. Os filhos dessa união tornam-se parte da família do "marido" (que de outro modo não teria descendentes); a mulher estéril é considerada legalmente o pai dessas crianças, que irão levar o seu nome e, às vezes, até chamá-la de "pai".

Tanto o "casamento fantasma" como o "casamento de mulheres" entre o povo Nuer podem ser considerados análogos à doação de esperma da FIV, embora o doador, é claro, não seja anônimo. A doação de óvulos, porém, era tecnicamente impossível até os recentes desenvolvimentos da tecnologia reprodutiva. De modo geral, porém, o crescimento das TRs na maioria dos países ocidentais provavelmente resultará em um enfraquecimento gradual da equação clara entre a paternidade biológica e social, em novas definições de família e parentesco e em uma ansiedade crescente em relação aos processos "naturais" de fertilização, gestação e paternidade continuarem ou não sendo o que eram anteriormente.

## Contracepção, aborto e infanticídio

As diferentes atitudes com relação à contracepção, ao aborto e ao infanticídio, os quais podem ser vistos como formas de controle populacional, parecem variar amplamente entre as culturas. Parte da razão para uma sociedade praticar o infanticídio, por exemplo, pode ser o tamanho da população, seu suprimento de alimentos e o nicho ecológico particular que ela ocupa. Em alguns casos, os bebês de um gênero podem ser mortos, mas não os do outro, como no caso do povo Tenetehara, uma tribo de índios brasileira cujos membros acreditavam que a mulher deveria ter três filhos, mas não todos do mesmo sexo; se ela tivesse duas filhas (ou dois filhos) e desse à luz uma terceira (ou terceiro), o bebê seria morto (ver Capítulo 12). Segundo observa Keesing,[80] há poucas dúvidas de que, no passado, as pessoas com espaço e recursos escassos em muitas partes do mundo praticavam infanticídio de ambos os sexos ou de meninas para reduzir os índices populacionais". O infanticídio de bebês do sexo feminino continua existindo em diferentes partes do mundo, especialmente em áreas rurais. As razões para isso são uma mistura complexa de valores culturais, imperativos econômicos, políticas de governo e ideologia sexista. Por exemplo, Miller[81] descreveu o infanticídio feminino, bem como a negligência fatal para com algumas meninas, em uma sociedade com uma cultura fortemente patriarcal no Punjab, norte da Índia. Uma situação parecida foi relatada por muitos anos em partes da China rural, mesmo antes da política de governo atual de "um só filho".[82]

A "política populacional" particular de uma cultura pode incluir uma tolerância difundida ao aborto, uma aceitação do aborto sob certas circunstâncias limitadas ou tabus estritos contra ele em qualquer estágio da gestação ou por qualquer razão. No mundo ocidental, o debate sobre o aborto concentra-se principalmente no direito da mulher de controlar seu próprio corpo e sua fertilidade e na consideração do feto como uma "pessoa", com os mesmos direitos que outros membros da sociedade ou meramente como um órgão, ou conjunto de células.

O aborto é um aspecto controverso em muitas sociedades, havendo muitas atitudes culturais diferentes em relação a ele. Ele é ilegal em algumas sociedades, mas aceito em outras. Muito dessa definição depende de quando – ou se – o feto é visto como uma "pessoa" completa, com todos os direitos que isso implica. Diferentes sociedades, com diferentes fundamentos religiosos e legais, situam este ponto de "tornar-se humano" em diferentes estágios da gestação: algumas, no exato momento da fertilização e outras, vários meses depois.[83] Ajudar ou não as mulheres que praticaram ou sofreram um aborto a lidar com as conseqüências emocionais desse evento, e a forma que essa ajuda vai assumir, são aspectos que também variam entre diferentes sociedades. Um exemplo interessante disso são os santuários Mizuko no Japão, dedicados a *Jizo*, um *bottisatva* budista ou ser iluminado que é o guardião de todos os bebês não nascidos, abortados, perdidos ou natimortos. O santuário é um local sagrado que permite às mulheres (e aos homens) prantear abertamente pelas almas de seus bebês não nascidos. No caso de um aborto, a mãe pode realizar o *mizuko kuyo*, um ritual de desculpas e lembrança, e deixar oferendas de brinquedos, flores ou alimentos no santuário. Em geral, a sociedade ocidental, com sua abordagem mais secular e medicalizada das funções corporais, não possui rituais como esses para ajudar as mulheres a prantear uma gravidez incompleta, qualquer que seja a causa.

### Formas nativas de controle da fertilidade

Todas as sociedades humanas praticam alguma forma de controle populacional, e muitas formas nativas de controle da fertilidade são encontradas por todo o mundo.[84] O planejamento familiar e a contracepção já existiam muito antes da chegada dos métodos modernos como "a pílula", o preservativo e o dispositivo intra-uterino (DIU). Em cada caso, essas abordagens tradicionais devem ser compreendidas no contexto das crenças das pessoas sobre o funcionamento de seus corpos, e sobre a natureza da sexualidade, fertilidade e gestação. Elas também são moldadas pelos relacionamentos sexuais, pelas relações de poder, pelo papel das crianças em suas vidas e pelo meio social e econômico em que elas vivem. Alguns destes métodos de controle da fertilidade são de responsabilidade principalmente da mulher, outros do homem, enquanto alguns envolvem os dois parceiros igualmente.

Deve-se diferenciar entre o conceito ocidental de *contracepção* – usada antes ou durante o ato sexual para prevenir a fertilização – dos métodos usados *após* a fertilização ter ocorrido e que podem incluir abortos induzidos bem como "regulação menstrual" (RM). Islam e colaboradores[85] definiram a RM como "qualquer processo químico, mecânico ou cirúrgico usado para induzir a menstruação e, assim, estabelecer a não-gravidez". Ela envolve a aspiração a vácuo do revestimento uterino por uma seringa ou outro dispositivo e costuma ser feita dentro de oito semanas após um período menstrual falho, mas sem a realização de um teste de gestação. Em Bangladesh, por exemplo, onde o aborto é ilegal ou muito restrito, eles descrevem que a RM é realizada de modo ostensivo para "pôr fim à irregularidade menstrual" ou "desencadear o período menstrual", mas os autores a consideram também "uma forma não reconhecida de contracepção".[85]

Os métodos nativos de controle da fertilidade que foram relatados incluem:

- A *amamentação prolongada ao seio*, que talvez seja o modo mais comum de reduzir a fertilidade nos países mais pobres do mundo. Em um processo denominado *amenorréia da lactação*, a amamentação exclusiva ao seio (especialmente nos primeiros meses) pode cessar a menstruação e prevenir a concepção.[86] Estima-se que as mulheres que amamentam exclusivamente ao seio nos primeiros seis meses após o parto têm um risco de engravidar menor do que 2%,[87] embora ele aumente um pouco após esse período. Se o período de amamentação ao seio é reduzido pela introdução da mamadeira, isso obviamente vai reduzir muito o seu efeito protetor.

- A *abstinência sexual pós-parto* também é uma das formas mais comuns de controle da fertilidade, sendo freqüentemente apoiada por fortes tabus religiosos. Na tradição islâmica, por exemplo – como em alguns outros grupos religiosos – as relações sexuais devem ser evitadas por cerca de 40 dias após o parto, até que o sangramento pós-parto (*nifas*) tenha cessado. A abstinência sexual pósparto é particularmente comum na África subsaariana, mas também é encontrada em muitas outras partes do mundo.[84] O período de abstinência pode variar de diversas semanas a diversos anos. Ele também pode variar de acordo com classe social, região ou grupo étnico. Em um estudo em Malaui, por exemplo, Zulu[88] constatou que os grupos étnicos no norte do país abstinham-se por cerca de 17 meses, aqueles no sul por 10 meses e aqueles no centro por apenas 6,6 meses. Freqüentemente, a justificativa que as pessoas dão para a abstinência sexual não relaciona-se tanto com o controle da fertilidade mas, em vez disso, com a preservação da saúde da criança ou de seus pais.[88,89] Porém, em um estudo em Gana, Awusabo-Asare e Anarfi[89] ressaltam os riscos dessa abstinência prolongada (31% de sua amostra se abstinham por 12 a 23 meses, 21,6% por 24 meses ou mais) em uma sociedade ameaçada pela AIDS, pois a abstinência é mais fortemente esperada das mulheres do que dos homens. Dado o declínio na poligamia, isso pode aumentar o risco de os homens contraírem AIDS ou outras doenças sexualmente transmissíveis de outras mulheres durante aquele período e então infectar suas esposas quando retomarem as relações conjugais.

- A *abstinência de relações sexuais* – tanto pré-conjugais quanto pós-conjugais – tem sido amplamente usada em diferentes sociedades, religiões e períodos na história. Além de promover a castidade e virgindade pré-conjugal, diversos grupos têm defendido a castidade dentro do casamento. Na América do século XIX, por exemplo, a abstinência para o controle da natalidade no casamento era defendida por grupos como o *Voluntary Motherhood Movement* e a *White Ribbon Campaign*. Hoje em dia, entre a tribo Airopai da Amazônia peruana, Belaunde[90] descreve como os homens são encorajados a restringir a prática sexual com suas esposas (um processo denominado "um homem cuidando de sua mulher"), e como isso é mantido por uma série de crenças culturais, como evitar as relações antes das expedições freqüentes de caça e pesca, "caso contrário, o homem perderá suas habilidades de pontaria". Os homens também tomam parte em longos rituais xamânicos, período durante o qual as relações sexuais são proibidas, "pois as divindades não gostam do cheiro dos fluidos sexuais."
- O *coito interrompido* ou retirada logo antes da ejaculação é uma forma comumente usada, ainda que muitas vezes não-confiável, de contracepção. Embora seja proibida por algumas religiões e grupos sociais, é sancionada por outras. No Uzbequistão, por exemplo, Krengel e Greifeld[91] relatam que ela "continua sendo o método mais popular e difundido de contracepção natural e que está de acordo com o Corão". O *coito reservado* é a retirada sem ejaculação e tem sido defendido por alguns grupos na China e na Índia (especialmente entre os praticantes de ioga Kundalini), como um modo de preservar o equilíbrio das energias vitais dentro do corpo masculino.
- Os *métodos de tabela ou calendário*, preferidos por muitas igrejas, defendem a abstinência sexual durante os dias do período fértil da mulher, mas dependem de uma compreensão da fisiologia feminina e do momento provável da ovulação (ver acima). Eles também podem envolver a monitoração da qualidade do muco cervical como um modo de identificar as ocasiões em que a relação deve ser evitada.
- O *"outercourse"* (sexo não-genital) refere-se às várias alternativas à relação peniana-vaginal, especialmente entre adolescentes e adultos jovens, e inclui masturbação, sexo oral, estimulação mútua, "relação nas coxas" e práticas como o *"bundling"* na Nova Inglaterra colonial, onde se permitia que um casal jovem não casado compartilhasse uma cama, mas somente com uma repartição de madeira entre eles.[92] Também está incluída aqui a relação anal, amplamente usada em partes da América Latina entre pessoas jovens para preservar a virgindade da menina, mas também para prevenir a gravidez, especialmente antes do casamento.[93] Porém, esta prática pode aumentar o risco de doenças sexualmente transmissíveis como hepatite B ou AIDS.
- Os *contraceptivos orais herbais* usados pelas mulheres geralmente são tomados em forma de poções, plantas ou frutas cruas e são relatados em muitas culturas diferentes. Eles incluem a ingestão diária de papaia pelas mulheres no Sri Lanka[92] e o uso de *cada nuni* – uma planta nativa relacionada ao gengibre – pelos índios Airopai da Amazônia peruana.[90] Nas Filipinas, Quijano[94] descreve que beber *Kamias* e outras concocções herbais era usado há muito tempo pelas mulheres como um método tradicional de contracepção, especialmente em áreas rurais.
- Os *espermicidas intravaginais e os métodos de barreira* incluem o uso de várias ervas, sementes vegetais, raízes esmagadas, rolhas de grama, algas e plantas marinhas, bem como o uso de esponjas, algumas vezes embebidas em vinagre ou outros líquidos.[92] As duchas herbais ou outras, usadas após as relações, também devem ser incluídas aqui.
- Os *preservativos primitivos*, em geral feitos de tripas de animal, têm sido usados há séculos, sobretudo para evitar as doenças sexualmente transmissíveis, mas também para prevenir a gravidez. O primeiro preservativo conhecido na Inglaterra, feito de tripas de animal, data aparentemente de 1640, e as camisinhas de borracha produzidas em massa surgiram somente após 1843.[92]

- O *aborto* – auto-induzido ou induzido por outros – tem sido usado há muito tempo para o controle da fertilidade. Em muitas sociedades, ele envolve o uso de abortivos herbais ou minerais, bem como meios mecânicos, e ambos às vezes resultam em alta morbidade e mortalidade maternas. Molina[95] descreveu que as mulheres *criollas* na Argentina usam infusões de até 20 plantas diferentes como contraceptivas e abortivas; elas incluem o quebracho (*Shipsis balancae*), cuja casca é fervida e o líquido resultante é bebido por diversos dias até ocorrer a expulsão do feto. Ele pode, porém, causar lesão hepática e renal. O aborto como uma forma de controle da fertilidade era comum em muitos países do Bloco Soviético. No Uzbequistão, o aborto (junto com o DIU) era a forma mais comum de "controle da natalidade" na era soviética, embora esta situação esteja mudando consideravelmente.[91] Nas sociedades mais desenvolvidas, há agora a possibilidade de que a revelação do gênero de uma criança antes do nascimento pela amniocentese ou pelo ultra-som possa resultar em uma requisição de aborto caso os pais fiquem descontentes com o resultado. O aumento do aborto seletivo de fetos femininos também foi relatado em diversos países asiáticos, incluindo a Índia.[96]
- O *infanticídio* de bebês indesejados ou deformados tem sido praticado há muito tempo por vários grupos humanos, como notado anteriormente. O infanticídio de bebês do gênero feminino tem sido especialmente relatado em sociedades em nível de subsistência, onde uma criança do gênero masculino pode ser preferível para caçar, lutar ou fazer trabalhos manuais pesados.
- Os *métodos mágicos e rituais* incluem o uso de rezas, amuletos ou rituais específicos para controlar a fertilidade e prevenir a gravidez. Entre os Airopai da Amazônia,[90] por exemplo, xamãs homens realizam "rituais contraceptivos" em nome das mulheres que consultam com eles. Se necessário, eles também realizam rituais para restabelecer a fertilidade de uma mulher ou para causar abortos.
- O *espaçamento entre os nascimentos* refere-se aos conceitos culturais subjacentes a muitas dessas formas nativas de prevenir ou retardar a gravidez e que definem o período "ideal" ou preferido entre as gestações para aquele grupo cultural. Por exemplo, Davids[97] descreveu que os imigrantes etíopes para Israel acreditam que três anos é o intervalo ideal entre as gestações, pois dá ao corpo da mulher tempo para se recuperar do parto; ter duas ou mais gestações muito próximas pode prejudicar seriamente sua saúde, causando "sangue fraco" (*dam manes*).

Quaisquer que sejam os seus graus de eficácia, os seus riscos e os seus efeitos colaterais, muitas dessas formas tradicionais de controle da fertilidade têm sido usadas há muitos séculos, sendo que os seus usuários depositam muita confiança nelas. Assim, elas precisam ser seriamente consideradas e avaliadas quanto à sua utilidade no mundo moderno. Em alguns países, as formas tradicionais de controle da natalidade e os remédios tradicionais estão sendo adaptados às necessidades modernas e aos problemas modernos da superpopulação. Na Índia, por exemplo, a National Research Development Corporation (NRDC)[98] tem pesquisado o uso do óleo de *neem* como contraceptivo. Ele é nativo, barato e facilmente disponível e, em partes rurais da Índia, já é amplamente usado como um remédio tradicional para ferimentos, doenças de pele, infecções, artrite e outros males. Recentemente, também descobriu-se que ele tem atividade espermicida, sendo portanto considerado hoje um contraceptivo vaginal promissor, pré e pós-coital, além de um abortivo. A NRDC sugere que, como o *neem* já é tão conhecido e tão disponível, "a população rural vai aceitá-lo facilmente" como uma forma de contracepção.

## OS HOMENS E A GRAVIDEZ

Embora a gravidez e o parto sejam eventos femininos, tanto física quanto socialmente, a maioria dos homens está profundamente envolvida no nascimento de seus filhos. Em muitas culturas, esse envolvimento emocional é reconhecido por uma série de rituais que os homens devem realizar durante a gravidez, o parto e o período pós-parto de suas esposas.

Heggenhougen[99] revisou boa parte da literatura sobre o papel dos pais no nascimento de seus filhos. Ele destaca que, nas culturas industriais ocidentais de classe média mais modernas, o marido tem somente um papel mínimo a desempenhar – geralmente o de espectador ansioso – durante o nascimento dos filhos. De modo geral, a maioria das culturas humanas exclui os homens da cena do parto. Porém, isso não ocorrem com certos índios norte-americanos, esquimós, africanos e maoris.

Quando o pai está presente no nascimento, sua presença é quase sempre funcional, e o papel e os rituais previstos para ele são considerados parte integrante do processo real do parto. Ele tem certas tarefas a realizar que visam proteger a mãe e a criança, tornando o parto mais fácil, e que podem ser chamadas de *couvade* ritual. Em muitas culturas não-industrializadas, espera-se que ele siga certos tabus estritos; em Java, o marido segue muitos dos mesmos tabus que sua esposa, além de ampará-la durante o trabalho de parto. Isso também ocorre em algumas comunidades da Guatemala, entre os habitantes Catiguan das Filipinas e em partes do norte da Europa. Na tribo Lan tsu Miao de Kweichew, sul da China, o marido não somente recolhe-se ao leito durante o trabalho de parto de sua esposa, mas também cuida do bebê "como uma mãe". Nas tribos Buka, Ashanti e Chickchee, os homens realizam rituais para enganar os espíritos malignos e atrair sua atenção até a criança ter nascido com segurança. Entre o povo Arapesh da Nova Guiné, a expressão "dar à luz" é usada indiscriminadamente para homens ou mulheres, e o parto representa uma carga grande tanto sobre o homem quanto sobre a mulher. Entre os índios Hopi dos Estados Unidos e os Chiriguanos do Paraguai, o marido e o filho mais novo do casal entram em *couvade* durante a gravidez da mulher. No mundo ocidental moderno, devido à influência, em grande parte, dos movimentos feministas e da tendência ao "parto natural", os homens tendem a envolver-se mais na gravidez de sua parceira e freqüentemente estão presentes no parto, mas não possuem a proteção de um papel ritualmente prescrito (ver Capítulo 9), característico das sociedades mais tradicionais.

Em muitas culturas, especialmente naquelas onde o *couvade* ritual não é praticado, há relatos freqüentes de homens que apresentam sintomas físicos e/ou psicológicos durante a gravidez, o parto e o período pós-parto da esposa. Isso é conhecido como a síndrome de *couvade* (da palavra basca *couver*, chocar) e tem sido relatado em muitas partes do mundo. De acordo com Heggenhougen,[99] pode-se interpretar essa síndrome como "uma forma subconsciente de participação ou talvez até competição com a esposa", enquanto o *couvade* ritual é "uma participação consciente, embora possa ter uma base subconsciente".

Um exemplo contemporâneo dessa síndrome, nos Estados Unidos, é descrito no estudo de caso a seguir.

### Estudo de caso:

**Síndrome de *couvade* em Rochester, Nova York, Estados Unidos**

Lipkin e Lamb[100] realizaram um estudo em 1982 sobre a síndrome de *couvade*, em Rochester, Nova York. Eles definiram essa síndrome como a ocorrência de sintomas, físicos ou psicológicos nos parceiros das gestantes que levaram esses homens a buscar cuidados médicos e que, de outro modo, não foram objetivamente explicados. Em seu estudo de 267 parceiros de mulheres pós-parto, 60 (22,5%) dos homens sofriam dessa síndrome. Isso representa uma taxa de prevalência de 225 em 1.000 maridos sob risco devido à gravidez da esposa. Muitos dos sintomas eram vagos e inespecíficos, como sensações de cansaço, desvalia e fraqueza, bem como sintomas mais típicos de gravidez, como dor lombar, ardência genital, retenção de água (não confirmada em exames físicos), ardência retroesternal, dor na virilha, tontura e cólicas abdominais. Um paciente queixou-se de uma dor no peito que lhe dava a sensação de que "algo estava pressionando para sair."

Qualquer que seja a causa, as evidências são de que os homens envolvem-se física e emocionalmente, no nascimento dos seus filhos. Assim, os clínicos devem estar conscientes da possibilidade de sintomas inexplicados – tanto físicos quanto psicológicos – em muitos pais gestantes.

## REFERÊNCIAS-CHAVE

5 Keesing, R.M.and Strathern, A.J. (1998) *Cultural Anthropology: A Contemporary Perspective,* 3rd edn. London: Harcourt Brace, pp. 270-281.

8 Shepherd, G. (1982). Rank, gender, and homosexuality: Mombasa as a key to understanding sexual options. In: *The Cultural Construction of Sexuality* (Caplan, P. ed.). London: Tavistock, pp. 240-70.

22 World Health Organization (2005). *World Health Statistics 2005.* Geneva:World Health Organization, pp.45-52.

28 van Dongen, E. and Elema, R. (2001) The art of touching: the culture of 'body work' in nursing. *Anthropol. Med.* 8, 150-62.

33 Gabe, I. and Calnan, M. (1989). The limits of medicine: women's perception of medical technology. *Soc. Sci. Med.* 28, 223-31.

50 Hahn, R.A. and Muecke, M.A. (1987). The anthropology of birth in five US ethnic populations: impli-cations for obstetrical practice. *Curr. Probl. Obstet. Gynecol. Fertil.* 10, 133-71.

51 Nichter, M. and Nichter, M. (1996) Cultural notions of fertility in South Asia and their impact on Sri Lankan family planning services. In: *Anthropology and International Health: Asian Case Studies* (Nichter, M. and Nichter, M. eds). Reading: Gordon and Breach, pp. 3-33.

55 Graham, H. and Oakley, A. (1981). Competing ideologies of reproduction: medical and maternal perspectives on pregnancy. In: *Women, Health and Reproduction* (Roberts, H. ed.). London: Routledge and Kegan Paul, pp. 99-118.

60 MacCormack, C. P. (1982). Biological, cultural and social adaptation in human fertility and birth: a synthesis. In: *Ethnography of Fertility and Birth* (McCormack, C. P. ed.). London: Academic Press, pp. 1-23.

69 Becker, G. (1997). *Disrupted Lives.* Berkeley: University of California Press, pp. 80-98.

76 Konrad, M. (1998). Ova donation and symbols of substance: some variations on the theme of sex, gender and the partible body. *J. R. Anthropol. Inst. (NS)* 4,643-67.

95 Molina, A.I. (1997) Ethnomedicine and world-view: a comparative analysis of the incorporation and rejection of contraceptive methods among Argentine women. *Anthropology and Medicine* 4(2), 145-58.

# LEITURA RECOMENDADA

Davis-Floyd, R.E. (1992). *Birth as an American Rite of Passage.* Berkeley: University of California Press.

Hahn, R. A. and Muecke, M. A. (1987). The anthropology of birth in five US ethnic populations: implications for obstetrical practice. *Curr. Probl. Obstet. Gynecol. Fertil.* 10, 133-71.

Heggenhougen, H. K. (1980). Fathers and childbirth: an anthropological perspective. J. *Nurse-Midwifer,* **25(6)**,21-6.

Lock, M. (1998). Menopause: lessons from anthropology. *Psychosom. Med.,* **60**,410-19.

Lupton, D. (1994) *Medicine as Culture.* London: Sage. pp.131-160.

Russell, A., Sobo, E.J. & Thompson, M.S. (eds) (2000 *Contraception across Cultures.* Berg.

van Teijlingen, E., Lowis, G. McCaffery, P. & Porter, M. (eds) (1999) *Midwifery and the Medicalization of Childbirth: Comparative perspectives.* Hauppage: Nova Science Publishers.

# 7

# Dor e cultura

A dor, de uma forma ou de outra, é uma parte inseparável da vida diária. Ela provavelmente também é o sintoma mais comum encontrado na prática clínica,[1] constituindo uma característica de muitas alterações fisiológicas normais, tais como gravidez, parto ou menstruação, bem como de lesão e doença. Muitas formas de cura ou diagnóstico também envolvem algum tipo de dor; por exemplo, as cirurgias, as injeções, as biópsias ou as punções venosas. Em todas essas situações, a dor é mais do que meramente um evento neurofisiológico; há fatores sociais, psicológicos e culturais associados a ela que também devem ser considerados. Neste capítulo, alguns desses fatores são examinados a fim de ilustrar as seguintes proposições:

1. Nem todos os grupos sociais ou culturais respondem à dor exatamente da mesma maneira.
2. A forma como as pessoas percebem e respondem à dor, tanto em si mesmos quanto nos outros, pode ser influenciada por sua origem cultural e social.
3. O modo como as pessoas comunicam sua dor – se é que o fazem – aos profissionais de saúde e aos outros também pode ser influenciado por fatores sociais e culturais.

## O COMPORTAMENTO DE DOR

Do ponto de vista fisiológico, a dor pode ser considerada "um tipo de dispositivo sinalizador para chamar a atenção para uma lesão tecidual ou um mau funcionamento fisiológico".[2] A dor surge quando um nervo ou uma terminação nervosa são afetados por um estímulo doloroso, proveniente de dentro do corpo ou de fora dele. Assim, ela é de importância crucial para a proteção e a sobrevivência do corpo em um ambiente cheio de riscos potenciais. Devido a esse papel biológico da dor, algumas vezes presume-se que ela independa de cultura, no sentido de que é uma reação biológica universal a um tipo específico de estímulo, como um objeto pontiagudo ou a extremos de calor ou frio. Porém, duas formas de reação podem ser diferenciadas:

1. Uma reação *involuntária*, instintiva, como afastar-se do objeto pontiagudo.
2. Uma reação *voluntária*, como:
    a) remover a fonte de dor e tomar uma atitude para tratar o sintoma (tomando uma aspirina, por exemplo);
    b) pedir a ajuda de outra pessoa para aliviar o sintoma.

As reações voluntárias à dor que envolvem outras pessoas são particularmente influenciadas pelos fatores sociais e culturais, sendo descritas adiante em mais detalhes e com exemplos.

Assim, de acordo com Engel,[3] a dor tem dois componentes: "a sensação original e a reação à sensação". Essa reação, quer voluntária ou não, foi denominada *comportamento de dor* por Fabrega e Tyma[4] e inclui certas alterações na expressão facial, caretas, modificações na conduta ou na atividade, bem como certos sons ou palavras usadas pela vítima para descrever sua condição ou pedir ajuda. É possível, porém, expressar um comportamento de dor na ausência de um estímulo doloroso ou, inversamente, não manifestá-lo apesar da presença de um estímulo doloroso. Para esclarecer esse ponto, é útil identificar dois tipos de comportamento de dor ou reações à dor: a dor *privada* e a dor *pública*.

## A dor privada

A dor, como Engel[3] destaca, é um "dado privado"; isto é, para sabermos se uma pessoa está sentindo dor, dependemos de uma sinalização, verbal ou não-verbal, sobre o fato por parte dessa pessoa. Quando isso acontece, a experiência e a percepção privadas da dor tornam-se um evento social, público; a dor privada torna-se dor pública. Porém, quando a dor origina-se de dentro do corpo, e não de qualquer lesão externa, ela freqüentemente é "invisível", pois não há lesão, trauma ou ferimento visível para as outras pessoas. Nesse caso, pode ser difícil para a pessoa que está com dor comunicar o fato de que está sofrendo ou fazer com que os outros reconheçam, compreendam e "compartilhem" sua dor. Nessa situação, como Scarry[5] aponta, o resultado pode ser uma sensação de isolamento por parte da vítima, já que a dor provocou uma "divisão absoluta no senso de sua própria realidade e da realidade das outras pessoas".

Em alguns grupos sociais e culturas, a dor pode ser deliberadamente mantida em nível privado, podendo não haver indicação externa ou sinal de que a pessoa está sofrendo, mesmo quando a dor é muito intensa. Esse tipo de comportamento é comum entre as sociedades que valorizam o estoicismo e a força, como os anglo-saxônicos de "lábio superior inflexível" (*stiff upper lip*) na presença de dificuldades.[4] Tal comportamento é mais esperado por parte dos homens, particularmente os mais jovens ou guerreiros. Em algumas culturas, a capacidade de suportar a dor sem exibir um comportamento de dor franco pode ser um dos sinais de masculinidade e constitui parte dos rituais de iniciação que fazem a transição de menino para homem. Por exemplo, entre os índios Cheyenne das Grandes Planícies dos Estados Unidos, os homens jovens que desejam exibir sua masculinidade e obter prestígio social submetem-se a rituais de autotortura na cerimônia da Dança do Sol, suspendendo a si mesmos de um mastro por ganchos passados através da pele do peito e aceitando a dor sem queixas.[6] Outras formas menos dramáticas de uma ausência de comportamento de dor ocorrem naqueles que estão semiconscientes, paralisados ou que são jovens demais para articular seu sofrimento, ou em situações em que tal comportamento tem pouca probabilidade de desencadear uma resposta compreensiva por parte de outras pessoas. Assim, uma ausência de comportamento de dor não necessariamente significa ausência de dor privada.

## A dor pública

O comportamento de dor, especialmente seus aspectos voluntários, é influenciado por fatores sociais, culturais e psicológicos. Estes determinam *se* a dor privada será traduzida em comportamento de dor, assim como a *forma* que tal comportamento vai assumir e as situações sociais em que vai ocorrer.

Parte da decisão sobre traduzir a dor privada em dor pública depende da interpretação pessoal do *significado* da dor; ou seja, de ela ser vista como uma dor "normal" ou "anormal", pois a última tem mais probabilidade de despertar a atenção dos outros. Um exemplo de dor normal é a dismenorréia. Em dois estudos norte-americanos citados por Zola,[7] pedia-se às mulheres de grupos socioeconômicos inferiores e superiores que marcassem em um calendário todos os seus estados e disfunções corporais. Somente uma pequena porcentagem relatou a dismenorréia como uma "disfunção" e, entre o grupo de baixa renda, somente 18% mencionaram a menstruação ou seus efeitos correlatos. As definições do que constitui uma dor "anormal" e que, portanto, requer atenção médica e tratamento tendem a ser definidas culturalmente e a variar com o tempo. Como Zola observa, "o grau de reconhecimento e tratamento de certos problemas ginecológicos pode ser associado com a definição predominante do que constitui parte necessária de ser uma mulher". Isso, por sua vez, pode ser influenciado pelo contexto social e econômico no qual está inserida a vida da mulher, como a necessidade de cuidar de crianças ou continuar trabalhando mesmo sentindo dor. Outras definições de dor anormal dependem das definições culturais da imagem corporal e da estrutura e função do corpo.[8] As crenças comumente mantidas de que "o coração" ocupa todo o tórax, por exemplo, podem levar a uma interpretação de qualquer dor nessa área como "problemas no coração" ou "ataque cardíaco". Foi descrito o caso de um homem com dor torácica psicossomática que insistia na idéia de que tinha "problemas de coração" – apesar de inúmeros testes diagnósticos terem excluído doença cardíaca – pois ainda sentia "dor no coração".[9]

Zborowski[10] destacou que as *expectativas* de um grupo cultural e a aceitação da dor como uma parte normal da vida vão determinar se ela é vista como um problema clínico que requer solução clínica. As culturas que enfatizam as conquistas militares, por exemplo, esperam e aceitam ferimentos de combate, enquanto as culturas mais pacíficas podem esperá-los, mas não aceitá-los sem queixa. De modo semelhante, Zborowski notou[10] que, na Polônia e em alguns outros países, a dor do parto era esperada e aceita pelas mulheres em trabalho de parto, enquanto, nos Estados Unidos, ela não era aceita, sendo que a analgesia era freqüentemente exigida. Essas atitudes em relação à dor são adquiridas precocemente na vida, como parte do crescimento em uma determinada família e comunidade, e são essenciais nas práticas de criação de filhos em qualquer cultura. Elas também tendem a mudar com o tempo, à medida que novas tecnologias e formas de alívio da dor são disponibilizadas, especialmente em sociedades passando por desenvolvimento social e econômico.

### A dor como infortúnio

Embora a dor física seja um sintoma particularmente vívido e emocionalmente carregado, ela só pode ser compreendida em um contexto cultural se for vista como parte do espectro mais amplo do *infortúnio*. A dor, como a doença em geral, é apenas um tipo especial de sofrimento humano. Como tal, ela pode evocar na vítima os mesmos tipos de perguntas que outras formas de infortúnio provocariam: "Por que isso aconteceu comigo?", "Por que agora?" ou "O que fiz para merecer isso?".

Quando a dor é vista como punição divina para um lapso comportamental, as vítimas podem não querer buscar alívio para ela. Sofrer a dor sem queixa torna-se, em si, uma forma de expiação. Alternativamente, elas podem exigir mais tratamentos dolorosos de um médico, como uma cirurgia ou uma injeção. Se a dor é vista como o resultado de transgressões morais, a resposta também pode ser uma penitência auto-imposta, jejum ou rezas em vez da consulta com um profissional de saúde. Se as causas da dor são atribuídas à malevolência interpessoal, como bruxaria, feitiçaria ou "magia", a estratégia para alívio da dor pode ser indireta – um ritual de exorcismo, por exemplo.

Em muitas culturas, uma vez que a dor é vista apenas como um tipo de sofrimento dentro de um espectro mais amplo de infortúnio, ela está *ligada* a outras formas de sofrimento de várias maneiras. Essas formas de sofrimento incluem o fato de haver uma causa comum (como punição divina ou feitiçaria) e, portanto, ser exigido um modo semelhante de tratamento (reza, penitência ou exorcismo). Essa visão mais ampla da dor é comum em sociedades não-ocidentais, e os membros dessas sociedades podem achar o tratamento ocidental secular da dor – a prescrição de um analgésico – incompleto e insatisfatório. Embora a medicina ocidental reconheça a existência da dor "psicossomática" ou "psicogênica", sua atitude para com a dor orgânica não leva em conta os elementos sociais, morais e psicológicos que muitas pessoas associam com a dor. Entretanto, sua expressão na língua inglesa moderna ainda mostra ligações com outras for-

### Estudo de caso:
#### A linguagem da dor na cultura do norte da Índia

Pugh,[11] em 1991, descreveu os muitos significados da dor na cultura do norte da Índia, bem como as metáforas usadas para expressá-la. Na ausência do dualismo mente-corpo ocidental, nem os praticantes tradicionais (*hakims*) nem os seus pacientes vêem a dor (*dard*) unicamente em termos físicos. Ao falar sobre a dor, eles utilizam um conjunto compartilhado de palavras, imagens e metáforas derivadas da cultura local e da vida cotidiana. As metáforas que eles usam (como uma dor "ardente", "sufocante" ou "cortante") reúnem as experiências físicas e emocionais em uma única imagem. Assim, a mesma palavra, frase ou metáfora freqüentemente envolve o significado de sofrimento físico e psicológico ao mesmo tempo. Por exemplo, as metáforas usada para a dor física também podem ser usadas para descrever certos estados emocionais; a tristeza e o luto, como os alimentos "quentes", podem fazer o coração "queimar"; os poetas Urdu descrevem "a dor ardente do coração" e os "sentimentos maravilhosos da dor de amor". Tais metáforas da dor como "quente" ou "ardente" refletem, como Pugh descreve, "o sistema integrado mente-corpo da cultura indiana". Assim, "a dor física na cultura indiana incorpora o mal-estar psicológico, enquanto o sofrimento emocional manifesta-se simultaneamente tanto na mente quanto no corpo".

Ademais, muitas das palavras usadas para descrever os diferentes tipos de dor sugerem tanto a sua causa como a sua provável cura. Com base no princípio de quê "semelhante gera semelhante", a descrição de uma dor "quente" ou "ardente" implica sua causa por alimentos "quentes" ou ardentes, ou ainda pelo clima quente, ou por certos estados emocionais "quentes" (como ansiedade ou raiva). Seu tratamento envolve remédios que causam "resfriamento", como bolsas de gelo, ou medicamentos frios que "fornecem alívio psicofísico para dor, palpitações e ansiedade, "refrescando" o calor do corpo e "acalmando" o coração.

Finalmente, as metáforas "impregnadas de dor e com suas qualidades sensoriais são recolhidas nas vizinhanças familiares do lar, do campo e do trabalho" e nas experiências da vida diária. Uma "dor em queimação" no estômago, no peito ou na garganta é freqüentemente acompanhada de um gosto "ácido" (*khatta*) ou "amargo" (*katu*). Esses dois sabores também são encontrados na alimentação da maioria das pessoas: a acidez em limões, romãs e tamarindos e o amargor no óleo de semente de mostarda, em certos limões e na curcuma. Assim, a experiência da dor e os significados dados a essa experiência são ligados a muitos outros aspectos da cultura, da culinária, da língua e da tradição locais. Considerando que os diferentes tipos de dor, em diferentes ocasiões, em diferentes locais e em diferentes partes do corpo, envolvem tantas associações – físicas, emocionais, sociais, espirituais, nutricionais e climáticas – o modelo ocidental da dor principalmente como um evento físico pode ser inapropriado. Pugh concluiu que isso se deve aos padrões culturais do norte da Índia ilustrarem a dor "não como uma entidade única e fixa, mas, ao contrário, como uma constelação de significados, fluida e sensível ao contexto".

mas de sofrimento, incluindo estresse emocional, conflitos interpessoais e infortúnio inesperado. Essas formas de sofrimento são freqüentemente descritas pelo emprego de metáforas de dor física: "ele me machucou", "ela o feriu profundamente", "um comentário mordaz", "uma experiência dolorosa", "uma simples alfinetada", "isso foi um golpe para mim", "alma torturada" e "dor no coração". Na maioria das sociedades tradicionais, a ligação entre a dor física e os aspectos sociais, morais e religiosos da vida diária provavelmente é muito mais direta e influencia a maneira como as pessoas percebem sua própria má saúde.

Os tipos e a disponibilidade dos agentes de cura ou auxiliares potenciais também determinam se uma pessoa vai exibir um comportamento de dor e em que situações. Por exemplo, tal comportamento vai mais provavelmente desencadear a ajuda compreensiva de um médico ou enfermeiro em um hospital do que de um sargento repressor do exército. A personalidade e as idiossincrasias do clínico e o fato de ele proceder de uma cultura e classe social semelhantes às do paciente podem influenciar a decisão de manifestar a dor ou não. Esse comportamento pode ser demonstrado a um determinado clínico, mas não a outro, menos receptivo, o que leva a avaliações diferentes da condição do paciente por parte de cada um dos dois clínicos.

Outro fator que determina se a dor privada é tornada pública é a *intensidade* percebida da sensação de dor em si. Existem algumas evidências de que essa percepção (e a tolerância à dor) pode ser influenciada pela cultura. Em uma revisão de literatura sobre cultura e dor, em 1977, Wolff e Langley[12] destacaram a escassez de estudos experimentais adequadamente controlados nessa área. Porém, os estudos realizados confirmam que "os fatores culturais, em termos de variáveis de atitude, explícita ou implícita, realmente exercem uma influência significativa na percepção da dor". Além disso, como Lewis[13] notou, a intensidade de uma sensação de dor não segue automaticamente a extensão e a natureza de uma lesão. As crenças sobre o sentido e o significado de uma dor, o contexto em que ela ocorre e as emoções associadas a esse contexto podem afetar a sensação de dor: "O medo de implicações para o futuro pode intensificar a consciência da dor no paciente cirúrgico, ao passo que, em contraste, a esperança e a chance provável de escapar dos riscos mortais de uma batalha podem diminuir a sensação de dor de um soldado ferido e suas queixas, embora a lesão seja semelhante em ambos os casos". Um exemplo comum disso são os soldados que só se dão conta de que foram feridos no final da batalha; a intensidade do envolvimento emocional na batalha pode desviar a atenção, ao menos temporariamente, de um ferimento doloroso. Em certos estados de transe religioso, meditação ou êxtase, a intensidade da percepção da dor também pode ser reduzida, embora as razões fisiológicas para isso não sejam bem compreendidas. Exemplos desse fenômeno são os iogues e faquires da Índia ou aqueles que caminham sobre o fogo no Sri Lanka, que sofrem dor ou desconforto auto-infligidos, aparentemente sem experimentar a intensidade total da dor.

As atitudes e as expectativas com relação a um agente de cura ou tratamento particular também podem influenciar a intensidade da dor, como na analgesia com placebo; aqui, uma droga farmacologicamente inativa, mas na qual o paciente "acredita", causa alívio subjetivo da dor. Levine e colaboradores[14] sugeriram que a liberação de endorfinas ou opióides endógenos dentro do cérebro é o mecanismo fisiológico subjacente à analgesia com placebo, pois ela pode ser contrabalançada pelo uso da nalorfina. Qualquer que seja o mecanismo subjacente, a percepção da intensidade de uma dor, bem como os significados associados a ela, podem influenciar a decisão de compartilhar ou não com outras pessoas uma dor experimentada de modo privado.

### A apresentação da dor pública

Cada cultura e grupo social – e às vezes até cada indivíduo ou família – tem sua própria "linguagem de sofrimento" exclusiva: seu próprio idioma complexo por meio do qual os indivíduos doentes ou infelizes tornam as outras pessoas conscientes de seu sofrimento. Existe um modo específico, muitas vezes padronizado, de sinalizar, verbal e não-verbalmente, que eles estão sentindo dor ou desconforto. A *forma* que esse comportamento de dor vai assumir é amplamente determinada pela cultura, assim como a *resposta* a esse comportamento. De acordo com Landy,[15] isso depende, entre outros fatores, "do fato de a sua cultura valorizar ou desvalorizar a exteriorização da expressão emocional e a resposta à lesão". Alguns grupos culturais (e famílias) esperam uma manifestação extravagante e freqüentemente teatral do estado emocional na presença da dor; outros valorizam o estoicismo, a contenção e o abafamento dos sintomas. Zola,[7] em seu estudo de 1966 sobre as reações à dor por um grupo de norte-americanos de origem italiana e um grupo de norte-americanos de origem irlandesa, destacou que a resposta dos italianos foi marcada pela "expressividade e expansividade", que ele viu como um mecanismo de defesa (dramatização) – um modo de lidar com a ansiedade "repetidamente superexpressando-a e, assim, dissipando-a." De modo inverso, os irlandeses tendiam a ignorar e disfarçar suas queixas corporais; por exemplo, "eu ignoro a dor, assim como faço com a maioria das coisas". Eles tendiam a negar ou disfarçar a presença da dor – "era mais um latejamento do que uma dor... não era realmente dor, era como se eu tivesse areia nos olhos". Zola viu essa negação como um mecanismo de defesa contra o "sentido opressivo de culpa" que ele e outros pesquisadores vêem como uma característica da cultura irlandesa rural. Essas duas linguagens diferentes de sofrimento podem ter efeitos negativos nos tipos de tratamento médico que esses pacientes recebem, especialmente por clínicos de diferentes origens culturais. Os norte-americanos de origem italiana, por exemplo, podem ser tratados como hiperemotivos ou hipocondríacos por um clínico que valorize o estoicismo e a contenção, enquanto os norte-americanos de origem irlandesa podem ter seu sofrimento ("dor privada") ignorado, uma vez que o minimizam continuamente. Zola alertou que isso pode perpetuar seu sofrimento, ao criar uma "profecia auto-realizada".[7]

O comportamento de dor pode ser *não-verbal*, o que também pode ser padronizado pela cultura. Ele pode incluir imobilidade, caretas, inquietação, movimentos agitados, resmungos, choro, gritos ou uso de certos gestos. Em seu estudo sobre os gestos corporais, Le Barre[16] destacou que, embora os gestos difiram transculturalmente, eles só podem ser interpretados se considerarmos o contexto em que surgem. Por exemplo, na Argentina, sacudir uma das mãos de modo que os dedos façam um estalido audível pode significar "maravilhoso", mas também significa dor quando se diz "ai-ai" após um ferimento. Assim, as linguagens de sofrimento não-verbais incluem não somente os gestos, mas também expressões faciais, postura corporal e exclamações, sendo que todas retiram seu significado do contexto em que surgem. Elas também podem incluir outras alterações no comportamento, como reclusão, jejum, reza ou recurso à automedicação. Assim, como notado no Capítulo 4, diferentes tipos de comportamento de dor podem ser uma parte intrínseca de uma narrativa não-verbal de sofrimento, que é demonstrada na maior parte do tempo para a família, os amigos ou os profissionais de saúde.

Como o comportamento de dor, verbal ou não, é freqüentemente padronizado dentro de uma cultura, ele está aberto à imitação por aqueles que desejam obter compreensão ou atrair atenção exibindo uma dor pública sem qualquer dor privada subjacente. Exemplos disso são os hipocondríacos, os simuladores e os atores. As pessoas com síndrome de Munchausen, por exemplo, podem mimetizar exatamente o comportamento de dor real e, assim, passar por repetidas cirurgias ou investigações antes que a síndrome seja descoberta.[17] O comportamento de dor também pode mascarar um estado psicológico subjacente, como um estado de ansiedade extremo, depressão ou conflito emocional, como na *somatização* – quer pessoal ou "cultural" (ver Capítulo 10). Neste caso, o sintoma primário pode não ser a ansiedade ou a depressão mas, ao contrário, sintomas físicos como fraqueza, dispnéia, sudorese, dores e sensações vagas, ou ainda dores em uma área particular do corpo. Esse tipo de somatização é mais comum entre os grupos de baixa renda no mundo ocidental; porém, ele também é uma característica de muitos outros grupos socioeconômicos mais privilegiados, bem como de outras culturas pelo mundo afora. Por exemplo, em Taiwan, a manifestação franca do sofrimento emocional não é encorajada; em vez disso, tal estado costuma ser expresso em uma linguagem de sofrimento principalmente somática ou física. Em 1980, Kleinman[18] notou que, em Taiwan, a cultura chinesa "define a queixa somática como *o* problema *principal* de saúde", mesmo que sintomas psicológicos também estejam presentes. Em um determinado período, 70% dos pacientes que consultaram a Clínica de Psiquiatria no National Taiwan University Hospital inicialmente queixaram-se de sintomas físicos.[18] Nesta e em outras culturas, uma pessoa deprimida pode queixar-se de dores vagas e flutuantes, ou "dores por todo o corpo", para as quais nenhuma causa física é encontrada. Este tipo de apresentação somática da depressão é encontrado em todas as sociedades, ricas e pobres, acompanhado ou não por sintomas psicológicos. Assim como a cultura pode influenciar a somatização, a personalidade e a origem do clínico também o podem. Um médico orientado para explicações puramente físicas dos problemas de saúde, por exemplo, pode reconhecer somente os sintomas somáticos, diferentemente de outro mais interessado pelos processos psicodinâmicos ou sociais.

O modo *como* a dor é descrita é influenciado por uma série de fatores, incluindo a facilidade de uso da linguagem, a familiaridade com termos médicos, as experiências individuais de dor e as crenças leigas sobre a estrutura e a função do corpo (vistas na distribuição em "luva" e "bota" da dor ou anestesia histérica). O uso de termos técnicos tomados de empréstimo da medicina para descrever uma dor também pode confundir o clínico; a pessoa que diz "eu tive outra enxaqueca, doutor" pode estar usando o termo para descrever uma ampla variedade de dores de cabeça, e não somente a enxaqueca. As indicações que ajudam os clínicos a colocar uma dor difusa, especialmente a dor psicossomática, em uma forma médica reconhecível são perguntas como "A dor desce pelo seu braço esquerdo?", "Aparece quando você sobe escadas?" ou "É como se você tivesse uma faixa apertada em torno do seu peito?". A coleta da história médica, os exames, os testes diagnósticos e as campanhas de educação em saúde podem involuntariamente acabar treinando os pacientes a identificar e a descrever a forma característica de um tipo particular de dor, como angina, cólica ou enxaqueca.[9] Assim, os médicos devem estar conscientes deste processo de "mimetismo clínico" e das dificuldades que ele traz para um diagnóstico confiável.

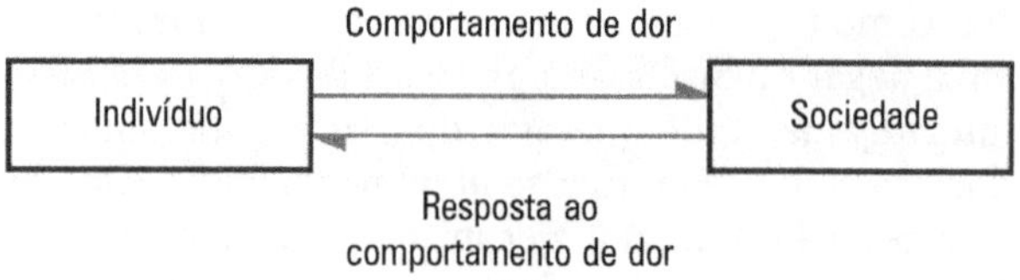

## Os aspectos sociais da dor

A dor pública implica um *relacionamento social*, de qualquer duração, entre a vítima e as demais pessoas. A natureza dessa relação vai determinar, em primeiro lugar, se a dor será revelada, como será revelada e a natureza da resposta a ela. Lewis[13] observa que as *expectativas* das vítimas são importantes nesse caso, particularmente a resposta provável à sua dor e os custos e benefícios sociais de sua manifestação: "As possibilidades de cuidado de compreensão e o deslocamento da responsabilidade da doença para os outros afetam a maneira como as pessoas mostram sua doença". As pessoas receberão máxima atenção e compreensão se o seu comportamento de dor atender a visão da sociedade de como as pessoas com dor devem chamar atenção para o seu sofrimento, quer por uma exibição extravagante de emoções ou por uma alteração sutil em seu comportamento. De acordo com Zola,[7] "É a adequação de certos sinais aos principais valores da sociedade que é responsável pelo grau de atenção que eles recebem". Assim, há uma dinâmica entre o indivíduo e a sociedade (Figura 7.1) na qual o comportamento de dor, e as reações a ele, influenciam-se mutuamente ao longo do tempo.

Os tipos de comportamento de dor permitidos dentro de uma sociedade são aprendidos na infância. Engel[3] salienta que a dor desempenha um papel importante no desenvolvimento psicológico total do indivíduo: "Ela está... intimamente relacionada com o aprendizado sobre o ambiente e seus riscos... e sobre o corpo e suas limitações". Ela é integral a todos os relacionamentos iniciais: no bebê, a dor provoca o choro, que leva a uma resposta da mãe ou de outra pessoa. No início da infância, a dor e a punição estão ligadas; o mundo adulto inflige dor pelo "mau" comportamento. Assim, a dor pode sinalizar ao indivíduo que ele é "mau" e que, portanto, deve sentir-se culpado; ela também pode tornar-se um meio importante para a expiação da culpa. A dor também é parte dos relacionamentos de agressão e poder, bem como das relações sexuais. Engel descreveu o "paciente propenso à dor", que é particularmente sujeito à "dor psicogênica" e cuja personalidade é caracterizada por fortes sentimentos de culpa. Em sua visão, esse paciente tem mais probabilidade de se queixar de dores de um tipo ou outro como um modo de autopunição e remissão; a penitência, a autonegação e a autodepreciação também podem ser usadas como formas de punição auto-infligida para diminuir os sentimentos do culpa. Seria possível dizer que as culturas caracterizadas por um sentido pervasivo de culpa também são as mesmas que valorizam os rituais "dolorosos" de reparação e oração, incluindo jejum, abstinência, isolamento, pobreza e até autoflagelação.

**Figura 7.1** Relação do comportamento de dor entre o indivíduo e a sociedade.

## As práticas de criação de filhos

As *práticas de criação de filhos* podem ajudar a formar atitudes e expectativas em relação à dor posteriormente na vida – em particular, como Zborowski[10] nota, os valores culturais e as atitudes dos pais, pais substitutos, irmãos e grupos de amigos. Em seu estudo feito em 1952 nos Estados Unidos, ele descreveu que os pais em alguns grupos religiosos ou étnicos manifestavam "mais atitudes superprotetoras e superpreocupadas em relação à saúde dos filhos, sua participação em esportes, jogos, brigas, etc.". As crianças era constantemente relembradas de que deveriam evitar resfriados, lesões, brigas e outras situações ameaçadoras. Chorar para queixar-se era rapidamente respondido com compreensão e preocupação. Na visão de Zborowski, os pais, dessa forma, alimentavam uma consciência excessiva da dor e de outros desvios do normal, bem como uma ansiedade sobre o seu possível significado. Ao contrário, as "famílias protestantes americanas tradicionais" tendiam a ser menos superprotetoras; a criança era ensinada "a não chamar a mãe por qualquer coisa", a conviver com a dor em esportes e jogos e a não reagir de modo excessivamente emocional a ela.

Posteriormente na vida, quando essas pessoas realmente sofriam de dor física intensa, havia uma variação em como essa dor era manifestada (ou não) em comparação com outras pessoas, variando de uma manifestação mais emocional, exagerada, teatral a uma menos emocional, mais estóica ou recolhida. Todas essas linguagens de sofrimento culturalmente definidas influenciam a forma como a dor privada é sinalizada para os outros e os tipos de reação esperada deles. Podem surgir problemas, porém, se a vítima e aqueles que a cercam têm diferentes origens culturais ou provêm de diferentes classes sociais, com diferentes expectativas a respeito de como uma pessoa com dor deve comportar-se e de como ela deve ser tratada. No estudo de Zborowski,[10] os pacientes com dor física oriundos de "famílias americanas tradicionais" tendiam a ser menos emocionais ao relatarem a dor a profissionais de saúde e a adotar um ar desinteressado ao descreverem a dor, seu caráter, sua duração e sua localização. Eles não viam razão para exagerar demais a sua dor, pois "isso não ajuda ninguém". O afastamento da sociedade era uma reação comum à dor intensa, e eles freqüentemente tinham uma imagem mais idealizada sobre como uma pessoa *deveria* reagir à dor e sobre qual deveria ser a resposta apropriada. Como disse um paciente: "eu reajo como um bom americano". No hospital, eles não queriam tornar-se um "incômodo" e tendiam a cooperar com a equipe de enfermagem, que também freqüentemente tinha atitudes "americanas tradicionais". Essa mesma equipe, assim, poderia interpretar mal as linguagens de sofrimento mais emocionais de pacientes de outros grupos, as quais levariam-na a concluir, erroneamente, que esses pacientes tinham um limiar mais baixo para dor, eram mais neuróticos ou mais hipocondríacos.

Como resultado da mudança social e da assimilação cultural, muitos dos achados de Zborowski não são mais aplicáveis aos grupos que ele descreveu. Porém, seu estudo destacou como os diferentes grupos culturais compreendem o sentido e o significado de sua dor, tanto para sua situação social e econômica atual quanto para o futuro, e como diferentes grupos, com linguagens de sofrimento emocionais semelhantes, podem ver o significado da dor de forma bastante diversa. Assim, dos dados coletados em seu estudo, ele concluiu que:

1. "Reações semelhantes à dor manifestadas por membros de diferentes grupos etnoculturais não necessariamente refletem atitudes semelhantes em relação à dor."
2. "Padrões reativos semelhantes em termos de suas manifestações podem ter diferentes funções e servir a diferentes propósitos em várias culturas."

### A dor no parto

As expectativas da dor no parto, e a forma como ela é manifestada e compreendida, também variam amplamente. Como descrito no Capítulo 6, em alguns grupos culturais, a dor do parto pode ser bem-vinda pelas mulheres, e não temida. Por exemplo, Van Hollen[19] descreve que em Tamil Nadu, no sul da Índia, muitas das mulheres em trabalho de parto nos hospitais públicos insistiam para que o seu trabalho de parto fosse induzido pelo uso de drogas como a ocitocina, ainda que isso aumentasse muito o nível de dor. Isso ocorria porque segundo elas a dor do parto aumentava o nível de *sakti* da mulher, o poder regenerativo espiritual feminino e o "princípio ativo da vida": quanto maior a dor suportada, maior o nível de *sakti* que a mulher poderia atingir. Essa abordagem é muito diferente da de muitas mulheres em países ocidentais, que apresentam uma atitude menos positiva em relação às dores do parto e que aceitam drogas analgésicas ou anestésicos durante o parto.

### *A dor na religião e na cura*

Em alguns grupos culturais e religiosos, os indivíduos com dor são encorajados a transformar sua dor privada em dor pública dentro de um contexto ritual de cura. Isso é observado em alguns rituais públicos de cura na África e na América Latina, descritos no Capítulo 4, mas também é verdadeiro para alguns grupos religiosos no Ocidente, nos quais, em uma situação ritual, a dor torna-se um meio de transformação pessoal e espiritual. Skultans,[20] por exemplo, descreve que as mulheres de uma igreja espiritualista galesa são encorajadas a compartilhar seus sintomas dolorosos umas com as outras e serem "possuídas" pela dor de um membro doente, ajudando assim a diminuir sua dor privada compartilhando-a entre elas mesmas. De modo semelhante, Csordas[21] descreve como um curador no movimento católico de renovação carismática nos Estados Unidos freqüentemente "incorpora" a dor de uma vítima como parte do ritual de diagnóstico e cura. Por exemplo, uma dor intensa no coração do curador significa que uma "cura do coração" está ocorrendo no paciente, enquanto o curador pode detectar uma cefaléia ou dor lombar em um suplicante "por meio da experiência de uma dor parecida durante o processo de cura". McGuire,[22] em seu estudo sobre cura ritual em subúrbios dos Estados Unidos, descreveu que algumas comunidades episcopais vêem a dor como um fenômeno positivo, um tipo de lição por meio da qual podem aprender mais sobre a vida e chegar mais perto de Deus. "Você pergunta ao Senhor o que deveria aprender com isso", disse uma mulher, enquanto outra comentava: "A dor e a doença não são o fim. Você não conheceria a bondade e a alegria se não tivesse experimentado a dor". Os membros de alguns grupos de meditação oriental também vêem a dor como uma lição ou uma mensagem potencialmente útil ao indivíduo. Como um praticante de ioga explicou: "A dor é a forma que o seu corpo tem de dizer 'Ei, algo está errado, faça alguma coisa sobre isso, não ignore a situação'. Ela pode ser um modo de modificar sua vida". Em um nível mais individual, a psicanalista McDougall[23] descreveu diversos casos de distúrbios psicossomáticos graves em que a experiência da dor ou de outros desconfortos pode desempenhar um papel psicológico importante na tranqüilização de certos pacientes, lembrando-os de sua identidade pessoal, dos limites de seu corpo ou mesmo de sua própria existência. Como ela expressa: "Um corpo que sofre também é um corpo que está vivo".

Causar dor intensa a si mesmo – especialmente sob a forma de autoflagelação ou "mortificação da carne" – tem uma longa história em vários grupos religiosos. Isso tem sido usado como um modo de comemorar um evento particular na história daquela religião ou de pagar pecados, apaziguar a divindade, atingir a transcendência, ou expressar o triunfo do espírito sobre a matéria, da alma sobre o corpo. Isso foi praticado durante a Idade Média por diversas ordens monásticas cristãs, bem como por alguns movimentos religiosos (conhecidos como "flagelantes"), sendo que algumas comunidades cristãs ainda o fazem hoje em dia. Em certas partes das Filipinas, durante a Semana Santa, alguns grupos praticam a autoflagelação como uma recriação ritual do flagelo de Jesus Cristo e, outras vezes, na Quinta-Feira Santa, os rituais de *penitência* são acompanhados por indivíduos se fazendo crucificar para comemorar a crucificação do próprio Cristo, embora essa prática seja desaprovada pela Igreja Católica. No Oriente Médio e em outros lugares, seguidores do ramo xiita do islamismo também praticam a autoflagelação em certas ocasiões religiosas, golpeando a parte superior das costas com correntes, muitas vezes com pequenas facas penduradas, especialmente nas procissões públicas que ocorrem no décimo dia do mês de *Moharram*, em comemoração ao martírio do Imã Husain na Batalha de Karbala, em 680 d.C. No festival anual de *Kataragama Esala,* no sudeste do Sri Lanka, alguns hindus e budistas caminham sobre brasas ou suspendem seus corpos com cordas fixadas à sua pele por ganchos como parte dos rituais expiatórios de penitência, ou para pagar uma promessa feita ao deus Si Skanda.

### A dor em ritos de passagem

Hsu[24] destaca que, em muitas sociedades, a inflição pública de dor aguda é parte de muitos de seus *ritos de passagem* (ver Capítulo 9) – os rituais em que os indivíduos adquirem uma nova identidade social – como a circuncisão de crianças ou jovens ou os rituais de iniciação dolorosos de tornar-se um guerreiro. A dor também é parte de muitas formas tradicionais de cura, como sangria, cauterização e acupuntura. A autora sugere que infligir dor aguda publicamente, em qualquer uma dessas situações, pode ter uma função *social*: fazer com que outras pessoas instantaneamente estejam conscientes daquela pessoa e de seu sofrimento e criar uma conexão emocional entre elas. A dor aguda pode romper as barreiras entre as pessoas, pois ela "tem não apenas uma função de sobrevivência biológica para o indivíduo, mas... também tem um potencial eminentemente social de reforçar um sentido de união entre os indivíduos e produzir um real parentesco social. Em outras palavras, a experiência sensorial da dor aguda é essencial para a construção da comunidade". Ela sugere, além disso, que, na acupuntura chinesa tradicional, onde infligir dor aguda com "agulhas" é central para o processo terapêutico, essas dores também têm outra função: causar "uma conexão social imediata sentida corporalmente entre o paciente e o agente de cura, a qual, de formas inespecíficas, pode ser terapêutica". Isso é muito diferente da abordagem da sociedade "medicalizada" moderna, em que todos os esforços são feitos para minimizar a dor a qualquer custo, quer seja em tratamentos médicos, cirurgias, partos ou doenças. Porém, enquanto as manifestações visíveis de dor aguda são cada vez mais incomuns na vida moderna, as síndromes mais "silenciosas" de dor crônica vêm aumentando continuamente (ver adiante).

Portanto como esses exemplos indicam, a dor, especialmente a aguda, nem sempre é vista como uma experiência fisiológica indesejada. Para algumas pessoas, ela também pode ser uma via para uma experiência religiosa, um meio de absolvição, um modo de obter um maior nível de autoconhecimento, uma forma de tratamento ou cura, ou o meio para atingir uma nova identidade social.

### A política da dor

Infligir conscientemente dor física em outra pessoa – sob a forma de *tortura* – tem sido uma característica de muitos sistemas políticos, organizações religiosas e regimes repressivos ao longo da história. Historicamente, isso tem sido usado tanto em épocas de guerra quanto em épocas de paz. Hoje em dia, apesar de vários acordos internacionais proibindo essa prática, como a *Convenção das Nações Unidas contra a Tortura* de 1985, ela ainda é realizada por países em muitas partes do mundo: às vezes abertamente, outras vezes clandestinamente. A tortura física com freqüência é acompanhada por várias formas de abuso psicológico, como isolamento social ou humilhação sexual, bem como por outras formas de sofrimento. Em sociedades repressivas, a tortura é mais comumente usada nos indivíduos acusados de vários crimes, bem como em prisioneiros de guerra, heréticos religiosos e dissidentes políticos, de modo a puni-los, extrair informações ou ambos. Porém, como Scarry[25] destaca, nessas sociedades, a tortura também desempenha um importante papel *político*, pois trata de tornar a experiência da dor "visível", de produzir um "espetáculo totalmente convincente de poder" para a vítima, para o torturador e para a sociedade em geral. Ao fazer a "dor privada" se tornar "dor pública" como resultado da tortura, mostra-se para todos os envolvidos o poder absoluto do estado sobre seus inimigos e sobre aqueles que possam desafiá-lo ou quebrar suas regras.

## A DOR CRÔNICA

Um tipo particular de dor, a dor crônica, apresenta problemas peculiares para as vítimas e para aqueles em torno delas. Como Brodwin[26] ressalta, a dor crônica é verdadeiramente um "distúrbio privado". Ao contrário da dor aguda, que começa subitamente e dura apenas pouco tempo, a "visibilidade" da dor crônica para as outras pessoas tende a desaparecer com o tempo, apesar do sofrimento continuado do indivíduo. "Mesmo quando ela começa com um acidente traumático ou uma doença grave, ela continua por muito tempo depois que esses eventos desapareceram da memória das pessoas". Muitas vezes, poucas indicações visuais, como um hematoma, um curativo, uma cicatriz ou uma tala gessada, permanecem para lembrar os familiares ou os amigos da dor e de como ela originalmente começou. Em suma, a dor crônica com freqüência é invisível. Brodwin[26] descreve que, nessa situação, os pacientes com dor crônica podem desenvolver modos de exibir sua dor privada em uma encenação pública para aqueles ao seu redor, a fim de obter ajuda e atenção. Dentro das famílias, particularmente, sua "retórica de dor" recorrente pode tornar-se uma parte integrante da dinâmica familiar. Ela também pode aplicar-se a relações com seus empregadores e colegas de trabalho, pois "essa retórica ajuda as vítimas da dor crônica a comunicar seus desejos e necessidades em relacionamentos sociais cruciais, especialmente quando o uso de outras linguagens não é sancionado". Porém, como Hsu[24] nota, a dor crônica, ao contrário da dor aguda, cujo efeito é imediato e visível para aqueles ao redor da vítima, freqüentemente "aliena a pessoa do ambiente", em vez de aumentar sua conexão com as outras pessoas. Ela não necessariamente reforça a coesão social entre os indivíduos – algumas vezes ocorre o contrário. Seja qual for o seu efeito profundo na vítima, ela "é irreal para os outros, enquanto é terrivelmente presente e abrangente para a vítima, e esta falta de empatia das outras pessoas para com a vítima aumenta a sua experiência de dor".

A dor crônica muitas vezes está intimamente ligada a problemas sociais e psicológicos. As tensões interpessoais, por exemplo, podem fazer com que alguém desenvolva dor crônica e vice-versa. Em muitas famílias e grupos culturais, a "encenação" da dor pode ser o único modo de sinalizar o sofrimento pessoal, qualquer que seja a sua causa. Este é um exemplo de somatização, o qual pode assumir muitas formas, de "dor em todo o corpo" a uma dor recorrente em um órgão ou parte específicos do corpo. Como Kleinman e colaboradores[27] definem, "a depressão e a ansiedade, as tensões familiares sérias, os relacionamentos de trabalho conflituosos todos conduzem ao início ou à exacerbação de condições de dor crônica e, por sua vez, podem ser piorados por ela". Assim, conforme descrito no Capítulo 10, a dor é uma das manifestações transculturais mais comuns da *depressão*, estando com freqüência ligada a uma variedade de outros sintomas somáticos.

Nas próximas décadas, o aumento da expectativa de vida em muitas partes do mundo provavelmente resultará em uma prevalência aumentada de doenças crônicas. Muitas delas, como a artrite e outras condições degenerativas, serão caracterizadas por uma grande quantidade de dor crônica, de modo que lidar com elas holisticamente constituirá um novo desafio para os profissionais de saúde.

## RESUMO

Em suma, ao avaliar o papel da cultura no comportamento de dor, é importante evitar o uso de estereótipos étnicos, sociais ou religiosos na compreensão de como e por que diferentes indivíduos respondem à dor. Embora os profissionais de saúde devam estar conscientes da influência cultural ao avaliar as pessoas com dor, cada caso deve sempre ser avaliado individualmente, evitando generalizações ou o uso de estereótipos para prever como uma determinada pessoa de uma dada origem responderá à dor. Assim, Kleinman e colaboradores[27] enfatizam a necessidade de se compreender e ter empatia com "as qualidades peculiares de uma dor em ferroada e latejante que afeta uma pessoa em particular – com uma história única, vivendo em determinada comunidade e em um dado período histórico e, acima de tudo, com medos, desejos e aspirações".

## REFERÊNCIAS-CHAVE

3 Engel, G. (1950). 'Psychogenic' pain and the pain prone patient. *Am. J. Med.* 26, 899-909.

4 Fabrega, H. and Tyma, S. (1976). Language and cultural influences in the description of pain. *Br. Med. J. Psychol.* 49, 349-71.

7 Zola, I.K. (1966). Culture and symptoms: an analysis of patients' presenting complaints. *Am. Sociol. Rev.* 31, 615-30.

19 van Hollen, C. (2003) Invoking *vali:* Painful technologies of modern birth in South India. *Med. Anthropol. Q.* 17(1), 49-77.

23 McDougall, J. (1989). *Theatres of the Body.* London: Free Association Press, pp. 140-161.

## LEITURA RECOMENDADA

Good, M.D., Brodwin, P.E., Good, B.J. and Kleinman, A. (eds) (1992). *Pain and Human Experience: an Anthropological Perspective.* Berkeley: University of California Press.

Morris, D.B. (1993) *The Culture of Pain.* Berkeley: University of California Press.

Pugh, J.F. (1991). The semantics of pain in Indian culture and medicine. *Culto Med. Psychiatry,* **15**, 19-43.

Scarry, E. (1985) *The Body in Pain.* Oxford: Oxford University Press.

Wolff, B. B. and Langley, S. (1977). Cultural factors and the responses to pain. In: *Culture, Disease, and Healing: Studies in Medical Anthropology* (Landy, D. ed.). London: Macmillan, pp. 313-19.

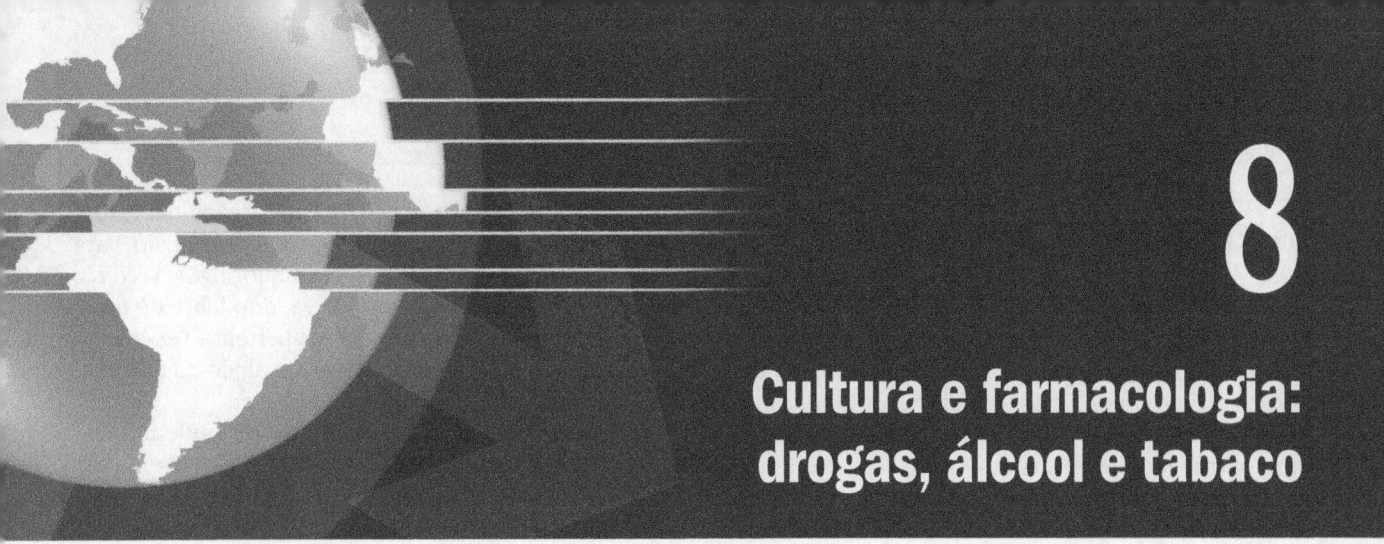

# 8
# Cultura e farmacologia: drogas, álcool e tabaco

Em muitos casos, o efeito de uma medicação ou de outras substâncias químicas sobre a fisiologia humana e sobre o estado emocional não depende unicamente de suas propriedades farmacológicas. Vários *outros* fatores, como personalidade, origem social ou cultural, podem aumentar ou reduzir esse efeito e são responsáveis pela ampla variabilidade na resposta das pessoas à medicação. Este capítulo examina algumas dessas influências *não*-farmacológicas, com relação aos placebos, às drogas psicotrópicas e narcóticas, ao álcool e ao tabaco.

## O "EFEITO TOTAL DA DROGA"

Claridge[1] destacou que o efeito de qualquer medicação em um indivíduo (o "efeito total da droga") depende de uma série de fatores, *além* de suas propriedades farmacológicas. Estes são:

1. Os atributos da *droga* em si (como o sabor, a forma, a cor, o nome).
2. Os atributos de quem *recebe* a droga (como a idade, a experiência, a escolaridade, a personalidade, a origem sociocultural).
3. Os atributos de *quem prescreve* ou fornece a droga (como a personalidade, a idade, a atitude, o *status* profissional ou o senso de autoridade).
4. O *ambiente* físico em que a droga é prescrita ou administrada – a "situação da droga" (como um consultório médico, uma enfermaria hospitalar, um laboratório ou uma ocasião social).

Para ampliar esse modelo ainda mais, o cenário físico da droga pode ser chamado de *microcontexto*, diferenciado daquilo que se poderia chamar de *macrocontexto*. Este é o meio social, cultural, político e econômico em que o uso da droga ocorre e que inclui:

- os valores morais e culturais associados a ela, que encorajam ou proíbem seu uso;
- a situação socioeconômica prevalecente, como os níveis de pobreza ou desemprego;
- o papel das forças econômicas na produção, na publicidade e na venda da droga;
- os grupos sociais em que o uso da droga de fato ocorre – como a família, o círculo de amigos, os membros de um culto de cura ou até uma subcultura de viciados em heroína.

Em cada caso de uso de drogas (independentemente do tipo de droga), os valores culturais e as realidades econômicas do macrocontexto vão sempre, de certa forma, se impor ao microcontexto. Por exemplo, esses valores e essas realidades podem ajudar a validar um determinado tipo ou aparência de droga, um modo específico de usá-la ou os atributos do indivíduo que a fornece (como um médico ou enfermeiro).

Assim, o modelo de Claridge, que em sua origem tratava principalmente das drogas ou placebos prescritos por médicos, pode ser estendido para incluir todas as formas de uso de drogas. Ele pode ser aplicado igualmente à análise dos efeitos placebo e nocebo e ao uso de drogas psicotrópicas ou pesadas, de drogas recreacionais como álcool e tabaco e das drogas alucinógenas usadas por certos grupos religiosos e culturais. Com base parcialmente no modelo de Claridge, a Figura 8.1 resume todas as influências *não*-farmacológicas sobre o uso de qualquer droga em particular, seja ela prescrita por um médico ou não.

Como o "efeito total da droga" depende da combinação dessas muitas influências em qualquer caso particular, pode haver uma ampla variação na forma como diferentes pessoas respondem à mesma droga ou medicação. Contudo no caso de drogas muito potentes, tais como certos venenos, o efeito é totalmente devido às suas ações farmacológicas.

## O EFEITO PLACEBO

O efeito placebo pode ser compreendido como o "efeito total da droga", mas *sem* a presença de uma droga. Muito se tem pesquisado sobre esse fenômeno nos últimos anos. Essas pesquisas, realizadas principalmente em cenários médicos, também esclareceram outros fenômenos, como a drogadição e a tolerância, o alcoolismo e os efeitos terapêuticos dos rituais de cura em muitas culturas. Na literatura médica, os placebos são muitas vezes vistos como meras substâncias farmacologicamente inertes, administradas como parte de um estudo duplo-cego para testar uma nova droga. Outros autores têm destacado que o efeito placebo é muito mais amplo. Wolf,[2] por exemplo, define o efeito placebo como qualquer efeito atribuível a uma pílula, a uma poção ou a um procedimento, mas não a suas propriedades específicas ou farmacodinâmicas". Para Shapiro[3], ele é "o efeito psicológico, fisiológico ou psicofisiológico de qualquer medicação ou procedimento dado com intenção terapêutica, que independe ou está minimamente relacionado aos efeitos farmacológicos da medicação, ou aos efeitos específicos do procedimento e que opera por meio de um mecanismo psicológico". Assim, é a *crença* dos que recebem (e/ou administram) um placebo ou um procedimento na *eficácia* desse placebo ou procedimento o que pode produzir efeitos psicológicos e fisiológicos.

Em uma revisão de literatura de 1975, Benson e Epstein[4] observaram que os placebos podem afetar praticamente qualquer sistema de órgãos no corpo. Há relatos de que os placebos fornecem alívio para uma variedade de condições, incluindo *angina pectoris*, artrite reumatóide e degenerativa, dor, febre do feno, cefaléia, tosse, úlcera péptica e hipertensão essencial. Seus efeitos psicológicos incluem o alívio da ansiedade, da depressão e até da esquizofrenia.

Outros estudos indicam que, dependendo das expectativas das pessoas, os placebos podem até causar efeitos colaterais (como sonolência)[5] – cerca de um quarto das pessoas que tomam placebos relatam esses efeitos adversos[6] – ou mesmo dependência psicológica.[5] Ambos os fenômenos são exemplos do efeito *nocebo*; isto é, os efeitos negativos de crenças e expectativas sobre a saúde (ver Capítulo 11). Hahn[7] ressalta que "as crenças podem nos fazer ficar tanto doentes quanto saudáveis". Em sua revisão abrangente do assunto, ele cita vários estudos que mostram que as expectativas negativas de um paciente sobre um determinado tratamento médico ou procedimento podem afetar seriamente muitos aspectos de sua saúde mental e física. Barsky e colaboradores[6] também destacam que esses "efeitos colaterais inespecíficos" do tratamento médico podem aumentar o sofrimento das pessoas, aumentar a carga de sua doença e elevar os custos de seus cuidados médicos.

Embora o poder do efeito placebo tenha sido amplamente relatado, o seu mecanismo exato ainda não é claramente compreendido. Também não compreendemos de fato como a crença em um agente de cura, e em seu tratamento, pode, em si, curar. Algumas tentativas, porém, têm sido feitas para explicar um fenômeno particular – a analgesia placebo – sob uma perspectiva científica. Em um estudo realizado por Levine e colaboradores,[8] a dor odontológica pós-operatória foi aliviada por placebos, mas este efeito desapareceu quando os pacientes receberam naloxona. Levantou-se a hipótese de que a analgesia placebo tivesse sido mediada por opióides endógenos, ou endorfinas, cujo efeito teria sido contrabalançado pela naloxona. Outros efeitos fisiológicos dos placebos ainda estão sendo investigados.

Para que o efeito placebo ocorra, uma certa atmosfera ou situação é necessária. Os placebos, quer sejam medicamentos ou procedimentos, geralmente são *ligados à cultura* ou, por sua vez, *ligados ao contexto*; isto é, eles são administrados dentro de um contexto específico social e cultural, que valida tanto o placebo quanto a pessoa que o administra. Assim, os placebos que agem em um grupo cultural ou contexto podem não ter efeito algum em outro.

De acordo com Adler e Hammett,[9] o efeito placebo é um componente essencial em *todas* as formas de cura e, sob uma perspectiva mais ampla, é um componente importante da vida diária. Segundo eles,

**Figura 8.1** O "efeito total da droga".

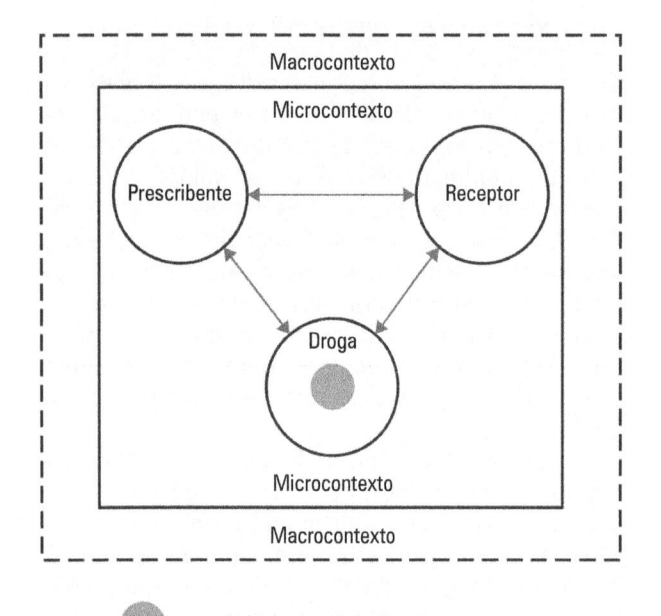

● = Efeito farmacológico da droga

todas as formas de terapia, nas diversas culturas têm duas características:

1. A participação de todos os integrantes (paciente, agente de cura, espectadores) em um sistema cognitivo compartilhado.
2. A possibilidade de relacionamento com uma figura parental culturalmente sancionada (o agente de cura).

O sistema cognitivo compartilhado refere-se à visão de mundo cultural do grupo: como seus membros percebem, interpretam e compreendem a realidade, especialmente a ocorrência de má saúde e outros infortúnios.

Em algumas sociedades, essa visão de mundo é racionalista; em outras, ela é mais religiosa ou mística. Em cada caso, a perspectiva sobre a má saúde é parte de sua visão mais ampla de como o mundo opera ou como as coisas "funcionam juntas". Essa visão de mundo "permite que o homem se localize espacial e historicamente" e "fornece uma estrutura conceitual e perceptual cujos limites poucos homens ousam transgredir, mesmo na imaginação". Esse sistema cognitivo, compartilhado com outros membros de uma cultura ou sociedade, torna o caos da vida (e da má saúde) compreensível e oferece uma sensação de segurança e *significado* à vida das pessoas.

O outro componente do efeito placebo é a dependência emocional dos membros da sociedade com relação às pessoas proeminentes, especialmente seus *agentes de cura*. Qualquer que seja sua forma, sagrada ou secular, esses agentes de cura ocupam um nicho social de respeito, reverência e influência comparável ao papel dos pais. A potência terapêutica dessa relação provavelmente resulta de "uma reativação dos sentimentos de confiança básica inerentes a díade original mãe-filho". Na visão de Adler e Hammett,[9] esses dois aspectos "são os componentes necessários e suficientes do efeito placebo"; o que as pessoas obtêm de um placebo pode ser o que elas precisam na vida – uma sensação de sentido e segurança oriunda do vínculo a um grupo com uma visão de mundo compartilhada e de uma relação com uma figura de autoridade cuidadora, do tipo parental. Ambos os aspectos também são parte dos rituais de cura ocidentais, como a consulta médico-paciente, e da maioria das formas de cura simbólica (ver Capítulo 10).

Todas as medicações prescritas nessa situação especializada provavelmente terão algum efeito placebo. Na visão de Joyce,[10] existe um elemento placebo ou simbólico em *todas* as drogas prescritas pelos médicos, quer sejam farmacologicamente ativas ou não. Em 1969, ele estimou que quase uma em cada cinco de todas as prescrições feitas por médicos de família no Reino Unido eram feitas por causa de suas funções placebo ou simbólicas, e que havia no mínimo 500.000 pessoas nesse país por ano que eram pacientes "dependentes de símbolos". Em sua visão, qualquer droga dada por mais de dois anos tem um grande componente simbólico para o indivíduo que a toma. Qualquer droga prescrita por um médico pode ser vista como um símbolo "multivocal", tendo uma variedade de significados para o paciente individual. Alguns deles são discutidos adiante, na seção sobre dependência de drogas.

## A droga

O efeito placebo da droga em si foi estudado por diversos pesquisadores. Por exemplo, Schapira e colaboradores[11] estudaram o efeito da *cor* das drogas usadas para tratar a ansiedade em 48 pacientes em um departamento psiquiátrico ambulatorial. Constatou-se que os sintomas de ansiedade e de fobia pareciam responder melhor aos comprimidos verdes, enquanto os sintomas depressivos respondiam melhor aos amarelos. Os comprimidos amarelos eram os menos preferidos pelos pacientes para o alívio de sua ansiedade. Os autores concluíram que "não se pode ignorar nenhum fator auxiliar que possa melhorar a resposta dos pacientes ao tratamento medicamentoso". Em 1996, uma revisão feita por de Craen e colaboradores[12] de 12 estudos publicados sobre a influência percebida da cor de uma droga em sua efetividade também constatou que os comprimidos verdes ou azuis tinham um efeito mais sedativo, e que os vermelhos, laranja ou amarelos eram melhores como drogas estimulantes. Um dos estudos que eles citaram verificou que as cápsulas pareciam mais efetivas em tratar a ansiedade do que os comprimidos, embora as razões para isso não fossem claras. Outro estudo, por Branthwaite e Cooper,[13] concentrou-se na influência do *nome comercial* do comprimido. Eles descobriram que os comprimidos analgésicos autoprescritos usados para cefaléias variavam em sua efetividade, dependendo de o analgésico ser uma marca comercial bem conhecida e amplamente comercializada. Os pacientes achavam esses analgésicos de marca muito mais efetivos para o alívio da cefaléia do que as formas sem marca da mesma droga. O nome comercial da droga pode ser visto como tendo um aspecto simbólico para aqueles que a usam, representando uma droga com uma reputação geral de eficiência ao longo de muitos anos. Outro exemplo da potência das drogas de marca aos olhos de seus usuários foi mostrado por Jefferys e colaboradores[14] em seu estudo de 1960 sobre automedicação em um asilo inglês para a classe operária. As aspirinas eram amplamente usadas para uma variedade de queixas, incluindo insônia, ansiedade e "nervos". No estudo deste autor,[15] em 1981, sobre um grupo de usuários a longo prazo de drogas psicotrópicas em Londres, 36% disseram que usariam um analgésico de marca comercial (como Aspro, Panadol ou Veganin*) para o alívio da insônia ou da ansiedade se o seu psicotrópico saísse de circulação ou estivesse em falta no mercado. A cor e o nome não são as únicas características de uma droga que podem influenciar seus efeitos: o tamanho, o sabor, a textura, a forma e a aparência geral também devem ser considerados. Isso se aplica tanto para café, chá, álcool, cigarros e "drogas pesadas" quanto para os medicamentos convencionais.

### O receptor

As características do *paciente* que recebe a droga também podem influenciar a resposta ao placebo. Entre elas estão, como Claridge[16] menciona, a "atitude do paciente com relação às drogas e seu conhecimento sobre elas, [e] o que lhe foi dito sobre a droga específica que está tomando". Também é relevante saber se o paciente e a pessoa que prescreve a droga compartilham do mesmo sistema cognitivo, assim como são relevantes certos traços de sua personalidade. Várias tentativas têm sido feitas para definir um "tipo placebo" de personalidade, o qual seria mais predisposto a mostrar essa resposta. Entre as características mencionadas estão ansiedade excessiva, dependência emocional, imaturidade, relacionamentos pessoais ruins e baixa auto-estima. Como Adler e Hammett[9] observaram, antes, o placebo pode suprir parte do que está faltando em suas vidas: um sentido de significado, segurança, pertencimento e uma relação de cuidado com um fornecedor de prescrição "parental". Deve-se notar, porém, que todas as pessoas doentes exibem algumas dessas características em maior ou menor grau, especialmente na presença de doença grave. Esse sentido de ansiedade, vulnerabilidade e dependência pode aumentar o efeito placebo em um ritual de cura.

### O prescritor e o contexto

As características do *prescritor* ou agente de cura são cruciais para o efeito placebo, especialmente se o seu papel de cura é validado por sua sociedade. Essa validação provavelmente é manifestada pelo uso de certos símbolos rituais, como jaleco branco, estetoscópio ou bloco de prescrição. Ao manipular esses símbolos potentes em um *contexto* de cura, aquele que prescreve está expressando e reafirmando certos valores básicos da sociedade e fortalecendo um sentimento de segurança e continuidade do qual depende o efeito placebo (ver Capítulo 9). Sua idade, aparência, roupas, modo e ar de autoridade também são relevantes aqui, como são suas próprias crenças e expectativas acerca da droga ou do procedimento. Como Claridge destaca, a autoridade de quem prescreve também pode ser usada para manipular *como* as pessoas respondem a uma droga particular: "Manipular deliberadamente os motivos ou expectativas de um indivíduo é um modo... pelo qual os efeitos da droga podem ser aumentados, diminuídos ou revertidos".[17]

A afinidade, a confiança mútua e a compreensão entre quem prescreve e o paciente também contribuem para o efeito placebo. Para que esse efeito seja maximizado, deve haver congruência entre a abordagem médica à terapia e as atitudes do paciente em relação à doença e às expectativas do tratamento. Essa atmosfera de prescrição é complementada pelo ambiente social (o "microcontexto") em que o uso da medicação ocorre. A percepção do paciente acerca do comportamento de outras pessoas com as quais está interagindo pode afetar sua resposta a uma droga. Esse tipo de resposta é visto mais claramente nos rituais públicos de cura de algumas sociedades não-ocidentais de pequena escala, nas quais o paciente é circundado por uma multidão de amigos e parentes, que compartilham as expectativas sobre a eficácia do tratamento. Porém, mesmo em uma situação ocidental, a experiência e a expectativa da família e dos amigos do paciente sobre uma droga em particular (ou um médico, ou tratamento) podem influenciar o grau de resposta ao placebo.

O efeito placebo também é intrínseco ao efeito das drogas recreacionais, como o tabaco, o álcool ou as drogas pesadas. Nessas situações, os atributos de quem prescreve – quer seja um garçom, atendente de bar ou traficante – provavelmente também contribuem para o efeito total da droga, assim como a atmosfera em que o consumo ocorre, seja em um restaurante, café, bar, *pub* ou ponto de encontro de viciados.

## RESUMO

O efeito placebo pode ser visto tanto no caso de preparados farmacologicamente inativos *quanto* ativos, embora os seus efeitos sejam mais vividamente descritos com os primeiros. Ele também é uma carac-

---

* N. de R.T. Respectivamente, nomes comerciais de ácido acetil salicílico, paracetamol e uma associação de ácido acetil salicílico, codeína e paracetamol.

terística dos estudos duplo-cegos para testar drogas novas, em que cerca de um terço da amostra geralmente responde a um placebo. É costume de alguns médicos, treinados para examinar somente dados fisiológicos e explicar as razões de todas as alterações físicas, menosprezar esse fenômeno considerando-o somente "o efeito placebo" (e, portanto, não um remédio *real*). Isso se contrapõe marcadamente à prática da maioria dos curandeiros populares em países não-industrializados (e de muitos agentes de cura alternativos e complementares no Ocidente), que vêem o efeito placebo como um aliado, e não um inimigo, em qualquer tratamento bem-sucedido. Em vez de concentrar-se somente na patologia e ver o paciente apenas como um receptor passivo do tratamento, eles lutam para trabalhar dentro do sistema de crenças do paciente, criando uma aliança terapêutica com ele, que passa a ser visto como um agente ativo no tratamento de sua própria condição. Kienle e Kienle[18] sugerem, assim, que o efeito placebo pode ser devido principalmente aos *poderes de autocura do próprio paciente*, que de algum modo foram influenciados (e estimulados) por uma variedade de fatores inespecíficos, como o "contexto situacional" e a "atitude interna" do médico ou curador/agente de cura. Isso também pode se aplicar ao processo de "cura simbólica", descrito no Capítulo 10.

Qualquer que seja o mecanismo exato do efeito placebo, deve-se sempre notar que os efeitos terapêuticos da crença, as expectativas e uma boa relação agente de cura-paciente têm sido usados pelos agentes de cura em toda as culturas, em todas as partes do mundo e ao longo de toda a história da humanidade.

O efeito placebo depende das crenças e das expectativas dos médicos, bem como daquelas dos pacientes. Isso foi ilustrado no estudo de caso a seguir.

### Estudo de caso:

**Efeito placebo na *angina pectoris***

Benson e McCallie,[19] em 1979, revisaram a efetividade de vários tipos de terapia para a *angina pectoris*. Vários tratamentos foram experimentados para serem abandonados em seguida. Estes incluíam extratos de músculo cardíaco, vários hormônios, irradiação, anticoagulantes, inibidores da monoaminoxidase, tireoidectomias, iodo radioativo, simpatectomias e muitos outros. Quando cada um desses tratamentos foi apresentado, seus proponentes (ou "entusiastas") haviam relatado sucessos notáveis em seus teste iniciais. A maioria desses estudos não-cegos ou cegos simples não foi capaz de controlar o forte efeito placebo evocado pelas expectativas de sucesso dos investigadores. Posteriormente, quando testes mais controlados foram feitos por "céticos" (investigadores mais descrentes que operam sob circunstâncias que minimizam o efeito placebo), a terapia não foi melhor do que placebos-controle inertes. Quantitativamente, houve um padrão consistente de 70 a 90% de sucesso relatado inicialmente pelos entusiastas, que foi reduzido nos testes dos céticos para 30 a 40% de efetividade placebo basal. Esses 30%, como já mencionado, são a proporção usual de tipos placebo em um grupo, ou o grau de efeito placebo de qualquer droga ou procedimento.

Benson e McCallie analisaram os resultados de cinco tratamentos prévios para *angina pectoris*, "considerados atualmente como não tendo nenhuma eficácia fisiológica específica, embora, antes, todos tenham sido considerados efetivos e usados extensivamente". Estes incluíam xantinas, quelina, vitamina E, ligação da artéria mamária interna e implante dessa artéria. A vitamina E, por exemplo, foi introduzida como uma terapia para a angina em 1946. Os relatos entusiastas iniciais notaram que 90% de 84 pacientes beneficiaram-se de diversos meses de tratamento com ela. Com o passar dos anos, foram realizados diversos outros estudos que encontraram um nível gradualmente menor de efetividade. Na década de 1970, estudos controlados mostraram que ela não era melhor do que comprimidos de placebo. Isto é, "a discrepância entre os resultados dos defensores e dos céticos pode ser atribuída, em parte, ao grau maior de efeito placebo evocado pelos entusiastas". Mais de 80% dos pacientes inicialmente relataram melhora subjetiva dos sintomas com qualquer um dos cinco tratamentos. Também houve melhoras objetivas, como tolerância aumentada ao exercício, uso reduzido de nitroglicerina e melhores resultados eletrocardiográficos. Em alguns casos, essas melhoras mantiveram-se por até um ano.

Os autores ressaltam que "o efeito placebo, tende a persistir enquanto o contexto psicológico em que ele foi evocado permanecer inalterado. As crenças do paciente e do médico acerca da eficácia da terapia e uma relação médico-paciente continuamente forte devem manter os efeitos por longos períodos". Isso pode ocorrer mesmo na presença de doença arterial coronariana angiograficamente verificada. Eles também destacam que a história dos tratamentos para angina demonstra que o advento de um "novo" procedimento pode reduzir a efetividade de um antigo e que a expectativa de resultados melhores transfere o efeito placebo para o novo procedimento. Em conclusão, eles citam uma frase de Trousseau: "Você deve tratar o máximo possível de pacientes com as novas drogas enquanto elas ainda têm o poder de curar".

## DEPENDÊNCIA DE DROGAS E DROGADIÇÃO

### Dependência de drogas

A *dependência psicológica* de drogas foi definida por Lader[20] como "A necessidade que o paciente sente dos efeitos psicológicos de uma droga. Essa necessidade pode ser de dois tipos. O paciente pode desejar os sintomas ou as alterações no humor induzidos pela droga – uma sensação de euforia ou redução da tensão, por exemplo. Ou o paciente pode usar a droga para afastar os sintomas de abstinência".

Os fatores de personalidade e socioculturais são tão importantes quanto a farmacologia da droga usada tanto na dependência psicológica como na adicção física. Em alguns casos, a farmacologia pode ser irrelevante, como em casos de dependência psicológica de um placebo ou de uso prolongado de uma droga que já não tem mais nenhum efeito físico significativo. Para compreender esses fenômenos, os contextos sociais e culturais em que as drogas são prescritas, administradas ou tomadas – todos os quais contribuem para o efeito total da droga – devem ser levados em conta.

Alguns desses fatores foram examinados, no caso de drogas psicotrópicas como os tranqüilizantes e as pílulas para dormir, especialmente os benzodiazepínicos. Desde o início da década de 1960, essas drogas compuseram o maior grupo isolado de drogas prescritas anualmente no mundo ocidental. No Reino Unido, de 1965 a 1970, as prescrições de tranqüilizantes benzodiazepínicos aumentaram 59%, e de hipnóticos não-barbitúricos, 145%.[21] Em 1972, 45,3 milhões de prescrições para psicotrópicos foram emitidas por médicos de família do National Health Service (NHS) somente na Inglaterra (17,7% do número total de prescrições).[22] Nos Estados Unidos, na década de 1970, os psicotrópicos benzodiazepínicos eram as drogas mais comumente prescritas[23] e, em 1973, estimou-se que as prescrições de uma delas, o diazepam (Valium), estavam aumentando em uma taxa de 7 milhões por ano.[24] Nos últimos anos, porém, os números dessas drogas prescritas começaram a cair e as prescrições dos tipos mais novos de psicotrópicos, tais como antidepressivos como o Prozac (fluoxetina), aumentaram muito. Desde 1987, ano em que foi lançado o Prozac, a popularidade dessa droga subiu em todo o mundo industrializado. Em 1990, o Prozac era a droga mais comumente prescrita por psiquiatras nos Estados Unidos e, em 1994, a segunda droga mais comumente prescrita no mundo, depois do Zantac (ranitidina).[25]

Muitas drogas psicotrópicas são dadas por prescrições repetidas regulares ou em forma de "refil", sendo usadas por muitos anos. No estudo de Parish[26] em Birmingham, em 1971, 14,9% da amostra de pacientes havia tomado psicotrópicos (benzodiazepínicos) regularmente por um ano ou mais, e 4,9% por cinco anos ou mais. Contudo, em 1981, Williams,[27] do Instituto de Psiquiatria de Londres, citou estudos mostrando que a maioria dos hipnóticos perde suas "propriedades de indução do sono" dentro de 3 a 14 dias de uso contínuo pelo paciente e que há poucas evidências convincentes de que os benzodiazepínicos sejam efetivos no tratamento da ansiedade após quatro meses de tratamento contínuo. Assim, parece que muitas pessoas estão tomando drogas psicotrópicas por outras razões que não os seus efeitos farmacológicos. O *significado* simbólico da droga para o indivíduo que a toma é um componente importante do fenômeno da dependência psicológica.

Tanto as drogas psicotrópicas como as prescrições para elas podem ser vistas como símbolos rituais "multivocais" (ver Capítulo 9), cujo poder é conferido no ritual da prescrição e que significam muitas coisas diferentes para o paciente e para aqueles que o cercam. Ostensivamente, uma droga tem um efeito físico particular (sua "função manifesta"), mas ela pode ter outras dimensões de significado ("funções latentes") para aqueles que a ingerem. Ela pode simbolizar, por exemplo, que a pessoa está doente; que todos os fracassos pessoais são causados por essa doença (ou pelos efeitos colaterais da droga); que ela merece a compreensão e a atenção da família e dos amigos; que o médico – uma figura de cura poderosa e respeitada – ainda está interessado nela; e que a ciência moderna (que produziu a droga) é poderosa, confiável e eficiente. Smith,[28] ao revisar a literatura sobre este assunto, lista 27 dessas funções latentes, bem como mais sete funções manifestas. Talvez o aspecto mais importante é que a droga carrega consigo alguns dos atributos de cura do médico que a prescreveu.

### Valores sociais e expectativas

O uso de drogas psicotrópicas está inserido em uma matriz de valores *sociais* e expectativas – uma parte crucial do "macrocontexto". Nessa situação, a droga pode ser usada para melhorar os relacionamentos sociais ao fazer com que o comportamento de alguém (e suas emoções) passe a estar em conformidade com um modelo idealizado do comportamento "normal". No estudo deste autor[15] de 50 usuários antigos de psicotrópicos em 1981, por exemplo, as drogas freqüentemente eram usadas por seu suposto efeito sobre os relacionamentos com os outros. Com a droga, o paciente era "normal", autocontrolado, uma pessoa de fácil convivência, atencioso, que não se queixava, sociável e assertivo. Sem ela, ocorreria o oposto, com efeitos danosos sobre os seus relacionamentos. Sem a droga, "eu ficaria nervoso, impaciente com outras pessoas", "eu seria desagradável, ficaria agitado, difícil de agüentar", "eu não ia querer ver as pessoas", "eu não poderia ajudar aqueles que amo".

Em um estudo na Addiction Research Foundation em Toronto, realizado por Cooperstock e Lennard[29] em 1979, os achados foram parecidos. Os tranqüilizantes eram tomados como um "auxílio na manutenção de um papel de atenção e cuidado", especialmente por mulheres em conflitos do seu papel no trabalho e no lar. Os homens viam os tranqüilizantes particularmente "como um modo de controlar os sintomas somáticos, de forma a realizar seu papel ocupacional". Em ambos os estudos, as drogas psicotrópicas eram vistas como um meio (tanto farmacológico quanto simbólico) de atender as expectativas sociais, quer no trabalho ou dentro da família. Essas expectativas incluem a visão cultural do que constitui o comportamento "normal" e aceitável e como este deve ser obtido. Diversos autores destacaram que, na sociedade industrializada ocidental, há apoio social difundido para aquilo que Pellegrino[30] denomina "adaptação química" – isto é, o uso regular de medicamentos (incluindo álcool, tabaco e psicotrópicos) para melhorar o estado emocional e os relacionamentos sociais e ajudar alguém a se enquadrar às normas da sociedade. Warburton[31] chamou esse fenômeno de "a estrada química para o sucesso".

A aceitação social do uso de drogas psicotrópicas como uma parte normal da vida pode reduzir o estigma da dependência psicológica das mesmas. No estudo deste autor,[15] em 1981, por exemplo, 72% da amostra conheciam outra pessoa que tomava a mesma droga, sendo que, para 88%, o fato de que eles próprios tomavam um psicotrópico era de conhecimento de outras pessoas. Somente 18% relatavam desaprovação por parte dos outros, 10% relatavam aprovação e 29% diziam que as pessoas que sabiam que eles usavam a droga não se importavam com isso. Nessa amostra, ao menos, a ingestão de drogas psicotrópicas ocorria abertamente e na ausência de qualquer grande desaprovação moral. Esse clima de aceitação torna possível "modas" no uso de drogas e facilita a troca de drogas entre as pessoas. No estudo de Warburton,[31] em Reading, Reino Unido, em 1978, 68% dos adultos jovens entrevistados admitiram receber psicotrópicos de amigos ou parentes.

Essa "normalização" das drogas, como parte do macrocontexto da cultura ocidental, é ilustrada pelas crenças leigas sobre o que é e o que não é "uma droga". No estudo de Jones,[32] por exemplo, enquanto 80% dos pacientes entrevistados concordaram que a heroína era "uma droga", somente 50% classificaram a morfina, os soníferos e os tranqüilizantes como tal, enquanto somente um terço considerou a aspirina uma droga. Enquanto 84% dos pacientes no estudo deste autor[15] viam os psicotrópicos como "drogas", eles se preocuparam em destacar que elas *não* eram drogas poderosas ou "pesadas" – isto é, elas não eram uma coisa sobre a qual tinham pouco controle e que interferia com sua consciência: "É só um calmante, para ajudar. Eu posso parar de tomar quando quiser", e "É fraca, doce. É diferente. É mais fraca" (do que outras drogas).

Os valores sociais que apóiam essa normalização podem ser parcialmente *aprendidos* com os médicos, que por sua vez podem ser influenciados pelos colegas e pela publicidade da indústria farmacêutica, em jornais, revistas e programas de televisão, bem como na internet. Parish[26] sugeriu que, ao prescrever essas drogas para problemas pessoais, os médicos estão comunicando um modelo de como lidar com esses problemas, não pelo enfrentamento deles, mas mediante o uso de uma droga. O aspecto das prescrições repetidas também pode ser interpretado pelos pacientes como uma aprovação tácita da dependência psicológica. A experiência das pessoas de tomar psicotrópicos com sanção médica pode ter efeitos cumulativos. Como Joyce destacou, "As pessoas que têm uma evolução favorável do tratamento com drogas mais provavelmente também experimentarão uma evolução desse tipo em ocasiões subseqüentes", o que pode construir as fundações de uma dependência futura. Na visão de Tyrer,[33] essa dependência dos psicotrópicos é mais provável se a droga é prescrita em um regime fixo de dose (onde ela se torna um ponto fixo em torno do qual o dia é organizado) e por um longo período de tempo.

### A "estrada química para o sucesso"

De modo geral, a aceitação difundida na sociedade industrializada ocidental da "estrada química para o sucesso" e o uso crescente de "reconfortantes químicos" (legais ou ilegais) significa que, na sociedade ocidental, a fórmula cultural para o "sucesso" se tornou:

Indivíduo + Substância química = Sucesso

em que o "sucesso" pode ser definido em termos mentais, físicos, sociais, sexuais ou econômicos. Os "reconfortantes químicos" usados variam de vitaminas, nutracêuticos, chá, café, tabaco e tranqüilizantes até álcool, maconha, cocaína, heroína, dietilamida de ácido lisérgico (LSD) e as novas "drogas de grife" como o *ecstasy*. Essa fórmula e a busca do "sucesso" podem ser cada vez mais aplicadas a muitos aspectos diferentes da vida moderna. Estes incluem vida pessoal, relacionamentos, casamento, atividades de trabalho, objetivos de lazer e mesmo o esporte, onde o uso de esteróides anabólicos como "drogas para melhorar o desempenho" está tornando-se mais comum em competições internacionais.[34] Cada vez mais, a definição de "sucesso" também parece incluir agora a ausência de qualquer ansiedade, preocupação, culpa, raiva e luto – emoções que eram consideradas uma parte normal da vida humana em todas as gerações passadas.

## O papel da indústria farmacêutica

Uma parte desse fenômeno é o poder crescente da prescrição médica, um componente-chave da "medicalização da vida diária" (ver Capítulos 6, 9 e 10) e que, por sua vez, está gerando lucros consideráveis para a indústria farmacêutica (em inglês, freqüentemente conhecida como *pharma*). Assim, um relato de 2004[35] estimou que mais de 44% de todos os norte-americanos estavam tomando no mínimo uma droga sob prescrição, e 16,5% tomavam no mínimo três. Essas taxas haviam sido de 39% e 12% no período de 1988 a 1994. Nos Estados Unidos, as drogas sob prescrição compunham cerca de um décimo dos gastos médicos totais em 2004, eram o item de gastos com crescimento mais rápido, e o gasto com drogas havia subido no mínimo 15% *ao ano* desde 1998. Muitas dessas drogas prescritas são essenciais à saúde, é claro, mas a questão permanece: quantas delas são prescritas desnecessariamente, como parte do processo crescente de "medicalização"?

Isso levanta outra questão, com muitas implicações éticas: que papel a indústria farmacêutica em si desempenha nesse processo? Elliott,[36] por exemplo, criticou o papel da indústria no financiamento da pesquisa médica e dos programas de educação médica que apresentam seus produtos sob uma luz favorável. Algumas vezes, acadêmicos são procurados para emprestar seus nomes para artigos escritos por *"ghost-writers"*, que fornecem uma visão positiva de uma droga particular e que são então publicados em periódicos científicos. Outras vezes os médicos podem ganhar presentes caros, doações generosas e viagens e conferências luxuosas como um incentivo para prescrever suas drogas. Como Elliott afirma: "quando a pesquisa é financiada pela *pharma*, ela tende a favorecer a *pharma*" e "quando os médicos recebem presentes e têm despesas pagas pela *pharma*, têm uma probabilidade muito maior de prescrever as drogas produzidas pela companhia que lhes deu o presente".[36] Assim, esse processo pode desempenhar um papel, mesmo indiretamente, na importância crescente dos medicamentos – quer prescritos ou não-prescritos – na vida moderna e na promoção da "estrada química para o sucesso".

## Drogadição

Na *dependência física*, ou *adicção*, os fatores sociais e culturais também podem desempenhar um papel importante. Claridge[37] destacou que a distinção entre a dependência psicológica e a dependência física pode ser mais teórica do que real: "A adicção medicamente reconhecida é somente a extremidade patológica de um contínuo de consumo de droga, que envolve todos nós. Mesmo o mais correto dos cidadãos tem seus reconfortantes químicos, a maioria dos quais são psicologicamente inofensivos quando tomados em pequenas quantidades". Esses "reconfortantes químicos" incluem chá, café, tabaco, drogas psicotrópicas e, é claro, álcool. As culturas diferem quanto ao reconfortante particular que é mais comumente usado e sob que circunstâncias, e costuma haver regras tácitas que controlam o seu uso. Historicamente, além disso, tem havido muitas mudanças nas formas com que os diferentes reconfortantes químicos têm sido vistos; diversos deles considerados perigosos, aditivos ou imorais em um século eram considerados inofensivos em outro. Na Europa, por exemplo, o chocolate, o chá, o café e o rapé foram todos vistos com horror moral em uma ocasião ou outra.[38] "Entre os muitos distúrbios que a intemperança da humanidade introduziu e que encurtam a vida, um dos maiores, eu creio, é o uso do chocolate", escreveu G. B. Felici, de Florença, em 1728.[39] "No caso dos espanhóis e todas as outras nações que vão às Índias, assim que se acostumam ao chocolate, seu consumo torna-se um vício tão grande que somente com dificuldade eles podem deixar de bebê-lo todas as manhãs", escreveu o explorador Franceso Carletti, em 1701.[39] Argumentava-se que o que isentou o chocolate, o café e o chá da definição de substâncias aditivas nas sociedades industriais modernas não é o fato de que eles sejam completamente inofensivos, mas sim que – ao contrário das drogas "pesadas" – eles não impedem seus usuários de trabalhar.[39]

## Subculturas de adictos

No caso das drogas "pesadas", como heroína ou morfina, a matriz sociocultural em que ocorre o uso de drogas também tem suas regras tácitas e sanções. Os adictos freqüentemente formam uma *subcultura marginal*, com sua própria visão de mundo.[40] Essas subculturas podem desempenhar um papel importante na disseminação de certas doenças, como a hepatite. Recentemente, tem havido pesquisas crescentes sobre o papel do uso compartilhado de agulhas entre os usuários de drogas intravenosas na disseminação da síndrome da imunodeficiência adquirida (AIDS). Em Edimburgo, Reino Unido, por exemplo, estimou-se em 1988 que cerca de 60% dos usuários de drogas injetáveis na cidade eram positivos para o vírus da imunodeficiência humana (HIV),[41] enquanto um estudo na Espanha,[42] em 1994, também relacionou a disseminação da AIDS com os números crescentes de usuários de drogas intravenosas no país.

O grau de integração dos indivíduos drogaditos nessa subcultura pode determinar se eles são capazes de desistir das drogas pesadas ou não. Se, por qualquer razão, a subcultura é desmantelada, os adictos podem então superar sua adicção física com uma facilidade inesperada. Por exemplo, em 1971, Robins e colaboradores[43] conduziram um estudo de acompanhamento do uso de drogas por veteranos dos Estados Unidos que retornaram do Vietnã. Eles estudaram 943 homens que haviam retornado do Vietnã 8 a 12 meses após sua volta. Quatrocentos e noventa e cinco destes haviam sido testados como positivos nos exames urinários para opióides no momento em que partiram do Vietnã, e três quartos deles achavam que haviam se tornado viciados em narcóticos enquanto estavam lá. Nos 8 a 12 meses após seu retorno, um terço havia tido mais experiências com opióides, mas somente 7% do grupo mostraram sinais de dependência física. Quase ninguém do grupo com exame de urina positivo expressou um desejo de tratamento ou programas de reabilitação da adicção. Como Robins e colaboradores destacaram, esse resultado é surpreendente "em vista da crença comum de que a dependência de narcóticos é facilmente adquirida e virtualmente impossível de ser abandonada, [no entanto] a maioria dos homens que fizeram uso pesado de narcóticos no Vietnã parou ao deixar o país e não recomeçou 8 a 12 meses depois". Parte da explicação para isso está provavelmente no fato de que o meio ou o macrocontexto no Vietnã – psicológica, social e economicamente – era favorável à persistência de uma subcultura de adictos, sem, como os autores afirmam, os obstáculos impostos por preços altos, drogas impuras ou a presença de uma família desaprovadora".

A adicção física, assim, *não* é somente um fenômeno físico; ela também exige certos fatores sociais ou culturais para sua persistência. Outro exemplo disso é um caso citado por Jackson,[44] de St. Louis, Missouri, Estados Unidos, em meados da década de 1960. Aqui, o estilo de vida e as atividades dos adictos à heroína permaneceram inesperadamente inalterados quando o suprimento de heroína na cidade foi cortado. Ela foi temporariamente substituída pela metanfetamina – cujo efeito farmacológico é o oposto da heroína – mas os adictos continuaram a se comportar exatamente como antes: "Eles iam aos mesmos locais para se injetar, mantinham as mesmas conexões e compravam o pó branco mágico (metanfetamina em vez de heroína) nos mesmos envelopes de celofane que eles conheciam tão bem". Como Jackson conclui, "Os adictos mantiveram a subcultura da heroína em um metabolismo de metanfetamina; obviamente, a subcultura havia contado com uma magia poderosa e espetacular funcionando a seu favor".

Os dois seguintes estudos de caso, ambos dos Estados Unidos, ilustram o poder que as subculturas de adictos podem exercer sobre as vidas e visões de mundo de seus membros.

### Estudo de caso:

**Subcultura de adictos em Lexington, Kentucky, Estados Unidos**

O poder e a natureza de uma subcultura de adictos foram estudados, em 1974, por Freeland e Rosensteil[45] no Clinical Research Center em Lexington, Kentucky. Eles constataram que grupos autodefinidos, como os viciados em narcóticos, "tendem a justificar o seu próprio modo de vida estereotipando o comportamento dos outros de um modo negativo". O poder que os estereótipos com base cultural têm para influenciar a vida e as percepções de uma pessoa depende de quão comprometida a pessoa está com aquele modo de vida. No caso dos viciados em narcóticos, esse comprometimento era intenso e abrangente. Seu sistema de crenças cultural (ou melhor, subcultural) corporificava uma forte dicotomia nós-eles. "Eles" eram os "quadrados", cujas vidas eram vistas como chatas, passivas, hipócritas, governadas pelo medo e subordinadas. Esse quadro negativo contrastava com sua própria auto-imagem idealizada como "*hustlers*" (bólidos) – um *hustler* sendo "uma pessoa ativa, dominante, capaz, automotivada que é altamente consciente do que está ao seu redor e que está no controle delas. Eles viam a si mesmos como vivendo "a vida rápida"; em primeiro lugar, um *hustler* e em segundo um adicto. Os *hustlers* eram vistos como tendo um tipo especializado de conhecimento sobre o mundo, que "maximiza as capacidades de alguém como um predador". Na visão dos pesquisadores, a manutenção dessa dicotomia nós-eles e os estereótipos de "quadrado" e "*hustler*" tendem a minimizar o impacto de qualquer programa terapêutico ou de reabilitação dirigido aos adictos.

Como uma estratégia para superar essa situação, eles organizaram longas discussões sobre esses estereótipos entre o grupo adicto e um grupo de "quadrados". O objetivo era reduzir a tendência dos adictos ao estereótipo, reduzindo o seu etnocentrismo – isto é, fornecendo-lhes modos alternativos de ver o mundo, derivados de outros grupos. Os "quadrados" incluíam a equipe médica e estudantes, bem como outras pessoas de igrejas e escolas. Ambos os grupos eram encorajados a discutir os estereótipos dos outros e examinar como esses estereótipos afetaram suas interações. Os adictos também viam filmes de outras sociedades, e foi destacado que o uso de estereótipos é uma característica humana universal, embora possa ser perigosa e inibir a comunicação. A evolução desse processo foi convencer o grupo de adictos de que eles poderiam modificar o seu estilo de vida "sem estar destinados a uma vida de subserviência, tédio, inatividade e passividade". Esta foi uma etapa importante em sua reabilitação para a vida diária. Também foi útil para aumentar a interação entre os pacientes adictos e a equipe médica.

> ### Estudo de caso:
>
> **Subcultura do *crack* no Harlem hispânico, cidade de Nova York, Estados Unidos**
>
> Bourgois,[46] no final da década de 1980, estudou a violenta cultura de rua dos traficantes de cocaína em forma de *crack* e seus clientes, no Harlem hispânico, em Nova York. Ele descreveu as vidas insossas dos residentes deste bairro pobre, muitos deles porto-riquenhos, e o papel desempenhado pela economia do submundo do tráfico, da distribuição e do consumo de droga dentro da comunidade. Ele destacou que para compreender as origens dessa subcultura de droga violenta e conduzida pelo crime, os aspectos sociais maiores, como o "desespero objetivo e estrutural de uma população sem uma economia viável e que enfrenta barreiras sistemáticas de discriminação étnica e marginalização ideológica", não podem ser ignorados.
>
> Por mais autodestrutivas que sejam suas vidas, Bourgois não vê os traficantes de drogas como propelidos por uma "lógica cultural irracional distinta daquela do restante dos Estados Unidos". Pelo contrário, embora completamente excluídos da base da economia e da sociedade, muitos de seus valores são em última análise derivados dela. Os participantes da economia do submundo do *crack* estão buscando freneticamente sua própria versão distorcida do sonho americano. Como na sociedade convencional, suas ambições incluem a ascensão econômica rápida, o respeito de seus pares e o acúmulo de objetos de consumo chamativos.
>
> Diante da perspectiva de desemprego, baixos salários e discriminação pelo mundo exterior, alguns dos residentes do Harlem hispânico optaram por se tornar empresários agressivos do setor privado que trabalham para si próprios – como Papito, que possui uma "rede de franquias de *crack*" gerida por vendedores de rua. Pessoas como ele são, escreveu Bourgois, "os últimos individualistas empedernidos, desbravando uma fronteira imprevisível onde fortuna, fama e destruição estão todas ali na esquina". Boa parte da economia do *crack* se passa em linhas de negócio não-convencionais, com uma hierarquia reconhecível de patrões, vendedores atacadistas, mensageiros e vendedores de rua (que devem atingir quotas de vendas determinadas por seus patrões). Porém, toda a economia do *crack* baseia-se na violência e em uma cultura do terror e, em última análise, na autodestruição. Os traficantes devem ser duros e suficientemente violentos para intimidar os competidores, impressionar seus clientes e consolidar uma parceria com outros traficantes. Como resultado, homicídios, ferimentos, roubos e altas taxas de adicção ao *crack* são comuns na comunidade.
>
> Apesar de seu estilo de vida violento e, em última análise fatal, Bourgois enfatiza que, para estes jovens urbanos marginalizados, um emprego (ou, ainda melhor, ser o seu próprio patrão) na economia do submundo do *crack* "está de acordo com um sentido de autonomia, dignidade própria e configura uma oportunidade de ascensão econômica extraordinariamente rápida".

### Tratamento e prevenção da drogadição

Estes estudos, como os outros já mencionados, destacam a importância de variáveis *não*-farmacológicas na produção e manutenção da drogadição e a complexidade envolvida na tentativa de lidar com ela. Em qualquer adicto individual, essas variáveis sempre incluirão uma mistura de fatores socioculturais, econômicos, geográficos e de personalidade. Por essa razão, a drogadição – e a cultura da produção e do comércio de drogas que se alimenta dela – é muito difícil de mudar. Isso ocorre especialmente porque a "estrada química para o sucesso" tornou-se muito arraigada na vida diária moderna. Assim, as soluções para a drogadição não podem basear-se unicamente no tratamento dos indivíduos. A longo prazo, aspectos econômicos, sociais e culturais mais amplos também devem ser abordados para reduzir a demanda dessas drogas, bem como o seu suprimento.[47]

A curto prazo, porém, uma variedade de abordagens para reduzir a drogadição tem sido experimentada, algumas delas fazendo uso positivo do meio cultural em que o adicto vive. Em diversos casos, os agentes de cura tradicionais ou figuras religiosas têm sido usados para ajudar as pessoas a deixar as drogas pesadas e mudar seu estilo de vida. Estes incluem os agentes de cura na América Latina, os monges budistas na Tailândia, os acupunturistas no Extremo Oriente e muitos grupos religiosos e missionários no mundo ocidental. Na Malásia, por exemplo, o curandeiro popular malaio tradicional ou *bomoh* tem tido sucesso no tratamento de algumas formas de doença mental.[48] Porém, desde a década de 1970, muitos dos 200.000 *bomohs* no país também têm sido usados para ajudar na prevenção da adicção e no tratamento e na reabilitação dos viciados em heroína.[49] Durante o seu tratamento, os adictos vivem em um ambiente controlado, dentro da residência do *bomoh*. Ali, eles são tratados com uma mistura de remédios herbais, banhos de purificação e rituais religiosos. Diz-se que os *bomohs* possuem seus próprios "espíritos" familiares (*hantu raya* ou *pelisit*) para ajudá-los em seus tratamentos, e alguns pacientes antigos dizem que as razões para sua abstinência continuada após o tratamento foram o medo desses "espíritos" e a punição que eles poderiam sofrer se tivessem uma recaída. Em muitos casos, a terapia do *bomoh* mostrou-se efetiva ou até mesmo mais efetiva, do que os tratamentos médicos ortodoxos da adicção.[49]

## USO E ABUSO DE ÁLCOOL

O álcool provavelmente é o "reconfortante químico" mais amplamente usado no mundo. Além de ser tomado por suas propriedades de alteração do humor, ele também é usado para muitos outros fins, inclusive como alimento, medicamento, narcótico, energizante, afrodisíaco, pagamento, conservante, desinfetante ou bebida sagrada. Seu uso nas comunidades humanas é tão antigo quanto a agricultura, como um subproduto da fermentação de frutas, grãos e vegetais. Diferentes regiões do mundo produzem diferentes formas de álcool, dependendo do clima, das colheitas e da vegetação locais. O uísque, a vodca, o gim e a cerveja são todos derivados principalmente de grãos, o saquê japonês é feito de arroz fermentado, o rum, da cana-de-açúcar, assim como a bebida brasileira *cachaça*, e centenas de tipos de vinho podem ser obtidos a partir de uma variedade de espécies de uva. Em geral, o sul da Europa pode ser visto especialmente como uma região de "uva", enquanto o norte da Europa é mais uma região de "grãos".[50]

Além dessas bebidas alcoólicas mais conhecidas, muitas bebidas diferentes, locais e tradicionais, são encontradas em todo o mundo, muitas delas feitas em casa e às vezes ilegais. Algumas delas podem ter um teor de álcool relativamente alto por volume. Elas incluem bebidas como o *pito* em Gana (2 a 3%), *tonto* em Uganda (6 a 11%), *talla* (2 a 4%) e *dagimaraki* (46%) na Etiópia, *bouza* no Egito (3,8 a 4,2%), *arrack* na Índia (25 a 45%), *ogogoro* ou *kinkana* na Nigéria (40% ou mais), *cachaça* ou licor de cana-de-açúcar no Brasil (40% ou mais) e *kachasu* no Zimbábue (10 a 70%).[51] Outras bebidas feitas em casa, como a *pontikka* na Finlândia, podem ter níveis ainda mais altos de teor alcoólico.

O uso excessivo de álcool é uma característica de muitos grupos e indivíduos mundialmente, sobretudo aqueles de menor *status* social e renda. O abuso de álcool e seus muitos efeitos sociais, econômicos e psicológicos, é agora um dos problemas mais sérios de saúde pública em todo o mundo, responsável por cerca de 1,8 milhões de mortes a cada ano.[52]

Vários estudos sobre o problema indicaram que a incidência do alcoolismo, e o consumo regular do álcool em rituais e outras ocasiões, difere marcadamente entre os grupos culturais e sociais, mesmo dentro da mesma sociedade. Nos Estados Unidos, em vários estudos das décadas de 1960 a 1980, os norte-americanos de origem italiana e os judeus norte-americanos apresentaram baixas taxas de alcoolismo, enquanto os norte-americanos de origem irlandesa[53] e alguns índios norte-americanos[54] tiveram taxas muito altas. No Reino Unido, o consumo de álcool na década de 1990 foi relativamente baixo entre alguns grupos de imigrantes e minorias étnicas (afro-caribenhos, indianos, paquistaneses e imigrantes de Bangladesh), mas estava subindo em alguns setores da comunidade sique.[55] Entre as muitas razões para essas diferenças, devem estar as formas pelas quais o consumo de álcool está arraigado na matriz de valores *culturais* e expectativas dos diferentes grupos.

Diversas teorias antropológicas e de outras ciências sociais, algumas das quais resumidas adiante, foram propostas para explicar como e por que alguns grupos culturais e sociais bebem mais do que outros. Embora elas sejam úteis, seu valor preditivo para o nível individual é limitado. Elas nunca são capazes de explicar completamente por que uma determinada pessoa de um determinado grupo tem um problema com o álcool, enquanto outra do mesmo grupo não tem. Em cada caso, as razões para o uso e o abuso do álcool são sempre uma mistura complexa de influências e nem todas podem ser explicadas pelas ciências sociais.

No nível do indivíduo que bebe, o efeito do álcool depende, como em todos os "efeitos totais das drogas", de uma série de fatores: físicos, psicológicos e socioeconômicos. Os fatores físicos incluem a compleição física do indivíduo, a presença ou ausência de lesão hepática, se a pessoa bebeu com estômago vazio ou não e, possivelmente, uma intolerância hereditária ao álcool. Eles também incluem as propriedades farmacológicas da bebida em si, especialmente seu volume, tipo e concentração. Esses fatores físicos e farmacológicos não são suficientes, porém, para explicar como e por que as pessoas bebem e como isso afeta seu comportamento. Deve-se também considerar as características *socioculturais* dos indivíduos que bebem, sua família e amigos e a situação em que o consumo de bebida ocorre. Em particular, as atitudes de seu grupo cultural em relação a dois tipos diferentes de uso de álcool – "normal" e "anormal" – devem ser examinadas. Além disso, o *status econômico* do bebedor é um fator importante, pois o estresse da pobreza está freqüentemente associado ao abuso de álcool. Finalmente, as influências *psicológicas* em um indivíduo que bebe devem sempre ser consideradas, incluindo a personalidade dele, suas experiências anteriores e o seu estado emocional atual (em particular a depressão).

### Modelos de alcoolismo

Dados os muitos fatores que podem influenciar as taxas de alcoolismo, não surpreende que muitos modelos teóricos diferentes tenham sido propostos para compreender este tipo de comportamento humano e a forma de lidar com ele. Cada um representa um arcabouço conceitual diferente e um modo exclusivo de extrair um sentido do comportamento socialmente desviante. Cada um focaliza um aspecto diferente do "efeito total da droga". Com essa pletora de modelos, Miller e Hester[56] sugerem que é preciso ter um "ecletismo informado" e usar aspectos de *todos* esses vários modelos, sempre que forem úteis, de modo a compreender verdadeiramente o abuso de álcool e a forma de como lidar com ele. Historicamente, os mais influentes desses modelos têm sido:

1. Modelos morais.
3. Modelos de doença.
3. Modelos políticos e econômicos.
4. Modelos socioculturais.

### Modelos morais

Os modelos morais – freqüentemente com uma base religiosa – enfatizam o alcoolismo como a conseqüência de uma escolha pessoal e geralmente definem a maior parte do comportamento de consumo de bebidas (sobretudo o consumo excessivo) como "errado", "ruim" ou "imoral" e um sinal de pecado, fraqueza de caráter, pouco autocontrole ou irresponsabilidade social. Assim, as respostas a isso devem envolver a punição e não o tratamento.[50] Desde o início do século XIX, começando com a American Temperance Society em 1826,[56,57] uma série de outros "Movimentos de Temperança" foram fundados nos Estados Unidos, no Reino Unido e na Irlanda, com seus membros "assumindo o compromisso" de serem "abstêmios" e jamais beber álcool. Nos Estados Unidos, esse movimento foi particularmente forte entre as igrejas protestantes dissidentes: os Quakers, Congregacionalistas, Presbiterianos, Batistas e Metodistas.[57] Posteriormente naquele século, os movimentos de Temperança concentraram-se não somente na desaprovação moral do consumo de bebida, mas também viram o álcool em si como uma droga perigosa – uma substância química que poderia lesar seriamente a saúde e o bem-estar.

Assim, o alcoolismo só poderia ser prevenido pela evitação dessa substância química, pela temperança, pela abstinência e eventualmente pela legislação social para controlar sua disponibilidade ("proibição"). Os modelos morais contra o uso de álcool ainda são comuns em muitas partes do mundo, especialmente no Oriente Médio, como descrito adiante.

### Modelos de doença

Esses modelos vêem o alcoolismo como um tipo de "doença" – quer física, psicológica ou ambas – que exige tratamento, mas que não necessariamente é curável. Seu foco principal (embora não exclusivo) é o indivíduo como objeto de diagnóstico e tratamento, e não os seus contextos sociais, culturais ou econômicos. Como os alcoolistas de algum modo estão "doentes", precisam de tratamento por um profissional de saúde, e não de punição por um aplicador da lei.

Os modelos *médicos* do alcoolismo têm uma longa história. Nos Estados Unidos, em 1784, Benjamin Rush, um médico signatário da Declaração da Independência, publicou seu famoso tratado "*Uma Investigação Sobre os Efeitos dos Destilados Sobre o Corpo e Mente Humanos Com Um Relato de Prevenção e os Remédios para Curá-los*", em que o alcoolismo era descrito como uma "doença da vontade".[38] Na Grã-Bretanha, em 1804, Thomas Trotter publicou "*Um Ensaio, Médico, Filosófico e Químico, Sobre a Embriaguez e Seus Efeitos no Corpo Humano*", dizendo que "Em linguagem médica, eu considero a embriaguez, estritamente falando, uma doença".[38] Esse processo de "medicalização" – uma mudança de um modelo moral para um modelo médico – continua vivo hoje em dia. Em 1957, a American Medical Association endossou oficialmente o conceito do alcoolismo como uma "doença",[58] e diversas organizações médicas em outros países fizeram o mesmo. A partir da década de 1970, vários modelos biológicos foram propostos para explicar esta condição, concentrando-se principalmente nos processos genéticos e físicos como causa da dependência do álcool. Eles incluem teorias de vulnerabilidade genética ou predisposição ao efeito aumentado do álcool (o assim chamado "gene do álcool" ou alelo ALDH2-2)[59] ou de alguma outra incapacidade biológica inata para metabolizar o álcool. Outro aspecto do modelo médico tem sido uma ênfase em tratamentos farmacológicos como diazepam, naltrexona e dissulfiram – freqüentemente combinados com aconselhamento – para ajudar na abstinência ou para desencorajar o consumo de bebida no futuro.[60]

Os modelos *psicológicos* vêem o alcoolismo principalmente como uma "doença mental", muitas vezes sob a forma de uma predisposição psicológica ou "caracterológica" (a assim chamada "personalidade alcoolista").[61] Há uma série de modelos psicológicos diferentes, cada um com sua própria abordagem conceitual: psicodinâmica, comportamental, cognitiva ou de outra natureza. Eles incluem os vários modelos *psicodinâmicos* (freudianos), com seu foco nas necessidades inconscientes, como a idéia da "personalidade oral", fixada em um estágio precoce do desenvolvimento emocional que é caracterizada pela dependência, falta de autocontrole e uma busca de gratificação oral;[61] vários modelos *comportamentais*, como a Teoria da Redução de Tensão, em que os indivíduos aprendem a beber de modo a reduzir os sintomas desagradáveis do estresse; e os modelos de *aprendizado social* como Condicionamento Clássico, Modelagem, Aprendizado Instrumental e Teoria Expectante do Álcool, em que as pessoas escolhem comportamentos com base em seus resultados esperados e nos valores que elas atribuem a esses resultados, ambos aprendidos ou ensinados a elas no passado.[61,62]

### Modelos políticos e econômicos

Essa abordagem, exemplificada por Baer e colaboradores,[63] concentra-se nas *desigualdades* sociais e econômicas do "sistema mundial" – dentro de e entre países – e no seu papel na produção do alcoolismo em comunidades mais pobres e em desvantagem. Eles enfatizam como altas taxas de alcoolismo freqüentemente podem ser correlacionadas com pobreza, desemprego e marginalização social. Eles também concentram-se em outros aspectos do macrocontexto, como a economia política do consumo de álcool e do alcoolismo, especialmente o papel das corporações globais na promoção do uso de álcool, em particular nos países mais pobres, bem como o papel do governo na promoção das "adicções legais"[63] (ver adiante).

Estes autores são críticos tanto das teorias socioculturais que ignoram essas influências macroeconômicas quanto das perspectivas de "doença" (médica ou psicológica) que tendem a ver o alcoolismo principalmente como um problema *individual*, enquanto ignoram o impacto das forças sociais mais amplas (como pobreza, desemprego, déficit habitacional, discriminação ou racismo) naquele indivíduo, em sua família e em sua comunidade.

### Modelos socioculturais

Estes derivam especialmente da antropologia e de outras ciências sociais. Eles focalizam os aspectos do macrocontexto, e não os do bebedor individual; em particular, eles examinam as crenças culturais e comportamentos relacionados ao álcool, bem como a forma e o momento de se embriagar (ou não). McDonald[50] destaca que "o álcool e seu consumo são inerentemente assuntos culturais": sempre que o álcool é usado, está investido de *significados culturais* especiais, estando sujeito a *regras* específicas e normas de comportamento. Essas regras definem o que constitui as formas "normal" e "anormal" de beber: quem pode beber, quanto se pode beber, com quem se pode beber e onde e quando esse ato de beber pode ocorrer. Essas "normas de consumo de álcool" culturais também são importantes para compreender os muitos papéis *sociais* que o álcool pode desempenhar ao criar e reforçar identidades e relacionamentos. Alguns desses modelos socioculturais são descritos a seguir:

### Normas para beber: consumo de bebida "normal" versus "anormal"

Aqui, a ênfase é sobre as normas para o consumo de bebida de um país ou comunidade e sobre a forma como se diferencia o beber "normal" (socialmente aceitável) do "anormal" (socialmente inaceitável). O consumo "normal" refere-se ao uso diário do álcool nas refeições ou em ocasiões sociais e rituais. Nesses casos, o uso moderado de álcool é uma parte aceita da vida diária. Porém, mesmo sob essas condições, o tipo e a quantidade de álcool, e quando e por quem ele é consumido, são fortemente controlados por regras e sanções culturais. No consumo "anormal", essas regras são transgredidas, havendo consumo freqüente e excessivo de álcool, com um comportamento resultante descontrolado e embriagado. Os grupos culturais apresentam variações quanto à forma e às circunstâncias em que ocorre o consumo anormal e na forma como definem as características comportamentais da embriaguez. Entretanto, o limite entre o consumo normal e anormal de bebida não é claro. Em um velório irlandês, por exemplo, a embriaguez às vezes é aceitável, sendo, porém, considerada anormal em outros contextos sociais. O'Connor[64] afirma que, " ao se examinar os padrões e as atitudes do ato de beber em uma sociedade, pode-se obter alguma compreensão sobre as patologias associadas à bebida ou ao alcoolismo". Isto é, deve-se examinar o comportamento culturalmente definido como "normal" de consumo de bebida por um grupo para compreender as formas "anormais" de consumo que podem ser encontradas dentro dele.

Com base nisso, O'Connor classificou as culturas, em relação à bebida, em quatro grupos principais:

1. Culturas abstinentes.
3. Culturas ambivalentes.
3. Culturas permissivas.
4. Culturas superpermissivas.

Essa classificação refere-se à atitudes em relação ao ato de beber como uma parte normal da vida diária e também em relação à embriaguez. Em culturas *abstinentes*, o uso do álcool é estritamente proibido sob quaisquer circunstâncias e há fortes sentimentos negativos em relação ao uso do álcool. Exemplos disso são as culturas muçulmanas do norte da África e do Oriente Médio, e certas igrejas ascetas protestantes no mundo ocidental (como batistas, metodistas, mórmons e adventistas do sétimo dia). Embora o consumo normal de bebida seja raro (e algumas vezes ilegal) nessas culturas, o consumo problemático (anormal) é levemente maior aqui do que em culturas mais permissivas, especialmente como resultado de problemas pessoais. O'Connor cita estudos que mostram que, no sul dos Estados Unidos, onde há possui uma forte tradição de abstinência, "encontrou-se uma relação entre a desaprovação parental do consumo de bebidas e um aumento na porcentagem de bebedores problemáticos". Da mesma forma, outro estudo mostrou uma alta incidência de uso intenso de álcool e intoxicação entre um grupo de estudantes mórmons; como a ingestão por membros de grupos abstinentes não é controlada por quaisquer normas de consumo de bebida, o alcoolismo é mais provável entre tais grupos.

As "normas de consumo de bebidas" são regras tácitas sobre quem pode beber, na companhia de quem, em que situações e em que quantidade. Assim, o "alcoolismo" é o uso excessivo de álcool e o comportamento *descontrolado* em relação às normas sociais. A implicação disso é que, em algumas culturas, as pessoas estão mais familiarizadas com o ato de beber como uma parte normal da vida diária. Eles sabem quando beber, que quantidades podem beber com segurança e quando parar. Em outros grupos, porém, a falta de familiaridade com o álcool significa que, se eles começarem a beber, o farão de um modo caótico, descontrolado e potencialmente perigoso.

As culturas *ambivalentes* têm duas atitudes mutuamente contraditórias em relação ao álcool. O'Connor aplica esse rótulo aos irlandeses. Por um lado, beber é uma parte normal da vida irlandesa: "Do útero ao túmulo, os irlandeses eram vistos bebendo em batizados, casamentos e funerais. Toda a vida social e econômica foi centrada em torno do uso do álcool". Por outro lado, tem havido uma forte desaprovação de todas as formas de bebida por vários movimentos de temperança abstinente nos últimos 150 anos.[57] Isso levou à ausência de uma atitude consistente, generalizada e coerente na Irlanda em relação ao consumo de álcool. Nessa situação, "a cultura não tem um sistema bem integrado de controles, e o indivíduo é deixado em uma situação de ambivalência que pode conduzir ao alcoolismo".

Em uma cultura *permissiva*, porém, há normas, costumes, valores e sanções relativos à bebida que são amplamente compartilhados pelo grupo. Todos podem beber, mas somente de modo controlado e em certas ocasiões. Neste tipo de cultura, o consumo moderado de álcool nas refeições e em certas ocasiões sociais ou festivas é encorajado como normal, embora haja fortes sanções contra a embriaguez ou outras formas de comportamento descontrolado pela bebida. Nesses grupos, como italianos, espanhóis, portugueses e judeus ortodoxos, a taxa de alcoolismo é baixa. Por exemplo, como Knupfer e Room[53] ressaltam, os norte-americanos de origem italiana vêem o vinho como um tipo de alimento para ser consumido somente como parte de uma refeição, enquanto os judeus ortodoxos consideram o vinho uma parte integrante de muitos rituais religiosos, como a Páscoa e o Sabbath. Ambos os grupos tendem a desprezar o comportamento da embriaguez. Entre eles, a intoxicação é vista como uma desgraça pessoal e familiar, e o uso do vinho entre as refeições é repreendido. A França também é uma cultura permissiva em relação à bebida, embora na visão de O'Connor ela seja mais *superpermissiva*. Embora o consumo de vinho seja menor na França do que na Itália, o alcoolismo é muito maior na França, e o padrão de uso de álcool nos dois países é muito diferente. Não somente as atitudes francesas são favoráveis em relação ao consumo normal de bebida, mas as atitudes culturais "também favorecem a outras formas de comportamento desviante enquanto se bebe". A bebida também está associada à virilidade, e "há aceitação social difundida da intoxicação como algo charmoso, engraçado ou no mínimo tolerável".

Em geral, assim, tanto as culturas "permissivas" quanto as "superpermissivas", onde a bebida é permitida (mas somente de forma controlada), têm taxas menores de alcoolismo – isto é, comportamento anormal e descontrolado associado à bebida – do que as culturas "abstinentes" ou "ambivalentes". Esses padrões socioculturais são passados de geração a geração e determinam parcialmente se um membro particular da sociedade estará propenso a buscar consolo na bebida em momentos de crise ou infelicidade.

Porém, embora o modelo de O'Connor dos diferentes macrocontextos culturais seja útil, ele possui aplicabilidade limitada. Como notado no início deste livro, as culturas nunca são homogêneas, particularmente nas complexas sociedades industriais modernas. Dentro da mesma sociedade ou comunidade, ou até dentro da mesma família, pode haver atitudes muito diferentes entre os diversos grupos de pessoas em relação ao que constitui o consumo normal ou anormal de bebida. Essas atitudes em relação à bebida podem ser influenciadas por uma variedade de fatores, incluindo escolaridade, gênero, grupo etário, criação, fé religiosa, classe social ou mesmo região. Entretanto, o modelo destaca o valor de se examinar os padrões de consumo "normais" antes de tentar compreender as origens dos problemas "anormais" com o álcool dentro de uma comunidade.

### Variáveis étnicas, religiosas e culturais

Esta perspectiva concentra-se mais intimamente no papel que as variáveis étnicas, religiosas e culturais dentro de uma comunidade desempenham no aumento ou na redução das taxas de alcoolismo. Ela dedica atenção particular ao papel do ambiente familiar e da educação, tendo, portanto, alguma semelhança com os modelos de "aprendizado social" mencionados antes. Por exemplo, Greeley e McCready,[65] no final da década de 1970, examinaram em detalhe as diferenças com relação ao uso e abuso de álcool entre grupos étnicos e culturais nos Estados Unidos usando dados colhidos pelo National Opinion Research Center. Seu estudo baseou-se em quase 1.000 famílias de origem irlandesa, judaica, italiana e sueca. Eles desenvolveram um modelo para examinar como as crianças aprendem o comportamento de consumo de álcool e para explicar muito da diversidade étnica nos padrões de bebida que têm sido encontrados nos Estados Unidos. Em sua visão, cinco variáveis, da criação individual à sua situação atual, podem influenciar o comportamento de consumo de álcool, tanto "normal" quanto descontrolado.

1. *Consumo de álcool na família* – isto é, se e com que freqüência ambos os pais bebem, e existência de um "problema com a bebida" dentro da família e a aprovação dos pais quanto ao consumo de bebida por seus filhos.
2. *Estrutura familiar* – em particular, o estilo de tomada de decisões no lar, isto é, se as decisões sobre os filhos são tomadas por um dos pais ou conjuntamente por ambos, e também o grau de afeto explícito e apoio mútuo dentro da família.
3. *Variáveis de personalidade* – particularmente as orientações em relação às conquistas, à eficácia e à autoridade. Sugeriu-se que uma estrutura familiar autoritária produz homens com um tipo particular de personalidade, com uma necessidade especialmente grande de ser o único (e poderoso) tomador de decisões, e que tal atitude pode predispor a problemas com o álcool.
4. *Comportamento do cônjuge em relação à bebida* – o alcoolismo também é mais provável se um cônjuge bebe pesadamente.
5. *Ambiente no qual se faz o uso de álcool* no qual a pessoa vive – isto é, a prevalência do uso de álcool e a disponibilidade de bebidas em seu ambiente sociocultural, incluindo em ocasiões sociais, rituais ou festivas.

Esses cinco grupos de variáveis, tomados em conjunto, dão conta de muitas das diferenças nos padrões de bebida e nas taxas de alcoolismo entre os grupos étnicos e culturais; eles também podem ajudar na compreensão do motivo pelo qual um indivíduo em um grupo particular está sob risco de se tornar um bebedor problemático. Porém, o ambiente socioeconômico dos diferentes grupos também deve ser incluído, pois a pobreza, o desemprego e uma sensação de impotência igualmente podem predispor ao uso excessivo de álcool.

O'Connor[64] desenvolveu um modelo semelhante para mostrar "que, para grupos que usam o álcool em um grau significativo, a incidência mais baixa de alcoolismo está associada a certos hábitos e atitudes". A maioria desses fatores aplica-se, em nível nacional, às sociedades "permissivas" descritas anteriormente e que em geral estão associadas a níveis menores de problemas com álcool e comportamento de embriaguez. Essas atitudes incluem:

1. Expor as crianças ao álcool precocemente na vida, dentro de um grupo familiar ou religioso forte.
2. Usar o álcool de forma muito diluída (para gerar baixos níveis de álcool no sangue).
3. Considerar o álcool principalmente como um "alimento", em geral consumido com as refeições.
4. Os pais apresentarem um exemplo de consumo moderado.
5. Não atribuir à bebida qualquer importância moral, como uma virtude ou um pecado.
6. Não considerar a bebida uma prova de maturidade ou virilidade.
7. Aceitar socialmente a abstinência.
8. Não aceitar socialmente a embriaguez, nem considerá-la "elegante, cômica ou tolerável".
9. Haver uma concordância ampla entre os membros do grupo sobre "as regras básicas de beber" – isto é, as normas que governam o comportamento de consumo de álcool.

### Funções sociais do uso de álcool: criando identidade e relacionamentos

Aqui, o foco está nos papéis que o álcool tem na criação – e na manutenção – da *identidade* social e dos *relacionamentos* sociais. Parte desse processo é o *cenário* (microcontexto) em que o consumo de álcool ocorre (como um *pub*, um clube, um bar, uma taverna, um restaurante ou um lar) e as funções sociais desse cenário. Outro aspecto importante é o fato de o consumo ocorrer em caráter privado ou público e de ocorrer em um local culturalmente definido como "masculino" ou "feminino". Cada tipo de cenário tem suas próprias regras implícitas que regem os tipos de comportamento de consumo de álcool permissíveis dentro dele, incluindo como, o que e quanto beber, e quem bebe com quem.

Os padrões de bebida em cenários públicos como os bares ou clubes freqüentemente são independentes da origem social ou cultural do bebedor (embora existam cenários mais francamente étnicos, como os "*pubs* irlandeses"). Por exemplo, Thomas[66] estudou o consumo de álcool em locais públicos, como em bares e tavernas, em uma comunidade operária urbana de 50.000 pessoas na Nova Inglaterra, com o pseudônimo "Clyde Cove". Ele verificou que esses bares de "trabalhadores" funcionavam principalmente como clubes sociais após o trabalho, onde os homens da classe operária podiam se encontrar em uma atmosfera de relativa igualdade e aceitação mútua. Nesse caso, o álcool era meramente um lubrificante social, e não a principal razão pela qual eles se reuniam. De acordo com Thomas, "no horário das 16 às 18 horas após o trabalho, nada além de uma leve forma de *comunidade* e um curto período intervalo fora do mundo de trabalho resulta dessa vida de bar". Havia regras implícitas regendo o seu comportamento normal de consumo; a embriaguez ou os problemas com álcool eram muito infreqüentes, sendo considerados um comportamento desviante dentro do bar. Os clientes provinham de muitos grupos étnicos, mas a etnia não afetava o conteúdo da vida do bar e, em muitos bares, negros e brancos bebiam junto livremente.

No estudo de Mars[67] realizado com pescadores em Newfoundland, Canadá, beber funcionava como uma marca de *identidade*, definindo e reforçando os limites de um grupo de homens ("homens comuns"), enquanto excluía os membros de outro ("homens de fora"). Os "homens comuns" – aqueles com trabalhos seguros no descarregamento dos barcos – sempre bebiam cerveja juntos em tavernas próximas do cais do porto. Os grupos ou "gangues" desses homens que trabalhavam juntos ofereciam ajuda mútua e "instalações seguras" para seus membros, coletando fundos para um membro doente ou doando sangue para alguém ferido. Eles também formavam uma unidade coletiva para barganhar com os empregadores. Embora essa fosse ostensivamente uma atividade de lazer, o consumo só acontecia com outros membros da gangue de trabalho. Assim, beber em conjunto e pagar bebidas uns para os outros reforçava as relações entre os colegas de trabalho, enquanto unia o mundo do trabalho com aquele do lazer. Inversamente, os "homens de fora" – aqueles sem emprego regular, que eram contratados apenas para trabalhar esporadicamente e de forma temporária – nunca bebiam nas tavernas. Marginais à economia portuária e excluídos desses grupos de apoio mútuo entre colegas de trabalho, eles tendiam a beber na rua ou em carros estacionados, compartilhando a mesma garrafa de vinho ou rum barato com homens diferentes a cada ocasião. De modo semelhante, em um estudo sobre a pequena comunidade pesqueira irlandesa de "Clontarf", Peace[68] mostrou como o consumo social de álcool também desempenha um papel crucial tanto na criação da identidade masculina quanto em relação ao mundo do trabalho. Beber pesadamente junto nos *pubs* do vilarejo todos os finais de semana dá aos homens a oportunidade de exibir sua resistência física aos seus pares, e mostrar que eles "agüentam bem a cerveja". Isso ajuda a criar e consolidar as ligações entre os homens, muitos dos quais trabalham juntos durante a semana, enquanto ao mesmo tempo separa-os claramente do mundo das mulheres.

Assim, como Gefou-Madianou[69] descreveu, o álcool freqüentemente desempenha um papel importante na criação da identidade de gênero em muitas culturas diferentes, tanto na Europa quanto em outros lugares. Ao revisar estudos feitos na Grécia, na Espanha, na França, na Hungria, na Suécia e na Irlanda, a autora ilustra os modos muito diferentes com que homens e mulheres consomem álcool. Qualquer que seja o meio cultural, eles geralmente obedecem normas distintas ao beber, consomem tipos diferentes de álcool, em quantidades diferentes e em cenários bastante diversos. Embora em sociedades mediterrâneas, como a Grécia, o álcool seja muitas vezes consumido em conjunto por homens e mulheres em ocasiões religiosas ou encontros de família, seu comportamento difere marcadamente de quando eles bebem em cenários onde apenas um dos sexos se encontra, como a *taverna* exclusiva para homens ou o café local. Ao comparar o norte com o sul da Europa, McDonald[50] sugere que, no sul, os homens bebem juntos, mas a embriaguez é rara, pois eles sentem que "têm responsabilidade pela propriedade social", sendo eles "que sofrem desonra quando as prioridades são violadas". No norte, a embriaguez é muito mais comum quando os homens bebem juntos, pois a responsabilidade pela propriedade social não está nas mãos deles, mas, sim, nas das mulheres em função da "sensibilidade a elas atribuída".

Além de criar uma identidade de gênero, o álcool também pode ser usado como um modo de reforçar a identidade étnica, religiosa, regional ou de classe. Freqüentemente, isso depende não somente de como se bebe, mas também do tipo de álcool consumido. A identidade étnica ou regional muitas vezes está ligada ao consumo de bebidas localmente produzidas ou até feitas em casa. A identidade de classe com freqüência é exibida pelos tipos de bebidas pelos quais se pode pagar, como destilados caros ou licores ou vinhos antigos e raros. A identidade religiosa pode ser expressa no uso ritual do álcool (especialmente o vinho) como uma bebida sacramental, como o vinho da comunhão cristã ou *eucaristia*, ou o vinho bebido nos Sabbaths e festivais judaicos.

Sob uma perspectiva antropológica, assim, o consumo de álcool deve sempre ser considerado em relação à sua origem social, cultural e econômica. Isso inclui os padrões de consumo "normal" e "anormal", o papel do gênero e da origem social, dos cenários em que ele ocorre e os valores associados a esses fatores. Outros fatores relevantes são os interesses econômicos envolvidos na produção e comercialização do álcool (ver adiante) e o significado dado ao ato de beber pelos indivíduos ou grupos, como prova de virilidade, masculinidade, maturidade ou rebeldia. Todos esses elementos, além dos traços de personalidade e *status* socioeconômico, devem ser levados em conta na compreensão de por que e como um determinado indivíduo abusa do álcool.

Os diferentes usos do álcool para criar novos relacionamentos e mantê-los são ilustrados no seguinte estudo de caso do Reino Unido.

### Estudo de caso:
**Usos sociais do álcool em dois *pubs* em Cambridgeshire, Reino Unido**

Hunt e Satterlee,[70] em 1986, descreveram os diferentes usos sociais do álcool em dois *pubs* em um vilarejo em Cambridgeshire. Um *pub*, "The Griffin", era freqüentado sobretudo por recém-chegados à vila, que eram predominantemente de classe média e em ascensão, e dos quais cerca de um terço eram mulheres. Nesse meio, o álcool era um modo de criar e manter novos relacionamentos, especialmente pelo ritual de "pagar uma rodada", que envolvia pagar bebidas em turnos para até 20 pessoas no grupo. Muito de sua bonomia espalhava-se em eventos sociais na casa uns dos outros, antes ou depois de visitar o *pub*. Em contraste, a clientela de "The Three Barrels" era predominantemente masculina, sobretudo da classe operária e de meia-idade. A maioria deles havia nascido no vilarejo, vivia nas vizinhanças, conheciam uns aos outros há muitos anos e muitas vezes eram aparentados. Nesse ambiente, "pagar uma rodada" era raro e desnecessário, pois a coesão do grupo já era mantida pela história, pelo parentesco e pela vizinhança compartilhados. Em cada *pub*, assim, a mesma forma de álcool tinha um significado diferente e desempenhava um papel social diferente na manutenção da coesão do grupo de bebedores.

## USO DE TABACO

O tabaco, assim como o chá, o café, o álcool e as drogas psicotrópicas, é um "reconfortante químico" comumente usado. Ele também é muito perigoso para a saúde (mais de 60 substâncias químicas carcinogênicas foram identificadas na fumaça do tabaco).[71] O tabaco foi trazido à Europa pela primeira vez no século XV, após a descoberta das Américas. Como com outros "reconfortantes", a ampla dependência psicológica do tabagismo não pode ser explicada somente pela referência às propriedades farmacológicas da nicotina ou do tabaco. Os fatores socioculturais também desempenham um papel importante na determinação de quem fuma, sob que circunstâncias e por que razões. Assim como o uso de álcool, é importante compreender os significados simbólicos do fumo – para o indivíduo que fuma e para aqueles que o cercam. Em alguns casos, a origem cultural pode *proteger* contra o tabagismo e seus efeitos. Por exemplo, estudos no Reino Unido no início da década de 1980 indicaram que, entre imigrantes do subcontinente indiano, o fumo ainda era raro entre os homens e quase desconhecido entre as mulheres,[72] pelo menos na primeira geração.

Nos Estados Unidos, acredita-se que o fumo de cigarros seja a maior causa isolada de doença e morte[73] e, em 2005, ela era o responsável por 438.000 mortes por ano – cerca de uma em cada cinco de todas as mortes no país.[74] O custo das doenças relacionadas ao tabaco também é alto. Em 1979, o custo anual da morbidade por doenças relacionadas ao tabagismo foi estimado em 27 bilhões de dólares, mas, em 2002, a Organização Mundial de Saúde (OMS) estimou que as doenças relacionadas ao fumo custavam aos Estados Unidos mais de 150 bilhões de dólares por ano.[76] Em todo o mundo, a OMS estimou, em 2002, que as doenças relacionadas ao fumo matam anualmente cerca de um em 10 adultos e causam 4,9 milhões de mortes.[77] Ela estimou que, se a tendência atual continuar, em 2030 o fumo matará uma em cada seis pessoas no planeta.[76]

Há diversos estudos que examinam as características demográficas desses fumantes, especialmente a idade, o gênero, a escolaridade, o estado civil e a posição socioeconômica e, a partir desses dados, algumas das influências no comportamento tabagista podem ser inferidas. Reeder,[78] em 1977, revisou a maioria da literatura então disponível sobre o assunto. Ele destacou que, nos Estados Unidos e na Europa, o consumo de cigarros havia aumentado três vezes desde 1930, apesar da propaganda antitabagista. Enquanto a proporção de fumantes adultos nos Estados Unidos havia caído, a dos adolescentes havia subido. A proporção de fumantes estava diminuindo entre os homens, mas aumentando entre as mulheres. Os homens e as mulheres com 21 anos no final da década de 1970 fumavam em taxas iguais, mas muitos homens na quinta década de vida haviam deixado de fumar. As taxas de tabagismo eram menores entre os grupos com maior escolaridade, embora esse dado não fosse válido para as mulheres. Em geral, havia uma prevalência maior de tabagismo entre mulheres que trabalhavam fora, em comparação com as donas-de-casa, e as mulheres que trabalhavam em escritórios tinham mais probabilidade de fumar do que as mulheres em outras ocupações. Os homens nas categorias salariais superiores tinham menos probabilidade de fumar, enquanto as mulheres no mesmo grupo tinham mais probabilidade de serem fumantes. Reeder relacionou essas estatísticas contraditórias com a mudança dos papéis sexuais das mulheres, uma proporção maior das quais (nos Estados Unidos) tinha educação universitária e emprego remunerado. Há uma tendência geral em direção à igualdade "em virtualmente todos os domínios da vida social e econômica", e as taxas de tabagismo refletem essa igualdade. Porém, "no caso do *status* socioeconômico, o padrão é retardado, de modo que o comportamento tabagista pode ser percebido como de algum modo um indicador do poder social aumentado e/ou independência – mesmo antes de existir igualdade no *status* econômico". Muitas das conclusões de Reeder ainda são válidas hoje em dia.

O tabagismo também é um problema crescente entre os jovens, e o início precoce do hábito pode levar a problemas a longo prazo. Em um relato de 1994, o US Surgeon General verificou que quase todos os adolescentes fumavam pela primeira vez antes de terminar o ensino médio e que, se eles conseguissem ficar longe do tabaco até aquela ocasião, a maioria deles nunca começaria a fumar.[79] Apesar disso, em 2002, a OMS estimou que entre os adolescentes (13 a 15 anos), cerca de um em cinco fumavam em todo o mundo e que, diariamente, entre 80.000 e 100.000 crianças fumavam pela primeira vez.[76]

As razões pelas quais os adolescentes fumam são complexas e variadas. Quintero e Davis,[80] por exemplo, em seu estudo sobre adolescentes hispânicos e norte-americanos nativos no Novo México, Estados Unidos, constaram que suas razões para fumar incluíam:

1. Controlar seu humor ("Quando estou muito estressado ou prestes a explodir, eu fumo um cigarro e relaxo").
2. Adequar-se aos seus amigos e grupo de pares, que também fumam.
3. Criar ou manter uma imagem social ("Ele faz você se sentir mais velho, ele faz você se sentir como um adulto").
4. Porque se tornaram dependentes dos efeitos físicos e psicológicos do fumo ("Você apenas tem de fumar. Isso alivia").

Esses fatores, além de curiosidade, de escolha pessoal e de influência da família, desempenharam um papel importante na manutenção de seus hábitos de fumo. Assim, eles devem ser levados em conta quando se planeja qualquer campanha antifumo dirigida aos adolescentes.

Outros estudos[78] relacionam o fumo intenso a uma percepção de impotência pelos fumantes e a uma sensação de "anomia" e futilidade em suas vidas diárias. Outras correlações de altas taxas de tabagismo em adultos foram uma queda no *status* socioeconômico (em homens) e a experiência do divórcio ou separação. Entre adolescentes, aqueles com menos sucesso acadêmico ou oriundos de famílias com um só pai tinham maior probabilidade de fumar. Assim como o álcool, os adolescentes tendiam mais a fumar se os pais, os irmãos e os amigos também o fizessem, sendo os mecanismos prováveis neste caso a imitação e o comportamento de modelagem de papéis.

Um número considerável de pessoas continua fumando, apesar de todos os alertas de saúde do governo e de outras agências sobre seus riscos. Alguns estudos indicam que muitos fumantes ainda não acreditam que o fumo possa causar danos à sua saúde. Por exemplo, Marsh e Matheson[81] estudaram crenças sobre o fumo entre 2.700 fumantes britânicos e 1.200 não-fumantes, dos 16 aos 66 anos. Quarenta e cinco por cento dos fumantes rejeitaram imediatamente o conceito de que eles eram mais predispostos à doença cardíaca devido ao fumo, e 33% de que fumar tornava-os mais predispostos ao câncer de pulmão. De modo geral, somente 14% aceitaram completamente a idéia de que o fumo causa doença cardíaca, e 11% de que ele causa câncer de pulmão.

Doherty e Whitehead[82] sugeriram que o fumo de cigarros também pode persistir porque fumar pode ser um modo de comunicar uma ampla variedade de mensagens sociais, especialmente entre familiares e amigos. Entre outras mensagens, o fumo pode sinalizar para outras pessoas "vamos conversar", "vamos relaxar juntos", "eu preciso ficar sozinho" ou "não vou dizer a você como me sinto". Assim, o fumo, como o álcool, pode desempenhar vários papéis sociais e ajudar a definir um sentido de coesão social ou de afastamento social.

### Aspectos econômicos do uso de tabaco

Entretanto, o fumo de cigarros não persiste somente devido à anomia, à ignorância ou ao uso dos cigarros como uma mensagem social por parte dos fumantes. Um quadro geral do tabagismo deve incluir os interesses *econômicos* envolvidos na produção, na publicidade e no consumo de tabaco. Em 1991, Nichter e Cartwright[83] estimaram que, mundialmente, a indústria do tabaco gasta cerca de 12,5 bilhões de dólares por ano em anúncios e promoções (2,5 bilhões nos Estados Unidos). A OMS[76] estimou que, em 1997, nos Estados Unidos, a indústria do tabaco estava gastando cerca de 15 milhões de dólares por dia (5,7 bilhões por ano) em anúncios, enquanto na Rússia, as companhias de tabaco estrangeiras aparentemente eram os maiores anunciantes, respondendo por 40% de todos os anúncios de televisão e rádio (Figura 8.2). Esses dados contrastam marcadamente com a quantia gasta pelos governos para instar as pessoas a evitar o fumo. No Reino Unido, em 1991, por exemplo, a Health Education Authority (HEA) do governo gastou 5,5 milhões de libras por ano incentivando as pessoas a não fumar, enquanto a indústria do tabaco gastou cerca de 130 milhões de libras dizendo-lhes para fumar.[84] A HEA estimou, em 1991, que 284.159 pessoas por ano são internadas em hospitais do NHS com doenças relacionadas ao fumo, que 110.703 mortes prematuras são causadas anualmente no Reino Unido por essas doenças e que o custo para o NHS somente em contas de pacientes hospitalizados é de 437 milhões de libras por ano.[84] De modo geral, a OMS[76] estimou que 12 vezes mais britânicos morreram devido ao fumo do que na Segunda Guerra Mundial.

Em 1986, o *Boletim da Organização Pan-Americana da Saúde*[85] revisou o uso do tabaco mundialmente com base em dados da Organização Mundial de Saúde. Ele destacou que o tabaco é produzido em cerca de 120 países e que a contribuição dos países em desenvolvimento para a produção mundial de tabaco aumentou de 50% em 1963 para 63% em 1983. Os principais países produtores e consumidores de tabaco são a China, os Estados Unidos, os antigos membros da URSS, a Índia e o Brasil. Cerca de 37% dos cigarros do mundo são produzidos por indústrias controladas pelo estado, em países de planejamento centralizado, e outros 17% são fabricados por monopólios estatais cujo objetivo é maximizar o lucro do governo. O restante do mercado é dominado por sete conglomerados internacionais. Em 2002, a China havia tornado-se o maior produtor de tabaco do mundo, sendo responsável por cerca de um quarto de toda a produção global de folhas de tabaco.[76]

Em muitos países, a indústria do tabaco representa milhares de empregos; ela também gera renda para o setor da publicidade, impostos para os governos e moeda estrangeira para as nações com dificuldades de comércio exterior. Contra essa origem econômica, o *Boletim* deplora "a relutância comum do governo em agir contra o tabaco, que é demonstravelmente a causa de doenças e mortes evitáveis em uma escala não igualada por qualquer outro produto atualmente disponível para consumo humano". Em 2002, porém, a situação geral do consumo de tabaco havia piorado, e a OMS[76] estimou que cerca de um terço da população global de homens adultos era fumante e que cerca de 15 bilhões de cigarros eram vendidos diariamente – ou 10 milhões *a cada minuto*.

## AS "ADICÇÕES LEGAIS"

Tanto o tabaco como o álcool foram denominados "adicções legais" pelos antropólogos Baer e colaboradores[86] Eles argumentaram que, nos Estados Unidos, ambos são sancionados pela sociedade de formas diferentes do que acontece com os outros "reconfortantes químicos" (como heroína ou maconha). A razão pela qual eles são as "drogas legais não-médicas mais comumente usadas na sociedade dos Estados Unidos" se deve em parte à pressão das indústrias do tabaco e do álcool. Essas empresas, freqüentemente corporações multinacionais, não somente tentam impedir que essas substâncias sejam classificadas como drogas, mas também muitas vezes negam que elas sejam causadoras de dependência ou dano(embora, no caso do tabaco, as recentes decisões nas cortes dos Estados Unidos tenham sido em contrário). Ao longo dos anos, suas campanhas pu-

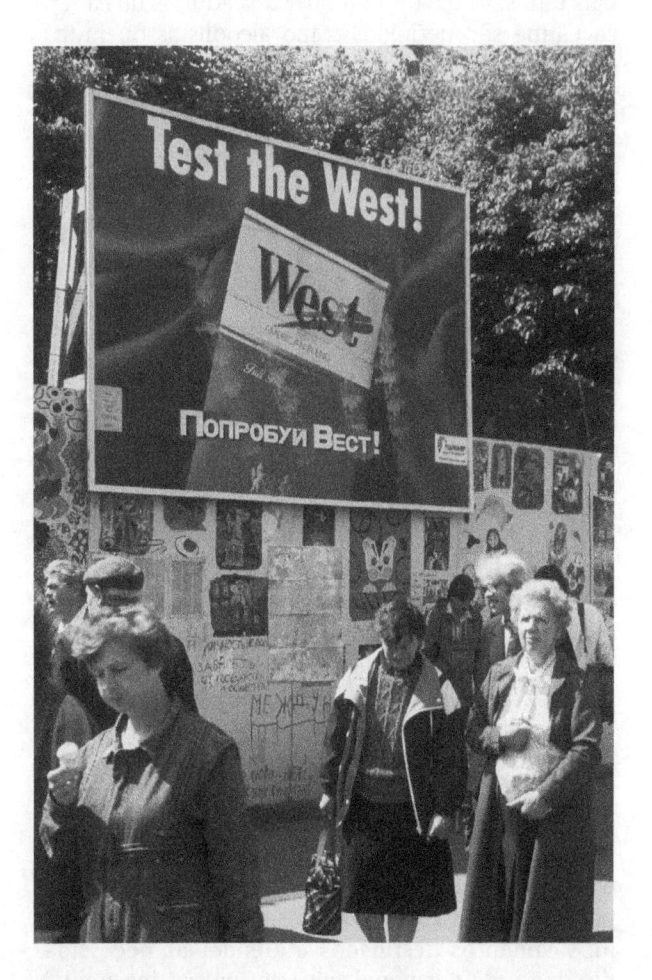

**Figura 8.2** Anúncio de cigarros em uma rua em São Petersburgo, Rússia. (Fonte: © Sean Sprague/Panos Pictures. Reproduzida com permissão.)

blicitárias e atividades de patrocínio têm tido um grande impacto nas vendas de seus produtos, especialmente para os jovens. Stebbins,[87] por exemplo, descreve como na América do Sul a promoção do tabaco pelas grandes companhias transnacionais é ubíqua, visando sobretudo as mulheres e os jovens; isso é feito por anúncios na televisão e em revistas, mas também pelo patrocínio de muitos eventos esportivos e culturais. Cada vez mais, tanto os produtos do álcool como os de tabaco estão sendo exportados dos países ocidentais para o mundo desenvolvido (assim como as companhias farmacêuticas descritas adiante). Por exemplo, estudos citados no relatório *World Mental Health* de 1995[88] indicam que a expansão dos conglomerados de álcool, em especial os ocidentais, para os países de baixa renda, bem como a dominância dos mercados nesses países, estão avançando rapidamente. Os países da África, da Ásia e da América Latina são agora uma das regiões em que mais cresce a importação tanto de destilados como de cerveja, respectivamente com 15% e 25% das importações globais totais. Cerca de 15 a 20% dos adultos na América Latina são definidos como alcoolistas ou indivíduos que bebem excessivamente, havendo cada vez mais consumo de álcool em partes da China.[45]

Assim, tanto em nível local quanto internacional, qualquer compreensão mais completa desses reconfortantes químicos legais deve sempre levar em conta o macrocontexto de aspectos econômicos e motivações de lucro.

## INDÚSTRIA FARMACÊUTICA OCIDENTAL NOS PAÍSES EM DESENVOLVIMENTO

Nas últimas décadas, um desenvolvimento significativo foi o grande influxo de produtos farmacêuticos, principalmente manufaturados pelas empresas multinacionais ocidentais, para o mundo em desenvolvimento. Existe agora uma dependência crescente dessas drogas importadas em muitos países de Terceiro Mundo, fato que tem importantes implicações.[89]

Ferguson[90] descreve como essas drogas são produzidas por um número relativamente pequeno de empresas (50% dos produtos farmacêuticos do mundo são supridos por somente 25 empresas), que baseiam-se em um pequeno número de países – principalmente nos Estados Unidos, na Europa e no Japão. Além disso, essas empresas "tendem a fabricar medicamentos destinados a atender as necessidades de saúde das populações nos países desenvolvidos", e não daquelas dos países mais pobres. Apesar disso, enormes quantidades de medicamentos caros pré-embalados estão sendo exportadas para o Terceiro Mundo, apoiadas por campanhas publicitárias que destacam suas vantagens tanto sobre os remédios tradicionais quanto sobre os produtos farmacêuticos produzidos localmente. As importações de drogas são atualmente uma das principais razões de esgotamento nas finanças dos países menos desenvolvidos, onde vivem 75% da população mundial. Em 1992, o Diretor Geral da OMS destacou que esses países pobres respondem por somente 20% do consumo mundial de produtos farmacêuticos, embora isso lhes custe anualmente cerca de 170.000 milhões de dólares e, mesmo assim, cerca de "metade da população mundial não tem acesso regular aos 57 medicamentos mais necessários".[91]

Essas drogas importadas influenciam significativamente a forma como as pessoas vêem e tratam os seus próprios problemas de saúde. Os antropólogos têm mostrado que, em diferentes culturas e em diferentes grupos dentro dessas culturas, as mesmas drogas podem ser conceitualizadas e usadas de modos bastante diversos.[92] Inserido nos contextos culturais e sociais locais, seu uso freqüentemente baseia-se mais no folclore herdado e em crenças tradicionais do que em critérios médicos.[92] Eles descrevem o grande "setor informal" do uso de produtos farmacêuticos em muitas sociedades de Terceiro Mundo paralelamente ao seu uso mais "formal" pela profissão médica, embora muitas vezes exista sobreposição entre os dois. Em diversos países em desenvolvimento, as drogas que estão disponíveis somente sob prescrição no mundo ocidental podem ser compradas livremente (muitas vezes a um custo relativamente alto) em farmácias locais, com vendedores ambulantes, ou administradas por praticantes tradicionais, ou curandeiros populares sem treinamento (como o "injecionista").

Muitos produtos farmacêuticos ocidentais *têm* um papel muito útil a desempenhar nos países em desenvolvimento, especialmente nas mãos de profissionais de saúde ou trabalhadores treinados em cuidados primários. Mesmo no setor informal, quando comprados de vendedores ou do comércio comum, eles freqüentemente são úteis para aliviar vários sintomas e tratar muitos distúrbios comuns.[92] Além disso, o setor informal ajuda a distribuir os produtos farmacêuticos amplamente, mesmo para áreas onde não há médicos ou enfermeiros disponíveis, ou outras fontes de cuidados de saúde.[93] Em alguns casos, as pessoas que sofrem de condições estigmatizadas como as doenças sexualmente transmissíveis podem até preferir o tratamento anônimo por algum injecionista itinerante à consulta com um profissional de saúde local; às vezes, isso também pode ser mais barato.

Porém, além do seu alto custo, essas drogas importadas carregam consigo muitos riscos, especialmente quando usadas como automedicação, como é o caso de efeitos colaterais graves, alergias medicamentosas, auto-envenenamento, *overdoses* acidentais, uso inapropriado (tratar infecções virais com antibióticos, por exemplo) e desenvolvimento de cepas de micróbios ou parasitas resistentes à droga, como no caso da tuberculose e da malária. Algumas das drogas usadas também estão fora do prazo de validade, e, assim, são inefetivas ou talvez mesmo tóxicas. Ademais, em muitas partes do mundo, elas estimularam um crescimento do número de injecionistas, com todos os riscos associados a esse fenômeno (ver Capítulo 4). De modo geral, os antropólogos têm argumentado que o influxo maciço de produtos farmacêuticos aos países de Terceiro Mundo contribui para uma "medicalização" gradual dos problemas de saúde e do sofrimento[90] e para um distanciamento das abordagens mais sociais, holísticas ou nativas da doença, em direção a uma ênfase em apenas uma forma de terapia, o tratamento com drogas, isto é, em direção à "estrada química para o sucesso" delineada antes.

Em muitos países em desenvolvimento, o principal varejista dos produtos farmacêuticos importados são as farmácias locais. Por exemplo, em seu estudo na cidade de Asunción, El Salvador, Ferguson[90] verificou que essas farmácias também eram a principal fonte de cuidados de saúde para as pessoas mais pobres, aconselhando-as e dando informações, bem como de remédios de venda livre. Porém, na maior parte do tempo as farmácias em Asunción eram administradas por funcionários sem qualificação e às vezes pouco instruídos. Freqüentemente, o conselho dado por eles era inapropriado, ou uma mistura de modos populares e biomédicos de tratamento: por exemplo, aconselhar clientes com uma infecção viral leve a evitar certos comportamentos ou alimentos, ou bebidas "frias", mas ao mesmo tempo vender-lhes tetraciclina ou outro antibiótico forte. Além disso, muitas das drogas vendidas também podiam ser falsificadas, quer produzidas localmente ou importadas, com pouco ou nenhum efeito farmacológico.

## O programa de drogas essenciais

Para lidar com essa situação caótica e para assegurar um uso mais racional e bem distribuído das drogas mundialmente, a OMS, desde 1977, desenvolveu uma "Lista Modelo de Drogas Essenciais" (número que atualmente chega a 250) atualizada regularmente.[94] Estas são as drogas básicas que deveriam estar disponíveis para qualquer população, e a lista exclui muitas das drogas patenteadas mais caras ou exóticas disponíveis no Ocidente. Uma etapa subseqüente, em 1981, foi o estabelecimento do Programa de Ação em Drogas Essencias da OMS para ajudar os países membros a desenvolver políticas nacionais de drogas para a "seleção, busca, armazenamento e distribuição das drogas essenciais e, por meio de treinamento e monitoração, verificar se as drogas são usadas apropriadamente".[95] Acima de tudo, essas políticas visavam assegurar "suprimentos regulares de drogas de baixo custo e de boa qualidade".[94] Muitas delas seriam produzidas localmente ou então compradas por um preço acessível e em grande volume de empresas farmacêuticas em suas formas genéricas (isto é, sem nomes comerciais e embalagens caras). Além de melhorar a qualidade das drogas disponíveis e reduzir o seu preço, o objetivo era obter um uso mais racional das drogas e uma maior cobertura da população mundial.

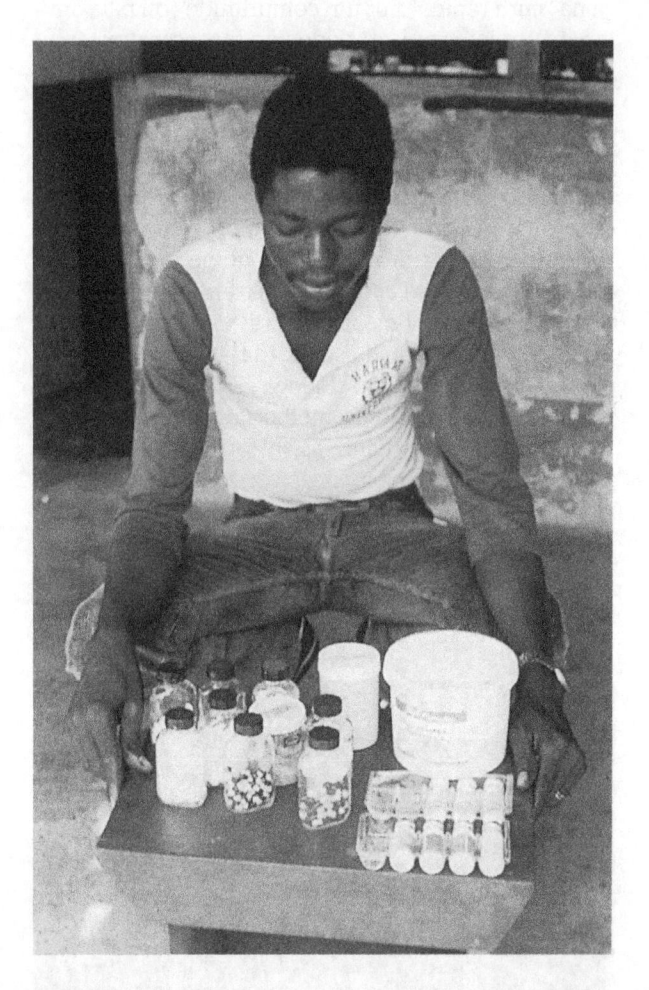

**Figura 8.3** Venda de produtos farmacêuticos ocidentais ao público: um vendedor de rua em Gana. (Fonte: Organização Mundial de Saúde/Goldschmidt, World Health, No. 3, May-June 1998, pg. 26. Reproduzida com permissão.)

A oposição a esse programa tem vindo não somente de setores da indústria farmacêutica, mas também das populações locais. Em muitas comunidades de Terceiro Mundo, essas drogas importadas belamente embaladas, adornadas com nomes comerciais internacionalmente renomados, parecem oferecer um maior poder de cura aos consumidores do que as alternativas mais baratas, mal-embaladas e produzidas localmente na lista de Drogas Essenciais do governo (Figura 8.3). Em El Salvador, por exemplo, Ferguson[90] descreve que, como resultado da penetração dessas drogas importadas de alto custo nos mercados locais, tem havido um grande aumento na procura por elas e um rejeição ao uso de produtos farmacêuticos igualmente efetivos porém bem mais baratos, produzidos por empresas salvadorenhas, bem como uma rejeição do autotratamento com remédios caseiros (que às vezes também são muito efetivos).

Assim como as drogas psicotrópicas e outros reconfortantes químicos descritos anteriormente, a crença na "cura rápida" por um comprimido (ou pela agulha de um injecionista) pode não fornecer uma solução adequada para os estresses sociais e psicológicos enfrentados por muitos nos países de Terceiro Mundo. Embora essas drogas tenham um papel no tratamento ou na prevenção da má saúde, muitos dos problemas de saúde dessas comunidades pobres não podem ser resolvidos unicamente por antibióticos caros ou por outras drogas. De modo geral, há o risco de que uma ênfase excessiva no tratamento medicamentoso – especialmente no tratamento dos sintomas da doença e não da sua causa – "reforce a noção de que a solução para a doença está no consumo de medicamentos, e não na melhoria das condições de vida".[90] Em outras palavras, a fórmula cultural de "droga + indivíduo = sucesso", mencionada anteriormente, pode se disseminar em suas formas médicas para incluir boa parte do mundo não-ocidental.

### Estudo de caso:

**Distribuição de produtos farmacêuticos ocidentais no sul de Camarões**

Em 1988, van der Geest[93] descreveu a distribuição formal e informal de produtos farmacêuticos em uma área do sul de Camarões. No setor formal, os medicamentos são fornecidos sem custo pelos hospitais e centros de saúde geridos pelo estado e distribuídos pelas farmácias hospitalares. As instituições privadas sem fins lucrativos – geralmente hospitais, centros de saúde e projetos de cuidados primários geridos pela igreja – também prescrevem medicamentos, mas cobram por eles. Além disso, as farmácias comerciais privadas (das quais havia 76 em todo o país) vendem grandes volumes desses medicamentos livremente e sem prescrição. Em geral, essas farmácias estão situadas somente em áreas urbanas, pois os farmacêuticos "são empresários que instalam-se apenas em áreas com alto poder aquisitivo". Elas são altamente lucrativas, com grande movimento de vendas; em 1978, o valor dos medicamentos distribuídos por esse setor comercial foi 50% maior do que o daqueles distribuídos por todo o setor público. Em paralelo a essas farmácias sancionadas oficialmente, há um enorme setor informal de distribuição de produtos farmacêuticos no sul de Camarões. Ele consiste em centenas de pessoas que vendem medicamentos pré-embalados para o público em cidades e aldeias por todo o país. Entre essas pessoas, estão:

- comerciantes, que vendem remédios além de provisões gerais (em uma cidade, havia 75 armazéns que também vendiam no mínimo um ou dois tipos de remédios);
- vendedores do mercado, que vendem essas drogas junto com seus outros produtos;
- viajantes (*hawkers*), que percorrem as aldeias durante a época de colheita do cacau, vendendo remédios juntamente com outros artigos;
- comerciantes que se especializam em vender medicamentos e que possuem um sortimento muito maior do que os outros grupos;
- o pessoal de instituições médicas, que vende ilegalmente remédios que deveriam ser fornecidos sem custo aos pacientes (van der Geest estimou que até 30% dos remédios fornecidos pelo estado não chegam aos pacientes, sendo vendidos de forma privada pelos próprios trabalhadores da saúde).

Assim, o comércio informal obtém muitas de suas drogas do setor formal. Enquanto algumas são contrabandeadas pela fronteira com a Nigéria, a maioria é comprada de farmacêuticos ou funcionários de hospital, indicando quão intimamente entrelaçados estão os setores formal e informal. Em um exemplo dessa inter-relação, van der Geest descreve que, em um hospital, os pacientes às vezes compravam os seus medicamentos (como analgésicos) de um vendedor de remédios que havia montado seu estande nas dependências do próprio hospital, junto à policlínica, enquanto ainda estavam aguardando atendimento médico, o qual demorava bastante para acontecer.

Ao todo, van der Geest encontrou 70 drogas diferentes circulando no setor informal, especialmente analgésicos (13 tipos), antibióticos (12 tipos), remédios para tosse e resfriado, laxantes, vitaminas, remédios para vermes, medicamentos para anemia e antimaláricos. Ele destacou que, embora esse setor apresente vantagens – por exemplo, disponibilizar as drogas nas localidades a preços menores do que nas farmácias – também pode ser muito prejudicial à saúde. Apesar disso, não seria prático tentar dissolver o setor informal, o que privaria boa parte da população de sua única fonte de medicamentos modernos. Portanto, o objetivo deve ser reduzir a importação das drogas, excluindo assim as drogas perigosas ou inúteis desse setor e melhorando o conhecimento dos vendedores e clientes sobre o uso adequado dos medicamentos.

## DROGAS DE USO SACRAMENTAL

Em muitas culturas, as drogas são usadas como substâncias sacramentais, intrínsecas aos rituais de religião, adivinhação e cura e a certas interações sociais. Como os "alimentos sociais" descritos no Capítulo 3, sua ingestão pode contribuir para a continuidade e coesão de um grupo particular de pessoas. Em todo o mundo, a droga ritual mais comum é obviamente o *álcool*, e alguns de seus usos sociais e religiosos foram descritos antes. Outras substâncias comuns importantes para os rituais dos encontros sociais são os reconfortantes químicos tabaco, chá, café e chocolate.

Em alguns grupos culturais, as drogas alucinógenas são usadas para obter estados de transcendência e fervor e, em seu estado de transe, aqueles que as tomam são "possuídos" pelo poder inerente à droga. Tais rituais podem levar muitas horas ou mesmo dias para se realizar. Algumas vezes, a droga é usada somente por um xamã ou curador ritual, cujas visões vão revelar a fonte do infortúnio individual ou coletivo. Dobkin de Rios,[96] por exemplo, descreveu o uso do alucinógeno *ayahuasca* pelos curandeiros populares (*ayahuasqueros* ou *vegatalistas*) em uma favela urbana em Iquitos, Peru. Como parte do ritual de cura, o curador ou *vegatalista* bebe o *ayahuasca* e o conteúdo visionário de sua experiência com a droga ajuda a identificar a causa da doença do indivíduo (como feitiçaria, mau-olhado ou *susto*) e a forma como ela deve então ser tratada.

Na Europa medieval, certos alucinógenos eram usados como parte de bebidas de "feiticeiras" ou como ungüentos esfregados na pele. Eles incluíam a beladona (*Atropa belladona*), o meimendro (*Hyoscyarnus niger*), a mandrágora (*Mandragora officinarum*) e cogumelos (*Amanita muscaria*).

Embora a maioria das drogas alucinógenas tenha poderosos efeitos farmacológicos sobre os indivíduos, o contexto cultural de seu uso também influencia a experiência com a droga. Em um ritual de adivinhação, por exemplo, ela influenciará a estrutura e o desenvolvimento do ritual em si e as expectativas e o comportamento de seus participantes, além de moldar o conteúdo das visões do xamã e a forma como elas serão comunicadas àqueles que o cercam.

Entre as drogas alucinógenas mais conhecidas usadas em um contexto ritual hoje em dia estão:

- a maconha (*Cannabis sativa* e *Cannabis indica*), conhecida como *haxixe* ou *kif* no Oriente Médio e no norte da África, *dagga* no sul da África e *ganja* entre os rastafáris no Caribe;[97]
- a psilocibina (*Psilocybe mexicana Heim*), usada por alguns grupos de índios mexicanos;
- o cacto *peyote* (*Lophophora williamsii*), usado por nativos norte-americanos no sudoeste dos Estados Unidos e por membros da Igreja Nativa Norte-Americana (que alega ter cerca de 250.000 membros);[98]
- o *ayahuasca* ou *yagé* (*Banisteriopsis caapsis* e *Banisteriopsis inebrians*), uma bebida alucinógena usada por índios da América do Sul (especialmente no Brasil, no Equador, no Peru e na Colômbia)[99]
- as sementes de ipoméia (*Rivea corymbosa* e *Ipomoea violacea*), usadas por índios mexicanos em rituais de cura e adivinhação;
- a *iboga* (*Tabernanthe iboga*), usada como alucinógeno em partes do Zaire e Gabão;
- a erva estramônio (*Datura stramonium*), usada entre os índios algonquins no nordeste dos Estados Unidos, e outras espécies de *Datura*, usadas em partes da América do Sul, da África e da Ásia.[100]

No Iêmen, as folhas de *qat*, ou *khat* (*Catha edulis Forssk.* e *Catha spinosa Forssk.*), são mascadas por suas propriedades estimulantes ou alucinógenas. O *qat* também é usado em partes da Etiópia, da Somália e do Quênia (onde é conhecido como *miraa* ou *marongi*).[101] As nozes de cola (*Cola nitada* ou *Cola acuminata*) também são mascadas por seus efeitos estimulantes e de alívio da fome em partes do oeste da África, especialmente no Senegal, em Serra Leoa, na Costa do Marfim, em Gana e na Nigéria.[102] Às vezes, antes de usar, elas são temperadas com pimenta, sal, gengibre ou flores de tabaco. A coca (*Ethroxylum coca*) é cultivada nas terras altas no Peru, no Equador e na Bolívia.[102] Misturadas com pasta de lima, as folhas são comumente mascadas para aliviar os sintomas de fome, sede e fadiga, bem como por seu efeito estimulante. Seu uso em rituais data do tempo dos incas. Entre seus produtores, ela raramente é usada na forma ou dosagem preferida por aqueles viciados em seu derivado, a cocaína. Na Melanésia, inclusive em partes da Nova Guiné, nas Ilhas Salomão, Fiji e Vanuatu, a *kava* (do arbusto *Piper methysticum*) é mascada ou bebida como uma infusão. Ela induz sensações de tranqüilidade e bem-estar.[102] O *pituri* (do arbusto *Duboisia hopwoodii*) é mascado pelos aborígenes australianos como um alucinógeno ou para aliviar os sintomas de dor, fadiga e fome; ele também desempenha um papel importante em certos rituais de iniciação masculina.[102,103]

Nos últimos anos, o uso de muitas dessas plantas alucinógenas difundiu-se além de seus grupos de origem e seu contexto ritual original. Em vez de serem tomadas como parte de um ritual religioso público e altamente controlado, essas plantas estão sendo cada vez mais utilizadas – ou, ao contrário, mal-utilizadas – por indivíduos em outras culturas, que as tomam de modo descontrolado.[104] No mundo industrializado, muitas têm sido usadas como drogas recreacionais, em suas formas originais ou sintéticas. Em alguns indivíduos suscetíveis, elas são conhecidas por causar dependência, tolerância, psicose aguda, comportamento suicida e vários outros distúrbios. Mesmo naqueles grupos que têm usado tradicionalmente as drogas sacramentais de modo controlado, o seu uso excessivo e abuso está agora tornando-se mais comum. Isso atualmente é verdadeiro com relação a drogas como maconha, *qat*, coca e, é claro, álcool.

## REFERÊNCIAS-CHAVE

1. Claridge, G. (1970). *Drugs and Human Behaviour*. London: Allen Lane.
7. Hahn, R.A. (1997). The nocebo phenomenon: concept, evidence, and implications for public health. *Prev. Med.* 26, 607-11.
15. Helman, C.G. (1981). 'Tonic', 'fuel' and 'food': social and symbolic aspects of the long-term use of psychotropic drugs. *Soc. Sci. Med.* 15B, 521-33.
35. National Center for Health Statistics (2004) *Health, United States, 2004*, pp. 4, 17-18. Atlanta: Centers for Disease Control.
43. Robins, L.N., Davis, D.H. and Goodwin, D.W. (1974). Drug use by US army enlisted men in Vietnam: a follow-up on their return home. *Am. J. Epidemiol.* 99, 235-49.
46. Bourgois, P. (1989). Crack in Spanish Harlem. *Anthropol. Today*, 5(4), 6-11.
51. World Health Organization (2004) *Global Status Report on Alcohol 2004*, pp. 18-21. Geneva: WHO, Department of Mental Health and Substance Abuse.
64. O'Connor, I. (1975). Social and cultural factors influencing drinking behaviour. *Irish J. Med. Sci.* (Suppl.), June, 65-71.
76. World Health Organization (2002) *Fact Sheets: Smoking Statistics*. Manilla: WHO Regional Office for the Western Pacific: http://www/wpro.who.int/ media_centre/ fact_sheets/fs_200205 2 8 .htm (Accessed on 7 July 2005)
80. Quintero, G. and Davis, S. (2002) Why do teens smoke? American lndian and Hispanic adolescents perspectives on functional values and addiction. *Med. Anthropol. Q.* 16(4), 439-57.
94. World Health Organization (1992). *The Use of Essential Drugs*, WHO Technical Report Series 825. Geneva: WHO.
104. Grob, C. and Dobkin de Rios, M. (1992) Adolescent drug use in cross-cultural perspective. *J. Drug Iss.* 22 (1), 121-138.

## LEITURA RECOMENDADA

Douglas, M. (ed.) (1987). *Constructive Drinking*. Cambridge University Press.

Gefou-Madianou, D. (ed.) (1992). *Alcohol, Gender and Culture*. Abingdon: Routledge.

McDonald, M. (ed.) (1994) *Gender, Drink and Drugs*.

Berg. Rudgley, R. (1993). *The Alchemy of Culture: Intoxicants in Society*. British Museum Press.

Van Der Geest, S. and S.R. Whyte (eds.) (1988) *The Context of Medicines in Developing Countries*. Kluwer.

## *WEBSITES* RECOMENDADOS

Centre for International Ethnomedicinal Education and Research: *http://www.cieer.org/directory.html*

International Society for Ethnopharmacology: http://www.ethnopharmacology.org

# 9

# Ritual e manejo do infortúnio

Os rituais são uma característica de todas as sociedades humanas, grandes e pequenas. Eles são uma parte importante do modo como qualquer grupo social celebra, mantém e renova o mundo em que vive e do modo como ele lida com os riscos e as incertezas que ameaçam esse mundo. Os rituais ocorrem em muitas situações, assumem muitas formas e desempenham muitas funções, sagradas e seculares. Este capítulo descreve os tipos de rituais relacionados com a saúde e a doença e com o manejo do infortúnio.

## O QUE É UM RITUAL?

Os antropólogos definem os vários atributos do ritual de uma série de formas e salientam que, para os seus participantes, o ritual tem importantes dimensões sociais, psicológicas e simbólicas. Uma característica-chave de qualquer ritual é que ele é uma forma de comportamento repetitivo que não possui um efeito técnico explícito e direto. Por exemplo, escovar os dentes na mesma hora todas as noites é uma forma repetitiva de comportamento, mas não é um ritual; seu objetivo é produzir um efeito físico específico – a remoção de alimentos e bactérias dos dentes. Se, porém, essa ação é acompanhada por outras que não contribuem diretamente para o efeito, como usar sempre uma escova de uma determinada cor ou dizer certas palavras, ou rezas antes, durante ou depois da escovação, então tais ações irrelevantes podem ser consideradas como detentoras de significado ritual privado para a pessoa. Em alguns casos, *todas* as ações em um padrão repetitivo de comportamento não possuem efeito técnico – como nas rezas privadas ou na observância religiosa, ou em algumas das ações das pessoas com distúrbio obsessivo-compulsivo. Em geral, porém, essa forma de comportamento ritual privado é de menor interesse para os antropólogos do que os rituais públicos que ocorrem na presença de uma ou mais pessoas.

Loudon[1] definiu esses rituais públicos como "aqueles aspectos do comportamento formal prescrito e repetitivo, ou seja, aqueles aspectos de certos costumes que não possuem conseqüências tecnológicas diretas e que são simbólicos". Isto é, "o comportamento ou as ações revelam algo sobre o estado das coisas, particularmente sobre as condições sociais de quem toma parte no ritual". Em uma situação social, os rituais expressam e renovam certos valores básicos da sociedade, especialmente no que se refere aos relacionamentos entre as pessoas, entre as pessoas e a natureza e entre as pessoas e o mundo sobrenatural – relacionamentos que são integrais para o funcionamento de qualquer grupo humano. De acordo com Turner,[2] "o ritual é uma reafirmação periódica das condições sob as quais os homens de uma cultura particular devem interagir para haver algum tipo de vida social coerente". Ele vê duas funções do ritual: uma função expressiva e uma função criativa. Em seu aspecto *expressivo*, o ritual "retrata de uma forma simbólica certos valores e orientações culturais chave". Isto é, ele expressa esses valores básicos de forma dramática, *comunicando-os* tanto aos participantes quanto aos espectadores. Leach[3] e outros antropólogos vêem esse aspecto do ritual como sendo o mais importante. Para eles, o ritual tem algumas das propriedades da linguagem, que só pode ser compreendida dentro de um contexto cultural específico e por aqueles que podem decodificar o seu significado. Leach[3] diz que "devemos conhecer muito sobre o contexto cultural, e sobre o cenário do evento, antes de podermos começar a decodificar a mensagem". Em seu aspecto *criativo*, o ritual, de acordo com Turner,[4] "na verdade cria, ou recria, as categorias por meio das quais os homens percebem a realidade – os axiomas subjacentes à estrutura da sociedade e as leis da ordem natural e moral". Assim, o ritual reafirma, sistematicamente, certos valores e princípios de uma sociedade e o modo como seus membros devem agir diante uns dos outros, dos deuses e do mundo natural. Além disso, ele ajuda a recriar nas mentes dos participantes sua visão coletiva do mundo. Em alguns casos, os rituais podem agir para reforçar as idéias de desigualdade social, com base em classe, casta, ocupação ou gênero.

## OS SÍMBOLOS DO RITUAL

Essas duas funções do ritual – expressiva e criativa – são obtidas pelo uso dos *símbolos*. Estes incluem certos objetos padronizados, bem como roupas especiais, movimentos, gestos, palavras, sons, canções, músicas e aromas usados nos rituais, que são mencionados adiante, bem como a ordem fixa em que eles aparecem. Turner[4] examinou as formas e os significados dos símbolos rituais, particularmente aqueles usados nos rituais de cura. Ele destaca que, especialmente nas sociedades anteriores à escrita, os rituais tinham a importante função de armazenar e transmitir as informações sobre a sociedade; cada ritual é um agregado de símbolos e atua como um "depósito do conhecimento tradicional". Ele vê cada símbolo como uma "unidade de armazenamento" em que é guardada uma quantidade máxima de informações. Isso ocorre porque os símbolos rituais são "multivocais", isto é, representam muitas coisas ao mesmo tempo. Cada símbolo pode ser visto como uma mnemônica multifacetada, com cada faceta "correspondendo a um grupo específico de valores, normas, crenças, sentimentos, papéis sociais e relacionamentos dentro do sistema cultural da comunidade que realiza o ritual". Assim, para as pessoas de fora que observam um ritual, sempre há mais sobre os símbolos do que os olhos podem ver. Cada símbolo tem toda uma variedade de associações para aqueles que participam do ritual, revelando algo sobre os valores de sua sociedade, sobre a forma como ela é organizada e sobre como ela vê o mundo natural e o mundo sobrenatural. Essa reafirmação dos valores básicos é particularmente importante em momentos de perigo ou incerteza – quando as pessoas sentem que o seu mundo é ameaçado por infortúnios como acidentes, fome, guerra, morte, conflitos interpessoais sérios ou problemas de saúde.

### A variedade de símbolos rituais

Embora o conceito de Turner dos símbolos rituais tenha se concentrado especialmente em *objetos físicos*, há muitos outros componentes do ritual que também podem ser vistos como detentores de um forte valor simbólico. Quando incluídos em um ritual, eles podem sinalizar informações importantes tanto para os participantes como para os observadores. Eles incluem:

- *roupas* (como as vestimentas de um padre, o jaleco branco de um médico ou um xale de orações judaico);
- *cores* (como a cor púrpura usada pelos clérigos mais graduados, o preto usado para o luto, o branco vestido pelos profissionais de saúde);
- *adornos corporais* (como pinturas especiais no rosto, cosméticos, jóias ou talismãs);
- *odores* (como o incenso em uma igreja ou em um templo);
- *sabores* (como as "ervas amargas" ingeridas na Páscoa judaica ou *seder*);
- *alimentos* (como a hóstia da comunhão ou o peru do Dia de Ação de Graças);
- *sons* (como música de órgão, cânticos, sinos, tambores, címbalos ou sons de uma roda de oração tibetana);
- *palavras* (como expressões especiais, frases ou citações usadas em preces ou súplicas, faladas ou cantadas);
- *silêncios* (como os momentos de silêncio observados em pontos especiais de um serviço religioso, meditação ou funeral);
- *ritmos* (como apresentações de coral, canções, aplausos ou danças rítmicas);
- *movimentos* (como dançar, agitar as mãos ou se ajoelhar durante as rezas); e
- *gestos* (como fazer uma genuflexão ao entrar em uma igreja).

Além disso, os rituais importantes geralmente ocorrem em um *momento* específico e designado (como um determinado horário do dia ou da semana, ou em uma data particular a cada ano) e em um *local* particular definido para eles (como uma casa de orações, um hospital, uma clínica médica, um santuário, um cemitério ou a casa de um agente de cura tradicional). Esses componentes do ritual, quer sejam objetos físicos ou não, costumam ocorrer em uma ordem padronizada, em partes específicas do ritual e de um modo especificado. Eles são partes importantes da *coreografia* de um ritual e ajudam a determinar se ele será bem-sucedido ou não.

### *O jaleco branco do médico*

Como foi mencionado, os símbolos rituais só podem ser "decodificados" examinando-se o contexto em que eles surgem. Por exemplo, um jaleco branco usado em um ambiente hospitalar tem uma variedade diferente de associações em relação àquele usado por um atendente de supermercado. Embora ambos possam ser usados como uma medida higiênica, o contexto em que eles são vestidos acrescenta muitas outras associações a eles. O jaleco branco usado por um médico em um contexto de cura (hospital ou consultório médico) pode ser visto como um *símbolo ritual*. Embora ele tenha um aspecto técnico (manter a higiene e evitar poeira e contaminação), também envolve uma série de associações. Para aqueles que participam da cura médica (médicos, enfermeiros, pacientes), ele simboliza ou representa uma série de atributos associados aos médicos em geral. Algumas dessas associações são mostradas na Tabela 9.1. A potência desse símbolo multivocal é mostrada pelo seu uso difundido em anúncios de televisão ou jornal para medicamentos de marcas comerciais, que apresentam um "especialista" cujo jaleco branco simboliza "ciência" e "confiabilidade".

De modo semelhante, esses jalecos com freqüência são usados pelas secretárias e recepcionistas de consultórios médicos, embora isso freqüentemente não seja crucial por motivos higiênicos. Aqui, o jaleco simboliza a condição de membro (embora periférico) da profissão de cura e carrega consigo alguns dos atributos dos médicos. Devido à proliferação de jalecos brancos entre os enfermeiros hospitalares, equipe de paramédicos e técnicos, porém, outros símbolos subsidiários, como um estetoscópio, bipe ou crachá de cor especial são necessários para completar a mensagem para os outros envolvidos no contexto de cura.

A soma desses símbolos comunica informações sobre o usuário do jaleco e reforça as idéias de como "um médico" deve se vestir e se comportar. Esses símbolos referem-se menos aos médicos individuais do que aos atributos de seu papel como representantes daquela categoria especial de pessoas que constitui a profissão oficial de cura – um grupo que tem o poder de usar as forças da ciência ou tecnologia para o benefício de seus pacientes. Assim, os médicos individuais empregam os símbolos potentes da ciência médica (como um jaleco branco, estetoscópio ou computador) em seus rituais de cura do mesmo modo que os curadores não-ocidentais empregam certos símbolos religiosos ou artefatos (como certas plantas, talismãs, pedras de adivinhação, textos sagrados ou estatuetas), que também simbolizam forças poderosas de cura (como deuses, espíritos ou ancestrais). Desse modo, o uso de tais símbolos traz os valores mais amplos da sociedade diretamente para a interação médico-paciente.

Apesar de tendências recentes em direção a uma relação mais informal e menos hierárquica entre médico e paciente, diversos estudos sugerem que muitos pacientes preferem que essa relação continue sendo mais formal e que o jaleco branco do médico ainda conserva seu poder simbólico. Um estudo de 200 pacientes de hospital em Boston e São Francisco mostrou que 65% deles acreditavam que os seus médicos deviam usar um jaleco branco (e 52% que eles não deviam usar calças *jeans* azuis), enquanto somente 10% desejavam chamar o seu médico pelo seu primeiro nome.[5] Um estudo semelhante de pacientes psiquiátricos internados em Londres constatou que 71% preferiam que os seus médicos usassem jalecos brancos ou roupas formais, bem como um crachá com nome,[6] pois isso "poderia facilitar o reconhecimento do papel e o estabelecimento de limites" – um elemento importante no tratamento psiquiátrico. No Reino Unido, ao contrário dos Estados Unidos e de alguns países europeus, a maioria dos médicos de família e muitos médicos de hospital não usam jalecos brancos, mas mesmo nesse caso *outros* aspectos de suas roupas ainda desempenham um papel ritual importante. Um estudo[7] verificou que, para 64% dos pacientes, o modo como seu médico de família se vestia era importante para inspirar confiança em suas habilidades profissionais. Eles preferiam que os seus médicos de família não se vestissem demasiado informalmente, mas que usassem roupas mais tradicionais, formais; um terno e gravata em homens, mas um jaleco branco em mulheres. Outro estudo britânico[8] mostrou que, enquanto as crianças viam os pe-

### Tabela 9.1
Algumas associações do jaleco branco do médico como símbolo ritual

Formação em medicina
Licença para exercer a medicina
Pertencimento à classe médica
Estar regido por uma organização profissional
Repositório de conhecimento especializado e inacessível
Poder para:
   colher uma história médica
   obter detalhes íntimos da vida dos pacientes e examinar os corpos deles
   solicitar uma ampla variedade de testes
   prescrever medicações ou outros tratamentos e tomar decisões que envolvem vida ou morte
   hospitalizar pacientes, alguns contra sua vontade
   controlar aqueles inferiores na hierarquia profissional, p. ex., médicos-residentes, enfermeiros, estudantes de medicina
Orientação em relação ao cuidado e ao alívio do sofrimento
Orientação científica sobre conceitos e técnicas
Confidencialidade
Confiabilidade e eficiência
Distanciamento emocional e sexual
Limpeza
Respeitabilidade e alto *status* social
Renda elevada
Familiaridade com situações de doença, sofrimento e morte

diatras formalmente vestidos como competentes mas não amistosos, viam os pediatras vestidos de modo casual como amistosos mas não competentes.

Turner[4] destacou outro atributo dos símbolos rituais: a "polarização do significado". Isso refere-se ao agrupamento de associações de um símbolo multivocal particular em torno de dois pólos opostos. Em um pólo, o símbolo está associado a "fatos sociais e morais"; no outro, a "fatos fisiológicos". Isso é observado tanto nos rituais de cura como nos ritos de transição social. Por exemplo, em algumas sociedades, a primeira menstruação da menina, a menarca, é marcada por um ritual especial. Alguns dos símbolos usados nesse ritual estão associados, nas mentes dos participantes, tanto com o evento *fisiológico* (a menarca) quanto com o evento *social* de sua nova condição de membro da comunidade das mulheres adultas e férteis. O símbolo ritual atua como uma "ponte" que liga os estágios fisiológico e social da vida humana. Esses estágios incluem nascimento, puberdade, casamento e morte. Os símbolos são um modo de integrar as alterações fisiológicas (sobretudo na puberdade), que podem ser socialmente disruptivas se deixadas de lado, com as leis e os valores que ajudam a manter a sociedade unida. De acordo com Turner, "impulsos poderosos e emoções associadas à fisiologia humana, especialmente à fisiologia da reprodução, são destituídos de sua qualidade anti-social e unidos a componentes da ordem normativa no processo ritual".[4] No mundo ocidental, muitos dos rituais que costumavam marcar estágios da vida como nascimento, puberdade e morte desapareceram. Isso significa que essas grandes mudanças na vida não são circundadas pelo simbolismo ritual que dá significado ao evento muito além de seu significado fisiológico. Em contraste, em muitas sociedades não-ocidentais, os símbolos associados a alterações fisiológicas unem essas alterações a eventos mais amplos, sociais ou cosmológicos. A gravidez, por exemplo, não é apenas um evento físico, mas também é a transição social de "mulher" para "mãe". A morte é um evento físico, mas às vezes é vista como um "nascimento" simultâneo na sociedade dos ancestrais. Alguns desses rituais são descritos subseqüentemente neste capítulo.

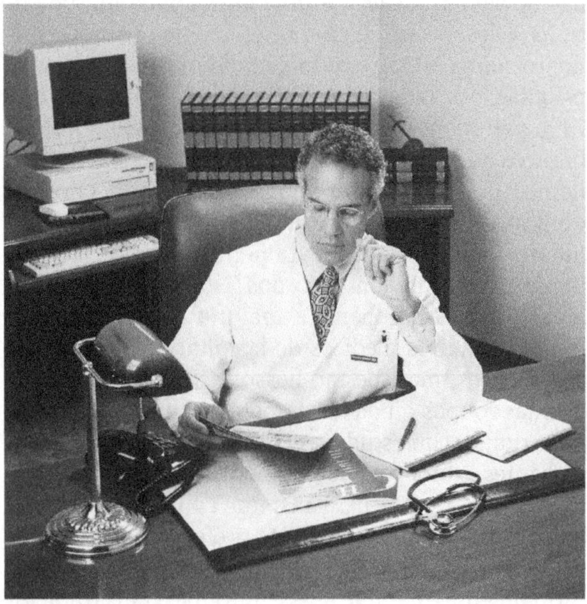

## Estudo de caso:

### O simbolismo da cor dos remédios zulus, África do Sul

A descrição de Ngubane,[9] em 1977, dos símbolos usados em rituais de cura pelo povo zulu da África do Sul ilustra os aspectos multivocais e bipolares dos símbolos rituais. Nessa comunidade, a *cor* dos medicamentos, e não suas propriedades farmacológicas, é o que se considera o atributo mais importante. Esse simbolismo de cores é particularmente importante em remédios usados para fins profiláticos ou no tratamento de doenças que supostamente têm uma origem sobrenatural. Os medicamentos são divididos em três grupos – pretos (*mnyama*), vermelhos (*bomvu*) e brancos (*mhlope*) – e cada cor é associada a um grupo de significados, fisiológicos, sociais e cosmológicos. O preto representa noite, escuridão, sujeira, poluição, fezes, morte e perigo. A defecação, a sujeira e a morte podem ser vistas como elementos anti-sociais, os quais devem estar ausentes dos encontros sociais normais. Além disso, a noite é o período em que as pessoas não podem ver, quando elas se recolhem de suas atividades sociais usuais; à noite, as pessoas doentes ficam mais doentes e as feiticeiras trabalham. Os espíritos ancestrais visitam seus descendentes nos sonhos, de modo que o sono é um ponto de contato com os mortos. Ngubane diz que o sono "pode ser visto como uma morte em miniatura, que leva a pessoa para longe da vida consciente do dia"[9]. Em contraste, o branco simboliza as coisas boas da vida, boa saúde e sorte. Ele representa a luz do dia e os eventos que ocorrem nesse período, como refeições ou interações sociais. Durante o dia, as pessoas participam de atividades sociais e vivem suas vidas. Elas vêem claramente e não há sensação de perigo. O branco representa os valores sociais da vida, a alimentação e a visão. A terceira cor, o vermelho, simboliza os estados de transição entre o preto e o branco, assim como o anoitecer e o alvorecer estão entre o dia e a noite. Ele representa uma posição intermediária, levemente mais perigosa do que o branco porém menos do que o preto. Ele também representa outros estados de transição ou transformação, como crescimento, regeneração ou renascimento. A associação do sangue com estados de transição (como nasci-

**Figura 9.1** O jaleco branco do médico: um potente símbolo ritual dos poderes de cura da ciência médica. (Fonte: © Corbis MED 2016. Reproduzida com permissão.)

> mento ou um ferimento fatal) também é relevante. Ao tratar uma pessoa doente, o curandeiro tradicional zulu visa restaurar a saúde, que é vista como um *equilíbrio* entre a pessoa e o ambiente. Isso se consegue pela expulsão do que é ruim de dentro do corpo mediante o uso de remédios pretos e vermelhos e então pelo fortalecimento do corpo mediante o uso de medicamentos brancos. Os medicamentos são sempre usados em uma ordem fixa: preto, vermelho, branco. Isso tem o propósito de promover a transformação da doença em saúde, "da escuridão da noite para o bem-estar do dia", da morte para a vida, do perigo para a segurança, do comportamento anti-social para o social. Como Ngubane diz: "a luz do dia representa a vida e a boa saúde. Estar (misticamente) doente é como passar da luz do dia para a escuridão do pôr-do-sol e da noite... O curandeiro tenta tirar o paciente da escuridão mística com remédios pretos, passando pela luz avermelhada do nascer do sol com remédios vermelhos e devolvendo-o à luz do dia e à vida com remédios brancos".[9]

## TIPOS DE RITUAL

Embora haja muitos tipos diferentes de rituais privados, os antropólogos descrevem três tipos principais de rituais públicos:

1. Rituais do ciclo cósmico ou das calendas.
2. Rituais de transições sociais (ritos de passagem).
3. Rituais do infortúnio.

### Rituais das calendas

Os rituais das calendas celebram alterações no ciclo cósmico, como as mudanças de estação e a divisão do ano em segmentos como meses, semanas ou dias, bem como certos festivais e dias santos. A identidade e a visão de mundo do grupo estão ligadas simbolicamente a eventos no ciclo cósmico ou a certos pontos específicos dentro desse ciclo. Exemplos são as festas da colheita, os festivais de verão, os dias santos como o Natal e a Páscoa ou os dias comemorativos como o Dia de Ação de Graças, ou o Domingo da Lembrança. Essas ocasiões sociais geralmente baseiam-se no ciclo das estações ou na posição da lua, do sol ou dos planetas. Em muitos desses rituais, os símbolos usados ligam as dimensões sociais e cosmológicas e ajudam a reforçar e recriar a organização social e os valores da sociedade.

### Rituais de transição social

Os rituais de transição social estão presentes de uma forma ou de outra em todas as sociedades. Eles relacionam as alterações no ciclo vital humano com as alterações na posição social dentro da sociedade, unindo os aspectos fisiológicos com os aspectos sociais da vida de uma pessoa. Exemplos são os rituais associados à gravidez, ao parto, à puberdade, à menarca, aos casamentos, aos funerais e aos problemas graves de saúde. Em cada um desses estágios, o ritual assinala a *transição* do indivíduo de um *status* a outro, como de "esposa" para "mãe" na gravidez. Como Standing[10] destaca, os tabus e as prescrições rituais que envolvem a gravidez em muitas sociedades ajudam a preparar a mulher, em termos de seu comportamento, para seu papel futuro como mãe, ao mesmo tempo que dramatizam essa mudança de *status* para a sociedade geral. Na sociedade ocidental, os rituais da puberdade (como crisma ou *barmitzvah*) ainda existem e assinalam a transição de criança para adulto jovem. Os rituais de nascimento, como batismo ou circuncisão, assinalam o "nascimento social" (tornar-se um novo membro da sociedade) logo após o nascimento biológico.

Leach[11] vê a origem desses rituais de transição na tendência humana de dividir as coisas ou ações em *categorias*, cada uma com seu próprio limite e nome (ver Capítulo 1). De acordo com Leach, "quando usamos símbolos (verbais ou não-verbais) para distinguir uma classe de coisas ou ações de outra, estamos criando limites artificiais em um campo que é "naturalmente" contínuo". Esses "limites no campo contínuo da percepção" são caracterizados por um sentido de ambigüidade e perigo. Quando as coisas estão situadas no território humano, entre as definições ou categorias, quando elas não são "nem peixes nem aves", elas provocam uma sensação de desconforto, sobretudo naqueles que preferem coisas mais claramente definidas. Esse processo, de acordo com Leach, aplica-se também ao progresso do indivíduo por várias identidades sociais durante o curso de sua vida – como "criança", "adulto", "mãe" e "viúva". No período de transição entre essas identidades, o indivíduo é considerado com estando em um intervalo de "atemporalidade social", em uma posição vulnerável, "anormal", perigosa tanto para si quanto para os outros; por essa razão, os rituais especiais de transição social são invocados para marcar o evento e proteger o indivíduo e a sociedade mediante vários tabus e observâncias rituais. Por exemplo, muitos costumes de casamento ocidentais ainda especificam que, para evitar o azar, a noiva não deve ser vista por seu noivo na noite anterior à cerimônia do casamento. Ela fica protegida por um véu até o momento da cerimônia, após o que não é mais considerada vulnerável. Em muitas sociedades não-ocidentais, o período de transição vulnerável pode durar meses ou até anos.

Na visão de Leach, a maioria das ocasiões rituais em qualquer sociedade está relacionada a esse "movimento através dos limites sociais, de um *status* social para outro".[11] Nessas circunstâncias, o ritual tem duas funções: "proclamar a mudança de *status*" e "desencadeá-la magicamente" (embora as duas estejam intimamente relacionadas). Para os participantes, a crença é que, sem o ritual, a mudança de certa forma não ocorreria.

### Estágios de transição social

Van Gennep[12] descreveu três estágios nesses *ritos de passagem*:

- separação
- transição
- incorporação

No primeiro estágio, a pessoa é retirada de sua vida social normal e isolada por vários costumes e tabus durante um período variável de tempo. Após esse estágio de transição, outros rituais celebram o terceiro estágio de incorporação, em que a pessoa é devolvida à sociedade normal, em seu novo papel social. Freqüentemente, esse último estágio é marcado pelo banho ritual ou por outros ritos de purificação simbólica. Com base nos trabalhos de Van Gennep e Leach, os três estágios desses rituais de transição social são ilustrados na Figura 9.2.

### Rituais da gravidez e do parto

Em todas as sociedades, a gravidez e o parto são mais do que apenas eventos biológicos. Como descrito em mais detalhes no Capítulo 6, eles também são eventos sociais que marcam a transição da mulher (especialmente no primeiro parto) do *status* social de "mulher" para o de "mãe". Durante a gravidez, a mulher encontra-se em um estado de transição entre essas duas posições sociais. Nesse estado de limbo, considera-se que ela esteja em uma situação ambígua e socialmente anormal, vulnerável aos riscos externos e, às vezes, perigosa para outras pessoas. Em muitas sociedades tradicionais, as gestantes afastam-se das atividades sociais e vivem de certa forma à parte, sujeitas a certos tabus sobre alimentação, roupas e comportamento. Esses tabus têm como propósito proteger a gravidez, mas também são formas de se fazer a transição entre as posições sociais. Em alguns casos, esses tabus podem se estender bem além no período pós-parto. Entre o povo zulu da África do Sul, por exemplo, a mulher ainda é considerada vulnerável aos riscos externos até que todo o seu sangramento pós-parto tenha cessado.[13] Além disso, esse sangue é considerado perigoso para a virilidade do seu marido, bem como para as plantas no campo e até para o rebanho.

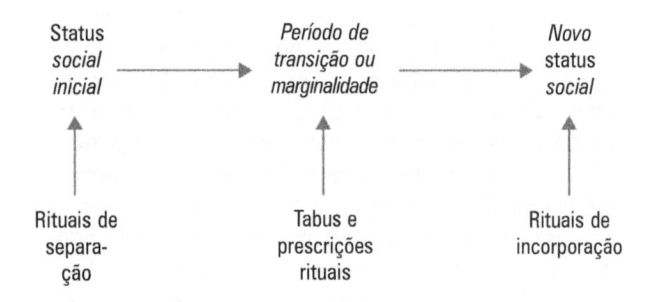

Muitas das práticas e crenças associadas à obstetrícia ocidental moderna também podem ser vistas como tendo um importante componente ritual,[14] e os símbolos rituais usados nesse caso são aqueles da ciência médica e da tecnologia. Algumas das mensagens culturalmente específicas transmitidas às gestantes e suas famílias por esses símbolos foram descritas anteriormente neste livro. De modo geral, a gravidez e o parto no mundo ocidental são tão ritualizados, de seu próprio modo, quanto em qualquer outro lugar. De acordo com Kitzinger:[15] "O batismo, a circuncisão, as cerimônias de nomeação, a segregação da nova mãe e do bebê, a congregação das mulheres, os tabus sobre relações sexuais após o nascimento e até o *check-up* pós-natal são etapas freqüentemente complicadas em um tipo de dança que continua até que a mãe e a criança estejam estabelecidas com segurança em suas posições sociais corretas e que sejam consideradas fora de perigo".

Os três principais estágios de transição social na gravidez e no parto são ilustrados na Figura 9.3.

### Rituais de morte e luto

Hertz[16] examinou uma forma de rituais de transição social associados com a morte e o luto. Ele examinou os costumes funerários de muitas sociedades e observou temas comuns entre eles. Na maioria das sociedades humanas, as pessoas têm, com efeito, *dois* tipos de morte: uma biológica e outra social. Entre essas duas, há um período de tempo variável, que pode ser dias, meses ou até anos. Enquanto a morte biológica é o fim do organismo humano, a morte social é o fim da identidade social da pessoa. Esta ocorre em uma série de cerimônias, incluindo o funeral,

**Figura 9.2** Rituais de transição social.

quando a sociedade despede-se de um de seus membros e reafirma sua continuidade sem ele. Hertz destaca que, na maioria das sociedades não-ocidentais, a morte é vista não como um evento isolado no tempo, mas como um *processo* em que o falecido é lentamente transferido da terra dos vivos para a terra dos mortos; ao mesmo tempo, há uma transição entre as identidades sociais de pessoa viva para a de ancestral morto. Durante o período entre a morte biológica e a morte social final, considera-se muitas vezes que a alma do falecido está no limbo, ainda sendo um membro parcial da sociedade e potencialmente perigoso para outras pessoas, na medida em que vaga livre e insepulto. Nessa fase de transição, a alma ainda tem alguns direitos sociais residuais, especialmente sobre os seus parentes enlutados. Eles devem realizar certas cerimônias, agir ou vestir-se de um modo especial e geralmente se afastar da vida ordinária. Assim como a alma do falecido, eles também estão em um estado socialmente ambíguo entre identidades, perigoso tanto para si quanto para os outros. Em muitas culturas, a viúva é proibida de se casar novamente por um período especificado (às vezes para sempre) após a morte do seu marido. No modelo de Hertz, considera-se que ela esteja em um estado transicional, pois ainda está casada com a alma do marido até o momento final de morte social e mesmo depois disso.

Existem muitos modos diferentes para a disposição do falecido,[17] os quais variam do sepultamento e da cremação aos "funerais no céu" do Tibete, onde o corpo é desmembrado e então exposto aos abutres e a outras aves de rapina. Nos funerais Parsee, além disso, os mortos são expostos aos elementos em estruturas conhecidas como "Torres do Silêncio". No arquipélago malaio, o corpo recebe um primeiro sepultamento temporário, enquanto se decompõe, antes de ser novamente sepultado, meses ou até anos depois, em uma cerimônia final. Durante o período entre os dois funerais, "o falecido continua a pertencer mais ou menos exclusivamente ao mundo que ele acabou de deixar. Aos vivos, cabe o dever de cuidar dele; duas vezes ao dia até a cerimônia final... trazem para ele sua refeição usual". Durante esse período, "é como se a existência terrena do falecido não tivesse terminado por completo". O funeral derradeiro define o fim de sua existência, sendo que o ritual é de incorporação, pelo qual falecido é iniciado ou renascido na sociedade dos ancestrais mortos e os enlutados são reincorporados na sociedade normal e liberados dos tabus e das restrições especiais de seu estado transicional. A cerimônia final também afasta os perigos da alma, que não está mais no limbo.[16]

Eisenbruch[18] descreveu alguns dos modos culturalmente padronizados de realizar a despedida do falecido entre diferentes grupos sociais e culturais nos Estados Unidos, incluindo norte-americanos urbanos descendentes de africanos, chineses, italianos, gregos, haitianos, latinos e refugiados do sudeste asiático, mostrando as amplas variações em suas crenças e costumes de luto. No Reino Unido, Skultans[19] também descreveu algumas das variações de práticas de luto entre diferentes grupos culturais e religiosos. O *velório* irlandês, por exemplo, envolve a vigília do corpo pelos parentes por diversos dias e noites e às vezes inclui comida e bebida. Entre os gregos cipriotas, existe "choro e lamentação socialmente padronizados", seguidos por um período definido de luto e uso de roupas pretas. Entre os judeus ortodoxos, o *shiv'ah* tem uma estrutura precisa de luto, durante sete dias após o funeral, período em que os enlutados permanecem em casa e são visitados pelos consoladores, que lhes trazem alimento. Os trajes de luto são usados até o trigésimo dia, sendo que lazer e diversão são proibidos por um ano. Nesse caso, o período transicional inicia no funeral (logo após a morte biológica) e termina por ocasião da inscrição de dedicatórias na lápide, um ano depois, momento oficial do término do luto. A inscrição pode ser vista como o último de uma série de "funerais", durante os quais o falecido gradualmente deixa o mundo dos vivos. Neste grupo, como em muitos outros, a "morte social" ocorre aos poucos, em uma série de estágios culturalmente definidos.

Em certa medida, todas as práticas funerárias são influenciadas por uma visão cultural da existência ou natureza, de uma vida após a morte. No antigo Egito, por exemplo, as pessoas proeminentes eram sepultadas junto com textos do *Livro dos Mortos* – um guia para o falecido, informando-o sobre o mundo para o qual ele estava indo e sobre como deveria se comportar nele. As culturas que acreditam em reencarnação, que vêem o tempo como circular ou espiral e que esperam que as almas dos mortos por fim sejam "recicladas" de volta à Terra tendem a ter atitudes muito diferentes em relação ao luto em com-

| Status social inicial | Período de transição | Novo status social |
|---|---|---|
| Mulher → | Gestante → | Mãe |
| | ↑ | ↑ |
| | Rituais da gravidez | Rituais do parto e do puerpério |

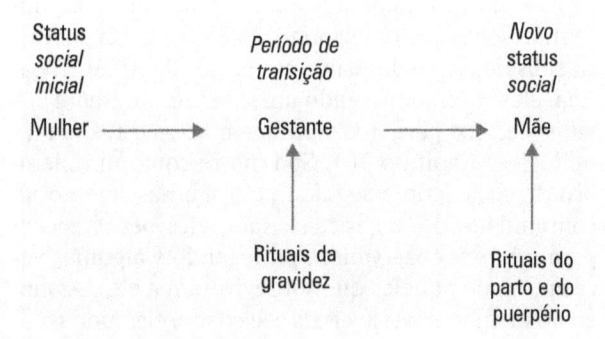

**Figura 9.3** Rituais da gravidez e do parto.

paração com aquelas sem essa crença, que vêem a morte como um evento final, permanente, e não como parte de um processo mais cíclico.

### Auxiliares tradicionais da morte

Em algumas sociedades, o cuidado e a preparação do corpo são realizados somente pelos membros mais próximos da família. Em outras, porém, eles são feitos por certos indivíduos especializados dentro da comunidade – indivíduos que eu denominaria *auxiliares tradicionais da morte* (ATMs). Esses indivíduos também estão familiarizados com todos os rituais necessários para o funeral em si e o luto subseqüente. Entre os judeus ortodoxos, por exemplo, a *chevra kadisha* ou Sociedade Funerária de cada comunidade, composta de voluntários, realiza esse papel ritual de cuidar do corpo e prepará-lo para o enterro. Em muitos casos, assim, as pessoas que emigraram de sociedades onde os membros da família ou ATMs geralmente cuidariam do corpo podem achar difícil de aceitar a abordagem bastante impessoal dos agentes funerários profissionais, sobretudo quando eles não estão familiarizados com a origem cultural da família enlutada. Nos últimos anos, os ATMs aos poucos vêm sendo substituídos por esses agentes funerários, como descrito a seguir.[20,21]

### A "medicalização" da morte e do processo de morrer

Na sociedade industrializada ocidental, a morte, assim como o nascimento, está cada vez mais "medicalizada", sendo atualmente mais provável de ocorrer em um hospital do que em casa. Os estágios naturais da morte biológica são agora freqüentemente vistos como, de algum modo, não-naturais ou até patológicos. Em muitas dessas sociedades, o conceito de morte por "causas naturais" quase desapareceu. Nos Estados Unidos, de acordo com Kaufman e Morgan,[22] a morte no hospital é agora considerada uma "falha sócio-médica". Algumas vezes, isso pode fazer com que a família enlutada atribua a morte à suposta incompetência dos médicos, e não à idade avançada ou à doença grave. Além disso, Konner[23] criticou a ênfase crescente na expectativa de quantidade de vida, em detrimento da qualidade, especialmente nos casos em que a ressuscitação envolve formas heróicas, agressivas, desconfortáveis e dolorosas de tratamento. Ele compara dois exemplos tocantes: um norte-americano idoso, semicomatoso e sujeito a uma variedade de tratamentos intensos e dolorosos em Sol City, Arizona, "com o corpo cheio de agulhas e tubos, circundado por estranhos ocupados"; e a morte lenta, dignificada e natural de uma indiana idosa, morrendo entre seus familiares mais próximos em Benares (Varanasi), no Ganges. Nos Estados Unidos, como em outras sociedades ocidentais, há agora um conflito considerável entre a noção de uma "morte natural", que ocorre sem intervenção médica, e a pressão sobre a família e os médicos para atrasar a morte e estender a vida, quaisquer que sejam os custos financeiros e emocionais decorrentes. Por exemplo, Kaufman e Morgan[22] descrevem que, em muitos hospitais norte-americanos, com seus ambientes de alta tecnologia avançada, o processo de morrer hoje está "aberto a negociações sem fim" entre a equipe médica, a família e até o moribundo com relação ao adiamento ou não do processo da morte, e por quanto tempo, com o auxílio de alimentação por sondas, respiradores mecânicos e drogas poderosas. Em uma cultura que valoriza a autonomia e a escolha individual, a responsabilidade por essas decisões-chave freqüentemente é passada para a família, às vezes colocando-a em uma situação difícil, se não impossível. Em um momento de extremo estresse emocional, espera-se que eles decidam sobre a continuidade ou não do "tratamento" do moribundo, sobre a sua ressuscitação ou não e sobre a suspensão ou não do tratamento, permitindo que a morte ocorra "naturalmente".

Essa "medicalização" – e "psicologização" – ocidental da morte e do processo de morrer também pode se estender ao estado mental dos enlutados, dos quais freqüentemente se espera que realizem seu "processo de luto" em um período de tempo padronizado e de um modo igualmente padronizado. Porém, se eles apresentam "luto não-resolvido" ou "luto patológico" (definido pela intensidade ou pela duração do seu pesar), podem exigir então uma "terapia do luto" ou até medicamentos antidepressivos. No Reino Unido e em outros lugares, tem havido uma proliferação nos últimos anos dos "conselheiros de luto", que oferecem essa "terapia de luto" para os enlutados.[24]

### "O morto nunca morre"

Na maioria das sociedades tradicionais, o morto não morre realmente – pelo menos, não em um sentido social (ou emocional). Na maior parte da África subsaariana e da Ásia e em partes da América Latina, eles continuam sendo uma parte onipresente das vidas de seus parentes e um membro invisível da família (ver Capítulo 10). Sua morte como um membro da sociedade é seguida pelo seu nascimento na comunidade de ancestrais. Aqui, eles permanecem para sempre, observando, protegendo e algumas vezes punindo aqueles que sobreviveram a eles. Assim, como membros invisíveis da sociedade, eles ainda têm uma grande influência sobre os seus descendentes.

Nas palavras de Kaufman e Morgan, "os mortos fazem os vivos".[22] Em sociedades como essas, a *adoração aos ancestrais* é comum, e oferendas freqüentes e regulares são feitas em altares especiais para apaziguá-los. Os ancestrais podem comunicar-se com suas famílias em sonhos ou visões, como parte de certos rituais ou com auxílio dos agentes de cura tradicionais. Em boa parte da África subsaariana, eles mantêm-se como guardiães permanentes da ordem social, causando má saúde ou infortúnio para os seus descendentes que romperem o código moral. No México, sua condição continuada de membros da família é celebrada no início de cada novembro, quando uma refeição é "compartilhada" entre os vivos e seus parentes mortos à beira dos túmulos, como parte do "Dia dos Mortos" anual (*El Día de los Muertos*).[25] Os antropólogos acreditam que esse ritual combine aspectos do catolicismo (Dia de Todos os Santos) com elementos da religião e da adoração aos ancestrais dos antigos astecas. Na Europa e na América do Norte, o cuidado dos cemitérios e dos túmulos, o plantio de jardins memoriais e a construção de memoriais são formas não de apenas lembrar os mortos, mas também de manter algum contato continuado com eles.

## Resumo

Como esses exemplos ilustram, existe uma ampla variação no cuidado dos moribundos, nas práticas de luto e nas crenças sobre a morte em diferentes grupos sociais e culturais. Em função dessas diferenças, Eisenbruch[18] enfatizou que, embora haja certas constâncias na forma como os seres humanos se comportam no luto, não se pode presumir que os estados de luto em diferentes culturas ocorram todos da mesma forma ou exatamente segundo a mesma seqüência.

Os três principais estágios da morte social são ilustrados na Figura 9.4.

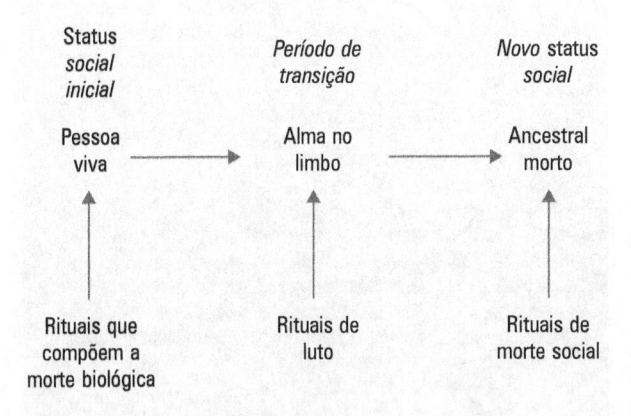

**Figura 9.4** Estágios da morte social.

## Nascimento e morte sociais e biológicos

As relações entre nascimento biológico e social e morte biológica e social recém-descritas são resumidas na Figura 9.5.

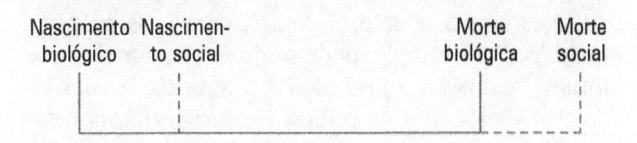

**Figura 9.5** Nascimento biológico e social e morte biológica e social.

Na maioria das sociedades, o *nascimento social* segue-se ao nascimento biológico e pode durar muitos anos. O crescimento envolve toda uma série de nascimentos sociais. Em cada estágio, os indivíduos "nascem" em uma nova identidade social, até finalmente adquirirem o *status* de membro adulto pleno de sua comunidade. Nas sociedades ocidentais, esses estágios geralmente começam quando se recebe um nome e com o batismo ou a circuncisão. Assim, cada estágio – entrar na escola, passar pela puberdade, sair da escola, receber permissão para dirigir, beber álcool, ter relações sexuais, votar, herdar propriedades, trabalhar ou entrar na faculdade, casar-se e ter filhos – é uma forma de nascimento social. Porém, em alguns casos, o nascimento social pode ser visto como precedendo o momento do nascimento biológico. Como mencionado antes, muito do debate sobre o aborto gira em torno da hipótese de o feto ser ou não uma pessoa, com direitos sociais e legais, a partir da concepção ou de algum outro ponto durante a gestação. Para algumas mulheres, ver a imagem em ultra-som de seu feto em crescimento como parte de um exame pré-natal pode ajudar a aumentar a identidade social do feto muito antes de ocorrer o parto real, o que pode ter grandes implicações emocionais e sociais para a mãe.[26] Ao mesmo tempo, naqueles países em que as crianças do sexo masculino são mais valorizadas do que as do sexo feminino, descobrir o sexo do feto pode levar ao aborto seletivo de fetos femininos. Na Índia, por exemplo, a disponibilidade crescente do ultra-som nos últimos 20 anos levou a um aumento dos abortos de fetos femininos (estimados em cerca de 10 milhões nesse período), resultando no nascimento de menos meninas do que meninos, especialmente em áreas urbanas na Índia.[27]

Assim como o nascimento social, a *morte social* geralmente ocorre após a morte biológica, em uma série de estágios, incluindo funeral, luto e rituais anuais de lembrança (resumidos antes). Porém, em algumas circunstâncias, uma forma de morte social pode ser descrita como *precedendo* a morte biológica, freqüentemente em muitos anos. Nessa situação, os indivíduos ainda estão fisicamente vivos, mas, de modo sutil, menos "vivos" socialmente, tanto para a sociedade mais ampla quanto, às vezes, para suas próprias famílias. Por exemplo, pode-se dizer que aqueles que foram confinados a instituições pelo resto de suas vidas (prisões, asilos de velhos, clínicas geriátricas, sanatórios para os doentes terminais ou lares para os mentalmente incapacitados) ou aqueles que desenvolveram demência ou grandes disfunções mentais, ou físicas sofreram uma forma de morte social muito antes da data de sua morte biológica. Em muitas sociedades, a aposentadoria ou o desemprego também podem ter o mesmo efeito, assim como a falta de filhos, a viuvez ou o divórcio, ou ainda o diagnóstico de uma doença grave como a síndrome da imunodeficiência adquirida (AIDS), o câncer ou a hanseníase. Alguns grupos religiosos ou étnicos que enfatizam a endogamia (casar-se apenas com membros do próprio grupo) podem considerar aqueles que se "casaram fora" como socialmente "mortos" ou, no mínimo, como não sendo mais seus membros plenos. Em cada um desses casos, essas mortes sociais podem contribuir para o efeito *nocebo*, pois as atitudes alteradas e negativas das outras pessoas em relação aos indivíduos relacionados podem afetar seriamente a sua saúde mental e física. O exemplo mais extremo de morte social seguida logo depois de morte biológica é a "morte por vodu" ou "morte por feitiço", descrita em mais detalhes no Capítulo 11.

A moderna tecnologia médica teve um impacto importante sobre a natureza da morte. Em alguns casos de doença grave ou velhice extrema, ela agora permite aos médicos, pela primeira vez, controlar de certa forma o momento exato da morte. Os sistemas modernos de suporte de vida possibilitam ampliar a duração da morte biológica e adiar a morte social quase indefinidamente (ver Capítulo 14). Eles agora podem converter a morte de um único ponto no tempo para um período de tempo. No caso da morte cerebral, a tecnologia pode agora manter o paciente em um estado comatoso por meses ou anos, aumentando assim o período de transição ou limiar para ele e sua família. Isso, por sua vez, pode ter profundas implicações emocionais para todos os envolvidos. A tecnologia também permite aos médicos encerrar esse período, caso decidam fazê-lo, desligando os aparelhos. Os efeitos dessas alterações em nossas percepções da morte serão provavelmente muito profundos.

### Alterações nos rituais de morte

Os rituais de morte e luto não são estáticos em uma era de globalização e mudanças sociais rápidas, especialmente após a imigração. Laungani,[20] por exemplo, descreveu como as práticas de luto dos imigrantes hindus no Reino Unido mudaram ao longo dos anos, em comparação com aquelas praticadas na Índia. Isso é particularmente verdadeiro em relação à exposição pública do morto, à cremação e à subseqüente dispersão de suas cinzas em um rio sagrado (como o Ganges). O manuseio e o preparo do corpo, antigamente funções dos membros da família, passaram a ser feitos por agentes funerários profissionais. Da flexibilidade do momento dos funerais (às vezes realizados apenas sob circunstâncias definidas por um sacerdote hindu), as cremações no Reino Unido passaram a ser realizadas em um horário fixo e estrito. Entretanto, em comparação com os funerais cristãos no Reino Unido, esses funerais hindus ainda são caracterizados por uma abordagem mais comunal e por uma exibição mais pública e volátil das emoções. Alterações parecidas nas práticas funerárias estão ocorrendo em todo o mundo, com a mobilidade aumentada das populações, famílias menores, horários limitados e o declínio da tradição. Algumas dessas alterações são descritas no estudo de caso do Japão.

### Estudo de caso:

**Alterações nas práticas funerárias japonesas desde a Segunda Guerra Mundial**

Suzuki,[21,28] em 2003, descreveu as grandes alterações nas práticas funerárias japonesas desde a Segunda Guerra Mundial, especialmente a mudança de "rituais funerais" (*sôshiki*) antes da guerra para "cerimônias funerais" (*o-sôshiki* ou *osôgi*) hoje em dia – uma mudança não somente nas práticas funerárias, mas também nos valores relacionados à morte em si. Nos "rituais funerais" antes da guerra, o funeral era um ritual altamente elaborado, predominantemente de caráter budista, e ocorria aos poucos em uma série de estágios bem definidos. A morte ocorria principalmente em casa, e o funeral em si era um evento público, envolvendo boa parte da comunidade. Ele refletia o medo dos participantes da morte, a qual supostamente provocava a liberação de espíritos malevolentes (*koku-fujô*) que poderiam ser perigosos para eles, bem como para suas divindades. O objetivo do ritual era enviar o espírito do falecido em segurança para o outro mundo – convertê-lo de um estado malevolente (*ara-mitama*) para um estado pacífico (*nigi-matama*) – e fortalecer os relacionamentos entre os membros sobreviventes da família e entre eles e sua comunidade. O funeral real era realizado por um sacerdote budista e pelos membros de um grupo local de auxílio mútuo

> (*kôgumi*), escolhidos de cinco a sete residências na vizinhança. Em contraste, no Japão contemporâneo, a morte foi transferida de casa para o hospital. Para a maioria das pessoas, ela agora ocorre entre estranhos e em um ambiente não-familiar. A responsabilidade pelo funeral, além disso, tem sido cada vez mais transferida a agentes funerários profissionais, e a cremação tornou-se mais comum. Enquanto os ritos tradicionais dedicavam-se a proteger as pessoas enlutadas e o falecido de espíritos malignos, a cerimônia funeral comercializada moderna é menos relacionada com isso, "concentrando-se, ao contrário, no embelezamento da vida e das memórias do falecido", como se o falecido permanecesse "vivo" até o momento da cremação. Os agentes funerários japoneses adotaram um modelo industrializado, padronizado, de produção em massa de práticas funerais (a autora chama isso de "McFunerais"), que são freqüentemente rápidos e seguem horários rígidos. Ao contrário dos funerais tradicionais, os "McFunerais" são caracterizados por eficiência, previsibilidade, padronização e uma faixa de preços definida para diferentes tipos de funeral.

Em contraste com esse exemplo japonês, muitas alterações nos rituais funerários estão tornando-se mais individualizadas e adaptadas à personalidade ou às características do falecido. Esses funerais "inventados pelo consumidor" freqüentemente incluem uma variedade de rituais novos como ler uma poesia ou tocar a música favorita do falecido, mas também podem incluir inovações como caixões de madeira elaboradamente esculpidos – em forma de automóveis, aviões, aves, animais, peixes ou vegetais – algumas vezes usados em Gana e freqüentemente baseiam-se na ocupação prévia ou nos interesses do falecido.[29] O luto pelo morto também alcançou o ciberespaço, com o crescimento dos "cemitérios virtuais de doadores" – *sites* memoriais na Web para os doadores de órgãos transplantados, que incluem seus nomes, datas de nascimento e morte, além de detalhes de suas vidas.[30] Outro desenvolvimento importante, particularmente no mundo industrializado, tem sido a "medicalização" gradual do luto, com a proliferação de "conselheiros de luto" e "terapeutas de luto" remunerados ou voluntários, cujo objetivo é ajudar os enlutados em sua "elaboração do luto" e "trabalhar" a dor de sua perda.[24]

### Luto por não-humanos

As pessoas não pranteiam somente seus parentes ou amigos falecidos. Elas também podem prantear muitas outras partes de sua vida que foram perdidas de modo definitivo, como a perda de uma parte do corpo (após amputação, histerectomia ou mastectomia), da atratividade física (após queimaduras ou cicatrizes grandes no rosto), do funcionamento normal do corpo (após acidentes, ataques cardíacos graves ou colostomias), do funcionamento mental (após derrames, traumatismos cranianos ou desenvolvimento de demência), de animais de estimação favoritos (ou do rebanho), da posição social (após demissão, aposentadoria ou rebaixamento profissional), de uma casa ou outra habitação (após guerras ou desastres naturais) ou do ambiente familiar e da origem cultural – o fenômeno do "luto cultural" (ver Capítulo 12), mais marcante entre imigrantes e refugiados, especialmente aqueles de sociedades rurais e agrárias. Para essas pessoas, cujo sentido do eu freqüentemente inclui uma fração de terra em particular, túmulos ancestrais ou santuários religiosos, a migração pode parecer uma forma de "amputação" de sua identidade, e eles pranteiam aquela perda da mesma forma como pranteiam a perda de seus lares e meios de subsistência.

Em cada um desses casos, o processo de luto pode ser muito intenso, e o modo como as pessoas lamentam essas várias perdas é padronizado não somente pelas suas personalidades individuais, mas também pelas suas origens religiosas, sociais e culturais.

### Rituais de hospitalização

Muitos rituais de cura também são rituais de transição social, em que uma "pessoa doente" é transformada em uma "pessoa saudável". Isso freqüentemente envolve o afastamento do paciente da vida diária, enquanto certos tratamentos são seguidos e certos tabus são observados. Se o paciente se recupera, é ritualmente reincorporado à sociedade normal, mas, na fase de transição, ele é considerado especialmente vulnerável, bem como perigoso para outras pessoas. Em certa medida, o hospital pode ser visto como um local para esses ritos de transição social. Os pacientes hospitalizados deixam para trás sua vida normal e entram em um estado de limbo, caracterizado por um sentido de vulnerabilidade e perigo. Como em outras instituições, como no exército ou na prisão, eles sofrem um ritual padronizado de admissão, que lhes priva de muitas das características de sua identidade social. Suas roupas são substituídas por um uniforme: pijama ou camisola. Na enfermaria, eles recebem um número e são transformados em um "caso" para diagnóstico e tratamento. Posteriormente, quando se recuperam, recebem de volta suas roupas e se reintegram à sua comunidade, na nova identidade social de uma pessoa "curada" ou "saudável". Ao mesmo tempo em que o tratamento hospitalar tem como objetivo fornecer cuidados médicos intensivos e observação e retirar os pacientes com doenças infecciosas do convívio na comunidade, ele também segue os três estágios de Van Gennep de separação, transição e incorporação, como ilustrado na Figura 9.6.[12]

Os médicos devem estar conscientes dessas dimensões sociais da hospitalização, especialmente quanto aos sentimentos de desconforto e ansiedade dos pacientes sobre o seu *status* social ambíguo ou anormal.

### O poder simbólico do número 40

Uma característica interessante e recorrente de muitos rituais de transição, especialmente após o nascimento e a morte, é o poder simbólico do número 40. Schimmel[31] destaca que o número 40 é particularmente importante nas tradições religiosas e no folclore do judaísmo, do cristianismo e do islamismo: dos 40 dias e 40 noites do dilúvio de Noé aos 40 dias do período de quaresma, e os 40 discípulos de Ali, o primeiro Imã do islamismo xiita. A autora observa que, em muitas culturas, o número 40 representa o tempo de espera, preparação, purificação e transição, como as 40 semanas de gestação e os 40 dias de quarentena.

Em muitos grupos humanos, os rituais após o parto que encerram o estado transicional do puerpério – em que a mãe ainda está ritualmente "suja" – também ocorrem 40 dias ou seis semanas após o nascimento, após o que se permite que ela retome suas atividades diárias. Na tradição cristã, a festividade de 2 de fevereiro marca o fim do confinamento de 40 dias de Maria após o nascimento de Jesus. No Reino Unido, um ritual de reincorporação religiosa conhecido como "*churching*" das mulheres costumava ocorrer nessa época, mas foi substituído em grande parte pelo ritual mais secular do exame médico de seis semanas pós-parto. Na igreja ortodoxa grega, a "bênção do 40º dia" (*sarantismos*) ao novo bebê e sua mãe ainda continua existindo, enquanto entre os mexicanos e os norte-americanos de origem mexicana, a *cuarentena* é um período de 40 dias pós-parto durante o qual espera-se que a mãe repouse e se ajuste a seu novo bebê, enquanto os membros da família assumem a responsabilidade por suas tarefas domésticas, um processo que tem algumas semelhanças com o "fazer o mês" nas comunidades chinesas (ver Capítulo 6). No islamismo, as relações sexuais são desencorajadas pelos primeiros 40 dias depois do parto, até o sangramento pós-parto (*nifas*) ter cessado. Em diversas religiões, incluindo o islamismo, o período principal de luto após o falecimento também dura cerca de 40 dias.

### Rituais do infortúnio

Estes geralmente são realizados em momentos de crise ou infortúnio inesperados, como acidentes ou problemas graves de saúde. Loudon[1] vê duas funções nesse tipo de ritual: uma função manifesta (a solução de problemas específicos) e uma função latente ("o restabelecimento dos relacionamentos alterados entre os seres humanos"). Em muitas sociedades não-industrializadas de pequena escala, eles também atuam para corrigir relacionamentos alterados com os mundos social e sobrenatural. Como Foster e Anderson[32] destacaram, nessas sociedades, as doenças freqüentemente são interpretadas como refletindo estresse ou rupturas no tecido social. O objetivo de curar, assim, vai bem além do objetivo limitado de devolver a saúde à pessoa doente; ele constitui uma terapia social para todo o grupo, assegurando a todos que os estresses interpessoais que provocaram a doença estão sendo curados.

Assim, a doença é vista como um evento *social*. A doença de um membro, especialmente se atribuída à feitiçaria ou bruxaria resultante de conflitos interpessoais, ameaça a coesão e a continuidade do grupo. O grupo tem interesse em encontrar e resolver a causa da doença e restaurar a saúde tanto à vítima quanto a si próprio. Como resultado, tais rituais de cura costumam ocorrer em *público*, em marcado contraste com a privacidade e a confidencialidade que caracterizam as consultas médico-paciente no mundo ocidental. O objetivo desses rituais públicos é restaurar visivelmente os relacionamentos harmoniosos entre um homem e outro, entre o homem e suas divindades e entre o homem e o mundo natural.

Os rituais do infortúnio geralmente têm duas fases consecutivas: a fase do *diagnóstico* ou adivinhação da causa do infortúnio e o *tratamento* dos efeitos do infortúnio e a eliminação de sua causa. No caso de um problema de saúde, a primeira fase inclui dar à condição um rótulo ou identidade de acordo com a moldura cultural de referência. Isso implica um conceito de como o infortúnio é causado, sua história natural provável e seu prognóstico, que são compartilhados pelo agente de cura, pelo paciente e pelos

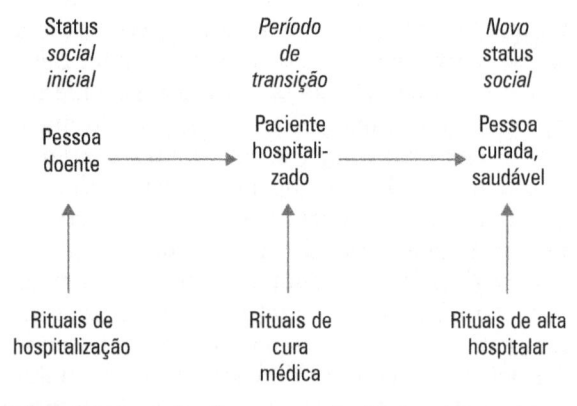

**Figura 9.6** Hospitalização como um ritual de transição social.

espectadores. Há muitas técnicas usadas pelas diferentes culturas para diagnosticar os problemas de saúde, variando de sessões de adivinhação até o uso de tecnologias diagnósticas sofisticadas. Diversas delas foram mencionadas no Capítulo 4. Como um exemplo, Beattie[33] descreveu uma sessão de adivinhação entre o povo Nyoro em Uganda, onde o adivinho entra em transe, falando em falsete e usando um vocabulário especial, "para que as pessoas saibam que o espírito entrou em sua mente e então comecem a lhe fazer perguntas". Essas perguntas estão relacionadas ao diagnóstico de uma variedade de infortúnios, como conflitos conjugais, furtos os problemas de saúde. É o "espírito" quem diagnostica sua causa e prescreve o tratamento, falando com a platéia por meio do adivinho. Em contraste, o diagnóstico privado da medicina ocidental se refere principalmente a distúrbios do corpo ou emoções do paciente; em geral, nem as crenças místico-religiosas nem os relacionamentos sociais são considerados fatores importantes no diagnóstico e no tratamento. Em ambos os casos, há uma sobreposição entre esses rituais e os ritos de transição social. Muitos envolvem a transição da identidade social do paciente de "pessoa doente" para a de "pessoa curada" através dos três estágios descritos por Van Gennep.[12]

## ASPECTOS TÉCNICOS DO RITUAL

Ao examinar todas as formas de rituais de cura, é importante diferenciar o aspecto ritual do aspecto prático ou *técnico* que muitas vezes coexiste com ele. Na prática, a divisão entre os dois não é absoluta; um ritual puramente sagrado pode ter o efeito prático e técnico de alterar de modo definitivo o comportamento ou estado emocional das pessoas, por exemplo. O aspecto técnico freqüentemente está entrelaçado com o ritual e inclui técnicas práticas como o uso de medicamentos, cirurgias,[34] inalações, massagens, injeções e manipulações ósseas, bem como técnicas de psicoterapia e parto. Mesmo na sociedade mais primitiva, onde o aspecto puramente ritual da cura é mais forte, é provável que haja um componente de observações e experiências perspicazes por parte do agente de cura sobre como, por que e como as pessoas adoecem, algum conhecimento sobre a natureza humana e domínio de certas técnicas teatrais e práticas.

Na sociedade ocidental, o diagnóstico e o tratamento médicos também ocorrem em um tempo e espaço rituais – isto é, em certos momentos e em certos cenários cuidadosamente separados do restante da vida diária (como uma clínica hospitalar ou um consultório médico). Nesses ambientes, mesmo os tratamentos mais técnicos são influenciados pela atmosfera ritual, o que é claramente ilustrado no caso do efeito placebo. Além disso, como Balint[35] destacou, a "droga" mais importante que pode ser administrada nesse caso é a personalidade do médico.

## FUNÇÕES DO RITUAL

Os rituais desempenham muitas funções, tanto para o indivíduo quanto para a sociedade. Dependendo da perspectiva a partir da qual eles são vistos, essas funções podem ser classificadas em três grupos sobrepostos: *psicológicas*, *sociais* e *protetoras*.

### Funções psicológicas

Em situações de infortúnio ou problema de saúde inesperados, os rituais fornecem um modo padronizado de explicar e controlar o desconhecido. O início súbito da doença causa sentimentos de incerteza e ansiedade nas vítimas e sua família. Eles perguntam: "O que aconteceu?", "Por que isso aconteceu?", "Por que comigo?", "É perigoso?". Como Balint[36] descreve, durante a consulta, "o paciente ainda está assustado e perdido, necessitando desesperadamente de saúde. Seu principal problema, que ele não pode resolver sem ajuda, é: Qual é a sua doença, a coisa que causa suas dores e o assusta?". Parte da função de um ritual de cura (além de tratar a condição) é fornecer explicações para a doença, em termos do embasamento cultural do paciente – isto é, converter o caos dos sintomas e sinais em uma condição reconhecível e culturalmente validada, seja uma pneumonia ou um *susto*, com um nome e com causa, tratamento e prognóstico conhecidos. Em um sentido psicológico, assim, o diagnóstico em si *é* uma forma de tratamento, convertendo o desconhecido em conhecido e reduzindo a incerteza e a ansiedade do paciente e da família. Nas palavras de Phineas Parkhurst Quimby, um famoso curandeiro popular nascido na Nova Inglaterra em 1802:[37] "Eu informo ao paciente os seus problemas e o que ele pensa que sua doença é, e minha explicação é a cura. Se consigo corrigir os seus erros, mudo os fluidos no sistema e estabeleço a saúde do paciente. A verdade é a cura."

O ritual também diminui a ansiedade em momentos de alteração fisiológica, como na gravidez. Esses rituais, muitos deles públicos, ajudam a controlar a sensação de ansiedade ou desconforto associada a esse estado transicional vulnerável. Standing[10] observou que é impossível erradicar *todos* os riscos da gravidez, mas seguir os rituais e tabus prescritos pelo menos fornece algum tipo de tranquilização de que todo o possível está sendo feito para minimizar esses riscos. Alguns rituais diagnósticos também podem ser usados para explicar o infortúnio ou o fracasso *post hoc* e, assim, diminuir os sentimentos de culpa ou responsabilidade. Por exemplo, em algumas comunidades, a mulher que deu à luz uma criança deformada pode ser informada de que foi enfeitiçada por uma pessoa desconhecida durante a gravidez e que, assim, a deformidade não foi culpa sua. Porém, em alguns casos, os rituais modernos do parto, altamente dependentes da tecnologia, podem ter um efeito muito mais negativo, fazendo a mulher se sentir mais ansiosa, mais impotente e com menos condições de controlar seu próprio corpo em um momento crucial para ela.[38]

Em momentos de crise extrema, como o luto, os rituais geralmente fornecem um modo padronizado de comportamento que ajuda a aliviar a sensação de incerteza ou perda. Todos sabem o que fazer e como agir sob tais circunstâncias, e isso restabelece um sentido de ordem e continuidade em suas vidas. Isso também permite que o enlutado ajuste-se aos poucos à idéia da morte, passando a vê-la não como o fim de um ciclo, mas como o início de outro. Essa aceitação gradual ocorre em estágios rituais bem definidos, que variam entre as culturas.[18,39] As fases normais do luto na maioria das comunidades ocidentais (embora não necessariamente em todos os lugares), do "torpor" à "reorganização", descritas por Murray Parkes,[40] podem assim ser colocadas em um contexto ritual e, em cada estágio, os enlutados podem receber o apoio social e a compreensão que são necessários. Por exemplo, em gerações passadas, no Reino Unido e em outros países europeus, o *status* do enlutado era sinalizado pelo uso de roupas pretas ou uma faixa preta no braço. Isso distinguia os enlutados das outras pessoas e, durante certo período de tempo, assegurava uma atitude especial e protetora em relação a eles. Skultans[19] especulou que o risco aumentado de morte entre os recentemente enlutados (ver Capítulo 11) pode ser devido em parte ao desaparecimento desse tipo de ritual protetor. A autora destaca que, na Grã-Bretanha moderna de classe média, enquanto "alguns rituais são mantidos no momento real da morte e no funeral, em que a família se reúne e usa roupas de luto... a ausência do ritual é mais marcada durante o período subseqüente do luto. Mais notavelmente, os enlutados não recebem orientações sobre como se comportar em sua situação fragilizada: eles não são, como nas sociedades não-industrializadas, separados do restante da sociedade por um determinado período de tempo, nem recebem proteção ritual nesse momento sério de crise".

Assim, hoje em dia, há pouca alteração externa no comportamento e no vestuário, e o luto é freqüentemente visto como um "estado patológico" a ser tratado com antidepressivos ou outras medicações. Os rituais de luto que encorajam exibições emocionais de pesar e definem precisamente o término desse período provavelmente limitam a possibilidade de luto excessivo ou patológico.

Os rituais também fornecem um modo de expressar e aliviar emoções desagradáveis; isto é, eles possuem um efeito *catártico*. Isso é especialmente verdadeiro quanto aos rituais públicos das sociedades não-ocidentais de pequena escala. De acordo com Beattie,[33] "eles fornecem um modo de expressar e, assim aliviar, alguns dos estresses e tensões interpessoais que são inseparáveis da vida em uma sociedade de pequena escala". Nesse caso, essa função de "válvula de segurança" beneficia tanto o indivíduo quanto a sociedade. O diagnóstico e o tratamento ocorrem, ambos, na presença de toda a família, dos amigos e dos vizinhos do paciente, sendo discutida sua parte na causa da doença e o que eles podem fazer para ajudá-lo. Na prática clínica ocidental, como Turner[41] notou, "muitas vítimas de doença neurótica provavelmente atenuariam seus sofrimentos se todos aqueles envolvidos em suas redes sociais pudessem se encontrar e confessar publicamente sua má vontade para com o paciente e suportar, em troca, a enumeração de suas queixas contra eles". Na maioria dos casos, porém, esse tipo de catarse emocional só ocorre privadamente, na presença de apenas uma outra pessoa: um psicoterapeuta, conselheiro, psiquiatra ou padre.

Em alguns casos, a catarse psicológica em um ritual é seguida pela iniciação da vítima em um novo grupo social: uma "comunidade de sofrimento", composta por outros que também sofreram da mesma aflição. Al-Adawi e colaboradores,[42] por exemplo, descrevem que, em Oman, as pessoas "possuídas" por um espírito *zar*, que lhes causou doença mental ou física, são exorcizadas em um *ramsa*, um ritual público que pode durar de um a sete dias. O cliente ou *mobtala'a* passa por um longo ritual de exorcismo por um curandeiro tradicional, com cânticos, exortações, batidas rítmicas de tambor e jejum. Como se acredita que o efeito de um exorcismo, mesmo que bem-sucedido, seja apenas temporário, o *ramsa* em si também funciona como um ritual de iniciação, em que a pessoa curada une-se agora à comunidade de vítimas do mesmo espírito *zar*. Esse grupo, por sua vez, vai oficiar outros exorcismos no futuro; ele atuará tanto como um agente de cura coletivo quanto como um tipo de grupo de "auto-ajuda" ou apoio para seus membros. Alguns deles podem até mesmo tornar-se exorcistas eles próprios. Assim, a vítima do *zar* não somente é curada – ela também adquire uma nova identidade social, que lhe dá apoio.

Finalmente, os rituais de cura também podem atuar na redução da ansiedade e de insegurança dos próprios agentes de cura. Bosk[43] sugeriu que muitos dos rituais ocupacionais dos médicos norte-americanos, como discussões de caso, *rounds* e conferências sobre mortalidade e morbidade, podem ajudá-los a lidar com seus *próprios* sentimentos de ansiedade e incerteza o que pode auxiliar na tomada de decisões de tratamento. O estudo detalhado de Katz[34] sobre os rituais cirúrgicos nos Estados Unidos chegou à mesma conclusão.

### Funções sociais

As funções sociais sobrepõem-se às funções psicológicas. Particularmente em sociedades de pequena escala, a coesão do grupo é ameaçada pelos conflitos interpessoais. Ao atribuir os problemas de saúde a esses conflitos, o grupo pode usar esse infortúnio para trazer os conflitos à tona e resolvê-los publicamente; essa é uma característica de sociedades onde os problemas de saúde e outros infortúnios são atribuídos à malevolência interpessoal, como feitiçaria ou bruxaria. A doença também cria uma comunidade de cuidados temporária em torno da vítima, e velhos antagonismos são esquecidos, ao menos naquele momento. Uma vez que a má saúde lembra a comunidade de sua própria vulnerabilidade à morte e à decadência, tanto os rituais de infortúnio como aqueles de transição social (como os ritos de luto) ajudam a assegurar a continuidade e a sobrevivência do grupo após a doença ou morte de um de seus membros.

Outra função social dos rituais é criar ou recriar os axiomas básicos em que a sociedade baseia-se. Por meio do uso de símbolos multivocais, os rituais dramatizam esses valores básicos, relembrando sua existência a todos. De acordo com Turner,[2] o modo como uma sociedade vive pode ser visto como uma tentativa de imitação dos modelos retratados e animados pelo ritual. Assim, os rituais podem modificar o comportamento em direção a uma forma mais sociável e resolver as tensões entre os interesses pessoais e os interesses coletivos. No simbolismo de cores da cura zulu, por exemplo, as cores são sempre usadas na seqüência preto, vermelho, branco; isto é, de símbolos "anti-sociais", passando por uma fase de transição e chegando a símbolos sociais mais positivos: da defecação, morte e sujeira em direção à vida, alimentação e limpeza. Em outras sociedades, durante o período "em que se fica um adulto", os rituais de transição social ajudam a controlar ou domar os impulsos sexuais potencialmente anti-sociais na puberdade mediante tabus restritivos.

### Funções protetoras

Os rituais que lidam com os problemas de saúde podem proteger os participantes de dois modos: psicológica ou fisicamente. O papel dos rituais na proteção contra a ansiedade e a incerteza associadas com doença, morte e outros infortúnios já foi descrito. Em outras palavras, a observância do ritual pode proteger a pessoa doente ou fragilizada de perigos físicos como infecção. Alguns dos rituais que envolvem a gravidez, o nascimento ou o período pós-parto, por exemplo, podem proteger a mulher e o seu bebê das fontes de infecção ou lesão, especialmente se envolvem um isolamento da vida social normal. Isolar uma pessoa doente, como parte de um ritual de transição social, também pode limitar a disseminação de doenças infecciosas para a comunidade, enquanto um ritual de cura feito em público pode ter exatamente o efeito oposto. Outras funções protetoras originam-se dos ritos de limpeza e purificação que, embora realizados para fins rituais, também podem eliminar a sujeira e bactérias e promover limpeza física.

### Resumo

Esta seção listou algumas das principais funções do ritual, psicológicas, sociais e protetoras, especialmente nos rituais de doença e infortúnio. Se Douglas[44] estiver correto, e o mundo industrializado estiver se distanciando do ritual e, além disso, se "existe uma falta de comprometimento com os símbolos comuns", o manejo individual do infortúnio, da doença, da morte e dos estágios do ciclo vital humano pode tornar-se cada vez mais difícil.

Nos seguintes estudos de caso, três tipos de ritual de infortúnio são contrastados: uma cerimônia pública de cura em uma comunidade não-ocidental, um ritual diagnóstico mais privado em uma socieda-

### Estudo de caso:

#### Ritos de cura entre o povo Ndembu da Zâmbia

Turner,[41] na década de 1960, descreveu os ritos de cura entre o povo Ndembu da Zâmbia. Os Ndembu atribuem toda a má saúde persistente ou grave a causas sociais, como a malevolência secreta de feiticeiros ou bruxos ou a punição pelos espíritos dos ancestrais. Esses espíritos causam doença em um indivíduo se sua família e parentes "não estão vivendo bem juntos" e estão envolvidos em brigas ou disputas. Uma vez que a morte, a doença e outros infortúnios são geralmente atribuídos "às tensões exacerbadas nas relações sociais", o diagnóstico (adivinhação) ocorre publicamente e torna-se "uma forma de análise social", enquanto as terapias têm como objetivo "selar as brechas nos relacionamentos sociais e simultaneamente livrar o paciente... de seus sintomas patológicos". O especialista em rituais Ndembu ou agente de cura tradicional, o *chimbuki*, conduz uma sessão de adivinhação presenciada pela vítima, pelos seus parentes e por vizinhos. O adivinho já está familiarizado com a posição social do paciente, seus parentes, os conflitos que o circundam e outras informações obtidas de fofocas e opiniões de vizinhos e parentes do paciente. Ao questionar essas pessoas e mediante observação perspicaz, ele constrói um quadro do "campo social" do paciente e de suas várias tensões. A adivinhação é feita pelo exame da água medicinal em um velho pilão de alimentos, em que o *chimbuki* alega ver a "alma sombria" do espírito ancestral que aflige o paciente. Ele também pode detectar feiticeiros ou bruxos, que causaram a doença, entre os espectadores. O adivinho chama todos os parentes do paciente diante de um altar sagrado para os ancestrais e os induz a "confessar quaisquer brigas... e sentimentos ruins que eles possam nutrir contra o paciente". O paciente, além disso, deve reconhecer publicamente seus próprios ressentimentos contra seus vizinhos da aldeia se quiser livrar-se de sua aflição. Por esse processo, todas as tensões sociais ocultas do grupo são ventiladas em público e gradualmente resolvidas. O tratamento envolve rituais de exorcismo para eliminar a influência maligna do corpo do paciente. Ele também inclui o uso de certas ervas medicinais e outros medicamentos, manipulação e sangria, além da aplicação de determinadas substâncias sobre a pele. Esses remédios são acompanhados por dança e música com o objetivo de purificar a vítima e o grupo. Turner duvidava do efeito farmacológico da maioria dos remédios usados nesses rituais, mas destacou os benefícios psicoterapêuticos, tanto para a vítima quanto para a comunidade, da expressão pública e da resolução dos conflitos interpessoais e o grau de atenção dedicado à vítima durante a cerimônia.

## Estudo de caso:

### Consulta com um médico de família (*general practitioner* [GP]) no Reino Unido

Na Grã-Bretanha, a consulta entre o medico de família e seus pacientes é marcadamente diferente do exemplo Ndembu, mas também é uma forma de ritual de cura. Os médicos de família fazem parte do National Health Service, e o acesso a eles é gratuito e irrestrito, embora a maioria das prescrições tenha de ser paga. As consultas ocorrem em horários e locais definidos (consultório ou clínica) e são regidas por regras implícitas e explícitas de comportamento, deferência, vestimenta e assunto a ser discutido. Os eventos ocorrem em uma ordem fixa: entrar no consultório, identificar-se para a recepcionista, sentar-se em uma sala de espera, ser chamado para o encontro com o médico, entrar em sua sala, trocar cumprimentos formais e então iniciar a consulta. Desse ponto em diante, Byrne[45] descreveu seis estágios no procedimento:

1. Estabelecimento de uma relação entre médico e paciente.
2. Investigação pelo médico do motivo da visita do paciente.
3. Exame verbal e/ou físico por parte do médico.
4. "Consideração da condição do paciente" por ambas as partes.
5. Indicação detalhada de tratamento ou exames subseqüentes por parte do médico.
6. Término da consulta, geralmente feito pelo médico.

Os sintomas e sinais do paciente são registrados, durante a consulta, na ficha médica, e a condição atual é examinada com relação à origem de doenças prévias registradas nela. É dedicada atenção particular a questões como "quando a dor começou?" e "quando você notou o edema pela primeira vez?" como parte do diagnóstico verbal. Como Foster e Anderson[46] destacam, essa abordagem histórica é característica do diagnóstico ocidental; em outras culturas, espera-se que o agente de cura saiba tudo sobre a condição do paciente sem fazer tantas perguntas. Além de coletar informações clínicas mediante história, exame físico ou testes, os médicos de família – como os *chimbuki* do povo Ndembu – usam o conhecimento informal obtido ao longo dos anos na comunidade. Como resultado, a avaliação de um paciente baseia-se não somente na consulta, mas também no conhecimento que o médico de família tem do paciente, seu ambiente, família, trabalho, história médica pregressa, padrão de comportamento e cultura da vizinhança.

A consulta é caracterizada pela privacidade e confidencialidade e geralmente envolve somente um paciente e um médico de cada vez. Sua forma é a troca ritual de informações entre os dois: os sintomas e as queixas fluem em uma direção, o diagnóstico e os conselhos na outra. O paciente recebe conselhos práticos (por exemplo, "Passe um dia ou dois de cama") ou uma prescrição para medicamentos. A forma da prescrição em si lembra um contrato, com o nome do médico, o nome do paciente e a medicação prescrita, que estabelece a ligação de ambos. Presume-se que a autoridade do médico estenda-se além da consulta, pois a droga deve ser tomada conforme indicado assim que o paciente chega em casa (por exemplo, "Tome um comprimido três vezes ao dia, após as refeições, por sete dias"). Assim como com outros ritos de cura, a consulta ocorre em horários especificados e em um cenário montado para esse fim. A sala do médico, embora destinada a um fim técnico, inclui muitos objetos que não serão usados em uma determinada consulta e que, assim, podem assumir o significado de símbolos rituais. Estes incluem um diploma emoldurado na parede; um conjunto de estetoscópio, otoscópio e oftalmoscópio; um esfigmomanômetro; abaixadores de língua; bisturis, pinças, agulhas e seringas; um armário de vidro cheio de instrumentos; frascos de anti-séptico e outros medicamentos; um ou mais telefones; uma prateleira cheia de livros ou periódicos de aspecto impressionante; uma mesa grande; fotos da família; pilhas de fichas especiais ou blocos de anotações; carimbos e uma almofada de tinta; e uma pilha de fichas médicas dos pacientes anteriores. A maioria dos médicos de família tem agora um computador em suas mesas – um objeto que desempenha um papel cada vez mais importante na consulta e que pode agora ser considerado um símbolo ritual por si próprio (ver Capítulo 13).

Nesse ambiente formalizado de tempo e espaço ritual, os sintomas e sinais difusos do paciente recebem um rótulo diagnóstico e são classificados segundo as denominações de doenças fornecidas pelo modelo médico. Além da medicação prescrita, a mais poderosa droga administrada nesse contexto é a fé que o paciente tem nos poderes de cura do médico.[23]

> ## Estudo de caso:
>
> **"Dr. John", um curandeiro tradicional inovador em Transkei, África do Sul**
>
> Simon,[47] em 1991, descreve os rituais de cura do "Dr. John", um curandeiro tradicional Xhosa na zona rural de Transkei, leste da África do Sul. O "Dr. John" usava muitos dos símbolos e das práticas rituais da medicina ocidental, mas os misturava a certos aspectos do curandeirismo africano tradicional. Situada em uma rua secundária de um povoado, sua sala de consultas ficava em um pequeno casebre dilapidado. Embora sem qualificações formais, uma placa ricamente pintada pendia do lado de fora, anunciando: *"Dr. John: Homeopata, Naturopata, Herbalista. Bem-vindo"*. A qualquer hora, sempre havia 20 a 30 pessoas aguardando por ele, algumas de pé no jardim, outras sentadas em sua pequena sala de espera, onde podia-se ver um sortimento de ervas, bulbos, raízes, peles secas e cabaças amontoadas em prateleiras provisórias. Muitos dos frascos de ervas tinham rótulos com nomes comerciais populares; outros continham instruções ilegíveis rabiscadas. Na sala de consulta propriamente dita (em cuja porta se podia ler *"Consultório do Dr. John"*), o curandeiro ficava sentado por trás de uma mesa, vestido com um jaleco branco, paletó e gravata e usando óculos de lentes verdes. Sobre a mesa, iluminada por duas velas, encontravam-se vários objetos rituais significativos: queimador de incenso, cabaças pequenas, contas, um estetoscópio, uma seringa e uma pilha de publicações médicas, variando de periódicos científicos a livros de medicina caseira. Sua assistente era uma mulher idosa, que também usava um jaleco branco. Todos os pacientes que entravam na sala eram questionados sobre o seu estado e então examinados com o estetoscópio. A seguir, o "Dr. John" anunciava que iria invocar o auxílio dos *amakhosi* ou espíritos, para estabelecer o diagnóstico e descobrir a causa da doença do paciente. Depois, ele dizia ao paciente que iria usar um "livro de médico" para encontrar o tratamento mais apropriado. Ele então lia uma passagem de um dos seus livros, traduzindo o seu significado para o paciente. Para reforçar o efeito, freqüentemente repetia em voz alta frases em inglês. Por fim, rabiscava instruções em um pedaço de papel (a "prescrição") e pedia que o paciente o entregasse para sua assistente, que então preparava as ervas apropriadas. Como outros curandeiros tradicionais naquela região, ele também incluía sempre um ou dois produtos farmacêuticos na prescrição, como misturas para tosse, aspirinas, laxantes ou leite de magnésia, os quais mantinha em um pequeno armário por perto. Simon notou que sua mistura sincrética de práticas de cura ocidentais e africanas, seu "comprometimento com a utilização paralela das tradições médicas, e não uma devoção singular a uma das formas de prática", o haviam tornado um curandeiro popular e efetivo localmente.
>
> Qualquer que seja o sucesso de seus tratamentos, o caso do Dr. John e seu cenário de cura ritual mostra que, na era moderna, a medicina tradicional não é estática. "Como qualquer forma de terapia, a cura local (tradicional) é uma profissão dinâmica, mutável, com idéias e práticas mudando para ajustar-se aos tempos."

de ocidental e o cenário ritual de um novo tipo de curandeiro tradicional sincrético (cada vez mais comum em muitos países e cujos rituais e práticas usam uma mistura de elementos ocidentais e tradicionais).

## REFERÊNCIAS-CHAVE

1. Loudon, J. B. (1966). Private stress and public ritual. *J. Psychosom. Res.* 10, 101-8.
2. Turner, V. W. (1968). *The Drums of Affliction.* Oxford: Clarendon Press and IAI, pp. 1-8.
9. Ngubane, H. (1977). *Body and Mind in Zulu Medicine.* London: Academic Press, pp. 111-39.
11. Leach, E. (1976). *Culture and Communication.* Cambridge: Cambridge University Press, pp. 33-6, 77-9.
15. Kitzinger, S. (1982). The social context of birth: some comparisons between childbirth in Jamaica and Britain. In: *Ethnography of Fertility and Birth:* (MacCormack, C.P. ed.). London: Academic Press. pp. 181-203.
16. Hertz, R. (1960). *Death and the Right Hand.* London: Cohen and West, pp. 27-86.
20. Laungani, P. (1996). Death and bereavement in India and England: a comparative analysis. *Mortality* 1 (2), 191-212.
21. Suzuki, H. (2003) McFunerals: the transition of Japanese funerary services. *Asian Anthropol. 2.* 49-78.
22. Kaufman, S.R. and Morgan, L.M. (2005) The anthropology of the beginnings and ends of life. *Annu. Rev. Anthropol.* 34, 317-14.
41. Turner, V. W. (1964). An Ndembu doctor in practice. In: *Magic, Faith and Healing* (A. Kiev, ed.). New York: Free Press, pp. 230-63.

## LEITURA RECOMENDADA

Bryant, C.D. (ed.) (2003) *Handbook of Death and Dying* (2 volumes). Sage.

Katz, P. (1981). Ritual in the operating room. *Ethnology* 20, 335-50.

Kaufman, S.R. & Morgan, L.M. (2005) The anthropology of the beginnings and ends of life. *Annual Review of Anthropology* 34, 317-14.

Kaufman, S. (2005) *And a Time to Die: How American Hospitals Shape the End of Life.* Scribner

Robben, A.C.G.M. (ed.) (2004) *Death, Mourning and Burial: A Cross-cultural Reader.* Oxford: Blackwell.

Turner, V. W. (1974). *The Ritual Process* London: Penguin.

# 10

# Psiquiatria transcultural

A psiquiatria transcultural – também conhecida como *psiquiatria cultural* – é o estudo e a comparação da doença mental e de seu tratamento em diferentes culturas e grupos sociais. Ela é um dos principais ramos da antropologia médica e uma fonte valiosa de *insight* sobre a natureza da saúde e da doença em diferentes partes do mundo. Historicamente, a pesquisa sobre o assunto tem sido realizada por dois tipos distintos de investigador:

1. Os psiquiatras com formação ocidental, que encontram síndromes de distúrbios psicológicos não-familiares, as quais lhe parecem bizarras, em partes do mundo não-ocidental e que tentam compreendê-las em termos de suas próprias categorias ocidentais de doença mental, como "esquizofrenia" ou "transtorno bipolar".
2. Os antropólogos sociais e culturais, cujos principais interesses são as definições de normalidade e anormalidade em diferentes culturas, o papel da cultura na formação da estrutura da personalidade e as influências culturais sobre a causa, a apresentação e o tratamento da doença mental.

Embora essas duas abordagens tenham levado a diferentes perspectivas sobre o assunto, elas compartilham uma preocupação com dois tipos de problemas clínicos:

1. O diagnóstico e o tratamento de doença mental quando o profissional de saúde e o paciente provêm de origens culturais diferentes.
2. O efeito da migração, da urbanização e de outras formas de mudança social, bem como da pobreza e da privação, sobre a saúde mental.

A psiquiatria transcultural concentra-se principalmente no "*desconforto*" mental (*illness*), e não na doença mental (*disease*). Isto é, ela está relacionada menos com os aspectos orgânicos dos distúrbios psicológicos do que com as dimensões psicológicas, comportamentais e socioculturais associadas a eles. Mesmo quando a condição tem claramente uma base orgânica, como no caso da neurossífilis, do *delirium tremens*, da malária cerebral ou da demência, os antropólogos estão mais interessados na forma como os fatores *culturais* afetam as percepções e o comportamento do paciente, o conteúdo de suas alucinações ou delírios e as atitudes dos outros em relação ao paciente.

Em geral, a relação da cultura com a doença mental pode ser resumida assim:

- ela define "normalidade" e "anormalidade" em uma dada sociedade;
- ela define a diferença entre "anormalidade" e "doença mental";
- ela pode ser parte da etiologia ou da causa de certas doenças;
- ela influencia a apresentação clínica e a distribuição da doença mental;
- ela determina os modos pelos quais a doença mental é reconhecida, rotulada, explicada e tratada pelos outros membros daquela sociedade – inclusive pelos profissionais de saúde.

## NORMALIDADE *VERSUS* ANORMALIDADE

### Dimensões do comportamento social

Algumas das muitas dimensões do comportamento social são ilustradas na Figura 10.1. Essa figura representa a variedade de *percepções* possíveis – pelos membros de uma dada sociedade ou cultura – a respeito de uma forma particular de comportamento social: se eles vêem esse comportamento como "normal" ou anormal para sua sociedade e se ele é controlado ou não pelas normas, ou regras dessa sociedade. A figura também reflete o fato de que todos os grupos humanos reconhecem que há certos momentos e lugares em que as pessoas podem se comportar de um modo "anormal", desde que se conformem às orientações estritas (explícitas ou implícitas) ditadas por sua cultura para esse tipo de situação. Nesse caso, mesmo se o seu comportamento seja bizarro ou não-convencional, ainda é, em certa medida, controlado pelas normas sociais. Em contraste, a maioria das culturas desaprova as formas de comportamento público que obviamente *não* estão sendo controladas pelas regras de sua sociedade, as quais geralmente são rotuladas como "loucas" ou "ruins". Assim, na Figura 10.1, há quatro zonas possíveis de comportamento social (A, B, C, D), de acordo com as percepções de uma sociedade ou dos grupos, ou indivíduos dentro dela.

```
                    Controlado
           Ⓐ         │         Ⓑ
                     │    Inversões simbólicas
         "Normalidade"    Estados religiosos
                     │    Síndromes ligadas à cultura
Normal ──────────────┼────────────────── Anormal
           Ⓓ         │         Ⓒ
          "Ruim"     │        "Louco"
                     │
                  Descontrolado
```

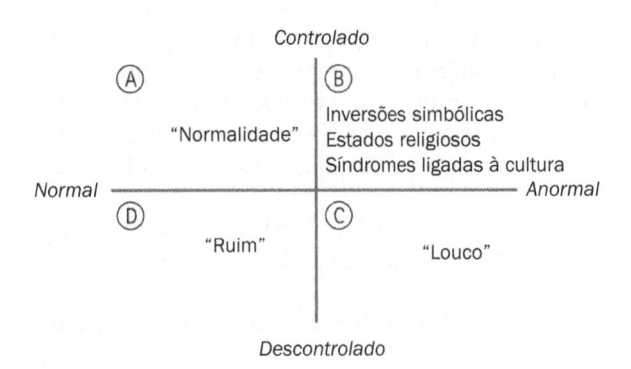

**Figura 10.1** Percepções do comportamento social.

Deve-se sempre enfatizar, porém, que essas zonas, bem como as definições de comportamento que elas abrangem, *não são* estáticas. Ao contrário, elas são uma série de categorias fluidas, um espectro de possibilidades, que provavelmente mudam de acordo com o tempo, com as circunstâncias e com a perspectiva particular de quem vê. Assim, o comportamento visto como "ruim" em uma geração pode ser visto como "louco" na próxima, e o comportamento "normal" em um grupo de pessoas pode ser visto como "anormal" em outro. O consumo de álcool, por exemplo, tem sido visto, em várias ocasiões e lugares (algumas vezes dentro da mesma sociedade), como normal, como moralmente ruim, como um sintoma de distúrbio psicológico e como uma parte aceita de certas ocasiões rituais ou religiosas. Além disso, essas categorias sociais amplas não necessariamente levam em conta os fatores *individuais*, como personalidade, motivação, experiências, estado emocional ou fisiologia. Seu foco não é primordialmente a perspectiva individual mas, em vez disso, a perspectiva da sociedade como um todo – ou, pelo menos, de uma parte

dessa sociedade. Porém, no caso de "normalidade controlada" (A), "normalidade descontrolada" (D) e "anormalidade controlada" (B), presume-se que o indivíduo no mínimo *conheça* (conscientemente ou não) as normas sociais, quer se conforme a elas ou não. Isto é, ele tem algum grau de autoconsciência, ou *insight*, em seu próprio comportamento.

### *"Normalidade"*

As definições de "normalidade", assim como as definições de "saúde", variam em todo o mundo e, em muitas culturas, esses dois conceitos sobrepõem-se. Já foram mencionadas no Capítulo 4 algumas das definições médicas de saúde com base em medidas de certas variáveis fisiológicas e outras situadas dentro da faixa normal do organismo humano. Em seu aspecto mais reducionista, essa abordagem concentra-se principalmente nos sinais físicos de disfunção cerebral antes do diagnóstico de uma doença mental. Neste capítulo, alguns outros modos de examinar o problema são estudados, especialmente as definições *sociais* de normalidade e anormalidade. Essas definições baseiam-se em crenças compartilhadas dentro de um grupo de pessoas em relação ao que constitui o modo ideal, "adequado", de os indivíduos conduzirem suas vidas em relação aos demais. Essas crenças fornecem uma série de orientações sobre como ser culturalmente "normal" e, conforme descrito adiante, também sobre como ser temporariamente "anormal". A normalidade costuma ser um conceito *multidimensional*. Além do comportamento do indivíduo, também são relevantes, por exemplo, as suas roupas, seu corte de cabelo, seus adornos corporais, seu odor, sua higiene pessoal, sua postura, seus gestos, seus movimentos, seu estado emocional, sua expressão facial, seu tom de voz e seu uso da linguagem – todos os quais são levados em conta – bem como sua *adequação* a certos contextos e relacionamentos sociais. Isto é, a "normalidade" é uma série de grupos de atributos, sendo que cada grupo é apropriado a um tipo particular de contexto, como trabalho, lazer, relacionamentos pessoais ou ocasiões sociais. O comportamento "normal" em uma praia ou nas férias é muito diferente daquele no local de trabalho ou em um festival religioso.

A definição social de normalidade (Figura 10.1, A) nunca é uniforme dentro de uma população. A maioria das culturas possui uma ampla variedade de normas sociais consideradas apropriadas a diferentes grupos etários, gêneros, ocupações, posições sociais e minorias culturais dentro da sociedade. As atitudes em relação a estrangeiros ou minorias freqüentemente incluem visões estereotipadas de seu comportamento normal, que pode ser visto como bizarro, cômico ou mesmo ameaçador.

### "Anormalidade controlada"

A maioria das sociedades, sobretudo aquelas com códigos rígidos de comportamento normal, freqüentemente toma providências para certas ocasiões específicas em que esses códigos são deliberadamente violados ou *invertidos* e quando o comportamento "anormal", seja do indivíduo ou do grupo, transforma-se temporariamente em norma (Figura 10.1, B). Apesar disso, seu comportamento é na verdade rigidamente controlado em termos de quando acontece, como acontece e por quanto tempo dura, embora, para os estrangeiros, possa parecer completamente "anormal". Um exemplo disso tem sido chamado pelos antropólogos de "ritos de reversão" ou "inversões simbólicas", que Babcock[1] define como "qualquer ato de comportamento expressivo que inverte, contradiz, renega ou de algum modo apresenta uma alternativa para os códigos culturais, valores e normas comumente seguidos, sejam eles lingüísticos, literários ou artísticos, religiosos ou sociais e políticos". Eles costumam ser formas de extravasamento, uma permissão para que as pessoas se expressem e se sintam livres das restrições sociais, mas somente sob condições controladas.

### Comportamento de grupo

Essas ocasiões especiais, como certos festivais, bacanais, paradas, *mardi gras* e carnavais (como aqueles no Brasil, no Caribe, no sul da Europa e em Notting Hill Gate, Londres), algumas vezes envolvem uma inversão coletiva de comportamento e de papéis normais. Por exemplo, em seu estudo sobre o carnaval em St. Vincent, nas Antilhas, e do *"belsnickling"* (uma forma de folia de Natal) nas Ilhas La Ter, na Nova Escócia, Abrahams e Bauman[2] descreveram que esses carnavais envolvem "um alto grau de inversão simbólica, travestismo, homens fantasiados de animais ou seres sobrenaturais, permissividade sexual e outros comportamentos que são o oposto do que supostamente caracteriza a vida diária". Em uma situação ocidental, esse comportamento social temporariamente "anormal" é muitas vezes encontrado nas festas de Ano Novo, Primeiro de Abril, bailes de máscaras, trotes de universidade, festas de Natal em escritórios, Halloween, bem como em grandes eventos esportivos e em férias longe de casa. Muitos turistas, sobretudo em viagem a países distantes e mais pobres, vestem-se e agem de maneira oposta àquela habitual, especialmente em termos de comportamento sexual e consumo de álcool. Alterações ou inversões semelhantes do comportamento normal são encontradas em alguns dos cultos de possessão espiritual das mulheres africanas, descritos por Lewis,[3] em que as mulheres que buscam poder e aspiram a papéis de outro modo monopolizados pelos homens "representam impunemente papéis masculinos assertivos com a total aprovação do público". De certa forma, a *guerra* também pode ser descrita como uma forma de "anormalidade controlada", na qual permite-se que os soldados quebrem um dos principais tabus da vida social – matar outra pessoa – mas somente sob condições "controladas". Todas essas formas de comportamento "anormal" em público por grandes multidões de pessoas são, porém, estritamente *controladas* pelas normas, pois o momento de sua ocorrência e a sua localização são claramente definidos e estruturados de antemão, esperando-se depois disso, que os participantes retornem, o mais rápido possível, ao seu comportamento "normal" do dia-a-dia.

### Comportamento individual

Em um nível mais individual, as exibições de comportamento consideradas "anormais" pelos padrões da vida diária também devem ser vistas sob a perspectiva da cultura em que elas surgem. Como o comportamento das multidões no carnaval ou "rito de reversão", elas também são controladas (em grau variável) pelas normas culturais implícitas que determinam como e quando elas podem surgir. Em muitas culturas, especialmente no mundo não-industrializado, os indivíduos envolvidos em conflitos interpessoais ou que estão vivenciando sentimentos de infelicidade, culpa, raiva ou impotência, são capazes de expressar esses sentimentos em uma linguagem padronizada de sofrimento (ver Capítulo 5). Esta pode ser puramente verbal ou codificada em uma linguagem de sintomas físicos ou envolver alterações extremas no vestuário, no comportamento ou na postura. Para o observador com formação ocidental, algumas dessas linguagens do sofrimento podem assemelhar-se em muito às entidades diagnósticas do modelo psiquiátrico ocidental. Por exemplo, elas podem incluir frases como "fui enfeitiçado", "fui possuído por um espírito (ou por Deus)" ou "ouço as vozes dos meus ancestrais falando comigo". Em uma situação ocidental, as pessoas que fazem afirmações desse tipo poderão ser diagnosticadas como "psicóticas, provavelmente esquizofrênicas".

Porém, deve-se lembrar que, em muitas partes do mundo, as pessoas admitem livremente que são "possuídas" por forças sobrenaturais, que os "espíritos" falam e agem através delas e que têm sonhos ou visões pelos quais recebem uma mensagem importante. Na maioria dos casos, isso não é considerado pela sua comunidade como evidência de doença mental. Um exemplo é a crença difundida, especialmente em partes da África, da *possessão espiritual* como causa de má saúde mental ou física. As mulheres, sobretudo, são vítimas de possessão por espíritos malignos e patogênicos, que revelam sua identidade por sintomas ou alterações comportamentais específicos que eles causam. Nessas sociedades, Lewis[3] nota que a possessão é uma experiência normativa e, estejam as pessoas realmente em transe ou não, elas só estão possuídas quando consideram que estão e quando os outros membros da sociedade endossam essa pretensão. Isso não significa que a possessão espiritual é "normal", no sentido que a maioria das pessoas espere ser possuída durante sua vida. Ao contrário, este é um meio específico da cultura de apresentar e explicar uma variedade de distúrbios físicos e psicológicos em certas circunstâncias. Nessas sociedades, "a crença em espíritos e na possessão por eles é normal e aceita. A realidade da possessão por espíritos ou, nesse caso, da feitiçaria, constitui uma parte integral do sistema total de idéias e pressupostos religiosos. Portanto, onde as pessoas costumam acreditar que a aflição pode ser causada pela possessão por um espírito malevolente (ou por feitiçaria), a descrença no poder dos espíritos (ou dos feiticeiros) seria uma notável anormalidade, uma rejeição bizarra e excêntrica dos valores normais. A alienação cultural e mental desses inconformistas de fato seria grosseiramente equivalente à das pessoas que, em nossa sociedade secular de hoje, acreditam estarem possuídos ou enfeitiçados".[3]

A possessão, então, é uma forma "anormal" de comportamento individual, mas que conforma-se aos valores culturais e cuja expressão é intimamente controlada pelas normas culturais. Essas normas fornecem orientações sobre quem pode ser possuído, em que circunstâncias e de que modo, como bem a forma como essa possessão será sinalizada para as outras pessoas.

Outra forma de comportamento anormal controlado pelos indivíduos é a *glossolalia* ou falar em línguas desconhecidas. Para aqueles que acreditam nesse fenômeno, a glossolalia supostamente resulta de um poder sobrenatural que penetra no indivíduo, com "o controle dos órgãos da fala pelo Espírito Santo, que ora através do falante em uma linguagem celestial".[4] Ela é um estado dissociativo, semelhante ao transe, em que os participantes "tendem a fechar os olhos, podem fazer movimentos de contorção e cair; eles se ruborizam, suam e podem rasgar suas roupas". Ela é uma característica das práticas religiosas em partes da Índia, do Caribe, da África, do sul da Europa, da América do Norte e entre muitas igrejas pentecostais no Reino Unido (incluindo aquelas com congregações das Antilhas). Acredita-se que haja cerca de dois milhões de praticantes de glossolalia nos Estados Unidos sob várias denominações, inclusive algumas igrejas luteranas, episcopais e presbiterianas. A glossolalia geralmente ocorre em um contexto específico (a igreja) e em momentos específicos durante a missa. Ela pode ser vista como uma forma de "anormalidade controlada" que, para um psiquiatra com treinamento ocidental, pode parecer evidência de uma doença mental. Porém, não há evidências de que este seja o caso. Pelo contrário, há algumas evidências provindas de várias culturas de que "sob qualquer denominação particular, aqueles membros que falam línguas são mais bem ajustados do que aqueles que não falam".[4] Em um estudo, uma comparação entre um grupo de pacientes esquizofrênicos do Caribe e pentecostais das Antilhas sugeriu que os pentecostais acreditavam que os pacientes "eram incapazes de controlar suficientemente o seu comportamento dissociativo para se adequarem aos rituais altamente estilizados da glossolalia na igreja".[4] Embora ambos os grupos possam parecer praticar uma glossolalia semelhante, só a forma culturalmente *descontrolada* foi vista como doença mental pelos membros daquela comunidade.

Como já descrito, os comportamentos "anormais" na extremidade controlada do espectro (Figura 10.1, B) freqüentemente sobrepõem-se às práticas religiosas e cosmológicas, como na glossolalia, na possessão espiritual e no uso de alucinógenos em rituais religiosos, e também nos ritos de cura do *xamã* (ver Capítulo 8). O último é uma forma de curandeiro popular sagrado encontrada em diversas culturas. O xamã, muitas vezes conhecido como um "mestre dos espíritos", torna-se voluntariamente possuído por eles em circunstâncias controladas e, em uma sessão de adivinhação, diagnostica e trata o infortúnio (e a doença) da comunidade. Em alguns casos, como os *vegatalistas* da região dos Andes, eles podem entrar em transe com o auxílio de uma droga alucinógena (como o *ayahuasca*). Para um psiquiatra ocidental, o comportamento do xamã durante seu transe pode lembrar em muito aquele do esquizofrênico. Porém, os xamãs, em suas performances rituais, agem em conformidade com crenças e práticas culturais e, na seleção dos xamãs, os indivíduos francamente psicóticos ou esquizofrênicos são excluídos por também serem idiossincrásicos e não-confiáveis para as exigências do papel xamânico.[3]

Outro exemplo de "anormalidade controlada" prolongada é o *sadhu* hindu, o homem santo ou asceta andarilho, que renuncia a todas as possessões materiais e devota-se exclusivamente a práticas religiosas, passando a depender da caridade para suas necessidades diárias. Eles costumam andar nus, com os corpos cobertos de cinzas, com cabelos, barba e unhas por fazer. Para alguns observadores ocidentais, isso pode parecer evidência de "autonegligência" ou mesmo de doença mental, mas, para as comunidades nas quais eles vivem e perambulam, o comportamento ascético dos *sadhus* faz sentido culturalmente e é muito reverenciado.

Em vários pontos ao longo do espectro dos comportamentos "anormais controlados" (Figura 10.1, B), diferentes doenças mentais *ligadas à cultura ou ao contexto* também podem ser situadas. Essas condições, descritas adiante, estão todas sob o controle de normas sociais em um grau variável. Por exemplo, seu momento e local de ocorrência podem ser imprevisíveis, mas a apresentação clínica de seus sintomas e de suas alterações de comportamento não é caótica, e sim padronizada pela cultura em que surge. Além disso, ao contrário da psicose descontrolada grave no exemplo do leste da África (Figura 10.1, C), uma causa culturalmente explicável para elas geralmente pode ser encontrada – como o *susto* após um acidente ou medo inesperados ou o *mau-olhado* resultante de, por exemplo, um estilo de vida extravagante fadado a atrair inveja. Essas condições não ocorrem nos ambientes formalizados dos templos ou rituais, mas os fatores culturais influenciam sua apresentação, seu reconhecimento e seu tratamento.

### *"Anormalidade descontrolada"*

Em todas as sociedades, existe um espectro entre o que as pessoas consideram um comportamento social "normal" e "anormal". Porém, como os exemplos da glossolalia, da possessão espiritual e do carnaval ilustram, também há um espectro de comportamento "anormal" – de formas controladas a descontroladas de anormalidade. Assim como no comportamento de consumo de álcool anormal e descontrolado (embriaguez) descrito no Capítulo 8, é o comportamento na extremidade *descontrolada* do espectro que as culturas vêem como um grande problema social e que elas rotulam como "louco" (Figura 10.1, C) ou "ruim" (Figura 10.1, D). De acordo com Foster e Anderson,[5] "não há cultura em que homens e mulheres permaneçam indiferentes ao comportamento errático, perturbado, ameaçador ou bizarro em seu meio, qualquer que seja o contexto culturalmente definido desse comportamento". De acordo com Kiev,[6] os sintomas que sugeririam transtorno mental incluem ansiedade incontrolável, depressão e agitação, delírio e outras rupturas grosseiras do contato com a realidade, e a violência tanto contra a comunidade quanto contra si mesmo. Em um estudo por Edgerton,[7] as crenças leigas sobre que comportamento constitui loucura ou psicose foram examinadas em quatro tribos do leste da África; duas no Quênia, uma em Uganda e uma na Tanzânia (Tanganyika). Todas as quatro sociedades compartilhavam uma grande área de concordância sobre que comportamentos sugeriam um diagnóstico de "loucura". Estes incluíam ações como ter uma conduta violenta, vagar pela rua despido, "falar coisas sem sentido" ou "dormir e se esconder nos arbustos". Em cada caso, os entrevistados qualificaram sua descrição de comportamento psicótico dizendo que ela ocorria "sem razão". Isto é, a violência, perambular despido e assim por diante ocorriam sem um objetivo aparente e na ausência de qualquer causa externa identificável e aceitável (como feitiçaria, embriaguez ou simplesmente intenção maliciosa). Edgerton observa que este catálogo de comportamentos anormais não é marcadamente diferente das definições ocidentais de psicose, em particular da esquizofrenia. Nessas culturas, como em outros lugares do mundo, o comportamento é rotulado como "louco" (Figura 10.1, C) se for anormal, não controlado pelas normas sociais e não tiver causa ou objetivo discernível. Transculturalmente, então, os extremos da "anormalidade descontrolada" sobrepõem-se grandemente à classificação psiquiátrica das principais psicoses, como a esquizofrenia e o transtorno bipolar.

Em ocasiões raras, o rótulo de "insanidade temporária" também pode ser aplicado a certos tipos de comportamento – geralmente aos casos de histeria em massa, intoxicação por álcool ou drogas, ou "crimes passionais" (o *crime passionnel* na França).

### *"Normalidade descontrolada"*

Alguns outros comportamentos, também descontrolados pelas normas sociais, ainda são vistos pela sociedade como "normais", embora sejam classificados como socialmente indesejáveis e freqüentemente ilegais. Estes são os comportamentos classificados como "ruins" ou "criminosos" (Figura 10.1, D); nesses casos, as pessoas condenadas por um crime seriam vistas como culpadas porém "normais". A sociedade reconhece que, uma vez que existem regras, sempre haverá alguns indivíduos que vão violá-las. Se levados a julgamento, o aspecto debatido por seus advogados e pelos psiquiatras forenses é a consciência dos acusados (ou a falta dela) sobre o que são as normas sociais ou leis de sua sociedade e se eles têm *"insight"*, são responsáveis por suas ações e "diferenciam o certo do errado". Se eles o fazem, então são culpados e merecem punição, em oposição a serem mentalmente doentes e merecerem tratamento. Historicamente, em alguns países ocidentais, uma série de padrões de comportamento antes considerados "crimes" foram mais tarde reclassificados como uma "doença" ou "transtorno": eles incluem os filhos bastardos, a vadiagem, o abuso de substâncias, a masturbação e a homossexualidade – que foi incluída como um "distúrbio da personalidade sociopático" no *Manual Diagnóstico e Estatístico dos Transtornos Mentais* de 1952 (DSM-I) e então como um "desvio sexual" na versão de 1968 (DSM-II), tendo sido completamente desclassificada como um transtorno mental pela Associação Psiquiátrica Americana somente em 1973 (ver adiante).[8]

### Vantagens da "anormalidade"

Sob certas circunstâncias, o comportamento "anormal" – quer "controlado" ou "descontrolado" – pode ter vantagens definidas para alguns indivíduos, seja emocional, social ou mesmo economicamente. Exemplos disso incluem adotar o "papel de doente" (ver Capítulo 5), sofrer uma "possessão espiritual", ser vítima de feitiçaria ou entrar em um transe xamânico, bem como algumas formas de fingimento ou hipocondria. Em cada caso, um certo tipo de "performance" comportamental pode fornecer ao indivíduo uma quantidade maior de cuidado e atenção, mais compreensão, mais apoio social ou mesmo benefícios financeiros.

Em nível grupal, participar de um carnaval ou festival também pode ser muito satisfatório, trazendo consigo uma catarse alegre e um forte sentido de comunidade. Em termos econômicos, o comportamento na porção menos extrema da "anormalidade descontrolada" também pode ser vantajoso, no mínimo a curto prazo. Um exemplo disso é o "padrão de comportamento tipo A" (PCTA), descrito pelos cardiologistas: o tipo de indivíduo que é agressivo, ambicioso, competitivo, cronicamente impaciente e obcecado por prazos (ver Capítulo 11). Embora eles aparentemente sejam mais propensos à doença cardíaca coronariana do que as pessoas mais relaxadas, os "tipos A" com freqüência são muito bem-sucedidos (pelo menos nos primeiros anos) nos negócios, na política ou nas profissões e muitas vezes tornam-se administradores, executivos, políticos ou acadêmicos de destaque. Assim, o PCTA é tão "patológico" como os livros-texto médicos sugerem? Da mesma forma, Martin[9] sugeriu que, nos Estados Unidos de hoje, as mudanças nos padrões econômicos e sociais aumentaram o foco sobre um novo tipo de indivíduo, aquele que é empreendedor, competitivo, flexível, criativo, hiperconsciente do seu ambiente e "proprietário de si mesmo como um portfólio". Esse tipo de pessoa é altamente valorizado nesse novo meio econômico, bem como nas profissões artísticas e criativas; por essa razão, a "mania-depressão" (transtorno bipolar) e o "transtorno de déficit de atenção / hiperatividade" (TDAH) estão cada vez mais sendo redefinidos como uma vantagem e não como uma vulnerabilidade. Como Martin diz: "as qualidades do estilo maníaco ajustam-se bem ao tipo de pessoa freqüentemente descrito como altamente desejável na América corporativa: sempre adaptando-se ao examinar o ambiente quanto aos sinais de mudança, voando de uma coisa para outra, enquanto força todos os limites, fazendo tudo com um nível intenso de energia focalizada totalmente no futuro".[9]

## A COMPARAÇÃO DOS DISTÚRBIOS PSICOLÓGICOS

Dadas as marcadas variações nas definições culturais de "normal" e "anormal" em todo o mundo, podem ser feitas comparações significativas na doença mental em diferentes grupos e sociedades? Landy[10] resumiu duas das questões enfrentadas pelos antropólogos médicos e psiquiatras transculturais que examinaram esse problema:

1. Podemos falar de alguns aspectos do comportamento como normais ou anormais em um sentido pan-humano (isto é, específico da espécie humana)?
2. As psicoses da experiência psiquiátrica e da nosologia ocidentais são universais e transculturais ou são fortemente delimitadas pelas pressões e pelos condicionamentos culturais?

As respostas para essas duas questões são importantes, pois determinam se a doença mental pode ser adequadamente diagnosticada e tratada transculturalmente e se as taxas de prevalência da doença mental em diferentes culturas podem ser comparadas. Elas também podem vir a esclarecer por que algumas formas de doença mental parecem ser mais comuns em algumas partes do mundo do que em outras.

Ao examinar as noções de "anormalidade" na seção anterior, deu-se maior ênfase ao *comportamento social* anormal, e não aos distúrbios orgânicos ou do estado emocional. Para a maioria dos antropólogos médicos, as dimensões sociais e culturais da doença mental são as principais áreas de estudo. Isso ocorre porque os fatores culturais influenciam a apresentação clínica e o reconhecimento de muitos desses distúrbios, mesmo aqueles com uma base orgânica. Além disso, em muitas partes do Terceiro Mundo (e em outros lugares), a doença mental é percebida como uma "ação anormal" em vez de uma "crença errônea".[11] Diagnosticar uma doença mental pelo estado psicológico, como a presença de uma alucinação, pode ser difícil se o conteúdo da alucinação é compartilhado pelos outros membros da sociedade. Por exemplo, em algumas culturas, uma pessoa que acusa um vizinho de tê-la enfeitiçado pode inicialmente ser percebida como agindo de um modo aceitável e racional por aquela sociedade. Ela só vai ser considerada "louca" ou psicótica se as suas acusações forem então seguidas por "violência pessoal mal-adaptativa, em vez do uso da técnica popular aceita para lidar com a bruxaria".[11] Nesse caso, o diagnóstico de doença mental por um médico de formação ocidental dependeria não somente de suas próprias observações clínicas, com base na avaliação do comportamento da pessoa afetada, nas alterações biológicas (como anorexia, insônia e perda de libido) e na resposta a certos testes psicológicos, mas também da forma como o comportamento da pessoa afetada é percebido pela sua própria comunidade. Assim, o problema de comparar a doença mental em diferentes sociedades está em decidir se é possível comparar as avaliações clínicas ocidentais dos pacientes de diversas culturas ou as percepções pelas várias culturas daqueles que elas consideram mentalmente doentes.

Aqueles que examinaram esse problema em mais detalhes tendem a utilizar uma de três abordagens: a abordagem *biológica*, a abordagem de *rótulo social* ou a abordagem *combinada*.

## A abordagem biológica

Essa abordagem considera as categorias diagnósticas do modelo psiquiátrico ocidental como universalmente aplicáveis à humanidade, apesar das variações locais determinadas pelos fatores culturais, pois elas têm uma base *biológica*. Na visão de Kiev,[12] as formas dos distúrbios psiquiátricos permanecem essencialmente constantes em todo o mundo, independentemente do contexto cultural em que elas aparecem. De acordo com Kiev,[12] por exemplo, "os distúrbios esquizofrênicos e psicóticos bipolares são fixados, em sua forma, pela natureza biológica do homem, enquanto as características secundárias da doença mental, como o *conteúdo* dos delírios e das alucinações, em contraste, são influenciadas pelos fatores culturais". Com base nisso, Kiev[13] prossegue classificando os vários distúrbios ligados à cultura dentro das categorias diagnósticas do modelo ocidental. Por exemplo, o *koro*, o *susto* e a feitiçaria são formas de ansiedade; o *shinkeishitsu* japonês é uma neurose obsessivo-compulsiva; o mau-olhado e a morte por vodu são exemplos de estados fóbicos; e a possessão espiritual, o *amok* em malaio e o *Hsieh ping* na China são todos exemplos de estados dissociativos. Na opinião de Kiev, essas condições "não são entidades diagnósticas novas; elas são, de fato, semelhantes àquelas já conhecidas no Ocidente".[13]

Essa abordagem, que é semelhante à visão das doenças como entidades universais (ver Capítulo 5), tem sido criticada pela primazia que dá aos diagnósticos e sistemas de rótulos ocidentais.[14,15] Além disso, as categorias ocidentais de doença mental também são "ligadas à cultura", sendo o produto de circunstâncias sociais e históricas específicas e, portanto, não necessariamente pan-humanas em sua aplicabilidade. Por exemplo, Kleinman[16] criticou o Estudo Piloto Internacional da Esquizofrenia, da Organização Mundial de Saúde (OMS), que comparou a esquizofrenia em uma série de sociedades ocidentais e não-ocidentais. Ele destaca que o estudo reforçou a definição da sintomatologia esquizofrênica e que essa definição pode ter distorcido os achados, "padronizando o comportamento observado pelos investigadores e excluindo sistematicamente as influências da cultura local, de modo a preservar uma amostra transcultural homogênea". Assim, aplicar o modelo ocidental da, digamos, esquizofrenia a outras partes do mundo pode ser um exemplo do que Kleinman[16] denomina uma *falácia de categoria* – isto é, "a reificação de uma categoria nosológica desenvolvida para um grupo cultural particular, que é então aplicada a membros de outra cultura para os quais ela não tem coerência nem teve sua validade estabelecida". O risco das falácias de categoria, assim, está implícito em boa parte da abordagem biológica e em suas tentativas de ajustar as doenças exóticas a uma moldura diagnóstica universal.[17] Kirmayer e Minas[18] destacam que o aumento da "biologização" da psiquiatria nos últimos anos – com sua ênfase crescente na disfunção cerebral e na base física ou genética da doença mental – eleva essa possibilidade, mesmo que a psiquiatria moderna ainda dedique alguma atenção ao papel da cultura.

Outra crítica da abordagem biológica é que a *mesma* doença mental pode desempenhar *diferentes* papéis sociais em diferentes sociedades. Para uma compreensão mais completa de um episódio dessa doença mental em outra cultura, deve-se sempre conhecer algo do *contexto* – social, cultural, político e econômico – em que ela ocorreu. Por exemplo, em algumas sociedades em pequena escala, um episódio psicótico pode ser visto como evidência de um conflito social subjacente, que deve ser resolvido por um ritual público, enquanto a mesma psicose provavelmente não desempenhará um papel tão central na vida de uma comunidade urbana ocidental.

## A abordagem de rótulos sociais

Essa perspectiva, desenvolvida por sociólogos, vê a doença mental como um "mito", essencialmente um fato *social* em vez de biológico, o qual pode ocorrer com ou sem componentes biológicos. A sociedade decide quais sintomas ou padrões de comportamento serão definidos como desviantes, ou como aquele tipo especial de desvio chamado de "doença mental". Essa doença mental não surge até ter sido rotulada dessa forma, nem existe antes disso. Uma vez que o rótulo diagnóstico é aplicado, é difícil desvencilhar-se dele. De acordo com Waxler,[19] a doença mental só é definida em relação à sociedade em que ela é encontrada, e não pode ser descrita como tendo uma existência universal. A autora observa que, nas sociedades ocidentais, o afastamento social, a falta de energia e os sentimentos de tristeza são comumente rotulados como "depressão", enquanto, no Sri Lanka, os mesmos fenômenos recebem menos atenção e muito pouco tratamento. A definição de doença mental, assim, é específica da cultura. O processo de rotular envolve um primeiro estágio, em que um comportamento desviante leve é rotulado como "doença mental". Há, porém, certas contingências específicas da cultura sob as quais os desvios potenciais são imunes a esse rótulo, incluindo o poder do indivíduo em relação àquele que o rotula (com base em sua idade, seu gênero, sua raça, sua posição econômica, etc.). Uma vez rotulados como "mentalmente doentes", os indivíduos estão sujeitos a uma série de indicações culturais que lhes dizem *como* desempenhar seu papel; isto é, "a pessoa mentalmente doente aprende a ser doente de um modo que possa ser compreendida por essa sociedade particular". Uma vez rotulados, os indivíduos passam a depender da sociedade em geral para serem "desrotulados" e dispensados do papel de doente, sendo que, em alguns casos, eles talvez não consigam fazê-lo nunca. O valor da perspectiva social de rotulagem é que ela esclarece a construção *social* e a manutenção da sintomatologia da doença mental. Como essa doença mental só existe em virtude da sociedade que a define, a "doença mental" é um conceito relativo, que não pode ser facilmente comparado entre diferentes sociedades. Essa perspectiva tem sido criticada por negligenciar o aspecto biológico da doença mental, especialmente nas condições em que este é uma característica definida (como os tumores cerebrais, o *delirium tremens*, a demência ou a malária cerebral). Ela também ignora as psicoses mais extremas, que parecem apresentar distribuição universal.

## A abordagem combinada

Esta abordagem usa elementos tanto da perspectiva biológica quanto da perspectiva de rótulos sociais, e é aquela com a qual a maioria dos antropólogos médicos concordaria. Nessa visão, *há* certos fatores universais no que se refere ao comportamento anormal, particularmente os distúrbios extremos de conduta, pensamento ou afeto. Apesar da ampla variação em sua forma e distribuição, as categorias ocidentais das principais psicoses, como a "esquizofrenia" e o "transtorno bipolar", são encontradas em todo o mundo, ainda, é claro, que recebam diferentes rótulos em diferentes culturas. Um exemplo disso, a semelhança com as definições ocidentais de psicose das categorias populares de comportamento "louco" em quatro tribos do leste africano, já foi descrito antes.[7] As principais psicoses, assim, bem como os distúrbios provenientes de doença cerebral orgânica, parecem ser reconhecidos em todas as sociedades, embora suas apresentações clínicas geralmente sejam influenciadas pela cultura local. Por exemplo, os psicóticos em uma sociedade tribal podem dizer que seu comportamento está sendo controlado por feiticeiros ou bruxos poderosos, enquanto os psicóticos ocidentais podem se sentir controlados por homens do espaço, marcianos ou discos voadores. Aqueles que sofrem esses distúrbios psicológicos extremos geralmente são percebidos por suas próprias culturas como exibindo formas "descontroladas anormais" (Figura 10.1, C) de comportamento social. Até certo ponto, seus quadros clínicos podem ser comparados entre as sociedades. Foster e Anderson[5] sugeriram que essa comparação deve ser entre seus *padrões de sintomas*, e não entre categorias diagnósticas (como a esquizofrenia); dessa forma, o problema de tentar ajustar a doença mental de outras culturas às categorias diagnósticas ocidentais pode ser contornado.

A comparação dos padrões de sintomas também pode ser realizada para os distúrbios ligados à cultura descritos adiante, muitos do quais poderiam ser classificados como "neuroses" ou "psicoses funcionais" no modelo psiquiátrico ocidental. Essas condições, sobretudo aquelas com uma preponderância de sintomas neuróticos ou somáticos, provavelmente são mais difíceis de comparar do que as psicoses maiores. Muitas delas parecem ser grupos exclusivos de sintomas e alterações de comportamento, que só fazem sentido dentro de um contexto particular e dentro de uma cultura particular e que não possuem equivalentes em outras sociedades. Os padrões de sintomas específicos do *susto*, por exemplo, provavelmente não serão encontrados no Reino Unido, ao menos não entre a sua população nativa. Além de padronizar rigorosamente suas apresentações clínicas, a cultura também dificulta a avaliação ou a quantificação dos *significados* dessas condições para a vítima, a família e a comunidade. Entretanto, antropólogos como Rubel[20] acreditam que essas doenças populares possuem uma apresentação clínica razoavelmente constante dentro de uma cultura e, portanto, podem ser quantificadas e investigadas por meio de técnicas epidemiológicas padrão (ver Capítulo 15).

## INFLUÊNCIAS CULTURAIS E SOCIAIS NO DIAGNÓSTICO PSIQUIÁTRICO

Antes que os distúrbios psicológicos possam ser comparados, eles devem ser diagnosticados. Nos últimos anos, uma série de estudos indicou algumas das dificuldades da padronização dos diagnósticos psiquiátricos, particularmente entre psiquiatras atuando em diferentes países. Variações nos critérios clínicos usados para diagnosticar a esquizofrenia, por exemplo, foram encontradas entre psiquiatras britânicos e norte-americanos, entre psiquiatras britânicos e franceses e entre psiquiatras atuando nesses países. Algumas das categorias diagnósticas na psiquiatria francesa, como "estados delirantes crônicos" (*délires chroniques*) e "estados delirantes transitórios" (*bouffées delirantes*), são significativamente diferentes das categorias diagnósticas da psiquiatria anglo-americana.[21] Outro exemplo foi a categoria diagnóstica "esquizofrenia arrastada" na psiquiatria soviética, virtualmente limitada à antiga URSS.[22] Todas essas discrepâncias no comportamento diagnóstico entre os psiquiatras são importantes, pois afetam o tratamento e o prognóstico da doença mental, bem como a confiabilidade da comparação das estatísticas de morbidade para essas condições entre os diferentes países.

Parte da razão para essas diferenças está na natureza do diagnóstico psiquiátrico e nas categorias em que ele situa os distúrbios psicológicos. Ao contrário do diagnóstico das "doenças" médicas, freqüentemente há pouca evidência de mau funcionamento biológico típico, conforme revelado pela tecnologia diagnóstica. Quando existem evidências biológicas, freqüentemente é difícil relacioná-las com os sintomas clínicos específicos. A maioria dos diagnósticos psiquiátricos baseia-se na avaliação médica subjetiva do aspecto, da fala e do comportamento do paciente, bem como de seu desempenho em certos testes psicométricos padronizados. O objetivo é enquadrar os sintomas e sinais em uma categoria conhecida de doença mental por sua semelhança com a descrição "típica" de livro-texto da condição. Porém, de acordo com Kendell,[23] o modo como os psiquiatras aprendem a fazer isso pode realmente tornar mais prováveis as diferenças diagnósticas entre eles. Ele destaca que a maioria dos pacientes atendidos pelos residentes em psiquiatria não possui o grupo "típico" de sintomas de uma condição particular.

Eles podem ter alguns dos sintomas, mas não outros, ou ter sintomas típicos de outra condição. Como resultado, os psiquiatras em treinamento aprendem a fazer diagnósticos em grande parte observando os exemplos de seus professores: "Ele vê que tipo de paciente o seu professor considera como esquizofrênico e copia esse modelo". Assim, embora os psiquiatras jovens vejam muitos casos "típicos" de vários distúrbios durante a sua formação, seu comportamento diagnóstico tende a ser modelado de acordo com o de seus professores, em vez de basear-se nos critérios mais estritos de seus livros-texto. Como resultado, "os conceitos diagnósticos não são firmemente ancorados. Eles estão à mercê de visões pessoais e idiossincrasias de professores influentes, de modas e inovações terapêuticas, de presunções mutáveis sobre a etiologia e muitas outras influências menos tangíveis".[23]

Entre essas influências, Kendell[24] cita a personalidade e a experiência do psiquiatra, a duração de sua entrevista diagnóstica e o seu estilo de coleta de informações e tomada de decisões. A essa lista, podem ser adicionados a classe social do psiquiatra, sua origem étnica ou cultural (especialmente sua definição de "normalidade" e "anormalidade"), bem como os preconceitos, as afiliações religiosas ou políticas e o contexto em que o diagnóstico ocorre.

Um exemplo de como essas influências atuam na prática foi fornecido pelo experimento clássico de Temerlin,[25] em 1968. Três grupos de psiquiatras e psicólogos clínicos assistiram a uma entrevista gravada em vídeo de um ator treinado para fornecer um relato convincente de um comportamento normal. Antes de ver o vídeo, permitiu-se que parte da audiência ouvisse, por acaso, uma figura de grande prestígio comentando que o paciente era "um homem muito interessante, pois parecia neurótico mas, na realidade, era bastante psicótico". Permitiu-se que o segundo grupo ouvisse o comentário "Eu acho que esta é uma pessoa muito rara, um homem perfeitamente saudável", enquanto o terceiro grupo não recebeu nenhuma sugestão. Solicitou-se aos três grupos que diagnosticassem a condição do "paciente". No primeiro grupo de 95 pessoas, 60 diagnosticaram uma neurose ou distúrbio de personalidade, 27 diagnosticaram psicose (em geral esquizofrenia) e somente oito disseram que ele era mentalmente normal. No segundo grupo, todas as 20 pessoas diagnosticaram o "paciente" como normal, enquanto somente 12 dos 21 membros do terceiro grupo também diagnosticaram normalidade; os outros nove diagnosticaram neurose ou transtornos de personalidade.

Outro fator que reforça o elemento subjetivo no diagnóstico psiquiátrico é a natureza difusa e mutável das categorias diagnósticas em si. Kendell[26] destaca que muitas dessas categorias tendem a sobrepor-se, e as pessoas doentes podem se enquadrar em diferentes categorias em diferentes ocasiões à medida que a doença evolui. Cada categoria ou síndrome é composta de características clínicas "típicas" mas, como ele nota: "Muitas dessas características clínicas, como a depressão e a ansiedade, são traços graduados presentes em extensão variável em diferentes pessoas e em diferentes ocasiões. Além disso, poucas delas são patognomônicas das doenças individuais. Em geral, é o padrão geral da sintomatologia e sua evolução ao longo do tempo que diferenciam uma categoria de doença de outra, e não a presença de sintomas-chave individuais".[26]

Porém, os psiquiatras diferem no que se refere à adoção dessa abordagem histórica ou à ênfase no estado mental atual do indivíduo, como indicado pelo grau de *insight* exibido ou pelo comportamento na entrevista clínica. Também há uma diferença de opinião em relação a que modelo explanatório deve ser usado para moldar esse quadro clínico difuso em uma entidade diagnóstica reconhecível.

Eisenberg[27] nota que a psiquiatria ocidental não é um corpo de conhecimentos internamente consistente e que ela inclui dentro de si muitos modos diferentes de ver a doença mental. Por exemplo, sua perspectiva sobre as psicoses inclui "modelos múltiplos e manifestamente contraditórios", como o modelo médico (biológico), o modelo psicodinâmico, o modelo comportamental e o modelo de rótulo social. Cada uma dessas abordagens enfatiza um aspecto diferente do quadro clínico e propõe uma linha diferente de tratamento. A escolha do modelo explanatório e do rótulo diagnóstico algumas vezes pode depender mais do temperamento do que do treinamento.

## O papel político da psiquiatria

As considerações *políticas* e *morais* podem desempenhar um papel na escolha do diagnóstico psiquiátrico. Em alguns casos, os psiquiatras podem ser chamados a decidir se um modo particular de comportamento socialmente desviante é "louco" ou "ruim". No mundo ocidental, isso é comum como parte do sistema judiciário, mas também tem sido aplicado a condições como homossexualidade, alcoolismo, vadiagem ou obesidade. Críticos da psiquiatria como Szasz[28] também argumentaram que confinar quem burla a lei a hospitais psiquiátricos, ostensivamente para tratamento (isto é, rotulá-los como "loucos" em vez de "ruins"), é apenas outra forma de punição, mas sem os benefícios de defesa e julgamento adequados. Os psiquiatras que tomam essas decisões podem estar influenciados por forças sociais e políticas, pelas opiniões de seus colegas e por seus próprios pontos de vista e preconceitos morais. Em algumas sociedades, muitas formas de dissidência política são rotuladas como doença mental. Pressupõe-se que o Estado e seus apoiadores possuem o monopólio da verdade, de modo que discordar deles é considerado clara evidência de psicose. Wing[29] descreveu vários casos desse tipo em diferentes países, em que os psiquiatras do Estado rotularam a dissidência como "loucura", especialmente na antiga URSS onde, de acordo com Merskey e Shafran,[22] os dissidentes políticos que se opunham ao sistema soviético eram freqüentemente diagnosticados como tendo "esquizofrenia arrastada" e então confinados a hospitais mentais contra a sua vontade.

A rotulagem errônea do comportamento dissidente como "loucura" tem uma longa história. Em 1851, por exemplo, antes da Guerra Civil Americana, um certo Dr. Samuel A. Cartwright, escrevendo no *New Orleans Medical and Surgical Journal*, argumentou que os escravos negros sofriam de dois tipos de doença mental. Um era a *drapetomania*, cujo principal sintoma era "fugir do serviço" – a necessidade incontrolável de escapar da escravidão. Ele a descreveu como "uma doença da mente como qualquer outra espécie de alienação mental e muito mais curável".[30] O tratamento recomendado incluía chicotear o escravo ou até amputar os seus dedos dos pés. Outra síndrome que ele descreveu foi a *disatesia etiópica*, em que o comportamento "anormal" do escravo incluía ser desobediente, destruir a plantação e recusar-se a trabalhar – um distúrbio que os seus capatazes chamavam de "Rascality". Desse modo, os donos de escravos no Sul eram tranqüilizados pelo Dr. Cartwright de que não eram as condições duras da escravidão que faziam os seus escravos buscarem a liberdade, mas, sim, uma doença mental.

Em seu estudo sobre a doença mental entre imigrantes no Reino Unido, Littlewood e Lipsedge[11] sugerem que a psiquiatria, às vezes, pode ser usada ainda como uma forma de controle social, interpretando erroneamente o comportamento religioso e outros comportamentos de alguns pacientes afro-caribenhos (bem como suas reações à discriminação) como evidências de esquizofrenia. Embora exista uma alta taxa de esquizofrenia entre os afro-caribenhos, a depressão raramente é diagnosticada, e os autores sugerem que "qualquer que seja a justificativa empírica, o diagnóstico freqüente em pacientes negros de esquizofrenia (bizarra, irracional, excluída) e o diagnóstico infreqüente de depressão (aceitável, compreensível, incluída) valida nossos estereótipos".[31] Ao lidar com imigrantes e pobres, eles alertam contra o papel da psiquiatria em "disfarçar a desvantagem como doença". Outros pesquisadores, porém, embora concordem quanto à existência de preconceitos étnicos e raciais entre os psiquiatras do Reino Unido, negam que isso leve, isoladamente, a um diagnóstico excessivo de esquizofrenia entre os afro-caribenhos. Lewis e colaboradores,[32] por exemplo, em seu estudo de 1990 com 139 psiquiatras britânicos, encontraram evidências de uso de estereótipos e "pensamento racial" em relação a pacientes afro-caribenhos – julgando-os como potencialmente mais violentos, menos adequados à medicação, porém mais aceitáveis para processos criminais do que os pacientes brancos. Ao analisar quadros idênticos de pacientes negros e brancos, esses psiquiatras também apresentaram uma maior tendência a diagnosticar psicose por maconha e psicose reativa aguda entre os pacientes negros e uma tendência menor a diagnosticar esquizofrenia. Assim, embora confirmassem o papel do preconceito no diagnóstico psiquiátrico, os pesquisadores não encontraram evidências de uma "propensão maior a deter os pacientes compulsoriamente ou manejá-los em uma enfermaria fechada meramente com base na raça". Thomas e colaboradores,[33] em um estudo sobre internações psiquiátricas compulsórias em Manchester, em 1993, constatou que os afro-caribenhos de segunda geração (nascidos no Reino Unido) tinham uma taxa de esquizofrenia nove vezes maior do que a dos brancos. Porém, isso podia ser explicado, em grande parte, por sua maior desvantagem socioeconômica, por moradias urbanas precárias e por taxas mais altas de desemprego – todas correlacionadas com altas taxas de esquizofrenia – e não pelo diagnóstico psiquiátrico incorreto. Assim, eles sugerem que "esforços para melhorar a desvantagem social e a oferta de empregos para os grupos étnicos minoritários podem melhorar a saúde mental deles". Wesseley e colaboradores,[34] em 1991, também encontraram taxas mais altas de esquizofrenia entre afro-caribenhos no sul de Londres, independentemente de seu local de nascimento, em comparação com outros grupos, mas essas diferenças também podiam ser explicadas pela maior adversidade social que eles enfrentavam, e não por sua etnia. Todavia, muitos desses estudos ainda não foram replicados em minorias étnicas no Reino Unido, e alguns aspectos de sua metodologia podem ser vistos como problemáticos. É difícil, por exemplo, definir os inter-relacionamentos precisos de "raça", "cultura", "etnia" e "classe social" dentro de uma sociedade. Ademais, a classificação das pessoas por grupo étnico – como "afro-caribenhos", "asiáticos" ou "brancos" – é em si problemática, pois esses grupos não são homogêneos e contêm pessoas de origens muito diferentes. As taxas de um diagnóstico psiquiátrico particular, em uma comunidade particular, também não são a história completa; o *contexto* político e socioeconômico em que esse diagnóstico ocorre e os *significados* atribuídos a ele são igualmente importantes. Um aspecto final e relevante é o grau de igualdade do acesso oferecido a diferentes comunidades a tratamentos como psicoterapia e de apropriabilidade cultural ou não dessa psicoterapia.

Eisenberg[27] mencionou outro exemplo de como o comportamento desviante pode receber um diagnóstico moral (ruim) ou médico (louco). A mesma constelação de sintomas e sinais (incluindo fraqueza, sudorese, palpitações e dor torácica aos esforços) pode, na ausência de achados físicos, ser diagnosticada tanto como "astenia neurocirculatória" ou "síndrome de Da Costa" (portanto, um problema médico), quanto como sinal de covardia (portanto, um problema moral) quando surge em um soldado durante uma batalha. Isso também é ilustrado pela mudança gradual, desde a virada do século, de definições morais de "covardia" ou "fraqueza" entre os militares para definições medicalizadas mais recentes como "choque de combate", "fadiga de batalha" ou "transtorno de estresse pós-traumático" (TEPT). Mais recentemente, Blackburn[35] também sugeriu que a definição psiquiátrica de "personalidade psicopática" é "pouco mais do que um julgamento moral mascarado como um diagnóstico clínico".

## RESUMO

Em suma, esta seção sugere que, até certo ponto, tanto o conhecimento como a prática da psiquiatria são em si mesmos construções culturais.[15] Ela também sugere que há uma série de fatores que podem afetar a padronização dos conceitos diagnósticos psiquiátricos entre diferentes sociedades. Estes incluem a falta de dados fisiológicos sólidos, o caráter vago das categorias diagnósticas, a variedade de modelos explanatórios disponíveis, o aspecto subjetivo do diagnóstico e a influência das forças sociais, culturais e políticas no processo de diagnóstico. Algumas das diferenças no diagnóstico entre os psiquiatras em diferentes países ocidentais, e dentro de um mesmo país, são ilustradas nos estudos de caso a seguir, realizados entre 1969 e 1993.

### Estudo de caso:
**Diferenças no diagnóstico psiquiátrico no Reino Unido e nos Estados Unidos – 1**

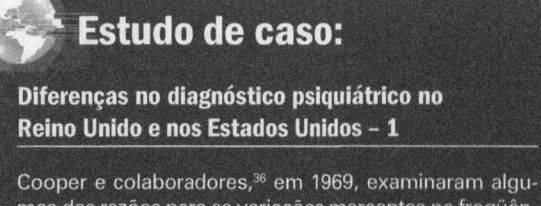

Cooper e colaboradores,[36] em 1969, examinaram algumas das razões para as variações marcantes na freqüência de diversos diagnósticos feitos por psiquiatras hospitalares britânicos e norte-americanos. Os hospitais nos dois países diferem em suas taxas de internação (conforme notado nos registros hospitalares) para a condição "transtorno bipolar". No Reino Unido, para alguns grupos etários, a admissão por essa condição é 10 vezes mais freqüente do que nos hospitais psiquiátricos estatais dos Estados Unidos. Os autores formularam a seguinte questão: "As diferenças nas estatísticas oficiais são devidas a diferenças entre os médicos e os sistemas de registro, ou ambos desempenham um papel?" Isto é, a prevalência real do transtorno bipolar era diferente nas duas cidades (Londres e Nova York), ou as diferenças nas taxas de internação eram causadas pelos termos e conceitos diagnósticos usados pelos dois grupos de psiquiatras hospitalares? Foram estudadas em um hospital psiquiátrico em cada cidade 145 internações consecutivas na faixa etária de 35 a 59 anos. Estas foram avaliadas pelos psiquiatras do projeto e diagnosticadas de acordo com critérios objetivos e padronizados. Esses diagnósticos foram então comparados com aqueles realizados pelos psiquiatras hospitalares. Verificou-se que a equipe hospitalar em ambas as cidades diagnosticava "esquizofrenia" mais freqüentemente e "transtornos do humor" (incluindo o transtorno bipolar e o transtorno depressivo) menos freqüentemente do que os psiquiatras do projeto. Essas duas tendências foram mais marcantes na amostra de Nova York. Embora a equipe do projeto tenha encontrado diferenças na incidência de vários transtornos entre as cidades, essas diferenças eram menos significativas do que sugeriam os diagnósticos hospitalares. Os psiquiatras hospitalares pareciam exagerar essas diferenças, diagnosticando esquizofrenia mais prontamente em Nova York e transtorno do humor mais facilmente em Londres. O estudo não revelou, porém, como as diferenças culturais entre os dois grupos de psiquiatras afetaram seu comportamento diagnóstico.

## Estudo de caso:

### Diferenças no diagnóstico psiquiátrico no Reino Unido e nos Estados Unidos – 2

Katz e colaboradores,[37] em 1969, examinaram o processo de diagnóstico psiquiátrico entre psiquiatras britânicos e norte-americanos em mais detalhes. O estudo visava descobrir se as discordâncias entre esses diagnósticos eram "uma função das diferenças em sua percepção real do paciente sobre cujos sintomas e comportamento eles concordavam". Os grupos de psiquiatras britânicos e norte-americanos assistiram a filmes de entrevistas com pacientes, tendo sido solicitados a anotar todos os sintomas patológicos e realizar um diagnóstico. Discordâncias marcantes no diagnóstico entre os dois grupos foram encontradas, bem como diferentes padrões de sintomatologia percebida. Os psiquiatras britânicos geralmente viam menos patologia, menos evidências dos sintomas diagnósticos-chave "retardo" e "apatia" e pouca ou nenhuma "projeção paranóide" ou "distorção perceptual". Inversamente, eles viam mais "ansiedade autopunitiva" do que os psiquiatras norte-americanos. Perceber menos desses sintomas-chave levou os psiquiatras britânicos a diagnosticar a esquizofrenia com menos freqüência. Por exemplo, um paciente foi diagnosticado como "esquizofrênico" por um terço dos psiquiatras norte-americanos, mas por nenhum dos psiquiatras britânicos. Os autores concluem que "a origem étnica aparentemente influencia na escolha do diagnóstico e na percepção da sintomatologia".

## Estudo de caso:

### Diferenças no diagnóstico psiquiátrico dentro do Reino Unido

Copeland e colaboradores,[38] em 1971, estudaram as diferenças no comportamento diagnóstico entre 200 psiquiatras britânicos, todos com no mínimo quatro anos de prática em tempo integral e qualificações semelhantes. Eles assistiram a vídeos de entrevistas com três pacientes e tinham de classificar seus traços anormais em uma escala padronizada e enquadrar os pacientes em categorias diagnósticas. Houve uma concordância bastante boa nos diagnósticos entre a amostra, exceto pelo fato de que os psiquiatras treinados em Glasgow apresentaram uma tendência significativa a fazer um diagnóstico de "transtorno do humor" em uma das fitas, na qual a escolha de diagnóstico era entre transtorno de humor e esquizofrenia. Além disso, os psiquiatras formados no Maudsley Hospital, Londres, classificaram menos pacientes como tendo comportamento anormal que o restante dos médicos, enquanto os psiquiatras mais velhos e aqueles com formação psicoterapêutica apresentaram um índice mais elevado de classificações de anormalidades do que os psiquiatras mais jovens. Os autores destacam que classificar o comportamento como "anormal" "provavelmente é afetado pela atitude de quem classifica com relação à doença e à saúde, assim como ao que é normal e anormal." A pesquisa demonstra, assim, que as diferenças nessas atitudes estão associadas a diferenças no treinamento psiquiátrico de pósgraduação e às diferenças de idade.

## Estudo de caso:

### Diferenças no diagnóstico psiquiátrico na Inglaterra e na França

Van Os e colaboradores,[39] em 1993, estudaram os conceitos de esquizofrenia em uma amostra de 92 psiquiatras britânicos e 60 psiquiatras franceses. Eles encontraram diferenças importantes na forma como cada grupo conceitualizava a etiologia, o diagnóstico e o manejo do transtorno. De modo geral, eles pareciam "ter sido particularmente afetados pela divisão tradicional entre o empirismo anglo-saxônico e o racionalismo continental – entre tentar chegar à verdade por meio de experimentos ou por meio de idéias". Na França, as teorias psicanalíticas, que enfatizam o papel etiológico da dinâmica familiar e dos fatores parentais, foram mais influentes, enquanto, no Reino Unido, a psiquiatria era mais ligada à medicina física, concentrando-se mais nas causas neurodesenvolvimentais e genéticas. Da mesma forma, no tratamento, os psiquiatras britânicos preferiam abordagens mais lógicas e comportamentais em comparação com os psiquiatras franceses. O estudo também encontrou grandes diferenças na incidência de esquizofrenia entre os dois países. Na França, o número de primeiras internações em hospitais psiquiátricos para essa condição com menos de 45 anos era muito maior do que no Reino Unido, porém muito menor depois dos 45 anos.

> Além disso, as taxas de primeira internação no período entre 1973 e 1982 estavam subindo na França, mas caindo no Reino Unido. Essas diferenças aparentes na incidência da esquizofrenia podiam ser explicadas em grande parte pelas diferenças culturais e conceituais entre os dois grupos de psiquiatras, bem como por diferenças nos critérios diagnósticos usados. Os psiquiatras franceses relutavam em diagnosticar esquizofrenia após os 45 anos e, antes dessa idade, o conceito francês de esquizofrenia abrangia vários outros estados psicológicos crônicos (como esquizofrenia *heboidofrênica* ou "pseudopsicopática") que, no Reino Unido, não seriam incluídos no diagnóstico de "esquizofrenia".

## PADRONIZAÇÃO CULTURAL DOS DISTÚRBIOS PSICOLÓGICOS

Cada cultura fornece aos seus membros os modos de tornar-se "doente", de moldar seu sofrimento em uma entidade nosológica reconhecível, de explicar sua causa e de obter algum tratamento para ela. Alguns dos aspectos destacados por esse processo, no caso da doença física, já foram discutidos no Capítulo 5 e aplicam-se igualmente a casos de distúrbios psicológicos. As explicações leigas dessas condições caem nas mesmas categorias etiológicas: o comportamento pessoal e as influências sobre os mundos natural, social e sobrenatural. Assim, a doença mental pode ser explicada, por exemplo, por possessão espiritual, feitiçaria, quebra de tabus religiosos, punição divina e "captura" da alma por um espírito malevolente. Foster e Anderson[5] destacam como esses tipos de explicações "personalistas" para a doença mental são muito mais comuns no mundo não-ocidental; em contraste, a perspectiva ocidental sobre a doença mental enfatiza os fatores psicológicos, as experiências de vida e os efeitos do estresse como principais fatores etiológicos. Nos últimos anos, ela também enfatiza cada vez mais a genética e outras causas biológicas da doença mental.

Assim como na doença física, as culturas influenciam a "linguagem de sofrimento" em que o sofrimento pessoal é *comunicado* às outras pessoas. Essa "linguagem" inclui as muitas definições culturalmente específicas de "anormalidade", como grandes alterações no comportamento, na fala, na postura, na expressão facial, no vestuário ou na higiene pessoal. Quando inclui a expressão verbal do sofrimento emocional, inclusive a descrição das alucinações e dos delírios, ela costuma basear-se fortemente nos símbolos, nas imagens e nos motivos do meio cultural do próprio paciente. Por exemplo, no estudo de Littlewood e Lipsedge,[40] 40% de seus pacientes com psicoses graves nascidos no Caribe e na África estruturavam sua doença em termos de uma experiência religiosa, em comparação com somente 20% dos pacientes brancos nascidos no Reino Unidos. Da mesma forma, Scheper-Hughes[41] destaca que, na zona rural de Kerry, no oeste da Irlanda, os pacientes psiquiátricos mostravam uma tendência maior a delírios de natureza religiosa, incluindo alusões à Virgem e ao Salvador, do que ocorria entre os esquizofrênicos norte-americanos, mais propensos a "delírios persecutórios seculares ou eletromagnéticos". Enquanto a possessão por um espírito maligno pode ser relatada em partes da África, a possessão por "marcianos" ou "extraterrestres" é mais provável entre os psicóticos ocidentais. Assim, cada cultura fornece um repertório de símbolos e imagens sobre a qual a doença mental pode ser articulada, até mesmo no extremo de "anormalidade descontrolada" do espectro. Como os símbolos rituais descritos no Capítulo 9, os símbolos com os quais a doença mental é expressa mostram uma polarização do significado. Por um lado, eles representam preocupações psicológicas pessoais ou emocionais e, por outro, representam os valores sociais e culturais da sociedade maior. Quando as pessoas mentalmente doentes provêm de uma minoria cultural ou étnica, elas com freqüência precisam usar os símbolos da cultura da maioria dominante para articular seu sofrimento psicológico e obter ajuda.[42] Isto é, elas precisam internalizar (ou aparentemente internalizar) o sistema de valores da cultura dominante e usar o vocabulário que acompanha esses valores. Em alguns casos, isso pode levar a uma identificação excessiva com as próprias pessoas que as estão perseguindo e com seus preconceitos ou crenças racistas. Por exemplo, Littlewood[43] descreveu o caso de "Beatrice Jackson", uma viúva jamaicana de 34 anos, em Londres, de origem muito religiosa: como parte de um surto psicótico, ela rejeitava fortemente sua própria "negritude" como algo dentro de si que era mau, feio e inaceitável e acreditava que seu surto havia sido causado pelas maquinações do diabo (preto). Littlewood descreve que ela internalizou, assim, o simbolismo racista dominante tanto da Jamaica colonial quanto da Inglaterra que ela encontrou, em que o "preto" representa maldade, "pecado, indulgência sexual e sujeira". Em sua religião, além disso, o "preto" representa o ódio, o mal (as pessoas más têm "coração negro"), demônios, escuridão e luto, enquanto o "branco" está associado com "religião, pureza e renúncia", sendo que tanto as noivas quanto os anjos estão sempre vestidos de branco. Assim, além de ser vítima de racismo, o conteúdo de seus delírios também era expresso em um idioma racista em termos de uma dicotomia moral branco/preto.

## SOMATIZAÇÃO

Um problema freqüentemente encontrado na realização de diagnósticos psiquiátricos transculturalmente é a *somatização* (ver Capítulos 5 e 7), ou seja, a padronização cultural dos distúrbios psicológicos e sociais em uma linguagem de sofrimento constituída sobretudo de sintomas e sinais físicos. De acordo com Swartz,[44] a somatização é "um modo de falar com o corpo". Esse fenômeno tem sido relatado em diversas culturas no mundo e em vários grupos socioeconômicos dentro dessas sociedades. Ele é, particularmente, uma característica da apresentação clínica da *depressão*,[15] do sofrimento pessoal e da infelicidade. Nesses casos, as pessoas deprimidas freqüentemente se queixam de uma variedade de sintomas físicos difusos e muitas vezes mutáveis, como "cansaço o tempo todo", cefaléias, palpitações, perda de peso, tontura, "dores em toda a parte" e assim por diante. Elas freqüentemente negam estar se sentindo deprimidas, tristes ou ter quaisquer problemas pessoais. Hussain e Gomersall,[45] por exemplo, descreveram que a depressão entre os imigrantes asiáticos no Reino Unido costuma manifestar-se primariamente como sintomas somáticos, sobretudo fraqueza generalizada, "consciência intestinal", medo exagerado de um ataque do coração e preocupação sobre a saúde dos órgãos genitais, emissões noturnas e perda de sêmen pela urina (conhecida como *dhat* ou *jiryan*),[46] embora a presença desses sintomas específicos nem sempre, é claro, signifique depressão.

Kleinman[47,48] destaca que as diferentes culturas e classes sociais algumas vezes padronizam os efeitos desagradáveis, como a depressão, de diferentes modos. Para alguns, a somatização representa um meio culturalmente específico de lidar com esses efeitos e atua "reduzindo ou bloqueando totalmente a introspecção, bem como a expressão direta". Os efeitos desagradáveis são expressos em um idioma não-psicológico: "eu tenho uma dor" em vez de "eu me sinto deprimido". Ele destaca que, nos Estados Unidos, isso tende a ser mais comum entre as classes sociais mais pobres – os trabalhadores com ensino médio ou menos e que possuem estilos de vida mais tradicionais – enquanto a *psicologização* (ver a depressão como um problema psicológico) é mais comum entre os profissionais e executivos de classe média e alta, com ensino médio completo ou nível universitário. De modo geral, porém, o padrão de "falar com o corpo" provavelmente é muito mais comum no mundo todo, em uma ampla variedade de grupos sociais e culturais do que o de expressar o sofrimento e a ansiedade em termos puramente psicológicos e abstratos.[44]

Em muitos casos, porém, a distinção entre a somatização e a psicologização é mais teórica do que real. Como ilustrado no estudo de caso apresentado por Ots (ver adiante), os sintomas ostensivamente somáticos podem, na verdade, conter uma poderosa mensagem *emocional*, claramente compreendida tanto pelo agente de cura quanto pelo paciente. Em um estudo no Reino Unido em 1989, Krause[49] constatou que, embora os imigrantes do Punjab tendessem a somatizar, eles *eram* capazes de articular seu sofrimento em termos psicológicos e, mesmo quando os sintomas somáticos estavam presentes, estes eram considerados como expressões de sofrimento psicológico e físico. Além disso, embora a psicologização – o uso de termos ou conceitos psicológicos abstratos para descrever estados mentais subjetivos – seja a noção oposta da somatização, ela também está freqüentemente abrigada em um idioma somático ou não-psicológico. No inglês do dia-a-dia, por exemplo, o sofrimento emocional normalmente é expresso em um idioma somático: os exemplos disso incluem um "coração partido", "uma dor no pescoço", "cheio de alegria", "não tenho estômago para isso", "uma experiência dolorosa" e "faminto por atenção". No estudo do autor em Massachusetts, Estados Unidos, em 1985,[50] os pacientes com distúrbios psicossomáticos freqüentemente descreviam suas emoções e sentimentos como se fossem "coisas" tangíveis que, de algum modo, penetravam neles, causando-lhes danos: "Eu tendo a guardar um monte de coisas dentro de mim... Raiva, tensão, hostilidade, qualquer tipo de medo – eu penso neles como estando amontoados em meu cólon"; "Eu ponho sentimentos negativos dentro de mim mesmo... Os médicos freqüentemente dizem que a raiva fica armazenada no cólon". Essa visão ocidental de certas emoções (especialmente as anti-sociais como raiva, medo ou inveja) como "patógenos" ou "forças" que causam má saúde ou infelicidade, e que originam-se dentro do próprio indivíduo ou no mundo externo, tem tornado-se cada vez mais comum. Em muitos casos, acredita-se que elas de algum modo se acumulam dentro do indivíduo, causando sofrimento ou doença em uma determinada parte do corpo, a menos que ele "possa botar as emoções para fora". Em sua forma moderna, isso ecoa a frase de Henry Maudsley, o famoso anatomista do século XIX: "A tristeza que não sai em forma de lágrimas faz outros órgãos chorarem".[51]

Em Taiwan, segundo Kleinman,[47] a somatização é extremamente comum. Tanto em Hokkien quanto em chinês, as duas línguas faladas na ilha, há um empobrecimento do vocabulário referente aos estados psicológicos e, freqüentemente, as palavras que significam "preocupado" ou "ansioso" expressam essas emoções em termos de órgãos corporais. A autoanálise não é estimulada e, na condição de psiquiatra norte-americano trabalhando lá, achou "extremamente difícil motivar a expressão de idéias e sentimentos pessoais" em seus pacientes taiwaneses.

Kirmayer e Young[52] resumiram os diferentes modos pelos quais os clínicos, psiquiatras e antropólogos têm interpretado o fenômeno da somatização. Dependendo da sua posição interpretativa, eles vêem os sintomas somáticos como indicadores de um ou mais dos seguintes:

- um indicativo de doença ou transtorno;
- uma expressão simbólica de conflito intrapsíquico;
- uma indicação de uma psicopatologia específica;
- uma expressão idiomática de sofrimento;
- uma metáfora para uma experiência;
- uma "ação de posicionamento" dentro de um mundo local;
- uma forma de comentário ou protesto social;

Os autores destacam tanto a complexidade quanto a ocorrência generalizada da somatização, e que o modo como a compreendemos pode ser um reflexo das formas culturais ocidentais de pensar – especialmente de nosso dualismo mente-corpo.

### Caráter transcultural da depressão

Revisando a literatura transcultural sobre a depressão, Patel[15] destaca que a psiquiatria ocidental concentra-se basicamente na *alteração de humor* como a característica central da depressão: esta costuma incluir sentimentos de tristeza, impotência e desespero. Porém, ele destaca que, de fato, a apresentação clínica mais comum da depressão consiste, na verdade, em múltiplos sintomas *somáticos*, de longa duração, e que isso aplica-se tanto às sociedades ocidentais quanto às não-ocidentais. Esses sintomas podem incluir sentimentos de cansaço, fraqueza, dores múltiplas, tonturas, palpitações e transtornos do sono. Porém, a apresentação clínica da depressão não é somente somática: os sintomas psicológicos também podem ser descobertos de modo relativamente fácil no interrogatório, mesmo em comunidades "não-ocidentais". Estes podem incluir uma perda de interesse pelas atividades diárias ou sociais, pensamentos suicidas, baixa concentração e ansiedade excessiva. De modo geral, qualquer que seja sua apresentação, a prevalência da doença depressiva parece ser alta entre *todas* as culturas, quer no mundo industrializado ou não.

Um problema de se avaliar a depressão transculturalmente é que a categoria diagnóstica ocidental de "depressão" – uma condição intimamente ligada a alterações de humor – muitas vezes não tem equivalente claro em algumas línguas não-européias. Como Patel[15] nota, isso freqüentemente leva à "crença errônea de que a experiência da tristeza é uma característica de apresentação essencial do transtorno". Além disso, não há uma diferenciação clara, em muitas dessas línguas, entre "depressão" e "ansiedade". Assim, ele sugere que, ao tentarem diagnosticar a depressão em uma dessas comunidades, os psiquiatras devem lutar para identificar os conceitos locais, como *kufungisisa* no Zimbábue, "neurastenia" na China ou *susto* na América Latina, que são semelhantes (embora não idênticos) ao constructo psiquiátrico da depressão, em vez de impor-lhes esse constructo (a "falácia de categoria").[16]

De modo geral, o uso da somatização como uma importante linguagem de sofrimento (expressando tanto o estresse psicológico quanto o social) em tantas culturas ilustra quão importante é compreendê-la de um ponto de vista holístico. Isso é particularmente verdadeiro no caso da depressão. Em qualquer interpretação da somatização, então, o entrelaçamento complexo dos estados psicológico, físico e social, em diferentes contextos, deve ser levado em conta para se compreender por que algumas pessoas somatizam enquanto outras não o fazem.

Dois exemplos de somatização da China, um de Hong Kong e outro de Nanjing, são ilustrados nos estudos de caso a seguir.

---

**Estudo de caso:**

**Depressão em Hong Kong**

Lau e colaboradores,[53] em 1983, estudaram 213 casos de depressão (142 mulheres e 71 homens) que procuraram uma clínica de medicina familiar particular em Hong Kong, em um período de seis meses. As principais queixas que levaram os pacientes a consultar seu médico foram desconforto epigástrico (18,7%), tontura (12,2%), cefaléia (9,8%), insônia (8,4%), mal-estar geral (7,5%), estados febris (4,7%), tosse (4,7%), distúrbios menstruais (3,3%) e dor lombar baixa (3,3%). As queixas iniciais de sintomas somáticos ocorreram em 96% da amostra. Praticamente nenhum paciente deprimido mencionou inicialmente um sofrimento emocional como queixa principal. Boa parte da amostra tinha dor como queixa única ou coexistente; 85% tinham dores ou dolorimentos de algum tipo. As cefaléias, por exemplo, estavam presentes em 85,4% da amostra. Assim, os autores alertam sobre os riscos de não se fazer um diagnóstico de depressão devido à possível fachada dos sintomas somáticos.

> **Estudo de caso:**
>
> **Sintomas psicossomáticos em Nanjing, República Popular da China**
>
> Ots,[54] em 1990, estudou 243 pacientes, muitos dos quais com "distúrbios psicossomáticos", que freqüentavam uma clínica de medicina tradicional chinesa (MTC) em Nanjing. Ele destaca que, na China, como em Taiwan e Hong Kong, a expressão aberta das emoções não é encorajada. Em vez disso, o principal "comportamento de busca de cuidados médicos" de pessoas que sofrem de infelicidade grave ou estresse psicossocial é a apresentação de queixas físicas, especialmente do "fígado" e do "coração".
>
> Ao contrário da medicina ocidental, a MTC não é dualista e não separa estritamente as emoções e as funções físicas; ambas são vistas como parte do mesmo fenômeno. Isto é, "alterações emocionais específicas e disfunções somáticas específicas são consideradas como correspondendo umas às outras e freqüentemente como idênticas". Embora a MTC ostensivamente focalize as anormalidades de um órgão particular, como "fígado", "coração" ou "rim", esses diagnósticos devem ser compreendidos como não se referindo (na maioria dos casos) a uma doença física real, mas a *metáforas* para certos estados emocionais. Cada diagnóstico (como uma "doença do fígado") é, na verdade, "uma metáfora cujo referencial primário não é um órgão particular, mas uma emoção diagnosticada por meio dos padrões de sintomas somáticos". Assim, embora a MTC enfatize os sintomas *físicos* (e tratamentos) e não os psicológicos, os seus praticantes são capazes de "ler" esses sintomas somáticos como essencialmente uma mensagem emocional e, assim, identificar o problema psicológico subjacente. Na nosologia da medicina tradicional chinesa, o "fígado" é uma metáfora para raiva, o "coração" para ansiedade, o "baço" para depressão e o "rim" para um declínio na potência reprodutiva. Na clínica, cerca de 80% dos diagnósticos relacionados ao fígado fornecidos *não* se relacionam com a doença física real do fígado (como hepatite), e sim com aspectos da *raiva*. Por exemplo, um diagnóstico de "crise de *yang* hepático" significa que o indivíduo estava suprimindo sua raiva, e isso havia afetado o seu corpo, particularmente o seu fígado. Se a crise não fosse tratada, poderia inclusive levar ao "ataque do baço pelo fígado" – um distúrbio do baço. Em outras palavras, a raiva reprimida eventualmente poderia causar depressão.
>
> Assim, Ots destaca que, embora os praticantes tradicionais chineses concentrem-se principalmente nos sintomas somáticos, eles *não* ignoram os estados emocionais, qualquer que seja sua causa; para eles, as "emoções são meramente compreendidas como fatores patogênicos que causam distúrbios dos órgãos e suas funções". Aqui, o tratamento consistiria não em psicoterapia ou catarse (que não seriam permitidas pelas normas culturais), mas seria voltado, em vez disso, "à harmonização das emoções pela harmonização das funções corporais". No caso da "raiva hepática", é o próprio fígado que é tratado, geralmente com uma combinação de 10 a 15 remédios herbais.
>
> Ots sugeriu, assim, que os modelos ocidentais dos distúrbios psicossomáticos podem não ser facilmente aplicáveis à China, pois a cultura nesse país fornece tanto aos pacientes quanto aos praticantes uma consciência corporal diferente e porque os chineses "são culturalmente treinados para 'ouvir' com seu corpo" de um modo não-familiar à medicina ocidental.

## Somatização cultural

A somatização freqüentemente assume a forma de sintomas vagos, generalizados, como cansaço, fraqueza, febre ou "dores em toda a parte". Porém, em alguns grupos culturais ou sociais, ocorre uma forma especial de somatização: a seleção de um órgão particular como o foco principal de todos os sintomas e ansiedade. Eu denominaria esse fenômeno de *somatização cultural*, e o órgão escolhido freqüentemente tem um significado simbólico ou metafórico para o grupo relacionado, como o fígado, o baço, o rim ou o coração. Exemplos disso são o coração no estudo de Ots na China,[54] no Irã (*narahatiye qalb* ou "sofrimento do coração") e no Punjab (*dil ghirda hai* ou "coração afundando"), o fígado na França (*crise de foie*), os intestinos no Reino Unido[55] (e outros países) e o pênis em alguns grupos chineses (*koro*). Em cada caso, além de sofrerem de um sintoma particular, os indivíduos também tornam-se a "corporificação" dos temas culturais centrais da sociedade em que vivem.

Esse foco compartilhado em um determinado órgão ou parte do corpo deve ser diferenciado das formas mais pessoais e idiossincrásicas de somatização descritas pelos psicanalistas ocidentais. Por exemplo, o modelo de Freud e Breuer[57] da histeria sugere que certos sintomas físicos localizados (como a dor ou a paralisia em um membro ou parte do corpo) poderiam ser a expressão de um conflito intrapsíquico particular, exclusivo daquele indivíduo. Nesse caso, a parte do corpo selecionada tinha um significado simbólico especial para a pessoa relacionada. Os pesquisadores dos distúrbios psicossomáticos têm adotado uma abordagem semelhante ao tentar compreender as razões para a "escolha do órgão" – isto é, por que um órgão em um indivíduo é selecionado como órgão-alvo e outro não. Em muitos casos individuais, porém, e independentemente do contexto cultural, é provável que a escolha do órgão-alvo baseie-se em critérios culturais *e* individuais.

Mumford[58] propôs um modelo útil para a compreensão de como a somatização se relaciona com a origem cultural. Ele sugeriu que há três níveis em que a cultura pode moldar a evolução dos sintomas somáticos, da primeira tomada de consciência até a sua apresentação clínica real. Eles são:

1. *Linguagem e idioma*, sem os quais a sensação não pode ser expressa.

2. *Conceitos de saúde e doença*, sem os quais o sintoma não pode ser interpretado.
3. Um *comportamento de doença culturalmente sancionado*, sem o qual o sintoma não pode ser apresentado a outras pessoas a fim de obter tratamento de alívio.

Na maioria das comunidades, todos esses três níveis são necessários para que ocorra a somatização cultural e para que ela seja reconhecida como tal por todos os envolvidos.

## O conceito de "psicossomático"

Embora usado pela primeira vez em 1818,[59] o termo "psicossomático" vem sendo aplicado mais amplamente desde a Segunda Guerra Mundial. Ele refere-se a condições que possuem um componente psicológico *e* um componente físico, freqüentemente com alguma conexão causal entre os dois. Em geral, ele é usado para descrever condições cuja origem é inteiramente psicológica e para as quais nenhuma anormalidade física é encontrada (como cefaléias tensionais ou síndrome do cólon irritável), ou em que há um distúrbio físico, porém precipitado ou piorado pelos fatores psicológicos (como ataques de asma desencadeados por conflitos familiares). Todavia, os antropólogos e os pesquisadores médicos têm criticado esse termo pelo dualismo mente-corpo que ele implica. Como Lipowski[60] diz, "psicossomático conota uma presunção de que há duas classes de fenômenos, isto é, psíquicos (mentais) e somáticos, que exigem métodos separados de observação e linguagens distintas para sua descrição". Isto é, o termo impõe um "dualismo metodológico e semântico" à natureza do sofrimento humano. Apesar de suas tentativas de combinar as perspectivas de doença e "desconforto", o dualismo essencial do conceito ainda permanece. Além disso, os distúrbios psicossomáticos são uma categoria anômala dentro da biomedicina. Ao contrário de muitas doenças "reais" nos livros-texto médicos, eles freqüentemente incluem condições que são difíceis de diagnosticar, explicar, prever, tratar ou prevenir, e muitas vezes não há anormalidade física definida a ser encontrada. Assim, em alguns casos, isso pode levar à "culpabilização da vítima" (colocar a responsabilidade pelo fracasso terapêutico nos pacientes e nos supostos defeitos de sua psique).

Outro problema é a relação *causal* linear que o termo implica entre certos fatores psicológicos (como personalidade, caráter, traços, conflitos ou emoções) e os sintomas ou alterações físicas específicos. No início do século passado, esta hipótese da "psicogenicidade" sugeria que certos tipos de personalidade ou pessoas com determinados traços de caráter sofriam de certos tipos de doenças físicas – por exemplo, os asmáticos eram freqüentemente descritos como "pessoas passivas e dependentes".[61] Assim, cada distúrbio psicossomático era descrito como associado à sua própria forma específica de psicopatologia. Parte da literatura psicanalítica implicou ainda um modelo espacial do corpo e da mente, no qual uma realidade interna (psíquica) de algum modo atuava sobre uma realidade externa (física), causando os sintomas psicossomáticos. De acordo com o psicanalista McDougall,[62] "esses fenômenos somáticos surgem em resposta a mensagens da psique". Essa imagem da psique ativa e do corpo passivo ("a mente está se utilizando do corpo para comunicar algo, para contar uma história")[62] agora é comum em boa parte da literatura psicossomática, incluindo as discussões sobre somatização. Ela inclui às vezes a noção de uma "fraqueza" herdada ou adquirida da parte do corpo onde essas forças mentais teriam seu maior efeito.

Outros autores tentaram ampliar a definição de psicossomático para incluir os fatores sociais e contextuais e desenvolver modelos mais *multicausais*. Engel,[63] por exemplo, propôs um "modelo biopsicossocial", que seria menos dualista e integraria os fatores mentais e físicos com os sociais – especialmente os eventos em torno da origem do distúrbio. Outros modelos multicausais incluem o de Alexander e colaboradores,[64] que propôs três razões para a existência desses distúrbios:

1. O "padrão de conflitos psicodinâmicos característico" do indivíduo, presente desde a infância.
2. Uma "situação de início" específica, envolvendo a ativação desse padrão de conflitos.
3. O "fator X", definido como uma vulnerabilidade ou fraqueza de um órgão específico.

A partir de uma perspectiva da terapia familiar, Minuchin e colaboradores[65] desenvolveram a "teoria dos sistemas familiares", em que a família é vista como um sistema de inter-relacionamentos que luta para manter o equilíbrio – mesmo às custas de provocar um distúrbio psicossomático (como anorexia nervosa) em um de seus membros (ver adiante).

Mais recentemente, a pesquisa psicossomática concentrou-se em modelos *fisiológicos* sofisticados, que buscam conectar certos estados psicológicos com alterações fisiológicas específicas no corpo, sobretudo nos sistemas imune, endócrino e nervoso. O campo relativamente novo da psiconeuroimunologia (PNI),[66] por exemplo, tem mostrado quão sensível é o sistema imune a alterações no estado psicológico, como a depressão. Outros trabalhos mostram que os fatores físicos – como as anormalidades cromossômicas, metabólicas ou endócrinas – podem, por sua vez, influenciar o estado emocional e intelectual, bem como o comportamento. Assim como os modelos anteriores dos distúrbios psicossomáticos, muitos desses modelos fisiológicos contemporâneos também são dualistas, pois freqüentemente ignoram o papel dos fatores sociais e culturais na origem, na interpretação e no manejo da condição.

Nos últimos anos, o termo "psicossomático" vem tornando-se cada vez mais parte da cultura popular ocidental, assim como ocorre no discurso da biomedicina. A antropologia pode ajudar na compreensão de como esse conceito se difundiu na população e de como ele agora é compreendido. Particularmente nos países de língua inglesa, a palavra muitas vezes sugere que a condição de algum modo não é tão "real" quanto a doença física e que sua origem e seu curso crônico de algum modo são "culpa" do paciente. Em alguns casos, o contato prolongado com profissionais de saúde pode contribuir para esse processo. As pessoas podem aprender a partir deles e de outras fontes as implicações morais desses distúrbios e de seu fracasso em se recuperar deles apesar do tratamento médico. Como uma mulher com colite ulcerativa no estudo de Massachusetts mencionou, "O que eu ouvi de todos os médicos foi que a culpa era minha, e que se eu fizesse o que eles diziam, tudo estaria bem", enquanto um estudante de medicina, também com colite ulcerativa, observou: "Eu pesquisei muito para saber – por que eu? Todos me diziam que isso *devia* ser psicológico, devia haver um grande componente psicológico – está nos livros de medicina".

### Distúrbios psicossociossomáticos: o papel do contexto

De uma perspectiva antropológica, assim, muitas das teorias psicossomáticas atuais – sejam dualistas, multicausais, sistêmicas ou fisiológicas – são úteis porém freqüentemente insuficientes. Para um quadro mais completo, elas também precisam incluir o papel do *contexto*, seja cultural, social, político ou econômico, na origem, na apresentação e na compreensão do distúrbio. A esse respeito, algumas das teorias antropológicas resumidas neste livro são particularmente úteis. Elas incluem os conceitos das construções culturais de corpo e *self* (Capítulo 2), doença (Capítulo 5), dor (Capítulo 7), placebos e nocebos (Capítulo 8), ritual (Capítulo 9) e estresse (Capítulo 11), bem como da cura cultural e simbólica (ver adiante). O papel da pobreza e da privação, assim como o sentido de impotência que pode resultar delas, também são relevantes aqui. Somente desse modo é possível obter uma compreensão mais completa, e mais holística dos modos sutis com que certos fenômenos – físicos, psicológicos, sociais e culturais – se misturam em certas situações de sofrimento humano e em certos indivíduos. Nesse sentido, propõe-se que esse campo de estudo seria mais acuradamente chamado de estudo dos distúrbios *psicossociossomáticos*.

Essa abordagem é mais bem descrita no caso dos transtornos conhecidos como "distúrbios ligados à cultura".

## DISTÚRBIOS PSICOLÓGICOS LIGADOS À CULTURA

### "ligados à cultura" ou "ligados ao contexto"?

Os "distúrbios ligados à cultura" (DLCs) são um grupo de doenças populares, cada qual exclusiva de um grupo particular de pessoas, cultura ou área geográfica. Como as "culturas" nunca são homogêneas, e como essas condições tendem a ocorrer em certos tipos de contextos (tempo, lugar e circunstâncias sociais), talvez elas também devam ser denominadas *distúrbios ligados ao contexto*.

Cada um desses distúrbios é um grupo específico de sintomas, sinais ou alterações comportamentais, reconhecidos pelos membros desses grupos culturais e respondidos de uma forma padronizada (ver Capítulo 5). Eles geralmente têm uma variedade de significados simbólicos, morais, sociais ou psicológicos, tanto para as vítimas quanto para aqueles que as cercam. Eles freqüentemente ligam um caso individual de doença a preocupações mais amplas, incluindo a relação das vítimas com sua comunidade, com as forças sobrenaturais e com o ambiente natural. Em muitos casos, eles desempenham um importante papel na expressão e na resolução das emoções anti-sociais e dos conflitos sociais de uma forma culturalmente padronizada. As condições nesse grupo variam de distúrbios puramente comportamentais ou emocionais àqueles com um grande componente somático. Entre os diversos transtornos descritos,[67] estão:

- a *possessão espiritual* em muitas partes da África e em outros lugares;
- a possessão pelos *jinns* ou espírito *zar* em muitos países muçulmanos;[68]
- o *amok* – um surto de ataques violentos súbitos em pessoas, animais e objetos inanimados, que aflige os homens na Malásia;
- o *Hsiehping* – um estado de transe entre os chineses, em que os pacientes acreditam estar possuí-

dos por parentes ou amigos mortos a quem ofenderam;
- o *koro* – um delírio entre os homens chineses de que o pênis vai se retrair para dentro do abdome e por fim lhes causar a morte;
- a síndrome *Dhāt* – um estado de ansiedade extrema sobre a perda de sêmen pela urina, entre os homens na Índia e em outros lugares;
- o *mal de ojo* ou mau-olhado entre os latino-americanos (e outros grupos), em que a doença é atribuída ao "olho gordo" de uma pessoa invejosa;
- o *latah* – uma síndrome de hiper-sugestionabilidade e comportamento imitativo encontrada no sudeste da Ásia;
- a *morte por vodu* no Caribe e em outros lugares, em que a morte segue-se a uma maldição por um feiticeiro poderoso;
- o *Shinkeishitsu* – uma forma de ansiedade e neurose obsessiva entre jovens japoneses;
- o *windigo* – um desejo compulsivo de comer carne humana entre os índios de língua algonquim do centro e do nordeste do Canadá;
- o *susto* (ou "medo") na maior parte da América Latina – uma crença na "perda da alma";
- o *narahtiye qalb* – "sofrimento do coração" (descrito no Capítulo 5);
- o *dil ghirda hai* – "coração afundando" (descrito no Capítulo 5).

Nem todas as síndromes ligadas à cultura são tão "exóticas" como sugere essa lista. Em outras partes deste livro, sugeriu-se que uma série de comportamentos comuns, expressões idiomáticas de sofrimento, percepções de estados corporais e certas categorias diagnósticas podem, em certos contextos, ser considerados distúrbios ligados à cultura ocidental. Estes incluem a obesidade, a anorexia nervosa, a síndrome pré-menstrual e o padrão de comportamento tipo A de propensão às doenças coronarianas. Em uma revisão sobre esse assunto, Littlewood e Lipsedge[69] adicionaram a essa lista várias outras condições comuns no Reino Unido contemporâneo, incluindo:

- o *parassuicídio*, uma *overdose* com drogas prescritas por médicos;
- a *agorafobia*, a "doença das donas-de-casa";
- o *furto em lojas* por mulheres de meia-idade que têm boas condições de vida;
- o *exibicionismo* (ou "*flashing*");
- o *seqüestro doméstico*, em que um homem divorciado a quem o acesso aos filhos é negado, por exemplo, mantém a sua família refém em sua casa.

Em todos esses casos, os autores viram certos padrões recorrentes de comportamento público, cada um dos quais retendo alguns dos temas e valores culturais centrais da atualidade. A exemplo das condições mencionadas anteriormente, eles também podem ser considerados como *ligados à cultura*. A agorafobia das donas-de-casa, por exemplo, pode ser vista como uma exibição ritual das pressões culturais e desigualdades enfrentadas pelas mulheres – ou como um protesto contra elas – especialmente aquelas que dizem que "lugar de mulher é em casa". Ao se "conformar excessivamente" a esse estereótipo, a mulher é capaz de dramatizar a situação, mobilizar os cuidados da família em torno de si e ao mesmo tempo também restringir os movimentos do marido, forçando-o a ficar em casa e cuidar dela.

### Novas síndromes ligadas à cultura

Além dessas, uma série de novas síndromes surgiu recentemente no mundo industrializado. Embora muitas sejam criadas em grande parte pela mídia e ainda não tenham se desenvolvido completamente como síndromes ligadas à cultura, elas começaram a penetrar amplamente na cultura e no discurso das pessoas. Algumas têm uma origem mais médica e podem até ser encontradas nos manuais psiquiátricos. Em uma era cada vez mais secular, muitas delas representam imagens medicalizadas do comportamento anti-social ou não-conformista (ver Capítulo 5) e freqüentemente se situam na fronteira entre o comportamento "louco" e "ruim". No Reino Unido, essas síndromes ligadas à cultura emergentes incluem:

- as síndromes de comportamento agressivo ou de "fúria", como a *fúria na estrada* (conflito entre motoristas), *a fúria no ar* (comportamento violento durante vôos) e a *fúria dos carrinhos* (conflito entre clientes em um supermercado);
- as síndromes de comportamento violento e repetitivo, como os *assassinatos em série*, o *abuso infantil*, o *espancamento de idosos*, o *bullying* entre crianças em idade escolar ou a *síndrome da esposa espancada;*
- as síndromes de adicção ou dependência, como o *workaholism* (viciados em trabalho), o *shopaholism* (viciados em compras), o *chocoholism* (viciados em chocolate), a *lotomania* (viciados em loterias), a *sexomania* e mesmo a *dependência da internet* (ver Capítulo 13);
- as síndromes de perda de energia, como o *burnout* (especialmente entre profissionais que cuidam de outras pessoas), o *estresse* (ver Capítulo 11) e a *gripe do yuppie* (encefalopatia miálgica ou EM);
- as síndromes diversas, como a *síndrome de recusa à escola*, o *transtorno de déficit de atenção/*

*hiperatividade* (TDAH) e a *síndrome das memórias falsas*.

Até mesmo quando existe uma base física ou psiquiátrica comprovada para essas condições (como é o caso de algumas nessa lista), essas síndromes freqüentemente condensam as preocupações sociais e culturais maiores em uma única imagem diagnóstica ou metáfora, muitas vezes vistas como um produto perverso da vida moderna. Ao longo dos anos, diversas dessas síndromes tornaram-se mais populares, enquanto outras, por várias razões, gradualmente desapareceram. Como exemplo, Acocella[70] detalhou a ascensão e a queda do *transtorno de múltiplas personalidades* (TMP) nos Estados Unidos nos últimos 20 anos, relacionando o fenômeno claramente a certas tendências sociais e modas intelectuais que também vieram e se foram nesse mesmo período.

Além das síndromes mais específicas e padronizadas ligadas à cultura, tanto não-ocidentais quanto ocidentais, uma padronização cultural mais difusa determina a linguagem de sofrimento em que certos tipos de distúrbio psicológico ou social são expressos em cada sociedade. Aqui, o modo de apresentação é ligado à cultura, embora o padrão exato da sintomatologia não o seja. Exemplos disso, citados antes, são a apresentação grandemente somática da depressão entre os chineses em Taiwan, em Hong Kong e na República Popular da China, entre imigrantes asiáticos no Reino Unido e norte-americanos da classe trabalhadora. Porém, em outros casos, um padrão particular de sintomas e o modo como as pessoas os interpretam podem ser descritos como "ligados à cultura", embora não formem uma síndrome tão padronizada quanto as recém-listadas. Bose,[71] por exemplo, descreveu uma linguagem de sofrimento específica da cultura entre alguns imigrantes britânicos de Bangladesh em Londres. Aqui, uma ampla variedade de expressões de sofrimento pessoal extremo são interpretadas pelos pacientes, por suas famílias e agentes de cura religiosos como evidência de *upridosh*, ou possessão por espíritos malignos (*jinns*).

Essas exibições de sofrimento, tanto emocionais quanto comportamentais, podem incluir recusa em se alimentar, mutismo, choro, gritos, blasfêmias, "comportamento desrespeitoso" e alucinações visuais ou experiências visionárias. Bose destaca que essa linguagem de sofrimento não tem equivalente exato na nosologia psiquiátrica e só pode ser compreendida completamente dentro da moldura cultural específica de referência e das circunstâncias de vida do paciente em questão.

Pode-se argumentar, como Hahn faz a seguir,[72] que *todas* as síndromes, sejam físicas, psicológicas ou sociais, são, até certo ponto, "ligadas à cultura". Isto é, existe sempre alguma perspectiva cultural local e exclusiva sobre a condição, mesmo que ela seja uma doença biomédica padrão. Porém, com as suas alterações dramáticas no comportamento e no estado mental, a ausência de alterações físicas claras e os muitos significados simbólicos atribuídos a elas, as condições recém-mencionadas realmente constituem uma classe específica de fenômenos de grande interesse para os antropólogos médicos.

Os três estudos de caso a seguir descrevem um exemplo de um distúrbio ligado à cultura oriundo da América Latina, bem conhecido e amplamente difundido, outra síndrome que aflige alguns imigrantes latinos nos Estados Unidos e duas síndromes inter-relacionadas encontradas na África do Sul.

### Estudo de caso:

#### *Susto* na América Latina

Rubel,[20] em 1977, descreveu as características do susto (ou "terror mágico"), que também é conhecido como *pasmo*, *jani*, *espanto* e *pédida de la sombra*. Ele é encontrado na América Latina em zonas rurais e urbanas, entre homens e mulheres, e entre índios e não-índios. Ele também é encontrado entre norte-americanos hispânicos, especialmente na Califórnia, no Colorado, no Novo México e no Texas. O susto baseia-se na crença de que um indivíduo é composto de um corpo físico e de uma ou mais almas ou espíritos imateriais que, sob algumas circunstâncias, podem separar-se do corpo e vagar livremente. Isso pode ocorrer durante o sono ou sonhos, ou como conseqüência de uma experiência perturbadora.

Os índios acreditam que ele seja causado pela "captura" da alma pelo fato de o paciente, conscientemente ou não, ter perturbado os espíritos guardiães da terra, dos rios, lagos, florestas ou animais. Acredita-se que a alma é mantida cativa "até que a ofensa tenha sido expiada". Entre os não-índios, essa "perda de alma" geralmente é atribuída a um terror súbito ou a uma experiência perturbadora. Seu quadro clínico consiste em:

- agitação durante o sono;
- queixas de depressão, agitação, perda de apetite e desleixo com vestuário e higiene pessoal durante a vigília.

Os ritos de cura, em geral realizados por um curandeiro popular ou *curandero*, consistem em uma sessão diagnóstica inicial, em que a causa do episódio específico é identificada e estabelecida, e então em uma sessão de cura, em que a alma é "atraída e solicitada a voltar ao corpo do paciente". O paciente é massageado e esfregado, devendo suar para eliminar a doença do corpo e estimular o retorno da alma. Rubel relaciona a incidência da condição com uma série de fatores epidemiológicos (ver Capítulo 15), incluindo as situações sociais estressantes, especialmente quando o indivíduo não pode atender as expectativas sociais de seu meio familiar e cultural.

## Estudo de caso:

### *Ataques de nervios* entre os latinos nos Estados Unidos

De La Cancela e colaboradores,[73] em 1986, descreveram os *ataques de nervios* (ataques de nervos) entre porto-riquenhos e outros imigrantes latinos nos Estados Unidos. Esses ataques são um modo específico e "culturalmente significativo de expressar emoções poderosas". Eles geralmente têm um início agudo, com uma variedade de sintomas físicos incluindo tremores, sensações de calor ou pressão no peito, dificuldade de movimentar os membros, dormência ou formigamento nas mãos ou no rosto, uma sensação de "esvaziamento" da mente e às vezes uma perda de consciência ou comportamento abusivo. Esses episódios agudos costumam seguir-se ao acúmulo gradativo de *nervios* (nervos) a partir de problemas gerais da vida, envolvendo especialmente relacionamentos familiares, moradia ou dinheiro. Um "ataque", então, em geral é precipitado pelo evento estressante específico. Os autores destacam que, para a maioria dos latinos, ele não é visto como uma "doença" que exige atenção médica, e sim como uma expressão de perturbação, raiva, frustração ou tristeza em relação ao evento estressante, bem como uma fuga temporária dele e um modo de obter compreensão e ajuda de outras pessoas. Porém, eles sugeriram que esse distúrbio não pode ser compreendido apenas em seu nível micro; o *status* social, político e econômico dos latinos nos Estados Unidos, e "o sentido de impotência, desespero e falta de controle" que muitos deles sofrem, precisam ser examinados. As experiências estressantes nos países de origem (especialmente na América Central), juntamente com os efeitos da migração – como ruptura da vida familiar, desemprego, discriminação, vida em condições de aglomeração e alterações nos papéis de gênero – são todos parte desse contexto mais amplo. São adicionadas ao sentido de desamparo social e político as constantes "demandas para fazer submergir a identidade cultural e assimilar a cultura dos Estados Unidos" e a falta de respeito às suas culturas de origem. Os autores sugeriram, assim, que além de tratar os indivíduos com essa condição e suas famílias, deve-se dar atenção também às realidades socioeconômicas mais amplas, pois, "a longo prazo, os *ataques* podem ser abordados mais efetivamente na arena sociopolítica". Portanto, os profissionais de saúde devem engajar-se na ação e na defesa social, concentrando-se nos problemas sociais e nas condições materiais que originam os *ataques de nervios*.

## Estudo de caso:

### *Amafufunyana* e *ukuthwasa* na África do Sul

Swartz,[74] em 1998, descreveu dois distúrbios ligados à cultura comuns entre os povos africanos falantes de xhosa e zulu na África do Sul. Ambos são formas de possessão espiritual, embora um seja considerado negativo e o outro, positivo. O *amafufunyana* é uma forma de histeria, com comportamento agitado e descontrolado e, às vezes, tentativas de suicídio. Acredita-se que seja causado pela possessão por espíritos malignos, algumas vezes enviados por bruxaria. Entre o povo Zulu, de acordo com Ngubane,[75] a possessão algumas vezes se dá por "uma horda de espíritos" de diferentes grupos étnicos. Ela pode ocorrer individualmente ou em surtos maiores, como em uma escola para meninas. Assim como os *nervios* ou "nervos" (ver Capítulo 11), aflige principalmente as pessoas (sobretudo as mulheres) que estão em uma posição social e econômica relativamente impotente, em especial nos momentos de grandes mudanças e rupturas sociais. Como tal, ajuda a chamar a atenção para seu sofrimento e mobilizar uma rede de cuidado em torno deles. O tratamento é geralmente um ritual de exorcismo realizado por um curandeiro tradicional. Em contraste, o *ukuthwasa* – uma forma semelhante de possessão espiritual – tem uma evolução mais positiva. Ele é "o estado de transtorno emocional pelo qual uma pessoa passa antes de tornar-se um curandeiro indígena". Aqui, a possessão é um sinal necessário do "chamado" que a vítima recebe para ser um curandeiro. Ele assinala uma relação positiva com os ancestrais, que um dia irão ajudá-lo em sua tarefa de cura. Porém, como Swartz destaca, nenhuma dessas condições forma uma entidade distinta ou padronizada. Embora os rótulos *amafufunyana* e *ukuthwasa* tenham significado, "esses significados mudam em diferentes circunstâncias" e em diferentes contextos. Assim como os "nervos", eles podem abranger uma variedade de condições e situações humanas. O *amafufunyana*, em particular, oferece às vítimas um modo de explicar *post hoc* o que lhes aconteceu, bem como colocar a culpa em outrem. Da mesma forma, a definição de *ukuthwasa* "baseia-se parcialmente na experiência da pessoa que a sofre e parcialmente na forma como ela é manejada pelos curandeiros existentes". Porém, quando alguém com essa condição não consegue tornar-se um curandeiro, ele pode ser rediagnosticado pela comunidade como tendo *ukuphambana*, ou loucura.

### O eu poroso

Muitas dessas condições, como *susto*, *amafufunyana*, várias formas de "possessão espiritual" e mesmo o xamanismo, só fazem sentido quando se compreende que, em muitos grupos culturais, tanto o corpo quanto o "eu" são vistos como *porosos*. Isto é, sob certas circunstâncias, entidades invisíveis (ou, algumas vezes, visíveis) como as almas, os espíritos ou mesmo os pensamentos malevolentes ou invejosos podem penetrar no corpo ou deixá-lo. Isso é muito diferente da visão ocidental, que geralmente vê a pele como o limite impenetrável do corpo e do eu – um baluarte tanto contra o ambiente humano quanto o natural. Em algumas culturas, porém, a pele é vista como muito mais "aberta" para as influências externas e, em algumas circunstâncias, forças ou objetos podem "entrar" no corpo através dela. Exemplos disso são a possessão espiritual em muitas comunidades africanas, a possessão por um *jinn* ou espírito *zar* em muitos países árabes,[68] e, no folclore judeu, a possessão por um *dybbuk* – a alma inquieta de uma pessoa morta. Certas vezes, essa possessão pode ter efeitos positivos. Um xamã pode "encarnar" os espíritos de seus ancestrais e, durante esse estado especial de possessão, tem o poder de diagnosticar e curar os membros de sua comunidade.[76] Esse tipo de possessão positiva pode ocorrer em particular ou em massa, como durante uma das sessões ou rituais de transe público da umbanda no Brasil.[77] Em outras circunstâncias, acredita-se que alguma essência vital, mas invisível de um indivíduo (a alma ou o espírito) "saia" temporariamente do seu corpo através da pele, como no caso do *susto* ou em algumas formas de feitiçaria. Em certas sociedades tradicionais, como o povo indígena San do sul da África,[78] esse processo pode acontecer voluntariamente com o xamã, geralmente em um estado de transe atingido após cuidadosa preparação e induzido por danças rítmicas, tambores, jejuns ou plantas alucinógenas. Nesse estado alterado de consciência, eles acreditam que o espírito do xamã de algum modo "deixa" o seu corpo e viaja para longe a fim de descobrir a causa de uma doença, curar uma pessoa em sofrimento, combater os maus espíritos ou mesmo transformar-se temporariamente em um animal ou pássaro. Nessas sociedades, tais experiências "extracorpóreas" não costumam ser vistas como comportamento anormal, mas como uma forma da "anormalidade controlada" descrita anteriormente.

Essa visão do eu poroso é muito menos comum nos países ocidentais industrializados, nos quais o "corpo" e o "eu" são vistos como essencialmente a mesma coisa e o "indivíduo" é tido como uma entidade unida e contida pelo seu limite impenetrável da pele, embora algumas vezes possa ser penetrado por "germes", ambiente natural ou radiação invisível. Na psicologia moderna, traços da idéia de um eu poroso ainda persistem e podem estar por trás de algumas das metáforas espaciais comumente usadas pelos psicólogos, como "projeção", "introjeção", "limites do ego" ou "contenção". Alguns ecos do modo antigo de pensar também podem ser encontrados em frases do inglês moderno como "Ele é sensível demais – ele assume muito para si", "Ele saltou da sua pele", "Ele estava fora de si", "O que deu em você hoje?" ou "Ele dirigiu como um homem possuído". Como esses exemplos ilustram, os distúrbios ligados à cultura só podem ser completamente compreendidos por meio do exame do *contexto* maior em que eles surgem. Em alguns casos, esse contexto pode incluir muitos dos aspectos políticos, econômicos, sociais e de gênero da sociedade maior.

### Críticas aos distúrbios ligados à cultura

Diversas críticas aos DLCs foram expostas, particularmente a sua ênfase excessiva na *cultura*. Como observado anteriormente neste livro, a cultura é somente um entre muitos determinantes do comportamento humano e é sempre parte de um contexto maior de tempo, lugar, demografia e condições socioeconômicas. Além disso, embora os DLCs possam ser relevantes para sociedades homogêneas em escala muito pequena, aplicá-los a sociedades complexas e heterogêneas é mais problemático, pois estas podem conter muitas "culturas" diferentes (de região, classe, gênero, ocupação ou religião) dentro de seus próprios limites. Como já notado, o rótulo de *distúrbios ligados ao contexto*, assim, pode ser mais apropriado.

Hahn[72] criticou o conceito dos "distúrbios ligados à cultura" de uma perspectiva diferente. Ele salienta que todas as síndromes são, até certo ponto, "ligadas à cultura". Assim, restringir o termo somente a distúrbios psicológicos ou comportamentais (como *susto* ou possessão espiritual) implica que as condições mais físicas (como sarampo, câncer ou ataque cardíaco) são de algum modo "livres de cultura" e, portanto, mais "reais". De fato, essa dicotomia duplica a divisão doença/"desconforto" (ou corpo/mente) já descrita no Capítulo 5 e é outro exemplo da visão biomédica dos fatos biológicos como sendo mais objetivos, mais reais e mais universais. Hahn também destaca que somente as condições fora da classificação do DSM (ver adiante) são consideradas "ligadas à cultura" e, como quase todas elas provêm de sociedades não-ocidentais, isso reforça a idéia de que tais sociedades são de algum modo "exóticas", "estranhas" e "primitivas" em comparação com a nossa própria. Isso também reforça a primazia e a universalidade da abordagem psiquiátrica ocidental. De acordo com Hahn, a psiquiatria ocidental está em risco de reclamar para si "muito da cultura nas margens de nosso esquema nosológico e pouco da cultura no âmago da medicina".

Hahn[72] propõe, em vez disso, uma abordagem mais inclusionista, semelhante ao modelo "biopsicossocial" de Engel, que poderia integrar as dimensões psicológicas, sociais e físicas. Ele sugere que todos os episódios do sofrimento humano têm aspectos culturais, biológicos e psicodinâmicos e podem ser colocados em um "contínuo natureza-cultura". Algumas condições (como o *susto*) tendem a ser mais "culturais", enquanto outras (como o câncer) são mais "biológicas", mas cada uma delas compartilha todas as três dimensões – o mesmo sendo verdadeiro para a biomedicina em si. Ele contrasta essa abordagem mais ampla com a visão "exclusionista" dos DLCs como um grupo exclusivo de distúrbios que são muito diferentes das doenças "reais".

## "MEDICALIZAÇÃO": O CRESCIMENTO DA "ANORMALIDADE DESCONTROLADA"

Um dos desenvolvimentos culturais mais importantes nas sociedades industrializadas é o modo como o comportamento humano, e o estado emocional, são cada vez mais "medicalizados" (ver Capítulo 6) – e isso é particularmente verdadeiro para a psiquiatria. Nos termos da Figura 10.1, isso significa uma expansão gradual de (C), com a maioria dos comportamentos previamente "normais" ou "ruins" sendo reconceitualizados como problemas psiquiátricos.

Há dois sistemas classificatórios básicos na psiquiatria ocidental que são amplamente usados para diagnosticar e tratar os transtornos mentais. Eles são a *Classificação dos Distúrbios Mentais e Comportamentais* CID-10,[79] produzida pela Organização Mundial de Saúde, e o *Manual Diagnóstico e Estatístico dos Transtornos Mentais* (DSM),[80] produzido pela American Psychiatric Association. Durante mais de um século, o número de transtornos mentais reconhecidos – isto é, dos tipos de comportamento classificados como "anormais" e situados na zona de "anormalidade descontrolada" – aumentou exponencialmente nos dois sistemas de classificação. Nos Estados Unidos, por exemplo, o censo de 1840 incluiu somente uma categoria de doença mental ("idiotia/insanidade"), mas, em 1880, já havia sete (mania, melancolia, paresia, demência, dipsomania e epilepsia).[81] Em 1918, o *Manual Estatístico para o Uso das Instituições para os Insanos* incluiu 22 categorias principais de transtornos mentais. Em 1952, quando a primeira edição do DSM (DSM-1) foi publicada, 106 categorias diagnósticas de doença mental foram listadas, e o livro em si tinha 129 páginas, enquanto o DSM-IV de 1994 listou um total de 357 categorias diagnósticas, tendo atualmente 900 páginas.[81]

### Críticas ao DSM

Embora muitas das categorias diagnósticas novas no DSM-IV representem avanços nas técnicas diagnósticas e na compreensão da psiquiatria, alguns críticos têm sugerido que essa proliferação é evidência ainda maior do aumento da "medicalização" do comportamento humano comum. Isto é, de uma tendência a colocar mais e mais tipos de comportamento – previamente considerados como "normais" ou "ruins" – dentro da zona da "anormalidade controlada". Isso ocorre apesar do fato de que o DSM-IV admite que "nenhuma definição especifica adequadamente limites precisos para o conceito de "transtorno mental".[80] No campo legal, isso freqüentemente significa uma mudança da definição do comportamento desviante de "ruim" para "louco", exigindo, assim, tratamento em vez de punição. Uma mudança semelhante de um modelo moral para um modelo médico ocorreu nas atitudes em relação ao alcoolismo, como descrito no Capítulo 8.

Kutchins e Kirk[82] criticaram o DSM por "patologizar o comportamento do dia-a-dia". Eles destacaram que muitas dessas "síndromes" novas anteriormente eram formas de comportamento ou estados emocionais, que eram vistos como "normais" (mesmo se fossem considerados indesejáveis). O DSM-IV, por exemplo, inclui "Declínio Cognitivo Relacionado à Idade", "Transtorno do Sono Induzido por Cafeína", "Transtorno de Desejo Sexual Hipoativo", "Transtorno Erétil Masculino", "Transtorno do Comportamento Disruptivo", e "Transtorno de Ansiedade de Separação" (que, em crianças, pode estar associado à recusa em ir à escola). Alguns diagnósticos no DSM vão e vêm. Como já foi mencionado, nos Estados Unidos, a homossexualidade anteriormente era vista como uma transgressão criminal, então foi classificada como uma "doença" mental pelo DSM, em 1952, e por fim foi desclassificada como tal em 1973.[8] O "Transtorno de Personalidade Autoderrotista" surgiu no Apêndice do DSM-III revisado em 1987, mas foi removido do DSM-IV em 1994.[82] Outras formas de comportamento também foram "desmedicalizadas": a masturbação antigamente era considerada um ato imoral e posteriormente foi classificada como um transtorno mental, mas não é mais vista como tal.

Esse crescimento na "medicalização" do comportamento diário encontra eco no crescimento das categorias leigas – os "novos distúrbios ligados à cultura" mencionados antes. O efeito geral desse processo, tanto no discurso psiquiátrico quanto no leigo, pode ser visto como uma diminuição da responsabilidade pessoal e um aumento na tendência aumentada a culpar as influências externas (a forma de criação, as experiências precoces, a origem econômica ou mesmo uma disfunção genética ou cerebral) pelo sofrimento pessoal ou social. Essa mudança de uma abordagem punitiva para uma abordagem terapêutica, do envolvimento dos agentes da lei para o dos profissionais de saúde, também significa um papel maior da indústria farmacêutica no fornecimento de drogas para tratar esses novos "transtornos". Além disso, como Kutchins e Kirk[81] notam, uma vez que uma forma de comportamento aparece no DSM, isso tem implicações legais, médicas e econômicas. Isso pode significar, por exemplo, que as companhias de seguro passarão a reembolsar o custo da psicoterapia, hospitalização ou medicação para as pessoas diagnosticadas como tendo essa condição.

O DSM também tem sido criticado por não incluir completamente os aspectos culturais na classificação psiquiátrica e no tratamento. Embora o DSM-IV-TR (2000)[80] inclua um Apêndice com alguma discussão das 25 "síndromes ligadas à cultura", Kirmayer e Minas[18] sugerem que isso forma "um tipo de museu de coisas exóticas no fim do livro" e que, no corpo do texto, as considerações culturais são incluídas "apenas como qualificações menores em relação àquelas que são presumidas como categorias diagnósticas livres de cultura".

De modo geral, Kleinman[83] sugere que o DSM é, em si, um sistema de classificação ligado à cultura e que, em algumas circunstâncias, aplicá-lo poderia levar à "falácia de categoria" mencionada anteriormente. Criticando o DSM-III, o autor também notou que ele "é tão organizado que toda condição psiquiátrica concebível é listada como uma doença para legalizar a remuneração dos praticantes do seguro médico privado e dos programas de governo". Pode-se argumentar que o mesmo valha para o DSM-IV.

## CURA CULTURAL E SIMBÓLICA DOS DISTÚRBIOS PSICOLÓGICOS

Em muitas sociedades não-ocidentais, particularmente em comunidades rurais ou de pequena escala, a doença mental costuma ser considerada como um evento *social*, que envolve intimamente a família do paciente, os amigos e a comunidade. Em muitos casos, tanto a má saúde mental quanto a física é interpretada como uma indicação de conflitos ou tensões no tecido social. Kleinman[83] usa o termo *cura cultural* para a situação na qual os rituais de cura tentam reparar essas rupturas sociais, "reafirmar os valores ameaçados e arbitrar as tensões sociais". A cura ocorre em diversos níveis: a saúde é restaurada não somente no paciente, mas também na comunidade em que ele vive. O objetivo do agente de cura, como o *chimbuki* Ndembu descrito no Capítulo 9, é resolver os conflitos que estão causando a doença do paciente, restaurar a coesão do grupo e reintegrar o paciente à sociedade normal. Ao contrário do mundo ocidental, os distúrbios emocionais são freqüentemente vistos como *úteis* para a comunidade. Por exemplo, Waxler[19] nota que, em muitas sociedades de pequena escala, a doença mental pode ser útil e mesmo necessária; ela desencadeia obrigações entre as pessoas (como as obrigações da família, dos amigos e dos vizinhos de assistir e pagar pelo ritual público de cura) e isso tem uma função *integradora*, fortalecendo os laços dentro dos grupos e entre eles. Nessas sociedades, há poucas outras instituições especializadas (como uma organização centralizada legal, política e burocrática) para promover a integração, e o desvio (como a doença mental) pode desempenhar esse papel. Isso costuma ocorrer dentro de um sistema cognitivo compartilhado, no qual todos têm pontos de vista semelhantes sobre a etiologia do infortúnio e da má saúde. Se a doença mental em um indivíduo é atribuída à bruxaria ou feitiçaria de alguém em outro grupo (família, clã ou tribo), o grupo do ofensor incorre em obrigações para com o grupo da vítima, as quais devem ser acertadas em uma cerimônia pública. Isso ajuda a recriar os laços entre os grupos e também reafirma os limites entre eles e, no processo, a pessoa mentalmente doente é reintegrada à sociedade. De acordo com Waxler, esse processo e o papel-chave da família em cuidar do paciente significam que nas sociedades não-ocidentais tradicionais a doença mental parece ser mais facilmente curada e ter uma duração muito mais breve. A autora compara isso com o Ocidente, onde o tratamento psiquiátrico não tem essa função integradora (que é preenchida pelo sistema político, burocrático e assim por diante) e a doença mental serve para *alienar* o indivíduo doente ainda mais da sua sociedade. O tratamento psiquiátrico estabelece limites em torno do paciente e não cria ou restabelece laços sociais entre os parentes e outros grupos (exceto talvez dentro da família nuclear) nem esclarece os limites entre os grupos. O esquizofrênico ocidental é tido como portador de um processo de doença crônico e recidivante e que sempre poderá sofrer recaídas, sendo "um esquizofrênico em remissão" e não "uma pessoa que teve esquizofrenia". Assim, a autora relaciona essa falta de uma função integradora com a longa duração da doença e o mau prognóstico dos psicóticos ocidentais.

Porém, Kleinman[84] destaca que a "cura cultural" pode curar os estresses sociais "independentemente dos efeitos que eles têm sobre a pessoa doente que fornece a ocasião de seu uso". Em algumas culturas, a resolução dos conflitos sociais pode não ser tão benéfica para os pacientes mentalmente doentes como Waxler sugere; ela pode envolver o aprisionamento, a morte ou a expulsão deles da comunidade. Por exemplo, no passado, aqueles "possuídos" por maus espíritos nas ilhas Novas Hébridas e Fiji eram rotineiramente enterrados vivos. Contudo, em muitas sociedades não-industrializadas, os mentalmente doentes costumam ser bem cuidados por suas famílias ou comunidades.

Na maioria das sociedades tradicionais, a doença mental geralmente é tratada por curandeiros populares como o *tâng-ki* taiwanês, o *chimbuki* Ndembu, o *curandero* latino-americano, o *fqih* marroquino, o *bomoh* malásio ou o *isangoma* Zulu. Algumas das práticas e funções psicoterapêuticas desses curadores rituais já foram descritas. Talvez o mais famoso seja o *xamã*, que surge em muitas culturas diferentes,[76] do Alasca à África, e cujos equivalentes ocidentais são os médiuns, os clarividentes e os "canalizadores". Assim como acontece com a pessoa mentalmente doente que é "possuída" por espíritos, o xamã também deixa-se possuir temporariamente por certos espíritos. Lewis[85] destaca que, ao contrário do paciente, sua possessão é "controlada" durante a sessão de cura, de modo que ela ocorre quando e onde ele escolher. Nessa condição de anormalidade controlada, o fato de ele ser capaz de dominar ou neutralizar os espíritos transmite uma grande tranqüilização para a comunidade. O xamã também é capaz de identificar e exorcizar os espíritos malignos que se apossam da pessoa doente e, no decorrer do processo, aliviar a ansiedade, o medo, a culpa e os conflitos. Murphy[86] descreveu alguns dos aspectos psicoterapêuticos do xamanismo que fazem parte de seu ritual de cura cultural:

- trabalhar dentro das crenças compartilhadas pelo grupo, reforçando-as;
- envolver o indivíduo e a comunidade no ritual, durante o qual o paciente é cercado por amigos e parentes;
- deixar-se "possuir", ilustrando seu domínio sobre os outros espíritos que causam a má saúde.

Em sua sessão, o xamã identifica a causa da doença mental (como a quebra de um tabu), prescreve os atos expiatórios apropriados, os quais supostamente realizam a cura, e então demonstra que o paciente de fato recuperou-se. Isto é, "por meio da sugestão e do envolvimento pessoal do paciente na cura, esses atos visíveis promovem ainda mais no paciente uma compreensão psicológica de que ele está retornando a um estado de saúde". De acordo com Lewis, pelo amplo papel que desempenha na vida religiosa e social de sua comunidade, "o xamã não é menos do que um psiquiatra; ele é mais".[85]

## Cura simbólica

A "cura cultural", com seu foco principalmente nas dimensões sociais da cura, é, na verdade, apenas uma forma especial do que os antropólogos chamaram de *cura simbólica* – isto é, a cura que não baseia-se em nenhum tratamento físico ou farmacológico para ser eficaz, mas, em vez disso, baseia-se na linguagem, no ritual e na manipulação de símbolos culturais poderosos. Além da cura popular ou religiosa mais tradicional, descrita anteriormente, ela também inclui os vários tipos de "terapia falada" comuns no Ocidente, como a psicanálise, a psicoterapia e o aconselhamento.

Esta seção examina uma série de questões-chave a respeito da cura simbólica. Como ela funciona? Quais são os seus efeitos sobre a doença mental? Ela tem características comuns em qualquer sociedade em que ocorra?

Para compreender esse fenômeno, as discussões prévias sobre o efeito placebo (Capítulo 8), a cura ritual (Capítulo 9), os curandeiros populares (Capítulo 4), as narrativas de doença (Capítulo 5) e até mesmo o "efeito total da droga" (Capítulo 8) são todas relevantes. Além disso, os trabalhos inovadores de Dow,[87] Kleinman,[88] Csordas,[89] Moerman[90] e outros são particularmente úteis para ajudar a identificar certos temas básicos que parecem estar ligados a virtualmente *todas* as formas de cura simbólica, sejam sagradas ou seculares e onde quer que ocorram.

Antes que esse tipo de cura possa ocorrer – envolvendo um dado agente de cura, cliente e comunidade – uma série de condições devem ser preenchidas. Essas condições aplicam-se tanto à cura secular quanto às "terapias faladas" ocidentais e às formas mais religiosas de cura, e incluem o seguinte:

1. O curador deve ter um sistema coerente de explicações ou estrutura de referência para a origem e a natureza do problema e sobre como ele pode ser abordado. Dow[87] denominou isso de o *mundo mítico* – "um modelo de realidade experimental", cujos elementos "representam soluções para os problemas humanos pessoais", que é composto de crenças, metáforas e idiomas culturalmente específicos. Ele pode consistir, por exemplo, em uma crença de que "espíritos" malignos (ou "conflitos intrapsíquicos") são responsáveis por toda a doença mental e por estados emocionais extremos. Em muitos casos, especialmente nas sociedades de pequena escala, o mundo mítico é comum à maioria dos membros do grupo; porém, ele também pode ser criado *de novo* por algum agente de cura carismático ou líder de culto, ou ser compartilhado por apenas um pequeno grupo de seguidores, como nos novos cultos, religiões, estilos de vida, terapias e sistemas de cura que estão se proliferando atualmente na Europa e nos Estados Unidos.[91] O mundo mítico pode existir somente em uma forma oral ou ser padronizado em certos textos (ou livros-texto). Ele pode assumir muitas formas, sagradas ou seculares, por exemplo, como uma cosmologia religiosa (medicina aiurvédica), uma tradição popular (possessão espiritual), uma teoria da personalidade (psicanálise freudiana) ou um modelo científico do corpo (biomedicina).
2. O mundo mítico deve incluir o que Kleinman[88] descreve como uma *ponte simbólica* entre a experiência pessoal, as relações sociais e os significa-

dos culturais. Isto é, os indivíduos em sofrimento naquela sociedade devem ser capazes de compreender sua própria situação e sua resolução em termos de imagens e símbolos (como a possessão espiritual ou o conflito intrapsíquico). Em muitos casos, esses símbolos já são familiares aos indivíduos, pois, como diz Finkler,[92] eles "emergem das profundezas de sua experiência cultural e... atingem os portadores daquela cultura nos níveis mais profundos de sua existência." Eles representam "a gramática cultural profunda que determina como a pessoa se orienta em relação ao mundo que a cerca e em relação a seu mundo interno"[92] e servem para ligar o indivíduo ao mundo social e freqüentemente também ao mundo sobrenatural.

3. Quando um indivíduo em sofrimento consulta um agente de cura, este visa ativar essa "ponte simbólica" *convencendo* o cliente (se isso for necessário) de que seu próprio problema particular é explicável em termos dos símbolos do mundo mítico. Isto é, os pacientes devem ser persuadidos de que o seu sofrimento pode ser redefinido ou "reenquadrado" como, por exemplo, uma evidência de possessão espiritual, neurose ou mau-olhado. Assim, o objetivo do agente de cura nesse estágio é fazer "o paciente aceitar uma particularização do mundo mítico geral como um modelo válido das experiências do paciente",[87] e, para tanto, eles podem usar muitas técnicas diferentes, teatrais ou retóricas.

4. Uma vez que o paciente e o agente de cura chegaram a um consenso, o agente de cura precisa "unir" o paciente *emocionalmente* (e intelectualmente) aos símbolos de seu mundo mítico. Isto é, antes que a mudança terapêutica possa ocorrer, os pacientes devem primeiro tornar-se mais autoconscientes, sentir-se emocionalmente envolvidos no processo de cura e ver esses símbolos (sejam espíritos ou conflitos intrapsíquicos) como relacionados a eles pessoalmente e à sua situação. Isso é feito, por exemplo, pela interpretação da raiva excessiva de um paciente como evidência de "possessão" por um espírito maligno raivoso ou de "conflitos" internos graves originados da infância, ou pela interpretação dos sentimentos de depressão como sendo causados pela "perda da alma" (como no *susto*). Em cada caso, o objetivo não é somente relacionar as emoções dos pacientes (incluindo suas esperanças e medos) aos símbolos do mundo mítico do agente de cura, mas também ligar os pacientes individuais às preocupações sociais, culturais e cosmológicas mais amplas.

5. O agente de cura começa, então, a orientar a *mudança terapêutica* pela manipulação dos símbolos de seu mundo mítico. Por exemplo, tendo identificado o espírito que se apossou do paciente, o agente de cura realiza um complexo ritual de exorcismo, ao fim do qual os pacientes ansiosos são assegurados de que o espírito deixou seus corpos e de que agora podem retomar sua vida normal. Ou, então, eles podem ser tranqüilizados por um psicoterapeuta de que finalmente "superaram" certos conflitos internos arcaicos. Ou, ainda, no caso do *susto*, eles podem ser informados, após um ritual, de que sua alma finalmente voltou em segurança para seu corpo. Em cada caso, Kleinman[88] destaca que a "cura, como um ritual sagrado ou secular, atinge sua eficácia por meio da transformação da experiência". Os pacientes aprendem a reavaliar e "reenquadrar" suas experiências passadas e presentes. Além disso, Kleinman[88] viu esse processo e os símbolos usados nele como um modo de unir o "eu" do paciente (psicológico e físico) às relações sociais e preocupações culturais da sociedade maior. Assim, uma transformação bem-sucedida afetará não apenas o seu estado emocional, mas também sua fisiologia, seus relacionamentos com outras pessoas e sua relação com a cultura em geral. Em muitos casos, os símbolos que atingem esse objetivo não são apenas os símbolos conceituais do mundo mítico, mas também os símbolos rituais mais tangíveis descritos no Capítulo 9.

6. Os pacientes "curados" adquirem um novo modo de conceitualizar suas experiências em termos simbólicos e um novo modo de funcionar – ambos confirmados pelo agente de cura. No processo, eles também adquirem uma nova *narrativa* de seu passado e presente e de seu provável futuro. Quer essa narrativa seja breve (como nos exorcismos espirituais) ou longa (como na psicanálise), ela resume *post hoc* o que aconteceu com eles, e por que e como o agente de cura conseguiu lhes devolver a sua felicidade e saúde.

Assim, a cura simbólica freqüentemente ocorre em *muitos* níveis ao mesmo tempo: psicológico, físico, social, cultural e espiritual. Assim como no efeito placebo, não se compreende claramente os mecanismos exatos de seus efeitos na fisiologia (por exemplo, alívio da tensão muscular, redução da sensação de dor ou diminuição da pressão arterial), nem se eles são mediados pelo sistema nervoso autônomo, pelo sistema endócrino, pelo sistema imune ou pelo sistema neuropeptídico (endorfinas).

### Cura simbólica secular: as "terapias faladas"

No mundo ocidental, a maioria das formas de "terapia falada", com exceção da terapia familiar, concentram-se principalmente no paciente individual, como muitas das terapias alternativas/complementares descritas no Capítulo 4. Qualquer que seja sua ideologia, a maioria dos terapeutas vê seus clientes individuais como o principal "problema", e seu estado emocional, comportamento, *insights* e delírios como as principais áreas de preocupação. A maioria dos tratamentos dos clientes ocorre em situações especializadas, como o consultório ou a clínica de um psicoterapeuta, bem distantes de seu meio social e caracterizados por privacidade e confidencialidade. Quando o paciente e o terapeuta provêm de origens semelhantes, eles podem compartilhar várias pressuposições sobre a provável origem, natureza e tratamento dos distúrbios psicológicos. Porém, a proliferação das terapias faladas tem significado que, em muitos casos, os pacientes podem ter de *aprender* essa visão de mundo gradualmente, adquirindo a cada sessão uma compreensão maior dos conceitos, dos símbolos e do vocabulário que a constituem. Isso pode ser visto como uma forma de "aculturação", na qual eles adquirem um novo mundo mítico disfarçado, por exemplo, em termos dos modelos freudiano, jungiano, kleiniano, lainguiano ou de outros modelos psicológicos. Esse mundo mítico, eventualmente compartilhado por paciente e terapeuta, muita vezes é inacessível à família ou à comunidade do paciente que, de qualquer modo, são excluídas da consulta.

Karasu[93] examinou alguns dos mecanismos pelos quais a psicoterapia parece atuar, e seu modelo é semelhante ao recém-descrito. Qualquer que seja o tipo específico de terapia (e, conforme relatos, há 400 tipos diferentes de psicoterapia hoje disponíveis), ele identificou três "agentes de mudança terapêutica" subjacentes, comuns a todos eles, que são necessários para o sucesso e geralmente usados em seqüência:

1. A *experiência afetiva* – um processo de induzir o despertar emocional, que freqüentemente é seguido por uma responsividade aumentada à sugestão, e um "descongelamento" das atitudes prévias, o que, por sua vez, prepara o cliente para novos *inputs* cognitivos.
2. O *domínio cognitivo* – o terapeuta passa, então, a fornecer ao cliente explicações racionais, interpretações, informações e esclarecimentos, de modo a assegurar "a aquisição e a integração de novas percepções, padrões de pensamento e/ou autoconsciência".
3. A *regulação comportamental* – o terapeuta desenvolve um processo de educar e encorajar constantemente o cliente a alterar ou modificar os seus padrões de comportamento habituais e a controlar certas ações e hábitos negativos.

Os diferentes tipos de psicoterapia parecem concentrar-se principalmente em apenas um desses "agentes de mudança": por exemplo a TSE, o grito primal e o psicodrama concentram-se na "experiência afetiva", a terapia cognitiva, a terapia sexual e a terapia de apoio concentram-se no "domínio cognitivo" e o *biofeedback*, a terapia de aversão e o treinamento de autoconfiança concentram-se na "regulação do comportamento". Apesar disso, Karasu argumenta que todos os três "agentes de mudança terapêutica" são encontrados, embora em diferentes proporções, em todas as formas de psicoterapia bem-sucedida.

### Psicanálise

A psicanálise é uma forma especial e influente de cura simbólica, encontrada quase exclusivamente no mundo ocidental e fornecendo a base para muitas das outras "terapias faladas". Para Dow,[87] ela é "provavelmente a psicoterapia mais significativa na cultura ocidental". Stein[94] argumentou ainda que os seus conceitos fornecem um modo útil de compreender as características universais da condição humana, qualquer que seja o contexto cultural ou social. Como uma forma de terapia, porém, ela tem características específicas que são muito diferentes da maioria das formas de cura cultural. Seu foco concentra-se somente no indivíduo, independentemente do ambiente doméstico e da origem sociocultural, e as sessões de cura envolvem somente um analista e um cliente solitário. As sessões ocorrem em um local específico (o consultório do analista) e em um horário específico e, na maioria dos casos, duram exatamente 50 minutos. Deitado em um divã nesse consultório, com o analista fora de seu campo de visão e sentado silenciosamente atrás dele, o cliente é encorajado a fazer "associações livres", a "dizer tudo o que lhe passa pela cabeça". Como uma forma de cura, sua ênfase é em fenômenos presumivelmente originados *dentro* da psique do indivíduo, à medida que eles emergem durante a sessão analítica, sobretudo os significados dados pelo cliente às suas experiências passadas. Na sessão, como Dow[87] descreve, "os símbolos transacionais são desenvolvidos pelo analista a partir do conteúdo do mundo mítico construído pelo paciente", e isso formará a base dos estágios terapêuticos resumidos anteriormente. Acima de tudo, a ênfase da psicanálise é no tratamento do indivíduo, e não em seu domínio social. Como diz um analista,[95] "o desejo de um maior *insight* a fim de descobrir o significado inconsciente das situações de vida insatisfatórias ou dos sintomas incompreensíveis implica a aceitação do fato de que, em última instância, as causas dos sintomas psicológicos *situam-se dentro de nós mesmos*".

Os antropólogos têm argumentado que, quaisquer que sejam as razões para sua eficácia, a prática da psicanálise também pode ser compreendida como a expressão de certos valores culturais ocidentais centrais,[96] especialmente aqueles da classe média culta. Poderiam ser incluídos aqui a ênfase na autoconsciência, no *insight*, no crescimento pessoal, no individualismo, na privacidade e na confidencialidade; o alto valor dado à linguagem e à habilidade de verbalizar o próprio sofrimento; e a localização dos conflitos (sobretudo os sexuais) profundamente dentro da psique, e não no mundo social externo. Suas metáforas da psique freqüentemente são espaciais (além de dualistas): uma psique "interna" oculta dentro de um corpo "externo" e a conseqüente necessidade de um "*insight*". Sua visão do tempo é, até certo ponto, paradoxal; por um lado, uma adesão rígida ao "tempo do relógio" monocrônico ocidental, reforçando estritamente a consulta de 50 minutos e, por outro lado, um período de terapia de duração aberta, algumas vezes estendendo-se por vários anos. Como em algumas outras formas de cura simbólicas, o analista e o cliente compartilham a criação de uma *narrativa* personalizada do infortúnio, enfeitada e reestruturada ao longo de muitos anos.

Em contraste, as formas mais tradicionais de cura simbólica tendem a ser menos estruturadas, durar menos, ocorrer na presença de outras pessoas e estar mais ligadas aos aspectos sociais ou sobrenaturais da vida diária. Elas não buscam o *insight* do paciente, nem objetivam sua individualização ou "crescimento pessoal". Essas diferenças, como Kleinman[97] destaca, "iluminam as diferenças radicais entre a cultura ocidental egocêntrica e as culturas não-ocidentais sociocêntricas e revelam que a cultura exerce um efeito poderoso sobre o cuidado".

### Estudo de caso:

**Cura religiosa entre uma comunidade de judeus hassídicos em Londres, Reino Unido**

Dein[98] descreve as atitudes em relação à saúde e à cura entre judeus ortodoxos hassídicos do movimento Lubavitch, em Stamford Hill, Londres. Ao lidar com a doença (e com condições como a infertilidade), a comunidade combina a cura pragmática com a cura simbólica. Eles consultam médicos e terapeutas alternativos, mas também usam a cura religiosa se a condição é grave, prolongada ou não responde ao tratamento. Ela pode incluir rezas, recitação de Salmos (*tehillim*), realização de boas ações (*mitzvot*), caridade (*tzedakah*), consulta com um rabino para conselhos ou verificação da existência de falhas em artefatos religiosos de casa, como o filactério (*tefillin*), os quais tornariam inválidos e, portanto, com menos efeitos protetores para o indivíduo. Antes de sua morte em 1994, as pessoas gravemente doentes ou perturbadas – ou suas famílias – escreveriam ou mandariam um fax para o *Rebbe*, o cabeça do movimento em Nova York, em busca de conselhos ou bênçãos. Após sua morte, alguns continuam escrevendo para o seu túmulo, pedindo uma bênção. Esse estudo ilustra, assim, como o pluralismo médico pode existir mesmo em uma comunidade relativamente pequena e como as pessoas podem combinar livremente a cura biomédica e a cura simbólica ao lidar com a doença e outros infortúnios.

### *As circunstâncias da cura simbólica*

A cura simbólica geralmente ocorre em momentos e lugares específicos. Como descrito no Capítulo 9, as *circunstâncias* em si desempenham um papel crucial no processo de cura, preparando o palco, criando um clima de expectativa e dando informações aos clientes sobre os agentes de cura – em especial sobre os seus interesses e sua origem, sobre a fonte de seu poder e sobre suas crenças. Por exemplo, os pacientes que entravam nas salas de consulta de Sigmund Freud em Viena ou Londres encontravam a escrivaninha e as prateleiras cheias de artefatos da Grécia, Roma e Egito antigos, refletindo o interesse dele pelas experiências de infância precoces e ocultas dos seus pacientes e sua afirmação de que o trabalho do analista "lembra muito a escavação por um arqueologista de algum sítio que foi destruído e enterrado".[99]

Na cura religiosa, o ambiente pode ser uma igreja, um templo, um santuário, uma tumba, a casa de um líder religioso ou um lugar sagrado de peregrinação (Figura 10.2). Por exemplo, El-Islam[100] descreve como, em vários países árabes, as famílias de pessoas com problemas mentais graves (freqüentemente atribuídos a mau-olhado, bruxaria ou possessão por *jinns*) muitas vezes procuram primeiro as formas rituais de cura. Estas podem incluir visitas às tumbas de *sheikhs* famosos, consultas com um *sheikh* ou mestre respeitado (*Al-Asyaad*), uso de amuletos contendo versos sagrados e rituais de purificação (*Mahuw* ou *Mahaya*), que envolvem beber ou se lavar em água que foi despejada sobre versos do Corão escritos em uma placa. Na *umbanda*,[77] uma religião popular brasileira que incorporou elementos do catolicismo, crenças afro-brasileiras e do espiritismo europeu, as consultas e a cura ocorrem durante rituais religiosos públicos (*sessões*). As sessões geralmente são realizadas em centros especiais (*terreiros*) decorados com imagens e murais de várias divindades, pintados com cores brilhantes. Durante a sessão, os iniciados na umbanda podem ser possuídos por essas divindades – tais como *orixás* (divindades africanas ou seus equivalentes católicos), *caboclos* (espíritos indígenas) ou *pretos velhos* (espíritos de velhos escravos africanos). Nesse estado alterado de consciência, eles conseguem agir como "consultores espirituais" para outros membros da congregação, adivinhando as causas de sua doença ou infortúnio com auxílio de seus espíritos e então curando-os, freqüentemente por exorcismo. Da mesma forma, no culto venezuelano de María Lionza, os médiuns ou *materias* "recebem" um espírito particular e, nesse estado de possessão, dão conselhos específicos àqueles que os consultam: como permanecer saudável, como lidar com problemas de família ou trabalho, como melhorar sua situação econômica ou como resolver certas questões que os estão perturbando.[101] Assim, o principal objetivo dos médiuns é fazer com que as pessoas se sintam melhor consigo mesmas e com relação às suas vidas diárias. Se elas estão doentes, porém, eles as encaminham a um médico ou ao agente de cura tradicional local (*curandero*).

Quer a cura simbólica seja sagrada ou secular, a situação em que ela ocorre e os símbolos rituais usados são partes cruciais do processo de cura. Ambos desempenham um papel essencial, embora não-verbal, na criação do mundo mítico, em termos do qual a cura vai ocorrer.

### *A eficácia da cura simbólica*

É difícil avaliar a eficácia das diferentes formas de cura simbólica, pois as definições de sucesso terapêutico variam entre elas. Algumas parecem aliviar um tipo de sofrimento psicológico, mas não outro. Por exemplo, em um estudo detalhado sobre a cura em um templo espírita em uma área rural no México, Finkler[102] constatou que ela foi inefetiva para as psicoses, mas útil para "transtornos neuróticos, problemas psicofisiológicos e síndromes somatizadas". Esse tipo de cura permitia aos pacientes abandonar seus papéis de doentes, retornar ao comportamento normal e livrar-se do sentimento de "estar doente". De modo semelhante, em um estudo sobre desfechos terapêuticos de um curandeiro taiwanês ou *tâng-ki*, Kleinman[103] observou que a cura simbólica foi efetiva principalmente para episódios de neurose e somatização, sendo que seu valor foi mais direcionado a curar o "desconforto" em vez da doença. Ela foi efetiva ao ajustar o episódio de doença a um contexto maior – explicando-o em termos familiares, mobilizando apoio social para a vítima e reafirmando os valores básicos e a coesão do grupo – reduzindo, dessa forma, a ansiedade das vítimas e de seus familiares. Em um estudo feito em Tamil Nadu, sul da Índia, em 1997, Campion e Bhugra[104] constataram que, de 198 pacientes psiquiátricos hospitalizados, 45% haviam procurado anteriormente a ajuda de um curandeiro religioso hindu, muçulmano ou cristão. Destes, 30% achavam que haviam obtido algum benefício com a consulta, embora a maioria (90%) tivesse suspendido esse tratamento durante o período da hospitalização. De modo geral, a maioria dos antropólogos concorda que – qualquer que seja a razão –

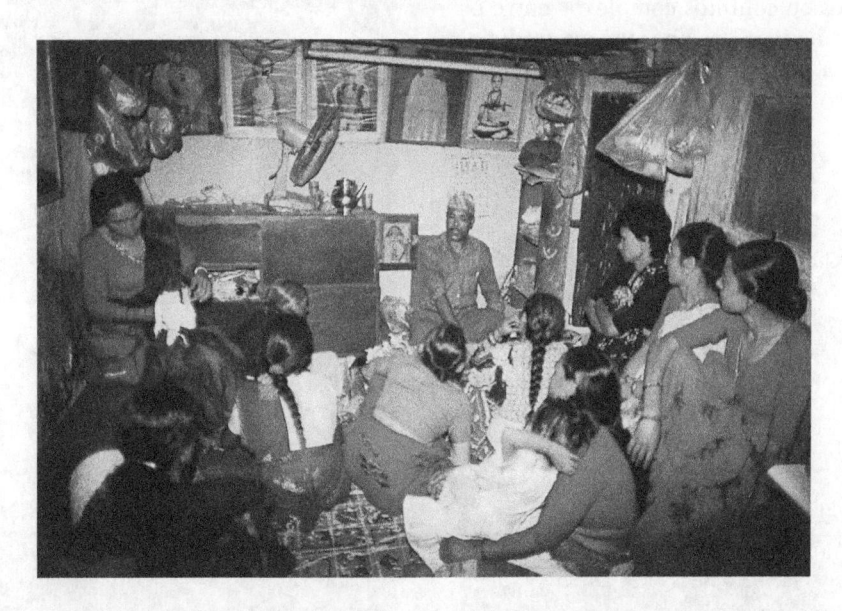

**Figura 10.2** Um *jhārphuke vaidya* ou curandeiro tântrico hindu, e seus clientes no vale de Katmandu, Nepal. Ele oferece cura para diversos problemas, inclusive doença física, problemas sociais e doença mental, especialmente quando causados por feitiçaria ou outras causas sobrenaturais. (Fonte: © David Gellner. Reproduzida com permissão.)

muitas pessoas são ajudadas pela cura simbólica, seja religiosa ou secular.

"*Healing*" ("cura"), porém, não é idêntica à cura, do modelo biomédico, especialmente no caso de psicose grave ou incapacidade física. Os indivíduos e suas famílias podem achar que foram "curados", mesmo que não tenham sido curados em termos psiquiátricos ou médicos convencionais. Essa distinção é mais clara em algumas formas de cura religiosa, como a cura pela fé. Como Csordas[105] destaca, há diferenças cruciais entre a cura secular (com seu dualismo mente-corpo), como aquela promovida pela medicina ou pela psicoterapia, e a cura religiosa (com sua divisão tripartite de mente-corpo-espírito). Em seu estudo sobre a cura católica carismática nos Estados Unidos,[106] ele descreveu seus quatro tipos distintos de cura: a *cura física* da doença corporal; a *cura interna* das cicatrizes emocionais ou da doença mental; a *libertação* dos efeitos adversos de demônios ou maus espíritos; e a *cura espiritual* da alma lesada pelo pecado, primordial por meio do Sacramento da Reconciliação (confissão). Mesmo que os três primeiros falhem em um caso particular, e a pessoa permaneça mental ou fisicamente doente, a cura espiritual ainda é possível, como o que Csordas chama de "uma proteção contra a falha da oração que cura".

Deve-se salientar que, como descrito nos capítulos anteriores, *todas* as formas de cura, incluindo os tratamentos médicos e cirúrgicos,[107] têm algum componente simbólico. Tanto a medicina quanto a psiquiatria ocidentais são sistemas simbólicos e técnicos. Com a difusão gradual de seus conceitos e técnicas pelo mundo todo, existe uma probabilidade maior de interações ou conflitos complexos entre os diferentes mundos míticos das abordagens tradicional e psiquiátrica à doença mental, como ilustrado nos estudos de caso a seguir.

### Estudo de caso:

**Um caso de "possessão por raposa" em Saporo, Japão**

Etsuko[108] descreveu o caso de Michiko, uma mulher solteira de 43 anos que queixava-se de possessão pelo espírito de uma raposa (*kitsune-tsuki*), uma expressão comum para descrever transtorno mental no Japão. Sua doença começou depois da morte de seus pais, quando ela ficou perturbada e "vozes e barulhos estranhos começaram a chegar em meus ouvidos. Eu me sentia muito inquieta". Ela foi examinada por psiquiatras, e "a medicina não me ajudou, mas é natural que os espíritos não possam ser curados pela medicina. E os médicos nunca compreenderiam a possessão espiritual". Para obter alívio e uma explicação para seus sintomas, ela consultou sete xamãs diferentes. Com o sétimo, um xamã da seita Shugendo do budismo, uma série de sessões confirmou que ela foi possuída por um espírito maligno de raposa, porque – entre outras razões – ela e seus ancestrais haviam matado muitas raposas em vidas passadas. Após diversos rituais, Michiko alegava que o espírito da raposa havia lhe dito fatos importantes; em particular, que ela realmente era de origem nobre e que seu infortúnio não era sua culpa, mas o resultado de ter nascido sob uma má estrela. Gradualmente, a raposa evoluiu de um espírito possessor até tornar-se a sua divindade pessoal; ao mesmo tempo, ela transformou-se de uma cliente em uma xamã por seu próprio direito. Seu estado psicológico melhorou marcadamente, pois "a doença da possessão foi substituída por uma capacidade xamanística obtida por seus esforços constantes na prática religiosa". Ao mesmo tempo que essa melhora acontecia, os psiquiatras julgavam que sua condição tinha piorado, passando de alucinações auditivas e estado de possessão a percepções delirantes, crenças grandiosas e sinais de esquizofrenia crônica. Esse caso ilustra, assim, a discrepância entre ser "curado" e ser curado – pelo menos do ponto de vista psiquiátrico.

### Estudo de caso:

**Cura psiquiátrica e religiosa em Jerusalém, Israel**

Bilu e colaboradores[109] descreveram como as formas de cura seculares (psicoterapia) e sagradas (misticismo judaico) podem se intercruzar em um meio médico em Jerusalém, Israel. Usando a hipnose, imagens orientadas e psicoterapia convencional, os terapeutas conseguiram tratar Avraham, um paciente religioso psicótico, trabalhando dentro de seu próprio mundo mítico, com suas metáforas e simbolismos complexos oriundos em grande parte do misticismo judaico. Ao encorajá-lo, sob hipnose, a confrontar o "demônio" negro que o estava perseguindo e espantá-lo para longe ("Vá, vá embora, você não pertence a nosso mundo!"), eles conseguiram melhorar muito seu estado emocional e funcionamento social. Durante as sessões de terapia, Avraham foi conduzido simbolicamente por um deserto, até finalmente encontrar paz em um oásis verde e calmo – uma manifestação do Paraíso e do Jardim do Éden – cheio de "fontes puras, perfumes agradáveis, lindos jardins e habitantes particularmente piedosos". Assim, sua cura pessoal foi ligada aos temas culturais mais amplos do Êxodo e da redenção na tradição e teologia judaicas, já familiares ao paciente.

### Estudo de caso:

**Cura espírita em Porto Alegre, Brasil**

Greenfield[110] examinou as práticas de cura de uma nova religião sincrética, um grupo espiritualista conhecido como *Casa do Jardim*, em Porto Alegre, sul do Brasil. Suas imagens são uma fusão incomum de religião popular afro-brasileira e idéias colhidas da ciência médica; diversos dos seus agentes e cura são médicos. Eles acreditam em dois mundos paralelos, um material e outro espiritual, com

> a comunicação sendo possível entre os dois. Cada ser humano tem um espírito e um corpo e, sob algumas circunstâncias, aquele espírito também pode adoecer. Nesse caso, os agentes de cura "desacoplam" o espírito do corpo e o enviam para o mundo espiritual ou astral, onde equipes de "médicos espíritas" diagnosticam e tratam o espírito em um "hospital espírita" denominado *Amor e Caridade*, antes de devolvê-lo, curado, ao seu corpo. A doença mental é atribuída a espíritos malignos desencarnados do plano astral, que se apoderaram dos vivos. Seu tratamento consiste na "desobsessão" – o agente de cura "encarna" o espírito ofensor, doutrinando-o sobre os erros de sua conduta e enviando-o de volta ao plano astral. Assim como outros grupos de cura, a *Casa do Jardim* fornece apoio social, ajuda prática e psicoterapia, especialmente para os "indivíduos não-afiliados que enfrentam as crescentes incertezas e inseguranças da vida em um Brasil urbano, desorganizado e anômico.

## ANTROPOLOGIA E TERAPIA FAMILIAR

A antropologia é essencialmente o estudo de grupos, e não de indivíduos, embora algumas vezes os indivíduos sejam estudados dentro do contexto de certos grupos. Em todas as sociedades humanas, o grupo social primário é sempre a *família*. A composição da família varia grandemente entre as culturas, assim como o papel que ela desempenha na vida de seus membros.

Fora das áreas urbanas do mundo industrializado, onde a família nuclear (um casal e seus filhos) é freqüentemente a norma, a família multigeracional ampliada (em geral um casal, junto com um ou mais filhos casados e seus filhos e cônjuges), é um dos padrões de parentesco mais comuns encontrados no mundo todo. Nas partes mais pobres do mundo, essa unidade familiar maior, embora ligada à sociedade mais ampla, freqüentemente age como uma comunidade em miniatura e autocontida ou como um grupo de auto-ajuda, cujos membros compartilham muitos de seus recursos e muitas das tarefas e responsabilidades da vida diária. Qualquer que seja a forma que assume, e qualquer que seja a cultura em que surge, a família é sempre uma unidade social, além de biológica, e sempre inclui membros que não são biologicamente relacionados a ela. Além dos parceiros pelo casamento e suas famílias de origem, ela também pode incluir parentes honorários ou "parentes fictícios", como amigos íntimos ou vizinhos, ou mesmo profissionais de saúde.

Nos últimos anos, tem havido uma crescente sobreposição de interesses entre antropólogos médicos, terapeutas de família e alguns psiquiatras. Todos estão interessados em ampliar a definição de "paciente" para além do indivíduo a fim de incluir sua família e, quando relevante, sua comunidade. Para muitos clínicos, assim como para alguns dos curandeiros populares descritos no Capítulo 4, a família, e não o indivíduo, tornou-se o foco principal do diagnóstico e do tratamento.

### Definições de "família"

Um problema óbvio é que a definição de "família" não é universal. Existe ampla variação transcultural nos padrões de parentesco, e os antropólogos descreveram muitos tipos diferentes de estrutura familiar. Os filhos em diferentes partes do mundo podem ser o resultado de diferentes formas de casamento: *monogamia* (uma esposa, um marido), *poliginia* (um marido, diversas esposas) ou – mais raramente – *poliandria* (uma esposa, diversos maridos).[111] Além das famílias ampliadas e nucleares, há famílias conjuntas (um domicílio composto de irmãos casados, cônjuges e filhos) e famílias com apenas um dos pais (geralmente mãe e filho). Em algumas sociedades islâmicas, o fenômeno do "parentesco de leite" (ver Capítulo 3) significa que as crianças amamentadas pelas mesmas mulheres são consideradas irmãos simbólicos e proibidas de se casar uma com a outra quando crescerem, mesmo não tendo nenhum parentesco biológico.

Ultimamente, sobretudo nos países ocidentais, tem surgido uma série de novos tipos de estrutura familiar. Estes incluem famílias adotivas ou substitutas, casamentos sem filhos por opção, casais de lésbicas e gays e combinações complexas de enteados, padrastos, avós e sogros que resultaram das altas taxas de divórcio e novos casamentos[112] – algumas vezes denominados *famílias mistas*. Um número crescente de *casamentos mistos* também surgiu da nova diversidade populacional (Capítulo 12), o que pode envolver o casamento entre pessoas de diferentes origens culturais, raciais ou religiosas. Enquanto muitas dessas famílias podem achá-la uma experiência enriquecedora, outras podem encontrar problemas com suas famílias de origem ou ao lidar com os filhos ou com outros aspectos posteriormente na vida. A medicina e a ciência também auxiliaram no crescimento de novos tipos de estrutura familiar. Os avanços na cirurgia dos transplantes (Capítulo 2) e as novas tecnologias reprodutivas (Capítulo 6), por exemplo, podem significar que estranhos previamente não relacionados agora possuem um novo sentido de "parentesco" um com o outro. Mais recentemente, além disso, o crescimento da rede de comunicações globais significa que as famílias dispersas pela migração para muitos países diferentes ainda podem manter contato freqüente e afetivo umas com as outras, o que era impossível para as gerações anteriores de migrantes. Essas *famílias virtuais* podem manter um sentido de proximidade familiar, embora estejam a milhares de quilômetros de distância e possam nunca voltar a se ver, de fato. Graças à internet, *e-mails*, *webcams* e telefones, elas agora podem trocar notícias e fofocas de família, compartilhar sentimentos e idéias, bem como fotografias e filmes. Porém, elas não podem fornecer a assistência prática, o apoio emocional e os relacionamentos táteis que os seus membros podem exigir de uma família diariamente.

Certos outros grupos sociais também podem atuar como quase-famílias para alguns de seus membros, embora muitos destes não sejam biologicamente relacionados uns com os outros. Esses grupos podem oferecer a seus membros muitos dos benefícios da vida em família – continuidade, proximidade emocional, apoio social, uma ou mais figuras parentais ou de autoridade, um sentido de pertencimento e identidade, assistência econômica, proteção contra os riscos externos, bem como o compartilhamento das responsabilidades em relação aos jovens, velhos e doentes. Existem agora muitas formas diferentes dessas "famílias não-biológicas" e, no futuro, elas provavelmente aumentarão em número e importância (sobretudo em áreas urbanas), como um subproduto de nossa era de mobilidade, individualismo, secularismo, rupturas familiares, redução no tamanho da família e crescimento da "família virtual" dispersa. Essas novas "famílias" incluem os grupos de amigos íntimos, a igreja ou outras organizações religiosas, comunidades (freqüentemente organizadas como grandes famílias ampliadas), clubes, grupos de mulheres, grupos de auto-ajuda ou de terapia, fraternidades, gangues de jovens, regimentos militares, cultos (muitas vezes dominados por um único homem polígamo e poderoso), firmas de negócios e corporações, organizações voluntárias, subculturas de adictos (ver Capítulo 8) e até mesmo a equipe de uma enfermaria hospitalar. Até certo ponto, a relação entre os profissionais de saúde e seus pacientes, especialmente se prolongada, lembra aquela entre os membros íntimos da família, embora o cuidado emocional costuma fluir somente em uma direção.

Em muitas partes do mundo, o conceito de "família" também inclui os mortos. Assim, em um sentido emocional, como mencionado no Capítulo 9, os mortos nunca morrem. Em grande parte da Ásia e da África e em algumas regiões da América Latina, os ancestrais ainda são vistos como parte da família e, embora invisíveis, continuam a desempenhar papéis importantes na vida diária. Eles freqüentemente são consultados ou adorados, ou santuários são construídos para eles. Em muitas partes da África, eles também são os guardiões da ordem social e punem as transgressões entre os seus descendentes, fazendo-os sofrerem infortúnio ou doenças. O contato com os ancestrais geralmente é mantido pelos rituais regulares, assistidos pela maior parte da família. No "Dia dos Mortos" anual mexicano (*El Día de los Muertos*), por exemplo, a família se reúne junto ao túmulo de seus parentes, decora-o com fotos e lembranças e então "compartilha" uma refeição comunal com eles.[113] Esse ritual também serve para lembrar os vivos de que os mortos ainda são parte de suas vidas. Em algumas culturas, as ligações entre os vivos e os mortos são mais difusas e restritivas. As viúvas, por exemplo, podem ser proibidas de casar de novo, pois são consideradas permanentemente casadas com seus maridos mortos.

## A família como uma sociedade em pequena escala

Seja como for constituída, é útil considerar a família como uma sociedade em pequena escala ou mesmo como uma pequena "tribo", com sua própria organização e cultura distintas. De vários modos, o que pode ser chamado de a *cultura familiar*[114] é muito semelhantes à cultura da sociedade maior, mas também tem certas características exclusivas e distintas. Como descrito no início deste livro, a cultura inclui um conjunto de orientações implícitas e explícitas que dizem às pessoas como ver o mundo, como experimentá-lo emocionalmente e como se comportar nele, especialmente em relação a outras pessoas, ao mundo natural e às entidades ou deuses sobrenaturais. As famílias, assim como os grupos culturais maiores, também têm sua visão de mundo particular, seus próprios códigos de comportamento, papéis de gênero, conceitos de tempo e espaço, gírias e linguagem próprios, história, mitos e rituais. Elas também têm formas de comunicar o sofrimento psicológico uns aos outros e ao mundo exterior.

Essa cultura familiar pode ser protetora ou patogênica para a saúde, dependendo do contexto. Por exemplo, certos tipos de estrutura familiar podem contribuir para o desenvolvimento do abuso de álcool entre os filhos posteriormente na vida (ver Capítulo 8), enquanto outros podem protegê-los disso. A família também pode ser vista como um "sistema", em que os padrões de inter-relacionamento podem ter influências importantes sobre a saúde e a doença.[115] Essa *teoria dos sistemas* ou modelo cibernético sugere que a dinâmica familiar freqüentemente tem por objetivo manter um estado de equilíbrio entre esses vários relacionamentos, mesmo às custas de transformar psicologicamente um de seus membros em "bode expiatório". Por exemplo, Minuchin e colaboradores[65] mostraram como certos tipos de estrutura familiar têm maior probabilidade de causar distúrbios psicossomáticos como a anorexia nervosa em alguns de seus membros. Essas "famílias psicossomáticas" mantêm sua coesão, continuidade e sentido de equilíbrio não somente produzindo esse distúrbio em um de seus membros, mas também ajudando a conservá-lo. A recuperação do "paciente identificado" (no caso, a jovem anoréxica) pode causar a ruptura dessa família patológica. Nesse caso, como em outros, focalizar somente o indivíduo e não sua família torna difícil uma compreensão mais completa do problema.

Byng-Hall[116] descreveu o conceito do *script familiar*, que é transmitido de geração a geração. Esses *scripts* são modos de se comportar, de ver o mundo e de reagir emocionalmente a ele. Assim como acontece com a cultura em geral, a maioria desses *scripts* está fora da percepção consciente. O seu papel é fornecer uma sensação de estabilidade e continuidade e um conjunto de normas para desempenhar o drama diário da vida de uma família. Eles costumam atuar evitando os conflitos potencialmente perigosos dentro da família. Cada geração da família conhece o papel que lhe cabe dentro desse drama contínuo e, algumas vezes, esse papel pode determinar quando e como eles adoecem ou até mesmo morrem. O *script* também pode influenciar o agrupamento de certos sintomas dentro de uma família particular e a forma como esses sintomas são passados dos pais para os filhos.[117] Os *scripts* familiares podem ser mantidos pelos próprios mitos e pelo folclore familiar, que são passados de geração para geração; em alguns casos, esses mitos podem ter se originado séculos antes do nascimento de seus membros atuais.[116] Muitos anos depois, esses *mitos familiares* ainda podem estar exercendo um efeito negativo sobre a saúde mental e física de seus membros.

Assim como ocorre com outras sociedades, a família não existe em um vácuo. Ela é sempre parte de um contexto, que pode ser geográfico, econômico, social, cultural ou histórico. Esse contexto pode influenciar a dinâmica familiar e atuar aumentando ou diminuindo a coesão familiar. Alguns dos impactos da migração sobre a família, por exemplo, são descritos no Capítulo 12.

## Cultura e dinâmica familiar

A relação da *cultura* com a dinâmica familiar é complexa e, até certo ponto, controversa. McGoldrick e colaboradores[118] forneceram uma seleção abrangente de mini-etnografias de culturas familiares de diferentes grupos étnicos nos Estados Unidos – como a "família irlandesa", a "família italiana" e a "família anglo-americana" – e os problemas que os terapeutas de família enfrentam ao lidar com cada uma delas. Embora certamente seja possível e útil fazer algumas generalizações sobre, digamos, as famílias italianas e sobre os temas culturais que elas têm em comum, o risco de estereotipar *todas* as famílias italianas ainda existe. Além disso, listar os supostos traços culturais de famílias de diferentes grupos étnicos freqüentemente ignora importantes diferenças entre as famílias (com base na região, posição econômica, classe social, educação, etc.), mesmo quando elas provêm do mesmo grupo étnico. Maranhao,[119] em sua crítica do livro de McGoldrick, também argumentou que os "grupos étnicos orientados à família" algumas vezes são descritos como se suas diferenças em relação ao tipo anglo-saxão de família (com sua ênfase nos objetivos individuais, e não os coletivos) fossem "patológicas" por definição. De modo geral, em sua visão, o conhecimento da origem cultural de uma família é útil, mas não essencial, para que a terapia ocorra – "o entrevistador não precisa conhecer antropologia, mas apenas ser um terapeuta de família sensível".

DiNicola[120] sugeriu dois modos alternativos de descrever a relação entre a saúde mental da família e sua cultura de origem. A *roupagem cultural* é "o conjunto particular de receitas que os indivíduos ou famílias de uma comunidade têm para dar significado e forma às suas experiências e para comunicar essas experiências por meio de cerimônias, rituais e símbolos compartilhados". Assim, ele é o repertório de crenças e comportamentos culturais dos quais cada cultura familiar é uma expressão particular (e às vezes única). A roupagem cultural transforma-se em *camuflagem cultural* "quando a cultura é invocada como uma cortina de fumaça para obscurecer os estados mentais do indivíduo ou os padrões de interação na família". Isto é, a família alega que os padrões de comportamento patológicos dentro dela são apenas expressões normais de sua origem cultural. DiNicola cita, como exemplos disso: "Meu marido bebe muito, ele é irlandês," ou "Meu filho teve uma crise porque parou de ir à igreja ortodoxa e deixou de lado os costumes gregos".

Lau,[121] como Maranhao, destaca que os terapeutas de família europeus ocidentais ou norte-americanos podem diagnosticar erroneamente os padrões familiares de outras culturas como patológicos ou desviantes. Isso é especialmente provável onde a estrutura familiar é pouco conhecida por eles, como nas famílias monoparentais (entre alguns habitantes das Antilhas) ou em famílias ampliadas multigeracionais (entre asiáticos, chineses e gregos cipriotas) que vivem na mesma casa. A autora observa que, em muitas culturas fora do mundo ocidental, "não são esperadas rupturas entre as gerações, e a continuidade no grupo depende da presença das três gerações". Assim, as noções de autonomia individual e diferenciação possuem um significado diferente nesses grupos do que aquele encontrado no modelo de família nuclear ocidental. Ao lidar com as famílias de minorias étnicas, Barot[112] sugeriu ainda que o foco em sua cultura pode ser insuficiente, pois pode ser necessária uma análise mais ampla dos fatores institucionais e estruturais (como o desemprego, discriminação racial, más condições de moradia, infra-estrutura social e de cuidados de saúde inadequadas e efeitos da migração), que também podem afetar adversamente suas vidas. Além disso, esses fatores externos podem agir para enfraquecer a cultura tradicional e a coesão dessas famílias, de modo que a "cultura" não é mais uma explicação viável para muitas das rupturas patológicas na vida familiar.

De uma perspectiva internacional, diversos estudos detalhados mostraram variações fundamentais na cultura familiar em diferentes partes do mundo, embora, como observado anteriormente, essas generalizações amplas não levem em conta as variações dentro de cada país ou comunidade. Tamura e Lau,[123] por exemplo, compararam as estruturas familiares japonesas e ocidentais (particularmente britânicas). No Japão, a cultura destaca a *interconexão* dos relacionamentos, especialmente dentro da família. É dado um grande valor à unidade e ao bem-estar do grupo, e o "eu familiar" – a "organização psicológica interna básica" dos japoneses – "envolve relacionamentos íntimos intensamente emocionais, altos níveis de receptividade aos outros, forte identificação com a reputação e honra da família e dos outros". Assim, o indivíduo é visto como parte de uma "rede de interconexões", em vez de um mero "ego encapsulado por uma pele". O centro de uma família japonesa é a díade mãe-filho, e não a díade marido-mulher do Ocidente; como os filhos estão firmemente sob o domínio das mulheres, muitos homens japoneses podem mostrar-se relutantes em acompanhar suas esposas a um terapeuta se os seus filhos tiverem problemas.

Em contraste, a estrutura familiar na América do Norte e no norte e no oeste da Europa destaca a *separação* dos indivíduos – seu grau de autonomia e de individuação de uma pessoa em relação aos outros – em vez de suas interconexões. Espera-se que os ocidentais vejam a si mesmos como unidades individuais autônomas, independentes, com limites claros entre si mesmos e os outros. O crescimento humano e o desenvolvimento emocional no ciclo da vida da família são vistos como um processo de individuação, enquanto no Japão ele envolve a transição de uma forma de integração para outra. Assim, Tamura e Lau alertam contra a prática de se impor a noção ocidental do "hiper-individualismo" às famílias japonesas ou interpretar erroneamente a conexão como "aprisionamento" ou individuação inadequada. Os terapeutas japoneses tendem a ver os problemas da família como resultado de *pouca* conexão, ao invés de excesso e, assim, procuram fortalecer a integração da unidade familiar e não fragmentá-la. Ao fazer isso, seus clientes esperam que eles sejam autoritários, diretivos e também "conectados", quase como se fossem membros mais velhos da família. Por fim, as famílias japonesas podem evitar buscar ajuda de um terapeuta em função de sentimentos de vergonha e culpa por sua incapacidade de lidar com o problema dentro da privacidade da família.

Na Índia, Shankar e Menon[124] salientam que a família tradicional, ampliada ou conjunta, é um recurso-chave no cuidado das pessoas com doença mental grave, como esquizofrenia. Devido à pobreza e ao desemprego generalizados – bem como à escassez de hospitais psiquiátricos, profissionais de saúde mental treinados e benefícios de assistência social – os terapeutas que planejam intervenções em famílias de esquizofrênicos "precisam levar em conta a matriz complexa de fatores sociais, econômicos, culturais e de infra-estrutura que existem no país". Assim, a maioria das pessoas com doença mental grave é manejada por suas famílias, que representam "a base do cuidado dos clientes na comunidade". Como essas famílias (ao contrário de muitos de seus equivalentes ocidentais) "em nenhum momento recebem o rótulo de serem agentes etiológicos da doença", elas não apresentam qualquer sentimento de culpa se solicitadas a participar no programa terapêutico do seu familiar. Assim, ao lidar com os esquizofrênicos indianos, Shankar e Menon sugerem que nenhuma tentativa deve ser feita para culpar a família por causar a doença ou por quaisquer recidivas. Em vez disso, eles devem ser tratados como aliados no tratamento, e não como inimigos em potencial. O terapeuta deve ser sensível às suas necessidades, bem como às do parente doente, e deve fortalecer seu papel positivo no cuidado do paciente. Eles devem receber ampla informação sobre a esquizofrenia e ser estimuladas a supervisionar a medicação do paciente e a identificar quaisquer sinais precoces de recidiva.

El-Islam[100] listou "certas características amplamente compartilhadas de relevância geral para a psiquiatria" no mundo árabe, enquanto também enfatizou a enorme diversidade cultural dentro dessas comunidades. Ele descreve a forte estrutura familiar ampliada, que favorece o "comportamento de afiliação" às custas do "comportamento de diferenciação"; isto é, "o cuidado tradicional das crianças instila um comportamento orientado para acomodação, conformidade, cooperação, afeto e interdependência, em vez de um comportamento orientado para individuação, intelectualização, independência e compartimentalização". Além disso, nas comunidades mais tradicionais, as mulheres "estão em uma desvantagem sociocultural em relação aos homens"; a poliginia ainda é praticada, os casamentos arranjados são comuns e o divórcio é mais facilmente obtido pelos homens do que pelas mulheres. Nessas circunstâncias, podem surgir conflitos entre os membros mais velhos da família e a geração mais jovem e mais ocidentalizada, especialmente em relação às atitudes de comportamento sexual, à educação e à escolha do parceiro de casamento. Porém, El-Islam nota que, para os membros com uma doença mental (como esquizofrenia), a família ampliada fornece uma situação mais terapêutica e com um prognóstico melhor do que a institucionalização. Em Omã, Al-Adawi e colaboradores[68] descreveram que os indivíduos (especialmente as mulheres) que foram "possuídos" pelo espírito malevolente *zar* são exorcizados por um xamã e então se unem à comunidade daqueles que também foram afligidos por esse mesmo espírito. Esse novo grupo se torna um tipo de quase-família para eles, "uma forma de parentesco fictício que lhes permite unir-se a grupos de apoio e de cooperação de outras pessoas afligidas" e que pode ajudar a criar relacionamentos prolongados, que duram muitos anos.

Portanto, como ilustra esta seção, a terapia de família fornece uma das áreas mais frutíferas de cooperação entre psicologia, psiquiatria e antropologia médica – especialmente na compreensão do papel da família tanto na causa quanto na cura da doença mental – e a tendência é que as pesquisas nessa área provavelmente aumentem no futuro.

## DIAGNÓSTICO PSIQUIÁTRICO TRANSCULTURAL

Este capítulo ilustrou algumas das complexidades na realização de diagnósticos psiquiátricos transculturais e, especialmente, os problemas de definir "normalidade" e "anormalidade" nos membros de culturas diversas. Outro problema é que os médicos podem valorizar *demais* a cultura como uma explicação para o comportamento dos pacientes e, assim, ignorar qualquer psicopatologia subjacente.[121] Portanto, ao fazer diagnósticos transculturais, o médico deve sempre estar atento para:

- a extensão com que os fatores culturais afetam algumas das categorias diagnósticas e técnicas da psiquiatria ocidental;
- o papel da cultura dos pacientes ao ajudá-los a compreender e comunicar seu sofrimento psicológico;
- a forma como as crenças e o comportamento dos pacientes são vistos pelos outros membros de seu grupo cultural e se a sua anormalidade é interpretada como benéfica para o grupo ou não;
- se o grupo específico de sintomas, sinais e alterações comportamentais mostrados pelos pacientes são interpretados por eles, e por suas comunidades, como evidência de um distúrbio psicológico "ligado à cultura";
- se a condição do paciente é indicativa de pressões sociais, políticas e econômicas sofridas por ele, e não de uma doença mental.

## REFERÊNCIAS-CHAVE

3 Lewis, I. M (1971). *Ecstatic Religion*, pp. 178-205. London: Penguin.

16 Kleinman, A. (1987). Anthropology and psychiatry. *Br. J. Psychiatry* 151, 447-54.

18 Kirmayer, L. J. and Minas, H. (2000) The future of cultural psychiatry: an international perspective. *Can. J. Psychiatry* 45,438-446.

19 Waxler, N. (1977). Is mental illness cured in traditional societies? A theoretical analysis. *Cult. Med. Psychiatry J*, 233-53.

58 Mumford, D. B. (1993). Somatization: a transcultural perspective. *Int. Rev. Psychiatry* 5, 231-42.

67 Tseng, W-S. (2003) *Clinician's Cuide to Cultural Psychiatry*. London: Academic Press, pp. 89-142

72 Hahn, R.A. (1995) *Sickness and Healing: an Anthropological Perspective*. New Haven: Yale University Press, pp. 40-56.

79 Cooper, J.E. (1994) *ICD-10: Classification of Mental and Behavioural Disorders*. Edinburgh: Churchill Livingstone/World Health Organization

80 American Psychiatric Association (2000) *DSM-IV, TR: Diagnostic and Statistical Manual of Mental Disorders*, 4th edn. Arlington: American Psychiatric Association.

100 El-Islam, M.F. (1982). Arabic cultural psychiatry. *Transcult. Psychiatry Res. Rev.* 19,5-24.

104 Campion, J. and Bhugra, D. (1997). Experiences of religious healing in psychiatric patients in south India. *Soc. Psychiatry Psychiatric Epidemiol. 32(4)* 215-21.

118 McGoldrick, M., Pearce, J. K. and Giordano, J. (eds) (1982). *Ethnicity and Family Therapy*. New York: Guildford Press.

119 Maranhao, T. (1984). Family therapy and anthropology. *Cult. Med. Psychiatry* 8, 255-79.

## LEITURA RECOMENDADA

Bhui, K. and Bhugra, D. (eds) (2007) *Culture and Mental Health*. London: Hodder Arnold.

Desjarlais, R., Eisenberg, L., Good, B. and Kleinman, A, (eds) (1995) *World Mental Health.* Oxford: Oxford University Press.

Kleinman, A. (1988). *Rethinking Psychiatry.* New York Free Press.

Kutchins, H. and Kirk, S.A. (1997) *Making Us Crazy: DSM - The Psychiatric Bible and the Creation of Mental Disorders.* New York: Free Press.

Littlewood, R. and Lipsedge, M. (1997). *Aliens and Alienists,* 3rd edn. Abingdon: Routledge.

Swartz, L. (1998). *Culture and Mental Health:* A *Southern African View.* Oxford: Oxford University Press.

Tseng, W-S. (2003) *Clinician's Guide to Cultural Psychiatry.* London: Academic Press

## *WEBSITES* RECOMENDADOS

Annotated Bibliography of Cultural Psychiatry: http://www.admsep.org/culture.html

Society for the Study of Psychiatry and Culture (USA): http://www.psychiatryandculture.org

World Psychiatry Association: http://www.wpanet.org/home.hmtl

World Association of Cultural Psychiatry: http://www.waculturapsychiatry.org

# 11

# Aspectos culturais do estresse e do sofrimento

## A NATUREZA DO ESTRESSE

"Estresse" é uma das palavras mais comumente usadas do mundo moderno. Uma pesquisa na internet pela palavra "estresse", em 2005, revelou 185 milhões de entradas no Yahoo[1] e 126 milhões no Google,[2] embora nem todas elas se referissem ao estresse psicológico. No nível da cultura popular, "estresse" tornou-se uma das metáforas mais difundidas para *sofrimento* pessoal e coletivo e para todas as dificuldades pelas quais as pessoas passam na vida diária. Nos países mais desenvolvidos, estresse é uma palavra que permeia as conversações diárias e que aparece com cada vez mais freqüência nas páginas de jornais e revistas, no rádio e na televisão.

O conceito de "estresse" foi descrito pela primeira vez por Hans Selye, em 1936,[3] tendo logo atraído muita atenção; em 1976, mais de 110.000 artigos haviam sido publicados sobre ele na literatura acadêmica,[4] tornando-se, assim, um conceito amplamente usado na cultura popular.

No modelo original de Selye (que tinha base em um conceito de engenharia), o "estresse" representa a resposta generalizada do organismo às demandas ambientais. Ele é um mecanismo fisiológico inerente que prepara o organismo para a ação, sendo acionado quando exigido. Nem todo o estresse é prejudicial ao organismo: em um nível moderado ("eustresse"), ele tem uma função protetora e adaptativa. Porém, em um nível maior ("distresse"), a resposta ao estresse pode causar alterações patológicas e até a morte. A influência ambiental real – física, psicológica ou sociocultural – que produz o estresse é chamada de *estressora*. Selye descreveu a seqüência de eventos pela qual um organismo responde a um estressor sob o rótulo de Síndrome de Adaptação Geral (SAG). A seqüência costuma ter três estágios:

1. A reação de *alarme*, pelo qual o organismo torna-se consciente de um estímulo prejudicial específico.
2. O estágio de resistência ou *adaptação*, em que o organismo se recupera para um nível funcional superior ao que existia antes de ter sido estressado.
3. O estágio de *exaustão*, quando os processos de recuperação, sob a agressão continuada dos estressores, não são mais capazes de lidar com eles nem de restaurar a homeostasia.

Nesse estágio final, as alterações fisiológicas que ocorrem no organismo agora tornam-se patológicas para ele, resultando em doença ou morte. De um ponto de vista fisiológico, diz-se que a SAG é mediada pela medula adrenal e pelo eixo hipotalâmico-pituitário-adrenocortical, envolvendo uma ampla variedade de alterações físicas.[5]

## CRÍTICAS AO MODELO DE SELYE

O antigo modelo de Selye, embora amplamente aceito como básico para muitas pesquisas sobre o estresse, tem sido criticado quanto a diversos aspectos – em particular, por sua abordagem um tanto mecanicista e sua ênfase excessiva nas dimensões fisiológicas da resposta ao estresse. Psicólogos como Weinman[6] destacaram a importância das respostas *psicológicas* ou estratégias de manejo do indivíduo que é confrontado com um estressor. Essas respostas variam de um estado inicial de "alarme e choque", com sentimentos de ansiedade ou de ameaça, passando por tentativas de lidar com a situação subjetivamente desagradável, até uma variedade de reações psicológicas mais extremas como depressão, reclusão, suicídio ou apelo a "reconfortantes químicos". Essas respostas, bem como os *significados* que as pessoas dão às suas experiências estressantes, são influenciadas pela personalidade do indivíduo, pela escolaridade, pelo ambiente social, pela situação econômica e pela origem cultural. Assim, elas são de mais interesse para o cientista social do que as respostas ao estresse puramente fisiológicas.

Outra crítica importante ao modelo de Selye, e que também é feita a uma boa parte da literatura subseqüente sobre o estresse, vem do antropólogo Allan Young.[7] Ele argumenta que os "estressores" são freqüentemente descritos na literatura sobre estresse como se fossem "coisas" abstratas, separadas de um contexto social e político específico e de um tempo e espaço determinados. Às vezes, eles são descritos quase como se fossem patógenos ou forças invisíveis que causam doença ou infelicidade a certos indivíduos. Além disso, o foco nesses estressores descontextualizados e seus efeitos fisiológicos pode fazer com que se ignorem as forças maiores, econômicas e sociais, que agem sobre o indivíduo e que também podem ter um efeito adverso na saúde.

Pollock[8] também criticou a abordagem de Selye, destacando que o seu modelo original de como o estresse age fisiologicamente era um modelo mecânico, tirado da física e da engenharia. Porém, desde então a teoria do estresse tornou-se fortemente "psicologizada", com uma ênfase crescente no papel patogênico das emoções e percepções, embora "ainda dependa, para sua validação, dos modelos fisiológicos com os quais ela é fundamentalmente incompatível". Ademais, a ligação-chave na teoria do estresse – o processo proposto pelo qual o estresse é realmente transformado em doença – "permanece obscura e sem comprovação", sendo que muitos dos estudos realizados sobre essa ligação produziram "resultados inconsistentes, contraditórios ou inconclusivos".

Outra crítica ao modelo é que ele enfatiza demais a origem *externa* do estresse, de modo que o indivíduo freqüentemente surge na literatura sobre o estresse como uma vítima passiva das circunstâncias. Porém, de um ponto de vista psicológico, muitas fontes de estresse podem originar-se *dentro* do indivíduo. Qualquer que seja sua origem no desenvolvimento inicial, esses fatores intrapsíquicos, como medos exagerados, ansiedade crônica, agressividade, insegurança, hipersensibilidade ou falsas expectativas de vida, podem contribuir para que um indivíduo tenha uma vida muito mais estressante do que outro.

Finalmente, também se pode questionar o pressuposto de que o estresse é sempre negativo em seu efeito sobre o indivíduo. McElroy e Townsend,[9] por exemplo, afirmam que, em muitas culturas, certos rituais podem realmente induzir um estresse físico e emocional como parte de um processo de cura. Esses rituais podem incluir estímulos dolorosos (como caminhar sobre brasas), exaustão física, privação de sono, calor ou frio extremos, hiperventilação ou estados de consciência alterados – às vezes com o auxílio de drogas alucinógenas (ver Capítulo 8). Para os membros desses grupos culturais, tais processos estressantes são um pré-requisito essencial para a cura. Além disso, em nível físico, alguns desses estressores culturalmente induzidos podem provocar a liberação de endorfinas ou opióides endógenos, que causam sensação de bem-estar, reduzem a percepção da dor e têm uma variedade de outros efeitos fisiológicos positivos.[9]

Apesar dessas e de muitas outras críticas, o modelo de Selye, dos estressores e das respostas ao estresse, é útil como um ponto de partida na compreensão de como os seres humanos lidam com as adversidades da vida. Ele pode ser usado como um instrumento analítico, desde que exista uma consciência de suas limitações e que o papel do *contexto* – psicológico, social, cultural e econômico – seja sempre incluído quando tenta-se compreender por que um indivíduo ou grupo considera algumas situações estressantes, enquanto outros, não.

## RELAÇÃO DOS ESTRESSORES COM A RESPOSTA AO ESTRESSE

Por definição, um "estressor", de acordo com Selye, é uma influência ou um agente ambiental que produz uma resposta ao estresse no organismo. Assim, a variedade de estressores possíveis é extremamente ampla, e a lista poderia incluir eventos como doença grave ou trauma, desastres naturais, luto, divórcio, conflito conjugal, desemprego, aposentadoria, tensões interpessoais no trabalho, perseguição religiosa ou de outra natureza, dificuldades financeiras, mudança de atividade, migração, combates em períodos de guerra e exposição excessiva ao calor, frio, umidade ou ruído. Porém, a relação entre os estressores e sua resposta é mais complexa do que sugere essa lista. Por exemplo, o mesmo evento pode causar estresse em um indivíduo mas não em outro. Além disso, como Parkes[10] destaca, o estresse pode originar-se de experiências geralmente positivas, como promoção, engajamento, nascimento de um filho ou recebimento de uma grande quantia de dinheiro, todas envolvendo uma mudança no estilo de vida. Os indivíduos variam na forma de lidar e se adaptar a essas alterações na vida e a circunstâncias ainda mais adversas, como o luto. Em ambos os casos, como a Organização Mundial de Saúde (OMS)[11] salienta, o estresse (e as doenças que dele resultam) representa uma tentativa mal-sucedida por parte do corpo de lidar com fatores adversos no ambiente. Assim, "a doença vem a ser o fracasso do corpo em se adaptar a esses fatores adversos, e não o efeito dos fatores em si". Há muitas razões para esse fracasso de adaptação, incluindo as características físicas, psicológicas e socioculturais do indivíduo. Por exemplo, as pessoas idosas e frágeis são mais propensas do que as pessoas mais jovens e mais robustas a vivenciar o clima frio ou muito úmido como "estressante". Além disso, algumas situações (como a aposentadoria) podem causar uma resposta ao estresse em uma pessoa, mas não em outra. Weinman observa que "situações ou objetos específicos podem ser ameaçadores para o indivíduo por serem percebidos como tal, e não por suas características inerentes".[6] Alguns dos fatores sociais ou culturais que aparentemente predispõem alguém à resposta ao estresse ou que protegem dele, são descritos mais adiante neste capítulo.

De acordo com Selye,[4] a relação entre os estressores particulares e a resposta que eles desencadeiam é marcada pela *não-especificidade*. Isto é, não se pode prever que doença específica relacionada ao estresse (como úlcera péptica, transtornos psiquiátricos, hipertensão ou trombose coronariana) vai resultar de um estressor específico (como conflito conjugal, frustração profissional, fadiga de combate ou queimaduras). Um estressor como o conflito conjugal pode resultar em úlcera péptica em um indivíduo e asma brônquica em outro. Na pesquisa psicossomática (ver Capítulo 10), esse fenômeno é conhecido como o problema da *escolha do órgão*. Muitas teorias foram propostas para explicar por que um órgão é "escolhido" e não outro.[12] Em termos práticos, portanto, um estressor e seu efeito podem ser ligados apenas de modo circunstancial e, de certa forma, *post hoc*, embora o número de evidências experimentais sobre a natureza e a prevalência dessa ligação esteja aumentando.

O estresse também pode ser visto como um fator causador da doença – ou como um fator contribuinte – que reduz a "resistência" do indivíduo aos processos de doença, como infecções virais[13] ou artrite reumatóide.[14] O campo relativamente novo da *psiconeuroimunologia* (PNI) vem tentando examinar a relação entre o estado psicológico, o sistema endócrino e as defesas do corpo, o sistema imunológico.[15] Mesmo que caracterizadas ainda pela não-especificidade, existem evidências de que a depressão e a ansiedade podem afetar adversamente o sistema imunológico e assim aumentar a suscetibilidade a infecções e outras doenças.[15] Em outros casos, um indivíduo com uma doença orgânica preexistente pode ter uma recidiva em resposta ao estresse, como descrito por Trimble e Wilson-Barnet[16] no caso das crises epilépticas. Finalmente, a doença física em si pode ser uma experiência estressante que pode retardar a recuperação ou causar outras formas de má saúde, sobretudo se envolver a perda de renda ou da segurança no emprego, ou uma mudança nos relacionamentos pessoais.

## Estresse e mudanças de vida

Muitos dos estressores recém-mencionados, como o luto, a migração ou o nascimento de um filho, envolvem *mudanças* importantes e prolongadas nos padrões de vida das pessoas. Nos últimos anos, mais atenção tem sido dada aos possíveis efeitos negativos dessas alterações sobre a saúde mental e física. Sob esse ponto de vista, o estresse representa uma adaptação inadequada à mudança, uma tentativa mal-sucedida por parte do indivíduo de enfrentar as circunstâncias alteradas de sua vida e de adaptar-se a elas – seja uma promoção no trabalho ou a solidão da viuvez. Parkes[10] fornece um modo útil de ver essas alterações ou *transições psicossociais*. Ele salienta que a mudança provavelmente ocorre naquele setor da vida que atinge o próprio eu – o *"espaço vital"*. Este consiste "naquelas partes do ambiente com que o eu interage e em relação às quais o comportamento é organizado: outras pessoas, posses materiais, o mundo familiar do lar e o local de trabalho e o corpo e a mente do indivíduo, conquanto ele possa considerá-los como separados do seu eu". Isso também envolve alterações nos pressupostos básicos das pessoas sobre o seu mundo, pois estes não podem mais ser tomados por certos. Na visão de Parkes, as transições psicossociais que mais provavelmente causam estresse são aquelas cujos efeitos são prolongados, que ocorrem em um período de tempo relativamente curto e afetam muitos dos pressupostos das pessoas sobre o seu mundo. Neste sentido, a perda súbita e inesperada de um cônjuge ou de um emprego provavelmente será mais estressante do que outras transições mais lentas, como as que envolvem crescimento e amadurecimento. As alterações como luto, demissão ou migração envolvem muitos aspectos do espaço vital de um indivíduo, tais como os relacionamentos sociais, o *status* ocupacional, a segurança financeira e problemas de moradia, motivo pelo qual têm mais probabilidade de provocar uma resposta ao estresse.

Os efeitos dessas alterações sobre a saúde mental e física foram estudados por diversos investigadores. Por exemplo, em seu estudo clássico sobre o luto, no final da década de 1960, Parkes e colaboradores[17] examinaram as taxas de óbito de 4.486 viúvos com 55 anos ou mais por nove anos após a morte de suas esposas. Destes, 213 morreram nos seis primeiros meses de luto – 40% acima da taxa de óbitos esperada para homens casados da mesma idade. As mortes por doenças cardíacas degenerativas foram 67% maiores do que o esperado. A taxa de mortalidade igualou-se à dos homens casados após o primeiro ano. Os autores atribuíram a mortalidade aumentada "aos efeitos emocionais do luto com as alterações concomitantes na função psicoendócrina". Desde então, outros estudos chegaram a conclusões semelhantes; em um número significativo de casos, o problema de saúde é precedido por um alto nível de transições psicossociais ou "eventos vitais", especialmente se esses eventos são percebidos como negativos.

A ligação causal precisa entre essas mudanças de vida e a ocorrência de problemas de saúde permanece obscura, embora várias hipóteses tenham sido aventadas. Em 1980, Murphy e Brown,[18] ao analisarem a "a possibilidade de situações estressantes provocarem episódios de doença associados às alterações estruturais patológicas que ocorrem em um tecido, sistema ou área do corpo", destacaram que, na maioria dos casos, a doença *não* segue uma experiência de estresse mas, nos casos em que isso ocorre, a ligação provavelmente é um transtorno psiquiátrico. Eles citaram evidências de que indivíduos com transtornos psiquiátricos tinham uma taxa significativamente maior de doenças orgânicas, sugerindo a hipótese de que "as circunstâncias estressantes levam à doença orgânica, produzindo primeiro um transtorno psiquiátrico". Em seu estudo de 111 mulheres em Londres, 81 desenvolveram uma nova doença orgânica (da qual não sofriam antes) nos seis meses anteriores à pesquisa. Deste último grupo, 30% (24) haviam tido no mínimo um evento de vida grave antes do início do problema de saúde, em comparação com 17% de um grupo-controle. Porém, essa associação aplicava-se somente a mulheres de 18 a 50 anos, das quais 38% haviam tido no mínimo um evento grave comparado a 15% de um grupo-controle. Nesse grupo etário, 30% haviam experimentado o início de um transtorno psiquiátrico em um período médio de sete semanas antes do início de sua doença, em comparação com 2% esperados no grupo-controle. Os autores concluíram que "é o início do transtorno psiquiátrico, e não um evento grave, que é a causa imediata do distúrbio orgânico para aquelas [mulheres] com menos de 50 anos".

Os eventos com mais probabilidade de causar transtornos psiquiátricos são aqueles que envolvem ameaça prolongada ao "espaço vital", como uma gravidez não-planejada ou a doença terminal de um parente. Porém, o mecanismo fisiológico exato pelo qual os eventos vitais, o transtorno psiquiátrico e a doença orgânica são interligados permanece obscuro. Engel[19] também destacou que algumas vezes a doença e mesmo a morte podem ser precedidas por um período de transtorno psicológico, durante o qual a pessoa se sente "incapaz de enfrentar". Ele chamou isso de *"complexo da desistência-abandono"*, sugerindo que esse estado "desempenha algum papel significativo na modificação da capacidade do organismo de enfrentar fatores patogênicos concomitantes". Esse complexo é caracterizado por um sentimento de impotência psicológica ou desamparo ("desistência"); uma auto-imagem diminuída, como alguém que não se sente mais competente para controlar as situações, funcionar como de costume; uma perda da gratificação pelos relacionamentos humanos e papéis sociais; uma ruptura do sentido de continuidade entre passado, presente e futuro; e a reativação de memórias prévias de desamparo e abandono. Nesse estado, a pessoa tem menos probabilidade de lidar com os processos patológicos, embora o complexo em si não "cause doença diretamente mas, sim, contribua para o seu surgimento". Novamente, o mecanismo fisiológico preciso pelo qual isso ocorre permanece obscuro. Porém, essas três perspectivas mencionadas – "transições psicossociais", "eventos de vida" e o complexo da "desistência-abandono" – fornecem modos úteis de se abordar os efeitos sobre a saúde e a doença dessas alterações dramáticas no espaço vital como migração, urbanização, conquistas, *status* de refugiado, mudanças rápidas sociais ou tecnológicas ou "morte por vodu".

## FATORES QUE INFLUENCIAM A RESPOSTA AO ESTRESSE

No modelo original de Selye, o estresse representava uma resposta física patológica às demandas ambientais. Porém, como notado anteriormente, essa resposta é mediada por uma série de outros fatores, incluindo:

1. As características dos indivíduos relacionados.
2. Seu ambiente físico.
3. O apoio social de que dispõem.
4. Seu *status* econômico.
5. Sua origem cultural.

### Características individuais

As características individuais que influenciam a resposta ao estresse são em parte físicas (como a idade, o peso, a compleição, a constituição genética, o estado de nutrição e a saúde prévia) e em parte psicológicas. Weinman[6] observa que as diferenças na personalidade afetam a resposta ao estresse, variando dos tipos fleumáticos àqueles cuja resposta é basicamente somática – como os "responsivos gástricos" ou "responsivos cardiovasculares". As experiências da infância também desempenham algum papel, assim como a percepção dos indivíduos sobre a sua capacidade ou incapacidade de controlar a sua vida. Na situação de trabalho, por exemplo, Karasek e colaboradores[20] relacionaram um baixo senso de controle pessoal a altos níveis de resposta ao estresse. Em um grau variável, a perspectiva do indivíduo em relação à sua vida – incluindo suas esperanças, medos e ambições – é condicionada pela origem sociocultural, bem como por sua forma de criação inicial.

### Ambiente físico

As fontes físicas de estresse incluem os extremos de calor, frio, seca, umidade e vento, bem como poluição e aglomerações, além das fontes de lesão tecidual como os organismos patogênicos, queimadura ou trauma. Em todos esses casos, a natureza e a extensão do estressante ambiental influenciarão na gravidade da resposta ao estresse.

### Apoio social

Os fatores sociais e culturais tendem a se sobrepor na prática, mas são considerados separadamente aqui. Diversos autores notaram a importância do apoio social, em todos os estágios da vida, como fator protetor contra o estresse. Weinman[6] observa como "o apoio insuficiente no início pode dar origem às anormalidades físicas e comportamentais, incluindo uma capacidade reduzida de resistir ao estresse" posteriormente na vida. Brown e Harris[21] demonstraram que as mulheres que perderam suas mães antes dos 11 anos de idade são mais vulneráveis à depressão na vida adulta, e uma relação de intimidade e confiança com outra pessoa ajuda a proteger contra o estresse e transtornos psiquiátricos. Kiritz e Moos[22] também destacam a relação do ambiente social com o estresse. Em sua visão, o apoio social e um sentido de coesão de grupo *protegem* contra o estresse, enquanto um sentido de responsabilidade pessoal pelos outros aumenta a resposta fisiológica ao estresse. A resposta ao estresse também é aumentada pela pressão no ambiente de trabalho (completar um grande número de transações por unidade de tempo), pela incerteza (sobre a possibilidade de dano físico ou psicológico) e pelas mudanças em seus ambientes psicossociais (transferência, desemprego ou caráter supérfluo da função). Alguns fatores sociais, como a violência – seja doméstica, relacionada ao crime ou política – podem ser estressores importantes, com um grande impacto na saúde mental e física do indivíduo.

### *Status* econômico

Os fatores econômicos são especialmente relevantes para a resposta ao estresse. O desemprego, a privação e a pobreza (e a má qualidade associada de moradia, dieta, saneamento, roupas e exposição ao crime e violência) são estressores potentes em qualquer comunidade, assim como a perda de renda e a insegurança financeira resultantes de problemas de saúde física ou mental. A competitividade, as altas expectativas, os horários prolongados e a falta de segurança no emprego associados a tantas carreiras no mundo industrializado de hoje também levam a um aumento da resposta ao estresse.

### Origem cultural

Os fatores culturais desempenham um papel complexo na resposta ao estresse. Em geral, esse papel pode ser considerado ora como *protetor*, ora como *patogênico* ("estresse culturogênico"). A cultura também ajuda a moldar a *forma* de resposta ao estresse em uma linguagem de sofrimento reconhecível. Isto é, diferentes grupos culturais expostos a estressores semelhantes podem manifestar diferentes tipos de resposta ao estresse, o que também pode acontecer entre homens e mulheres dentro do mesmo grupo cultural. Em seu estudo sobre estudantes secundaristas franceses, norte-americanos, filipinos e haitianos em 1975, Guthrie e colaboradores[23] encontraram conjuntos de diferentes sintomas de estresse nos quatro grupos. Os norte-americanos, por exemplo, relataram mais sintomas gastrintestinais,

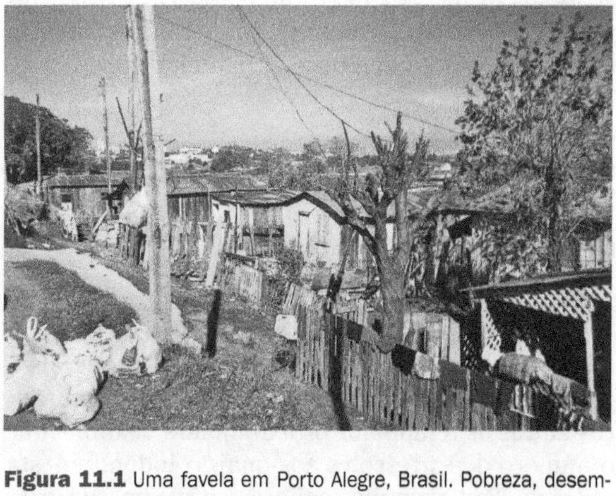

**Figura 11.1** Uma favela em Porto Alegre, Brasil. Pobreza, desemprego, más condições de moradia e saneamento inadequado são as principais fontes de estresse em muitas partes do mundo.

enquanto os franceses relataram mais alterações no humor ou no conteúdo do pensamento. Os filipinos, especialmente as mulheres, tenderam a enfatizar os sintomas cardiovasculares, como palpitações e dispnéia. Sintomas como tontura, cefaléias, pesadelos e fasciculações foram mencionados mais freqüentemente pelas mulheres em todos os quatro grupos, e os autores sugerem que, "em certas sociedades, pode ser menos aceitável socialmente para os homens assumir e experimentar esses sintomas". Os valores culturais de um grupo também podem *proteger* contra o estresse, por exemplo, fortalecendo a coesão social e familiar e o apoio mútuo, que permitem ao indivíduo lidar melhor com as vicissitudes da vida. A visão de mundo da cultura também pode ter esse efeito, colocando o sofrimento individual no contexto maior do infortúnio geral. Isso é característico das visões de mundo religiosas, especialmente daquelas que sustentam uma visão fatalista do infortúnio como expressão da vontade divina ou do destino. Ser membro de um grupo com um sistema conceitual compartilhado também ajuda a dar significado e coerência à vida diária e reduz o estresse da incerteza. As culturas que valorizam mais a meditação e a contemplação do que a competitividade e os ganhos materiais provavelmente são menos estressantes de modo geral para seus membros. Outro fator é que, em muitas sociedades, o cuidado das crianças (e o estresse que isso envolve) é compartilhado entre diversos adultos de uma família ampliada, além dos pais, o que também pode ter uma função protetora. Ao examinar as sociedades não-ocidentais ou pré-industriais, porém, deve-se evitar aquilo que foi denominado de "o mito da existência primitiva livre de estresse".[24] Ao contrário da afirmação da OMS[11] de que o estresse como "um método tradicional de adaptação tornou-se inadequado nas circunstâncias psicológicas, sociais e econômicas da sociedade moderna", as evidências mostram que as sociedades tradicionais também possuem sua cota de estressores prejudiciais.

## ESTRESSE "CULTUROGÊNICO": O EFEITO NOCEBO

Embora a cultura possa proteger contra o estresse, ela também pode torná-lo mais provável. Isto é, certas crenças, valores, expectativas e práticas culturais têm maior probabilidade de *aumentar* o número de estressores aos quais o indivíduo está exposto. Por exemplo, cada cultura tem sua própria definição de "sucesso" (em oposição a "fracasso"), prestígio (em oposição à perda dele), "bom" comportamento (ao contrário do "mau") e "boas notícias" (ao contrário de ruins), havendo considerável variação entre esses aspectos nas diferentes sociedades. Em partes da Nova Guiné, por exemplo, o fracasso na criação de porcos ou na produção de batata-doce para troca com outros membros da tribo em certas ocasiões pode levar a uma perda de prestígio estressante; no mundo ocidental, o fracasso em se igualar aos vizinhos ("*keep up with the Joneses*") em termos de estilo de vida ou objetos de consumo também pode resultar em estresse subjetivo. Em cada sociedade, os indivíduos tentam atingir metas, níveis de prestígio e padrões de comportamento que o grupo cultural espera dos seus membros. O fracasso na conquista dessas metas, ainda que possam parecer absurdas para os membros de outra sociedade, pode resultar em frustração, ansiedade, depressão e até mesmo no complexo de "desistência-abandono" descrito anteriormente. Algumas crenças podem ser "diretamente estressantes, como a crença de que alguém foi "amaldiçoado" ou "enfeitiçado" por uma pessoa poderosa, contra a qual há pouca defesa. Em alguns casos, como na "morte por vodu", isso pode resultar na morte da vítima após um curto período de tempo. Outros valores culturais que podem induzir ao estresse são uma ênfase nas atividades de guerra ou uma competição intensa por parceiros de casamento, dinheiro, bens ou prestígio. A distribuição desigual da riqueza em uma sociedade, com base em sua cultura econômica, geralmente é estressante para seus membros mais pobres, cuja vida se resume na luta diária pela sobrevivência; porém, os privilégios econômicos algumas vezes também envolvem altos níveis de estresse, devido à competitividade e ao medo da pobreza. Além disso, como Marmot[25] descreveu, a desigualdade social *relativa*, acompanhada por um sentido de não ter controle sobre a própria vida e trabalho, está associada a níveis maiores de morbidade e mortalidade – o que se aplica a países ricos e pobres.

Os efeitos das crenças culturais sobre a saúde do indivíduo têm, portanto, aspectos negativos e positivos. De acordo com Hahn e Kleinman,[26] "a crença mata; a crença cura". As crenças e os comportamentos que contribuem para o estresse e que são adquiridos pela experiência de crescer dentro de uma dada sociedade podem ser vistos como uma forma de estresse culturalmente induzido ou "culturogênico".

Esse tipo de estresse também é um exemplo do fenômeno nocebo (da raiz latina *noceo*, eu firo), que é o efeito negativo sobre a saúde produzido por crenças e expectativas – e, assim, exatamente o contrário do fenômeno placebo (ver Capítulo 8).

## Estresse culturogênico: alguns exemplos

### *Morte sociocultural*

A forma mais extrema de estresse culturogênico e do efeito nocebo descrito pelos antropólogos é conhecida como "morte por vodu", "morte por feitiçaria" ou "morte por mágica", que Landy[27] prefere chamar de *morte sociocultural*. Esse fenômeno foi relatado em várias partes do mundo, incluindo América Latina, África, Caribe e Austrália, sendo geralmente encontrado em sociedades tradicionais pré-industriais. Na morte por mágica, as pessoas que acreditam terem sido marcadas para morrer por bruxaria adoecem e morrem em pouco tempo, aparentemente devido a causas naturais. Uma vez que as vítimas e as pessoas que as cercam acreditam que uma maldição fatal lhes foi aplicada, todos os envolvidos a consideram condenadas. Como diz Landy, "tem início um processo desencadeado, em geral, por uma suposta transgressão religiosa ou social, que tem como resultado um transgressor marcado para morrer por um feiticeiro que age em nome da sociedade, por meio de um ritual de acusação e condenação. A morte, então, ocorre dentro de um curto espaço de tempo, geralmente 24 a 48 horas". O antropólogo Claude Levi-Strauss[28] forneceu uma descrição gráfica desse processo, que inicia com o reconhecimento por parte do indivíduo de que ele está condenado, de acordo com as tradições de sua cultura. Sua família e amigos compartilham a mesma crença, e a comunidade gradualmente se afasta dele. Todos à sua volta lembram freqüentemente a vítima infeliz de que ela está condenada e virtualmente morta. Então: "Pouco tempo depois, são realizados ritos sagrados para enviá-la ao reino das sombras. Primeiramente arrancada de modo brutal de toda a sua família e dos laços sociais e excluída de todas as funções e atividades pelas quais experimentava autoconsciência, e então banida pelas mesmas forças do mundo dos vivos, a vítima se rende ao terror, ao repentino afastamento total dos múltiplos sistemas de referência fornecidos pelo apoio do grupo e, finalmente, à virada decisiva do grupo, que passa a proclamá-la – anteriormente uma pessoa viva, com direitos e obrigações – morta e um objeto de medo, ritual e tabu".

Essa situação é um exemplo clássico do complexo de "desistência-abandono" de Engel, interpretado pelo autor como uma situação de vida que conduz tanto à doença quanto à morte súbita. Em 1971, ele analisou relatos de 170 casos de morte súbita[29] e encontrou certos temas comuns à maioria deles:

- eles envolviam eventos que não podiam ser ignorados pela vítima;
- o indivíduo experimentou ou sofreu ameaças com nível avassalador de excitação emocional;
- a pessoa acreditava que não tinha mais controle sobre a situação.

Dez dos casos envolveram morte súbita durante a perda de *status* ou auto-estima; por exemplo, dois homens que estavam confiantemente esperando uma promoção para posições importantes caíram mortos quando suas expectativas foram inesperadamente frustradas. Várias hipóteses foram propostas para explicar o mecanismo da morte súbita culturogênica. Cannon[30] acreditava que ela era causada pela hiperatividade do sistema nervoso simpático – a reação de "lutar ou fugir" – em uma situação em que a vítima está (culturalmente) imobilizada e não pode fazer nenhuma das duas coisas. De acordo com Engel,[31] ela é causada por síncope vasovagal e arritmias cardíacas em um paciente com doença cardiovascular preexistente. Isso ocorre em casos de crise emocional e incerteza psicológica, quanto tanto o sistema simpático ("lutar ou fugir") quanto o parassimpático ("conservação-retirada") são simultaneamente ativados. Na visão de Lex,[32] essa ativação simultânea ocorre nas situações características da morte por mágica. Nesse estado, o sistema nervoso é "ajustado" ou hipersensibilizado, e o indivíduo é mais vulnerável a sugestões de que vai morrer por meios mágicos; ele também é vulnerável à hiper-reatividade parassimpática aguda, ou morte vagal.

A "morte por mágica" é uma forma extrema e dramática de resposta culturogênica ao estresse. Ela representa o inverso do modelo de luto de Hertz[33] (ver Capítulo 9), pois aqui a morte social *precede* a morte biológica por um período variável de tempo. Em circunstâncias ocidentais, a internação prolongada em instituições psiquiátricas, asilos de idosos, enfermarias geriátricas ou prisões também pode ser vista (em alguns casos) como uma forma de morte sociocultural, assim como a aposentadoria, o desemprego ou a falência, ou mesmo – em algumas sociedades e grupos culturais – a falta de filhos, a viuvez ou o divórcio. Cada uma dessas circunstâncias envolve uma grande mudança nas circunstâncias da vida cotidiana. No caso das pessoas que foram institucionalizadas, elas encontram todo um novo conjunto de estressores, do tipo bem descrito por Erving Goffman[34] no caso dos hospitais mentais, mas seus achados também aplicam-se a outros "ambientes totais" semelhantes.

Uma forma moderna de morte social foi vista entre as primeiras vítimas da síndrome da imunodeficiência adquirida (AIDS) nos primeiros anos da epidemia – o que ainda ocorre em alguns países em desenvolvimento. Cassens[35] descreveu as muitas conseqüências sociais estressantes que ocorriam com os homens homossexuais que haviam sido diagnosticados como portadores dessa condição naquela época. Além da doença física em si, eles tinham de lidar com a culpa, a ansiedade e o medo da morte certa e com os fortes preconceitos das outras pessoas (ver Capítulo 16). Também ocorria uma perda da privacidade sobre sua sexualidade, uma possível perda de emprego, rejeição pela família e pelos amigos e exposição constante a histórias sensacionalistas na mídia, com seus "tons de pecado e retribuição", que só agravavam o seu sentido de isolamento social e rejeição. Desde então, o nível de estigma aplicado às pessoas com o vírus da imunodeficiência humana (HIV)/AIDS foi reduzido consideravelmente, ao menos no mundo desenvolvido.

### O efeito dos rótulos diagnósticos

Outro exemplo, embora muito menos extremo, do estresse culturogênico é o efeito prejudicial, sobre a saúde e o comportamento, produzido por certos *rótulos diagnósticos* – por exemplo, quando médico diz ao paciente "você tem câncer", "você tem um coração fraco" ou "você tem hipertensão". Na visão de Waxler,[36] certos rótulos diagnósticos podem afetar os sintomas, o comportamento, os relacionamentos sociais, o prognóstico e a autopercepção dos pacientes, bem como as atitudes dos outros em relação a eles. Isso pode ocorrer mesmo na ausência de doença física. Nesse caso, o fenômeno nocebo resulta de crenças leigas sobre origem, significado, gravidade e prognóstico de "um coração fraco" ou "hipertensão", bem como sobre o comportamento mais apropriado das vítimas daquela condição. Os pacientes podem ver a si mesmos como doentes ou incapacitados, enquanto a família e os amigos podem começar a tratá-los de um modo particular, incentivando-os a mudar sua dieta ou seu comportamento, ou a tomar precauções especiais. Assim como o paciente, as atitudes dos seus parentes são moldadas pelas crenças culturais sobre o significado de certas doenças. No caso das crianças, isso pode ter efeitos por toda a vida; os pais de uma criança rotulada como "asmática" podem, com base nas memórias de sua própria infância acerca do que a asma envolvia, proibi-la de participar de uma série de atividades sociais ou esportivas. Assim, um rótulo diagnóstico pode transformar-se em uma espécie de profecia que se auto-realiza. Alguns indivíduos rotulados como "doentes" podem ficar enredados dentro de certas instituições que mantêm o rótulo, em vez de encorajar o seu desaparecimento. Waxler observa que as organizações como os Alcoólicos Anônimos (AA), por exemplo, podem inadvertidamente prolongar o rótulo de "doença" de um indivíduo, pois "uma grande porcentagem da vida social dos membros do AA centra-se na própria organização e nos outros membros, isolando-os, assim, dos relacionamentos normais e reforçando ainda mais o seu papel como "alcoolistas". A autora cita outro estudo de um grupo de fazendeiros norte-americanos que não tinham evidências de doença cardíaca, mas que haviam rotulado a si mesmos como portadores de "doença cardíaca" devido a um mal-entendido gerado pelo diagnóstico de seus médicos. Como resultado, eles tomavam mais precauções relacionadas ao coração e geralmente agiam como cardíacos inválidos. Como Waxler destaca, o rótulo em si – no qual o fazendeiro ou sua família *acreditavam* – teve um importante efeito sobre o seu comportamento, mesmo que ele não tivesse sintomas nem doença. Outro exemplo de como a rotulação pode afetar o comportamento diário é descrita por Haynes e colaboradores,[37] que fizeram uma triagem para detectar hipertensão entre operários de fábrica. Naqueles pacientes (assintomáticos) que foram diagnosticados como "hipertensos", o absenteísmo no trabalho subiu 80%, excedendo em muito o aumento de 9% no absenteísmo da população geral de empregados durante o mesmo período. Assim, certos rótulos diagnósticos, quando provocam ansiedade e temor (como "câncer"), podem atuar como estressores adicionais, sobretudo se a pessoa já está fisicamente doente.

### As circunstâncias

Da mesma forma, certos *ambientes* (como um hospital ou consultório médico) também podem induzir ansiedade a ponto de causar uma resposta fisiológica que pode ser diagnosticada erradamente como doença. Os dois exemplos mais conhecidos deste fenômeno são a "hipertensão do jaleco branco"[38] e a "hiperglicemia do jaleco branco".[39] No primeiro exemplo, leituras de pressão arterial mais alta são registradas quando medidas em um ambiente médico em comparação com medidas feitas na casa do paciente. No segundo, é o nível de glicose no sangue que fica mais alto quando medido na clínica em comparação com um teste semelhante realizado em casa.

### O padrão de comportamento tipo A

Um último exemplo de como os valores culturais de uma sociedade podem contribuir para o estresse e a doença em seus membros é visto no caso da doença cardíaca coronariana (DCC). Acredita-se que essa condição tenha uma etiologia multifatorial, e vários fatores de risco que predispõem ao seu desenvolvimento foram descritos. Estes incluem alta ingesta alimentar de gorduras saturadas, falta de exercício, tabagismo, colesterol sérico elevado e hipertensão. Porém, o trabalho de Friedman e Rosenman[40] sugere que os padrões psicossociais, especialmente os padrões de comportamento e o tipo de personalidade, também desempenham um papel em sua etiologia, em particular nos indivíduos suscetíveis. Em 1959, eles descreveram pela primeira vez as características do que denominaram *padrão de comportamento tipo A* (PCTA) – em especial, o conflito crônico de um indivíduo para atingir um número ilimitado de objetivos no menor tempo possível. Aqueles indivíduos que exibem o PCTA mostram agressividade marcada, ambição e impulso competitivo; eles são orientados para o trabalho e *"workaholics"*, preocupados com prazos e cronicamente impacientes.[40] Suas vidas pessoais são emocionalmente secas e incompletas, e tanto a família como o lazer são menos importantes para eles do que o trabalho e a ambição. Os estudos de acompanhamento a longo prazo mostraram que os indivíduos com esse padrão de comportamento têm uma probabilidade cerca de duas vezes maior de desenvolver DCC do que os outros adultos de idade semelhante sem esses traços (conhecidos como padrão de comportamento *tipo B*).[41] De acordo com Friedman e Rosenman, a sociedade industrial ocidental moderna incentiva o desenvolvimento dos traços tipo A e os recompensa. Aqueles que os exibem freqüentemente tornam-se executivos, profissionais liberais, políticos, administradores, tecnocratas e vendedores bem-sucedidos. Porém, essas recompensas freqüentemente envolvem uma ansiedade constante com relação ao fracasso e à perda de posição ou controle. Appels[42] vê esse tipo de personalidade como incapaz de manejar ou suportar as pressões da sociedade industrializada, que é marcada pela rapidez de movimentos e orientada por metas e que, por essa mesma falha, mostra as características dessa sociedade de modo excessivo. Em seu estudo de 22 sociedades, ele constatou que a taxa de mortalidade por DCC correlacionou-se positivamente com uma ênfase cultural que a sociedade faz recair sobre a necessidade de atingir metas. Waldron[43] examinou a relação do comportamento tipo A e do gênero nos Estados Unidos, onde o risco de DCC é duas vezes maior em homens do que em mulheres. A autora sugere que, embora a vulnerabilidade excessiva dos homens possa ser devida, em parte, a fatores hormonais, os fatores culturais também desempenham um papel. Em particular, o comportamento tipo A pode contribuir para o sucesso no desempenho dos papéis e das profissões tradicionalmente masculinos, o que não ocorre para os papéis tradicionais femininos na sociedade. Da mesma forma, os pais e outras instituições socializadoras podem promover as características do tipo A em meninos, mas não em meninas, o que, posteriormente na vida, pode proteger uma proporção maior de mulheres contra o risco de DCC.

Nem todos os indivíduos do "tipo A" sofrem um ataque cardíaco, nem todos os que têm DCC são do "tipo A".[44] Assim, é útil considerar a idéia do PCTA como uma "síndrome ligada à cultura" ocidental (ver Capítulo 10), corporificando muitos dos valores culturais de uma sociedade industrial, capitalista, na qual a competição, a ambição, o materialismo e a urgência de tempo das horas do *rush* e prazos finais são parte da vida do dia-a-dia. Além disso, esse modelo de comportamento estressante também engloba algumas das *contradições* dentro dos valores culturais da sociedade ocidental, e o indivíduo tipo A é a corporificação viva dessas contradições. Por um lado, por exemplo, o indivíduo conforma-se aos valores sociais de sua sociedade – ao que Weber[45] denomina sua "filosofia da ganância" – e é recompensado por fazê-lo, mas, por outro lado, seu comportamento hostil e competitivo também é anti-social, prejudicial para si mesmo, sua família, amigos e colegas de trabalho. Pode-se argumentar que esse paradoxo de valores – em que algumas formas de comportamento anti-social são constantemente recompensadas pela sociedade – é resolvido simbolicamente (ao menos em caráter temporário) quando o indivíduo é "punido" com um ataque cardíaco e sai do hospital frágil e menos agressivo, regenerado como uma pessoa do tipo B.[44]

O Capítulo 15 inclui uma discussão de como alguns imigrantes nos Estados Unidos, como os japoneses, parecem estar parcialmente protegidos, em função de sua origem cultural, contra o risco tanto do comportamento tipo A quanto da DCC, desde que preservem muitos de seus valores culturais tradicionais.

## ESTRESSE COLETIVO E SOFRIMENTO SOCIAL

Sob certas condições pode-se dizer que, toda uma população está "sob estresse". Um dos exemplos mais importantes disso é a *migração*, que envolve hoje milhões de pessoas em todo o mundo e que é descrita em mais detalhes no Capítulo 12. Porém, o sofrimento social também é particularmente comum em situações de guerra, agitação civil, desastres naturais, movimentos populacionais, opressão política, insegurança econômica e pobreza extrema – mesmo que essas populações não migrem. Em alguns casos, diversos desses fatores podem operar ao mesmo tempo e no mesmo espaço.

No que refere-se ao sofrimento coletivo, o século XX e o início do século XXI podem ser vistos como um dos períodos mais estressantes na história da humanidade. Além de duas guerras mundiais, têm ocorrido inúmeras guerras civis, conflitos étnicos e repressão política generalizada, bem como genocídios e limpezas étnicas, incluindo os massacres armênios da Primeira Guerra Mundial, o holocausto nazista da Segunda Guerra Mundial, os genocídios no Cambodja e em Ruanda, os assassinatos em massa na Bósnia, no Kosovo, em Darfur e em outros lugares, e as muitas atrocidades terroristas, tomadas de reféns e homens-bomba dos últimos anos. As décadas da Guerra Fria foram marcadas pela ansiedade constante acerca de um Armagedon nuclear. Além disso, Desjarlais e colaboradores,[46] no relatório *World Mental Health*, citaram as diversas guerras de intensidade menor, como aquelas que devastaram partes da África, da América Latina e da Ásia por muitos anos, como uma causa particular de estresse considerável e tensão no nível da população como um todo. Nesses conflitos, o objetivo geralmente é controlar a maior parte da população, e não o território e, como resultado, a violência freqüentemente ocorre em qualquer lugar dentro do país, podendo afetar civis e militares. Como em outros conflitos neste século, essas guerras de menor intensidade deixaram um grande número de pessoas com *transtorno do estresse pós-traumático* (TEPT) – sofrendo sintomas prolongados de ansiedade, depressão, distúrbios psicossomáticos, disfunção social e *flashbacks* dos eventos traumáticos – mesmo muito tempo depois de o conflito haver terminado e de o "estresse" causado por ele ter diminuído.[46,47] Como muitos desses conflitos ocorreram em países mais pobres, às margens da economia mundial, o acesso de milhões de vítimas aos serviços de assistência médica e saúde mental freqüentemente é muito limitado.

Nas circunstâncias em que um nível semelhante de estresse é compartilhado por muitos outros na população, qual é o efeito disso no indivíduo? Isso ajuda a tornar sua própria experiência de algum modo menos estressante, ou mais? E de que modo as comunidades que sofreram estresse social de forma coletiva podem curar-se coletivamente?

De acordo com Desjarlais e colaboradores,[46] um processo de cura coletivo quase sempre envolve a possibilidade de as pessoas falarem abertamente sobre sua dor e seu sofrimento. Muitas vezes, as autoridades impõem uma "muralha de silêncio", que deve ser derrubada para que a cura possa ocorrer. Expressar essas narrativas ou histórias de trauma, em público ou para um terapeuta, é uma maneira de as pessoas darem sentido à sua experiência, permitindo que o passado fique para trás (ver Capítulo 5). Na África do Sul, por exemplo, Swartz[47] descreveu a situação de milhões de pessoas não-brancas que viveram sob o sistema racista opressivo do *apartheid*. Durante quase 50 anos, muitas delas estiveram sujeitas à humilhação constante, à discriminação social e econômica, à ruptura familiar, às prisões arbitrárias, à migração forçada e, às vezes, à tortura, às mortes e aos "desaparecimentos" extra-judiciais. Embora seja difícil quantificar os efeitos desse sistema sobre a saúde da população, ele deixou para trás um legado considerável de problemas sociais, psicológicos e econômicos, incluindo pobreza, violência, crime e abuso de substâncias. Para curar-se em um nível coletivo, a África do Sul pós-*apartheid* tentou alcançar uma "cura nacional" desse período estressante por meio da criação de uma Comissão de Verdade e Reconciliação (*Truth and Reconciliation Commission*, TRC). Seu principal lema era: "Verdade: o Caminho para a Liberdade". Em grande medida, esse modelo baseia-se em abordagens psicanalíticas para a psicoterapia individual – "encontrar a verdade como uma base para a cura". A TRC encorajou tanto os perpetradores quanto as vítimas a descreverem publicamente os eventos traumáticos que de fato ocorreram sob o *apartheid*, e o seu papel neles, a fim de obterem anistia ou compensação. Porém, Swartz destaca que a cura nacional, embora essencial, não necessariamente resulta na cura dos indivíduos. Em alguns casos, as revelações na TRC podem se provar catárticas para aqueles que tomaram parte nelas mas, em outros, elas têm o efeito oposto – lembrando as pessoas dos eventos de sofrimento e fazendo-as se sentirem pior ainda. Em qualquer caso, a resposta individual ao sofrimento ("estresse") e à cura nacional, mesmo sendo parte de uma experiência mais coletiva, freqüentemente é idiossincrásica, difícil de prever e, como outras formas de resposta ao estresse, marcada pela inespecificidade.

### Refugiados e estresse

Como descrito em mais detalhes no Capítulo 12, uma das formas mais comuns de estresse coletivo hoje em dia é a condição de ser um refugiado. Muitos refugiados terão testemunhado ou sofrido pessoalmente atos de extrema violência, às vezes até abuso sexual. Além da perda do lar, de propriedades e possivelmente de entes queridos, eles também terão vivenciado uma grande transição psicossocial. Alguns estarão sofrendo do que Eisenbruch denomina "luto cultural", o luto pela perda de todos os pontos de referência culturais familiares que definiam quem eles eram e como eles deveriam viver suas vidas. Eles também terão perdido seu meio de sustento, seu senso de segurança e de continuidade e até seu senso de eu (*self*). Muitos encontrarão hostilidade entre as populações hospedeiras. Outros sofrerão surtos de doenças infecciosas e outros problemas de saúde. Também pode haver abuso de álcool ou drogas, ou diferentes formas de comportamento anti-social, especialmente entre os jovens. De modo geral, o abandono repentino do lar sob essas circunstâncias provavelmente levará a um grande sofrimento físico, emocional e cognitivo e, muitas vezes, a um TEPT prolongado[47] entre as populações refugiadas. Em certa medida, alguma proteção aos refugiados pode surgir do apoio social disponível para eles, especialmente se o apoio vier de familiares, amigos, pessoas de sua própria comunidade ou trabalhadores voluntários. As figuras religiosas e os agentes de cura tradicionais também podem desempenhar um papel positivo. Em alguns casos, a fé religiosa ou a convicção ideológica também pode amenizar o estresse. Dada a vasta escala de muitas situações de refugiados hoje em dia, uma cura, tanto individual quanto coletiva, pode ser possível apenas em uma escala relativamente pequena. Para muitos refugiados, a verdadeira cura começa apenas quando retornam para casa em segurança ou quando se reconciliam com uma vida nova, em um novo país.

## MODELOS LEIGOS DE ESTRESSE E DE SOFRIMENTO

Nas últimas décadas, o conceito de "estresse", resumido anteriormente, tem permeado cada vez mais o discurso popular, sendo agora comumente usado em livros, revistas, rádio, programas de televisão e na internet. Os conceitos leigos de estresse freqüentemente envolvem uma força difusa e invisível, de algum modo fazendo a mediação entre os indivíduos (e seu estado mental e físico) e o ambiente social em que vivem e trabalham.

O conceito leigo de estresse pode ser visto como uma das doenças populares mais difundidas e multidimensionais da sociedade ocidental contemporânea. É importante salientar que, em uma era moderna e mais secular, ele também é uma das metáforas mais amplamente usadas para o sofrimento humano, sendo especialmente uma metáfora que coloca a responsabilidade por tal sofrimento fora do indivíduo. Assim como o "sofrimento do coração" e o "coração afundando" (ver Capítulo 5), as noções leigas de estresse se fundem em uma única imagem, um conjunto de sentimentos negativos, emoções e sensações físicas na presença de certas circunstâncias sociais, culturais e econômicas. Assim, essas noções absorvem os modelos mais antigos e tradicionais de infortúnio e infelicidade, sobretudo os que se originam fora do indivíduo, tornando-se uma versão secularizada dos conceitos mais sobrenaturais, como feitiçaria, bruxaria e outras formas de malevolência interpessoal, bem como do destino, da punição divina e da possessão por espíritos malignos. As imagens modernas do estresse fornecem uma ilustração fascinante de como o conceito original de Selye penetrou na cultura popular e misturou-se aos modelos mais antigos de infortúnio, tornando-se um ponto de sobreposição entre as explicações populares, médicas e religiosas para o sofrimento humano.

No estudo do autor,[12] realizado em Massachusetts, Estados Unidos, em 1984, 95% de uma amostra de pacientes com distúrbios psicossomáticos atribuíram sua condição e seu sofrimento pessoal ao "estresse", embora houvesse uma ampla variação quanto ao significado desse termo. Ele foi descrito variavelmente como:

- uma força invisível no ambiente, pressionando o indivíduo para baixo (estar "sob estresse agudo");
- uma força invisível e malevolente, em geral produzida por outras pessoas, que entra no seu corpo e então causa doenças ("o estresse pode causar espasmos nos meus brônquios", "o estresse vai para o órgão mais fraco, e eu deixo ele me atingir e me devorar");
- algo que se "acumula" dentro de você, a menos que você consiga deixá-lo sair ("um bom relacionamento pode deixar você saudável, pois você ventila uma boa parte do estresse").

As explicações do "estresse" são tão comuns no Reino Unido quanto nos Estados Unidos. Em um estudo[48] em 1998, de 406 pacientes em uma clínica geral inglesa, 53% deles atribuíam suas doenças a diferentes tipos de "estresse", os quais eles acreditavam que poderiam ser aliviados pelas explicações médicas de sua condição e pela discussão de seus sintomas.

Em países de língua inglesa, uma série de imagens recorrentes ou metáforas associadas à palavra "estresse" podem ser identificadas. Todas são uma metáfora para uma sensação de sofrimento pessoal e freqüentemente de impotência. Muitas delas se sobrepõem aos conceitos leigos de "nervos" (ver adiante). A maioria dessas metáforas, embora nem todas, são retiradas dos artefatos e da tecnologia da vida diária: objetos pesados, máquinas, carros, baterias, fios elétricos, cordas, tiras de borracha, chaleiras, panelas e louças. Algumas delas referem-se ao estresse em si, enquanto outras, às reações ao estresse. Entre as mais comuns dessas metáforas, estão:

1. O estresse como um grande *peso*. Nessa imagem, o estresse é concebido como um grande peso, carga ou força invisível que, de algum modo, "comprime" os indivíduos – especialmente peito, cabeça ou ombros – e que é muito difícil de carregar.

Os exemplos incluem "estar sob muito estresse", "estar sob pressão", "estar sob tensão", "ter pilhas de coisas sobre mim" e "estar com muitas coisas na cabeça".

2. O estresse como um *fio* ou linha. Nessa imagem, os nervos são descritos como se fossem uma série de fios, linhas, tiras de borracha ou cordas (semelhantes às cordas do violino ou violão). Por exemplo, algumas pessoas estão "extremamente tensas", "tesas", "distendidas", "muito apertadas" ou "no fim da linha", enquanto outras têm nervos que "arrebentam", ou se tornam "frágeis" ou "se partem".

3. O estresse como *caos interno*. Aqui, a imagem é de algum distúrbio interno incontrolável, caos, mudança ou movimento dentro do corpo. Os exemplos incluem "estar sendo triturado", "estar todo confuso", "sentir-se sacudido" ou "sentir frio no estômago".

4. O estresse como *fragmentação*. Aqui, a imagem é de um objeto que se fragmenta sob estresse, quase como se fosse um prato de louça ou um pote de cerâmica. Os exemplos incluem "se romper", "despedaçar-se", "quebrar-se", "sentir-se aos pedaços" ou "estar em cacos".

5. O estresse como *mau funcionamento de uma máquina*. Nessa imagem, o corpo e o eu são vistos como uma máquina ou motor que não funciona mais. Os exemplos incluem "ter um colapso nervoso", "ser consumido", "remoer-se", "ser esmagado" ou "precisar recarregar as baterias".

6. O estresse como *depleção de um líquido vital*. Aqui, a imagem é de um nível deficiente de algum líquido vital, como sangue ou leite materno ou, em sobreposição com o item (5), de combustível ou vapor. Os exemplos incluem "sentir-se esgotado" ou "vazio", sentir-se "exaurido", ficar "sem gás", "andar com o tanque vazio", "ficar sem energia" ou "estar com um baixo nível de energia".

7. O estresse como *explosão interna*. Essa imagem, colhida grandemente da era do vapor, transmite a idéia do acúmulo de uma força interna ou pressão que, na ausência de alguma válvula de segurança, explode súbita e dramaticamente. Os exemplos incluem "arrancar do peito", "estar fervendo", "explodir" ou "estourar".

8. O estresse como uma *força interpessoal*. Essa imagem é semelhante a (1), mas inclui a idéia de uma pessoa, de algum modo, fazer (consciente ou inconscientemente) com que outra pessoa sinta-se estressada ou adoeça. Os exemplos incluem "meu chefe me estressou", "eu fico muito estressado vivendo com ela", "ela fez com que eu tivesse um colapso nervoso" ou "ele partiu o coração de sua mãe".

O uso freqüente de metáforas mecânicas ou de máquinas para descrever idéias de estresse também está ligado a outra imagem contemporânea comum na literatura sobre o estresse e no discurso popular: a natureza perigosa, produtora de doenças, da "modernidade" em si. Essa idéia da modernidade como sendo patogênica não é, em si, moderna. Em 1897, por exemplo, o famoso médico Sir William Osler descreveu a "degeneração arterial" como resultante das "preocupações e tensões da vida moderna" e da "alta pressão sob a qual vivem os homens e do hábito de fazer a máquina trabalhar em sua capacidade máxima".[49] Boa parte dos movimentos contemporâneos como a Nova Era e outros movimentos metafísicos também consideram a vida moderna, as dietas atuais e a vida urbana como inerentemente estressantes.[50] Como uma mulher norte-americana disse a McGuire,[51] o estresse "tem a ver com algum tipo de coisa que faz parte de nossa cultura ocidental – a conquista de objetivos, ser centrado, lutar, ser visto, ser ouvido... Chegar lá, lutar, ir em frente, esse tipo de coisa. Realmente isso deixa a gente louco e doente". Muitas vezes, essas idéias estão associadas com um sentimento de nostalgia por alguma forma mais "natural" de vida – por um "Jardim do Éden" pré-industrial, mais comunitário, não-competitivo e supostamente livre de estresse.

## "NERVOS"

Uma das imagens populares para sofrimento mais comuns, encontrada sob diversas formas e em diferentes culturas, é a idéia de "nervos". Ela parece ser particularmente comum entre as mulheres, sobretudo na Europa, na América do Norte e do Sul e em todos os países de língua inglesa, geralmente sobrepondo-se aos conceitos leigos de estresse. Assim como o estresse, essa idéia incorpora a experiência física, psicológica e social em uma única imagem. Ela também coloca a ênfase em um fenômeno ostensivamente físico: o mau funcionamento de uma parte difusa do corpo, vagamente descrita como "os nervos". Como ilustrado anteriormente, isso pode ser conceitualizado de muitas formas. Porém, ao contrário do modelo do estresse, parece haver mais ênfase nas *razões internas*, dentro do indivíduo, para seu sofrimento emocional ou doença e sua vulnerabilidade ao estresse da vida diária. Assim, algumas pessoas simplesmente nascem com "nervos fracos" ou "nervos ruins", algumas os herdam de seus pais e outras os adquirem na infância ou na idade adulta (quando seus nervos foram "fragilizados", "esmagados", "partidos" ou "esfrangalhados" por algum evento traumático). Em cada caso, os "nervos" são culpados por predispor o indivíduo à má saúde. Como uma mulher asmática de 72 anos mencionou, "Uma pessoa nervosa tem asma. Durante toda a minha vida, nunca pensei que fosse uma pessoa nervosa, mas devo ter sido. Por trás disso tudo devia haver um caso de nervos".[12]

Os estudos antropológicos sobre os "nervos" revelam que esta não é uma imagem, categoria popular ou síndrome ligada à cultura. Também não há um conjunto claro e consistente de sintomas associados a ela. Ao contrário, o conceito de "nervos" só pode ser compreendido em termos do contexto social específico e local no qual a palavra é usada; por exemplo, como um modo de explicar a personalidade de um indivíduo, suas reações emocionais, físicas ou sociais a certos eventos. Um problema é que os médicos freqüentemente interpretam mal o significado de "nervos" e os sintomas vagos associados à condição. Como Finkler[52] ressalta, eles freqüentemente "objetivam e separam o distúrbio da experiência de vida do paciente na qual o distúrbio está embutido", e pressupõem que a causa é um mau funcionamento fisiológico. Assim, ao se concentrarem na dimensão da doença e não no problema dos "nervos", os médicos podem deixar de perceber o real significado do problema e a forma como ele poderia ser tratado.

### Estudo de caso:

#### Nervios em San José, Costa Rica

Low,[53] em seu estudo de 1981 em San José, Costa Rica, constatou que tanto os homens quanto as mulheres, de todas as idades e de todas as classes sociais, podiam ser afligidos por "nervos" (*nervios*). Em uma cultura na qual os laços familiares e a tranqüilidade da vida em família são muito importantes, este freqüentemente é um sintoma de discórdia familiar ou ruptura da estrutura familiar. Por exemplo, uma crise de *nervios* pode ser precipitada quando um filho se casa com uma mulher indesejável, quando um filho ilegítimo nasce ou quando uma morte repentina ocorre. As pessoas também atribuem seus próprios *nervios* a uma infância marcada pela pobreza, por um pai alcoolista ou por uma mãe que não estava casada quando teve seus filhos. Eles podem manifestar-se por meio de uma variedade de sintomas físicos e emocionais vagos, incluindo cefaléia, insônia, vômitos, falta de apetite, fadiga, raiva, medo e desorientação. Todos eles indicam que o indivíduo sentes que perdeu o controle das coisas ou que está separado de seu corpo ou de seu eu. Assim, este é um modo culturalmente sancionado de sinalizar aos outros que algo está errado com os relacionamentos familiares e que eles necessitam de compreensão e atenção. De modo geral, a crença nos *nervios* é um meio de "incentivar o comportamento culturalmente apropriado e uma adesão às normas culturais", especialmente aqueles que reforçam os relacionamentos familiares e, assim, aumentam a coesão familiar.

### Estudo de caso:

#### Nevra entre imigrantes gregos em Montreal, Canadá

Dunk,[54] em 1989, descreveu os "nervos" (*nevra*) entre imigrantes gregos em Montreal, uma forma de somatização encontrada principalmente entre as mulheres. Um ataque de *nevra* manifesta-se como um sentimento de perda de controle, de "ser agarrado pelos seus nervos", que então "explodem" ou "se soltam". Ao mesmo tempo, há com freqüência gritos, berros, arremesso de objetos e espancamento dos filhos. Muitas vezes, há sintomas físicos vagos, como cefaléias, dores no pescoço e nos ombros e tontura. Quem sofre da condição comumente usa a expressão "meus nervos estão partidos!". Sua causa pode ser relacionada às condições específicas da vida dos imigrantes, incluindo pressões econômicas, moradia em condições de aglomeração, efeitos da migração sobre a família, conflitos de papéis de gênero e a dupla jornada de trabalho das mulheres, que cuidam do lar e trabalham fora. Assim, esta é uma metáfora culturalmente constituída para o sofrimento e um pedido de ajuda; ela pode ser vista como um modo realista de lidar com os problemas quando produz resposta positiva dos membros da família e outros.

Como os dois estudos de caso indicam, os modelos leigos de estresse e "nervos" são altamente variáveis. Tais modelos não podem ser completamente compreendidos sem levar em consideração o contexto em que esses termos são usados. Parte desse contexto envolve as explicações tradicionais para o infortúnio, absorvidas pelos modelos modernos de estresse ou "nervos". Em outros casos, como nos ataques de *nervios* dos imigrantes latinos, descritos no capítulo anterior, o quadro mais amplo deve ser considerado, especialmente o contexto social, político e econômico no qual esses imigrantes se encontram. De modo geral, o conceito de "estresse", embora com base originalmente em um modelo limitado e mecanicista, tornou-se uma das imagens mais presentes para o sofrimento humano do mundo moderno.

## REFERÊNCIAS-CHAVE

4 Selye, H. (1976). Forty years of stress research: principal remaining problems and misconceptions. *Can. Med. Assoc. J.* 115,53-7.

7 Young, A. (1980). The discourse on stress and the reproduction of conventional knowledge. *Soc. Sci. Med.* 14B, 133-46.

8 Pollock, K. (1988). On the nature of social stress: production of a modern mythology. *Soc. Sci. Med.* 26, 381-92.

9 McElroy, A. and Townsend, P.K. (1996). *Medical Anthropology in Ecological Perspective,* 3rd edn. Boulder: Westview Press, pp. 252-6.

10 Parkes, C.M. (1971). Psycho-social transitions: a field for study. *Soc. Sci. Med.* 5, 101-15.

11 World Health Organization (1971). Society, stress, and disease. *WHO Chron.* 25, 168-78.

15 Ader, R., Cohen, N. and Felten, D. (1995). Psychoneuroimmunology: interactions between the nervous system and the immune system. *Lancet,* 345, 99-103.

19 Engel, G. (1968). A life setting conductive to illness: the giving-up-given-up complex. *Ann. Intern. Med.* 69, 293-300.

25 Marmot, M. (2004) *Status Syndrome.* London: Bloomsbury, pp. 1-36.

36 Waxler, N. E. (1981). The social labelling perspective on illness and medical practice. In: *The Relevance of Social Science for Medicine* (Eisenberg, L. and Kleinman, A. eds). Dordrecht: Reidel, pp. 283-306.

46 Desjarlais, R., Eisenberg, L., Good, B. and Kleinman, A. (1995). *World Mental Health.* Oxford: Oxford University Press, pp. 47-50, 116-35.

47 Swartz, L. (1998). *Culture and Mental Health: A Southern Africa View.* Oxford: Oxford University Press, pp. 167-88.

## LEITURA RECOMENDADA

Ader, R.A., Cohen, N. and Felten, D. (1995) Psychoneuroimmunology: interactions between the nervous system and the immune system. *Lancet 345,* 99-103.

Hahn, R. A. (1997) The nocebo phenomenon: concept, evidence, and influence on public health. *Prev. Med.* 26,607-11.

McElroy, A. and Townsend, P.K. (1989) *Medical Anthropology in Ecological Perspective,* 3rd edn, Chapter 7. Boulder; Westview Press.

Helman, C. G. (1987) Heart disease and the cultural construction of time: the Type A behaviour pattern as a Western culture-bound syndrome. *Soc. Sci. Med.* 25,969-79.

Pollock, K. (1988) On the nature of social stress: production of a modern mythology. *Soc. Sci. Med. 26,* 381-92.

Young, A. (1980) The discourse on stress and the reproduction of conventional knowledge. *Soc. Sci. Med.* 14B,133-46.

## *WEBSITES* RECOMENDADOS

Health and Safety Executive (UK): http://www.hse.gov.uk/ stress

National Institute for Occupational Safety and Health (USA): http://www.cdc.gov/niosh/topics/stress/

# 12

# Migração, globalização e saúde

Este capítulo trata de dois assuntos inter-relacionados – a *globalização* e a *migração*. Ele discute como cada uma delas, particularmente a migração, pode ter grandes efeitos sobre a saúde e os cuidados de saúde das populações em todo o mundo.

## GLOBALIZAÇÃO

O que é globalização? O sociólogo Anthony Giddens[1] a descreve como "aqueles processos que estão intensificando as relações sociais mundiais e a interdependência". Eles resultam de "laços econômicos e sociais complexos que unem os países e as pessoas em todo o mundo". A globalização é criada pela "união de fatores políticos, sociais, culturais e econômicos". Ela torna possível o movimento rápido de pessoas, idéias, bens, serviços, dinheiro e informações por todo o mundo, em um período de tempo cada vez mais curto.

No mundo moderno, indivíduos, grupos e nações estão ficando mais interdependentes do que jamais foram na história da humanidade. Muitas dessas novas conexões entre o *local* e o *global* resultam dos grandes avanços em áreas como as telecomunicações mundiais (como a televisão por satélite), a tecnologia da informação (como a internet) e os transportes (como viagens aéreas a preços baixos). O efeito dessas inovações é ligar as pessoas mais intimamente, permitindo que elas se comuniquem, compartilhem informações ou negociem umas com as outras, ainda que estejam a milhares de quilômetros de distância. As culturas estão interagindo cada vez mais umas com as outras, havendo a possibilidade de que idéias e práticas de uma – como as crenças sobre doença ou formas de tratamento – sejam integradas em outra.

Como Giddens também observa,[1] a globalização é facilitada pela integração crescente da economia mundial, especialmente do que ele chama de "economia do conhecimento" ou "economia sem peso", que baseia-se na transmissão global de informações. Ela também é acelerada pelo número crescente de organizações intergovernamentais (OIGs) e organizações não-governamentais internacionais (ONGs), cujo alcance de sua atuação hoje em dia vai bem além das fronteiras nacionais. Ao mesmo tempo, o crescimento das grandes corporações transnacionais (CTNs), responsáveis por um terço de todo o comércio mundial, é uma influência importante nos mercados financeiros internacionais.

A globalização tem muitos efeitos sociais positivos, mas também muitos riscos. Toda essa interconexão tem um preço. Um vírus que surge em um país, por exemplo, pode ser rapidamente transportado para outro por avião; uma crise financeira em uma parte do mundo pode facilmente desencadear uma crise parecida em outra. A globalização também tem sido responsabilizada por aumentar a distância entre os ricos e os pobres, global e localmente, sendo considerada, portanto, prejudicial à saúde. Em muitos casos, ela pode beneficiar somente as classes mais altas, pois nem todas as pessoas em uma comunidade têm telefone celular, dinheiro suficiente para uma viagem aérea ou acesso à internet, e tampouco podem pagar para investir nos mercados financeiros mundiais. Para muitas pessoas, a globalização também significa a difusão impiedosa do poder cultural e econômico ocidental para o resto do mundo, freqüentemente às custas das culturas e dos modos de vida locais.

Em termos de cuidados de saúde, a globalização pode ter o efeito positivo de propagar informações sobre a pesquisa médica mais recente, levando as técnicas e os equipamentos médicos e os produtos farmacêuticos para onde eles são necessários e conectando as pessoas que sofrem de uma mesma doença em um grupo mundial de apoio ao paciente (ver Capítulo 13). Como muitas pessoas estão agora desenvolvendo uma perspectiva global, isso também pode aumentar sua consciência dos riscos ambientais à saúde, como o aquecimento global e a ameaça de pandemias mundiais, como a síndrome da imunodeficiência adquirida (AIDS), a síndrome respiratória aguda grave (SARS) ou a gripe aviária. Por outro lado, ela pode ajudar a disseminar essas mesmas doenças, bem como a poluição ambiental.

### Glocalização

Um modo de confrontar a globalização é por meio da glocalização (*glocalization*): integrando as preocupações locais e globais pela "localização" (ou "indigenização") das forças e influências globais e, assim, "domesticando-as" no processo. Um exemplo, descrito adiante, é o modo como a medicina aiurvédica da Índia, importada para a Alemanha, tem sido sutilmente modificada para se adequar às expectativas culturais locais alemãs de cuidados médicos. O mesmo processo, no qual as influências do exterior são "reenquadradas" para ajustar-se à cultura local, é visto nas formas muito diferentes com que as instituições biomédicas (como clínicas ou hospitais) são projetadas e administradas em diferentes países com origens culturais diversas (ver Capítulo 4). Isso também aplica-se à importação de culinária, modas de vestuário, tipos de automedicação e as várias formas de "medicina alternativa".

Assim, a globalização nunca é unidirecional ou impossível de ser detida, havendo muitas formas diferentes de resistir à sua influência hegemônica sobre a vida do dia-a-dia. Ela não afeta todos os membros da população igualmente, pois – ao menos em países mais pobres – sua influência é mais sentida pela elite privilegiada que tem acesso à internet, a viagens e finanças globais.[2] Muitas das partes mais pobres da população continuarão a viver suas vidas locais, com base em suas tradições e formas de comportamento particulares.

Outra força contrária à globalização é a tendência crescente de indivíduos, comunidades ou até países inteiros de resistir às suas forças hegemônicas (às vezes denominadas "McDonaldização"),[3] retornando a um foco sobre sua própria visão de mundo local (às vezes muito tradicional) e suas formas de fazer as coisas.[1] Em alguns casos, isso pode envolver um retorno a um fundamentalismo religioso extremo ou a uma xenofobia nacional extrema.[4] Em um nível muito mais benigno, em muitos países ocidentais, ela tem envolvido um retorno a uma ênfase nas formas mais "naturais" de tratamento (como herbalismo, massagem ou "alimentos saudáveis") que são vistos como símbolos de saúde, inocência e pureza de um passado pré-industrial. Algumas formas de "tratamento natural", como ioga, meditação, *shiatsu* ou *reiki*, foram importadas para outros países com esse fim.

## MIGRAÇÃO

Um dos componentes mais importantes da globalização é a *migração* – uma palavra que venho usando para descrever não somente o movimento global de pessoas, mas também o movimento de idéias, objetos, serviços, ideologias e formas de cura. Os principais tipos de migração de interesse para os antropólogos médicos são listados na Tabela 12.1.

### Migração de pessoas

#### Visão geral da migração global

Hoje, um número elevado e sem precedente de pessoas se movimenta pelo globo de uma região para outra e às vezes de volta à primeira, à procura de trabalho, asilo, prazer ou uma nova vida. Essa migração pode ser *externa* (através dos limites nacionais) ou *interna* (dentro dos limites nacionais). Em 2002, a United Nations Population Division (UNPD)[5] estimou que cerca de 175 milhões de pessoas (2,3% da população mundial) viviam fora do seu país de nascimento, dos quais cerca de 15 a 20 milhões eram refugiados, e que a taxa de migração tem crescido de modo constante nas últimas décadas: de 75 milhões em 1965, passando a 84 milhões em 1975, chegando aos 175 milhões de hoje. Dada a velocidade atual de aumento na população mundial, prevê-se que haverá cerca de 230 milhões de migrantes no mundo em 2050.[6] Uma mudança interessante nos padrões de migração é que cerca de 48% dos migrantes são agora mulheres, proporção esta que está subindo à medida que mais mulheres migram sozinhas, um fenômeno que a International Organization for Migration[6] chama de "feminização da migração". Em termos de distribuição, cerca de 60% de todos os migrantes do mundo vivem agora nos países mais desenvolvidos e 40% nas regiões menos desenvolvidas.[5] A maioria dos migrantes vive na Europa (56 milhões), na Ásia (50 milhões) e na América do Norte (41 milhões).[5]

#### Migração voluntária e involuntária

Muitas dessas pessoas são *migrantes voluntárias*, que escolheram deixar seus lares e países à procura de melhores perspectivas econômicas, padrões de vida mais altos, melhor acesso à educação e aos cuidados

| Tabela 12.1 |
|---|
| Tipos de migração |
| Pessoas |
|   Migrantes |
|   Refugiados |
|   Profissionais de saúde |
|   Turistas |
| Sistemas de cura |
| Produtos farmacêuticos e drogas |
| Microrganismos e riscos ambientais |
| Partes do corpo |
| Culinária |
| Religiões |
| Armas |
| Informação |
| Capital, empregos e dívidas |

de saúde e um futuro mais brilhante para seus filhos (Figura 12.1). Porém, também há muitos milhões de *migrantes involuntários*, forçados a fugir de suas casas devido às guerras, às perturbações políticas, à perseguição, ao sofrimento econômico ou aos desastres naturais. No passado, o comércio de escravos africanos entre os séculos XV e XIX foi uma das maiores migrações involuntárias da história, com milhões de africanos sendo transportados como escravos para colônias européias nas Américas e no Caribe.

Hoje em dia, o Alto Comissariado para Refugiados das Nações Unidas (UNHCR) é a corporação internacional que cuida da maioria dos migrantes involuntários (embora muitos outros sejam cuidados por outras organizações e agências das Nações Unidas). Dados do UNHCR[7] indicam que, no início de 2005, o número total desses migrantes "preocupantes" – isto é, pessoas que precisavam de sua assistência – havia subido para 19,2 milhões (de 17 milhões no ano anterior). Um terço (6,9 milhões) deles estavam localizados na Ásia, enquanto 4,9 milhões estavam na África, 4,4 milhões na Europa, 853.300 na América do Norte, 2 milhões na América Latina e 82.400 na Oceania. O UNHCR dividiu o número total de migrantes dos quais estava cuidando em cinco categorias diferentes:

- *Refugiados* – 9,2 milhões de pessoas que fugiram de perseguição em seus próprios países para buscar segurança em um país vizinho (uma queda de 4% em relação ao ano anterior). Em 2004, os principais países hospedeiros de refugiados eram o Irã (1.046.000), o Paquistão (961.000), a Alemanha (877.000), a Tanzânia (602.000) e os Estados Unidos (421.000)
- *Solicitantes de asilo* – 839.200 pessoas que fugiram de seu próprio país e então solicitaram proteção legal e assistência material em outro país. Em 2004, um total de 676.400 pessoas pediram asilo em todo o mundo, dois terços delas na Europa.
- *Pessoas deslocadas internamente* (PDIs) – 5.574.000 pessoas apanhadas em situações semelhantes às dos refugiados e que fugiram de suas casas, mas que permaneceram dentro dos limites de seus países de origem.

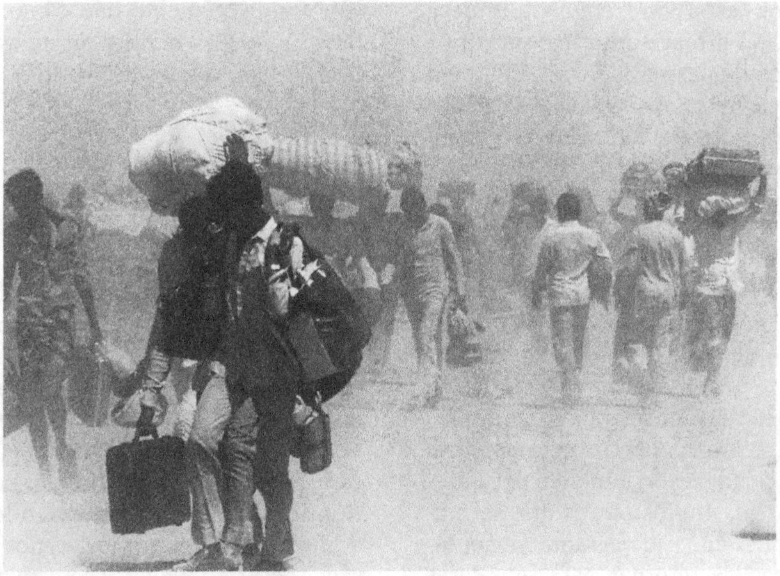

**Figura 12.1** Em todo o mundo, muitas pessoas estão deslocando-se à procura de uma vida melhor ou mais segura em outro país. (Fonte: Organização Mundial de Saúde, *World Health*, No. 6, November-December 1995. Reproduzida com permissão.)

- *Pessoas que retornavam* – 1.494.500 refugiados que retornavam para casa após o fim do conflito e o restabelecimento de algum grau de estabilidade. Entre 2002 e 2005, 5 milhões de refugiados retornaram ao lar, 3,5 milhões deles ao Afeganistão, embora muitos deles ainda necessitassem assistência do UNHCR.
- *Pessoas sem pátria* – cerca de 2.053.100 em todo o mundo.

### Migrações internas

Além das PDIs recém-mencionadas, a migração agora ocorre freqüentemente dentro dos limites de um país por motivos econômicos. Isso faz parte do fenômeno da *urbanização* descrito no Capítulo 18, em que as pessoas do campo se deslocam para as vilas ou cidades em busca de perspectivas econômicas mais atraentes que lá existem (ou que elas acreditam existir). O exemplo mais dramático disso ocorre na República Popular da China, onde, após as mudanças econômicas das últimas décadas, cerca de 100 a 150 milhões de pessoas das zonas rurais deslocaram-se para as vilas e cidades em busca de trabalho,[8] especialmente nas prósperas províncias costeiras de Guangdong, Beijing, Shanghai, Liaoning, Tianjin e Jiangsu.[9] Esse movimento populacional rural-urbano foi descrito como um dos maiores fluxos de migração laboral da história humana.[9]

Outro grupo especial de migrantes internos consiste naqueles deslocados forçadamente de suas casas e aldeias em função de projetos de desenvolvimento econômico em grande escala, como a construção de uma grande represa (por exemplo, a represa de Assuan, no Egito, ou a represa Kariba, na África Central) ou a remoção de pessoas de uma área para testes com armas nucleares.[10] As pessoas deslocadas pelo governo por esse motivo em geral são compensadas e transferidas para outro lugar, mas freqüentemente ainda lamentam seus lares perdidos durante anos ou até décadas.

### Migrantes temporários versus migrantes permanentes

Alguns migrantes deixam seus lares com a intenção de fazer uma mudança permanente para um novo país, região ou cidade, especialmente por questões econômicas. Porém, muitos outros que se mudam para um lugar diferente são *migrantes temporários*, que têm intenção de retornar para seus lares (caso isso seja possível). Esse grupo grande inclui os migrantes involuntários, tais como os refugiados, exilados e emigrados políticos, bem como os migrantes voluntários, tais como trabalhadores migrantes e trabalhadores sazonais da agricultura; homens de negócios e estudantes estrangeiros; diplomatas e pessoal das forças armadas; profissionais expatriados cumprindo contratos de curto prazo; mercadores itinerantes ou nômades (como os beduínos); funcionários de organizações internacionais, governamentais ou não; e o grande número de turistas. Um grupo especial são os "ex-expatriados": as pessoas que viveram ou trabalharam no exterior por um período de tempo e que muitas vezes acham difícil reajustar-se ao seu próprio país e ao seu estilo de vida prévio.

### Migrantes ilegais ou sem documentos

Um grande grupo de migrantes são aqueles ilegais ou sem documentos, os quais não possuem documentos autênticos de viagem nem licenças de trabalho. Alguns foram contrabandeados através das fronteiras nacionais pelos "traficantes humanos", enquanto outros viajaram por conta própria. Não há estatísticas precisas sobre o seu número, embora o Programa de Desenvolvimento das Nações Unidas tenha estimado que há cerca de 30 milhões deles em todo o mundo.[11] Na maioria dos países, esses migrantes ilegais estão em uma posição particularmente vulnerável. Suas condições de vidas freqüentemente são precárias e difíceis, e eles estão expostos à hostilidade oficial e pública, ao abuso legal, à exploração econômica, à violência física, bem como aos problemas de saúde e aos cuidados médicos inadequados. Ao contrário dos migrantes "legais", os migrantes ilegais freqüentemente não contam com a assistência de corporações oficiais ou de agências de ajuda internacional, como o UNHCR.

### "Migração estática"

Em algumas circunstâncias, pode-se "migrar" social e economicamente sem de fato sair do lugar – um processo que eu chamaria de *migração estática*. Por exemplo, uma pessoa que nasceu pobre mas que ganha dinheiro (um prêmio na loteria ou algo assim) e ascende rapidamente na escala social, mesmo sem deixar sua vila, cidade ou vizinhança, pode ser considerada um tipo de migrante social. Freqüentemente, esse aumento no *status* social pode ser uma grande transição emocional, envolvendo um estresse considerável: novas inseguranças, novas ansiedades e pressões, possível alienação em relação à família e aos amigos, ruptura de relacionamentos antigos e assim por diante. Dressler,[12] por exemplo, descreveu os tipos de resposta ao estresse (como aumento na pressão arterial ou sintomas psicossomáticos) que estão freqüentemente associados com modernização, desenvolvimento econômico, mudança social e mobilidade social ascendente em algumas comunidades no Caribe e nos Estados Unidos. Em muitos casos, o desenvolvimento econômico eleva as expectativas, reforça a competitividade, amplia a insatisfação e aumenta a distância entre ricos e pobres. Nessa situação, tanto aqueles que sobem socialmente quanto aqueles que não conseguem fazê-lo podem sofrer de estresse considerável, embora por diversas razões e de modos muito diferentes.

Outro exemplo de "migração estática" pode ocorrer com os residentes antigos de uma área urbana quando ela é tomada por um grande número de migrantes de um país, região ou grupo étnico diferentes. Aos poucos, eles vão notando diferenças na atmosfera, nos sons e nos cheiros de sua vizinhança, a ponto de ela lhes parecer irreconhecível. Embora alguns dos habitantes originais possam receber bem esse desenvolvimento, outros podem sentir-se cada vez mais "estrangeiros" em sua própria terra natal. Para algumas pessoas idosas, em particular, isso pode parecer um tipo de "migração" ou "choque cultural", mesmo que eles não tenham se mudado fisicamente de localidade.

MacLachlan e colaboradores[13] usam o termo *aculturação temporal* para descrever os efeitos psicológicos desses tipos de modificação cultural, ao longo do tempo, nos nativos de um país. Em seu estudo na Irlanda, eles constataram que os indivíduos que identificaram-se com e adaptaram-se às realidades da "nova Irlanda" e às muitas mudanças sociais importantes que ocorreram recentemente nela tiveram a menor taxa de problemas de saúde mental, enquanto a taxa maior foi associada com aqueles que não aceitavam essas alterações e de fato negavam que elas tivessem ocorrido.

### A nova diversidade populacional

Um importante resultado da migração é a crescente *diversidade* cultural e social encontrada hoje em quase todas as cidades no mundo ocidental. Isso resulta parcialmente do desejo de muitos dos migrantes contemporâneos (ao contrário das gerações anteriores) de conservar sua própria identidade cultural ou religiosa em vez de perdê-la ao ser assimilado pela "comunidade hospedeira". De acordo com a UNPD, "A globalização está reformatando quantitativa e qualitativamente os movimentos internacionais de pessoas, com os migrantes indo para países mais ricos e desejando manter suas identidades culturais e laços com seus países de origem".[11] Esse processo é facilitado pelos grandes avanços tecnológicos como a rede de comunicação global e as viagens aéreas de custo acessível, ambas permitindo-lhes ficar em contato estreito com seus países de origem.[11] Esse desejo de manter sua própria identidade também pode aplicar-se às populações de minorias nascidas no novo país, mesmo após diversas gerações.

Um exemplo dessa nova diversidade é encontrado na Grã-Bretanha. Em 2000, um estudo[14] descobriu que somente dois terços das crianças em idade escolar em Londres falavam inglês em casa e que elas falavam um total de 307 línguas. De 1991 a 2001, mais de 1,1 milhões de pessoas mudaram-se para viver e trabalhar no Reino Unido e, em 2001, 4,3 milhões de pessoas (7,53% da população) haviam nascido fora do Reino Unido, incluindo 494.850 da República da Irlanda, 941.384 do sul da Ásia (Índia, Paquistão, Bangladesh, Sri Lanka), 262.276 da Alemanha e 155.030 dos Estados Unidos.[15] Ao mesmo tempo, dezenas de milhares de britânicos mudaram-se para o exterior. Uma estimativa do jornal *Sunday Times*, com base em dados oficiais, é de que haja 14,2 milhões de cidadãos britânicos vivendo no exterior, número composto por imigrantes, seus descendentes e outros de nacionalidade britânica.[16] Além de diversos milhões vivendo na Austrália, no Canadá e na África do Sul, esses dados incluíram aproximadamente 500.000 vivendo nos Estados Unidos, 500.000 na Espanha e 200.000 na França.

Também nos Estados Unidos, a diversidade cultural e étnica são características do século XXI. De acordo com o National Multicultural Institute (NMI),[17] em 2005, quase um em cada três norte-americanos identificava-se como pertencente a uma minoria racial ou étnica e quase uma em cada cinco crianças em idade escolar nos Estados Unidos falavam outra língua que não o inglês em casa. Em quatro estados (Califórnia, Texas, Havaí e Novo México), os membros de minorias étnicas e raciais constituíam mais da metade da população total.[18] A Califórnia tinha as maiores populações hispânicas e asiáticas (12,4 milhões e 4,8 milhões, respectivamente) do país, enquanto a maior população negra (3,5 milhões) estava em Nova York.[18] O NMI previu que, por volta de 2050, um quarto da população total dos Estados Unidos será hispânica e que metade da população total do país será de "pessoas de cor".[17]

Em muitos países ocidentais, os grupos de imigrantes e minorias não conseguem juntar-se à cultura dominante, mesmo que o desejem, em função da discriminação econômica, social ou religiosa. Em algumas cidades, eles encontram-se confinados a guetos étnicos marginalizados, de baixa renda, freqüentemente nos limites da cidade, com altas taxas de desemprego, crime e privação. Os migrantes ilegais ou sem documentos geralmente estão na posição mais marginal de todos.

### "A Era das Diásporas"

Globalmente, os séculos XX e XXI podem muito bem ser denominados a *Era das Diásporas*, embora muitas delas – como a diáspora judaica, irlandesa, grega, armênia e libanesa – existam há muito mais tempo. Quase todos os países têm hoje um grande número de seus cidadãos (freqüentemente muitos milhões) vivendo dispersos no exterior, em outros países. Além da diáspora britânica recém-mencionada, a diáspora chinesa foi estimada em cerca de 30 a 50 milhões de pessoas,[11] enquanto a diáspora indiana – composta por indianos não-residentes (INRs) e pessoas de origem indiana (POIs) – foi estimada em 20 milhões ou mais.[19] O jornal *Times* de Londres estimou que, em 2006, havia 25 milhões de russos vivendo fora da Rússia, em países que anteriormente eram parte da União Soviética, como Ucrânia, Belarus, Letônia, Lituânia e Quirguistão.[20] Diferentes grupos de migrantes tendem a concentrar-se em diferentes países e em diferentes partes do mundo. Dentro da Europa, por exemplo, 92% dos imigrantes da Argélia vivem na França, enquanto 81% dos imigrantes gregos vivem na Alemanha.[11]

Muitas comunidades em diáspora formaram novas identidades por si próprias, embora freqüentemente mantenham ligações com seu país de origem. Em alguns casos, isso pode levar a um envolvimento político ou religioso intenso, às vezes muito extremo, com seus países de origem, como exemplificado pelo "investimento das diásporas em movimentos de independência e guerra civil em sua terra".[10] Sob a perspectiva da antropologia médica, essas diásporas significam que muitos indivíduos dentro delas podem optar por manter suas visões culturais e religiosas originais sobre saúde e doença (Capítulo 5), suas roupas tradicionais e senso de imagem corporal (Capítulo 2), suas práticas alimentares (Capítulo 3) e até seus próprios agentes de cura tradicionais (Capítulo 4).

### Refugiados

Os refugiados são migrantes involuntários, forçados a fugir de seus lares em função de guerra, revolução, conflitos sociais, crises econômicas, "limpeza étnica" (como na antiga Iugoslávia) ou desastres naturais (como o *tsunami* asiático). Há diferentes estimativas quanto ao número de refugiados: em 2002, a UNPD estimou que havia 16 milhões deles em todo o mundo, com os maiores números na Ásia (9 milhões), na África (4 milhões) e no mundo desenvolvido (3 milhões).[5] Em 2000, a Europa abrigava dois milhões de pessoas que buscavam asilo político (muitos dos quais ainda não são classificados como refugiados "oficiais"), quatro vezes mais do que a América do Norte.[11] No Reino Unido, por exemplo, mais de 110.000 pessoas entraram no país em 2002 para pedir asilo, um aumento de 250% em cinco anos.[21] Em meados da década de 1990, o UNHCR estimou que cerca de 80% de todos os refugiados eram mulheres e crianças.[22] Em termos oficiais, os refugiados são definidos pelo fato de que cruzaram as fronteiras nacionais para outro país à procura de asilo, mas, além desses refugiados "oficiais", há cerca de 20 milhões de pessoas que foram deslocadas de seus lares e que ainda permanecem *dentro* dos limites de seus próprios países[22] – mais de 5 milhões dessas PDIs são cuidadas pelo UNHCR.[7]

Como descrito em mais detalhes adiante, ser um refugiado, quer externo ou interno, pode ter muitos efeitos negativos sobre a saúde física e mental, bem como sobre os relacionamentos sociais.

### Composição das populações migrantes

Embora muitos migrantes se mudem para um novo país como parte de uma unidade familiar, há algumas situações em que a população migrante consiste principalmente em homens ou principalmente em mulheres, ou até em crianças. Alguns desses tipos especiais de migração são descritos a seguir.

### Migração de homens

Uma alta proporção de homens migra sozinho, e não como parte de unidades familiares. Muitos vêm de países mais pobres para trabalhar no mundo desenvolvido, geralmente na agricultura, indústria, mineração ou construção – a fim de sustentar suas famílias em sua terra natal. Outros permanecem em seus próprios países, mas se mudam para outras regiões ou cidades à procura de trabalho. Um exemplo de uma migração especialmente masculina são os milhares de homens africanos que saem do sul e do centro da África para trabalhar nas minas de ouro de Joanesburgo, África do Sul. Muitos dos empregos disponíveis para os homens migrantes são mal-remunerados e têm baixo *status*, além de serem perigosos, podendo colocá-los em risco de lesão ou morte em função de suas condições de trabalho inseguras.

A maioria dos homens migrantes acaba retornando à sua terra natal, mas alguns tentam permanecer nos novos países e conseguir dinheiro suficiente para trazer suas famílias para junto deles – um processo conhecido como "migração em cadeia". Outros podem casar-se ou passar a viver com as mulheres locais. Como descrito nos Capítulos 1 e 16, a migração somente de homens às vezes envolve riscos de saúde como o recurso a prostitutas, com uma incidência maior de doenças sexualmente transmissíveis (DSTs) como a AIDS. Os homens também migram de um país para outro, ao menos por um período limitado de tempo, como parte das forças armadas. Além dos riscos óbvios da guerra que eles encontram, o pessoal em serviço freqüentemente também está sob risco maior de contrair DSTs enquanto encontra-se longe de casa.

### Migração de mulheres

Embora a maioria das mulheres migre como parte de unidades familiares, há um número crescente de mulheres migrando independentemente para outros países. Muitas delas provêm de países asiáticos como Filipinas, Indonésia e Sri Lanka, mas muitas também vêm da África e da América Latina. Em diversos países, atualmente, a maioria dos migrantes que vão para o exterior são mulheres. Em 2000, por exemplo, 70% dos trabalhadores migrantes filipinos eram mulheres, freqüentemente vivendo no exterior sem suas famílias e lhes enviando dinheiro para sustentá-las". Na Indonésia, de acordo com o United Nations International Research and Training Institute for the Advancement of Women (INSTRAW), 72% dos trabalhadores migrantes são mulheres, muitas delas atuando no exterior na área de serviços domésticos, enquanto que, na Itália, cerca de 50% dos trabalhadores domésticos vêm de países de fora da União Européia.[23] As mulheres trabalhadoras migrantes representam uma importante fonte de moeda estrangeira para seus países de origem em função do envio de dinheiro para suas famílias. No Sri Lanka, em 1999, por exemplo, do total superior a 1 bilhão de dólares enviado para o país nesse ano, como remessas privadas, 62% foram contribuição de mulheres.[6]

As mulheres migrantes tendem a mudar-se para os países mais ricos da Europa e da América do Norte, bem como para países asiáticos como Japão, Malásia, Cingapura e Hong Kong (onde há cerca de 200.000 mulheres trabalhadoras migrantes, muitas atuando como domésticas[24]) e para a Arábia Saudita e outras partes do Golfo (em 2003, havia 140.000 domésticas trabalhando no Kuwait, provenientes principalmente do Sri Lanka, da Índia, das Filipinas e de Bangladesh).[25] A maioria dessas mulheres migrantes trabalha como empregadas domésticas, funcionárias em hospitais ou cuidadoras de crianças ou idosos. Outras encontram-se trabalhando em empregos mal-remunerados em áreas ainda não reguladas da economia – como fábricas ou fazendas – onde estão sujeitas à exploração econômica e social e, às vezes, ao abuso sexual. Algumas até são forçadas a se prostituírem,[6] o que pode colocá-las sob risco de contrair doenças como a AIDS.[24] Desde o fim da Guerra Fria, um grande número de mulheres jovens do Leste Europeu e da antiga União Soviética foram trazidas ilegalmente para a Europa Ocidental pelos "traficantes de pessoas" para trabalhar como prostitutas contra sua vontade. Além disso, um número não conhecido de mulheres da Ásia e da antiga União Soviética foram importadas para a Europa Ocidental como "noivas da internet" para se casar com homens que "encontraram" na rede. Nos último anos, outra migração basicamente feminina é a das enfermeiras e outras profissionais de saúde, que estão se mudando dos países pobres para os ricos, uma situação descrita adiante.

Uma situação que pode ser uma desvantagem para as mulheres é quando os homens são os primeiros a migrar para um país novo, estabelecem-se lá e então trazem suas esposas e famílias para junto deles ("migração em cadeia"). Ao chegarem, as mulheres podem achar que seus maridos aculturaram-se mais do que elas e que ficaram mais fluentes na língua local, o que pode aumentar a sua sensação de isolamento, especialmente se elas ficam restritas ao lar.[26] Os seus filhos, além disso, podem ajustar-se rapidamente ao lugar e passar a usar cada vez mais apenas a nova língua. Em alguns casos, as mulheres podem achar que seus maridos até mesmo arrumaram outra "esposa" nesse ínterim. Nos anos posteriores, se os seus maridos morrerem e os filhos deixarem o lar, elas podem ficar ainda mais isoladas e serem acometidas por depressão, especialmente se ainda não são bilíngües ou estão desempregadas.

### Migração de crianças

Diversas migrações de crianças, desacompanhadas por adultos, ocorreram na história. Muitas delas originaram-se no Reino Unido, embora as estimativas do número total de crianças envolvidas variem. O processo começou em 1618, quando um grupo de crianças pobres e órfãs foi enviado da Inglaterra para Richmond, Virgínia, e terminou em 1967, com o envio de crianças migrantes para a Austrália.[17] Nos séculos XIX e XX, muitas outras crianças foram enviadas para várias partes do Império Britânico. Entre 1869 e 1930, mais de 100.000 crianças britânicas, conhecidas como as "Home Children" – a maioria delas órfãs ou de origem pobre – foram enviadas para o Canadá para resolver o problema da falta de mão de obra nas fazendas da colônia ou para trabalhar como empregados domésticos.[28] O *website* do Parlamento Australiano estima que, entre 1922 e 1967, cerca de 150.000 crianças com uma média de idade de 8 anos e 9 meses foram embarcadas da Grã-Bretanha para ajudar a povoar os Domínios Britânicos do Canadá, da Rodésia, da Nova Zelândia e da Austrália com um "bom sangue branco"; 5.000 a 10.000 dessas crianças foram para a Austrália, a maioria delas enviada para instituições de caridade ou religiosas.[29] Separadas de suas famílias e origens, muitas dessas crianças britânicas migrantes sofreram emocional e fisicamente por essa experiência.[27]

Outra migração somente de crianças ocorreu logo antes da Segunda Guerra Mundial. Entre 1938 e 1940, o Governo Britânico permitiu que 10.000 crianças com menos de 17 anos, a maioria delas judias, viessem para o Reino Unido como refugiadas da Alemanha, da Áustria, da Checoslováquia e de outros países europeus nazistas. Em um processo conhecido como *Kindertransport*, elas foram enviadas do continente para a Inglaterra em trens fechados e então reassentados.[30] A maioria delas nunca voltou a ver seus pais, pois eles foram assassinados no Holocausto.

Hoje em dia, a maioria das crianças migrantes são adotivas (geralmente trazidas aos países ocidentais vindas da Ásia ou da América Latina), enviadas pelos pais para serem educadas no exterior, crianças-soldado inscritas em vários exércitos (especialmente na África) e crianças refugiadas em busca de asilo.[31] Muitas desse último grupo são órfãs e chegam ao seu destino desacompanhadas por qualquer adulto, como o grande número de "menores desacompanhados" que chegaram na Europa e na América do Norte provenientes do sudeste da Ásia após a Guerra do Vietnã. Várias organizações, não-governamentais e governamentais, foram criadas para tratar dessas crianças refugiadas, incluindo o Office of Refugee Settlement do governo dos Estados Unidos, que administra o "Unaccompanied Refugee Minors Program". As crianças refugiadas, sobretudo de zonas de guerra, freqüentemente apresentam grandes problemas de saúde mental, incluindo o "luto cultural" descrito adiante.[31]

### Migração de profissionais de saúde: médicos e enfermeiros

Um resultado do crescimento dos mercados de trabalho internacionais é o grande número de médicos e enfermeiros que saem de países mais pobres para trabalhar nos mais ricos. Esse é um processo controverso, pois, embora dê lucro ao novo país (o "ganho de cérebros"), freqüentemente deixa os países mais pobres desprovidos de seus profissionais de saúde (a "fuga de cérebros"). Além disso, como o treinamento de medicina e de enfermagem é muito caro, esses países estão indiretamente "subsidiando" os ricos ao pagar pela educação de seus profissionais de saúde. Esses dois processos podem afetar seriamente seu sistema de cuidados de saúde já empobrecido e desgastado, e esse fato indica que a educação também deve ser acompanhada por oportunidades de emprego para evitar essa migração.

Muitos profissionais de saúde têm migrado das Filipinas ao longo dos anos. Em meados da década de 1970, por exemplo, 13.480 médicos estavam trabalhando no seu país natal, mas outros 10.410 médicos formados nas Filipinas estavam trabalhando nos Estados Unidos. Além disso, cerca de 15.000 enfermeiros deixam as Filipinas para trabalhar no exterior a cada ano, podendo hoje ser encontrados em mais de 30 países diferentes.[32]

A migração médica também pode ocorrer entre os países ricos: na década de 1990 a 2000, 3.720 médicos canadenses mudaram-se para trabalhar no exterior, especialmente nos Estados Unidos.[32] Porém, a maioria dos médicos estrangeiros trabalhando nos Estados Unidos provém de países mais pobres. Em 2004, eles incluíam 5.334 da África subsaariana, dos quais 478 formados em Gana.[33] Em sua revisão da literatura sobre a migração médica, Bach[32] observa que, em 1972, um total de 6% dos médicos do mundo estavam trabalhando em outro país, 86% deles em cinco países desenvolvidos: Canadá, Estados Unidos, Reino Unido, Austrália e Alemanha. Desde 1972, a taxa dessa migração médica aumentou ainda mais, assim como a migração de enfermeiros. Em 2000, estimou-se que cerca de 100.000 enfermeiros norte-americanos formaram-se no exterior e que 25% dos médicos norte-americanos haviam feito sua graduação em faculdades de medicina no exterior.[32]

No Reino Unido, a situação é parecida. Em 2002 a 2003, havia cerca de 12.000 enfermeiros estrangeiros registrados no Reino Unido,[32] enquanto, em 2004, dos 212.356 médicos registrados no Reino Unido, 61.551 haviam se formado no exterior, incluindo 9.152 treinados na África subsaariana – cerca de um terço deles na África do Sul.[33]

Bach[32] destaca que a decisão de migrar não é o resultado apenas de fatores individuais: deve-se incluir também o papel das organizações, como hospitais, departamentos do governo ou agências de recrutamento privadas. Essas agências (algumas vezes em oposição à política oficial do governo) buscam ativamente profissionais de saúde em países em desenvolvimento, convidando-os a trabalhar para elas.[32]

Embora muitos profissionais de saúde migrantes sejam bem-sucedidos em seus novos países, outros afirmam que são mal-remunerados, não recebem promoções, têm *status* menor ou empregos mais difíceis ou são ativamente discriminados.

O estudo de caso a seguir, compilado pela instituição de caridade médica britânica MedAct, trata de uma migração médica particular: de Gana para o Reino Unido.

### Estudo de caso:

**Migração de médicos e enfermeiros de Gana para o Reino Unido**

Mensah e colaboradores[33] revisaram a migração de profissionais de saúde de Gana para o Reino Unido. Desde a década de 1970, mais de 50% de todos os médicos formados em Gana subseqüentemente emigraram para outros locais. Em 2004, havia 293 médicos e 1.021 enfermeiros formados em Gana trabalhando no Reino Unido. Aqueles profissionais de saúde que migraram o fizeram à procura de maior renda, melhores condições de trabalho e novas qualificações. Muitos dos enfermeiros foram recrutados ativamente pelas agências de enfermagem do Reino Unido para trabalhar no setor privado. Ao mesmo tempo em que muitos médicos migrantes de Gana se beneficiam financeiramente com a mudança e conseguem enviar dinheiro para seu país, freqüentemente há conseqüências negativas para eles, as quais podem incluir um alto custo de vida, tensão nos relacionamentos familiares e experiências desagradáveis no local de trabalho, como racismo, abuso, *bullying*, subvalorização das habilidades e salários menores. Em nível nacional, essa migração médica também pode ter efeitos sérios, minando todo o sistema de cuidados de saúde em Gana. A globalização obscureceu os limites entre os sistemas médicos do Reino Unido e de Gana, tornando-os cada vez mais integrados um com o outro – mas, como a migração é basicamente de uma via, ela é prejudicial para Gana. Eles destacam que, embora os "profissionais de saúde que migraram para trabalhar no Reino Unido tivessem sido formados em Gana às custas públicas e privadas dos cidadãos desse país, os benefícios dessa formação estão sendo vivenciados em outro lugar". É o National Health Service do Reino Unido que está "usando os recursos que ele não criou através de investimento para o benefício dos seus usuários". Muitos desses recursos provêm de países mais pobres, que supriram o Reino Unido com médicos e enfermeiros migrantes. Eles estimam que o custo atual para a formação de um médico e um enfermeiro, no Reino Unido esteja em torno de, respectivamente, 220.000 e 37.500 libras, de modo que essa migração implicaria uma economia para a Grã-Bretanha, em custos de formação, de cerca de 65 milhões de libras com o emprego de médicos de Gana e 38 milhões de libras com o emprego de enfermeiros de Gana. Assim, as economias para o Reino Unido são enormes e, com efeito, um país pobre está agora subsidiando um país rico (mas sem ser compensado por isso). Os autores vêem essa situação como um exemplo de auxílio ao inverso, sendo que "o subsídio é perverso e injusto, pois piora a desigualdade existente no acesso aos cuidados de saúde em nível global".

## Migração de turistas

O movimento em massa de pessoas à procura de férias, relaxamento, saúde ou aventura é um fenômeno relativamente novo. O turismo é uma forma temporária de migração, mas que agora tem importantes ramificações locais e internacionais. Ele é atualmente uma indústria global multimilionária, empregando milhões de pessoas, mas também pode ser prejudicial à saúde.

As tendências mundiais do turismo são monitoradas pela World Tourism Organization (WTO), uma agência especial das Nações Unidas, com 138 países membros, bem como associações de turismo, governos locais e companhias do setor privado. A WTO descreve o crescimento do turismo global como "um dos fenômenos econômicos e sociais mais notáveis do último século". Usando o total de "chegadas internacionais" (pessoas chegando a um país provenientes de fora de suas fronteiras), eles estimam que esse número tenha subido de modo constante de 25 milhões em 1950 para 763 milhões em 2004. Durante esse período, as taxas do turismo internacional subiram especialmente na Ásia e no Pacífico (13% por ano) e no Oriente Médio (10% por ano), em comparação com a Europa (6%) e as Américas (5%).[34]

O impacto econômico do turismo é enorme, especialmente em países mais pobres. Em 2003, a WTO estimou que ele representou 6% da exportação mundial total de bens e serviços.[35] Para os países mais pobres, o turismo pode ser um benefício dúbio. Por um lado, ele traz divisas estrangeiras mas, por outro, às vezes pode agir como uma "safra de dinheiro" (ver Capítulo 3), retirando as pessoas da terra, da produção de alimentos e tornando-as mais dependentes da economia do dinheiro. Isso ocorre porque a indústria do turismo é vulnerável às flutuações globais em demanda e suprimento, sendo altamente sensível a eventos locais como desastres naturais, ataques terroristas, crime ou agitação civil. O desenvolvimento excessivo e a aglomeração de alguns pontos turísticos podem prejudicar o ambiente local, reduzir a coesão social, introduzir o consumo de drogas e outros tipos de comportamento anti-social e sobrecarregar os serviços de saúde locais.

Alguns turistas viajam especificamente para aumentar sua saúde, para *spas*, fontes termais, centros de hidroterapia ou "fazendas de saúde". Muitos países mediterrâneos e do Oriente Médio oferecem agora esse "turismo terapêutico", alegando benefícios para uma variedade de doenças, como artrite e distúrbios da pele (como os efeitos benéficos das águas do Mar Morto sobre a psoríase). O *Times* de Londres estima que, anualmente, cerca de 150.000 estrangeiros buscam tratamento em hospitais indianos para problemas de saúde que não caracterizam emergências, como próteses de quadril ou joelho, tirando vantagem do menor custo dos avançados serviços médicos da Índia.[36]

### Riscos de saúde do turismo

O turismo em si envolve muitos riscos, incluindo morte, lesão e doença. Ele pode resultar em *jet-lag* ou enjôo marítimo, bem como em lesão física real em esportes como natação, mergulho em águas profundas ou esqui. Também há riscos potenciais de crime local, terrorismo, agitação política, acidentes aéreos e ferroviários, abuso de álcool ou drogas, desastres naturais (como o *tsunami* asiático), saneamento ou suprimento inadequados de água, intoxicação alimentar, picadas de insetos, trombose venosa profunda (TVP) após vôos de longa duração ou exposição às doenças endêmicas locais como malária, febre amarela, dengue ou febre da picada do carrapato. No nível emocional, os turistas podem passar por conflitos conjugais ou entre gerações, ou sofrer depressão, ansiedade ou saudade do lar, especialmente se suas férias não se tornam a "inversão simbólica" agradável da vida diária que eles esperavam (ver Capítulo 10). Finalmente, certos tipos de turismo especializado, como o "turismo sexual", trazem com eles os riscos da exploração de meninos e meninas menores de idade, bem como de disseminação da AIDS e de outras DSTs.

### Outros tipos de migração

Esta seção aborda tipos diferentes de "migração": não originalmente de pessoas mas, em vez disso, de objetos, drogas, idéias, dinheiro e sistemas de crença. Eles são distribuídos por tipos especiais de migrantes, como comerciantes, vendedores, traficantes de armas, editores, jornalistas, evangelistas religiosos, especialistas em tecnologia da informação, banqueiros, representantes de empresas farmacêuticas transnacionais e profissionais de saúde expatriados, bem como por imigrantes, turistas, refugiados e outros migrantes. Auxiliados pela difusão de viagens e redes de comunicação mundiais, esses outros tipos de migração são uma parte intrínseca do processo de globalização. Eles também podem ter grandes efeitos sobre a saúde global, inclusive sobre os conceitos culturais de saúde, doença e cuidados médicos.

### Migração dos sistemas de cura

A globalização envolve a difusão de conceitos, equipamentos e técnicas de diagnóstico e tratamento médicos através do mundo. Desde o início do colonialismo, a biomedicina ocidental tem sido exportada para países na África, na Ásia e na América Latina. Hoje, ela está sendo cada vez mais comercializada para países que não têm recursos para pagar todas as suas drogas caras, laboratórios, produtos farmacêuticos e tecnologia, como tomografia computadorizada (TC) ou ressonância magnética (RM). Importar equipamento médico avançado para países mais pobres pode não ser economicamente sustentável se eles não podem pagar para usá-los ou mantê-los. Sem auxílio econômico, isso pode torná-los permanentemente dependentes dos fornecedores dessa tecnologia (com freqüência companhias privadas transnacionais) para peças de reposição, manutenção e reparo.[4]

A globalização também tem difundido diferentes tipos de sistemas de saúde (como o sistema privado, estatal ou socializado de cuidados de saúde) de um país para outro. Em alguns casos, como Whiteford e Nixon destacam,[37] os sistemas de cuidados de saúde transferidos para outro país (como importar um sistema de pagamento por serviço para um país pobre em desenvolvimento) podem não ser sustentáveis ou "ajustar-se" às circunstâncias sociais e econômicas locais, o que tem um efeito negativo sobre a saúde pública.

Dentro do mundo industrializado, as formas de cura, durante muito tempo, foram exportadas entre os países, incluindo a homeopatia da Alemanha no século XIX e a osteopatia dos Estados Unidos no século XX. Além disso, muitas formas de psicoterapia e aconselhamento começaram em um país ocidental para então encontrar seguidores em outro (ver Capítulo 10). Elas incluem a psicanálise (quer freudiana, jungiana ou kleiniana), a terapia comportamental cognitiva, a terapia gestalt, a análise transacional, a psicossíntese e várias formas de psicoterapia orientada para o corpo.

A difusão mundial da biomedicina tem influenciado os agentes de cura tradicionais locais, muitos dos quais "tomam emprestado" alguns dos seus poderosos símbolos de cura (como estetoscópios, jalecos brancos, seringas, prescrições ou produtos farmacêuticos) para seus próprios fins, utilizando-os dentro de seus sistemas de cura particulares. Exemplos são o crescimento dos "injecionistas" em muitos países em desenvolvimento (Capítulo 4) e o caso do "Dr. John", o curandeiro Xhosa em Transkei, África do Sul (Capítulo 9). Em ambos os casos, a difusão da biomedicina ocidental ajudou a criar novas formas sincréticas de cura: uma mistura criativa de velho e novo, científico e mágico, local e importado.

Na outra direção, uma variedade de formas de cura tradicionais, incluindo os modos de conservar a saúde ou relaxar, foram importados pela Europa e pela América do Norte, especialmente da Ásia. Eles incluem acupuntura, moxibustão e outras formas de medicina chinesa tradicional (MCT), *reiki* e *shiatsu* do Japão,[38] ioga, meditação transcendental e medicina aiurvédica da Índia e remédios herbais tradicionais do Tibete e da Coréia. Além disso, o "neoxamanismo" dos índios norte-americanos está tornando-se cada vez mais popular,[39] assim como várias formas de "cura espiritual" da África e do Caribe. Além da importação de um grande número de curandeiros tradicionais e religiosos desses países (ver Capítulo 4), isso levou ao desenvolvimento de formas sincréticas da prática médica entre os próprios médicos ocidentais. Um exemplo disso são os 11.000 médicos alemães que também praticam acupuntura[40] e o interesse crescente por medicina aiurvédica no país, como descrito no estudo de caso a seguir.

### Estudo de caso

**Praticantes de medicina aiurvédica indiana na Alemanha**

Frank e Stollberg[40] estudaram as razões para o crescimento e a popularidade da medicina aiurvédica indiana na Alemanha desde a década de 1980. Atualmente, há nove centros de saúde aiurvédicos no país e cerca de 100 médicos e 25 *Heilpraktikers* (agentes de cura sem formação em medicina) que a praticam, especialmente dentro da organização Maharishi Mahesh Yogi. Esse aumento é o resultado, em parte, da longa tradição alemã de medicina não-ortodoxa, incluindo a naturopatia e a homeopatia (criada por um médico alemão, Samuel Hahnemann), bem como da atitude relativamente liberal das autoridades. Porém, a maioria dos pacientes no estudo foi atraída pela medicina aiurvédica principalmente por sua visão negativa da biomedicina e de seus medicamentos, sobretudo seus efeitos colaterais e eficácia limitada. Muitos dos pacientes chegaram a um praticante particular por intermédio de amigos íntimos ou parentes mas, assim que consultaram, "converteram-se" à medicina aiurvédica. Eles em geral tinham uma experiência positiva com sua abordagem gentil, diagnóstico pelo pulso (uma "experiência muito convincente e levemente mágica"), massagens especiais (*panchakarma*), conselhos nutricionais e remédios "naturais" com base em plantas. Eles também apreciaram as consultas mais longas (30 a 60 minutos) e sua abordagem mais personalizada, que se concentrou em suas necessidades individuais, sentimentos e estilos de vida, algo que muitos dos seus clínicos biomédicos jamais fizeram. De modo geral, eles viam a medicina aiurvédica como mais "natural" do que a medicina, de alguma forma atuando para o "fortalecimento" do corpo e não apenas para o tratamento de suas doenças.

Os autores sugerem que as noções aiurvédicas de "purificar" ou "limpar" o corpo (pela dieta ou massagem) fazem sentido para esses pacientes, pois lembram as idéias alemãs tradicionais do *Entschlackung* ou "purificação" – idéias que têm sido destacadas desde aproximadamente 1900 e os primórdios do movimento de cura natural (*Natuurheilkundebewegung*). Apesar disso, eles ainda escolhem a biomedicina para emergências médicas, doenças agudas e condições cirúrgicas. Como disse uma pessoa, "Você deve ter uma mistura saudável da medicina natural e da biomedicina".

A medicina aiurvédica na Alemanha, porém, é diferente da medicina aiurvédica na Índia. Ao adaptar-se às necessidades e à visão alemãs, ela abandonou alguns de seus tratamentos mais drásticos, como as purgações intensas. Assim, esse processo de adaptação às formas locais ("glocalização") significa que os sistemas de cura estrangeiros "não atravessam as fronteiras geográficas sem passar por modificações", e as condições culturais locais sempre asseguram que "a difusão transcontinental envolve transformação e hibridização".

### Migração de produtos farmacêuticos e drogas

A propagação dos produtos farmacêuticos ocidentais, do álcool e do tabaco em muitas partes do mundo em desenvolvimento – e os problemas que isso tem provocado – foram descritos no Capítulo 8. Uma tendência contrária é a exportação de remédios e drogas de países em desenvolvimento para o mundo ocidental e outros locais; por exemplo, a globalização dos remédios e tratamentos asiáticos. A popularidade da MTC no Ocidente já foi descrita (Capítulo 4), mas Hsu[41] relata que esses remédios chineses também tornaram-se populares na Tanzânia. Conhecidos localmente como *dawa ya Kichina*, muitos deles são produzidos por grandes empresas farmacêuticas na República Popular da China para serem então exportados para a África.

Além dessas substâncias medicinais legais, existe outro movimento de drogas provenientes do mundo em desenvolvimento: o grande e lucrativo comércio de drogas ilegais, como heroína, cocaína e maconha, de países na Ásia, na América Latina e no Caribe para atender as necessidades de centenas de milhares de adictos, especialmente na Europa e na América do Norte.

### Migração de microrganismos e riscos ambientais

Em todo o mundo, as linhas aéreas e outras formas de transporte agora tornam possível a disseminação rápida de microrganismos de uma parte do globo para outra, transportados pelos indivíduos infectados. Estes incluem vetores insetos (como mosquitos), suprimentos infectados (como carne contaminada por bactérias) e animais domésticos ou aves infectados (como raiva ou gripe aviária). A disseminação global rápida da AIDS (Capítulo 16), da SARS, de várias cepas de influenza e até da "malária dos aeroportos" (Capítulo 17) são exemplos dessa ameaça crescente para a saúde global.

Além disso, os riscos ao ambiente e à saúde humana como poluição do ar, chuva ácida, aquecimento global ou disseminação da radiação nuclear (como após o desastre de Chernobyl) não se restringem às fronteiras nacionais. Eles podem propagar-se rapidamente de uma região para outra: por exemplo, o uso excessivo de aerossóis em um país, causando a depleção da camada de ozônio, pode aumentar o risco de câncer de pele em muitos outros.[4] Da mesma forma, o uso excessivo de recursos (especialmente as fontes de energia não-renováveis) pelos países industrializados pode ter efeitos no ambiente muito além de suas fronteiras – um processo semelhante está ocorrendo nas economias em rápido desenvolvimento da Ásia.[4]

### Migração da culinária

A globalização da culinária já foi descrita no Capítulo 3. Ela se manifesta pela difusão internacional de suprimentos, restaurantes, receitas e modos de cozinhar "étnicos". Tudo isso é uma característica crescente da maioria dos países ocidentais, assim como a criação de novos pratos sincréticos, tais como "Chicken Tikka Masala"[42] ou "chicken curry pizza" agora disponíveis no Reino Unido. Agindo na outra direção está a "transição nutricional" em países passando por desenvolvimento socioeconômico, com uma mudança em direção a uma dieta menos saudável de alimentos processados, "rápidos" ou de "conveniência", ricos em calorias, gorduras, sal e aditivos. A globalização dos alimentos como um produto embalado também tem implicações para a qualidade e o frescor desses alimentos e pode ter um impacto negativo sobre a culinária local e a saúde nutricional. A mudança mundial nas práticas de alimentação infantil, especialmente o declínio da amamentação ao seio entre as comunidades migrantes ou que estão se "ocidentalizando" também traz grandes implicações para a saúde. Tanto a "epidemia de obesidade global" quanto o aumento recente dos transtornos alimentares (como anorexia nervosa) nos países em desenvolvimento podem estar ligados à globalização dos alimentos e hábitos dietéticos, bem como das noções da imagem corporal ideal.

### Migração de partes do corpo

O Capítulo 2 descreveu o comércio internacional crescente e a "transformação em *commodities*" de órgãos usados para transplantes. Em muitos casos, esse comércio é ilegal e resulta no movimento de um grande número de órgãos, como os rins, de doadores pobres no mundo em desenvolvimento para receptores nos países mais ricos do hemisfério norte. Scheper-Hughes[43] descreve esse fenômeno como "biopirataria" e como apenas outro exemplo da desigualdade global e exploração dos pobres pelos ricos. A autora ressalta que os doadores no mundo em desenvolvimento podem ser forçados a doar um rim ou outro órgão devido à sua pobreza, pois este é o único "bem" que possuem.

### Migração de informações

De acordo com Giddens[1], as novas tecnologias da comunicação (como internet, correio eletrônico, telefones, videoconferências, rádio e televisão) "facilitam a compressão do tempo e espaço", conectando os indivíduos em tempo real, embora possam estar a milhares de quilômetros de distância. Assim, como previsto por McLuhan,[44] o mundo reduziu-se a uma "aldeia global" – embora esse processo envolva principalmente aqueles com acesso a essas novas tecnologias.

A migração de informações pode ter grandes efeitos sobre o sentido de identidade das pessoas, resultando em uma erosão (ou fortalecimento) da identidade local. Ela pode gerar novas formas de "identidade híbrida", composta por elementos de diferentes fontes culturais.[1,11] Alguns podem escolher uma forma global (freqüentemente religiosa) de identidade, em detrimento de uma local. Em alguns casos, isso pode propagar mensagens de extremismo religioso ou movimentos políticos entre populações geograficamente dispersas. Todo esse processo de fluxo de informações pode provocar conflitos ou hostilidade entre diferentes grupos, mas também pode produzir cooperação. De modo geral, como Kirmayer e Minas[2] sugerem, em uma era de fluxo global de informações, "o distante pode ser mais familiar e freqüentado do que o fisicamente próximo". Assim, eles sugerem que "seria mais útil pensar as culturas em termos de fluxos de informações e de comunidades individuais, inclusive as pessoas, como sendo pontos locais no fluxo de um sistema global". Em termos de saúde, embora a tecnologia da informação possa difundir dados sobre pesquisas, técnicas e tratamentos médicos mais recentes (Capítulo 13), isso às vezes pode fazer com que se criem expectativas irrealistas em torno do que a medicina pode atingir. Em muitos casos, as comunicações globais podem ajudar os grupos migrantes a manter-se em contato com suas culturas de origem, inclusive com suas visões tradicionais de saúde, doença e infortúnio.

Alguns dos efeitos do fluxo global de informações médicas são descritos no Capítulo 13, no caso da telemedicina.

### Migração de religiões

Historicamente, as religiões têm se difundido por todo o mundo, muitas vezes substituindo as crenças locais que encontravam. O budismo difundiu-se da Índia, onde começou, para muitos outros países asiáticos, e tanto o cristianismo quanto o islamismo foram propagados pela conquista e pela persuasão. Na América Latina, há agora muitas religiões sincréticas diferentes – especialmente uma mistura de elementos católicos, africanos e indígenas. Elas incluem *umbanda* e *candomblé* no Brasil, *santería* em Cuba e *vodu* no Haiti. Nas últimas décadas, esse processo de migração de religiões aumentou em velocidade e complexidade. Não somente muitos migrantes levam suas religiões junto com eles (cerca de 15 a 20 milhões de muçulmanos instalaram-se na Europa Ocidental desde a Segunda Guerra Mundial), mas as religiões também são difundidas por missionários, livros, mídia e internet. Diferentes formas de budismo tornaram-se cada vez mais atraentes para muitas pessoas no mundo industrializado, enquanto nas últimas décadas grupos protestantes evangélicos, especialmente dos Estados Unidos, vêm convertendo muitas pessoas na América Latina, na África, na Europa, no Pacífico e em outros lugares. A conversão religiosa pode ter um grande impacto sobre a saúde e envolve novos modos de explicar doença e infortúnio, novas atitudes em relação a tratamento médico, estilo de vida, vestuário, tabus alimentares e uso, ou evitação, de alguns "reconfortantes químicos".

### Migração de armas

Algumas das dimensões do comércio internacional de armas, bem como os grandes lucros provenientes dele e seu enorme custo em termos de morte e lesão, são descritas em mais detalhes no Capítulo 18. Essa indústria global inclui tanto o comércio legal quanto o ilegal de armas pequenas (como rifles de assalto ou AK-47s), armas leves (como lança-granadas e metralhadoras), armas maiores (como jatos ou sistemas de mísseis) e minas terrestres – agora produzidas por empresas em 48 países diferentes e com muitas já instaladas em países como Cambodja, Afeganistão e Moçambique. Muito desse comércio flui dos países ricos para os mais pobres, onde pode abastecer conflitos locais e desestabilizar sistemas econômicos e sociais já frágeis. Desde a Segunda Guerra Mundial, 85% de todos os grandes conflitos armados ocorreram em países pobres, e muitas das mortes resultantes desses conflitos foram de civis, especialmente mulheres e crianças.[45]

### Migração de capital, empregos e dívidas

Como observado anteriormente,[1] a globalização pode ampliar a distância entre os ricos e pobres, tanto entre quanto dentro dos países. Ela também pode obscurecer os limites nacionais e transferir poder dos governos nacionais (e seus sistemas médicos) para organizações e companhias internacionais e transnacionais mais distantes. Em nível local, ela pode ter impactos negativos sobre a indústria e o comércio locais, "exportando" (ou "terceirizando") seus empregos para países onde os custos de mão-de-obra são muito menores (freqüentemente oferecendo menos segurança aos trabalhadores) e onde os lucros para os investidores são muito maiores. Os bens produzidos a preços baixos, desse modo, podem "inundar" os mercados em outros países, causando desemprego local, recessão econômica, aumento da pobreza e uma redução na saúde (ver Capítulo 1). Muitos países mais pobres apresentam grandes dívidas para com o mundo desenvolvido, e grande parte de suas escassas rendas é usada no pagamento das dívidas, e não no desenvolvimento econômico e social. Em nível global, Whiteford e Nixon[37] argumentam que o forte controle exercido pelas corporações internacionais como o Fundo Monetário Internacional e o Banco Mundial, bem como acordos de comércio internacional como GATT, APEC e NAFTA, podem restringir o desenvolvimento de governos nacionais fortes e independentes e sua capacidade de cuidar de suas próprias populações.

## BENEFÍCIOS DA MIGRAÇÃO

A migração pode provocar problemas físicos e emocionais, mas também pode trazer benefícios consideráveis para os migrantes, suas famílias e sua comunidade de origem. Ela pode unir ainda mais uma família imigrante e fortalecer as ligações emocionais entre ela. Para os refugiados e outros migrantes involuntários de áreas de conflito, os benefícios como estar a salvo de perseguições ou do perigo físico são óbvios, enquanto, para a maioria dos migrantes voluntários, a mudança para uma cidade grande pode ter muitas outras vantagens resumidas pelo velho ditado inglês "O ar da cidade torna o homem livre". Além de poderem melhorar sua posição econômica, passam a ter acesso a melhor educação, serviços de cuidados de saúde, instalações esportivas e tipos de entretenimento. Eles podem encontrar novas idéias, novas opções e estilos de vida, novas visões de mundo e adquirir um sentido maior de autonomia e de segurança pessoal e social. As mulheres migrantes podem achar que têm mais opções do que teriam em seus países de origem mais tradicionais. Os filhos dos migrantes podem ter muito orgulho de serem membros de duas culturas e serem bilíngües.[46] Ao conseguirem bons resultados financeiros, os migrantes podem enviar dinheiro para sustentar suas famílias no país natal ou mesmo trazê-las para junto deles. Para os países mais pobres, esses envios de dinheiro para a família e a comunidade podem ser uma importante fonte de moeda estrangeira. De modo geral, estima-se que as remessas dos migrantes para os países em desenvolvimento (às vezes conhecidas como "migradólares") subiram de 30 bilhões de dólares em 1990 para quase 80 bilhões de dólares em 2002.[11]

## RISCOS DE SAÚDE DA MIGRAÇÃO

De modo geral, cada tipo de migração – seja voluntária ou involuntária, permanente ou temporária, legal ou ilegal – envolve seu próprio conjunto específico de problemas de saúde e riscos e suas próprias necessidades específicas em termos de cuidados médicos. Eles são descritos em mais detalhes posteriormente neste capítulo.

Quaisquer que sejam os seus benefícios, a migração pode ser uma experiência traumática para os migrantes em si. Ela pode envolver a perda de identidade individual, estruturas da comunidade, líderes tradicionais, autoridades religiosas e o abandono de marcas locais importantes como túmulos de ancestrais ou santuários religiosos. Para os refugiados, em particular, muitas vezes há uma perda de autonomia, especialmente em campos de recepção e alojamento. Tudo isso pode afetar a saúde mental e física dos migrantes, bem como os seus relacionamentos com outras pessoas.

Para aqueles que se encontram vivendo em cidades do mundo desenvolvido, freqüentemente em bairros pobres, seus riscos de saúde podem se assemelhar àqueles das minorias étnicas que moram há muito tempo naqueles países. Nos Estados Unidos, por exemplo, Betancourt e colaboradores[47,48] descrevem que as minorias étnicas e raciais no país sofrem desproporcionalmente mais de doença cardiovascular, hipertensão (ver adiante), diabetes, asma, câncer e outras condições. Alguns dos riscos para a saúde dos migrantes também assemelham-se àqueles que afligem os pobres urbanos em muitos países menos desenvolvidos, bem como os países mais pobres que estão se "ocidentalizando".[12] Diversos desses novos riscos de saúde, resultantes da globalização econômica e cultural, são descritos em outras partes deste livro. Eles incluem a "epidemia de obesidade global" (Capítulo 3), com seu aumento resultando em diabetes, doença cardíaca, cânceres e transtornos alimentares; a propagação mundial de drogas legais e ilegais, incluindo álcool e tabaco (Capítulo 8); as taxas aumentadas, especialmente em áreas urbanas, do vírus da imunodeficiência humana (HIV)/AIDS e de outras DSTs (Capítulo 16); e a exposição dos migrantes a doenças como malária (Capítulo 17), dengue e tuberculose (Capítulo 18). Eles também incluem uma variedade de distúrbios mentais, sintomas de estresse e rupturas sociais como as taxas aumentadas de separação conjugal, violência doméstica, gravidez na adolescência, abuso sexual e uso excessivo de álcool ou drogas (Capítulos 10, 11 e 18).

Um exemplo das primeiras pesquisas acerca dos efeitos da migração sobre a saúde física é o estudo de caso de hipertensão apresentado a seguir.

### Estudo de caso:

#### Efeitos da migração na pressão arterial

Cassell,[49] em 1975, revisou as pesquisas realizadas acerca dos efeitos da migração sobre a pressão arterial. Em um estudo, a pressão arterial dos migrantes negros do sul dos Estados Unidos para Chicago foi comparada com a dos negros nascidos em Chicago. Constatou-se que, quanto mais tempo vivendo na cidade, mais alta era sua pressão arterial. Em outro estudo, as pressões arteriais dos habitantes das Ilhas de Cabo Verde (a oeste da África) foram comparadas com aquelas dos nativos de Cabo Verde que haviam migrado para o leste dos Estados Unidos. Os imigrantes mostraram pressões mais altas em cada idade e uma diferença mais aguda entre os jovens e os velhos do que os habitantes das ilhas. Outros estudos mostraram taxas maiores de hipertensão entre imigrantes irlandeses para os Estados Unidos (32%), quando comparados com seus irmãos vivendo na Irlanda (21%). Na visão de Cassell,[49] os achados desses estudos provavelmente não resultam de diferenças genéticas entre aqueles que emigraram e aqueles que ficaram para trás, mas podem resultar de diferenças genéticas na suscetibilidade a influências ambientais entre os migrantes individuais. Essas influências incluem fatores físicos como ingesta calórica, atividade física, ingesta de sal e ausência de certos parasitas e doenças no país hospedeiro que, no país de origem, geralmente causam emagrecimento, anemia e uma queda na pressão arterial. Porém, os fatores psicossociais também desempenham um papel, particularmente o desaparecimento de um sistema de valores coerente e sua substituição por valores e situações diferentes, onde o modo tradicional do migrante para lidar com a vida não funciona mais.

## Doença mental

A migração (interna ou externa) freqüentemente parece envolver um risco aumentado de doença mental, embora as razões para isso sejam complexas e não compreendidas em sua totalidade. Muitas vezes, esse risco não somente é maior do que o da população nativa em seu novo país, mas também maior do que o de seus países de origem. As evidências para isso baseiam-se em taxas maiores de admissão a hospitais mentais e índices maiores de alcoolismo, drogadição, suicídio e tentativa de suicídio. Esses riscos parecem afetar alguns grupos de migrantes, mas não outros. Porém, como alguns autores[50] destacaram, os estudos sobre saúde mental dos imigrantes são difíceis de interpretar, a não ser que se possa controlar fatores como idade, classe social, *status* ocupacional e grupo étnico de um lado e métodos diagnósticos culturalmente influenciados do outro. A menos que isso seja feito, não se pode demonstrar claramente que existe uma associação significativa entre a migração e as taxas de doença mental entre os migrantes.

Desjarlais e colaboradores[22] destacam que ser um migrante, em si, não necessariamente leva à doença mental. Diversos *outros* fatores também são relevantes, incluindo fatores externos como *status* empregatício, condições de moradia e reações da sociedade "hospedeira". Fatores como xenofobia, discriminação, preconceito racial (individual e institucionalizado) e provocações raciais provavelmente contribuem para a má saúde mental e física do imigrante, assim como as condições econômicas e políticas que prevalecem na comunidade hospedeira. A isso, pode-se adicionar fatores de personalidade, origem cultural dos migrantes e suas razões iniciais para migrar.[26]

No final da década de 1960, em seu estudo sobre doença mental entre os imigrantes na Austrália, realizado em Victoria, Krupinski[51] verificou que os estados depressivos eram particularmente comuns entre os migrantes britânicos e do Leste Europeu, e o último grupo também tinha a maior taxa de esquizofrenia. De modo geral, os imigrantes mostraram uma taxa muito maior de instabilidade psicológica do que existia na população nascida na Austrália. Estudos mais recentes também sugerem que alguns grupos de imigrantes são mais vulneráveis a certos distúrbios mentais e outras doenças do que outros. Por exemplo, de acordo com Fitzpatrick e Newton,[53] os imigrantes irlandeses na Inglaterra e no País de Gales têm um estado de saúde tão ruim quanto, ou pior que, alguns dos outros grupos étnicos do sul da Ásia ou do Caribe. Em particular, eles têm taxas aumentadas de suicídio, abuso de álcool e problemas de saúde mental, bem como de cardiopatia isquêmica, obesidade, diabetes e outras incapacidades físicas. Além disso, constatou-se que esses problemas de saúde e uma mortalidade geral maior persistem na comunidade irlandesa na segunda e na terceira gerações após a migração.[54]

Quando a doença mental ocorre entre populações de migrantes, ela pode variar de depressão (freqüentemente apresentando-se sob a forma de sintomas somáticos, como "dores em toda a parte") a surtos psicóticos agudos, autonegligência, tentativas de suicídio, abuso de drogas ou álcool, violência doméstica e comportamento anti-social, sobretudo entre os jovens.[10] Alguns podem tornar-se profundamente reservados ou emocionalmente "dormentes"; outros podem "congelar" sua identidade no momento em que abandonam seus lares, nunca deixando aquela experiência para trás e jamais "evoluindo" psicologicamente. Colson[10] descreve, por exemplo, que alguns grupos de refugiados podem desenvolver um tal sentido compartilhado de luto que ele pode dominar totalmente suas vidas, jamais deixando-os se ajustarem à sua nova realidade e prosseguir com suas vidas.

Entre os migrantes idosos para no Reino Unido e no Estados Unidos, uma taxa maior de alguns problemas de saúde mental foi relatada, incluindo depressão e demência.[55] Em um estudo recente no Reino Unido, Livingston e Sembhi[55] encontraram taxas maiores de demência entre os imigrantes idosos afro-caribenhos em comparação com os brancos e pessoas de minorias étnicas nascidas no Reino Unido. Isso pode estar relacionado com taxas maiores de hipertensão e diabetes neste grupo, bem como com seu *status* de migrante, privação socioeconômica e isolamento social.

### Impacto da migração sobre a estrutura familiar

A migração pode reforçar ou fragmentar uma família imigrante, o que, por sua vez, pode afetar a saúde mental de seus membros. Em muitos casos, a migração tem um efeito positivo, aumentando a coesão da família, a cooperação e a proximidade emocional. Em outros, forças externas como a discriminação, o desemprego, as demandas do mercado de trabalho casual ou a dispersão dos membros da família pelas autoridades podem provocar uma ruptura de uma família ampliada previamente unida.[56]

Dentro da família, muitas vezes surge uma nova dinâmica após a migração. A família pode gradualmente tornar-se bicultural, bilíngüe ou mesmo tricultural e trilíngüe, com as visões de mundo culturais dos avós, pais e filhos se diferenciando muito umas das outras. As gerações podem diferir não somente quanto à facilidade para a língua, mas também quanto às expectativas culturais, e a comunicação entre eles pode ficar cada vez mais difícil. Os filhos nascidos e criados no novo país, mas que são incapazes de se comunicar com seus avós imigrantes, podem perder o contato com suas próprias tradições culturais. Além disso, conflitos conjugais podem surgir a partir das mudanças nos papéis de gênero, enquanto conflitos entre gerações podem concentrar-se em aspectos como observâncias religiosas, uso de álcool ou drogas, comportamento sexual ou escolha do parceiro para casamento.

A migração envolve, acima de tudo, uma grande sensação de *descontinuidade* na vida familiar diária. As formas tradicionais e habituais de fazer as coisas, de se relacionar com as outras pessoas e de compreender o mundo, de algum modo, parecem não funcionar mais. Os migrantes freqüentemente encontram-se em um limbo, separados de sua terra natal, mas não se sentindo ainda em casa no seu novo ambiente. Infelizmente, muitas das pessoas que eles encontram, pessoal e oficialmente, podem não compreender isso. De acordo com Colson,[10] os migrantes são "pessoas em transição, sentindo-se desconfortáveis consigo mesmas em um mundo que ignora seu desejo e necessidade de continuidade".

### "Inversões" da estrutura familiar do migrante

As descontinuidades da migração são especialmente marcadas se a família vai para um ambiente urbano no mundo desenvolvido sendo proveniente de um ambiente rural muito tradicional. Nesse caso, sua mudança pode envolver o que chamei de *inversões* de sua vida, de seus papéis sociais e de sua visão de mundo prévios. Cada uma das quatro inversões descritas adiante pode ter efeitos importantes, freqüentemente negativos, sobre a saúde de alguns ou de todos os membros da família.

1. *Inversão de gerações* – uma situação em que os filhos nascidos ou criados no novo país compreendem sua língua, cultura e tecnologia melhor do que seus pais. Em uma inversão das relações usuais de poder entre as gerações, isso lhes dá um novo poder sobre os seus pais e sobre a tradição herdada. São os pais (ou avós) que dependem agora dos jovens para conhecer o mundo, e não o contrário. Quando os pais imigrantes dependem de seus filhos para atuar como intérpretes junto aos profissionais de saúde, pode haver um embaraço considerável; por exemplo, quando um filho jovem é solicitado a traduzir os sintomas ginecológicos ou sexuais íntimos de sua mãe para o médico ou enfermeiro. Porém, Green e colaboradores[46] argumentam que as crianças intérpretes bilíngües no Reino Unido não devem ser vistas somente como incapazes, mas também como "agentes sociais ativos", que com freqüência orgulham-se de serem bilíngües e de poderem ajudar seus pais. Apesar disso, eles constataram que traduzir as histórias médicas mais complexas para um médico freqüentemente lhes trazia problemas, especialmente se isso envolvesse o uso de termos técnicos ou anatômicos, havendo problemas também quando existiam conflitos entre os pais e o profissional de saúde, situações em que se esperava uma ação mediadora por parte da criança.

2. *Inversão de papéis de gênero* – ocorre em algumas comunidades mais tradicionais, quando as mulheres da família ficam mais independentes após a imigração. Elas podem ambicionar, por exemplo, uma carreira fora do lar, estudar ou, no caso das mulheres jovens, escolher seu próprio parceiro de casamento. No Reino Unido, uma série dos chamados "crimes de honra" de mulheres jovens tem ocorrido entre algumas comunidades tradicionais do sul da Ásia, cometidos por pais que desaprovavam fortemente a escolha amorosa de suas filhas. Em algumas comunidades, muitas vezes quem sustenta a família é a mulher – particularmente se o marido não consegue encontrar emprego ou está incapacitado – o que pode causar ressentimentos e conflitos no lar. Colson[10] sugere que alguns homens são afetados mais adversamente pelo *status* de refugiados do que as mulheres, pois a vida dependente de um refugiado muitas vezes envolve a perda de seu *status* prévio como tomador de decisões, além de provedor do sustento da casa. A autora descreve casos em que as mulheres refugiadas assumiram os papéis previamente de "domínio masculino" e, como resultado, aos homens pouco restava a fazer, ficando agitados e deprimidos e às vezes violentos.

3. *Inversão de tempo* – uma situação em que o passado (no "Antigo País") parece ser muito mais importante do que o presente ou mesmo o futuro. Ela ocorre especialmente quando o futuro é incerto e até ameaçador. Trata-se de um estado de nostalgia contínua, em que se pensa constantemente no "Antigo País", arrependendo-se da mudança e sofrendo pelo que foi perdido, em vez de se concentrar naquilo que foi ganho. Para os membros mais jovens da família, sobretudo aqueles nascidos no novo país, esse processo pode ser muito perturbador e até emocionalmente destrutivo.

4. *Inversão de espaço* – uma situação em que, especialmente nos primeiros anos após a migração, a

proporção de espaço não-familiar ocupada pelo migrante parece ser muito maior do que a de espaço familiar – a geografia e as paisagens do Antigo País, mantidas vivas pelas memórias, reminiscências, velhas fotografias e documentos. "Lá" torna-se muito mais real e importante do que "aqui". Neste caso, o migrante ainda está "vivendo", em certa medida, no que Parkes[57] denomina seu "espaço vital" prévio, e não em seu ambiente presente. Como na inversão (3), isso pode ser emocionalmente difícil para as crianças, que tentam arduamente ajustar-se ao país novo e constituir suas novas vidas ali. Kirmayer e Minas[2] destacam que, graças aos meios de comunicação em massa, às telecomunicações globais (como a televisão por satélite) e às viagens aéreas, para muitos migrantes "o distante pode ser mais familiar e freqüentado do que o fisicamente próximo". Em um mundo globalizado, esse fenômeno provavelmente se tornará mais comum e as identidades das pessoas serão constituídas cada vez mais tanto pelos elementos globais como pelos elementos locais.

O efeito geral dessas quatro "inversões" – além de outras mudanças na língua, no vestuário, na alimentação, na religião, no comportamento social e nos padrões de modéstia – podem reduzir o sentido de identidade dos migrantes, bem como a coesão familiar e, assim, o grau de apoio social que ela oferece a seus membros. As "inversões" atuam reduzindo a autoridade dos pais e avós, diminuindo o poder da tradição, aumentando o conflito conjugal e entre gerações e alterando os rituais-chave do ciclo vital (ver Capítulos 6 e 9). Junto com os efeitos negativos do ambiente "hospedeiro" (como rejeição social, racismo, discriminação e desemprego), eles podem induzir sofrimento mental e, em alguns indivíduos e grupos, aumentar muito sua sensação de confusão, anomia, alienação e raiva.

### Saúde dos refugiados

Boa parte das pesquisas sobre a saúde dos migrantes tem se concentrado nos *refugiados* – antes, durante e depois de terem fugido de seus próprios lares. Ao contrário dos migrantes voluntários, os refugiados em geral não têm chance de se preparar psicologicamente (e em termos práticos) para essa mudança súbita, nem de prever suas conseqüências. Em uma fuga às pressas, pode sobrar pouco tempo para que eles reúnam provisões, dinheiro, roupas, mobília, objetos valiosos, heranças de família ou objetos religiosos. Ela também pode separar os membros da família uns dos outros, forçando-os a abandonar os parentes idosos ou doentes à medida que fogem. As comunidades agrícolas têm de deixar para trás não somente seus lares, mas também suas colheitas, seu rebanho e seus equipamentos. Todos esses fatores podem ter sérias conseqüências a longo prazo para a saúde mental dos refugiados.

### Distúrbios físicos e psicológicos

Burnett e Peel[58] revisaram os estudos sobre a saúde dos refugiados. Eles relatam que os refugiados geralmente têm uma incidência maior de problemas de saúde física e mental do que a população geral. No Reino Unido, por exemplo, relata-se que um em cada seis refugiados apresenta um problema de saúde física suficientemente grave a ponto de afetar sua vida, e dois terços já vivenciaram ansiedade ou depressão. Em um estudo de 115 crianças refugiadas em idade escolar em Oxford, Reino Unido, Fazel e Stein[21] constataram que quase um quarto delas tinha algum distúrbio psicológico significativo, mais do que outras crianças das mesmas minorias étnicas e três vezes mais do que a média nacional.

Burnett e Peel[58] também citam diversos outros estudos nos Estados Unidos, na Austrália e na Europa, os quais ilustram os tipos de problemas de saúde que os refugiados podem trazer consigo. Muitos deles passaram por períodos de desnutrição, higiene e saneamento precários, bem como trauma físico ou psicológico. Como resultado, eles podem ter mais lesões físicas e doenças como tuberculose, hepatite A, meningite, HIV/AIDS, malária terciária benigna, infecções por *Helicobacter pylori* e uma variedade de parasitas intestinais. Taxas maiores de diabetes, hipertensão e doença cardíaca coronariana também foram relatadas entre os refugiados da Europa Oriental.[58] Na Tailândia, Bodeker e colaboradores[59] relatam que os refugiados de Burma (Mianmar) apresentaram taxas maiores de tuberculose, desnutrição, infecções respiratórias, HIV e malária resistente a drogas, bem como distúrbios psicossociais resultantes de violência e deslocamento.

Em termos psicológicos, os refugiados podem sofrer de ansiedade, depressão, ataques de pânico ou agorafobia como resultado de sua experiência anterior de migração forçada, bem como de suas situações atuais (especialmente quando discriminação ou isolamento estão envolvidos). Em termos sociais, diferentes tipos de rompimento social podem surgir nas comunidades das famílias de refugiados, de ruptura conjugal e violência doméstica a abuso de substâncias, como uma forma de mecanismo de adaptação. Como outros migrantes, eles também podem sofrer de *luto cultural* (ver adiante).

## Migração e saúde mental: teorias de causa

Por que a migração às vezes está associada a um risco maior de doença mental?

Como Desjarlais e colaboradores[22] destacam, a migração sozinha não necessariamente causa problemas mentais de saúde. Muitos *outros* fatores – antes, durante ou depois da migração – também são relevantes, tais como a experiência do migrante, a personalidade, os recursos, a idade na migração,[55] a origem cultural, o *status* empregatício, as condições de moradia e o grau de coesão social, bem como as reações de sua comunidade "hospedeira".

Embora a migração (quer entre países ou dentro deles) pareça envolver um risco aumentado de doença mental, as razões exatas para isso são complexas e não completamente compreendidas.[55] Como destacado antes,[50] os estudos sobre a saúde mental dos imigrantes freqüentemente são difíceis de interpretar, a menos que sejam controlados muitos outros fatores, incluindo a idade, a classe social, a educação, o *status* ocupacional e o grupo étnico, por um lado, e os métodos diagnósticos que podem ser culturalmente distorcidos, por outro. Porém, quando as taxas de doença mental *são* maiores entre os migrantes, deve-se explicar exatamente por que isso ocorre e por que parece ser maior em algumas comunidades mas não em outras. Esta seção examina seis diferentes formas conceituais de abordar esse problema:

- Multimigração
- Atração-repulsão
- Seleção-estresse
- Hospedeiro *versus* migrante
- Transições psicossociais
- Luto cultural

### Multimigração

A migração pode ser psicologicamente (e fisicamente) traumática – sobretudo para os refugiados – pois mudar-se de um país para outro muitas vezes envolve *diversos* tipos diferentes de migração ao mesmo tempo – um processo que eu denominaria *multimigração*. Assim, a mudança pode envolver não somente uma troca de países, mas também a transição de um pequeno vilarejo rural, com suas práticas tradicionais e visão de mundo religiosa, para o caos ruidoso, colorido e confuso de uma grande cidade ocidental, com toda a sua solidão, anomia e tentações: uma mudança de um mundo restrito mas conhecido para uma exposição a uma ampla variedade de estilos de vida e sexualidades alternativos, bem como a drogas e álcool. Em seu novo ambiente, os migrantes podem encontrar climas e *habitats* não-familiares, modos diferentes de ganhar a vida, novas formas de lazer e tipos muito diferentes de estrutura familiar e organização social. Eles também podem encontrar uma considerável hostilidade da "população hospedeira", tanto individual quanto oficialmente. Sua mudança também pode envolver a troca de um mundo familiar, onde uma religião particular é uma porção-chave de sua vida, para um mundo dominado por uma religião completamente diferente – ou por nenhuma religião. Assim, os migrantes de sociedades tradicionais freqüentemente entram em um ambiente novo onde quase todos os blocos de construção de seu mundo anterior – família, localidade, religião, papéis de gênero, ocupações – não desempenham mais um papel tão importante, sendo menos valorizados. O "choque cultural" resultante pode ser muito traumático e afetar sua saúde psicológica e física, bem como seus relacionamentos uns com os outros. As possíveis dimensões da multimigração são listadas na Tabela 12.2.

| Tabela 12.2 Multimigração | | |
|---|---|---|
| Vila | → | Cidade |
| Rural | → | Urbano |
| Religião A | → | Religião B |
| Religioso | → | Secular |
| Classe social A | → | Classe social B |
| Clima A | → | Clima B |

### Atração-repulsão

A ênfase aqui é em *por que* os migrantes deixam seus lares em primeiro lugar: se a sua migração foi voluntária ("atração") ou involuntária ("repulsão"). Na realidade, essas duas vias para a migração freqüentemente sobrepõem-se: alguém pode ser "forçado" a migrar de um país empobrecido devido à pobreza, enquanto ao mesmo tempo sente-se "atraído" em direção às novas oportunidades econômicas em outro local. Cada uma dessas motivações pode resultar em problemas emocionais para os migrantes e suas famílias. Os migrantes "atraídos" (freqüentemente denominados "migrantes econômicos") podem sofrer grandes desapontamentos se fracassarem em seus novos ambientes; eles também podem sentir que se deixaram abater, bem como suas famílias.[25] Os migrantes "repelidos" podem achar difícil ajustar-se a seu novo ambiente, por lamentarem constantemente o passado, desejando sempre estar em algum outro lugar. Freqüentemente, eles carregam um quadro "fixo" e super-romantizado de sua terra natal, que pode dificultar o seu ajustamento à realidade presente – ou mesmo à realidade de volta ao lar, caso algum dia eles retornarem a ele. Tanto nas migrações de "atração" como de "repulsão", no entanto, o papel do novo contexto – e o fato de ele ser acolhedor ou hostil, generoso ou explorador – também terá grandes efeitos sobre a saúde mental.[22]

### Seleção-estresse

Cox[60] resumiu três hipóteses que buscam explicar a alta taxa de doença mental entre os migrantes:

1. Certos distúrbios mentais incitam suas vítimas a migrar (a hipótese da *seleção*).
2. O processo da migração cria um estresse mental, que pode precipitar a doença mental em indivíduos suscetíveis (a hipótese do *estresse*).
3. Existe uma associação não-essencial entre a migração e certas outras variáveis, como idade, classe e conflito de culturas.

No primeiro grupo, acredita-se que as pessoas agitadas e instáveis migrem mais freqüentemente em uma tentativa de resolver seus problemas pessoais. Em outro estudo na Austrália, em 1965, por exemplo, Schaechter[61] constatou que 45,5% das mulheres imigrantes não-britânicas admitidas a um hospital psiquiátrico dentro de três anos da migração haviam sofrido uma doença mental estabelecida antes da migração. Se os "casos suspeitos" de doença mental antes da chegada eram adicionados, o dado subia para 68,2%. Outros estudos de diferentes partes do mundo mostraram que uma certa porcentagem dos imigrantes *realmente* tem uma história de distúrbios mentais prévios em seus países de origem. Por exemplo, Zahid e colaboradores[25] em 2003, verificaram que a morbidade psiquiátrica entre as domésticas migrantes no Kuwait era de duas a cinco vezes maior do que a da população de mulheres nativas. Entre os fatores de risco significativos para a ruptura psiquiátrica, eles encontraram uma história prévia de doença mental e física em seus países natais. Outros fatores de risco, especialmente entre as domésticas do Sri Lanka, eram um nível menor de educação e uma origem não-muçulmana.

O conceito de "estresse" (Capítulo 11) é freqüentemente usado para descrever as pressões e dificuldades que os migrantes encontram em seu novo ambiente. Porém, como Littlewood e Lipsedge[62] destacam em seu estudo sobre doença mental entre imigrantes no Reino Unido, esses distúrbios resultam da inter-relação complexa de muitos fatores diferentes, incluindo o "estresse" *e* a "seleção". Estes incluem a privação material e ambiental como aglomerações, habitações compartilhadas, falta de lazer, alta taxa de desemprego e baixa renda familiar, bem como a discriminação racial e o conflito entre imigrantes e seus filhos nascidos no local. As dificuldades com a língua também desempenham um papel importante, especialmente entre as mulheres imigrantes que chegam no país depois de seus parentes homens e que freqüentemente vivem restritas ao lar e à família. Por exemplo, um estudo em Newcastle,[26] em 1981, descobriu que 58% das mulheres paquistanesas falavam pouco ou nada de inglês, e 15% dos homens e 66% das mulheres haviam recebido pouca ou nenhuma educação escolar, sendo inteiramente analfabetos. Esses fatores socioeconômicos, associados ao estresse da mudança de cultura e à influência da seleção, explicam boa parte das taxas aumentadas de doença mental entre os imigrantes de primeira geração. Outro fator, mencionado anteriormente, é que os diagnósticos e as taxas de admissão em psiquiatria podem refletir preconceitos políticos, raciais ou morais e as crenças e reações culturais dos imigrantes a seus problemas podem ser interpretadas erroneamente como evidências de "loucura" ou "maldade".

### Hospedeiro versus migrante

Aqui, a ênfase não é na população migrante, mas na comunidade *hospedeira*. Eles acolhem os recém-chegados ou ressentem-se deles? Eles os discriminam ou chegam a atacá-los fisicamente? Eles estão dispostos a lhes dar empregos e lares? Eles lhes permitirão que se integrem ou insistirão para que vivam separados – freqüentemente em áreas menos desejáveis – com membros de sua própria comunidade? A comunidade hospedeira é racista, seja em nível individual ou institucional?[51] Todos esses fatores podem ter impacto sobre os refugiados, sobre o seu estado de saúde[63] e sobre a sua disposição ou capacidade de se integrar. Mestheneos e Ioannidi,[64] por exemplo, revisaram as atitudes em relação aos refugiados em 15 estados membros da União Européia (UE). Eles constataram que, embora muitos desses estados fossem agora multiétnicos, eles tinham uma variedade de políticas oficiais, variando da exclusão à integração, da assimilação a uma aceitação do tipo *laissez-faire* do pluralismo cultural. Os refugiados, porém, sentiam que o racismo disseminado e a ignorância, tanto no nível pessoal quanto institucional, eram as principais barreiras para a integração na UE que eles encontraram, o que havia tido um grande impacto emocional sobre eles e suas famílias. Aqueles de famílias com maior nível de escolaridade ou de classe média sentiam-se particularmente humilhados pela sua perda de *status* social, sobretudo quando suas qualificações não eram reconhecidas no novo país.

## Transições psicossociais

A migração de uma região ou cultura freqüentemente é uma experiência traumática, pois envolve grandes rupturas naquilo que Parkes[57] denominou de "espaço vital" do indivíduo ou "mundo presuntivo", isto é, "aquelas partes do ambiente com que o eu interage e em relação às quais o comportamento é organizado; outras pessoas, posses materiais, o mundo familiar do lar e local de trabalho, e o corpo e a mente do indivíduo até onde ele pode considerá-los como separados de seu eu". São esses pressupostos confortáveis que são tão violentamente rompidos no caso dos migrantes involuntários, como os refugiados, em especial se as alterações ocorrem rapidamente, envolvem uma grande proporção do "espaço vital" do migrante e são irreversíveis.[57] As grandes "transições psicossociais" também podem afetar os migrantes voluntários, é claro, embora seus efeitos possam ser menos sérios – especialmente se os migrantes têm a opção de um dia retornar à terra natal.

## Luto cultural

A experiência da migração como uma "transição psicossocial" profunda é análoga de alguns modos ao luto ou incapacidade. Eisenbruch[31] cunhou a expressão *luto cultural* para aqueles grupos de pessoas que sofreram uma perda traumática permanente de sua terra e cultura natal. Isso aplica-se especialmente aos migrantes involuntários como os exilados e refugiados, expulsos subitamente durante a guerra ou perseguição. As alterações estressantes que esse grupo pode sofrer em seu luto coletivo são análogas àquelas sofridas por indivíduos enlutados; como eles, o luto pelo lar e pelo passado perdidos pode durar muitos anos ou mesmo a vida inteira. Além disso, como em outras formas de luto, pode haver reações patológicas e atípicas, variando da depressão grave ou reclusão ao abuso de drogas ou álcool, distúrbios psicossomáticos, violência doméstica ou outras formas de comportamento anti-social. Como descrito adiante, as comunidades migrantes freqüentemente desenvolvem muitas estratégias diferentes para prevenir ou reduzir os seus sentimentos de "luto cultural".

O luto cultural não ocorre somente após a mudança física de um país ou região para outro: ele também pode ocorrer em circunstâncias de "migração estática", já descritas.

## Variações nas taxas de doença mental entre os migrantes

Dentro das populações migrantes e minorias étnicas, certos grupos parecem ter diferentes taxas e formas de doença mental. De acordo com Littlewood e Lipsedge,[62] "não parece haver explicações simples para as diferentes taxas de doença mental aplicáveis a todos os grupos de minorias". No Reino Unido, alguns fatores parecem mais significativos em alguns grupos do que em outros, e o melhor modo de comparar os grupos seria somar todos esses fatores negativos – seleção, estresse, privações múltiplas, dificuldades relacionadas ao idioma, perda do *status* (social e profissional), choque entre os valores culturais velhos e novos, e assim por diante, para encontrar um "escore" que indique os fatores de risco para aquela comunidade. Por exemplo, eles observaram que os estudantes do oeste da África pareciam particularmente vulneráveis à doença mental devido à insatisfação com o alimento e o clima britânicos, à discriminação, às dificuldades econômicas e legais, às experiências da "personalidade britânica típica", ao isolamento sexual, à idade mais madura, às aspirações de classe média e ao medo do cancelamento de suas bolsas se fracassarem em seus exames. Aqueles com as menores taxas de doença mental – chineses, italianos e indianos – tinham em comum uma grande determinação para migrar, uma migração por questões econômicas, uma intenção de retornar ao lar, poucas tentativas de assimilação e um alto grau de atividade empreendedora. Os imigrantes que foram forçados a deixar seus países como refugiados e que não podiam retornar, em contraste, tendiam a uma taxa maior de doença mental.

Em seu estudo de 1967, Krupinski[52] examinou algumas dessas variáveis entre grupos imigrantes na Austrália; ele relacionou suas altas taxas de doença mental com o fato de que muitos eram homens jovens solteiros, migrando do Reino Unido e da Europa Ocidental, entre os quais havia uma proporção de pessoas já instáveis (incluindo alguns alcoolistas crônicos provenientes do Reino Unido). Os estresses da migração pareceram afetar especialmente os migrantes do sul e do leste da Europa, em particular aqueles no último grupo que haviam sofrido experiências traumáticas na Segunda Guerra Mundial ou a perda do *status* ocupacional na Austrália. Setenta por cento dos migrantes do Leste Europeu com graduação universitária pertenciam agora a uma classe socioeconômica inferior, em comparação com somente 20% dos graduados britânicos. Krupinski também descobriu que a esquizofrenia ocorria mais freqüentemente entre os imigrantes homens em um a dois anos após a chegada, enquanto nas mulheres o pico ocorria após 7 a 15 anos. O início tardio entre as mulheres foi atribuído ao início da menopausa e ao fim do papel materno, com a partida dos filhos crescidos. Além disso, uma alta proporção de imigrantes mulheres não-britânicas poderia não falar inglês mesmo após vários anos no país, especialmente aquelas do sul da Europa. Assim como as mulheres paquistanesas em Newcastle,[26] acreditava-se que o seu isolamento social e lingüístico houvesse contribuído para sua alta taxa de colapso mental.

### Fatores patogênicos e protetores

Dentro da comunidade migrante, alguns atributos culturais podem realmente ser perigosos para sua saúde e funcionamento social. Estes podem incluir uma divisão rígida entre gêneros, o isolamento social das mulheres, múltiplos tabus religiosos e prescrições, hostilidade para com a sociedade "hospedeira", padrões de moradia que levam diversas gerações da mesma família a residir na mesma casa, conflitos entre gerações e pressões extremas sobre os filhos para serem bem-sucedidos financeira, acadêmica ou socialmente (um exemplo do "estresse culturogênico" descrito no Capítulo 11).

Inversamente, alguns fatores parecem proteger os migrantes contra alguns desses riscos, se não todos, à saúde mental. Estes podem incluir:

1. Migração como uma unidade familiar, em vez de individualmente.
2. Família como uma unidade coerente e constante de apoio para todos os seus membros após a migração.
3. Ambições e habilidades empreendedoras.
4. Recursos financeiros para pagar por educação, casas decentes e cuidados médicos.
5. Fluência na nova língua e adaptabilidade à nova moeda.
6. Escolaridade e habilidades profissionais, intelectuais ou físicas transportáveis.
7. Família local ou outros contatos no novo país.
8. Visão de mundo religiosa ou cultural coerente, especialmente se esta reforça a coesão familiar.

Algumas das estratégias de auto-ajuda que as comunidades migrantes desenvolvem para proteger a si mesmas psicologicamente são descritas em mais detalhes adiante.

Os fatores de personalidade também desempenham um papel. Alguns migrantes são mais positivos e empreendedores em sua abordagem, enquanto outros são menos. Muitos migrantes bem-sucedidos são bons "estrategistas sociais", têm personalidades que lhes permitem atingir os outros e têm a capacidade de construir redes sociais de apoio. Outros são mais introvertidos, tímidos e vulneráveis, sendo menos capazes de se adaptar a novas situações e a desafios. Porém, como Mestheneos e Ioannidi[64] destacam, os fatores positivos da personalidade, mesmo quando presentes, podem não ser suficientes para o sucesso, pois os refugiados também necessitam do apoio social e de outras instituições no seu novo país. Caso não existam, sejam hostis ou inacessíveis, "o processo da integração torna-se muito difícil, condenando muitos à marginalidade social ou mesmo à exclusão social".

### Problemas de saúde mental entre migrantes no Reino Unido

Alguns dos problemas de saúde mental relatados entre os imigrantes no Reino Unido, especialmente na primeira geração, foram examinados nos estudos de caso a seguir.

> **Estudo de caso:**
>
> **Doença mental entre imigrantes em Manchester, Reino Unido**
>
> Carpenter e Brockington,[65] em 1980, examinaram a incidência de doença mental entre imigrantes asiáticos, das Antilhas e africanos vivendo em Manchester. Constatou-se que as populações migrantes tinham aproximadamente o dobro da taxa de primeira admissão para hospitais mentais do que os nascidos no Reino Unido, especialmente os migrantes entre 35 e 44 anos e também as mulheres asiáticas. A esquizofrenia foi particularmente comum entre os imigrantes, sobretudo com alucinações de perseguição, um fenômeno notado em muitos outros estudos de migrantes. Os autores hipotetizaram que "o isolamento social e lingüístico... a insegurança e as atitudes do meio são as explicações para o desenvolvimento de alucinações persecutórias".

> **Estudo de caso:**
>
> **Admissões psiquiátricas a hospitais de estrangeiros em Bradford, Reino Unido**
>
> Hitch e Rack,[66] em 1980, estudaram as taxas de primeira admissão a hospitais psiquiátricos em Bradford, tendo verificado que as pessoas nascidas no exterior tinham taxas substancialmente maiores de doença mental do que as pessoas nascidas no Reino Unido. As taxas de colapso psiquiátrico de uma amostra de refugiados poloneses e russos em Bradford foram medidas 25 anos após eles terem se estabelecido no Reino Unido. Embora ambos tivessem taxas maiores de doença mental (especialmente esquizofrenia e paranóia) do que a população nascida no Reino Unido, os poloneses tinham uma taxa maior do que os russos. O grupo mais vulnerável foi o de mulheres polonesas. Os autores sugerem que a diferença entre os grupos de imigrantes deveu-se, em parte, à coesão mínima entre os poloneses e também a um forte sentido de identidade étnica e nacional entre

os russos (muitos dos quais eram ucranianos). Esse apoio social étnico não somente forneceu proteção contra o estresse ambiental, mas também uma identidade, embora os russos parecessem tê-la mantido mais do que os poloneses. Muitos anos após a migração, porém, ambos os grupos de imigrantes eram especialmente vulneráveis à primeira ocorrência de doença mental. Os autores sugeriram que "a combinação das experiências dos tempos de guerra e o choque cultural pode ter sido atendida com mecanismos adaptativos adequados; entretanto, tornou a personalidade vulnerável ao estresse posterior". Na meia-idade, quando os filhos saírem de casa e os cônjuges ou parentes tiverem morrido, uma imigrante que ainda tem dificuldade para falar inglês e não tem amigos ingleses vai se tornar particularmente vulnerável aos estressores ambientais, com o conseqüente risco de doença mental ou física.

### Estudo de caso:

**Tentativa de suicídio entre imigrantes em Birmingham, Reino Unido**

Burke, em três estudos publicados em 1976, examinou a taxa de tentativa de suicídio entre imigrantes irlandeses,[67] asiáticos[68] e das Antilhas[51] em Birmingham. Seus achados indicam que os imigrantes têm uma taxa maior de tentativa de suicídio do que as populações em seus países de origem, o que se aplica particularmente às mulheres imigrantes. Em Birmingham, aqueles nascidos na Irlanda do Norte ou na República Irlandesa tinham uma taxa aproximadamente 30% maior do que a população nativa (conforme medido em Edimburgo) e taxas maiores do que Belfast e Dublin. Outros índices de estresse, como as taxas de alcoolismo, drogadição ou doença mental, também eram elevados nesse grupo de imigrantes. Os imigrantes asiáticos (da Índia, do Paquistão e de Bangladesh) tinham uma taxa menor de tentativa de suicídio do que a população nativa, mas sua taxa era maior do que a de seus países de origem, especialmente entre as mulheres. Burke destaca que as dificuldades com a língua para as mulheres podem desempenhar um papel importante nisso, pois os homens asiáticos geralmente migraram diversos anos antes e tiveram uma oportunidade maior de aprendê-la e de se familiarizar com a cultura inglesa. As imigrantes mulheres freqüentemente ficam restritas ao lar, e também há algum conflito cultural em relação às mulheres asiáticas mais jovens entre os valores do lar e aqueles da escola ou local de trabalho. Entre os oriundos das Antilhas, a tentativa de suicídio também foi menos comum do que na população nativa, mas as mulheres desse grupo tinham uma taxa maior do que as mulheres do Caribe; isto é, os "estresses que acompanham a imigração e contribuem para as tentativas de suicídio têm mais probabilidade de afetar as mulheres do que os homens". Parte do estresse sobre os jovens oriundos das Antilhas provém da insegurança de empregos mal-remunerados, do medo de não ser capaz de se sustentar financeira e emocionalmente, das dificuldades de moradia e da ausência da família ampliada em uma situação urbana. Todos eles "podem efetivamente reduzir a tolerância dos imigrantes para resistir a esses estresses".

### Estudo de caso:

**Níveis de suicídio entre imigrantes na Inglaterra e no País de Gales**

Raleigh e Balarajan,[69] em 1992, analisaram as taxas de suicídio nacionais entre 17 grupos de imigrantes na Inglaterra e no País de Gales entre 1979 e 1983. Usando dados de mortalidade de imigrantes homens e mulheres com idade entre 20 e 69 anos, eles constataram que muitos grupos de imigrantes, especialmente poloneses, russos, franceses, alemães, sul-africanos, escoceses e irlandeses, tinham taxas de suicídio muito maiores do que a população nativa da Inglaterra e do País de Gales. As taxas entre os imigrantes escoceses e irlandeses entre 20 e 29 anos eram particularmente altas. Outros grupos, como os migrantes do Caribe, do subcontinente indiano, da Itália, da Espanha e de Portugal, tinham taxas muito menores do que a média nacional. Porém, quando as taxas de suicídio dessas várias comunidades eram comparadas com aquelas de seus países de origem, elas eram muito semelhantes. Isso foi particularmente verdadeiro para os imigrantes homens, porém menos verdadeiro em relação às mulheres, sobretudo da Irlanda e da Polônia. Assim, os autores concluíram que, como os níveis de suicídio nos grupos de imigrantes diferiam menos dos níveis em seus países de origem do que dos níveis na Inglaterra e no País de Gales, "os achados não sugerem que a migração aumenta o risco de suicídio". Embora tivessem concordado que "as mudanças econômicas e sociais associadas à migração podem freqüentemente ser estressantes", eles sugeriram que "a reação a esse estresse é condicionada pelas atitudes sociais e culturais inculcadas no país de origem".

### *Limitações desses estudos*

É importante enfatizar que esses quatro estudos no Reino Unido, realizados entre as décadas de 1970 e 1990, lidam predominantemente com a primeira geração de imigrantes, ou seja, pessoas que nasceram fora do país. Eles não necessariamente se aplicam àqueles nascidos e criados no Reino Unidos, cujas experiências e grau de aculturação provavelmente são diferentes daqueles dos seus pais – ainda que, como mencionado antes, maiores taxas de morbidade ainda possam continuar existindo em algumas comunidades por duas ou três gerações após a migração.[53] Além disso, embora todos os estudos pareçam indicar níveis maiores de certos problemas físicos, emocionais e sociais entre os imigrantes de primeira geração, há algumas inconsistências entre eles. Os estudos de Burke,[51,67,68] por exemplo, indicam níveis maiores de tentativas de suicídio entre os imigrantes no Reino Unido, enquanto Raleigh e Balarajan[69] verificaram que os níveis reais de suicídio não foram maiores entre a população de imigrantes – embora eles tenham notado que, de 1970 a 1983, na Inglaterra e no País de Gales, as taxas de suicídio aumentaram significativamente entre alguns grupos de imigrantes, sobretudo aqueles nascidos na Rússia, na Irlanda e na África do Sul. Ademais, aparentemente há amplas variações em como os diferentes grupos respondem à experiência da migração. Embora esses estudos sejam úteis para ilustrar o alto nível de estresse entre os imigrantes, eles não fornecem dados suficientes sobre como as práticas culturais e a visão de mundo dos imigrantes – e da comunidade hospedeira em si – realmente interagem na situação migrante. Por exemplo, que traços culturais nas comunidades de imigrantes os protegem do estresse ou predispõem a ele? Alguns grupos culturais migram de modo menos "estressado" do que outros? O *status* de migrantes temporários (como os *gastarbeiters*) é menos ou mais estressante do que o dos migrantes permanentes, exilados ou refugiados? Quais são os efeitos da discriminação racial e do preconceito racial, individual e institucional, sobre a saúde mental e física dos imigrantes? Algumas culturas hospedeiras são mais "estressantes" para os imigrantes do que outras?

Outro fator, descrito nos Capítulos 10 e 15, é que as autoridades médicas e outras na comunidade hospedeira determinam se um comportamento desviante entre os imigrantes é visto como "louco" ou como "ruim", pois classificar as pessoas dessa forma pode influenciar significativamente as estatísticas de morbidade entre as populações de imigrantes.

## MANEJO DOS PROBLEMAS DE SAÚDE MENTAL DOS MIGRANTES

### Psicoterapia

No mundo industrializado, muitos migrantes que experimentam um sofrimento mental podem ser encaminhados a psicoterapeutas, conselheiros ou psiquiatras, pois esses profissionais de saúde em particular freqüentemente estão na linha de frente do cuidado às comunidades migrantes. Porém, cada uma destas abordagens pode, por diferentes razões, fracassar na tentativa de aliviar o sofrimento dos migrantes. Por exemplo, um problema com a psicoterapia é que essa forma de "terapia falada" ocidental ou "cura simbólica" (ver Capítulo 10) pode ser bastante inapropriada para alguns clientes de sociedades tradicionais.[58] Primeiro, seu foco somente no indivíduo, e não na família ou comunidade, pode não ser familiar aos clientes de uma sociedade cujas bases estão mais voltadas para o grupo. Segundo, o "modelo hidráulico" de algumas psicoterapias ("Vamos deixar tudo sair, não deixe isso preso") e a idéia de revelar experiências traumáticas ou segredos íntimos para um estranho podem ser vistos como incompreensíveis, embaraçosos, humilhantes ou mesmo perigosos. Os clientes podem acreditar que falar sobre um evento traumático pode até fazer com que ele volte a ocorrer, atraindo feitiçaria, "mau-olhado" ou a atenção de espíritos malevolentes (ver Capítulo 5). Isso também pode fazê-los sentirem-se humilhados na frente de um estranho, envergonhar-se por ter de "lavar a roupa suja em público" e revelar segredos íntimos de família, especialmente sobre a infância ou o comportamento dos pais. Para alguns homens, ser um refugiado com pouco controle sobre sua própria vida pode já parecer uma experiência efeminadora; falar sobre isso para outro homem pode fazê-los se sentirem ainda piores.

Assim, a psicoterapia para migrantes sempre deve ser sensível a estas preocupações culturais, especialmente às experiências exclusivas e traumáticas de ser um refugiado. A terapia pode exigir os serviços de um intérprete ou advogado treinado,[58] o uso de grupos de apoio da comunidade, ou mesmo o uso de figuras religiosas ou agentes de cura tradicionais. Sveaass e Reichelt,[70] por exemplo, descreveram os problemas de realizar terapia familiar com famílias de refugiados na Noruega e a forma como eles podem ser resolvidos. Além dos aspectos usuais, pessoais e familiares, eles destacam que essas famílias de refugiados muitas vezes estão "emocionalmente sobrecarregadas", não somente por suas experiências traumáticas prévias, mas também por estarem vivendo em um contexto onde elas se sentem impotentes, sem "competência cultural", financeiramente dependentes e com pouco apoio social. Lidar com elas exige sensibilidade, empatia, uma disposição para aconselhar sobre aspectos práticos e a criação de um "espaço seguro" onde o trabalho terapêutico possa ocorrer.

Alguns clientes migrantes podem não estar familiarizados com os conceitos básicos da psicoterapia ocidental, variando de presunções sobre as causas do sofrimento emocional atual se situarem no início da infância à própria existência do "subconsciente". Eles também podem não compreender, ou interpretar erroneamente, algumas das metáforas espaciais para a psique comumente usadas na psicologia moderna, como "limites", "contenção", "projeção", "introjeção", "emoções suprimidas", "mundo interno" ou "espaço seguro".

Os psicoterapeutas também precisam respeitar os diferentes modos culturais de lidar com o sofrimento psicológico, mesmo que sejam diferentes dos seus próprios. Como Burnett e Peel[58] destacam, "toda cultura tem seus próprios enquadramentos para a saúde mental e para buscar ajuda em uma crise"; por exemplo, "os refugiados moçambicanos descrevem o esquecimento como seu meio cultural usual de lidar com as dificuldades". Os etíopes chamam isso "esquecimento ativo". Isto, é claro, é muito diferente da "lembrança ativa" tão característica da psicoterapia ocidental.

## Psiquiatria

A prática da psiquiatria é cada vez mais influenciada pela globalização e migração. Para Kirmayer e Minas,[2] isso ocorre de três formas. (1) Ela afeta tanto a identidade individual quanto coletiva, de modos que podem levar a uma sensação de anomia e "a uma *creolização* da identidade e dos idiomas culturais por meio dos quais o sofrimento emocional é comunicado". Isto é, as pessoas não somente possuem uma identidade nova e mista, mas seus modos de expressar o sofrimento (especialmente para os profissionais de saúde) também podem envolver uma "linguagem de sofrimento" mista e confusa, emprestada de diversas origens diferentes. Para lidar com isso, eles prevêem o "surgimento de uma psiquiatria *mestiça*, aberta à hibridização da identidade e à elaboração correspondente das teorias da psicopatologia e tratamento". (2) Por meio do impacto das desigualdades econômicas que freqüentemente acompanham a globalização e que produzem as condições sociais (como pobreza, desemprego, más condições de moradia ou discriminação) nas quais as doenças psiquiátricas podem aumentar; e, mais sutilmente, (3) pela "formatação e difusão do conhecimento psiquiátrico em si". Isto é, os elaboradores de políticas podem ignorar o papel de fatores sociais como pobreza, desigualdade econômica e subdesenvolvimento na causação dos problemas psiquiátricos, e a difusão dos conceitos psiquiátricos ocidentais pode dar suporte a esta abordagem: "a ciência psiquiátrica pode inadvertidamente colaborar com as forças sociais que buscam reenquadrar os aspectos políticos e econômicos como problemas individuais". Este é o processo da "medicalização", já discutido nos Capítulos 4, 5 e 8.

O tratamento psiquiátrico dos migrantes, especialmente os idosos, também pode ser árduo em função de dificuldades no acesso, bem como fatores culturais que podem influenciar a apresentação, o comportamento de busca de ajuda e a aceitação do tratamento psiquiátrico.[55]

## Cura tradicional

Para as populações refugiadas, especialmente aquelas ainda em campos de recepção ou reassentamento, os modos ocidentais de diagnosticar e tratar os problemas psicossociais podem ser inadequados. Em vez disso, os refugiados podem preferir seus próprios curandeiros e remédios tradicionais (freqüentemente em combinação com a medicina ocidental) para lidar com suas necessidades em saúde mental. Esses curandeiros populares podem fornecer um sentido maior de continuidade, bem como uma visão mais holística e espiritual do sofrimento humano. Bodeker e colaboradores,[59] por exemplo, encontraram redes extensas de praticantes tradicionais (especialmente herbalistas) entre os refugiados burmeses na Tailândia, sobretudo nos campos ao longo da fronteira Tailândia-Burma. Eles destacam as vantagens disso para os refugiados, e que a "cooperação entre os serviços clínicos ocidentais e os praticantes tradicionais de saúde está intimamente ligada à saúde e ao bem-estar dos refugiados, incluindo a continuidade cultural e a identidade do refugiado". Eles sugerem que, nessas situações, uma integração das práticas ocidentais e tradicionais seria útil. Além disso, o uso dos recursos de cuidados de saúde tradicionais também pode aumentar o sentido de autonomia dos refugiados, reduzir sua dependência do auxílio estrangeiro e "conter a tendência da assistência humanitária de estabelecer papéis estereotipados de doador e refugiado".

## Autotratamento e estratégias preventivas

Em um mundo mais globalizado e móvel, os grupos migrantes podem agora adotar uma ampla variedade de estratégias para manter o seu sentido de identidade e reduzir seus sentimentos de "luto cultural". Essas estratégias sobreponíveis incluem:

1. *Recriar mundos microculturais* – quer em sua casa (em termos de língua, vestuário, mobília, culinária, papéis sociais) ou em outros lugares, como clubes étnicos ou associações, grupos de mulheres, restaurantes, templos ou lojas. Em alguns casos, eles podem formar enclaves étnicos dentro das cidades, como "Chinatown" e "Little Italy" em Nova York ou "Banglatown" em Londres, onde celebram seus próprios festivais étnicos e religiosos e onde alguns aspectos do "Antigo País" (como atmosfera, lojas, música, roupas, culinária, dança, cheiros, sabores) são recriados.
2. *Exagerar a cultura original* – quando se cria uma nova subcultura sincrética que em alguns casos é um exagero da cultura de origem, como as muitas comunidades inglesas expatriadas no antigo Império Britânico, que eram "mais inglesas do que os ingleses", ou alguns norte-americanos de ori-

gem irlandesa, que são "mais irlandeses do que os irlandeses".

3. *Manter contato físico com o Antigo País* por meio de viagens freqüentes, aquisição de propriedades (ou um túmulo) e "criação de um nome" mediante visitas constantes em função de casamentos na família, funerais ou festivais religiosos, bem como mediante atos de generosidade para com família, amigos e comunidade.

4. *Manter ligações sem voltar ou visitar a terra natal* – enviando dinheiro, fotos e vídeos da família e mandando os filhos de volta regularmente para encontrar sua família de origem, educar-se, estudar em uma escola religiosa ou encontrar um parceiro de casamento.

5. *Usar a mídia para se manter em contato* – em uma era de comunicações globais, isso tornou-se muito mais fácil, e os migrantes podem agora usar correio eletrônico, *web-cams* e telefones móveis, bem como jornais étnicos, revistas, programas de rádio e canais de televisão por satélite para se manter em contato com as pessoas e os eventos no lar.

6. *Criar grupos de auto-ajuda ou apoio mútuo* – como os grupos de apoio dertlesmek das mulheres migrantes turcas na Bélgica ou a Rede de Suporte de Saúde Etíope ou o Serviço de Aconselhamento Cipriota no Reino Unido (ver Capítulo 4). Estes podem fornecer apoio social, psicológico e financeiro, bem como informações sobre o novo país, suas leis e costumes.

7. *Manter um "Mito de Retorno" mas sem jamais voltar realmente* – um padrão que pode proteger o migrante a curto prazo, mas que pode ter efeitos psicológicos negativos anos depois, quando ele finalmente compreende que, em função de idade, doença, mudanças políticas ou outros fatores, ele nunca retornará para "casa", nem para sua própria comunidade ou país.

8. *Retornar para viver no Antigo País* – um padrão que está se tornando mais comum com o advento das viagens aéreas de preço acessível e a possibilidade de enviar pensões e outros tipos de renda de volta ao "Antigo País". Esta *migração circular* está tornando-se mais comum, embora em alguns casos os migrantes possam optar por partir para um terceiro país, em vez de retornar ao seu país de origem.

9. *Criar uma "nova vida" pela rejeição do Antigo País e da cultura de origem* – um processo em que o migrante faz um esforço consciente para a assimilação cultural e social completa, lutando para desenvolver um novo sentido do eu por um processo de "amnésia cultural": isto é, recusando-se a falar em sua língua nativa, mudando seu nome, convertendo-se a outra religião ou casando-se com alguém da população local. Esta opção é mais provável nos países mais novos em "fusão", e não na sociedade européia tradicional.

Para cada migrante individual, essas várias estratégias podem ou não ser bem-sucedidas. Como mencionado anteriormente, seu sucesso também depende de uma variedade de outras forças, muito além do controle do indivíduo, incluindo as variáveis da personalidade, o desemprego, disponibilidade de moradias, mudanças na política oficial e a atitude geral do ambiente "hospedeiro" em relação aos migrantes em seu meio. Devido ao aumento agudo nos movimentos populacionais globais, todos esses fatores provavelmente se tornarão ainda mais importantes no futuro.

## REFERÊNCIAS-CHAVE

2 Kirmayer, L.J. and Minas, H. (2000) The future of cultural psychiatry: an international perspective. *Can. J. Psychiatry* 45, 438-46.

5 United Nations Population Division (2002 *International Migration 2002*. New York: United Nations.

7 United Nations High Commission for Refugees *(2005) Basic Facts: Refugees by Numbers (2005 edition):*. http://www.unhcr.ch/cgi-bin/texis/vtx/basics/opendoc.htm?tbl=BASICSandid=3b028097c *(Accessed on 26 July 2005)*

11 United Nations Development Programme (2004) *Human Development Report 2004*. New York: UNDP, pp. 83-105.

17 National Multicultural Institute (2005) *The Case for Diversity: Why Diversity? Why Now?* Washington, DC: NMCI. http://www.nmci.org/otc/default.htm (Accessed on 29 August 2005)

24 Bandyopadhyay, M. and Thomas, J. (2002) Women migrant workers' vulnerability to HIV infection in Hong Kong. *AIDS Care* 14(4), 509-21

31 Eisenbruch, M. (1988) The mental health of refugee children and their cultural development. *Int. Migr. Rev.* 22, 282-300.

32 Bach, S. (2003) *International Migration of Health Workers: Labour and Social Issues.* (Working Paper WP.209). Geneva: International Labour Office.

45 Southall, D.P., O'Hare, B.A.M. (2002) Empty arms: the effect of the arms trade on mothers and children. *Br. Med. J.* 325, 1457-61

55 Livingston, G. and Sembhi, S. (2003) Mental health of the ageing immigrant population. *Adv. Psychiatric Treat.* 9, 31-37.

58 Burnett, A. and Peel, M. (2001) Health needs of asylum seekers and refugees. *Br. Med. J.* 322, 544-7.

64 Mestheneos, E. and Ioannidi, E. (2002) Obstacles to refugee integration in the European Union member states. *J. Refugee Stud.* 15(3), 304-20.

## LEITURA RECOMENDADA

Colson, E. (2003) Forced migration and the anthropological response. J *Refugee Studies* 16(1), 1-18.

Desjarlais, R., Eisenberg, L., Good, B. & Kleinman, A. (eds) (1995) *World Mental Health.* Oxford: Oxford University Press, pp. 136-54.

Frenk, J., Sepúlveda, J., Gómez-Dantés, O., McGuiness, M.J. and Knaul, F. (1997) The new world order and international health. *Br. Med. J.* 314, 1404-07.

Giddens, A. (2001) *Sociology*, 4th edn. Cambridge: Polity, pp. 50-77.

Scheper-Hughes, N. (2000) The global traffic in human organs. *Curr. Anthropol.* 41(2), 191-224.

## *WEBSITES* RECOMENDADOS

United Nations High Commissioner for Refugee (UNHCR): http://www.unhcr.ch

International Organization for Migration: http://www.iom.int

Population Reference Bureau: http://www.prb.org

Refugees International: http://www.refugeesinternational.org

World Tourism Organization: http://www.world-tourism.org

# 13

# Telemedicina e internet

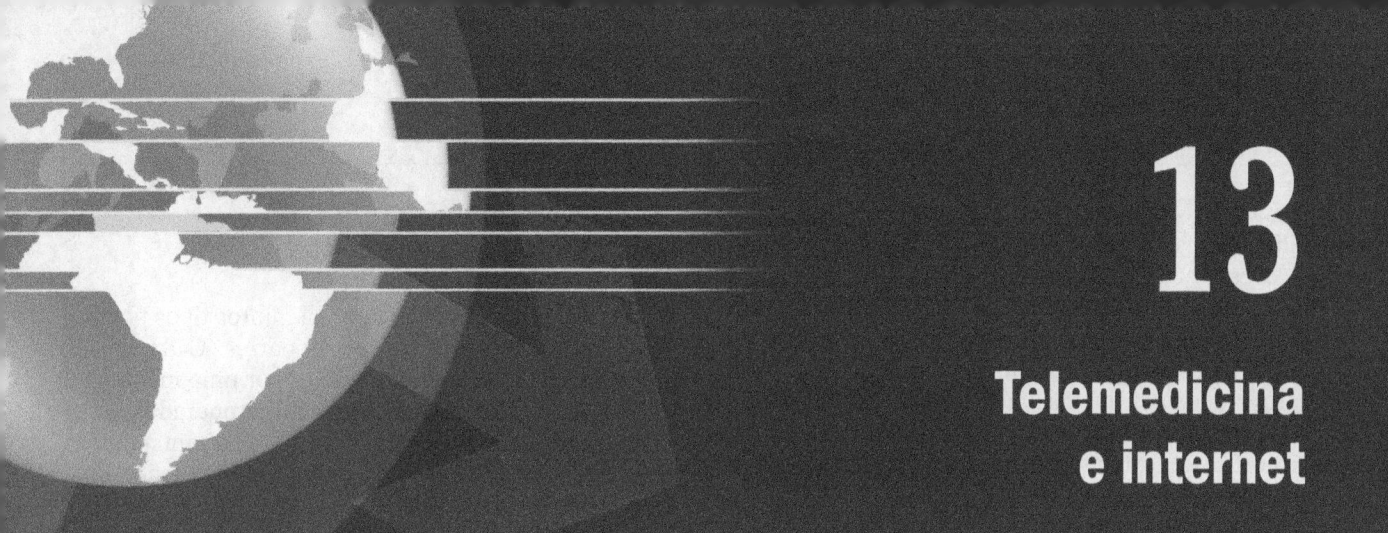

Um dos desenvolvimentos mais importantes nos cuidados de saúde nas últimas décadas resultou do desenvolvimento da internet e da *World Wide Web*. Estes tiveram um grande impacto nos cuidados médicos, especialmente no fluxo de informações médicas através do globo e nos relacionamentos entre os profissionais de saúde e os seus pacientes.

## A *WORLD WIDE WEB* E A INTERNET

A *World Wide Web* (WWW) pode ser descrita como uma coleção global de informações acessíveis, que podem ser acessadas pelos computadores conectados a uma enorme rede eletrônica, a *internet*. A WWW pode ser pensada como um "espaço de informações", um "universo de informações" que agora está disponível a centenas de milhões de pessoas em todo o mundo – desde, é claro, que elas tenham acesso a um computador e à internet. Desde a década de 1990, esse processo aumentou enormemente, com cerca de 940 milhões de pessoas com acesso à WWW em 2004[1] e mais de 1 bilhão em 2006, dos quais 35,7% na Ásia, 28,5% na Europa e 22,2% na América do Norte.[2] Apesar disto, muitas pessoas no mundo desenvolvido – especialmente os pobres e aqueles com menos escolaridade – ainda estão do lado errado da "divisão digital",[3] com pouco ou nenhum acesso à internet, ou mesmo sem qualquer conhecimento dela.

Muitas pessoas usam a internet para encontrar informações sobre saúde e aspectos médicos. O acesso a informações sobre saúde é agora uma das razões mais comuns para conectar-se à internet. Em 2003, por exemplo, cerca de 70 milhões de norte-americanos haviam pesquisado a WWW em busca de informações relacionadas à saúde,[4] enquanto no Japão, em 2001, cerca de 50% dos médicos e 22% dos pacientes estavam usando a internet para obter informações sobre saúde.[5]

Muitos usuários da internet procuram informações sobre problemas de saúde específicos, incluindo aspectos de saúde mental, que afetam a si mesmos ou a suas famílias. Outros a utilizam para se comunicar com outras pessoas que têm a mesma condição, como parte de um grupo de apoio de pacientes *online*, ou com seus próprios médicos, ou outros profissionais de saúde. Muitos desses desenvolvimentos, que estão tendo um profundo impacto na cultura dos cuidados médicos, são parte do fenômeno crescente da *telemedicina*.

## TELEMEDICINA

### O que é telemedicina?

*Telemedicina* refere-se à transferência de informações sobre saúde entre lugares e entre pessoas. Nos últimos 20 a 30 anos, ela tem tornado-se cada vez mais comum em muitos países diferentes.[6] Ao contrário da consulta tradicional face a face (em inglês, às vezes chamada de consulta "F2F" ou "FTF" – face-to-face) entre um profissional de saúde e um cliente, a telemedicina consiste nos cuidados de saúde à distância. Para Coiera,[7] sua essência é "a troca de informações à distância, quer as informações consistam em voz, imagem, elementos de um registro médico ou comandos para um robô cirurgião". Assim, ela é "a comunicação à distância de informações para facilitar os cuidados clínicos". Mais amplamente, de acordo com Craig e Patterson,[6] o conceito de telemedicina "abrange toda a variedade de atividades médicas, incluindo diagnóstico, tratamento e prevenção de doenças, educação dos provedores e consumidores dos cuidados de saúde, pesquisa e avaliação". A forma mais simples e provavelmente a mais antiga de telemedicina é a consulta por telefone entre paciente e médico. Porém, com o desenvolvimento de tecnologias muito mais avançadas – computadores, telecomunicações por satélite, rádios, videofones, *web-cams*, videoconferências e redes de telefones celulares – toda uma variedade de novas formas de comunicação é agora possível entre as pessoas, que podem estar vivendo a milhares de quilômetros de distância umas das outras. Em cada caso, a telemedicina idealmente não deveria ser vista como uma forma de cuidados de saúde por si, mas, em vez disso, como *suplementar* aos cuidados de saúde fornecidos por uma pessoa (o profissional de saúde) a outra (o paciente).

Para Craig e Patterson,[6] as principais indicações da telemedicina, como um modo de melhorar o acesso aos cuidados de saúde e à qualidade desse cuidado, são lugares: (1) onde não há alternativa (como as emergências em localidades afastadas) e (2) onde ela é melhor do que os serviços existentes (como o uso da telerradiologia por hospitais rurais distantes). Em termos técnicos, eles dividem a telemedicina primeiro quanto à forma como as informações são transmitidas: se são *pré-gravadas* e então enviadas após uma pausa (como um *e-mail*) ou se são *sincrônicas* (como uma conversa por telefone ou videoconferência), em que a interação imediata entre as partes é possível, e, em segundo lugar, quanto ao *meio* de comunicação usado (seja texto, áudio, imagens estáticas ou vídeos).

Os programas de telemedicina têm aumentado de modo constante na última década, especialmente no mundo mais industrializado. Em 1999, mais de 40 estados nos Estados Unidos estavam desenvolvendo programas de telemedicina, e mais de 70 redes médicas eletrônicas estavam em uso nacionalmente.[8] De modo geral, entre 1996 e 2001, o número de programas de telemedicina nos Estados Unidos aumentou de 90 para 205.[9] Fora dos Estados Unidos, em 2005, havia 52 programas importantes de telemedicina, incluindo dez no Canadá, nove na Austrália e nove no Reino Unido.[6] A telemedicina é especialmente útil em países muito grandes como a Austrália e o Canadá, com populações relativamente dispersas e distantes que às vezes têm acesso limitado aos serviços de cuidados de saúde ou a fontes de informação como as bibliotecas médicas. Nos últimos anos, ela está sendo cada vez mais usada nos países mais pobres em desenvolvimento, sobretudo em áreas rurais mais afastadas.

Dois conceitos relacionados com a telemedicina, especialmente em enfermagem, são o *telecuidado* (às vezes denominado *tele-enfermagem*), que é "a provisão, à distância, de cuidados de enfermagem e apoio da comunidade a um paciente",[6] e a *telessaúde,* que são "serviços de saúde pública enviados à distância, para pessoas que não estão necessariamente doentes, mas que desejam continuar bem e independentes".[6]

## Tipos de padrões de comunicação

Dentro da telemedicina, há muitos tipos potenciais de comunicação entre as partes. Cada um é mediado de uma forma diferente por uma máquina, seja esta um telefone, um rádio, um computador, uma câmera de vídeo, uma máquina de fax ou uma outra qualquer. Em cada caso, a máquina desempenha um papel diferente, dependendo do tipo de interação, de quem está envolvido nela e da direção do fluxo de informações. Os seis tipos principais de comunicação em telemedicina estão ilustrados na Tabela 13.1.

**Tabela 13.1**
Tipos de comunicação em telemedicina

| | | | | |
|---|---|---|---|---|
| (1) Profissional | → | Máquina | → | Profissional |
| (2) Profissional | → | Máquina | → | Paciente |
| (3) Paciente | → | Máquina | → | Profissional |
| (4) Paciente | → | Máquina | → | Paciente |
| (5) Profissional | → | Máquina | → | Banco de dados |
| (6) Paciente | → | Máquina | → | Banco de dados |

### *Profissional → Máquina → Profissional*

Nesse caso, a telemedicina é usada para conectar os profissionais de saúde uns com os outros, de modo a consultar, compartilhar informações ou pesquisar achados, bem como obter conselhos sobre problemas clínicos específicos. Ela é usada particularmente na interface entre médicos ou enfermeiros de cuidado primário, sobretudo aqueles em localidades afastadas, e especialistas com base no hospital, muitas vezes separados por uma grande distância.[7,10] Exemplos desse processo de *teleconsulta* são a ligação por videoconferência entre médicos de família locais e oftalmologistas na Finlândia para discutir casos clínicos específicos (*teleoftalmologia*)[11] e um programa de *teledermatologia* na Turquia, em que as imagens das lesões de pele são enviadas a dermatologistas em outros lugares para diagnóstico.[12]

Esse tipo de telemedicina pode usar uma variedade de meios de comunicação, incluindo o envio de *e-mails* e imagens digitalizadas, mas a videoconferência é cada vez mais popular para a discussão de casos ou para o compartilhamento de achados de pesquisa com colegas médicos em diferentes localidades. Ela inclui as várias formas de *telediagnóstico*, especialmente a *telerradiologia* e a *telepatologia*. Aqui, imagens de raio X, tomografia computadorizada, eletrocardiogramas, exames de sangue ou outros resultados patológicos são transmitidos a especialistas em outra localidade para interpretação e aconselhamento sobre a próxima ação a ser realizada. Hoje em dia, a telerradiologia é provavelmente uma das formas de telediagnóstico que está mais integrada na prática clínica moderna.[6]

## Profissional →Máquina →Paciente

Nessa situação, a máquina é usada pelos profissionais de saúde para se comunicar com seus pacientes ou mesmo para tratá-los. Sua forma mais antiga é a consulta por telefone entre profissional e paciente. Em sua revisão sobre o assunto, Car e Sheikh[13] destacam suas muitas vantagens, incluindo fornecer aconselhamento médico, fazer triagem (decidir se o paciente precisa ou não de tratamento urgente ou encaminhamento), acompanhar a evolução de uma doença ou o não-comparecimento a consultas e dar informações sobre estratégias preventivas de saúde (como a data das imunizações). Porém, eles salientam que os clínicos precisam adquirir habilidades específicas de comunicação a fim de tornar as consultas por telefone mais efetivas.

Um desenvolvimento mais recente envolve uma série de práticas clínicas administradas inteiramente na internet por "cibermédicos", que fornecem "consultas virtuais" e dão conselhos médicos e informações *on-line*.[4]

As principais formas desse tipo de telemedicina, resumidas a seguir, são a *tele-educação*, o *telecuidado* e a *telecirurgia*, enquanto a *telepsiquiatria* e a *ciberterapia* são discutidas em outra seção.

## Tele-educação

Um uso importante da telemedicina é na educação em saúde (*tele-educação*). Por exemplo, Yip e colaboradores[14] descrevem que, em Hong Kong, um grupo de pacientes com diabetes tipo 2 recebeu educação em saúde sobre o seu problema, que foi lhes transmitida a partir de um centro especializado de um hospital distrital, tendo havido grande satisfação por parte dos pacientes com essa *tele-educação sobre o diabetes*. De acordo com Yip,[15] ligar o paciente diabético, através da telemedicina (telefones ou videofones), com a equipe multidisciplinar de especialistas em diabetes em uma clínica ou hospital pode significar uma interação freqüente e direta entre eles e mais oportunidades para dar apoio ao paciente e monitorar seu progresso. De modo geral, isso significa mudar o cuidado do hospital ou da clínica de diabetes para onde quer que o paciente esteja localizado e, para o paciente, isso pode resultar em um sentido aumentado de autonomia ("telepoder" ou "*tele-empowerment*"),[16] controle e confiança no manejo de sua própria doença. As videoconferências interativas também têm sido usadas para a educação em saúde da comunidade. Reznik e colaboradores,[17] por exemplo, descrevem seu uso para enviar mensagens sobre educação em saúde a respeito das causas, da prevenção e do manejo da asma para um grupo de imigrantes latinos em um distrito do Bronx, Nova York.

## Telecuidado e telemonitoração

No caso de pacientes idosos, incapacitados ou restritos ao lar com doenças crônicas, *o telecuidado domiciliar ou telemonitoração* está sendo cada vez mais usado, pois permite que os médicos ou enfermeiros monitorem o estado de saúde do seu paciente, respondam perguntas ou lhes dêem conselhos sem de fato estarem na casa do paciente. Ruggiero[18] observa como os cuidados domiciliares de saúde são uma das formas de crescimento mais rápido dos cuidados de saúde como resultado da tendência em relação ao cuidado na comunidade, em vez da hospitalização, embora esse tipo de cuidado deva sempre suplementar, e não substituir, a presença de um profissional. Por exemplo, Baer e colaboradores[19] examinaram como o cuidado domiciliar das feridas ou úlceras crônicas nas pernas poderia ser melhorado se o enfermeiro de cuidado domiciliar fotografasse a lesão com uma câmera digital e então transmitisse as imagens para um enfermeiro especialista em cuidados de ferimentos para obter conselhos e um plano de tratamento. A monitoração também pode ser feita por máquinas, como aquelas que monitoram a pressão arterial,[20] o pulso, a glicemia ou a função respiratória do paciente e então transmitem seus achados diretamente a um especialista para avaliação. Em um estudo em Roma, Itália, realizado por Maiolo e colaboradores,[21] os pacientes com doença respiratória grave e em oxigenoterapia eram monitorados em casa para sua saturação arterial de oxigênio e freqüência cardíaca. As medidas eram feitas duas vezes por semana, e os resultados eram transmitidos automaticamente para o centro de processamento do hospital, através de uma linha telefônica normal para então serem verificados por um médico especialista. Depois de 12 meses dessa telemonitoração, constatou-se que o número de internações hospitalares e exacerbações agudas no domicílio diminui em 50% e 55%, respectivamente, com grandes economias em relação ao custo de hospitalização.

A telemonitoração também pode ser usada para pacientes que já estão no hospital, como aqueles em uma unidade de terapia intensiva e cujos sinais vitais e aspecto geral podem ser monitorados por enfermeiros em outro local pelo uso de monitores presos ao corpo do paciente ou por câmeras de televisão em circuito fechado.

Nem todos os enfermeiros, porém, estão satisfeitos com os aspectos não-táteis do telecuidado, com sua ausência de "trabalho corporal", anteriormente tão característico de grande parte da prática da enfermagem.[22]

### Telecirurgia

Nesse caso, os cirurgiões em um local operam um paciente em outro: a cirurgia real é realizada mediante o uso de robôs, controlados pelos cirurgiões através de ligações eletrônicas e de telecomunicações – um processo conhecido como *cirurgia telerrobótica*.[21] Teoricamente, isso permite que alguns tipos de cirurgia, como as próteses de quadril, sejam realizados em pacientes de áreas onde há escassez de cirurgiões, desde, é claro, que estejam disponíveis equipamento apropriado, equipe médica local e recursos locais. Em 7 de setembro de 2001, foi realizada a primeira cirurgia transatlântica (uma colecistectomia laparoscópica), quando cirurgiões em Nova York removeram com sucesso a vesícula biliar de um paciente em Estrasburgo, França – a 7.000 quilômetros de distância – por controle remoto, usando o Sistema Robótico Zeus.[23] Apesar disso, ainda há muitos problemas técnicos na cirurgia telerrobótica, incluindo uma falta de *feedback* tátil para o cirurgião e os problemas relativos à manutenção de uma conexão eletrônica segura e contínua entre o cirurgião e o robô.

### Paciente →Máquina →Profissional

Nesse caso, a tecnologia é basicamente usada pelos pacientes para se comunicar com os profissionais de saúde. Ela inclui o uso de telefone, internet ou rádio para consultas com um médico ou enfermeiro, relatos sobre a evolução de uma doença ou tratamento, marcações de hospitalizações ou consultas. Ela também pode incluir a *telefarmácia*, que permite que as drogas sejam compradas diretamente de uma farmácia pela internet.[4] Em alguns casos, a internet também tem sido usada por casais inférteis para solicitar esperma ou óvulos, para arranjar mães substitutas ou pesquisar sobre adoções de crianças de outros países. Na Grã-Bretanha, o serviço telefônico oficial "NHS Direct", mantido pelo National Health Service (NHS), oferece uma linha 24 horas, mantida por enfermeiros especialmente treinados, para fornecer aconselhamentos de saúde, informações e tranqüilização para o público (ver Capítulo 18).[24] Para muitos dos seus usuários, ela é um adjuvante útil ao NHS e, se necessário, os enfermeiros que o administram podem encaminhar as pessoas a um hospital ou a seu médico para tratamento subseqüente.

### Paciente →Máquina →Paciente

Nessas situações, as pessoas com uma determinada doença física ou mental, ou com problemas pessoais ou de estilo de vida, podem se comunicar com outras que compartilham experiências semelhantes. Isso pode assumir a forma de um grupo de apoio de pacientes de nível mundial, uma sala de discussão *on-line* ou "quadro de avisos", ou então a postagem de diários pessoais ("*web-logs*" ou "*blogs*") na internet para que outros respondam. Alguns desses *blogs* podem assumir a forma de uma narrativa de sofrimento pessoal (uma *patografia*), detalhando a história e o desenvolvimento de seu próprio processo particular de doença.

A comunicação entre os membros do grupo pode ser sincrônica e em "tempo real", dependendo da tecnologia disponível e de os membros estarem todos em uma área com o mesmo fuso horário. Os grupos de apoio *on-line* freqüentemente formam uma "comunidade de sofrimento" virtual (ver Capítulo 4), com uma composição de membros transnacional mutável que só existe no ciberespaço, embora às vezes seus membros tenham a oportunidade de se encontrar pessoalmente. Essas comunidades podem trazer muitos benefícios a seus membros – sobretudo para aqueles com doenças crônicas – incluindo o apoio emocional, o compartilhamento de experiências, conselhos específicos, a troca de informações médicas, contatos sociais e uma diminuição da sensação de isolamento social.

Um exemplo de uma comunidade de pacientes *on-line*, descrito por Lasker e colaboradores,[25] é a PB-Cers Organization – uma organização de pessoas, principalmente mulheres, que sofrem de cirrose biliar primária (PBC), uma doença auto-imune relativamente rara. A organização fornece uma lista de correio eletrônico, apoio e informações para aqueles com a doença e suas famílias e também está envolvida com arrecadação de fundos, amparo e programas educacionais.

### Problemas dos grupos de apoio on-line e das salas de conversação

As salas de conversação para aqueles com estilos de vida, preferências sexuais ou problemas de saúde semelhantes podem obviamente lhes trazer muitos benefícios, mas também podem envolver riscos. Em um estudo nos Países Baixos, por exemplo, Hospers e colaboradores[26] constataram que muitos dos que freqüentavam salas de conversação *gay on-line* subseqüentemente fizeram sexo com os homens que haviam encontrado nelas ("*chat dates*"), e que quase 30% daqueles que se engajaram em sexo com esses homens relataram "comportamento inconsistente quanto a sexo seguro", que os colocou em risco de doenças sexualmente transmissíveis, como HIV/AIDS. Além disso, o nível de sexo desprotegido aumentou com o número de parceiros sexuais encontrados nas salas de conversação. Eles sugeriram, assim, que as salas de conversação *gay* poderiam ser usadas como um modo de difundir mensagens de saúde sobre os riscos da transmissão de HIV/AIDS e a necessidade de praticar sexo seguro.

O caráter anônimo das salas de conversação *on-line* também pode permitir que alguns usuários criem sua própria identidade de fantasia ou "eu" ficcional, um fato que pode ser usado por pedófilos e outros criminosos para "ciber-assediar" jovens vulneráveis que encontram nessas salas. As salas de conversação e alguns *websites* também podem promover estilos de vida ou atitudes sobre a saúde pouco saudáveis. Em 2005, por exemplo, a revista *Time* relatou a existência de cerca de 500 *websites* "pró-anorexia", que promoviam a idéia de que a anorexia nervosa não é uma doença, e sim uma "opção de estilo de vida".[27]

### Profissional→Máquina→Banco de dados

Nesse caso, os profissionais de saúde consultam bibliotecas médicas *on-line*, periódicos ou livros-texto, usando uma variedade de dispositivos de busca na internet para pesquisar doenças específicas e seu diagnóstico e tratamento ou buscar achados de pesquisa, ou orientações clínicas mais recentes. Os bancos de dados podem ser mantidos dentro de uma instituição médica particular ou em outra parte do país, ou até em outro país. Consultar esses bancos de dados pode ser reconhecido como uma parte da educação médica continuada (EMC). No futuro, as informações médicas e até os livros-texto poderão ser baixados da internet ou programados em computadores de mesa, ou em computadores pessoais portáteis. De modo geral, o uso das informações *on-line* pelos clínicos está aumentando, como ilustrado no estudo de caso a seguir.

#### Estudo de caso:
**Uso clínico de informações *on-line* em New South Wales, Austrália**

Westbrook e colaboradores[28] estudaram o uso, por parte de 55.000 clínicos (médicos, enfermeiros e profissionais de saúde afins), de um recurso de informações *on-line* – o Clinical Information Access Program (CIAP) – no estado de New South Wales, Austrália, e a forma como esse uso se relacionou com sua prática clínica. Ao analisar o "*web-log*" do *site*, eles estimaram que, em um período de sete meses em 2000 a 2001, houve 48,5 "sessões de busca" por 100 clínicos a cada mês, nas quais eles pesquisaram a bibliografia do banco de dados em busca de informações clínicas específicas. Também houve 231,6 "buscas de texto" por 100 clínicos para uma só fonte no banco de dados, em que os clínicos acessaram um texto médico particular que estavam procurando. Ao mesmo tempo, Westbrook e colaboradores verificaram que essas pesquisas bibliográficas no CIAP se correlacionaram muito fortemente com os níveis de internações hospitalares de pacientes por todo o estado. Isso sugeriu que os clínicos estavam usando o CIAP para obter informações sobre a condição clínica de seus pacientes e sobre como ela deveria ser manejada. Assim, eles concluíram que "o acesso às informações clínicas *on-line* é desencadeado pelas questões de cuidado do paciente e, portanto, tem o potencial de influenciar as decisões clínicas".

### Paciente→Máquina→Banco de dados

Nessa situação, os pacientes acessam um banco de dados para informações sobre uma doença ou tratamento médico particular. Esse acesso pode ser *ativo*, quando o usuário interage com o programa, seguindo uma série de etapas guiadas para obter as informações específicas personalizadas que ele procura (como o diagnóstico ou tratamento de sua própria condição), ou *passivo*, quando o usuário não pode interagir com o *website* (geralmente uma biblioteca *on-line*), podendo usá-lo somente para obter informações. Um exemplo do primeiro, descrito por Diefanbach e Butz,[29] é o Prostate Interactive Education System (PIES), um programa interativo multimídia que ajuda os pacientes e suas famílias a obter informações detalhadas sobre todos os aspectos do câncer de próstata em estágio inicial, ajudando-os, assim, a tomar decisões informadas sobre o tratamento. Outros exemplos são um *website* suíço que fornece um programa individualizado de cessação do tabagismo, incluindo informações, folhetos, cartas de aconselhamento personalizadas e lembretes mensais na forma de *e-mails*[30] e o programa MoodGYM de terapia comportamental cognitiva, descrito adiante.[31]

As formas mais passivas de acesso aos *websites* são úteis para fornecer educação em saúde (tele-educação) e para dar às pessoas informações sobre doenças específicas e seus tratamentos, bem como sobre os efeitos colaterais de medicamentos e tratamentos. Elas também podem fornecer informações sobre os recursos locais disponíveis (como uma lista de grupos de auto-ajuda ou os endereços de médicos, clínicas ou hospitais das proximidades). Os *websites* que abordam vários tipos de câncer estão entre os mais amplamente usados.[32] Estimou-se em 2003 que, no mundo desenvolvido, cerca de 39% dos pacientes com câncer estavam usando a internet diretamente, para informações e aconselhamentos, enquanto outros 15 a 20% dos pacientes com câncer estavam acessando suas informações indiretamente, por intermédio da família ou dos amigos.[33]

No Reino Unido, o serviço governamental NHS Direct Online (Capítulo 4) fornece um serviço de informações e também um serviço para dúvidas pessoais. Os *websites* que dão informações sobre condições médicas específicas também são particularmente úteis em momentos de crise na saúde pública, como o medo do antraz e do bioterrorismo nos Estados Unidos em 2001, para fornecer informações ao público, embora as informações distribuídas pelos *websites* relacionados à saúde nem sempre sejam confiáveis.[34]

Ambas as formas de acesso aos bancos de dados *on-line*, por serem impessoais, anônimas e confidenciais, podem atrair pessoas com estilos de vida estigmatizados ou não-convencionais, ou aquelas preocupadas com aspectos pessoais como saúde ou orientação sexuais, contracepção, gravidez, ou problemas emocionais, ou de relacionamento.

### *O papel dos meios de comunicação em massa*

Qualquer discussão a respeito da telemedicina deve ser contrastada com a origem de uma mudança cultural acerca de quantas pessoas agora adquirem conhecimento sobre os assuntos de saúde. Nos último mo anos, o papel dos meios de comunicação em massa – rádio, televisão, jornais, revistas – na transmissão de informações relacionadas à saúde ao público tem aumentado de modo constante.[35] Embora, por um lado, a mídia possa disseminar rapidamente "medo de doenças" e "medo de alimentos" (ver Capítulo 3) na população, ela também pode ter efeitos mais positivos. Os seriados de rádio, as novelas de televisão e os filmes podem aumentar o conhecimento público acerca de aspectos específicos de saúde e mesmo desestigmatizar certas condições (como o autismo no filme de 1988 *Rainman*). Em ambos os casos, poderia-se argumentar que a mídia, especialmente o rádio e a televisão, por ser cada vez mais vista como uma fonte importante e autorizada de conhecimentos em saúde pelo público, tornará as pessoas mais receptivas ao uso da telemedicina e à aquisição de conhecimento médico *on-line*. Na telemedicina, por outro lado, Hjelm[36] sugere que, como as nossas percepções do monitor do computador são influenciadas pela nossa experiência de as-sistir televisão, uma teleconsulta entre médico e paciente pode ser vivenciada não muito "real" por ambas as partes. Ela pode, de fato, ser vista mais como "ficção" do que como realidade.

De modo geral, porém, a importância crescente da mídia representa uma grande mudança cultural das formas mais tradicionais e pessoais que os indvíduos usavam para adquirir conhecimentos sobre os assuntos de saúde – de seus pais, parentes, amigos, vizinhos, bem como de figuras religiosas, idosos da comunidade, agentes de cura tradicionais e profissionais de saúde. Em vez disso, os indivíduos estão começando a confiar cada vez mais em fontes *impessoais* de conhecimentos em saúde, como mídia, internet, livros e revistas.

## Telepsiquiatria, telepsicologia e ciberterapia

A telepsiquiatria tornou-se uma aplicação importante, embora controversa, da telemedicina. Raras vezes ela é usada isoladamente, sendo quase sempre combinada com uma consulta pessoal com um ou mais profissionais de saúde. Ela é usada especialmente em áreas rurais afastadas, onde as instalações psiquiátricas são limitadas,[37,38] mas também em instituições como prisões,[38] onde os psiquiatras são escassos e os pacientes não podem ser facilmente transportados para uma clínica. Ela tem sido usada em discussões de caso, educação e contatos entre a equipe, bem como no cuidado clínico real – diagnosticando condições psiquiátricas à distância,[38] realizando psicoterapias e avaliando o progresso após o tratamento. O conceito de telepsiquiatria também deve incluir os grupos de apoio e de discussão *on-line* para pessoas com problemas de saúde mental[39] e o aconselhamento por telefone para crises emocionais, como aqueles no Reino Unido administrados pelos Samaritanos ou ChildLine (uma linha de ajuda gratuita para crianças e jovens).

A telepsiquiatria é particularmente útil em países muito grandes com centros populacionais esparsos e recursos psiquiátricos limitados. Por exemplo, no sul da Austrália – uma área cobrindo cerca de 948.000 km², com uma população de apenas 1,4 milhões – o uso da telepsiquiatria pelo South Australia Rural and Remote Mental Health Service está bem integrado em sua prática clínica, sendo amplamente aceito tanto pelos pacientes quanto pelos profissionais de saúde, sobretudo para consultas de emergência, contatos, acompanhamento e apoio dos pacientes após a alta do hospital e para educação profissional e discussões.[38] No Canadá, a revisão de Urness e colaboradores[9] sobre 14 serviços de telepsiquiatria também constatou que eles estavam bem estabelecidos, embora variassem quanto à abrangência e à complexidade, com alguns operando somente dentro de um hospital ou clínica de saúde mental e outros lidando com uma área geográfica muito maior. Eles eram usados para uma variedade de fins clínicos e educacionais e tratavam de uma ampla variedade de problemas psiquiátricos, de psicoses graves a transtornos alimentares, de testes psicológicos ao manejo do autismo.

Pesquisas sobre a eficácia clínica a longo prazo da telepsiquiatria continuam em andamento. A revisão de Zaylor sobre o assunto[8] sugeriu que ela *é* efetiva e eficiente em termos de custo para certos grupos de pacientes e que as evoluções clínicas das consultas por televisão interativa não foram significativamente diferentes daquelas das consultas pessoais, o que o levou a concluir que "é possível tratar os pacientes moderada a gravemente doentes usando a televisão interativa sem qualquer interação pessoal do clínico". A eficácia a longo prazo desta abordagem, porém, ainda precisa ser avaliada, bem como os possíveis efeitos negativos da tecnologia em si sobre os pacientes com certas condições mentais como a psicose paranóide.

### Ciberterapia: psicoterapia on-line

A psicoterapia ou aconselhamento pode ser realizada *on-line*? As várias formas de "terapia falada" ou outros tipos de "cura simbólica" (ver Capítulo 10) podem ocorrer à distância por telefone, *e-mail*, videofone ou outro método? Alguns autores argumentam que, apesar de suas limitações, a *ciberterapia* – também conhecida como *e-terapia* ou *psicoterapia remota* – pode ser um adjuvante útil para a psicoterapia convencional face a face, especialmente ao estender a psicoterapia e os serviços de aconselhamento para aqueles com pouco acesso aos mesmos.[39,40]

Suler[40] lista toda a variedade de possibilidades técnicas agora disponíveis para os psicoterapeutas e conselheiros no mundo desenvolvido, que incluem videoconferência; consultas por telefone; *e-mails* ou "conversações em texto" de uma pessoa outra; mensagens de texto (via telefones celulares); terapia em grupo *on-line* usando *e-mails*, "quadros de mensagens" ou "salas de conversação"; grupos de apoio ao paciente *on-line*; programas de auto-ajuda *on-line*; instrumentos de avaliação psicológica *on-line*; programas de experiências *on-line* (como aconselhamento computadorizado ou técnicas de relaxamento); *websites* informativos sobre aspectos da saúde mental; registros em áudio e vídeo; e *websites* pessoais ou diários *on-line*. Diante dessa ampla variedade, ele sugere que os psicoterapeutas podem adotar uma abordagem de "ciberterapia multimídia", utilizando diversas dessas técnicas, geralmente em combinação com a psicoterapia face a face. Ele também examinou alguns dos prós e contras da "psicoterapia no ciberespaço", pois cada forma de ciberterapia tem vantagens e desvantagens. Por exemplo, quando o cliente e o terapeuta se comunicam digitando um texto (*e-mails*) um para o outro, é possível agendar consultas, mesmo quando as pessoas vivem em cidades ou países diferentes. Os registros por escrito da conversação são mais acurados e alguns clientes realmente são mais honestos e expressivos quando não podem ser vistos, enquanto outros podem preferir um estilo por escrito de comunicar os aspectos pessoais, em vez de falar abertamente sobre eles com outra pessoa.

Pelo lado negativo, comunicar-se por textos implica um grau de instrução e habilidades de digitação de ambas as partes. Isso exclui informações face a face importantes, como tom de voz, linguagem corporal e aparência física. Para alguns clientes, a falta de uma presença física pode reduzir a sensação de intimidade, confiança e comprometimento na relação terapêutica. Além disso, o envio de mensagens entre cliente e terapeuta em "tempo real" fornece menos "tempo para a reflexão" por parte de ambos. Apesar dessas diversas desvantagens, Suler[40] sugere que, enquanto na psicoterapia tradicional é a relação terapeuta-cliente que cura, a psicoterapia *on-line* pode oferecer *outros* tipos de relação terapêutica que têm um efeito semelhante.

A psicoterapia *on-line* parece ser especialmente útil para certas categorias de pessoas para as quais não há alternativa. Dunaway[39] sugere que, além do baixo custo, ela é útil para idosos, incapacitados ou restritos ao domicílio, aqueles que apresentam limitações de tempo, como os profissionais ocupados, e aqueles que se sentem "desconfortáveis com o estresse ou estigma do aconselhamento tradicional face a face". Porém, a autora observa que esse tipo de psicoterapia pode criar muitos problemas novos, como aspectos da confidencialidade do paciente, controle de qualidade, licenciamento dos praticantes, seguro contra má prática e reembolso pelas companhias de seguro-saúde.

### Videoconferência em ciberterapia

Em psicoterapia, a videoconferência tem sido particularmente útil para a comunicação interativa entre pessoas que, por qualquer razão, não podem estar presentes na mesma sala,[41] sendo cada vez mais usada dentro de alguns hospitais e clínicas de saúde mental.[9] A videoconferência tem sido particularmente útil na terapia de família,[41] onde pode ser usada em associação com os métodos tradicionais de terapia, sobretudo quando os membros da família estão vivendo muito distantes um dos outros. No norte da Finlândia, ela tem sido usada como um modo de conectar todos aqueles envolvidos na terapia, incluindo membros da família, psicólogos, trabalhadores sociais, professores e autoridades locais, todos os quais podem estar vivendo ou trabalhando em localidades diferentes, muito afastadas umas das outras.[41] Na telepsiquiatria de crianças e adolescentes, Pesämaa e colaboradores[42] também verificaram que ela era útil para educação e treinamento, discussões de caso, consulta com um especialista em outra localidade, bem como consultas com o paciente e/ou membros da família.

### Terapia comportamental cognitiva em ciberterapia

Um tipo particular de psicoterapia – a *terapia comportamental cognitiva* (TCC) – parece estar bem adaptado ao uso *on-line* e em livros de auto-ajuda ("biblioterapia"), bem como em interações face a face.[31] Usá-lo *on-line* também é efetivo em relação ao custo. Na Carolina do Sul, Estados Unidos, Cluver e colaboradores[37] usaram a TCC para o tratamento ("teleterapia") de pacientes terminais de câncer com um videofone que permitia interação visual e de voz entre o terapeuta e o cliente, embora eles estivessem em localidades diferentes. Seu estudo constatou que os pacientes estavam satisfeitos com a teleterapia, assim como com os encontros face a face. Embora houvesse algumas preocupações sobre a confidencialidade, eles concluíram que, de modo geral, "a psicoterapia fornecida por videofones pode ser usada em lugar da terapia tradicional face a face sem qualquer perda de satisfação por parte do paciente".

A terapia comportamental cognitiva também tem sido usada em programas interativos de aconselhamento por computador, os quais podem ser acessados diretamente em um computador ou pela internet. No Reino Unido, Manchandra e McLaren[43] relatam um resultado positivo a partir do uso da TCC via um vídeo interativo, com redução da ansiedade e melhor funcionamento social. Isso ocorreu apesar da ausência de informações não-verbais, como contato visual, expressão facial e tato. Na Austrália, Christensen e colaboradores[31] analisaram o uso e a satisfação dos visitantes do MoodGYM, um *site* de TCC gratuita com base na internet, projetado para tratar e prevenir a depressão em jovens. O *site* incluía módulos de treinamento comportamental, um diário de trabalho pessoal, jogos interativos e formas de *feedback*. Durante seis meses de sessões, o *site* registrou 817.284 "visitas" e 17.646 sessões interativas. Eles verificaram que houve uma redução significativa dos escores de depressão e ansiedade entre aqueles que passaram por todos os módulos em ordem e tiveram maior exposição ao *site*. Porém, eles finalizaram dizendo que, devido às limitações do delineamento da pesquisa, "não é possível concluir que o programa de saúde mental foi o responsável pelas alterações nos sintomas de saúde mental".

### Limitações da ciberterapia

Os efeitos a longo prazo da ciberterapia, individual e culturalmente, ainda precisam ser avaliados. A integração das máquinas em psicoterapia se provará útil a longo prazo, ou levará a uma alienação ainda maior entre o clínico e o paciente? Muitas pessoas a verão como uma forma de comunicação demasiado impessoal e deslocada? Esse tipo de psicoterapia será igualmente útil para todos os grupos culturais em todo o mundo, ou será adequado principalmente àqueles que vivem no mundo industrializado? Nesse ponto, deve-se notar que a ciberterapia pode não ser apropriada para muitas pessoas cuja origem cultural (ou familiar) é mais tátil, interativa e menos individualista. Como descrito em outras partes deste livro, nos encontros de cura, muitos grupos sociais e culturais esperam várias formas de comunicação não-verbal, como toque, abraço, dança ou genuflexão. Para eles, qualquer ritual de cura adequado deve envolver toda uma variedade de modalidades sensoriais, além da visão e da audição, que podem incluir tato, sabor, textura, olfato, calor do corpo, odor corporal, dança, movimentos sincronizados, música, incenso, cânticos e formas especiais de vestuário. A cura deve ocorrer em um contexto específico espacial e social e geralmente envolver a participação de outras pessoas.

Ironicamente, a visão crescente em muitos países industrializados do computador como um "segundo eu" antropomórfico[44] e como um poderoso símbolo ritual nas consultas médico-paciente pode fazer com que algumas pessoas o aceitem mais facilmente como um "agente de cura" ou "conselheiro" por si próprio, ajudando assim, na aceitação da ciberterapia. Para essas pessoas, o computador em si parece ter se tornado mais do que apenas um instrumento tecnológico ou objeto inerte e inanimado. Ele também adquiriu uma função mais misteriosa e "mística" como um ícone secularizado, um ídolo ou um oráculo que se consulta em momentos de sofrimento ou incerteza – uma fonte semiviva de sabedoria, conhecimento ou mesmo cura.

## CRÍTICAS À TELEMEDICINA

Apesar de sua crescente popularidade, levantam-se muitas questões sobre a telemedicina: Ela é efetiva? Ela é segura, prática e vantajosa?[45] Ela é efetiva quanto ao custo? Quais são os seus pontos fracos e os seus pontos fortes? De acordo com Coiera,[7] as evidências científicas reais sobre a efetividade da telemedicina continuam sendo bastante fracas. Sob uma perspectiva médica, uma razão para isso é a falta de estudos científicos confiáveis sobre o assunto. De acordo com Hailey e colaboradores,[46] em telemedicina, "estudos de boa qualidade ainda são escassos, e a generalização da maioria dos achados de avaliação é muito limitada".

Hjelm[36] também conclui que até agora "há dados limitados sobre a efetividade clínica e sobre o custo-efetividade da maioria das aplicações da telemedicina". Porém, ele lista as muitas vantagens potenciais da telemedicina no futuro, como melhorar o acesso às informações e aos serviços de saúde, aperfeiçoar a educação profissional e reduzir os custos dos cuidados de saúde. O autor vê benefícios em situações como a telemonitoração domiciliar de pessoas idosas, cronicamente doentes e limitadas ao lar, especialmente aquelas com diabetes, hipertensão ou em diálise; a telemedicina permitiria o seu tratamento em casa, em vez de no hospital. A telemedicina também poderia ser usada na forma de *videolinks* entre os profissionais dentro de um hospital para discussão de casos ou achados patológicos, bem como pelos pacientes, profissionais de cuidados primários e especialistas em saúde para um encontro em uma "clínica virtual". Porém, Hjelm[36] também destaca as diversas desvantagens da telemedicina, incluindo a despersonalização dos cuidados de saúde, com uma ruptura resultante na relação entre o paciente e o profissional de saúde. Os relacionamentos entre os próprios profissionais de saúde também podem se enfraquecer, pois a equipe na localidade afastada pode considerar que sua autonomia está ameaçada e que o seu papel está se resumindo a meros técnicos ou operadores de câmera. Também há aspectos relacionados à confidencialidade, à qualidade e à confiabilidade das informações de saúde *on-line*,[47] bem como a dificuldades de organização e burocráticas.

Em 2002, Hailey e colaboradores[46] fizeram uma revisão sistemática de 66 estudos científicos sobre telemedicina realizados entre 1966 e 2000. Cinqüenta e seis por cento (37) deles sugeriram que ela apresentava vantagens em relação às abordagens alternativas, 36% (24) viram algumas desvantagens ou não ficaram convencidos sobre sua eficácia, e 8% (5) constataram que outras abordagens eram preferíveis à telemedicina. De modo geral, eles descobriram que a maior evidência de sua efetividade foi em telerradiologia (especialmente em neurocirurgia), teledermatologia, telecuidados domiciliares e telemonitoração, "telessaúde básica", transmissão de imagens ecocardiográficas e algumas consultas médicas. Na análise de Miller sobre 38 estudos de diversos países em 2001, 80% foram favoráveis à telemedicina como um modo de comunicação médico-paciente, exceto pela sua ausência de informações não-verbais, incluindo o toque.[48] De modo geral, apesar da escassez de pesquisas confiáveis sobre o assunto, Taylor[45] concluiu, em 2005, que havia evidências suficientes de que a telemedicina é uma alternativa segura ao cuidado convencional "em uma variedade de situações e para uma série de condições clínicas". Porém, ele observou que "evidências confiáveis de que ela é uma alternativa prática e efetiva quanto ao custo são, no momento em que escrevemos, difíceis de encontrar".

### Problemas técnicos

A telemedicina gera uma série de problemas técnicos, muitos deles ainda não resolvidos.

Um refere-se aos custos freqüentemente muito altos do equipamento necessário,[45] bem como do seu fornecimento de energia, da sua manutenção, dos seus consertos e do pessoal necessário para protegê-lo contra furto e danos. Grandes interesses comerciais estão envolvidos na promoção da telemedicina, e Taylor[45] destaca que boa parte das informações atuais sobre telemedicina provém dos fabricantes desse mesmo equipamento.

Outros problemas técnicos referem-se ao controle de qualidade, como precisão e confiabilidade das imagens digitais transmitidas *on-line* em telerradiologia,[49] e à confiabilidade das informações dos pacientes, que podem vir a ser acessadas ilegalmente por *hackers* ou outros "cibercriminosos". Em países mais pobres com menos infra-estrutura, também há problemas com a manutenção do equipamento e com a obtenção de um suprimento adequado de peças de reposição e de uma fonte de energia elétrica confiável e contínua, seja uma rede nacional de eletricidade, geradores ou baterias. Em outros lugares, pode haver risco de danos ou roubo de cabos elétricos e antenas de rádio, ou ainda condições atmosféricas que interferem com as comunicações por satélite ou rádio.

Outro aspecto é que as informações reais fornecidas por *websites* específicos ou bancos de dados podem ser de baixa qualidade ou não completamente confiáveis. Boa parte dessas informações é descontrolada e não-regulamentada.⁴⁷ Em alguns casos, ela pode até mesmo ter sido postada ali por organizações comerciais como a indústria farmacêutica ou os fabricantes do equipamento de telemedicina, ambos com objetivos ocultos de vender seus produtos e serviços, além de melhorar o cuidado dos pacientes. O grande volume de informações de saúde hoje disponível *on-line* e a multiplicidade de *websites* também podem trazer o problema do excesso de dados. Como muito disso está na forma de dados brutos ou mesmo conflitantes, as pessoas não treinadas ou inexperientes podem achar difícil filtrá-los de acordo com confiança e compreender a relevância de todos eles para suas próprias situações exclusivas e individuais. As "informações" ou os "dados" puros – sem a experiência pessoal, a sabedoria ou a compreensão para interpretar e fazer uso deles – algumas vezes podem fazer mais mal do que bem, como no caso da *cibercondria* descrita a seguir.

### Efeitos na relação profissional-paciente

Para Anderson e colaboradores,⁴ a internet tem basicamente um efeito positivo na saúde pública e "o potencial para transformar a estrutura organizacional e para proporcionar uma variedade de serviços de saúde". Eles sugerem que o crescimento da "cultura do consumidor" na maioria dos países ocidentais, a qual visa formar consumidores mais informados e críticos, está tendo um impacto positivo na relação médico-paciente. Juntamente com o crescimento da internet como uma fonte de informações médicas, ela reduziu o poder dos médicos face a face com seus pacientes, permitindo que estes passassem a ser participantes mais ativos, informados e seguros em seu próprio tratamento.⁴ Além disso, em função de seu caráter anônimo, eles vêem a internet como sendo particularmente útil para aqueles que têm perguntas bastante pessoais ou embaraçosas sobre sua saúde. Em alguns casos, porém, a internet também fez com que as pessoas não consultassem seus médicos, mesmo quando muito doentes ou se autodiagnosticassem inapropriadamente.

### Perspectivas antropológicas: o papel do contexto

Sob uma perspectiva antropológica, a telemedicina pode ser criticada em relação a diversos aspectos. Em particular, ela geralmente não fornece dados sobre o contexto maior da doença e do sofrimento do paciente, incluindo experiência pessoal, condições de vida e nível socioeconômico, bem como família, comunidade, religião e cultura. Além disso, ela exclui uma variedade de modalidades sensoriais como toque, odor e calor corporal, bem como uma visão mais ampla de linguagem corporal, postura, gestos, movimentos e expressão facial, que freqüentemente são intrínsecos à comunicação entre as pessoas. Assim, a telemedicina pode fornecer aos clínicos somente uma visão limitada e reducionista do sofrimento humano – uma imagem abstrata da pessoa doente, muito semelhante à perspectiva da doença descrita no Capítulo 5.

Ademais, nas consultas por telemedicina, a tecnologia real usada (câmeras de vídeo, computadores, microfones, máquinas de monitoração ou *webcams*) não pode ser vista meramente como algo neutro. Assim como o computador pessoal do médico (ver adiante), esses objetos em si são uma parte do contexto ritual do evento de cura e, com o tempo, muitas vezes tornam-se símbolos de cura por si próprios.

A telemedicina é um exemplo do que Hall⁵⁰ chama de "comunicação de baixo contexto", em que a maioria das informações transmitidas entre as partes está no meio explícito em si (o computador ou monitor de vídeo, a fotografia do raio X, ou a imagem de uma TC ou parte do corpo). Isso contrasta com a "comunicação de alto contexto", característica da maioria dos tipos de cura e rituais de cura em todo o mundo (ver Capítulo 9), onde boa parte das "informações" que passam entre o agente de cura e o cliente não é explícita. Em vez disso, ela é "codificada" ou oculta, quer dentro da situação física do encontro em si (o "contexto externo"), incluindo uma variedade de "símbolos rituais" ou em situações especializadas (como um altar ou clínica), ou internalizada nas experiências prévias, expectativas, pressupostos culturais, crenças e preconceitos de ambas as partes (o "contexto interno"). Assim, a telemedicina exclui boa parte das informações que possibilitam um nível mais profundo de comunicação interpessoal, incluindo a ampla variedade de fatores culturais, sociais e individuais mencionados antes.

Quando as informações são transmitidas *on-line*, nunca são "livres de cultura". Por um lado, mesmo a tecnologia física usada é sempre parte de um contexto social, cultural e econômico. Este geralmente inclui as pessoas que desenham, vendem, instalam, explicam, mantêm e reparam o equipamento – bem como suas atitudes, seus sistemas de crença e comportamentos. Ao mesmo tempo, para os usuários do equipamento, sobretudo se são oriundos de ambientes sociais e culturais muito diferentes, as mesmas informações visuais não são necessariamente sempre "vistas" e "compreendidas" por eles exatamente da mesma forma. Como nos vários testes projetivos psicológicos, como o Rorschach, diferentes pessoas às vezes "vêem" e interpretam os estímulos visuais diferentemente, mesmo quando lhes é apresentada uma imagem idêntica, pois elas trazem para a experiência suas próprias percepções individuais, presunções, expectativas, preconceitos, ansiedades e medos, muitos deles derivados de sua origem cultural. A mesma possibilidade de percepções e interpretações diferentes das informações visuais aplica-se tanto ao monitor de computador quanto à tela de vídeo (ver Capítulo 10).

Da perspectiva do paciente, parte do contexto social da telemedicina é seu próprio nível de educação, pois fazer uso das informações *on-line* sobre saúde implica algum grau de instrução, assim como uma compreensão da lógica interna dos programas de computador. Isso também pode exigir habilidades numéricas e a capacidade de compreender noções estatísticas complexas, como as de "risco" ou "probabilidade" (ver Capítulo 15).

Outro aspecto relaciona-se com as atitudes dos usuários em relação aos textos, quer estes estejam em papel, pergaminho ou tela de computador. Sua origem cultural ou religiosa específica vê os textos como objetos imbuídos de autoridade especial e como a principal fonte de informações confiáveis? Eles vêem os textos como sendo na maior parte irrelevantes, posto que esperam que muito da sabedoria importante a respeito da vida diária, inclusive sobre saúde, se origine de outras pessoas – pais, família, amigos, líderes religiosos, agentes de cura tradicionais – bem como da experiência pessoal?

### O contexto cultural do uso da internet

Fazer uso da internet e da telemedicina não é uma atividade "livre de contexto" ou "livre de cultura". Como todas as outras atividades humanas, ela está sempre embebida em um *contexto* cultural particular de tempo, lugar, relacionamentos sociais e visão de mundo. Por exemplo, os comportamentos e as formas de comunicação interpessoal tais como o "*texting*", "*blogging*" e "*web-surfing*" tornaram-se aspectos comuns da cultura industrial moderna e, por sua vez, estão ajudando a criar novas formas de organização social.[51] Além disso, o conteúdo e a abordagem reais dos *websites* – incluindo aqueles que lidam com assuntos de saúde – podem sempre ser vistos como produtos culturais. A linguagem na qual eles estão escritos, o jargão que usam, seu *design* e distribuição visual e a lógica interna e organização do *website* em si baseiam-se em certas presunções pessoais e culturais de seus programadores e *webdesigners*. Desse modo, os *websites* freqüentemente expressam alguns dos temas, pressupostos e preconceitos subjacentes àquela origem cultural, como ilustrado no estudo de caso a seguir.

### Estudo de caso:
#### Pressupostos culturais nos *websites* do Reino Unido para câncer de mama e de próstata

Seale[52] analisou os estereótipos de gênero subjacentes nos *websites* populares do Reino Unido para câncer de mama e de próstata. Nos *sites* sobre câncer de mama, as mulheres eram retratadas como tendo de tomar decisões sobre *outros* assuntos além do seu tratamento imediato, como fertilidade futura, problemas com o cuidado de seus filhos, dificuldades para contar-lhes sobre o diagnóstico e aparência física. Esperava-se também que elas às vezes mudassem de idéia, tivessem o direito de não participar do processo de tomada de decisão e consultassem plenamente a família e os amigos. Ao contrário, os homens com câncer de próstata eram retratados como mais isolados, menos conectados à família e aos amigos e mais obrigados a ter um papel ativo e claro na tomada de decisão sobre o tratamento (vendo a si mesmos, e não os seus médicos, como os principais tomadores de decisão), esperando-se que tomassem essas decisões sem consultar a família e os amigos. Não havia discussão sobre quanto estresse essa tomada de decisão poderia causar aos homens, e poucas histórias pessoais de suas experiências com o câncer eram relatadas. Assim, Seale sugere que os médicos estejam conscientes do papel das expectativas de gênero subjacentes "que obrigatoriamente influenciam a tomada de decisão, por parte dos homens e das mulheres, quanto aos seus tratamentos para o câncer". Esses estereótipos subjacentes podem ajudar a explicar aos clínicos por que alguns homens com câncer não consideram plenamente os pontos de vista de sua família, não levam em conta os fatores não-médicos e acham difícil deixar que os médicos influenciem a sua tomada de decisão; da mesma forma, para as mulheres com câncer, esses estereótipos podem explicar por que elas podem parecer indecisas, desejar não participar do processo de tomada de decisão ou tomar as decisões de tratamento com base em outros critérios.

### Efeitos sociais da telemedicina

Embora a telemedicina possibilite a comunicação entre pessoas separadas por grandes distâncias, ela também "individualiza" e isola as experiências de doença e cuidados médicos. O uso de um terminal de computador geralmente envolve (embora nem sempre) uma pessoa de cada vez, de modo que a telemedicina é muito diferente de um encontro face a face com um médico ou enfermeiro real e das formas públicas e mais comunais de cura praticadas pelos agentes de cura tradicionais (ver Capítulo 4).

Em termos de *input* sensorial, a telemedicina é limitada porque inclui somente as modalidades de visão e audição, que "amplificam" o sistema nervoso central pelo uso das tecnologias de vídeo e áudio.[53] No presente, a telemedicina não inclui quaisquer outras modalidades sensoriais como calor do corpo, odor, movimento ou expressão facial. Com exceção da "telecirurgia", ela também não inclui o toque (embora a tecnologia "háptica", responsiva a indicações táteis, esteja atualmente em desenvolvimento). O mais importante, como descrito antes, é que ela exclui o papel de um *contexto* de cura e das dimensões específicas espacial, temporal, teatral e sensorial tão características dos rituais de cura encontrados em todo o mundo (ver Capítulo 9).

Os efeitos sociais da WWW provavelmente serão significativos, sobretudo no campo da saúde. Em particular, é provável que ela tenha algum efeito no equilíbrio de poder e conhecimento entre os profissionais de saúde e seus pacientes.[4] Isso pode resultar não somente em ganho de poder pelos pacientes, mas também na "desprofissionalização" da medicina em si. Assim como Coiera,[47] também Gerber e Eiser[54] sugerem que o acesso à internet tem resultado em uma população de pacientes mais informada e educada, com um número cada vez maior de pessoas acessando os *websites* relacionados à saúde: em 2001, cerca de 52 milhões de pessoas nos Estados Unidos pesquisaram a WWW para informações médicas e de saúde (número que subiu para 70 milhões em 2003).[4] Eles destacam que esse processo pode enfraquecer o monopólio médico anterior do conhecimento de medicina e seu *status* de autoridade, embora a maioria dos pacientes ainda espere que seus clínicos sejam os responsáveis por tomar as decisões médicas. Esse aumento no conhecimento leigo pode ter um impacto na relação médico-paciente e no processo médico de tomada de decisões. Por exemplo, antes de consultar seu médico, os pacientes podem já ter opiniões formadas sobre que tratamentos eles preferem ou não, chegando à consulta como "tomadores de decisões informados". Eles sugerem que isso não deve levar ao conflito, mas sim a um modelo de tomada de decisões compartilhado ou "participativo" na consulta. Além disso, como muitos *websites* incluem informações imprecisas, o papel dos médicos deve ser recomendar aos pacientes *websites* particulares (uma "prescrição de internet") que sejam mais confiáveis, ou eles podem até criar seus próprios *websites* práticos. Porém, os autores admitem que "ainda não se sabe se a eficiência melhora ou piora quando as informações adquiridas na internet pelo paciente são trazidas para o processo de tomada de decisão".

A telemedicina também pode ter alguns efeitos sociais negativos em grupos particulares de pessoas. Por exemplo, Sinha[55] argumenta que, embora o objetivo da telemedicina seja ostensivamente atingir áreas rurais, ela tem feito isso muitas vezes às custas de concentrar mais especialistas e recursos de saúde em áreas urbanas. Ao mesmo tempo, sua capacidade de atingir as comunidades fechadas (como prisões e instalações militares), sem transferir os pacientes de lá para uma clínica ou hospital em outro lugar, pode isolar ainda mais os membros dessas comunidades. Por fim, Sinha destaca que, embora a telemedicina tenha muitos benefícios para os pacientes (como reduzir os custos e tornar os cuidados de saúde mais acessíveis às populações distantes), nos Estados Unidos, muitos interesses disfarçados, inclusive por parte do governo, da indústria da tecnologia e de alguns setores da profissão médica, têm obtido lucros consideráveis com a prática da telemedicina e com o equipamento que ela usa.

### Novas "síndromes" da era do computador

O uso crescente da internet não está livre de efeitos negativos sobre a saúde psicológica e física, sendo que diversos "distúrbios" novos foram descritos nos últimos anos. Os distúrbios psicológicos incluem "síndromes" novas como a "*cibercondria*", que é um tipo de hipocondria em que as pessoas ficam ansiosas por causa de informações de saúde que obtiveram na internet, muitas delas diagnosticando erroneamente suas queixas leves como doenças graves. Na "*dependência da internet*", os indivíduos tornam-se psicologicamente dependentes de acessar e interagir com certos *websites*, sobretudo para jogos de azar, jogos comuns, leilões, pornografia ou "cibersexo", podendo apresentar alguns sintomas psicológicos de abstinência se não puderem fazê-lo. Também estão incluídos aqui aqueles que entram compulsivamente em salas de conversação *on-line* ou que fazem uso compulsivo da *web* para navegação e pesquisas em bancos de dados. Essas duas condições podem ser consideradas "distúrbios ligados à cultura" emergentes da era do computador (ver Capítulo 10).

Os distúrbios físicos associados ao uso freqüente do computador incluem condições como dores nas mãos, no pulso, no pescoço ou na região lombar, problemas posturais, lesão por esforços repetitivos (LER), síndrome do túnel do corpo (STC), cansaço ocular e cefaléias.[56]

## TELEMEDICINA NO MUNDO EM DESENVOLVIMENTO

No presente, a telemedicina é em grande parte um privilégio das regiões mais ricas do mundo. Muitos países mais pobres simplesmente ainda não podem pagar pelo equipamento caro, que deve então ser transportado para áreas distantes. Eles também carecem de pessoal treinado para operá-lo, de um suprimento confiável de eletricidade e ligações por telefone ou satélite e não têm condições de proteger o equipamento contra roubo ou dano. Apesar disso, a telemedicina tem muitas aplicações nos países mais pobres com serviços limitados de saúde, desde que a tecnologia usada seja simples e de baixo custo. Para melhorar a saúde nesses países, especialmente na África subsaariana, Odutola[57] sugere que investir mais em tecnologia da informação estreitaria a "divisão digital", levando à "difusão e à recuperação sustentáveis, de baixo custo, abrangentes e efetivas" das informações em saúde e melhorando tanto o *status* de saúde quanto o sentido de autoridade dessas comunidades mais pobres. Em alguns países, esse processo já começou. Por exemplo, desde 1998, a telemedicina tem sido desenvolvida no Uzbequistão, um país com sérios problemas de saúde e meio ambiente, com o apoio do Ministério da Saúde, da OTAN (Organização do Tratado do Atlântico Norte) e de um fundo de caridade do Reino Unido.[58] Ela envolve ligações de telecomunicação entre o Centro Nacional de Medicina de Emergência (NCEM) em Tashkent e departamentos de clínica em 13 regiões, 17 equipes de ambulância e aproximadamente 700 médicos por todo o país.

Três outros exemplos do uso da telemedicina em regiões mais pobres do mundo, com infra-estruturas de cuidados de saúde menos desenvolvidas, são fornecidos a seguir.

### Estudo de caso 1:

**Telemedicina em Dhaka, Bangladesh**

Vassallo[59] e colaboradores, em 2001, descreveram uma ligação de telemedicina bem-sucedida entre o Centro para Reabilitação de Paralisados (CRP) em Dhaka e uma variedade de especialistas médicos em neurologia, ortopedia, reumatologia, nefrologia e pediatria trabalhando no Reino Unido e no Nepal. Usando câmeras digitais e uma ligação por *e-mail*, imagens dos pacientes, raios X, eletrocardiogramas ou outros exames eram enviados aos especialistas para aconselhamento e segunda opinião. Em 70% dos encaminhamentos, as respostas iniciais por *e-mail* eram recebidas pelo CRP dentro de um dia, e 100% eram recebidas dentro de três dias. O encaminhamento foi considerado bem-sucedido em 89% dos casos, em termos de esclarecimento do diagnóstico, mudança de tratamento ou tranqüilização do paciente.

### Estudo de caso 2:

**Telemedicina na região de Arkhangelsk, Rússia**

Sorensen e colaboradores[60] em 1999, descreveram o uso da telemedicina na região de Arkhangelsk, Rússia noroccidental, uma área do tamanho da França porém com uma população de apenas 1,5 milhões de pessoas. Começando em 1994, as ligações de telemedicina foram estabelecidas entre especialistas médicos no hospital regional em Arkhangelsk e hospitais em áreas afastadas, como Kotlas (700 km) e Velsk (500 km) e posteriormente com hospitais locais em Koryazhma, Nyandoma e Severodvinsk. Desses centros afastados, fotografias tiradas com uma câmera digital de registros de pacientes, raios X, eletrocardiogramas e exames de laboratório eram enviadas como *e-mails* com arquivos anexados, ou diretamente pelos computadores (pelo sistema VIDA de imagens fixas) aos especialistas para uma opinião. Dadas as enormes distâncias na Rússia noroccidental e o alto custo de transportar pacientes para Arkhangelsk, esse foi o modo mais custo-efetivo de obter a opinião de um especialista sobre esses pacientes e, assim, possibilitar-lhes tratamento em seu hospital local. O mesmo sistema, porém com a incorporação de telefones com viva-voz, tem sido usado para aprendizado à distância e troca de informações entre os médicos em Arkhangelsk e colegas médicos em Tromsø, Noruega.

### Estudo de caso 3:

**Telemedicina no Alto Amazonas, Peru**

Martinez e colaboradores[61] em 2004, estudaram o desenvolvimento de um sistema de telemedicina rural em uma província peruana do Alto Amazonas, com uma área duas vezes maior do que a Bélgica. Esta é uma região subdesenvolvida com poucas estradas (95% das instalações de cuidados de saúde são acessíveis apenas pelo rio), e somente 2% dessas instalações da província têm linhas telefônicas. Os cuidados de saúde são fornecidos por uma rede rural de "postos de saúde" locais, ligados a "centros de saúde" regionais. Desde 2000 e 2001, equipamentos para radiocomunicação (VHF, HF e WiFi) vêm sendo instalados em 39 localidades: um hospital regional, sete centros de saúde e 31 postos de saúde. A equipe nos postos de saúde locais pode agora transmitir mensagens de voz (especialmente para casos de emergência), e mensagens por *e-mail* para os centros de saúde, que por sua vez podem então se comunicar pela internet com as autoridades médicas na capital, Lima. O estudo ilustrou a utilidade dessa ligação para uma variedade de fins: consultas com médicos especialistas; fornecimento de relatos de vigilância epidemiológica; solicitação de equipamento médico; aprendizado à distância para a equipe; e transmissão de informações às autoridades em surtos de doença, desastres naturais ou emergências médicas. Ela também reduziu o tempo necessário para a transferência de casos de emergência para o hospital e, em 28% desses casos, o uso do sistema salvou a vida do paciente. De modo geral, a telemedicina ajudou a melhorar a capacidade diagnóstica e terapêutica dos postos de saúde.

## O COMPUTADOR PESSOAL DO MÉDICO

Hoje em dia, para um número cada vez maior de pessoas, o computador tornou-se uma parte tornada como certa da vida diária, um dos símbolos mais difundidos do mundo moderno e industrializado. Para alguns, ele tornou-se bem mais do que isso: uma fonte de conhecimento avançado, um conselheiro, um professor, um oráculo, um agente de cura, um guia, um objeto ritual ou mesmo um tipo de divindade secular.

Como descrito no Capítulo 4, a medicina moderna é caracterizada pelo poder crescente – simbólico e técnico – da máquina. Uma máquina em particular, o computador pessoal, tornou-se agora uma das ferramentas mais universais do médico moderno, freqüentemente intrínseca aos processos de diagnóstico, tratamento e comunicação. Seu uso é particularmente difundido no consultório e na prática ambulatorial. Em 1995, por exemplo, 80% dos médicos de família britânicos, 70% dos dinamarqueses, 60% dos suecos e 40% dos holandeses estavam usando computadores pessoais em seus consultórios para armazenar registros médicos.[62]

Os computadores hoje são usados não somente para armazenar dados de pacientes, organizar consultas ou remeter contas; conectados à internet, eles também são usados pelos médicos para acessar informações atualizadas sobre os últimos tratamentos médicos, achados de pesquisa e novos tipos de drogas, incluindo suas interações e seus efeitos colaterais.

## EFEITOS DO COMPUTADOR PESSOAL NAS CONSULTAS MÉDICO-PACIENTE

Apesar dessas muitas vantagens, é importante considerar o impacto psicológico e social do computador pessoal na relação médico-paciente. Sua presença tem um efeito positivo ou negativo?

Enquanto alguns estudos, como o de Hsu e colaboradores,[63] relataram principalmente efeitos positivos, outros forneceram resultados mais ambíguos. Rethans e colaboradores,[64] por exemplo, em seu estudo com 263 pacientes nos Países Baixos, constataram que 96% deles achavam que seu relacionamento com o médico de família continuava tão natural e tão pessoal quanto antes da introdução do computador. Porém, 66% deles expressaram alguma ansiedade de que sua privacidade estava menos segura agora que seus arquivos médicos constavam em um computador. Greatbach e colaboradores,[65] estudando as consultas de médicos de família em Liverpool, Reino Unido, verificaram que o computador teve efeitos adversos sutis nas interações médico-paciente. Estes incluíram a tendência do médico de ficar preocupado com a máquina e interromper ou atrasar as conversas com os pacientes para consultá-la, reduzindo, conseqüentemente, o tempo de contato visual com eles. Os pacientes, além disso, mudavam seu comportamento, parando de falar em vários momentos para não interromper o médico enquanto ele estava digitando. Em um nível mais positivo, porém, o computador permitiu a possibilidade de "leituras colaborativas", em que ambas as partes podiam examinar a tela em conjunto e então discutir o material apresentado nela.

Em um estudo dinamarquês, Als[62] constatou que o uso do computador reduziu a quantidade de tempo durante a qual os médicos interagiram com os pacientes. Além disso, os médicos freqüentemente usavam o computador para outros fins menos médicos: por exemplo, como um modo de "ganhar tempo", interrompendo a conversa para consultá-lo, especialmente quando precisavam descansar ou para resolver um problema. Outros o usavam para mudar a forma ou o ritmo da conversa, interrompendo o paciente no meio de uma frase, para digitar algo. Somente em uma minoria das consultas, os médicos realmente explicaram ao paciente por que estavam usando o computador naquele momento em particular. Curiosamente, em cerca de um quarto das consultas, os médicos também o usaram como o que Als chama de "caixa mágica", apontando ou balançando a cabeça para ele enquanto apresentavam fatos médicos, planos ou conclusões aos pacientes, embora esses "fatos" não estivessem sendo mostrados na tela do computador. Na visão de Als, a máquina tornou-se, assim, uma fonte simbólica de autoridade por si mesma.

### O computador pessoal como um símbolo ritual

Como um objeto físico, o computador – com sua elegante forma retangular e suas superfícies brilhantes de metal, vidro ou plástico – é tanto um produto quanto uma expressão de uma sociedade de produção em massa e de um nível avançado da ciência e tecnologia. Seu uso implica um grau de desenvolvimento técnico e econômico e um certo nível de infra-estrutura, como um suprimento de eletricidade ou baterias, bem como *modem*, linhas telefônicas, cabos de fibra óptica e acesso aos sistemas de telecomunicação globais. Além disso, como boa parte das informações que ele fornece baseia-se em textos (embora freqüentemente incluam gráficos ou vídeos), ele também exige do usuário algum grau de instrução (e conhecimento numérico), bem como uma compreensão da função e do *design* dos seus programas.

Como já foi descrito, o computador pessoal pode ser visto não somente como um objeto técnico útil – e um dos ícones-chave da modernidade – mas também como um *símbolo ritual* (ver Capítulo 9). Em muitas sociedades desenvolvidas, ele tornou-se tão intrínseco aos rituais da cura moderna quanto o jaleco branco do médico, os diplomas na parede, os armários de vidro com instrumentos médicos e os impressionantes livros-texto de medicina enfileirados na prateleira de uma estante (ver Figura 9.1). Para muitos pacientes, o computador tornou-se um símbolo do poder de cura do médico, conectando-o a todos os poderes ocultos e ao vasto conhecimento da medicina moderna em si. Esse poder simbólico pode permanecer investido no computador, enquanto ele repousa na mesa do médico, independente de ser ou não parte de uma interação médico-paciente particular ou mesmo de estar ou não ligado.

Algumas das associações possíveis do computador pessoal do médico como um símbolo ritual são listadas na Tabela 13.2.

## O "CIBER-CORPO" E O "CIBER-EU"

Nos últimos 50 anos, o crescimento da televisão, do rádio e da internet teve efeitos sutis nas noções modernas de "corpo" e de "eu". Alguns desses efeitos também podem ser vistos na telemedicina, podendo até resultar dela.

### O "ciber-corpo"

McLuhan[53] argumentou, na década de 1960, que a televisão e o rádio haviam tornado-se "extensões" do corpo humano e do seu sistema nervoso central e, com seu auxílio, as pessoas poderiam "ver" e "ouvir" eventos que estavam ocorrendo naquele momento a milhares de quilômetros de distância, transformando assim o mundo em uma "aldeia global" sensorial. Do mesmo modo, um computador ligado à internet também pode funcionar como um novo tipo de "órgão sensorial", com a capacidade de coletar dados e imagens e trocar mensagens com pessoas em todo o mundo. Todas essas novas tecnologias criaram, para muitas pessoas, um novo sentido de seu próprio corpo e dos seus limites.

Marshall[66] identificou a "ansiedade do limite" – seja do eu, da família, do grupo étnico ou do país – como uma grande preocupação do mundo ocidental moderno. Em particular, "os limites entre os grupos e os métodos para manter esses limites parecem ser incertos e configurar focos de ansiedade". Isso aplica-se também aos limites contra grupos de fora (como imigrantes e refugiados), bem como aos limites entre o trabalho e o lar e os limites psicológicos internos. Em seu estudo sobre os membros de uma "sala de conversação" *on-line*, ele constatou que a "comunicação incorpórea" entre eles havia levado a limites ainda mais "vagos" e a um sentido alterado do corpo. Os membros falavam de uma "experiência de imersão" enquanto estavam *on-line*, em que eles perdiam a consciência de seu próprio corpo físico e seu "corpo" *on-line* parecia "fantasmagórico" e "imaterial" – um ser luminoso e etéreo que não era limitado pelo espaço ou tempo comuns e que poderia viajar instantaneamente e a qualquer momento por todo o mundo. Ele era um corpo "livre de restrições ou a oposição do Real e, assim, da materialidade", pois *on-line* não se pode agir fisicamente sobre os corpos de outras pessoas. A "vida *on-line*" do grupo em si também era caracterizada por "limites imprecisos, cruzados ou rompidos", pois os membros poderiam sair ou entrar nela a qualquer momento, sem que os outros soubessem se eles continuavam ou não "presentes" e "ouvindo". Também era difícil excluir alguém da sala de conversação. Marshall sugere que esse processo pode aumentar a "ansiedade do limite" e que um método

**Tabela 13.2**
Algumas associações do computador do médico como um símbolo ritual

Um sinal de modernidade
Um sinal de que o médico é *high-tech* e "atualizado"
Uma fonte autorizada de conhecimento e aconselhamento
Uma ligação com os poderes maiores e ocultos da Ciência Médica
Uma ligação com a rede mundial de autoridades médicas em outras partes do país ou do mundo
Um "cérebro" externo, com enormes poderes de memória, lógica e cálculo
Um repositório de todo o conhecimento médico e pesquisa atual: a "mente coletiva" da profissão médica
Um reservatório do conhecimento sobre o paciente e sua história médica pessoal
Um conselheiro objetivo e não emotivo, diagnosticador e prognosticador
Uma "segunda opinião" ou um "segundo médico" confiável, com mais conhecimentos e experiência do que qualquer médico individual
Um poderoso "curador" ou "objeto de cura" por si próprio

de lidar com esses novos problemas seria reforçar rigidamente os limites ou as polaridades, entre a "persona da net" do indivíduo e sua identidade na vida real e, assim, restabelecer um novo sentido cartesiano de um eu dividido. Em uma era secular, esse corpo "virtual" *on-line* pode tomar o lugar, para algumas pessoas, dos conceitos de "alma", "espírito" ou mesmo "mente".

### O corpo como informação

De muitas outras maneiras, cada vez mais se vê o corpo humano como existindo também em uma forma "virtual". Um exemplo de um corpo virtual é o Visible Human Project (VHP), descrito no Capítulo 2, iniciado em 1989 pela National Library of Medicine dos Estados Unidos. Este consiste em uma biblioteca *on-line* de imagens digitais da anatomia de homens e mulheres adultos normais com base em numerosas RMs, TCs e imagens anatômicas. Tanto o VHP como o Human Genome Project (HGP), descrito no Capítulo 2, são reconceitualizações do corpo como *informação*, a qual está potencialmente disponível para qualquer usuário da internet. Como Sandelowski[22] afirma: "O corpo nesses projetos são dados que criam vida em nossas telas de computador"; "o VHP e o HGP permitem excursões repetidas em corpos virtuais sem realmente penetrar nenhum corpo". Ambos são exemplos do que ela chama de novo "corpo pós-humano" ou "uma estrutura informativa descorporificada, sem um eu claramente definido", resultando no "desaparecimento do corpo humanista, do invólucro de carne e sangue de um eu exclusivo e estável".[22]

É possível que a internet e a telemedicina também aumentem o sentido de um corpo que pode ser reduzido meramente a informações – embora estas raramente sejam pessoais, culturais ou espirituais – que podem ser armazenadas e então transmitidas via internet, rádio ou telefone de uma máquina para outra. Esse fenômeno é paralelo a alguns dos desenvolvimentos da genética, área em que o corpo tem sido cada vez mais reconceitualizado como uma coleção de "códigos genéticos" ocultos de informações sobre a herança genética daquela pessoa e sobre os seus riscos futuros de doença, informações que só podem ser "decodificadas" pela ciência e tecnologia médicas.

Ver o corpo basicamente como informação possibilita a fusão de dois discursos diferentes de contágio: aquele dos vírus biológicos e aquele dos vírus de computador. Parikka[67] destaca que os dois são agora mencionados como se fossem "doenças da informação" – um portando um código genético particular e o outro, um programa particular – e ambos são típicos de uma sociedade e uma economia que se centram cada vez mais na produção de informações, e não de bens. Na visão de Thacker,[68] nossa cultura pensa cada vez mais nos "vírus" de computador em termos biológicos, como se eles fossem objetos "materiais" que de algum modo pudessem "infectar" as máquinas da mesma forma como os vírus biológicos infectam um organismo vivo. Ao mesmo tempo, os epidemiologistas estão tentando compreender e prever como as epidemias se disseminam utilizando estudos matemáticos das redes de computadores (Figura 13.1), incluindo o mapeamento do modo como os vírus de computador disseminam-se através de uma rede *on-line*, de computador para computador.

Um desenvolvimento final das relações cada vez mais íntimas entre as pessoas, os computadores e a internet é a idéia crescente do corpo moderno como um *ciborgue*: a fusão do ser humano e da máquina, já descrita no Capítulo 2. Em telemedicina, além disso, existe a possibilidade de que tanto o profissional de saúde quanto o paciente cada vez mais vejam um ao outro, e a si mesmos, essencialmente como constituídos em parte por máquinas, um processo que tem sido denominado "ciborguização".[66]

### O "ciber-eu"

A longo prazo, o aumento da familiaridade com os computadores e a internet pode levar a uma redefinição do que constitui um ser humano. Como Turkle[44] observa, para muitas pessoas, hoje em dia, o computador tornou-se um "segundo eu", uma "máquina de pensar" antropomórfica fora do corpo. Ao mesmo tempo, nossa cultura da computação começou a influenciar nossas próprias idéias sobre mente humana e "eu" humano. Assim, a autora apresenta duas questões: "O que acontece quando as pessoas consideram o computador como um modelo da mente humana?" e "O que acontece quando as pessoas começam a pensar que são máquinas?" Parece que, cada vez mais, muitas pessoas vêem a mente meramente como um "*software*" localizado dentro do "*hardware*" do crânio: uma entidade capaz de ser "reprogramada" sob certas condições. Para Turkle, outra implicação dessa visão da "mente como um microprocessador" é que ela nos deixa com um eu "descentralizado", um sentido de que, na verdade, não existe "eu", "mim", nenhum "ator consciente" unitário no centro do próprio ser, apenas uma coleção de ações e processos.[44] Essa sensação de eu vazio também é acompanhada pela sensação de ser "controlado" por algo do lado de fora, assim como as máquinas são controladas e energizadas por algo além de si mesmas. A autora vê o recente desenvolvimento de "*home pages*" na *web* que contêm uma coleção de

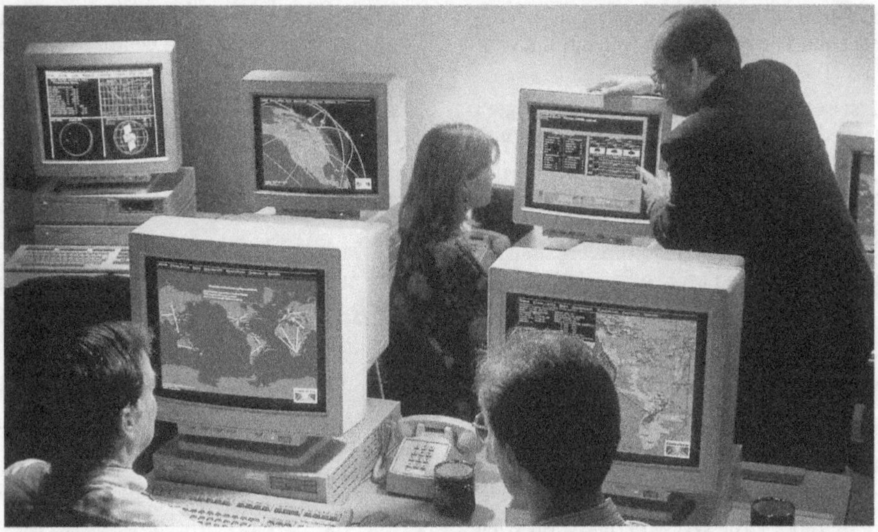

**Figura 13.1** A tecnologia das comunicações está sendo cada vez mais usada para monitorar a disseminação de doenças por todo o mundo. (Fonte: Organização Mundial de Saúde, *World Health*, No. 2 March-April 1998. Reproduzida com permissão.)

imagens e fatos díspares sobre o proprietário, bem como "*links*" para outros *websites*, como uma tentativa de criar "novas noções da identidade como múltipla e, no entanto, coerente".[69]

van Dijck[51] discutiu o significado social do surgimento, desde 1966, de diários *on-line* ou jornais conhecidos como *web-logs* ("blogs"), com cerca de 10 milhões de "*bloggers*" ou usuários de *weblogs* nos Estados Unidos em 2004. Esse diário digital algumas vezes é ampliado em um *life-blog* mais extenso, algumas vezes ligado (como um *link-blog*) a muitos *life-blogs* semelhantes, formando uma vasta "*blog*-comunidade" virtual. Muitos usam os *life-blogs* para expressão criativa, outros para troca de informações, ou para revelar aspectos pessoais e preocupações. No formato interativo e participativo da internet, os *blogs* são o compartilhamento de revelações e idéias pessoais "com audiências conhecidas e anônimas", de modo recíproco. De modo geral, van Dijck sugere que esses *blogs* interligados, bem como o compartilhamento e a reciprocidade que eles envolvem, podem ser o modo como "um *blogger* simultaneamente modela sua identidade e cria um sentido de comunidade". No mundo moderno, com seu fluxo constante e o declínio de muitas comunidades estáveis, o *blogging* está ajudando a "criar um novo tipo de conhecimento cultural e interação social", e a reciprocidade que ele envolve vai produzir "uma reorganização profunda na consciência social".

Assim, o processo da internet, além de estar produzindo novas definições de "comunidade", também pode produzir um novo sentido do "eu". Para alguns indivíduos, o desenvolvimento de um eu "virtual" *on-line*, mediante a criação de *web-pages* pessoais e "*life-blogs*" autobiográficos – no "espaço seguro" do ciberespaço – pode ser muito terapêutico.

## REFERÊNCIAS-CHAVE

2 Internet World Stats (2006) *World Internet Usage and Population Statistics:* http://www.internetworld-stats.com/stats.htm (Accessed on 21 February 2006)

4 Anderson, J.G., Rainey, M.R. and Eysenbach, G. (2003) The impact of cyberhealthcare on the physician-patient relationship. *J. Med. Systems* 27(1), 67-84.

6 Craig, J. and Patterson, V. (2005) Introduction to the practice of telemedicine. *J. Telemed. Telecare* 11, 3-9.

8 Zaylor, C. (1999) Clinical outcomes in telepsychiatry. *J. Telemed. Telecare* 5(Suppl. 1), S1, 59-60.

18 Ruggiero, C., Sacile, R. and Giacomini, M. (1999) Home telecare. *J. Telemed. Telecare* 5,11-17.

23 Tang, J.C. (2003) Telesurgery - the way of the future? *McMaster Meducator* Issue 2, 15-18; http://www.meducator.org/archive/20030319/telesurgery.html (Accessed on 27 June 2005)

26 Hospers, H.J., Harterinck, P., van den Hoek, K. and Veenstra, J. (2002) Chatters on the Internet: a special target group for HIV prevention. *AIDS Care* 14(4), 539-44.

36 Hjelm, N.M. (2005) Benefits and drawbacks of telemedicine. *J. Telemed. Telecare* 11, 60-70.

46 Hailey, D., Roine, R. and Ohinmaa, A. (2002) Systematic review of evidence for the benefits of telemedicine. *J. Telemed. Telecare* 8 (Suppl. 1), S1, 1-7

52  Seale, C. (2205) Portrayals of treatment decision-making on popular breast and prostate cancer web sites. *Eur. J. Cancer Care* 14, 171-4.

54  Gerber, B.S., Eiser, A.R. (2001) The Patient-Physician Relationship in the Internet Age: Future Prospects and the Research Agenda. *J. Med. Internet Res.* 3(2), e15.

66  Marshall, J. (2004) The online body breaks out? Asence, ghosts, cyborgs, gender, polarity and politics. *Fibreculture* Issue 3; http://journal.fibreculture.org/issue3/issue3_marshall.html (Accessed on 5 July 2005).

## LEITURA RECOMENDADA

Coiera, E. (2003) *Guide to Health Informatics,* 2nd edn. London: Arnold, pp. 261-318.

Powell, J. and Clarke, A. (2002) The WWW of the World Wide Web: Who, What, and Why? *J. Med. Internet Res.* 4(1), e4.

Sinha, A. (2000) An overview of telemedicine: the virtual gaze of health care in the next century. *Med. Anthropol. Q.* 14(3), 291-309.

Taylor, P. (2005) Evaluating telemedicine systems and services. *J. Telemed. Telecare* 11, 167-77.

Turkle, S. (1997) *Life on the Screen: Identity in the Age of the Internet.* London: Simon and Schuster.

## *WEBSITES* RECOMENDADOS

Fibreculture Journal: http://journal.fibreculture.org

International Society for Mental Health Online http://www.ismho.org

Journal of Medical Internet Research: http://www.jmir.org

# 14

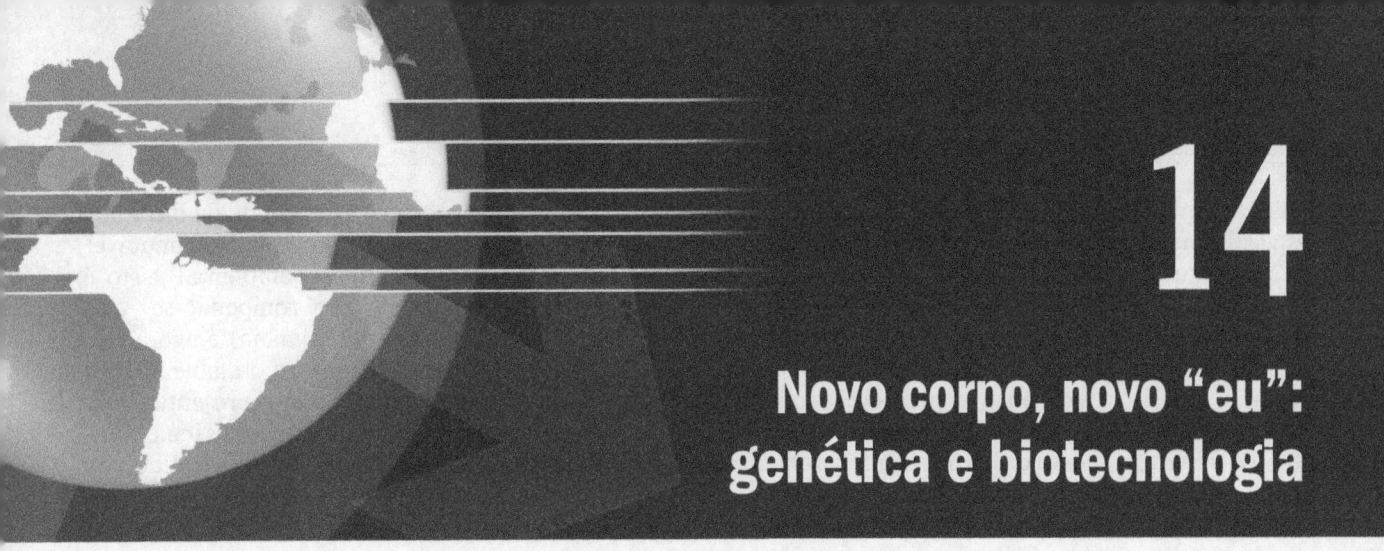

# Novo corpo, novo "eu": genética e biotecnologia

Este capítulo trata do impacto cultural dos recentes desenvolvimentos na ciência médica – particularmente na *genética* – sobre as atitudes em relação à saúde, à doença e ao comportamento humano. Em muitos países, sobretudo no mundo industrializado, esses desenvolvimentos estão tendo uma influência importante na forma como as pessoas compreendem conceitos como "corpo" e "eu", bem como "risco", "envelhecimento" e "doença".

À medida que a consciência pública da genética vem aumentando gradualmente, o modelo da estrutura de "dupla hélice" do DNA (ácido desoxirribonucléico), descrito pela primeira vez em 1953 por Watson e Crick, tornou-se uma das imagens mais icônicas da era moderna (ver Figura 14.1).

Para algumas pessoas, muitos dos achados de pesquisa em genética levantam questões fundamentais sobre a condição humana e sobre a natureza da "pessoalidade": O que é uma "pessoa"? Quando uma "pessoa" começa? Quando uma "pessoa" tem fim? Alguns desses aspectos são examinados neste capítulo.

## GENÉTICA

### A revolução genética: um novo paradigma

As décadas entre 1940 e 1970 serviram de cenário para o estabelecimento de um novo paradigma influente dentro da biologia: a *biologia molecular*. Seu desenvolvimento foi auxiliado por uma série de tecnologias científicas novas como cristalografia por raio X, microscopia eletrônica e marcadores radioativos.

Uma importante iniciativa dentro da biologia molecular foi o Projeto Genoma Humano (HGP)*,[1] um projeto internacional para "mapear" todo o genoma do organismo humano. O *genoma* de um organismo é todo o seu material genético ou DNA. Em termos técnicos, ele consiste em "todo o DNA contido em um organismo ou uma célula, que inclui os cromossomos dentro do núcleo e o DNA nas mitocôndrias".[1] O HGP foi completado em 2003, após 13 anos de trabalho e a um custo de cerca de três bilhões de dólares.[2] Seu objetivo era identificar todos os aproximadamente 20.000 a 25.000 genes no DNA humano e determinar as seqüências dos três bilhões de pares de bases químicas que o compõem.[3] Este tipo de estudo – dos genes, suas funções e sua relação com a saúde e a doença – é co-

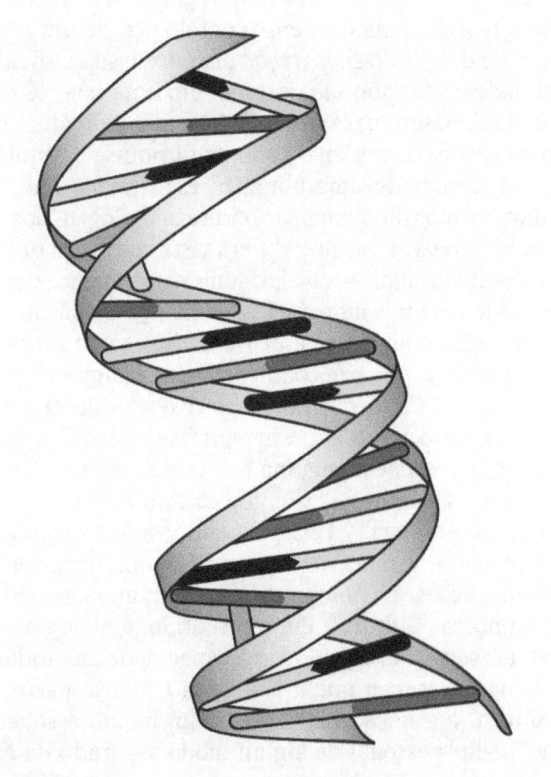

**Figura 14.1** A estrutura em dupla hélice do DNA. Uma das imagens mais icônicas da era moderna.

---

* N. de R.T. Do inglês Human Genome Project.

nhecido como *genômica:* "a ciência dos genomas – mais especificamente, seu seqüenciamento, mapeamento, análise, estudo e manipulação".[4]

Rheinberger[5] vê esse crescimento da biologia molecular, especialmente da genômica, como uma grande revolução no pensamento científico, com efeitos tão significativos para a medicina como o surgimento da Teoria dos Micróbios no fim do século XIX e o desenvolvimento das drogas antimicrobianas na década de 1940. Ele aponta para a possibilidade de uma "conquista molecular da medicina" e para as muitas implicações desse desenvolvimento. Ele sugere que a pesquisa genética envolve certos pressupostos sobre a condição humana, particularmente sobre o comportamento humano, os relacionamentos e as origens da doença. Em sua abordagem das influências relativas da "natureza" e "cultura" e da "biologia" e "cultura" a genética representa uma grande "mudança de paradigma" em relação às explicações biológicas, tanto dentro da medicina quanto dentro das ciências sociais e comportamentais.[5]

## "Natureza" *versus* "cultura"

Mauron[6] identificou uma *"metafísica genômica"* subjacente dentro da biologia molecular: um conjunto de pressupostos sobre a vida humana que caracteriza muito da pesquisa genética. Em particular, "a crença de que o genoma é o centro ontológico de um organismo, definindo seus traços distintos e sua individualidade e situando seu portador em uma espécie particular". Assim, para cada ser humano individual em uma era mais secular, o genoma tornou-se o "equivalente secular de uma alma".[6,7] Ele destaca que, no humanismo tradicional, a "natureza biológica dos seres humanos" ("*Natureza*") era vista como um dom – "o elemento mais estável, o mais estritamente determinado e o mais inflexível" – enquanto o espírito humano (e o comportamento) era visto como mutável e passível de aperfeiçoamento, especialmente pela educação ("*Cultura*"). Porém, o HGP e os desenvolvimentos associados em "engenharia genética" significam que a espécie humana não pode mais ser definida por "uma natureza biológica imutável corporificada no genoma".[6] Pela primeira vez, a "Natureza", além disso, é mutável e passível de alteração pelas idéias, ações, tecnologias e ciência humanas, isto é, pela nossa "Cultura". Em um sentido, a biologia não é mais separada da cultura; a capacidade de mudar a biologia significa que a Natureza torna-se parte da cultura, e a noção de "um 'eu' autônomo e soberano"[6] (ou "pessoa") de algum modo separado da Natureza torna-se menos importante e menos fácil de definir.

Rheinberger[5] observa também que a dicotomia tradicional entre "Natureza" (interna, fixa, imutável) e "Cultura" (externa, mutável, ambiental), isto é, entre "biologia" e "cultura", está rompendo-se. A Natureza (incluindo a natureza humana) é agora vista como quase tão "alterável" quanto o ambiente sempre foi. Para Cetina,[8] isso poderia representar o fim do projeto humanista do iluminismo do século XVIII, com seus ideais de progresso da razão humana e melhoria da sociedade humana. A autora vê o colapso da crença na salvação pela sociedade, bem como pela razão, como tendo resultado em um foco crescente no indivíduo e no corpo individual (e no genoma). Na era moderna, secular, pós-iluminismo, somente as *coisas* podem ser transformadas, e não as pessoas ou a sociedade. Essa nova "cultura da vida" concentra-se na transformação da natureza, e não na transformação da sociedade ou da cultura. Em vez de um crescimento na razão, ou uma melhoria nas condições sociais, ela oferece uma nova visão do "indivíduo humano como enriquecido por suplementos e atualizações genéticos, biológicos e biotecnológicos".[8] Mediante esses vários "aumentos de desempenho" – a alteração do corpo por meio de bioengenharia, nanotecnologia, ciências da informação e pesquisa cognitiva – também estão sendo rompidas as distinções entre os seres humanos e as máquinas.[8]

## Determinismo genético

Outro aspecto importante do novo paradigma é a mudança em direção ao *determinismo genético* e a visão associada do corpo principalmente como um *sistema de informações*. Sob essa perspectiva, o organismo humano é basicamente "um meio de comunicação e controle", cuja função é determinada pela "instrução geneticamente entronizada".[5] Os genes de um indivíduo produzem informações (seu "código genético"), que então ajudam a construir o corpo e a fazê-lo funcionar. Para Rheinberger, o "dogma central" dessa nova visão do corpo pode, então, ser resumido como: "DNA faz RNA, RNA faz proteína".[5]

A mudança em relação a ver o corpo principalmente como *informação* (neste caso, informação genética) é semelhante ao corpo *pós-humano* descrito por Sandalowski[9] (ver Capítulos 2 e 13), que também é compreendido como "uma estrutura informativa não-corporificada, sem um eu claramente definido". Na sociedade mais ampla, esse modo de pensar é favorecido pela exposição aumentada à tecnologia e à imagem dos computadores. Assim, a herança genética de um indivíduo às vezes é descrita como se fosse um "programa de computador", que pode ser modificado, sob certas circunstâncias, por cientistas, médicos e "engenheiros genéticos". Da mesma forma, o corpo, como retratado no HGP, também pode ser visto como outro exemplo de um corpo "pós-humano": um sistema de informações, mas sem qualquer referência às informações do contexto psicológico, social ou cultural daquele indivíduo.

Para alguns deterministas genéticos, existe também uma crença em uma estrutura hierárquica e linear da natureza humana, com muito dela sendo determinado pelos genes. Para Mauron, isso representa uma mudança em nossa conceitualização moderna do que constitui "uma pessoa", pois agora são os genes que estão no controle, e não a mente.[6] Essa abordagem bastante mecanicista[2] pode ser criticada por diminuir o papel dos fatores psicológicos, culturais e ambientais na moldagem da identidade humana. Ela também levanta questões sobre o papel do HGP em si[10] e sobre suas implicações médico-legais.[11]

Rheinberger[5] vê esse novo "determinismo genético" como parte de um projeto muito mais amplo, a "transformação global e irreversível dos seres vivos, animais e plantas, em relação aos seres deliberadamente projetados." Eventos como a clonagem da ovelha Dolly, em 1996, e o desenvolvimento crescente de safras geneticamente modificadas (GM) na agricultura são parte desse processo.

Em seu extremo, o determinismo genético enfatiza excessivamente a influência dos fatores genéticos sobre o comportamento humano, a inteligência, o gênero, a etnia, a sexualidade e os estilos de vida não-convencionais, bem como sobre a saúde física e mental. Para os geneticistas mais modernos, porém, é a inter-relação dos fatores biológicos e ambientais que, no final das contas, é importante para o desenvolvimento do corpo humano, tanto na saúde quanto na doença.[12]

## "GENETICIZAÇÃO"

Os avanços na biologia molecular, especialmente o HGP, levantam a possibilidade do que tem sido chamado de "*geneticização*"[7,13] de muitos aspectos da vida humana, incluindo a medicina e a psiquiatria. A geneticização envolve uma mudança nas formas como a "natureza humana" e o comportamento são compreendidos: para longe de influências culturais, educacionais, ambientais e socioeconômicas ("cultura"), e em direção aos mecanismos internos e biológicos ("natureza"). Essa tendência sobrepõe-se ao fenômeno mais amplo da "medicalização" descrito em outras partes deste livro.

A geneticização provavelmente desempenhará um papel cada vez mais importante em psiquiatria e medicina, com mais pesquisas sobre as ligações entre herança genética e suscetibilidade à doença. Em psiquiatria, Kirmayer e Minas[14] têm alertado sobre as limitações da "biologização" do assunto, da visão de que a disfunção cerebral está na base de todos os distúrbios psiquiátricos e comportamentais e de que a cultura e outros fatores sociais são meras "cortinas". Apesar disso, os neurocientistas estão atualmente realizando pesquisas sobre as possíveis ligações entre a genética e os diferentes tipos de doença mental (inclusive esquizofrenia). Neste ponto, porém, a exata relação entre esses dois fenômenos ainda é obscura, mas é provável que seja extremamente complexa.[15]

Em termos mais amplos, também têm havido preocupações sobre a possível "geneticização" de aspectos como etnia,[7] incapacidade,[16] inconformidade de gênero, comportamento criminoso e até cultura humana e organização social.

## Geneticização e identidade

Nas últimas décadas, os cientistas sociais têm se preocupado com o fato de que o conhecimento público difundido da genética possa estar sutilmente mudando a noção das pessoas sobre *identidade* individual e grupal, bem como as idéias culturais da "pessoalidade".

### "Pessoa"

Mauron[6] destacou que a própria idéia de "identidade pessoal" "envolve um elemento de constância entre as flutuações do tempo e da mudança". Porém, o que exatamente é esse elemento constante? Para alguns, esse elemento é sua identidade biológica (ou genética) e, para muitos que compartilham essa visão, especialmente sob uma perspectiva religiosa, a "pessoalidade" inicia no momento da fertilização. Essa visão do "zigoto como pessoa",[6] em que uma nova pessoa com toda a variedade de direitos humanos passa a existir a partir da fertilização, é hoje um aspecto de grande controvérsia religiosa e política e tem influenciado fortemente os debates a favor e contra o aborto.

Uma visão alternativa, comum nas ciências sociais e comportamentais, é que a pessoalidade é "feita" ou desenvolvida com o tempo. Trata-se de um processo social, e não um ponto específico no tempo, que algumas vezes pode levar muitos anos e geralmente envolve a família, a comunidade ou a sociedade na qual a pessoa nasceu. Kaufman e Morgan[17] observam que, em muitas culturas, os bebês recém-nascidos são considerados "imaturos, não formados, assexuados e não completamente humanos" e que "produzir pessoas é um projeto inerentemente social".

Como descrito no Capítulo 9, a maioria dos indivíduos, assim, passa por uma série de "nascimentos sociais" ritualizados, que gradualmente lhes conferem o caráter de membros plenos da sociedade.

Outros aspectos da identidade pessoal também não são inteiramente genéticos. A identidade sexual, por exemplo, não se deve totalmente à influência dos cromossomos sexuais X e Y. Como descrito no Capítulo 6, ela também inclui dimensões psicológicas, sociais e culturais.

Em sua visão de "gênero", "raça" e identidade pessoal, os antropólogos em geral não acreditam que "biologia é destino", mas sim que a natureza humana resulta de uma interação complexa de influências biológicas, psicológicas, sociais e ambientais.

### "Genética popular"

Todos os grupos humanos têm modos de definir sua própria identidade e diferenciar-se uns dos outros. Isso define quem é parente e quem não é, quem é "um de nós" e quem não é. Esses grupos também têm formas de explicar a variedade de capacidades humanas, os talentos, o caráter e o comportamento moral, tanto dentro dos grupos quanto entre eles. Freqüentemente, isso baseia-se na suposta herança dessas qualidades de pais ou ancestrais.

Esses tipos de explicação popular – para a identidade grupal e as características pessoais – podem ser chamados de *genética popular*. No nível individual, eles freqüentemente incluem frases como: "Ele herdou o talento musical do avô", "Ele é muito criativo; ele herdou isso de seu pai", "Seu temperamento ruim vem da família materna". No caso de traços negativos, as pessoas podem falar deles como estando "no sangue" ou como sendo "de família". Para algumas pessoas, esse tipo de genética popular é um modo importante de explicar não somente os talentos, a inteligência e os traços de caráter individuais, mas também a doença mental, a criminalidade e o comportamento imoral. Em nível nacional ou étnico, a genética popular invoca noções de uma herança biológica compartilhada (como pretensões à mesma "nacionalidade"), além de forças, capacidades e destino compartilhados.

Davison[18] descreve que, no Reino Unido, as noções populares de herança vêem os indivíduos como o resultado de contribuições iguais de ambos os "lados" da família. Isso aplica-se às características biológicas e sociais e inclui os atributos físicos (como cor dos cabelos, cor dos olhos, compleição física ou problemas específicos), a "constituição" ("forte" ou "fraca"), uma tendência ou não à longevidade (ou a adoecer) e a "personalidade" (disposição, características emocionais, estilo comportamental). Uma implicação disso é que, quando uma triagem genética revela a probabilidade de desenvolvimento de uma doença posteriormente na vida, sobretudo se um dos pais da pessoa em questão teve uma condição parecida, a família pode ligar essa informação a outros supostos traços herdados daquele pai (como depressão ou ansiedade excessiva), os quais ela própria também espera revelar ao mesmo tempo. Isso, por sua vez, pode predeterminar a forma como ela vai lidar com aquele indivíduo, às vezes em seu prejuízo. Richards[19] também destacou que as crenças populares inglesas sobre os "genes" freqüentemente são muito diferentes daquelas da ciência médica. Elas em geral referem-se mais "ao conceito geral de transmissão biológica das características entre as gerações", e não ao conhecimento específico dos genes e cromossomos e aos mecanismos e probabilidades dos distúrbios dominantes ou recessivos.

Assim, as crenças populares sobre herança devem ser levadas em conta na compreensão de como as pessoas respondem à triagem genética, bem como às informações de distúrbios herdados.

### "Seres limítrofes"

Um resultado dos avanços em tecnologia médica e biologia molecular é o surgimento de um novo grupo de "seres limítrofes". Eles são o que Kaufman e Morgan[17] descrevem como "novas formas às margens da vida": seres "que habitam uma zona ambígua entre a vida e a morte". Aqui estão incluídas as pessoas severamente demenciadas ou profundamente comatosas por um longo período e que, assim, sofreram um tipo de "morte social". Em biologia, isso também inclui outros seres que "não estão mortos mas que também não estão completamente vivos", como as células-tronco humanas, as amostras de DNA, os embriões congelados, os óvulos e o esperma. Essas minúsculas entidades devem ser vistas como "pessoas", como partes de pessoas ou meramente como grupos de células ou moléculas?[6] E qual é o *status* preciso, digamos, do esperma congelado se o seu doador não está mais vivo? Ele pode ser usado para a fertilização póstuma de um óvulo vivo sem o consentimento do doador? Isso seria antiético? As células de fetos abortados podem ser usadas para pesquisa ou mesmo para terapia genética?

Cada vez mais, os clínicos estão voltando-se aos bioeticistas, bem como aos antropólogos, para esclarecer esses problemas.

### *O desaparecimento da "normalidade"*

Clayton[20] vê um objetivo do HGP como sendo "determinar categoricamente a essência cada vez mais indefinível da humanidade". Porém, esse projeto teve a conseqüência um tanto paradoxal de revelar que não existe algo como dois seres humanos "geneticamente idênticos", pois cada seqüência genética individual varia e os genomas individuais podem diferir um do outro em milhões de bases.[20] Além disso, ninguém é agora completamente "normal" ou "saudável", pois *todos* os seres humanos carregam dentro de seus genomas alguns genes suscetíveis e "anormais", bem como genes "normais". Assim, o limite entre os corpos "normais" e "anormais" e entre aqueles classificados como "saudáveis" e como "doentes" é cada vez mais indistinto.

### "Ansiedade dos limites"

A "ansiedade dos limites" tem sido descrita como uma das principais preocupações do mundo ocidental moderno,[21] em que muitos dos métodos tradicionais para manter os limites entre o "eu" e o grupo agora parecem menos efetivos. Em épocas de mudança social rápida, esses limites tornam-se foco de ansiedade aumentada.

No nível individual, isso poderia ser visto como parte de um fenômeno mais amplo, em que o corpo humano moderno é visto como sujeito à penetração por raios invisíveis, poluentes ou "germes" – uma sensação de vulnerabilidade pessoal que eu chamei de "germismo".[22] Ela tem algumas semelhanças com o "eu poroso" das sociedades mais tradicionais, descrito no Capítulo 10.

É possível que a revolução genética realmente venha a aumentar essa sensação de limites frágeis e porosos, dissolvendo as "peles simbólicas" em torno dos indivíduos, das famílias e dos grupos, bem como entre eles e seus ambientes. Já existe um maior apagamento dos limites grupais devido à globalização, à imigração em grande escala e à diversidade cultural crescentes, especialmente em sociedades em que a homogeneidade costumava ser a norma. A pesquisa genômica pode aumentar essa ansiedade, dissolvendo algumas das certezas sobre "etnia" e "raça" (ao ressaltar as grandes semelhanças genéticas entre os diferentes grupos étnicos, e não as suas diferenças) e borrando os limites entre os seres humanos e outras espécies (mais de 98% do genoma humano, por exemplo, é compartilhado com os chimpanzés).[6] A triagem genética também apaga as distinções entre "normalidade" e "anormalidade", "saúde" e "doença", como descrito antes. A "engenharia genética", além disso, pode implicar que o corpo – e até a natureza humana – não é fixo, mas maleável pela ciência e pela tecnologia, enquanto o "determinismo genético" pode resultar em uma sensação de fatalismo e um enfraquecimento da idéia de autonomia e livre arbítrio.

Todos esses desenvolvimentos podem servir para enfraquecer a noção do *indivíduo* coeso, autônomo, seguro dentro de sua própria identidade fixa e imutável.

### Genética e relacionamentos sociais

A genética está sendo cada vez mais usada para estabelecer relações entre as pessoas. Um exemplo é o uso de testes de DNA para confirmar (ou excluir) paternidade ou uma relação biológica entre irmãos adotados por famílias diferentes. Em ciência forense, a genética é usada para identificar restos humanos pela ligação do seu DNA àquele dos parentes ou descendentes vivos. No sistema de justiça criminal, as amostras de DNA vêm sendo cada vez mais usadas para provar a culpa ou a inocência em estudos criminais. Em casos civis, a genética às vezes é usada como prova da descendência de um indivíduo particular a fim de sustentar alegações de herança ou propriedade.

Aqueles que compartilham o mesmo distúrbio herdado podem formar um grupo de apoio, como os muitos grupos que existem em todo o mundo para indivíduos afetados pela doença de Huntington ou para seus parentes. Em muitos casos, esses grupos fornecem apoio emocional e social, bem como informações para seus membros, podendo no futuro, passar a ser vistos como um novo tipo de "parentesco" ou grupo familiar. Rabinow[23] prevê a provável formação de muitos desses novos grupos e identidades individuais com base em distúrbios genéticos compartilhados – um fenômeno que ele denomina *biossocialidade*. Nos Estados Unidos, essas novas "comunidades" já incluem os grupos de neurofibromatose, cujos membros encontram-se "para compartilhar sua experiência, fazer *lobby* para sua doença, educar seus filhos e refazer seus ambientes domésticos".

É possível que todos esses desenvolvimentos possam reforçar na mente do público não somente a ligação entre a genética e os relacionamentos humanos, mas também entre os seres humanos e seu comportamento moral. Nesse sentido, esses desenvolvimentos podem sobrepor-se às idéias de etnogenética descritas anteriormente. Acima de tudo, a nova genética pode ser instrumental para produzir novas formas de "comunidade", cujos membros são unidos somente pelas semelhanças em seus genomas.

### Genética e tempo

A presença crescente da geneticização provavelmente causará algumas alterações nas percepções culturais do *tempo*. Em certa medida, pode-se dizer que o genoma de um indivíduo encapsula seu presente, seu passado e seu futuro, pois os três estão corporificados dentro do mesmo indivíduo. A triagem genética realizada no presente pode revelar a um indivíduo algo sobre seu passado, como genes "anormais" herdados de seus pais ou ancestrais, ou sobre não ser aparentado biologicamente com um ou ambos os pais. Ao mesmo tempo, ela envolve informações sobre o seu futuro, em termos de riscos de desenvolver certas doenças ou de transmiti-las à prole. Isso, por sua vez, pode afetar a possibilidade futura de casamento daquele indivíduo ou a escolha do parceiro de casamento, particularmente no caso de doença mental ou incapacidade grave. Nesse sentido, a triagem genética pode condensar dados sobre o passado e o futuro em uma mensagem e, no processo, dissolver a diferença entre o diagnóstico e o prognóstico (ver adiante).

### Genética e contexto social

Como Rabinow[10] destaca, a ciência – incluindo a biologia molecular e a genética – nunca está "livre da cultura", nem livre da influência do contexto social. Pelo contrário, as teorias e as práticas da ciência e da tecnologia são em grande extensão empreendimentos "culturais" e sociais. Elas são modos de compreender e interagir com o mundo que surge e faz uso de uma organização social e uma visão de mundo cultural particulares, assim como de interesses financeiros específicos, pressões políticas e tradições religiosas.[2] Dessa forma, a mesma tecnologia pode ser usada e compreendida de modos muito diferentes pelas pessoas em diferentes contextos sociais e culturais. Na genética clínica, por exemplo, os diagnósticos não são feitos somente com base em dados científicos "puros" sobre o genoma de um indivíduo – freqüentemente outros elementos, mais subjetivos, também são incluídos. Por exemplo, Shaw[12] descreveu que, em uma clínica de genética hospitalar na Inglaterra, os diagnósticos clínicos também são um processo social: a evolução de negociações entre especialistas médicos, cientistas laboratoriais e administradores clínicos. Os diagnósticos de distúrbios genéticos são feitos com base em uma série de fatores diferentes, bem como em dados de testes laboratoriais, e incluem a experiência profissional e a intuição dos especialistas. Em discussões com os colegas, e com base em casos prévios que atenderam, os especialistas podem decidir, a partir da aparência de um paciente, que ele "parece cromossômico" (um processo conhecido como "dismorfologia diagnóstica"), mesmo que os exames de laboratório ainda não sejam conclusivos. Assim, ao diagnosticar as anormalidades herdadas, eles integram informações subjetivas *e* objetivas tanto sobre o "fenótipo" do paciente quanto sobre seu "genótipo".

Em termos mais amplos, o Centro para Sociedade e Genômica da Universidade da Califórnia, Los Angeles (UCLA),[25] destacou que "o genoma humano é inerentemente social; ele coevoluiu com a língua, o uso de ferramentas e a domesticação de plantas e animais". Os efeitos dessa coevolução podem ser vistos, por exemplo, na incidência crescente do diabetes em alguns países em desenvolvimento à medida que eles mudam para dietas ocidentais e estilos de vida mais sedentários. Acredita-se que isso ocorra porque o seu metabolismo foi especialmente adaptado, ao longo de muitos milênios, para lidar com situações de escassez e imprevisibilidade de alimentos, não podendo lidar com o novo contexto em que eles vivem. Assim, a abordagem moderna para problemas como a incidência aumentada de diabetes seria levar em conta *todos* os fatores possíveis – incluindo os contextos sociais, culturais e econômicos – bem como o papel da herança genética.

O estudo de caso a seguir ilustra como, em um dado contexto social (neste caso, um biobanco comercial), as informações genéticas são convertidas de dados privados em *commodities* comercializáveis.

### Estudo de caso:
#### Um biobanco comercial em Umeå, Suécia

Hoyer[26] descreveu as atividades de um grande *biobanco* comercial – uma coleção de tecidos humanos armazenados – em Umeå, Suécia. Esse banco atualmente mantém 11.000 amostras de sangue de cerca de 85.000 pessoas, o que faz dele um dos maiores biobancos de pesquisa no mundo. Os doadores das amostras de sangue para o biobanco têm de responder a um questionário detalhado sobre o seu estilo de vida e sobre sua história médica prévia. O autor descreveu duas visões diferentes de pessoalidade entre os doadores: alguns pensavam nela como consistindo principalmente nas informações sobre seu estilo de vida (a "narrativa"), enquanto outros a consideravam como consistindo em seu sangue (ou genes). Para alguns neste último grupo, vender informações sobre o seu código genético para outras pessoas, assim, "equivalia a vender-se a si mesmo".

O biobanco atua convertendo o sangue de uma substância – uma parte de uma pessoa – em uma *commodity* comercializável: *informação*. O biobanco redefine os códigos genéticos derivados da amostra de sangue como informações e então as vende para pesquisadores médicos, companhias farmacêuticas e outros empreendimentos. Desse modo, o biobanco médico "torna-se um intermediário importante entre a vida humana de um lado, e a economia de outro, como o próprio termo "biobanco" parece indicar".

# GENÉTICA APLICADA

## Biotecnologia

A biotecnologia é um desenvolvimento importante da biologia molecular aplicada. Ela consiste em tecnologias que usam células vivas, ou partes dessas células, para fabricar produtos úteis para a agricultura, pecuária, indústria ou medicina. A biotecnologia usa a "tecnologia não-dura" da célula, suas estruturas e seu ambiente interno para atingir seus objetivos, pois é "no nível da *instrução* que os processos metabólicos estão tornando-se suscetíveis à manipulação".[5] Ela tem sido usada para alterar (por "engenharia genética") várias espécies de animais ou plantas, incluindo safras GM, e para fabricar uma variedade de medicamentos, pesticidas, fertilizantes, lubrificantes industriais e outros produtos químicos úteis. Ela também tem usado microrganismos para tratar esgotos e limpar a poluição causada por vazamentos de óleo ou produtos químicos. As aplicações comerciais da biotecnologia estão sendo cada vez mais exploradas pelas grandes corporações transnacionais, bem como pelas universidades e pelos governos nacionais.

## Terapia gênica

Em medicina, a *terapia gênica* oferece a possibilidade de corrigir algumas anormalidades genéticas antes que elas resultem em uma doença clínica por meio da inserção de genes "normais" em indivíduos com mutações indesejáveis.[11] Rheinberger[5] cita a previsão de Sir Walter Bodmer, antigo Presidente da Human Genome Organization (HUGO), de que, dentro das próximas décadas, a "medicina molecular" poderia fornecer "medidas corretivas" para até 5.000 doenças clínicas com um componente genético, incluindo doença cardíaca, alguns cânceres, alergias geneticamente determinadas ou mesmo problemas educacionais como a dislexia.

## Células-tronco embrionárias humanas

Um desenvolvimento importante, embora controverso, em genética aplicada é a pesquisa sobre os possíveis usos das *células-tronco embrionárias humanas* (CTEs). Isoladas pela primeira vez em 1998, essas células são retiradas do *blastocisto* de um embrião humano, quatro a cinco dias depois da fertilização. Elas são células com potencial para se transformar em muitos outros tipos de célula, como célular musculares, nervosas ou cardíacas e, no futuro, poderão ser usadas para substituir as células danificadas ou que se degeneram com a idade. Essas CTEs têm atraído controvérsia considerável nos últimos anos, em relação a seu *status* exato e o fato de serem ou não completamente "humanas".

## Clonagem humana

A clonagem é o processo de produzir artificialmente duas ou mais células ou organismos geneticamente idênticos a partir de uma única célula. Um exemplo foi a ovelha Dolly, produzida por clonagem em 1996. De todas as possibilidades oferecidas pela biotecnologia, a clonagem humana é a mais controversa. Há objeções profundas a ela nos campos religioso, ético, prático e político.[27] Ela também sofreu restrições legais e, em 1997, por exemplo, foi proibida pelo Conselho Europeu da *Convenção em Direitos Humanos e Biomedicina*.[28]

## Biogerontologia

A biogerontologia é o estudo da base biológica do envelhecimento,[29] bem como dos métodos para retardar ou reverter os seus efeitos e para estender a expectativa de vida; isto é, o estudo da melhoria e do prolongamento da vida. Como descrito no Capítulo 1, estão em andamento grandes pesquisas na área da "medicina regenerativa", especialmente com a utilização de células-tronco embrionárias humanas, para tentar "superar as deteriorações do corpo relacionadas à idade"[30] e usar terapias de reposição celular ou reparo tecidual para muitos distúrbios que geralmente ocorrem na velhice, como diabetes, derrame, doença cardíaca e doença de Parkinson.[30] Isto é, "retardar o envelhecimento de dentro para fora".[29]

Em certa medida, essa "medicina regenerativa" é um aspecto do que Kaufman e colaboradores[31] chamam de "biomedicalização" do envelhecimento, em que o envelhecimento em si é visto como um tipo de "doença" que pode ser tratado ou aliviado, ou de algum modo "curado". Para tratá-lo, "o corpo parece aberto a manipulações ilimitadas em qualquer idade, e a ênfase das profissões da saúde é no manejo e na maximização da vida em si". Essa medicina oferece o atrativo do "ficar velho sem envelhecer." Porém, como Bruce[27] observa, isso levanta uma série de questões éticas, sociais e econômicas, especialmente sobre os recursos necessários para sustentar tantas "pessoas supervelhas" na população. Também há a probabilidade da desigualdade crescente entre aqueles que podem pagar pelas novas tecnologias de "prolongamento de vida" para aumentar sua expectativa de vida (os "ricos de tempo") e aqueles que não podem (os "pobres de tempo").[32]

# DISTÚRBIOS GENÉTICOS

## Distúrbios genéticos e consangüinidade

Muitos distúrbios genéticos surgem como resultado da *consangüinidade*, isto é, de relacionamentos entre indivíduos com parentesco muito próximo um com o outro. A consangüinidade aumenta a taxa de distúrbios genéticos e congênitos entre a prole, especialmente de doenças herdadas conhecidas como *distúrbios autossômicos recessivos*, como fibrose cística, doença de Tay-Sachs, talassemia e doença falciforme (Figura 14.2). Ela também aumenta a taxa de malformações congênitas, retardo mental, cegueira e disfunção auditiva.[33,34] O casamento entre primos em primeiro grau, em particular, aumenta o risco de anormalidade grave e mortalidade na prole em 3 a 5%, comparado com a população geral, enquanto, entre primos em segundo grau, o aumento é de cerca de 1%.[33]

Por essas razões, os estudos antropológicos dos padrões de casamento e parentesco são particularmente úteis. Eles revelam que, em algumas comunidades, as pessoas são estimuladas a escolher parceiros de casamento da mesma família, região, grupo étnico ou religioso. Ao longo de diversas gerações, esse padrão de *endogamia* pode levar a taxas maiores de muitos distúrbios genéticos herdados.

### *Casamentos entre primos*

Hamamy e Alwan,[34] em 1997, relataram uma taxa relativamente alta de doenças genéticas e congênitas nas regiões do leste do Mediterrâneo e do Oriente Médio. As razões para isso são complexas, mas incluem medidas inadequadas de saúde pública para a triagem genética, idade materna avançada no parto (especialmente no caso de famílias muito grandes) e uma alta taxa de "casamentos consangüíneos tradicionais". Eles relatam que a taxa de casamentos entre primos em primeiro grau (como uma porcentagem de todos os casamentos naquele país) é de 32% na Jordânia, 31,4% na Arábia Saudita, 30,3% no Kuwait, 30% nos Emirados Árabes Unidos, 29,9% no Iraque, 11,4% no Egito, 17,3% entre os libaneses muçulmanos e 7,9% entre os libaneses cristãos.[34] Algumas das maneiras como as pessoas lidam com os distúrbios genéticos que resultam dessa tendência em relação ao casamento consangüíneo são descritas adiante, no caso da Arábia Saudita.

Altas taxas de casamentos entre primos, com distúrbios genéticos resultantes, também têm sido relatadas entre os imigrantes paquistaneses para o Reino Unido. Em um estudo feito em 1988 por Darr e Modell,[35] de 100 mães britânicas de origem paquistanesa, 55 estavam casadas com primos em primeiro grau, em contraste com somente 33 de suas mães. Isso sugeriu uma taxa maior de consangüinidade nessa comunidade imigrante, que a colocava sob risco maior de gerar crianças com condições herdadas como a talassemia.[35] De acordo com Modell,[36] a *endogamia patrilínea* é comum no Paquistão, onde as mulheres são escolhidas dentro da família ampliada ou da tribo e os casamentos consangüíneos são mais freqüentes. No Paquistão, a família patrilínea é circundada por um grupo maior de parentes, os *biradheri* (irmandade); a maioria das esposas é encontrada dentro desse grupo, e o casamento com um primo em primeiro grau é preferido. Modell nota que, como esse costume reduz a transferência de membros entre as famílias, ele reforça "a identidade do grupo de parentesco e sua distinção da sociedade em

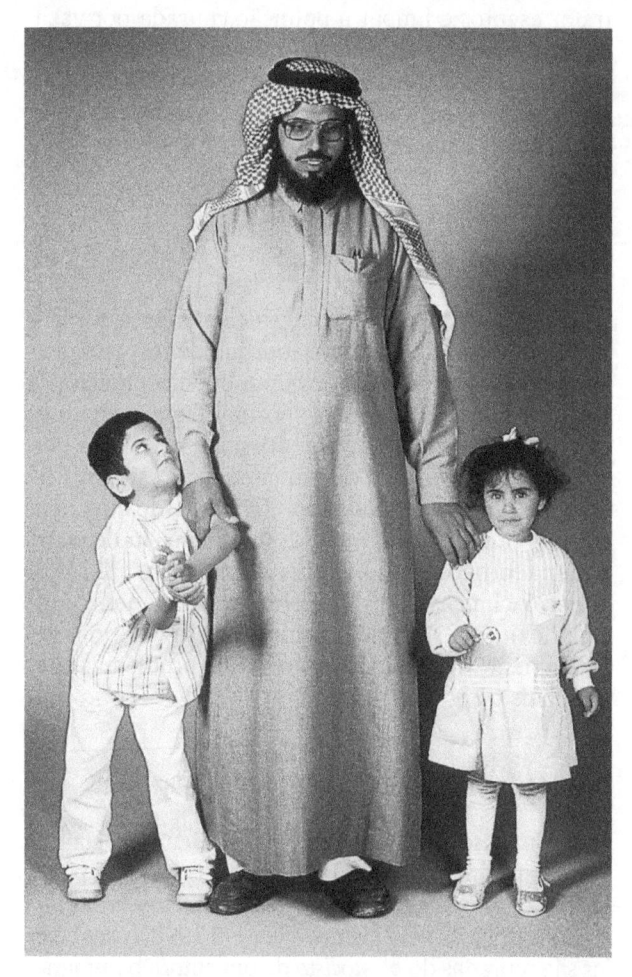

**Figura 14.2** Duas crianças com hiperfenilalaninemia, um distúrbio autossômico recessivo freqüentemente associado à consangüinidade. (Fonte: Nyhan, W.L., Barshop, B.A. e Ozand, P.T., *Atlas of Metabolic Diseases*, Londres: Hodder Education, 2005. Reproduzida com permissão.)

geral". Neste caso, as doenças genéticas também são associadas a um estigma menor, ao menos para a mãe, pois a maioria dos membros da família tem laços de sangue e a doença freqüentemente é considerada como já estando "na família". Ademais, Qureshi[37] salienta que a consangüinidade também pode ter suas vantagens e desempenhar um papel "socialmente estabilizador" para essa comunidade. Ela pode ajudar a família a agir como uma unidade coesa, e a mãe de uma criança afetada pode, por sua vez, pedir ajuda para sua sogra, que também é sua tia.

> se a consangüinidade não for amplamente desestimulada". Porém, essa prática ainda está profundamente enraizada na cultura saudita.

## Aspectos protetores dos distúrbios genéticos

Em alguns casos, a presença de um gene herdado pode causar uma doença particular, mas também pode proteger contra outras. O exemplo mais bem conhecido disso é o *gene recessivo falciforme* que, somente quando é herdado de *ambos* os pais, causa um distúrbio sangüíneo, a *anemia falciforme* ou *doença falciforme*, que é a doença hereditária mais comum no mundo.[40] Esta freqüentemente pode ser fatal, sobretudo em bebês e crianças. Porém, se um indivíduo é apenas portador do gene recessivo (o *traço* falciforme), ele será saudável e assintomático e também terá uma vantagem de sobrevivência em certas regiões geográficas. Em boa parte da África equatorial, por exemplo – uma região onde a malária é endêmica e representa uma ameaça mortal à saúde – a presença desse gene no corpo realmente protege aquele indivíduo de contrair a doença, em especial da variedade *Plasmodium falciparum*. Ao longo de muitos séculos, a seleção natural na África subsaariana resultou em um grupo muito maior de portadores desse gene do que em outros lugares no mundo. Na Nigéria, por exemplo, cerca de 25% dos adultos são portadores do gene, enquanto em toda a África há cerca de 240.000 nascimentos de bebês com anemia falciforme a cada ano, dos quais cerca de 90.000 ocorrem na Nigéria.[40] Se a malária fosse controlada naquelas áreas (ver Capítulo 17), os principais beneficiários seriam aqueles com doença falciforme, bem como a população geral que não porta o gene. Se a malária não for controlada, o perigo decorrente da erradicação do traço falciforme pela "terapia genética" é que mais pessoas se tornarão suscetíveis à malária.

## Triagem para distúrbios genéticos

O diagnóstico dos distúrbios genéticos hereditários é feito pela *triagem genética*, realizada em clínicas ou hospitais especializados. Muitas das pessoas triadas são portadores saudáveis de certas doenças hereditárias. Em alguns casos, a triagem pode ser realizada antes do nascimento, no feto intra-útero, mostrando não somente o gênero do bebê, mas também a presença de anormalidades genéticas.

Assim, a triagem genética tem poderes preditivos de longo alcance e freqüentemente pode indicar as probabilidades de risco de um indivíduo sofrer dis-

### Estudo de caso:

**Aconselhamento genético para distúrbios herdados em Riad, Arábia Saudita**

Panter-Brick,[39] em 1988, estudou os pais de crianças com distúrbios herdados que haviam sido encaminhadas a um hospital especializado em Riad, Arábia Saudita. Oitenta e um por cento desses casais eram primos em primeiro ou segundo grau, sendo que um terço deles havia vivenciado uma a quatro mortes de bebês como resultado de distúrbios herdados e dois terços haviam tido um ou dois nascimentos afetados, mas nenhuma morte prévia. Para explicar as origens do distúrbio, eles invocavam uma mistura de explicações científicas ("genética"), religiosas ("a vontade de Deus") e folclóricas ("mau-olhado" ou *ayn*). Todos atribuíam a doença de seu filho à "vontade de Deus", motivo pelo qual Panter-Brick sugere que a religião os ajuda a superar os sentimentos de impotência, a cuidar de seu filho com serenidade e até rezar por sua eventual recuperação. Ela também tornava possível a negação da responsabilidade pelo distúrbio e, ao contrário do Ocidente, somente uma minoria dos pais reconhecia culpa por ter gerado uma criança que iria sofrer. Embora dois terços dos pais reconhecessem uma possível base genética (*wiratha*) para a doença, somente um terço tinha certeza disso. Somente um número muito pequeno podia lembrar-se exatamente dos riscos de recorrência mencionados por seus médicos ou havia compreendido a ligação precisa entre as tendências herdadas e as doenças reais. Por exemplo, diversos deles não compreendiam por que uma condição herdada não afetava todos os nascimentos na família ou então não afetava as crianças imediatamente ao nascer. Alguns sabiam de outros casamentos de primos entre os seus familiares cujos filhos não haviam sido afetados, o que também enfraquecia a ligação entre herança e doença. Ao contrário do Ocidente, suas estratégias de manejo não incluíam abortos terapêuticos, mas, sim, incluíam divórcio e poligamia (em ambos os casos, arrumar uma nova esposa que pudesse lhes dar filhos saudáveis). Apesar da presença dos distúrbios herdados, 36% diziam que eles ainda prefeririam os casamentos tradicionais entre primos para si mesmos ou para seus filhos, embora 39% rejeitassem essa opção. Tais diferenças de opinião, assim, "refletem a posição das famílias sauditas em uma sociedade passando por mudanças rápidas". De modo geral, Panter-Brick conclui que o aconselhamento genético "pode ter muito pouco efeito

túrbios de início tardio muitos anos ou mesmo décadas antes do surgimento dos sinais e sintomas clínicos.[11] Porém, o que significa *sentir-se* saudável, mas ser informado de que se tem uma "tendência genética" para desenvolver uma doença? O que isso provoca no sentido do "eu" e da continuidade? Como isso altera as percepções de passado e futuro?

### Genética e "risco"

Conforme descrito no Capítulo 15, as noções médicas e leigas de "risco" freqüentemente são muito diferentes uma da outra. Os modelos epidemiológicos das probabilidades de risco baseiam-se fundamentalmente em grandes amostras da população, enquanto os modelos leigos muitas vezes derivam da experiência pessoal ou familiar. Cada vez mais, porém, a ciência médica vê os "fatores de risco" como corporificados dentro do indivíduo, especialmente em sua herança genética. De acordo com Kavanagh e Broom,[41] esses "*riscos corporificados ou corpóreos*", localizados dentro dos corpos dos indivíduos, são muito diferentes dos riscos "ambientais" (como poluição, lixo nuclear) e de "estilo de vida" (tabagismo, dieta, exercício). Eles também são diferentes dos riscos que a pobreza, a desigualdade e outras formas de privação social, descritas em outras partes deste livro, trazem à saúde. De modo geral, a triagem genética pode significar colocar a responsabilidade pela doença *dentro* dos indivíduos (ou suas famílias ou ancestrais), e não na sociedade como um todo.

### O "pré-paciente"

O que acontece quando um distúrbio genético grave pode ser diagnosticado, mas ainda não tratado? Ou quando uma pessoa completamente saudável é identificada como portadora de um gene "anormal" para uma doença que só vai desenvolver-se no futuro?

A triagem genética de pessoas saudáveis criou agora uma nova categoria de pessoa, que Konrad[42] chamou de *pessoa pré-sintomática* ou *pré-paciente*. Este é um exemplo da "doença sem desconforto" (*disease without illness*) (Capítulo 5) e de como os distúrbios "paraclínicos" podem agora ser revelados em pessoas saudáveis pela tecnologia diagnóstica, em nível molecular, celular ou hormonal, muito antes de tornarem-se doenças clínicas (Capítulo 4). Assim, a triagem genética resultou em novos dilemas para pacientes e médicos. Os avanços no diagnóstico genético hoje freqüentemente significam uma expressiva "distância entre o poder que os cientistas têm de prever as doenças e a capacidade limitada que os médicos têm de curar ou tratá-las".[42] Como a tecnologia da triagem genética ainda está longe dos tratamentos efetivos, mais pessoas estão sendo identificadas como "em risco" de um número crescente de doenças, mesmo quando nada pode ser feito para prevenir ou tratá-las.[41]

### Doença de Huntington (DH)

Um exemplo disso é a doença de Huntington (DH), uma condição neuropsiquiátrica séria e progressiva que, atualmente, não pode ser prevenida nem tratada. Ela é uma doença herdada (um distúrbio autossômico dominante) que costuma manifestar-se somente no meio da vida do indivíduo (entre 35 e 45 anos), causando movimentos rápidos involuntários (*coréia*), demência, depressão grave e outros sintomas psiquiátricos, sendo, por fim, fatal. A doença de Huntington é transmitida por homens e mulheres, e toda a prole de um indivíduo afetado tem uma chance de 50% de desenvolver a doença.[43]

Devido à sua natureza progressiva e incurável, a DH também pode fazer com que os indivíduos demorem muitos anos, ou mesmo décadas, para decidir realizar o teste de triagem, sendo que algumas pessoas em risco recusam-se a fazer o teste em primeiro lugar. Em seu estudo na Colúmbia Britânica, Canadá, Cox[44] descreveu como um diagnóstico de DH costuma ter profundas implicações para os indivíduos envolvidos e seus cônjuges, filhos e parentes. Mesmo que saibam de uma história familiar de DH, os indivíduos em risco tendem a seguir muitos caminhos diferentes – emocionais e sociais – em relação a finalmente decidir fazer o teste. Essa decisão raras vezes é completamente racional, consciente ou simplesmente por interesse próprio. Os indivíduos podem, por exemplo, fazer o teste por um sentido ampliado de responsabilidade para com os filhos ou por seu possível efeito sobre outros membros da família. Além disso, como Cox e McKellin[43] destacam, nas clínicas genéticas, as noções do grau de "risco" não podem ser passadas às pessoas somente mostrando-lhes as árvores genealógicas de sua família. Critérios mais subjetivos, como a proximidade emocional com um parente afetado, qualquer que seja sua relação biológica na árvore familiar, podem determinar se a doença ("esta coisa na família") é vivenciada como "chegando um pouco mais perto", levando então o indivíduo a fazer a triagem genética.

As implicações do diagnóstico significam que os processos de diagnóstico e prognóstico estão freqüentemente fundidos: um diagnóstico de DH é um prognóstico claro e diz ao portador o que provavelmente vai acontecer com ele e aproximadamente quando. Konrad,[42] em seu estudo em Londres, Reino Unido, verificou que o teste convertia pessoas assintomáticas que não conheciam o diagnóstico, e que se sentiam completamente saudáveis, em pessoas pré-sintomáticas que agora sabiam o diagnóstico e sua possível evolução. O período que leva entre tornar-se uma pessoa "pré-sintomática" e realmente desenvolver os primeiros sintomas da doença (e, assim, tornar-se o "prognóstico corporificado") é incerto, pois pode durar anos ou até décadas.

## RESPOSTAS À PESQUISA E APLICAÇÕES GENÉTICAS

A pesquisa genética e as suas muitas aplicações têm sido tema de fortes reservas e críticas, especialmente em relação às implicações éticas, sociais e econômicas. Essas reservas provêm de uma série de perspectivas diferentes, embora superponíveis.

### Aspectos religiosos

Para alguns grupos e indivíduos religiosos ortodoxos, muitas das aplicações da genética, se não todas, (especialmente a engenharia genética, a terapia gênica e a clonagem) são vistas como anátemas, "contrariando a vontade de Deus", com os cientistas tentando "desempenhar o papel de Deus". Para outros, suas objeções baseiam-se em aspectos éticos, práticos e de segurança, bem como em premissas religiosas.

Bruce[27] revisou algumas das objeções éticas e religiosas aos desenvolvimentos em genética, como o uso de células-tronco, embriões e clonagem – especialmente desde a clonagem da ovelha Dolly em 1996, o isolamento das células-tronco embrionárias humanas (CTEs) em 1998 e a publicação dos primeiros esboços do genoma humano em 2000. Quanto à clonagem de seres humanos, por exemplo, ele destaca que as objeções a isso baseiam-se em três pilares: a clonagem é errada em si e é inaceitável devido aos riscos para a saúde e provavelmente causa danos psicológicos e nas relações. Ele destaca que a clonagem humana reprodutiva é amplamente vista como profissional, médica e eticamente inaceitável, tendo sido proibida em 1997 pelo Conselho Europeu da Convenção em Direitos Humanos e Biomedicina. Outros aspectos ético-religiosos relacionam-se ao *status* exato do embrião, ao fato de ele ser ou não completamente humano e ao fato de ser correto ou não criar embriões *in vitro* para produzir células-tronco.[27]

### Aspectos de confidencialidade

Diversos *bancos de dados genéticos* grandes foram desenvolvidos nos últimos anos em diferentes países e para vários propósitos. Alguns bancos de dados são usados pela polícia e por outras agências da lei para rastrear criminosos ou para provar a culpa ou inocência em um processo legal. Um exemplo desse tipo de banco de dados é o National DNA Database (NDNAD) no Reino Unido, criado em 1996; ele guarda mais de 2,5 milhões de amostras.[45] Em biologia molecular, os laboratórios de pesquisa conhecidos como *biobancos*, como o descrito por Hoyer em Umeå, Suécia,[26] também guardam grandes coleções de amostras de tecido para análise genética ou para a fabricação de produtos farmacêuticos, ou outros fins. Os dois tipos de bancos de dados levantam preocupações legítimas sobre a confidencialidade. Se os dados caírem em mãos erradas, podem ser mal-utilizados para fins comerciais ou políticos e até mesmo para chantagem. Para aqueles cujas informações genéticas estão guardadas em um banco de dados, revelá-los para outros pode fornecer detalhes de sua história médica ou étnica, de uma contestação de paternidade ou de como indivíduos particulares são portadores de um gene "defeituoso". No último caso, isso pode aumentar o estigma ou a discriminação que eles sofrem,[11] podendo afetar também outros aspectos da vida, como conseguir fazer um seguro, arrumar um emprego ou até encontrar um parceiro de casamento.

### Aspectos culturais

A pesquisa genética freqüentemente é realizada por meio do estudo de amostras de tecido, como cabelos, sangue, saliva ou outros líquidos corporais, de pessoas que devem ser triadas.[11] Porém, Sleemboom[2] observa que, em muitas culturas, as pessoas opõem-se à remoção de *qualquer* parte de seu corpo, incluindo os líquidos corporais, para testes, especialmente por um estranho. Além de essas partes do corpo poderem ser consideradas objetos sagrados invioláveis, pode haver uma ansiedade de que pessoas malevolentes como feiticeiros usem-nas para amaldiçoar os indivíduos. A autora também observa que, em muitas sociedades asiáticas cujas religiões têm uma visão mais holística da vida humana, a essência de uma pessoa não pode ser reduzida somente a seu genoma. Ademais, as informações genéticas podem ser vistas como a herança coletiva, sendo propriedade do *grupo* (família, comunidade, tribo ou mesmo nação) e não do indivíduo. São eles que devem fornecer "consentimento informado" para que ocorra a pesquisa genética, e não apenas os próprios indivíduos. Para essa noção holística mais "relacional" de "eu", as intervenções como a "engenharia genética" interferem com "os inter-relacionamentos e a interdependência dos seres vivos". Em alguns grupos religiosos, ela também pode ser vista como um fator que interfere com o "destino" ou com a "vontade de Deus".

Outros grupos culturais podem rejeitar a doação de esperma ou óvulo como parte do tratamento de FIV (fertilização *in vitro*) para a infertilidade se eles provêm de classes sociais, castas, religiões ou grupos étnicos "errados", podendo rejeitar também transfusões de sangue ou transplantes pela mesma razão. Outros ainda podem rejeitar todas as formas de *xenotransplante* – o uso de órgãos animais para o transplante humano – como "antinaturais" e ameaçadores para o seu *status* humano (ver Capítulo 2).

Assim, a pesquisa genética e suas aplicações devem sempre ser consideradas dentro de um contexto cultural específico, incluindo as idéias sobre "natureza", "cultura" e "pessoalidade".

## Aspectos médico-legais e éticos

Coleman e colaboradores[11] revisaram muitos dos dilemas médico-legais e éticos levantados pela pesquisa genética e suas aplicações. Eles citam, de um relatório do Department of Health and Human Services dos Estados Unidos, que "os estudos genéticos que geram informações sobre os riscos de saúde pessoais do sujeito podem provocar ansiedade e confusão, prejudicar as relações familiares e comprometer a capacidade do indivíduo de fazer seguros e as suas oportunidades de emprego".

Um exemplo disso, notado antes, é o aspecto da confidencialidade, sobretudo porque a genética teoricamente pode fornecer um "identificador exclusivo" de cada indivíduo. Essa informação poderia ser potencialmente usada para estigmatizar ou vitimizá-lo, bem como para tratar suas doenças. Os empregadores, por exemplo, poderiam recusar-se a empregar indivíduos que são portadores de certos genes, especialmente aqueles que predispõem a certas doenças,[2] ou recusar-se a fornecer-lhes cuidados de saúde ou seguros de vida? Outro aspecto, em termos do fornecimento de "consentimento informado", é se este consentimento aplica-se também ao material genético extraído (digamos, de uma amostra de sangue) sem o conhecimento ou consentimento da pessoa envolvida.[11] Esse ato constituiria uma forma de furto?

Outro problema é o possível efeito – emocional e social – sobre os indivíduos que recebem más notícias genéticas: por exemplo, que eles são portadores do gene da DH (ver acima).[43] Isso colocaria algumas dessas pessoas em risco de depressão grave, abuso de substâncias ou mesmo suicídio? Coleman e colaboradores[11] citam o exemplo das mutações genéticas dos genes BRCA1 e BRCA2, mais comuns nos judeus ashkenazi (1,0 e 1,4%, respectivamente)[46] e que estão associadas a um risco estatisticamente aumentado de câncer de mama em mulheres, com um risco vitalício de câncer de mama de 36 a 56%.[11] Eles apresentam a seguinte questão: "Se você fosse uma dessas mulheres, o que faria com esta informação?" A mulher deveria considerar uma mastectomia profilática ou terapia hormonal profilática, ambas envolvendo riscos? Algumas mulheres prefeririam não saber do seu risco aumentado, dada a ausência de métodos preventivos claros?

Por fim, em algumas partes da Ásia, o diagnóstico pré-natal usando amniocentese e cariotipagem, assim como ultra-som, tem conduzido à "discriminação sexual pré-natal" e até ao "aborto seletivo por sexo", com milhões de fetos femininos sendo abortados anualmente (ver Capítulo 18). Ainda não se sabe se o aumento dos testes, antes e durante a gravidez, vai levar a um resultado idêntico, produzindo uma forma moderna de *eugenia*.

## Aspectos econômicos e políticos

Aqui, a preocupação é especialmente quanto à transformação em *commodity* do genoma humano. Isto é, o processo pelo qual as pessoas são reduzidas a "unidades" microscópicas de informação genética, que então são transformadas em lucro por grandes companhias farmacêuticas ou outras empresas comerciais, freqüentemente sem nenhum benefício direto àqueles cujos dados genéticos estão sendo explorados. Isso pode incluir a patente de seqüências genéticas tiradas de seres humanos, animais e plantas em uma dada região. No mundo em desenvolvimento, existem preocupações crescentes sobre as companhias ocidentais de biotecnologia que têm se apropriado dos genomas de povos indígenas, bem como de sua flora e fauna locais. Em particular, patentear as seqüências genéticas de plantas e ervas usadas como remédios tradicionais e então usá-las para sua própria vantagem comercial.[2] Esse processo tem sido chamado de *biopirataria* (ver Capítulo 18) ou mesmo *biocolonialismo*.[2]

De modo semelhante, Simpson[7] relata que, na Islândia, onde o DeCode ou Icelandic Genome Project tem coletado dados genéticos da população local, relativamente homogênea, alguns críticos do projeto alegaram que "a propriedade coletiva da nação está, com efeito, sendo privatizada para o ganho comercial de poucos".

Outro aspecto é que, atualmente, só os países mais ricos e mais desenvolvidos podem pagar pela tecnologia, pelo equipamento e pelo pessoal treinado necessário para fazer funcionar clínicas de triagem genética. Os países mais pobres não podem pagar pelas diversas formas de "terapia gênica" ou "prolongamento da vida" que são hoje oferecidas pela biologia molecular, especialmente pela biogerontologia.

A biologia molecular, como parte do empreendimento humano, precisa portanto, ser regulada pelas autoridades pertinentes. De acordo com Sleebom,[2] "a ciência não pode operar em um vazio ético por ser um produto da sociedade e porque a aplicabilidade do seu produto é relativa a um contexto sociocultural e econômico". No caso da genômica estão em andamento, crescentes esforços nacionais e internacionais para regular a pesquisa genética e sua aplicação, e para prevenir o seu mau uso. Em 1997, a United Nations Educational, Scientific and Cultural Organization (UNESCO) aprovou por unanimidade a "Declaração Universal do Genoma Humano e Direitos Humanos". Segundo essa declaração, nenhuma pesquisa ou aplicação do genoma "nos campos da biologia, genética e medicina deve prevalecer sobre o respeito pelos direitos humanos, pelas liberdades fundamentais e pela dignidade humana dos indivíduos ou, quando aplicável, dos grupos de pessoas".[47]

Apesar disso, ainda há alguma preocupação e desconforto sobre os rumos da pesquisa genética e sobre os seus efeitos sociais a longo prazo. A controvérsia sobre a farmacogenética é um exemplo disso.

# FARMACOGENÉTICA

A *farmacogenética* é o estudo de como a composição genética das pessoas afeta suas respostas a uma droga particular. Seu objetivo é ajudar a melhorar a efetividade clínica e a segurança de uma determinada droga. Na prática, isso significa que as drogas são "individualizadas" e que sua composição e dose são ajustadas às necessidades de um dado indivíduo com base em sua composição genética específica.[48,49] Em alguns casos, as drogas também podem ser adaptadas às necessidades de todo um *grupo* de pessoas, bem como a indivíduos. Por exemplo, em 2005, a droga cardíaca BiDil (dinitrato de isossorbida/hidrocloreto de hidralazina) foi aprovada pelo FDA dos Estados Unidos para tratar a insuficiência cardíaca especificamente em pacientes afro-americanos.[50]

A pesquisa atual na área da farmacogenética está concentrando-se em drogas para uma série de condições, incluindo doenças cardíacas, câncer, doenças infecciosas e neurodegenerativas, bem como em antidepressivos e drogas para o alívio da dor.[49]

Apesar desse desenvolvimento, a farmacogenética levantou uma série de preocupações éticas e políticas, tanto entre clínicos quanto entre cientistas sociais.

## Aspectos éticos

Como Pieri e Wilson[48] observam, um aspecto ético diz respeito a este tipo de pesquisa favorecer somente aqueles com as condições mais comuns, excluindo aqueles cujas condições "podem não ser suficientemente numerosas para justificar os custos associados ao desenvolvimento dos tratamentos apropriados". Schubert[49] revisou algumas outras preocupações sobre a farmacogenética. Elas variam do padrão geral de "geneticização" ao "reducionismo genético e determinismo", com o risco conseqüente de uma "sociedade geneticizada". Isso, por sua vez, poderia levar à estigmatização de certos grupos étnicos ou dos portadores de certas condições hereditárias. A estigmatização também poderia surgir de grupos recém-formados, definidos por suas características farmacogenéticas, como aqueles com tendências genéticas graves e intratáveis. Também há o perigo do abuso dos dados genéticos pelos governos, que poderiam utilizá-los como um "instrumento para disciplinar e punir os cidadãos", ou pelas companhias farmacêuticas e por outras empresas comerciais. Para evitar isso, necessita-se urgentemente de uma legislação que faça cumprir uma proteção mais rigorosa dos dados.

## Farmacogenética e "raça"

Os antropólogos e outras pessoas têm expressado preocupação quanto ao fato de que a adequação de drogas específicas para grupos étnicos específicos possa reforçar o conceito desacreditado de "raça" dos séculos XIX e XX, em que a identidade, o comportamento, o caráter, a moralidade e mesmo a cultura eram vistos como sendo predeterminados pela herança biológica. Para alguns, a preocupação tem sido de que ressuscitar o conceito de "raça" poderia, mesmo indiretamente, ajudar a trazer de volta alguns dos abusos que se seguiram àquela abordagem, especialmente aqueles da Alemanha nazista das décadas de 1930 e 1940.

Para muitas pessoas, hoje em dia, a "raça" continua sendo uma categoria popular importante, um modo difundido, embora muito limitado, de entender a diversidade humana.[51] O conceito de "raça" pode ser biologicamente falso mas, algumas vezes, é socialmente real. Simpson[7] observou que mesmo as idéias de nação ou etnia freqüentemente usam termos familiares e metáforas biológicas ("mãe-pátria", "terra dos pais", "língua materna") para assinalar sua identidade compartilhada. Porém, os antropólogos, embora achem a genética útil para estudar as origens humanas, a evolução e as migrações,[52] também destacaram as enormes variações genéticas *dentro* dos diferentes grupos de "raças", assim como as grandes semelhanças entre membros de raças diferentes.[51] Além disso, a relação do *genótipo* (características genéticas) com o *fenótipo* (características físicas visíveis) não necessariamente é de um para um. Muitas características humanas observáveis – como as características faciais ou a compleição física – originam-se da *interação* entre a genética e o ambiente.[11] Por essas razões, os antropólogos têm considerado a "raça" como um conceito não cientificamente válido ou útil,[53] concentrando-se, em vez disso, no papel das influências sociais, culturais e ambientais sobre o comportamento humano. Assim como outros antropólogos contemporâneos, Cartmill e Brown[54] vêem "o conceito de raça como biologicamente irrealista, grandemente destituído de valor na prática e historicamente produtor de sofrimento e injustiça".

Examinando isso em perspectiva, Simpson[7] sugeriu que "a ascensão da proeminência do DNA como o marcador definitivo da semelhança e diferença humanas abre novas possibilidades de "racialização"... e a essencialização da etnia". Ele também levanta "a possibilidade de se retrabalhar as identidades étnicas como comunidades genéticas imaginadas... em que a linguagem, os conceitos e as técnicas da medicina genética moderna desempenham seu papel na moldagem da identidade, seus limites e o que se acredita estar além".[7] Nessas "comunidades genéticas imaginadas", a identidade de grupo pode basear-se no DNA compartilhado, e não na cultura e na história compartilhadas. Isso talvez seja mais provável em comunidades confrontadas com a erosão das identidades locais pela globalização e imigração e onde a genética pode ser uma forma de conceitualizar o seu passado compartilhado e "fixar" sua identidade para o futuro.

Assim, o possível perigo da farmacogenética é que ela pode, inadvertidamente, reforçar a ligação entre biologia e cultura,[7,48] pois usar os grupos étnicos ou outros grupos sociais como categorias de pesquisa ou tratamento "sustenta as noções de sua definição biológica".[48] Essa "geneticização da etnia"[49] exclui grandemente o papel do ambiente social na criação de uma identidade étnica e pode ter conseqüências sociais e políticas negativas.[7]

## RESUMO

Este capítulo revisou alguns dos desenvolvimentos e aplicações emergentes em pesquisa genética, bem como suas implicações étnicas. Nas próximas décadas, esses desenvolvimentos provavelmente terão um grande impacto na sociedade e na cultura.

## REFERÊNCIAS-CHAVE

3 Human Genome Program (2006) *History of the Human Genome Project:* http://www.ornl.gov/sci/techresources/Human_Genome/project/hgp.shtml. *(Accessed on 29 March 2006)*

5 Rheinberger, J.J. (2000) Beyond nature and culture modes of reasoning in the age of molecular biology and medicine. In: *Living and Working With the New Medical Technologies* (Lock, M., Young, A. and Cambrosio, A., eds). Cambridge: Cambridge University Press, pp. 19-30.

7 Simpson, B. (2000) Imagined genetic communities. *Anthropol. Today* 16(3), 3-6.

11 Coleman, C.H., Menikoff, J.A., Goldner, J.A. anc Dubler, N.N. (2005) *The Ethics and Regulation of Research with Human Subjects.* Newark: LexisNexis, pp. 707-55.

13 Cox, S.M. and Starzomski, R.C. (2004) Genes and geneticization? The social construction of autosomal dominant polycystic kidney disease. *New Genet. Soc.* 23(2), 137-646.

20 Clayton, B. (2002) Rethinking postmodern maladies. *Curr. Sociol.* 50(6), 839-51.

26 Høyer, K. (2002) Conflicting notions of personhood in genetic research. *Anthropol. Today* 18(5), 9-13.

27 Bruce, D.M. (2002) Stem cells, embryos and cloning - unraveling the ethics of a knotty debate. *J. Mol. Biol.* 319, 917-25.

28 Council of Europe (1997) *Additional Protocol to the Convention on Human Rights and Biomedicine on Prohibition of Cloning Human Beings.* European Treaty Series 168. Strasbourg: Council of Europe.

31 Kaufman, S.R., Shim, J.K. and Russ, A.J. (2004) Revisiting the biomedicalization of aging: clinical trends and ethical challenges. *Gerontologist 6,* 731-8.

34 Hamamy, H. and Alwan, A. (1997) Genetic disorders and congenital abnormalities: strategies for reducing the burden in the Region. *East. Mediterr. Health J.* 3(1), 123-32.

47 UNESCO (1998) Universal Declaration on the Human Genome and Human Rights. *Eubios J.* Asian Int. Bioethics 8(1),4-6.

## LEITURA RECOMENDADA

Brodwin, P.E., ed. (2000) *Biotechology and Culture.* Indiana University Press.

Clark, A. and Parsons, E. (eds.) (1997) *Culture, Kinship and Genes: Towards Cross-Cultural Genetics.* Palgrave.

Kaufman, S.R. and Morgan, L.M. (2005) The anthropology of the beginnings and ends of life. *Annual Reviews of Anthropology* 34, 317-14.

Mauron, A. (2002) Genomic metaphysics. *J. Mol. Biol.* 319, 957-62.

Rabinow, P. (1996) *Essays on the Anthropology of Reason.* Princeton: Princeton University Press, pp. 91-111.

## *WEBSITES* RECOMENDADOS

Centre for Economic and Social Aspects of Genomics (UK): http://www.cesagen.lancs.ac.uk

Centre for Society and Genomics (The Netherlands): http://www.society-genomics.nl

National Human Genome Research Institute (USA): http://www.genome.gov

UCLA Center for Society and Genetics: http://www.societyandgenetics.ucla.edu/vision.htm

# 15

# Fatores culturais em epidemiologia

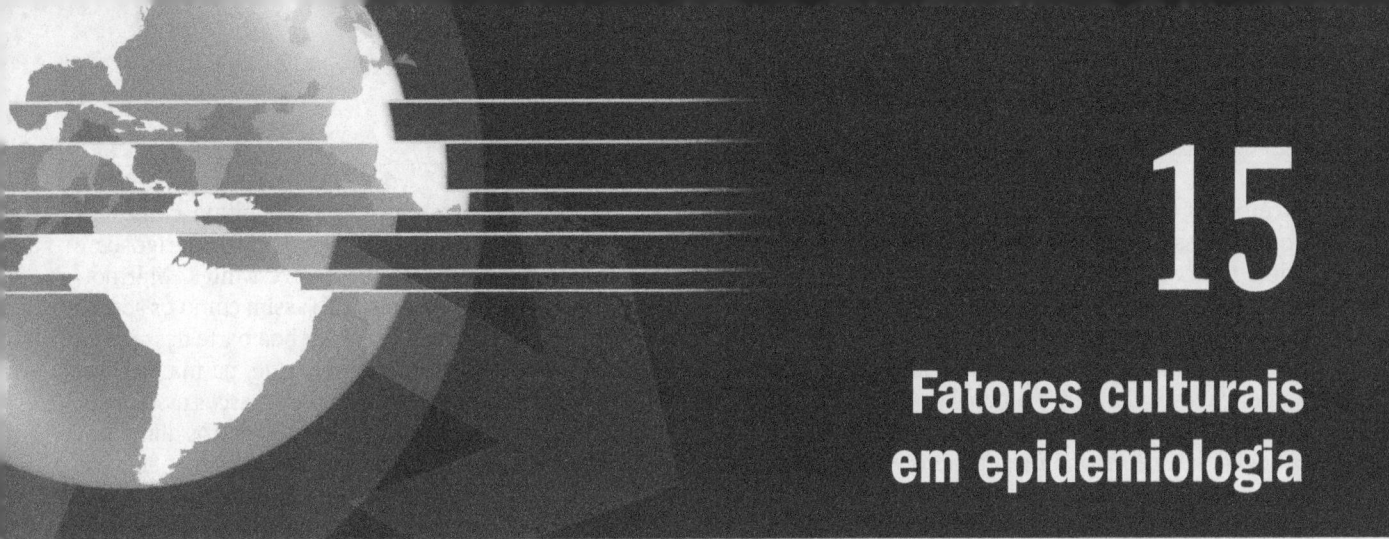

A epidemiologia é o estudo da distribuição e dos fatores determinantes das várias formas de doença nas populações humanas. Seu foco não são os casos individuais de má saúde, mas, sim, os *grupos* de pessoas, saudáveis e doentes. Ao investigar uma doença em particular (como o câncer de pulmão), os epidemiologistas tentam relacionar sua ocorrência e distribuição com uma variedade de fatores associados à maioria das vítimas da condição (como o hábito de fumar) para descobrir a sua provável etiologia. Os fatores mais comumente examinados são idade, sexo, estado civil, ocupação, posição socioeconômica, dieta, ambiente (tanto o natural como o construído pelo homem) e comportamento das vítimas. Seu objetivo é revelar uma ligação causal entre um ou mais desses fatores e o desenvolvimento da doença.

Hahn[1] comparou as formas como a epidemiologia e a antropologia abordam o estudo dos fenômenos de saúde e como cada disciplina pode contribuir com a outra. Apesar das diferenças óbvias – "os antropólogos emitem princípios universais para chegar aos particulares, e os epidemiologistas toleram os particulares em sua busca pelos universais", – ele vê muitas semelhanças entre as duas. Ambas lidam com o estudo de *populações*, e não de indivíduos. Ambas buscam entender o papel das variáveis sociais (e outras) na vida dos indivíduos e o seu impacto sobre eles. Cada uma oferece uma perspectiva única, embora complementar, da saúde humana e das razões por trás da doença. Embora a antropologia médica esteja mais preocupada com as variáveis culturais (como as crenças e os comportamentos relacionados à saúde), muitos conceitos epidemiológicos (como aqueles de probabilidade ou "fatores de risco") são cada vez mais relevantes para ela.

A maior parte das pesquisas epidemiológicas usa uma de duas abordagens e, algumas vezes, uma combinação das duas. O método de *caso-controle* examina uma amostra da população que sofre de uma determinada doença. Se é possível demonstrar uma correlação estatisticamente significativa entre certos fatores e a ocorrência da doença, como uma longa história de consumo de cigarros em pessoas com câncer de pulmão, então uma ligação causal pode ser postulada. Na abordagem do *estudo de coorte*, uma população saudável (parte da qual está associada a fatores de risco hipotéticos como o tabagismo) é acompanhada ao longo de um período, durante o qual aguarda-se a ocorrência de uma doença em particular. Se os indivíduos associados a um dado fator de risco mostram uma probabilidade maior de desenvolver a doença subseqüentemente, então uma ligação causal entre o fator de risco e a doença pode ser postulada. Em muitos desses estudos epidemiológicos, porém, a natureza precisa dessa ligação não pode ser explicada e deve permanecer presumida até que mais evidências sejam acumuladas. Em outros casos, como a relação entre o câncer de pulmão e o tabagismo ou entre os defeitos congênitos e o uso da talidomida durante a gravidez, a ligação etiológica é muito mais clara e também pode ser explicada em termos fisiológicos.

No nível *individual*, porém, a noção de "fatores de risco" tem um valor preditivo apenas limitado: por exemplo, nem todos os fumantes pesados vão desenvolver câncer de pulmão, nem todos os imigrantes vão sofrer uma depressão suicida e nem todas as "personalidades tipo A" vão desenvolver doença cardíaca coronariana. Ao compreender por que um determinado indivíduo contrai uma doença particular em um dado momento, uma variedade muito maior de fatores – genéticos, físicos, psicológicos e socioculturais – deve ser considerada, assim como as inter-relações entre eles. Esta explicação multifatorial dos problemas de saúde freqüentemente é mais útil do que postular uma simples relação de causa-efeito entre um fator de risco e um tipo de doença. Como Kendell[2] destaca: "Em medicina, como em física, causas específicas originam cadeias complexas de seqüências de eventos, em constante inter-relação umas com as outras. A própria idéia de "causa" perde o sentido, exceto por ser uma designação conveniente para o ponto nessas cadeias de seqüências de eventos em que a intervenção é mais praticável".

Tanto os antropólogos quanto os sociólogos têm dado importantes contribuições para a compreensão de como esses fatores complexos se relacionam com a doença, especialmente o papel do contexto social e cultural. Eles têm destacado que variáveis como classe social, posição econômica, gênero, eventos de vida, crenças e práticas culturais podem ser correlacionados com a incidência e a distribuição de certas doenças. Os sociólogos Murphy e Brown,[3] por exemplo, em seu estudo de 1980 com 111 mulheres em Londres, demonstraram que a má saúde psicológica e física era precedida por um ou mais eventos graves de vida nos seis meses anteriores (ver Capítulo 11). Em um nível mais "macro", o Black Report,[4] em 1982, mostrou que, no Reino Unido, há uma relação entre classe social e saúde, sendo que os membros das classes socioeconômicas inferiores têm saúde pior e mortalidade maior do que os seus concidadãos nas classes mais afluentes. No mundo em desenvolvimento, também há uma relação clara entre saúde e renda. Em muitos desses países, boa parte da população, já enfraquecida pela desnutrição, vai sofrer de doenças infecciosas e outras doenças transmissíveis. Essas doenças freqüentemente são transmitidas por meio de água e alimentos poluídos, saneamento e moradia impróprios, todos podendo ser melhorados com renda adequada.[5] Na maioria dos casos, a desigualdade econômica, tanto dentro como entre os países, provavelmente piora muito essa situação. Assim, em um nível macro, esses tipos de fatores econômicos e sociais – bem como a organização política da sociedade em particular – devem sempre ser levados em consideração antes de se determinar o papel exato dos fatores culturais na saúde e na doença.

No mundo em desenvolvimento, os *insights* antropológicos têm sido especialmente úteis para esclarecer as causas das doenças mais exóticas. Um famoso exemplo disso foi o *kuru* (uma doença degenerativa progressiva do cérebro), que, conforme descobriram estudos epidemiológicos na década de 1950, era uma condição limitada às mulheres e às crianças de uma pequena área das Terras Altas Orientais da Nova Guiné. A doença era virtualmente desconhecida entre os homens. Várias teorias haviam sido propostas para explicar o fenômeno, mas por fim descobriu-se que a doença era causada por uma infecção viral lenta no cérebro, transmitida pelo canibalismo ritual de parentes mortos praticado somente por mulheres e crianças naquela área.[6] Por essa descoberta, Carlton Gadjusek recebeu o Prêmio Nobel em 1976. Outras pesquisas antropológicas têm esclarecido por que as pessoas fumam, bebem, usam drogas narcóticas, mutilam seus corpos, evitam dietas nutritivas, rejeitam conselhos sobre contraceptivos, têm passatempos perigosos e ocupações ou estilos de vida estressantes. Marmot[7] destaca que os fatores culturais (assim como os sociais e psicológicos) podem influenciar boa parte desse comportamento de risco. Ele observa que, na maioria dos estudos epidemiológicos médicos, os riscos associados a fatores como tabagismo, ingesta de certos alimentos ou obesidade são examinados, mas com freqüência se dá pouca atenção às influências culturais que moldam os padrões de dieta, obesidade ou fumo. Os estudos que examinam essas dimensões culturais indicam que as crenças e práticas culturais são apenas parte da etiologia multifatorial da doença. No caso do *kuru*, por exemplo, o vírus, a divisão social entre os sexos e a prática do canibalismo, todos, têm um papel na etiologia da doença e explicam a sua distribuição.

Em muitas partes do mundo, os *insights* antropológicos têm relevância particular para o cuidado primário orientado para a comunidade (CPOC),[8] que se concentra no cuidado de saúde primário dos indivíduos e das famílias, mas que também examina as necessidades e os problemas de saúde de sua comunidade local. Parte da vigilância continuada da saúde da comunidade envolve uma consciência do papel das crenças e dos comportamentos *culturais* nas melhorias de saúde ou nas causas de doença.

Esses fatores culturais, quando podem ser identificados, freqüentemente são difíceis de quantificar e, assim, são menos atraentes para os epidemiologistas e estatísticos médicos. Não há uma relação clara e mensurável de "dose-resposta" entre um dado fator cultural e uma determinada doença, como pode haver entre um organismo patogênico (ou químico) e a doença que ele causa. Contudo, apesar dessa dificuldade em quantificar os fatores culturais, há evidências suficientes disponíveis para confirmar o seu papel no desenvolvimento da doença, mesmo que esse papel seja contribuinte em vez de diretamente causal. Também deve-se notar que, em alguns casos, os fatores culturais podem proteger contra a má saúde. Nos estudos feitos por Marmot e colaboradores[9,10] citados adiante, as taxas de doença cardíaca coronariana (DCC) foram comparadas entre amostras de homens japoneses vivendo no Japão, no Havaí e na Califórnia. O grau de sua adesão à cultura e visão de mundo japonesas tradicionais se correlacionou com sua incidência de DCC; constatou-se que a taxa de DCC entre os japoneses vivendo nos Estados Unidos foi a maior entre os três grupos, o que se correlacionou com o distanciamento cada vez maior desses homens em relação à sua cultura tradicional.

Esse tipo de estudo também tem valor porque mostra a importância relativa dos fatores genéticos e ambientais (da "natureza" e da "cultura") na causa das doenças. Se três grupos de japoneses com origens semelhantes têm taxas diferentes de DCC, então as influências ambientais de algum modo devem estar implicadas.

No caso das comunidades de imigrantes, refugiados ou minorias étnicas (ver Capítulo 12), é importante não enfatizar demais o papel desempenhado por suas crenças ou práticas culturais na causa de seus problemas de saúde. Este "culpar a vítima" às vezes pode obscurecer o papel que a cultura (e a organização social) da *comunidade hospedeira* – a população majoritária com quem eles vivem – tem nos problemas de saúde de suas comunidades minoritárias. Como McKenzie[11] destaca, a pesquisa indica que a discriminação racial, em particular, pode afetar adversamente a saúde física e mental das comunidades de migrantes e minorias. Nos Estados Unidos, no Reino Unido e em outros países europeus, estudos desses grupos mostraram que a discriminação racial está associada a uma incidência aumentada de hipertensão, baixo peso de nascimento, doença respiratória, absenteísmo e uma variedade de doenças mentais. Esses efeitos podem ser modificados pelos estilos individuais de lidar com a situação, pela estrutura da comunidade e por outros fatores, mas os efeitos do racismo e da desigualdade sobre a saúde são um importante problema de saúde pública e, portanto, deveriam ser de interesse-chave para os epidemiologistas.

## A CULTURA E A IDENTIFICAÇÃO DA DOENÇA

A origem cultural e social do epidemiologista e das populações estudadas pode afetar a validade dos dados epidemiológicos coletados. Nesse sentido, a epidemiologia como uma disciplina sempre reflete uma visão cultural particular da realidade, e de como ela deve ser estudada. De acordo com uma perspectiva antropológica, segundo Trostle,[12] "a epidemiologia é um sistema particular de produção de conhecimento; ela é, em resumo, uma cultura". Ele observa, por exemplo, que os epidemiologistas muitas vezes trabalham unicamente com suas próprias culturas familiares, não possuem uma perspectiva transcultural e baseiam seus achados em teorias biomédicas da causalidade das doenças. Além disso, alguns dos dados nos quais eles se baseiam, como atestados de óbito ou definições de raça, ou classe social, podem em si mesmos refletir vieses culturais ou formas particulares de classificar a realidade que são características daquela sociedade, mas não de outras.[13] É possível argumentar ainda que o uso de modelos estatísticos e a excessiva dependência de medidas – de dados quantitativos ao invés de qualitativos – também pode somar-se aos aspectos "ligados à cultura" da pesquisa epidemiológica.

Um exemplo são as diferenças nos critérios diagnósticos ainda usados pelos epidemiologistas em diversos países para definir determinadas doenças. Essas variações na política de rotulagem podem fornecer um quadro impreciso da incidência de certas doenças em diferentes países. Por exemplo, Fletcher e colaboradores[14] examinaram a predominância aparente da "bronquite crônica" no Reino Unido e do "enfisema" na América do Norte. Constatou-se que isso devia-se em grande parte ao fato de que a mesma constelação de sintomas era diagnosticada como bronquite crônica no Reino Unido mas como "enfisema" nos Estados Unidos. Outros estudos entre psiquiatras britânicos e norte-americanos (ver Capítulo 10) mostraram diferenças nos critérios diagnósticos entre os dois grupos, com os psiquiatras norte-americanos diagnosticando a esquizofrenia mais prontamente do que os seus colegas britânicos. Um estudo semelhante[15] mostrou diferenças pronunciadas aparentes na incidência de esquizofrenia na França e no Reino Unido. As taxas de primeira internação em hospitais psiquiátricos por essa condição, para pacientes abaixo de 45 anos, eram muito maiores na França; porém, elas eram muito menores após essa idade. O estudo sugere que a diferença de incidência da doença entre os dois países é mais aparente do que real e causada em grande parte por vieses diagnósticos. Os psiquiatras franceses relutam em diagnosticar esquizofrenia após os 45 anos, enquanto são mais propensos a diagnosticá-la antes dos 45 anos, quando "o conceito francês de esquizofrenia... parece abranger uma variedade de estados crônicos que seriam excluídos no Reino Unido pela falta de sintomas".

Outro estudo[16] também mostrou diferenças marcantes nas taxas de diagnóstico de várias doenças por médicos em cinco países europeus. Essas diferenças, conforme foi sugerido, podem ser o resultado de variações reais na morbidade das doenças nos cinco países ou podem ser causadas por diferenças na forma como os médicos nesses países realmente interpretam e diagnosticam certos sinais e sintomas.

Zola[17] salienta que a incidência percebida de uma doença em uma dada comunidade depende de sua incidência real, mas também do grau de seu reconhecimento (pelos pacientes ou médicos) como algo "anormal". Neste último caso, isso depende do contexto social no qual a doença ocorre e de existir um "ajuste" entre os sintomas e sinais e a definição da sociedade sobre o que constitui "anormalidade". Ele cita estudos ilustrando que as mulheres Arapesh não relatam dor durante a menstruação, embora o contrário seja relatado nos Estados Unidos. Outros estudos, citados por Fox,[18] mostram que o deslocamento congênito do quadril é considerado "normal" (embora não necessariamente bom) entre os índios Navajo do sudoeste dos Estados Unidos e que, em Regionville, a dor lombar era considerada "anormal" pelos grupos socioeconômicos superiores, mas não pela classe socieconômica inferior. As definições leigas de anormalidade ou doença determinam, até certo ponto, se essas condições chegam até os médicos e, assim, até as estatísticas de morbidade. Nas palavras de Zola, "um processo seletivo pode muito bem estar operando em relação aos sintomas que são trazidos ao médico... é possível que seja esse processo seletivo, e não o processo etiológico, o responsável pelas muitas diferenças epidemiológicas inexplicadas ou excessivamente explicadas que são observadas entre e dentro das sociedades".[17]

A epidemiologia é dirigida mais ao estudo da doença no seu sentido biomédico (*disease*) do que da "perturbação" (*illness*). Sua abordagem científica conduz a uma ênfase nos dados "concretos" ou verificáveis objetivamente, como leituras anormais de pressão arterial, gráficos, exames de sangue ou outros dados mensuráveis na estrutura ou função do corpo. Porém, isso exclui as muitas formas de "perturbação", sobretudo as doenças populares ligadas à cultura descritas nos Capítulos 5 e 10, nas quais dados fisiológicos freqüentemente estão ausentes. Antropólogos como Rubel[19] sugeriram que as técnicas epidemiológicas usadas para estudar doenças como tuberculose ou sífilis também podem ser aplicadas a doenças populares como o *susto* na América Latina. Essas doenças populares são percebidas como "reais" pelos membros dessas sociedades, da mesma forma como os epidemiologistas médicos vêem a tuberculose como "real". Elas também podem ter efeitos marcantes sobre o comportamento das pessoas e sobre sua saúde mental e física. Na visão de Rubel, a constelação exclusiva de crenças culturais, sintomas e alterações comportamentais que caracteriza o *susto* recorre com notável constância entre muitos grupos hispano-americanos, tanto índios como não-índios. Estudando as histórias de caso etnográficas daqueles que sofrem da condição, Rubel foi capaz de isolar certas variáveis geralmente associadas a cada ocorrência da doença. Ele sugere que o *susto* e outras doenças populares podem ser vistos como tendo uma etiologia multifatorial; isto é, eles resultam da inter-relação complexa do estado de saúde prévio da vítima, sua personalidade (incluindo a autopercepção de sucesso ou fracasso na realização das expectativas sociais) e o sistema social em que ela vive (particularmente suas expectativas de papel). O *susto* ocorre em situações sociais que o indivíduo considera estressantes, como uma incapacidade de atender as expectativas da família, dos amigos ou dos empregadores, e é "o veículo pelo qual as pessoas das sociedades hispano-americanas, rurais ou urbanas, manifestam suas reações a algumas formas de situações autopercebidas como estressantes". Embora sua identificação baseie-se principalmente nas percepções populares e nas observações dos antropólogos, as técnicas de epidemiologia deveriam ser úteis para relacionar sua ocorrência com variáveis sociais, culturais ou psicológicas.

### Epidemiologia cultural

Como Weiss[20] salienta, a maioria das burocracias e agências de ajuda em cuidados de saúde está menos preocupada com os aspectos culturais do que com os dados epidemiológicos "concretos" que contribuem para o cálculo dos *anos de vida ajustados pela incapacidade* (*disability-adjusted life years*, DALYs). Nas políticas internacionais de saúde, este tornou-se o indicador-chave da carga da doença dentro de um país, sendo a base do relatório anual da Organização Mundial de Saúde World Health Report.[20] Porém, como os exemplos recém-citados sugerem, pode haver dificuldades significativas na epidemiologia transcultural, especialmente em psiquiatria. Para lidar com esse problema de comparar as doenças entre as culturas, surgiu recentemente a abordagem multidisciplinar da *epidemiologia cultural*.[20] Uma parte importante disso, desenvolvida por Weiss,[21] é o *Explanatory Model Interview Catalogue* (EMIC), que concentra-se mais no estudo dos conceitos locais de "perturbação" e no contexto em que eles ocorrem, e não nos conceitos médicos de doença. O questionário EMIC, que possui elementos qualitativos e quantitativos, concentra-se nos padrões de sofrimento (incluindo os sintomas e o contexto social em que eles ocorrem) dentro de uma comunidade, bem como em suas percepções das causas da doença, nos significados que eles lhe atribuem e no seu comportamento de busca de ajuda. Os dados detalhados que ele gera possibilitam a análise e a comparação de síndromes através das culturas e, assim, a formulação de intervenções mais apropriadas de cuidados de saúde. Por exemplo, ele é útil para identificar o estigma ligado a certos problemas de saúde (como lepra ou doença mental) – e que freqüentemente torna a situação muito pior – para então formular políticas de saúde com o propósito de minimizar aquela situação.[20]

#### *Epidemiologia da depressão*

Em psiquiatria, o problema das comparações transculturais tem particular importância (especialmente os riscos da "falácia de categoria" descrita no Capítulo 10). Como Patel[22] nota, há claramente um problema ao se estudar e comparar a depressão em diferentes culturas. Como a psiquiatria ocidental concentra-se principalmente na *alteração de humor* como sendo a característica identificadora da depressão, ela pode não perceber outras manifestações da condição, como os sintomas *somáticos* múltiplos, incluindo sensações de fraqueza, cansaço, dores, tontura, palpitações e distúrbios no padrão de sono, o que pode levar a uma medida imprecisa da sua prevalência dentro de uma comunidade. Além disso, o construto ocidental da "depressão" como uma condição intimamente ligada a alterações de humor muitas vezes não tem equivalente claro em algumas línguas não-européias; também pode não ser possível fazer nenhuma distinção conceitual entre "depressão" e "ansiedade". Assim, Patel sugere que, na tentativa de diagnosticar a depressão através das culturas, os psiquiatras devem buscar identificar os conceitos locais (como o *susto*) que são semelhantes (embora não necessariamente idênticos) ao construto psiquiátrico da depressão, em vez de impor-lhes esse construto. Para isso, uma série de questionários desenvolvidos localmente estão sendo usados, os quais, além de serem redigidos na língua local, também levam em conta esses aspectos culturais e fornecem modos mais sensíveis de identificar a depressão e suas apresentações clínicas na comunidade. Exemplos desses questionários são o Chinese Health Questionnaire e o Indian Psychiatric Survey Schedule.[22]

Um exemplo do uso dessa abordagem mais holística para compreender a depressão e suas diferentes manifestações é descrito a seguir no estudo de caso da Índia.

### Estudo de caso:

**Dimensões culturais da depressão em Bangalore, Índia**

Raguram e colaboradores,[23] em 2001, usando o questionário Explanatory Model Interview Catalogue (EMIC), entrevistaram 80 pacientes que consultavam em uma clínica psiquiátrica ambulatorial no National Institute of Mental Health and Neuro Sciences (NIMHANS) em Bangalore. Todos eles haviam sido diagnosticados como tendo depressão, de acordo com os critérios da Classificação Internacional de Doenças da OMS (CID-9). O estudo verificou que 85% dos pacientes apresentaram-se inicialmente com sintomas somáticos (como fadiga, dores, perda de apetite ou distúrbios do sono), e não com queixas de tristeza ou depressão. No exame subseqüente, porém, 90% deles admitiram que tinham alguns sintomas emocionais, mas somente um quarto da amostra identificou tristeza como sendo o seu sintoma mais perturbador. Eles explicavam sua condição como o resultado de muitos aspectos de suas vidas pessoais e sociais, incluindo preocupações familiares, conflitos interpessoais, problemas financeiros, problemas sexuais, "estresse", "nervos" (*nara*) e "excesso de calor no corpo". Aqueles que haviam consultado médicos particulares por esse motivo haviam ficado insatisfeitos com o seu tratamento ("O médico não falou muito. Apenas me receitou alguns comprimidos") e com a negligência do médico quanto a seus problemas pessoais e sociais. Dessa forma, como a depressão está incrustada na experiência pessoal da vida diária e dos relacionamentos (e não é uma "doença" separada, universal, diagnóstica), os autores sugerem que "o sofrimento psicológico não é meramente um estado de espírito, mas uma rede de experiências de discursos sociais e culturais que operam dentro de qualquer comunidade". Para tratá-la efetivamente, portanto, deve-se compreender as experiências de sofrimento das pessoas, seus sistemas de crença e as realidades de suas vidas cotidianas. Nos países mais pobres, em particular, prescrever antidepressivos ou ansiolíticos caros não é suficiente: "os enquadramentos profissionais para a pesquisa e o cuidado clínico devem ser sensíveis não somente aos conceitos profissionais, mas também aos contextos culturais e à configuração dos mundos culturais locais. Caso contrário, eles serão defeituosos e provavelmente não vão ajudar".

## FATORES CULTURAIS NA EPIDEMIOLOGIA DA DOENÇA

Como já foi mencionado, os fatores culturais como as crenças e os comportamentos específicos podem ser causais, contribuintes ou protetores em sua relação com os problemas de saúde. Nesta seção, uma série desses fatores culturais é listada, muitos dos quais já foram descritos em mais detalhes nos capítulos anteriores. A lista não pretende ser exaustiva, mas, sim, uma seleção dos fatores mais comumente examinados pelos antropólogos e epidemiologistas. Sua relevância é ilustrada posteriormente no capítulo por uma série de estudos de casos. Como mencionado no Capítulo 1, porém, esses fatores culturais não devem ser considerados isoladamente ou reificados como "coisas" independentes. Em cada caso, eles devem ser colocados em um *contexto* específico, seja social, cultural, econômico ou físico. Este pode incluir pobreza, privação, desigualdade social, relações entre os gêneros e densidade populacional – bem como *habitat* físico real em que as pessoas vivem. Esses contextos podem influenciar as crenças e os comportamentos culturais e determinar se esses fatores têm ou não um efeito negativo sobre a saúde.

### Situação econômica

Isso inclui:

- a distribuição igualitária ou não da riqueza pela sociedade;

- a riqueza ou pobreza do grupo da amostra em relação aos outros membros da sociedade;
- o caráter suficiente da renda para garantir moradia, alimentação e roupas adequadas;
- os valores culturais associados com riqueza, pobreza, emprego e desemprego;
- quem é a unidade econômica básica (para ganhar, acumular e repartir a riqueza): o indivíduo, a família ou uma coletividade maior.

### *Estrutura familiar*

Isso implica:

- o predomínio de famílias nucleares, ampliadas, conjuntas ou de pais solteiros;
- o grau de interação, coesão e apoio mútuo entre os membros da família;
- a ênfase dada às conquistas familiares ou às individuais;
- o compartilhamento ou não da responsabilidade pela criação dos filhos, pela provisão de alimentos e pelo cuidado dos idosos, doentes e moribundos entre os membros da família.

### *Papéis de gênero*

Isso abrange:

- a divisão de trabalho entre os sexos, especialmente quem trabalha, quem fica em casa, quem prepara a comida e quem cuida das crianças;
- os direitos, as obrigações e as expectativas sociais associados com os dois papéis de gênero;
- as crenças culturais sobre o comportamento apropriado para cada gênero (como consumo de álcool, fumo e comportamento competitivo vistos como "naturais" para homens, mas não para mulheres);
- o limiar para consulta com um médico de cada um dos gêneros;
- o grau de "medicalização" do ciclo vital feminino.

### *Padrões de casamento*

Isso compreende:

- o incentivo à monogamia, à poligamia ou à poliandria;
- a prática de *levirato* ou *sororato* (ver Capítulo 16);
- o predomínio de casamentos *endogâmicos* (em que os indivíduos devem casar-se dentro da família, grupo familiar, clã ou tribo) ou *exogâmicos* (em que eles devem escolher um parceiro fora desses grupos).

No caso da endogamia, há uma probabilidade maior do "acúmulo" de genes recessivos, com uma incidência maior de doenças hereditárias como hemofilia, talassemia maior, fibrose cística e doença de Tay-Sachs.

### *Comportamento sexual*

Isso inclui:

- a idade das primeiras relações sexuais;
- o estímulo ou a proibição de promiscuidade e de relações sexuais pré ou extraconjugais;
- a aplicação dessas normas sexuais a homens, a mulheres ou ambos;
- a aplicação de normas sexuais especiais (como o celibato ou a promiscuidade) a grupos restritos dentro da sociedade (como freiras ou prostitutas);
- a aceitação ou não, pela sociedade, do recurso a prostitutas;
- a tolerância ou a proibição da homossexualidade, masculina e feminina;
- a aceitação ou não de certas práticas sexuais (como sexo anal);
- a existência de tabus quanto às relações sexuais durante a gravidez, a menstruação, a amamentação ou o puerpério.

### *Padrões de contracepção*

Isso inclui atitudes culturais em relação à contracepção e ao aborto. Um tabu sobre qualquer um deles aumenta o tamanho das famílias e, em alguns casos, pode ter um efeito negativo sobre a saúde materna. Certas formas de contracepção ou aborto também podem ser perigosas para a saúde da mãe, incluindo as formas nativas de ambos. As atitudes em relação ao uso de preservativos e outros métodos de contracepção de barreira podem influenciar a disseminação de doenças sexualmente transmissíveis como clamídia, gonorréia, sífilis, hepatite B e síndrome da imunodeficiência adquirida (AIDS).

### *Política populacional*

Isso envolve as crenças culturais sobre o tamanho ideal da família (como a política do filho único na China) e o gênero de seus filhos – a incidência de infanticídio e aborto ilegal ou auto-induzido pode estar relacionada com essas crenças. Wagley[24] descreveu uma tribo de índios brasileira, os Tenetehara, que acreditam que uma mulher não deve ter mais do que três filhos, e que estes não devem ser todos do mesmo sexo. Se uma mulher com duas filhas dá à luz uma terceira menina, esta será morta. Com o tempo, tais crenças podem afetar o tamanho e a composição das comunidades locais. Ela também inclui a noção de se considerar muitos filhos como um sinal de maturidade, masculinidade ou feminilidade.

### Práticas de gravidez e parto

Isso inclui:

- alterações na dieta, nas roupas ou no comportamento durante a gravidez;
- as técnicas usadas no parto e os tipos de auxiliares do parto;
- a posição da mãe durante o trabalho de parto;
- o cuidado do cordão umbilical (em algumas culturas, o tétano neonatal pode resultar da prática de aplicar esterco como um curativo ao cordão umbilical recém-cortado);[25]
- os costumes relativos ao puerpério, como o isolamento social ou a observância de tabus especiais;
- a preferência pelo leite materno ou pelas fórmulas artificiais para bebês (como o leite em pó).

### Práticas de criação dos filhos

Isso compreende:

- o clima emocional da criação dos filhos – se permissivo ou autoritário;
- o grau de competitividade encorajado entre os filhos (que pode estar relacionado com doença mental, tentativas de suicídio e desenvolvimento de um padrão de comportamento "tipo A", mais propenso às doenças coronarianas posteriormente na vida);
- o grau de abuso físico ou emocional considerado "normal" pela sociedade;[26]
- os rituais de iniciação realizados após o nascimento e na puberdade (como a circuncisão e escarificação).

### Alterações na imagem corporal

Isso envolve:

- mutilações corporais ou alterações culturalmente sancionadas, como circuncisão masculina ou feminina, escarificação, tatuagem, perfuração (piercing) das orelhas ou dos lábios, ataduras nos pés e formas de cirurgia estética (como cirurgias de mamoplastia);
- os valores culturais que encorajam ou desencorajam certas formas corporais, como magreza, altura ou obesidade, especialmente entre as mulheres.

### Dieta

Isso inclui:

- a forma como o alimento é preparado, armazenado e conservado;
- a existência de qualquer diferença de gênero em termos de distribuição das porções de alimento;
- os utensílios usados no cozimento e no armazenamento dos alimentos;
- a presença rotineira de contaminantes nos alimentos (como aflatoxinas);
- a presença de classificações simbólicas de alimento, tais como "alimento" e "não-alimento", "sagrado" ou "profano", ou "quente" e "frio", independentemente do valor nutricional;
- a preferência pelo vegetarianismo ou pelo consumo de carne;
- a realização de dietas especiais durante a gravidez, a amamentação, a menstruação e má saúde;
- a freqüência de modismos dietéticos;
- o uso de suprimentos ocidentais (com alto teor de sal, gordura e carboidratos refinados) em comunidades não-ocidentais como um sinal de "modernização".

### Vestuário

Isso compreende:

- as prescrições culturais sobre as formas de vestuário apropriadas para homens e mulheres e para ocasiões especiais;
- as modas de vestuário, como vestidos justos ou corseletes, saltos altos ou de plataforma – que podem estar relacionadas com a incidência de certas doenças ou lesões;
- os adornos corporais, como cosméticos, jóias, perfumes e tinturas de cabelo, que podem causar doenças de pele.

Os vestidos longos que cobrem boa parte do corpo podem predispor a certas condições; por exemplo, os Underwoods[27] relacionaram os vestidos longos e os véus usados pelas mulheres no Iêmen, bem como seu confinamento a "haréns", à alta taxa de osteomalacia, tuberculose e anemia entre elas. No Reino Unido, acredita-se que a falta de luz solar, combinada com uma dieta vegetariana, confinamento ao lar e vestidos longos contribuam para as altas taxas de osteomalacia em mulheres asiáticas.[28]

### Higiene pessoal

Isso inclui:

- a negligência ou o incentivo para com a higiene pessoal;
- a freqüência com que os cabelos são lavados ou cortados ou não;
- a freqüência com que as roupas são trocadas;
- a freqüência dos rituais de lavagem e purificação;
- a localização privada ou comunal das áreas de banho.

### Moradia

Isso compreende:

- a construção, a localização e a divisão interna do espaço de vida;
- a ocupação desse espaço pelos membros da mesma família, clã ou tribo;
- o número de ocupantes por quarto, casa ou tenda (o que pode influenciar na disseminação de doenças infecciosas);
- a forma como o espaço interno é distribuído por idade, gênero ou estado civil;
- a forma como o espaço de moradia é aquecido ou resfriado nas diferentes estações do ano;
- a integração de telas antimosquito na construção das janelas e portas ou o uso delas na divisão do espaço interno da moradia.

### Saneamento

Isso envolve especialmente:

- a destinação do lixo produzido pelos seres humanos;
- quem faz essa destinação;
- o aterro rotineiro ou não do lixo;
- a eliminação do lixo perto de residências, fontes de alimento e água ou áreas de banho.

### Ocupações

Isso inclui:

- ocupações semelhantes ou diferentes para homens e mulheres;
- ocupações destinadas a certos indivíduos, famílias ou grupos dentro da sociedade, como no sistema tradicional de castas na Índia ou o antigo sistema do *apartheid* na África do Sul;
- ocupações com prestígio maior e recompensas maiores em algumas sociedades (como o executivo tipo A na sociedade ocidental);
- o uso de certas técnicas, como os métodos tradicionais de caça, pesca, agricultura ou mineração, que estão associadas com uma alta incidência de morte acidental, trauma ou doenças infecciosas;
- algumas ocupações industriais modernas, que também estão associadas com certas doenças (como a pneumoconiose nos mineiros de carvão, o câncer de bexiga entre as pessoas que trabalham com corantes, a silicose em trabalhadores de minas de metal ou os mesoteliomas em pessoas que trabalham com asbesto).

### Religião

Isso implica:

- visão de mundo coerente e tranqüilizadora característica da religião;
- a exigência, por parte da religião, de práticas religiosas como jejuns, tabus alimentares, imersões rituais, banquetes comunais, circuncisão, automutilações ou flagelação, caminhar sobre o fogo ou peregrinações em massa, todas podendo estar associadas com a incidência de certas doenças.

As peregrinações em massa, por exemplo, podem estar ligadas ao surto de doenças infecciosas como meningite ou hepatite viral.

### Costumes funerários

Isso relaciona-se especialmente com:

- a forma e o momento em que os mortos são sepultados, bem como os encarregados disso;
- o enterro ou a cremação do corpo logo após a morte ou a exibição pública do corpo por algum tempo (o que pode favorecer a disseminação de doenças infecciosas);
- os locais de sepultamento, cremação ou exibição do corpo, situados ou não perto de residências, fontes de alimentos ou água.

### Estresse culturogênico

Isso envolve:

- a indução – ou exacerbação – ou a manutenção do estresse culturogênico (e do efeito nocebo) pelos

valores, objetivos, hierarquias de prestígio, normas, tabus ou expectativas da cultura;
- o favorecimento, por parte da cultura, do *"workaholismo"* ou de atitudes mais relaxadas em relação à vida diária;
- a existência de conflito entre as expectativas sociais de uma geração com relação às da próxima.

### Status *de migrante*

Isso inclui:

- o caráter da imigração: voluntário, como os migrantes econômicos, ou involuntário, como os refugiados;
- a adaptação ou não dos migrantes à sua nova cultura em termos de comportamento, dieta, língua e vestuário;
- a possibilidade de sofrer discriminação, racismo ou perseguição pela comunidade hospedeira;
- a inalteração da estrutura familiar e da visão de mundo religiosa após a migração;
- o acesso ou não a suas figuras religiosas familiares ou agentes de cura tradicionais;
- a cultura da comunidade hospedeira, especialmente sua atitude para com as populações imigrantes.

### *Viagem sazonal*

Isso inclui os padrões regulares e sazonais de migração em massa, quer de turistas, peregrinos, nômades ou trabalhadores migrantes. Enquanto os nômades costumam migrar como uma comunidade, os turistas e trabalhadores migrantes freqüentemente migram como indivíduos ou em pequenas unidades sociais. Em ambos os casos, a falta da comunidade, da família e do lar algumas vezes pode predispor a altas taxas de alcoolismo e/ou doenças sexualmente transmissíveis (como AIDS e hepatite B). Ela também pode expor os indivíduos a outras doenças se, por exemplo, eles migram de um clima mais frio para um clima em que a malária é endêmica.

### *Uso de "reconfortantes químicos"*

Isso inclui especialmente:

- valores culturais associados ao consumo de fumo, álcool, chá, café, rapé, drogas prescritas e não-prescritas e ao uso de alucinógenos como drogas sagradas;
- o uso de drogas injetáveis "pesadas" por uma subcultura de adictos e a prevalência do compartilhamento de agulhas entre esses grupos (relevante para a disseminação de hepatite B e AIDS);
- o uso de drogas sintéticas "de grife" mais contemporâneas, como o "ecstasy".

### *Atividades de lazer*

Isso abrange:

- as várias formas de esporte, recreação e turismo;
- o envolvimento de exercício físico ou não nessas atividades;
- a presença de competitividade ou não nessas atividades;
- a associação dessas atividades com riscos de lesão ou doença;
- o envolvimento de exposição prolongada à luz solar (e radiação ultravioleta) nessas atividades.

### *Animais domésticos e aves*

Isso inclui:

- o tipo e o número de animais domésticos e de fazenda;
- a sua presença dentro ou fora de casa;
- o grau de contato físico direto entre os indivíduos e esses animais.

Várias doenças virais têm sido relacionadas aos animais domésticos, como a linforreticulose benigna ("febre da arranhadura do gato") e a psitacose ("febre do papagaio"), além de doenças por protozoários como a toxoplasmose, transmitida pelas fezes de gatos.

### *Estratégias de autotratamento e terapias leigas*

Isso inclui todos os tratamentos usados dentro dos setores informal e popular descritos no Capítulo 4, como a utilização de remédios herbais pelos agentes de cura tradicionais, medicamentos comerciais, dietas especiais, manipulações corporais, injeções e sangrias. A cura leiga que ocorre em um ritual público, e não em uma consulta privada, pode predispor à disseminação de doenças infecciosas. Certas terapias alternativas, como a acupuntura, podem estar implicadas na disseminação da hepatite B e de outras infecções. Isso também inclui as atitudes culturais em relação aos tratamentos médicos e às estratégias preventivas, como antibióticos, terapia de reidratação oral e imunizações.

## Resumo

Esta seção resume alguns dos fatores culturais que podem ser relevantes para os epidemiologistas. Muitos deles já foram discutidos em mais detalhes anteriormente neste livro. Deve-se notar porém, que, em muitos casos de doença, diversos fatores culturais realmente coincidem – como ocupação, uso de "reconfortantes químicos" e preferências dietéticas, alguns dos quais podem ser patogênicos para os indivíduos, enquanto outros podem ser protetores. Por exemplo, um estudo de caso-controle do câncer de laringe em Xangai, China,[29] constatou que o fumo de cigarros foi um importante fator de risco para ambos os sexos (86% dos homens e 54% das mulheres), assim como a ingesta de carne e peixe conservados em sal, enquanto, para os homens, a exposição ocupacional ao asbesto e ao pó de carvão foi um fator de risco definido. Em contraste, uma alta ingesta de alho, frutas (particularmente laranjas e tangerinas) e certos vegetais verde-escuros/amarelos protegeu todos os grupos contra o câncer de laringe.

A importância de alguns desses fatores culturais para o estudo da origem e da distribuição da doença é ilustrada nos seguintes estudos de caso.

### Estudo de caso:

#### Câncer cervical na América Latina

O câncer cervical é um exemplo bem documentado do papel dos fatores culturais – neste caso, normas e práticas sexuais – na distribuição de uma doença. Vários estudos mostraram que ele é raro em freiras e comum em prostitutas. Ele é extremamente incomum entre mulheres judias, mórmons e adventistas do sétimo dia. As mulheres com câncer cervical têm mais probabilidade de terem tido a primeira relação sexual muito precocemente, casamento precoce, múltiplos parceiros sexuais e múltiplos casamentos. Embora a causa exata do câncer cervical ainda seja desconhecida, acredita-se que ele tenha origem multifatorial, havendo uma forte suspeita de que uma infecção viral – o papilomavírus humano (HPV) – esteja implicada.[30]

Originalmente pensava-se que o comportamento sexual da mulher isoladamente pudesse determinar seu risco de câncer cervical. Porém, em 1982, Skegg e colaboradores[31] destacaram que sua incidência era muito alta na América Latina, onde esperava-se que as mulheres tivessem somente um parceiro sexual em sua vida e onde havia fortes sanções culturais contra relações sexuais pré ou extraconjugais. Eles sugeriram que, se a hipótese da origem infecciosa do câncer cervical estivesse correta, então, em algumas comunidades, o risco de a mulher contrair a doença dependeria menos de seu comportamento sexual do que daquele do seu marido ou parceiro masculino. Assim, deve-se examinar os padrões de comportamento sexual na sociedade como um todo, especialmente os hábitos sexuais dos homens. Com base nisso, eles postularam três tipos de sociedade:

1. "Tipo A", onde tanto os homens quanto as mulheres são fortemente desencorajados a ter relações pré ou extraconjugais (por exemplo, os mórmons ou adventistas do sétimo dia).
2. "Tipo B", onde apenas as mulheres são fortemente desencorajadas a ter relações sexuais extraconjugais, mas espera-se que os homens tenham muitas (especialmente com prostitutas), como em diversas sociedades latino-americanas e na Europa do século passado.
3. "Tipo C", onde tanto os homens quanto as mulheres têm diversos parceiros sexuais durante suas vidas (como na "sociedade permissiva" ocidental moderna).

A incidência do câncer cervical é menor nas sociedades do tipo A e maior nas do tipo B. Nos grupos do tipo A, como judeus, adventistas do sétimo dia e mórmons, a baixa incidência poderia resultar do casamento endogâmico e dos padrões monogâmicos de comportamento sexual, bem como da pouca freqüência com que se recorre a prostitutas. Inversamente, na América Latina, o recurso a prostitutas é comum. Em um estudo citado por Skegg e colaboradores, 91% dos estudantes do sexo masculino na Colômbia relataram relações sexuais pré-conjugais, e 92% desses homens haviam mantido relações com prostitutas. Os autores sugerem que isso pode explicar a alta incidência de câncer cervical na América Latina, pois as prostitutas poderiam agir como um reservatório da infecção. De modo semelhante, o declínio na mortalidade pela doença no Reino Unido e Estados Unidos (sociedades do tipo C) pode resultar da mudança dos padrões de comportamento sexual entre os homens, com menos recurso a prostitutas em uma sociedade mais "permissiva".

### Estudo de caso:

#### Práticas culturais e hepatite B

Brabin e Brabin,[32] em 1985, revisaram o papel dos fatores culturais na transmissão do vírus da hepatite B. O nível de infecção pelo vírus varia amplamente entre países, grupos étnicos, tribos e mesmo vilarejos vizinhos. Parte da razão para isso está em uma série de fatores culturais, incluindo os padrões de comportamento sexual, de organização familiar e de casamento e as mudanças culturais que afetam as mulheres e a idade em que têm filhos. Por exemplo, o risco de infecção pelo vírus varia com o nível de promiscuidade, de modo que os cônjuges de parceiros promíscuos estão sob maior risco de infecção, o que é particularmente importante no caso das gestantes. Eles destacam que os padrões de casamento que permitem relações extraconjugais, poligamia, divórcios freqüentes ou troca de parceiros podem contribuir para a disseminação do vírus, assim como o recurso generalizado à prostituição, especialmente nos países tropicais. Os padrões familiares que envolvem a adoção freqüente de crianças e a movimentação das crianças de uma casa para outra, assim como o movimento das mulheres no casamento entre vilarejos, também podem fornecer canais para a disseminação da infecção. Em contraste, os padrões conjugais que proíbem o casamento entre comunidades diferentes ou segmentos de uma comunidade podem confinar a infecção a certos bolsões geográficos ou étnicos; por exemplo, os imigrantes chineses no Reino Unido e nos Estados Unidos e os habitantes das ilhas Fiji possuem, todos, baixos níveis de HBsAG, um traço característico de suas terras natais. Finalmente, as mudanças sociais como a guerra, as migrações e as perturbações sociais podem romper as barreiras que continham o vírus em um ambiente local, disseminando-o. Como a prevalência do antígeno da hepatite B (que se correlaciona com a taxa de transmissão vertical do vírus) declina com a idade, a maior parte da transmissão vertical ocorre quando as mulheres engravidam mais cedo. As mudanças culturais que resultam em casamento e gravidez mais tardios, assim, reduzirão essa transmissão e a disseminação da infecção. Os autores concluem que, especialmente no caso da hepatite, "a interpretação dos dados epidemiológicos em sociedades não-ocidentais demanda uma perspectiva cultural para que os modos de transmissão sejam corretamente definidos e uma intervenção seja planejada".

## Estudo de caso:

### Doença cardíaca coronariana entre japoneses no Japão, no Havaí e na Califórnia

Em uma série de estudos feitos na década de 1970, Marmot e colaboradores[9,10] examinaram a epidemiologia de doença cardíaca coronariana (DCC), hipertensão e derrame entre 11.900 homens descendentes de japoneses vivendo na Califórnia, no Havaí e no próprio Japão. O objetivo era identificar a influência dos fatores não-genéticos nesses três grupos, comparando as taxas de doença dos dois grupos migrantes com aquelas dos japoneses que não haviam emigrado. Eles verificaram que existia um gradiente na ocorrência da DCC entre os três grupos, com a menor taxa no Japão, uma taxa intermediária no Havaí e a maior taxa na Califórnia. A influência dos outros fatores de risco comumente associados a taxas altas de DCC, como hipertensão, dieta, tabagismo, peso, açúcar no sangue e níveis de colesterol sérico, foi examinada. Constatou-se que o gradiente na incidência da DCC não poderia ser explicado somente pela presença desses fatores de risco (por exemplo, aqueles que fumavam quantidades semelhantes nos três grupos ainda mostravam um gradiente na incidência de DCC). Porém, descobriu-se que a incidência de DCC estava relacionada ao grau de adesão à cultura japonesa tradicional em que eles foram criados. Quanto maior sua adesão a esses valores tradicionais, menor sua incidência de DCC. Na Califórnia, aqueles norte-americanos de origem japonesa que haviam se ocidentalizado mais tinham taxas maiores do que aqueles imigrantes que seguiam seu estilo de vida mais tradicional. Marmot e Syme[10] destacam que "esses resultados sustentam a hipótese de que a cultura em que um indivíduo é criado afeta sua probabilidade de manifestar DCC na vida adulta" e que essa relação da cultura de origem com a DCC "parece ser independente dos fatores de risco coronariano estabelecidos". No caso dos japoneses, a ênfase cultural está na coesão do grupo, nas conquistas grupais e na estabilidade social. Nesse grupo cultural, bem como em outras sociedades tradicionais, sugere-se que "uma sociedade estável cujos membros desfrutam do apoio de seus companheiros em grupos organizados de maneira mais coesa pode proteger contra as formas de estresse social que podem levar à DCC".

## Estudo de caso:

### Práticas culturais e doenças parasitárias

Alland[33] examinou as relações entre certas práticas culturais e a incidência, a distribuição e a disseminação de doenças parasitárias. Embora o estudo tenha sido publicado em 1969, muitos de seus achados ainda aplicam-se hoje e também são relevantes para as doenças infecciosas. Ele observa que a distribuição do espaço vital, o tipo e a organização das casas e o número de pessoas por peça ou casa podem influenciar na disseminação ou na contenção da doença. O isolamento social de certos subgrupos, como dentro de um sistema rígido de castas, pode afetar a disseminação das epidemias em certas comunidades. Os movimentos populacionais, como um estilo de vida nômade, também ajudam a disseminar as parasitoses e outras infecções, algumas vezes pela distribuição mais ampla do lixo que produzem. Certas práticas culturais que separam o homem do ambiente extra-humano de alguns organismos parasitas também ajudam a reduzir as infecções. Por exemplo, a prática de escavar latrinas profundas (em vez de despejar o esgoto em rios ou córregos) oferece proteção contra as parasitoses que são disseminadas por urina e fezes. A contaminação das fontes de água também é prevenida pela sua localização longe de animais domésticos ou habitações humanas e pela separação das fontes de água potável usada para banho e tarefas domésticas. Outras práticas culturais, como cuspir freqüentemente, podem aumentar a disseminação na comunidade de infecções virais e de outros tipos. Os padrões de visitas aos doentes ou de comparecimento a grandes rituais públicos, ou festivais, também podem estar relacionados à disseminação de epidemias. Certas técnicas agrícolas, como o cultivo de arrozais, podem aumentar o risco de esquistossomose e outras parasitoses. Certas formas de se vestir, como roupas justas, aparentemente propiciam um ambiente melhor para piolhos ou pulgas do que togas soltas, enquanto o uso compartilhado de roupas dentro de uma família também pode disseminar essas infecções. Estas e outras práticas culturais podem influenciar na distribuição de uma ampla variedade de infecções parasitárias, bacterianas, virais e fúngicas.

## Estudo de caso:

### AIDS e práticas sexuais no Brasil urbano

Parker,[34] em 1987, estudou as atitudes e práticas sexuais em áreas urbanas do Brasil em relação à incidência crescente da síndrome da imunodeficiência adquirida (AIDS) no país. Com base em seu trabalho de campo, ele criti-

cou a pressuposição de que "as práticas sexuais são transculturalmente constantes – de que o comportamento sexual em sua maior parte não é afetado pelo seu contexto específico social e cultural". Ele destacou que os modelos de transmissão da AIDS (e, portanto, da prevenção) desenvolvidos nos Estados Unidos e na Europa Ocidental podem ser inapropriados para o contexto cultural brasileiro. A pressuposição de que há apenas três tipos de comportamento sexual – heterossexualidade, homossexualidade e bissexualidade – com limites claros entre esses grupos não reflete a realidade cultural complexa do Brasil. Por exemplo, nem todos os homossexuais são considerados como sendo realmente "homossexuais". A cultura brasileira diferencia entre o parceiro ativo, que faz a penetração (o "homem"), e a "mulher" passiva (conhecida como *veado* ou *bicha*). O estigma social está vinculado principalmente ao último, enquanto o homem pode ter relações sexuais com mulheres ou homens "sem sacrificar sua identidade masculina". A mesma distinção aplica-se também à prostituição masculina, havendo os mais ativos (os *michês*), em oposição aos *travestis*, mais passivos. No pensamento popular, assim, "a categoria dos homossexuais geralmente tem sido reservada para os parceiros "passivos", enquanto a classificação dos parceiros "ativos" nas interações do mesmo sexo tem permanecido obscura e ambígua". Essa ambigüidade, por sua vez, pode enfraquecer as estratégias preventivas e a educação em saúde, que são dirigidas somente aos mais obviamente *veados*.
Outra característica significativa no Brasil é a prática generalizada de sexo anal, tanto entre homem e homem, quanto entre homem e mulher. Ela também é comum entre os clientes homens e as prostitutas mulheres. Na adolescência, além disso, o sexo anal é comum, principalmente para evitar uma gravidez e a ruptura do hímen – ainda um sinal importante da pureza sexual de uma jovem. A incidência aparentemente freqüente do sexo anal entre diferentes grupos no Brasil, assim, "torna o quadro epidemiológico da AIDS ali bastante distinto do quadro na Europa e nos Estados Unidos"; esses padrões "mudam significativamente a definição dos grupos de 'alto risco' no Brasil e podem aumentar a disseminação da AIDS para a população geral". Assim, Parker concluiu que a pesquisa epidemiológica sobre a AIDS deve reconhecer a doença como "simultaneamente um fenômeno sociocultural e biológico", alertando para o fato de que as estratégias preventivas devem sempre levar isso em conta.

## MIGRAÇÃO E SAÚDE

Além das condições recém-descritas, um outro conjunto de fatores culturais está tornando-se cada vez mais importante no mundo contemporâneo: os efeitos da migração sobre a saúde. Existe agora um corpo considerável de pesquisa que liga a migração e o *status* de refugiado a uma incidência aumentada de certas doenças, mentais e físicas, embora a ligação exata entre migração e doença não seja clara. Esses estudos (alguns dos quais foram citados nos Capítulos 11 e 12) indicam, por exemplo, uma incidência maior de doença mental, tentativa de suicídio e hipertensão entre alguns imigrantes, em comparação com a incidência dessas condições nos países hospedeiros e em seus países de origem. Assim como ocorre com a doença cardíaca coronariana entre norte-americanos de origem japonesa, parece que os estilos de vida culturais tanto da comunidade imigrante quanto da hospedeira, bem como a adequação (ou falta de adequação) entre as duas, juntamente com a situação econômica do país e suas atitudes em relação aos recém-chegados, podem contribuir para a maior incidência dessas condições relacionadas ao estresse.

## AS VARIAÇÕES NO TRATAMENTO MÉDICO E NO DIAGNÓSTICO

As técnicas epidemiológicas também podem ser usadas para o estudo das diferenças no comportamento diagnóstico e terapêutico dos médicos de vários países. Algumas das diferenças entre psiquiatras britânicos e norte-americanos e entre psiquiatras britânicos e franceses na freqüência com que eles diagnosticam esquizofrenia e distúrbios afetivos já foram descritas no Capítulo 10. No caso dos tratamentos médicos, a taxa de um tratamento particular (como a tonsilectomia) em dois países pode ser comparada com a prevalência real (em ambos países) da condição (neste caso, a tonsilite recorrente) para a qual o tratamento é geralmente prescrito. Se a freqüência das tonsilectomias é muito maior em um país na ausência de uma freqüência proporcionalmente maior de tonsilite, pode-se inferir que as influências culturais tanto do médico quanto do paciente são responsáveis por isso. Obviamente, os fatores econômicos e tecnológicos, bem como o suprimento de recursos humanos médicos e instalações hospitalares, desempenham um papel nesse fenômeno, e um estudo desse tipo é mais válido quando realizado entre países com níveis semelhantes de desenvolvimento social e industrial.

### Estudo de caso:

**Comparação das taxas de cirurgia nos Estados Unidos, no Canadá, na Inglaterra e no País de Gales**

Vayda e colaboradores[35] compararam as taxas globais de cirurgias no Canadá, na Inglaterra, no País de Gales e nos Estados Unidos no período de 1966 a 1976. Em particular, eles examinaram a relação entre:

1. As taxas de cirurgias por 100.000 habitantes em cada um dos três países.

2. Os recursos selecionados (equipe cirúrgica e leitos hospitalares).
3. As prioridades nacionais, medidas pela porcentagem do produto nacional bruto (PNB) gasto em cuidados de saúde.
4. A prevalência da doença, medida pelas mortalidades para doenças selecionadas para as quais a cirurgia é uma forma de tratamento.

As taxas de 10 operações comuns nos três países foram computadas e comparadas. Essas operações foram remoção do cristalino, tonsilectomia, prostatectomia, excisão da cartilagem do joelho, herniorrafia inguinal, colecistectomia, colectomia, gastrectomia, histerectomia e cesariana. Durante os 10 anos estudados, de modo geral, as taxas de cirurgia na Inglaterra e no País de Gales permaneceram constantes, assim como as taxas canadenses, mas as taxas nos Estados Unidos aumentaram em cerca de 25%. As taxas canadenses, porém, continuaram a ser 60% maiores do que as taxas britânicas, e as taxas norte-americanas, que eram 80% maiores do que as da Inglaterra e do País de Gales em 1966, foram 125% maiores do que as da Inglaterra e do País de Gales em 1976. A cesariana aumentou nos três países de 53% para 126%. Em 1976, cerca de 12% de todos os partos canadenses e norte-americanos foram realizados desse modo, mas a taxa na Inglaterra e no País de Gales foi de apenas 7%. As taxas de histerectomia foram duas vezes maiores no Canadá e nos Estados Unidos, em comparação com a amostra britânica. Na comparação da disponibilidade de leitos hospitalares, a amostra britânica teve o menor número (e o menor número de operações) dos três em 1976 e, enquanto o Canadá teve 30% mais leitos hospitalares do que os Estados Unidos, de modo geral as taxas de operações nos Estados Unidos foram 40% maiores do que as canadenses. Na década estudada, a Inglaterra e o País de Gales gastaram cerca de 5% de seu PNB em cuidados de saúde, o Canadá gastou cerca de 7% e os Estados Unidos, em torno de 9%. O estudo não encontrou correlação clara entre as taxas de cirurgias nos três países e a disponibilidade de leitos hospitalares ou equipes médicas, nem elas foram relacionadas a taxas de mortalidade diferentes (como uma medida da prevalência) das doenças selecionadas entre os países. Em vez disso, as diferenças foram causadas pelos "diferentes estilos de tratamento e filosofias do manejo de pacientes", pelos diferentes sistemas de valores desses países, pela prioridade que eles dão aos cuidados de saúde (refletida na porcentagem do PNB destinada aos cuidados de saúde) e pelas mudanças na tecnologia (especialmente o aumento na cirurgia cardíaca, vascular e torácica nos Estados Unidos e no Canadá). Os autores observam que "as diferentes taxas de cirurgia são mais um reflexo das preferências do consumidor e do fornecedor; conseqüentemente, as evoluções devem ser medidas em termos de qualidade de vida e morbidade pós-operatória, e não pela mortalidade". Isso ocorre porque a maioria das operações são eletivas ou opcionais e não são feitas para tratar uma condição potencialmente fatal, o que explica por que as diferenças nas taxas de cirurgia não foram relacionadas com mortalidades distintas das condições selecionadas. O estudo demonstrou, portanto, que "pelo menos três países ocidentais industrializados toleram diferenças substanciais em suas freqüências de cirurgia sem que haja evoluções desfavoráveis consistentes". Em certa medida, assim, os valores culturais do cirurgião, do paciente e da sociedade em que eles vivem desempenham um papel na determinação da freqüência com que a cirurgia é usada como um tratamento para certas condições.

# EPIDEMIOLOGIA LEIGA E CONCEITOS DE "RISCO"

Como a epidemiologia é o estudo dos grupos e dos fatores de risco no nível da população, algumas vezes é difícil aplicar seus achados a um caso individual. De modo semelhante, é difícil para alguns indivíduos relacionar esses achados com suas próprias vidas, quando sua própria experiência pessoal lhes diz outras coisas. Por exemplo, eles podem ter lido repetidamente que o fumo causa câncer de pulmão e doença cardíaca, e não obstante conhecer diversos fumantes pesados em sua própria família que viveram por bastante tempo.

O modo como as pessoas avaliam seu próprio *risco futuro* de doença tem sido denominado *epidemiologia leiga*. Em um estudo no País de Gales, Davison e colaboradores[36] mostraram as semelhanças e as diferenças entre os modelos leigo e médico da doença cardíaca, especialmente do risco de ser um "candidato coronariano" ou indivíduo com "propensão coronariana". Eles mostraram que a compreensão individual das causas da doença cardíaca baseia-se em informações derivadas de diversas fontes: mídia, livros, revistas, jornais, contato com profissionais de saúde e suas opiniões sobre eles, bem como suas próprias experiências pessoais (ver Capítulo 4). Com base nisso, sua lista de pessoas "em maior risco" incluía fumantes ou bebedores pesados, "pessoas preocupadas por natureza", pessoas "sob tensão", pessoas gordas ou sem condicionamento físico, pessoas com um rosto vermelho ou palidez cinzenta, pessoas com "problemas de coração na família", ou aqueles que comiam alimentos muito substanciosos ou gordurosos. Essas explicações, uma combinação das características pessoais e do estilo de vida, em geral eram invocadas retrospectivamente para ilustrar por que alguém que eles conheciam havia tido um ataque do coração. A lista era tão grande, porém, que "quase todo tipo de pessoa poderia ser um candidato". Para explicar por que algumas pessoas de "baixo risco" adoeciam, enquanto outras de "alto risco" permaneciam saudáveis, eles usavam conceitos populares alternativos de "sorte", "azar", "destino" ou "sina". A doença cardíaca era vista como imprevisível – um "assassino aleatório" e uma condição "famosa por seus caprichos". Essa abordagem um tanto fatalista ("Ela nunca acontece com quem você acha que vai acontecer") cria problemas para as autoridades de saúde pública que defendem as triagens populacionais em massa para os "fatores de risco", ou para as grandes campanhas de educação em saúde, especialmente quando elas dão conselhos específicos do tipo "não coma gorduras saturadas para evitar um ataque cardíaco". Como os modelos leigos, os conceitos epidemiológicos de risco são limitados, "pois a maioria dos ataques cardíacos fatais acontece com pessoas fora do grupo de alto risco" e por que eles não podem prever se um determinado indivíduo vai ter ou não um ataque do coração. Essas dificuldades de aplicar os modelos populacionais aos casos individuais estão tornando-se bem conhecidas do público e são uma influência importante na epidemiologia leiga.

As noções individuais do risco também são influenciadas pelo contexto cultural e social mais amplo. Um aspecto disso, descrito pela primeira vez por Crawford,[37] é o crescimento do *"healthismo"**, especialmente entre as pessoas de classe média nos países industrializados. Esse movimento coloca a origem dos problemas de saúde não no ambiente ou na sociedade maior, mas nos próprios indivíduos. Cada pessoa é vista como responsável por manter sua própria saúde (com um "estilo de vida saudável") e, assim, a doença é em grande parte culpa sua. De acordo com Crawford, "ao elevar a saúde a um valor superior, uma metáfora para tudo o que é bom na vida, o *healthismo* reforça a privatização da luta pelo bem-estar generalizado". Para algumas pessoas, o *"healthismo"* pode ser visto como uma religião secularizada, um novo discurso moral, em que um "estilo de vida não-saudável" substituiu agora uma "vida pecadora" (ver Capítulo 5). Ele também é um movimento consumista,[38] intimamente ligado às indústrias crescentes de "estilo de vida", "alimentos saudáveis", *"fitness"* e vitaminas. Apesar das vantagens de um "estilo de vida saudável", o problema é que o *"healthismo"* pode ignorar as causas sociais maiores dos problemas de saúde, como pobreza, desigualdade, aglomeração ou poluição, colocando o "risco" dos problemas de saúde firmemente dentro do comportamento individual.

Os desenvolvimentos na medicina também influenciam os conceitos individuais de risco. Um aspecto disso é a ênfase médica crescente nos "fatores de risco" individuais como levando à doença. As campanhas de rastreamento em massa, como aquelas para esfregaços cervicais, visam estabelecer uma relação entre os conceitos populacionais dos "fatores de risco" (neste caso, para o câncer cervical) e os indivíduos dentro dessas populações. Porém, Kavanagh e Broom[39] destacam que isso às vezes pode ter resultados negativos. Nos casos em que somente algumas células anormais são encontradas, pode-se provocar uma ansiedade considerável nas mulheres que são informadas de que têm "pré-câncer". Este agora torna-se um "risco corporificado", que origina-se dentro de seu próprio corpo e não de fora dele. Lidar com esse sentido de algo estranho ou "outro" dentro do corpo "envolve uma tradução complexa de um fato sobre a população em termos que são pessoalmente significativos". Esse tipo de situação é um resultado inevitável do aumento da sofisticação da tecnologia médica (Capítulo 4), mas também é um exemplo de doença sem "perturbação" – *disease without illness* (Capítulo 5).

Apesar disso, o conceito de "fatores de risco" tornou-se uma característica-chave da biomedicina moderna. Por exemplo, Skolbekken[40] analisou o número de vezes em que os termos "risco" ou "riscos" foram mencionados nos títulos ou resumos de periódicos médicos britânicos, norte-americanos ou escandinavos no período entre 1967 e 1991. Ele encontrou um aumento significativo e rápido no número de "artigos de risco" nesse período; estes "aumentaram muito mais rápido do que o aumento geral total de artigos publicados". O maior aumento nessa "epidemia de risco" foi nos periódicos de epidemiologia, em que cerca de 50% dos artigos publicados entre 1986 e 1991 eram "artigos de risco". Skolbekken destaca que "risco" não é mais associado somente às doenças importantes, como a doença cardíaca, o câncer e o vírus da imunodeficiência humana (HIV)/AIDS, mas hoje é aplicado também a uma variedade muito maior de circunstâncias. Um dos perigos disso é que "se formos acreditar nas construções de risco epidemiológicas, parece haver poucas coisas na vida, se é que eles existem, que são puramente saudáveis ou não-saudáveis".

Eu usei a palavra "germismo"[41] para descrever esse sentido moderno e difundido de vulnerabilidade, dos riscos externos invisíveis que podem atacar ou invadir os limites do corpo a qualquer momento, quer sejam micróbios, poluição, radiação, condições climáticas ou mesmo a mudança social em si. Para lidar com esse sentido crescente de risco – e com a ansiedade em relação a áreas da vida sobre as quais não se tem controle – as pessoas, além de concentrarem-se cada vez mais em um "estilo de vida saudável", também passam a exercer controle sobre pequenas áreas de sua vida sobre as quais elas *têm* controle: o cuidado com seu corpo, a dieta, as roupas, o carro, a casa e o jardim, bem como com seus relacionamentos pessoais.[42]

Trostle[43] usa os termos "epidemiologia popular" ou "epidemiologia da comunidade" para descrever uma situação em que as próprias comunidades tomam a iniciativa de identificar e monitorar os riscos de saúde em seu ambiente (como a poluição, a radiação ou um surto de doença), levando essas informações ao conhecimento das autoridades de saúde pública, dos epidemiologistas, dos acadêmicos, dos políticos ou da mídia. As comunidades podem com-

---

* N. de R.T. Um neologismo que equivaleria a "saudismo".

pilar mapas, por exemplo, mostrando a prevalência de uma dada doença em uma região particular, como grupos de casos de câncer próximos a uma fábrica ou depósito de lixo tóxico. Em muitos casos, esses achados da comunidade acabam sendo examinados em mais detalhes pelos epidemiologistas profissionais cuja pesquisa sobre o assunto pode, ou não, confirmá-los.

### Conceitos do manejo pessoal do risco

O conceito de "risco" de um indivíduo depende, em certa medida dos grupos sociais significativos que o circundam. Douglas,[44,45] em sua *"Teoria Cultural"*, identificou quatro visões de mundo diferentes e modos de se comportar que dependem dos tipos de grupos sociais dos quais os indivíduos são parte e do papel desses grupos em suas vidas diárias. Essa classificação baseia-se em dois eixos (ou contínuos): *grupo* – o grau de proximidade e interconexão do grupo (estes são essencialmente grupos face a face, e não grupos grandes como a Igreja Católica), incluindo a intensidade das experiências que os membros compartilham dentro dele; e *grade* – o grau com que o comportamento dos membros é limitado pelas regras e pelos costumes do grupo. Cada um dos quatro tipos está associado a diferentes valores, atitudes e visões de mundo, inclusive a forma como os membros dos grupos respondem a problemas graves de saúde. Embora estes sejam tipos ideais, na prática as pessoas podem compartilhar as características de mais de um tipo. O antropólogo Gerald Mars[46] fez uma adaptação útil da Teoria Cultural para explicar a variedade de atitudes em relação aos "riscos" de saúde e ao manejo pessoal do risco. Seu modelo descreve quatro modos diferentes de explicar a má saúde quando ela ocorre e de preveni-la no futuro. Eles são:

1. *Grupo alto – grade alta* – as pessoas que possuem uma visão de mundo hierárquica, com um grande respeito pela autoridade (inclusive dos médicos) e cujo comportamento é rigidamente restringido pelas regras do grupo (quer no trabalho, na família ou no lazer). Seus pontos de vista geralmente são conservadores e tradicionais, avessos às mudanças no comportamento. Para elas, a doença ataca quando regras são quebradas, especialmente aquelas oriundas de fontes superiores (como médicos ou líderes religiosos). A doença é comumente explicada pelo fato de se ter "feito algo errado", como "não seguir o conselho do médico". Nas sociedades tradicionais, os eventos sérios como a morte no parto podem ser explicados assim: "ela ficou doente pois deve ter cometido adultério". Assim, evitar o risco significa seguir as regras.

2. *Grupo alto – grade baixa* – as pessoas que geralmente são parte de grupos menores, com uma visão de mundo igualitária. Elas tendem a rejeitar todas as hierarquias e desconfiar da autoridade. Dentro do grupo, há poucas barreiras entre as pessoas, mas isso está ligado a uma profunda suspeita do mundo externo ao grupo. Todas as coisas ruins e influências danosas são atribuídas a algo fora dos limites do grupo. Assim, essas pessoas freqüentemente vêem os riscos de saúde como originários de "fora", culpando as forças externas, seja feitiçaria, poluição, micróbios, lixo nuclear, raios invisíveis, globalização ou o *"Big Business"*. Elas também tendem a desconfiar das mensagens de saúde de autoridades como o governo ou os médicos. A evitação do risco baseia-se em formas de comportamento fracamente compartilhadas pelo grupo, como vegetarianismo, certas dietas, meditação ou outras estratégias "alternativas".

3. *Grupo baixo – grade alta* – as pessoas que geralmente são isoladas, impotentes e anômicas. Elas, muitas vezes, são pobres ou trabalham em empregos nos quais têm pouca autonomia ou escolha. Há poucas conexões sociais entre elas e as outras pessoas na sua situação, mas suas vidas são fortemente restritas pelas muitas forças externas, como o governo, as autoridades locais, a polícia, os empregadores, os donos de terras e os políticos, bem como pelos níveis de desemprego ou recessão econômica. Como têm pouco sentido de controle sobre suas vidas pessoais, elas tendem a ter uma atitude fatalista em relação aos riscos de saúde ("Você não pode fazer nada para evitar um ataque do coração: quando chega a sua hora, ele simplesmente acontece"). Elas tendem a ignorar os conselhos de saúde das autoridades e daqueles "acima delas". O manejo de riscos é muito parcial e inconsistente, pois elas acreditam que a vida é um jogo, e que os problemas de saúde resultam grandemente de "destino", "falta de sorte" ou "azar do jogador".

4. *Grupo baixo – grade baixa* – as pessoas que levam vidas altamente individualizadas, independentes, muitas vezes como empresários de negócios ou em profissões criativas. Elas tendem a ser muito competitivas e conectadas a outras pessoas somente em redes vagas, que usam para benefícios sociais ou promoções, e não se sentem fortemente restritas pelas pressões sociais externas. Elas tendem a ser abertas à última moda em saúde, como os tratamentos mais modernos, as dietas ou as "curas milagrosas". Sua visão do risco é mais personalizada e elas tendem a colocar a culpa da má saúde em si mesmas e em seu próprio comportamento ("A culpa é só sua se as coisas dão errado"). Como o tipo 2, elas têm pouco respeito pela hierarquia e autoridade, e

suas estratégias de manejo de risco significam que estão sempre dispostas a "pesquisar" um tratamento melhor ou buscar uma "segunda opinião".

Obviamente, esses quatro grupos são tipos ideais e abstratos, havendo muita sobreposição entre eles. Como modelos epidemiológicos, eles não podem ser aplicados facilmente a um caso individual. Entretanto, eles nos ajudam a compreender por que algumas campanhas de promoção de saúde, embora bem planejadas, não conseguem atingir todos os membros da população ou não são compreendidas por eles da mesma forma.

## REFERÊNCIAS-CHAVE

4 Townsend, P. and Davidson, N. (eds) (1982). *Inequalities of Health: the Black Report*. London: Penguin.

6 Gadjusek, D.E. (1963). Kuru. *Trans. R. Soc. Trop. Med. Hyg.* 57, 151-69.

7 Marmot, M. (1981). Culture and illness: epidemiological evidence. In: *Foundations of Psychosomatics* (Christie M.J. and Mellett, P. G. eds). Chichester: Wiley, pp. 323-40.

15 van Os, J., Galdos, P., Lewis, G. *et al. (1993)*. Schizophrenia sans frontieres: concepts of schizophrenia among French and British psychiatrists. *Br. Med. J.* 307, 489-92.

17 Zola, I.K. (1966). Culture and symptoms: an analysis of patients' presenting complaints. *Am. Soc. Rev.* 31, 615-30.

19 Rubel, A.J. (1977). The epidemiology of a folk illness: Susto in Hispanic America. In: *Culture. Disease and Healing: Studies in Medical Anthropology* (Landy, D. ed.). London: Macmillan. pp.119-28.

21 Weiss, M.G. (1997) Explanatory Model Interview Catalogue (EMIC): framework for comparative study of illness. *Transcult. Psychiatry* 34, 235-63.

22 Patel, V. (2001) Cultural factors and international epidemiology. *Br. Med. Bull.* 57, 33-45.

34 Parker, R. (1987). Acquired immunodeficiency syndrome in urban Brazil. *Med. Anthropol. Q. (New Ser.)* 1, 155-75.

36 Davison, C., Smith, G.D. and Frankel, S. (1991) Lay epidemiology and the prevention paradox: the implications of coronary candidacy for health education. *Social. Health Illness* 13(1), 1-19.

39 Kavanagh, A.M. and Broom, D.H. (1998) Embodied risk: my body, myself. *Soc. Sci. Med. 46(3)*, 437-444.

40 Skolbekken, J.A. (1995) The risk epidemic in medical journals. *Soc. Sci. Med.* 40(3), 291-305.

45 Douglas, M. (1986) *Risk Acceptability According: the Social Sciences*. London: Routledge and Kegan Paul.

## LEITURA RECOMENDADA

Hahn, R. A. (1995). *Sickness and Healing: an Anthropological Perspective*. New Haven: Yale University Press, pp. 99-128.

Janes, C., Stall, R. and Gifford, S. (eds) (1986) *Anthropology and Epidemiology*. Dordrech: Reidel.

Trostle, J. (2005) *Epidemiology and Culture*. Cambridge: Cambridge University Press.

Weiss, M.G. (2001) Cultural epidemiology: an introduction and overview. *Anthropology and Medicine 8(1)*, 5-29.

## *WEBSITES* RECOMENDADOS

Centers for Disease Control and Prevention (USA): http://www.cdc.gov

World Health Organization: http://www.who.int

# 16
# A pandemia da AIDS

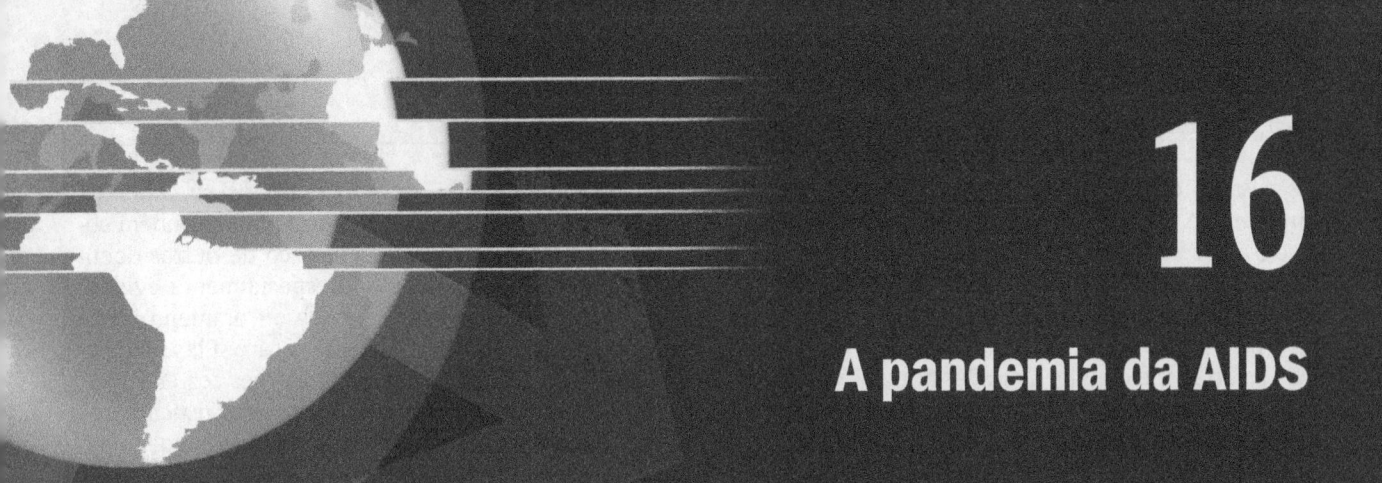

A síndrome da imunodeficiência adquirida (AIDS) é uma das doenças mais mortais da era moderna e representa uma grande ameaça à saúde global. A antropologia pode desempenhar um papel importante na compreensão dos contextos sociais, culturais e econômicos em que ela ocorre, ajudando no planejamento de estratégias para a prevenção e o manejo da pandemia.

## VISÃO GERAL DA PANDEMIA

De acordo com Mann e colaboradores,[1] em 1992, 164 países haviam relatado casos de AIDS à Organização Mundial de Saúde (OMS). Em 2004, o Programa Conjunto das Nações Unidas sobre o vírus da imunodeficiência humana (HIV)/AIDS (UNAIDS), em seu relatório anual sobre a AIDS, estimou que 39,4 milhões de pessoas estavam vivendo com HIV (37,2 milhões de adultos e 2,2 milhões de crianças com menos de 15 anos), que 4,9 milhões de pessoas (4,3 milhões de adultos, 640.000 crianças) haviam sido infectados com o vírus naquele ano e que 3,1 milhões de pessoas (2,6 milhões de adultos, 510.000 crianças) haviam morrido naquele ano por causa da doença (ver Tabela 16.1).[2] A maior prevalência regional do HIV foi na África subsaariana; embora com apenas 10% da população mundial, ela abrigou 60% (25,4 milhões) das pessoas vivendo com HIV (Figura 16.1). Enquanto alguns países como Uganda mostraram um declínio nas taxas, houve um aumento marcante no sul da África. A África do Sul tem agora o maior número de pessoas vivendo com HIV no mundo, com cerca de 5,3 milhões no final de 2003.[2] Em grande parte devido à AIDS, a expectativa de vida ao nascer caiu para menos de 40 anos em nove países africanos: Botsuana, República Centro-Africana, Lesoto, Malaui, Moçambique, Ruanda, Suazilândia, Zâmbia e Zimbábue.[2] Em toda a África subsaariana, as mulheres são desproporcionalmente afetadas pelo HIV; em média, há 13 mulheres vivendo com HIV para cada 10 homens infectados, e a diferença entre os gêneros está aumentando.

Nos países mais ricos da América do Norte, da Europa Ocidental e Central, o quadro também é alarmante. Em 2004, havia um total de 1,6 milhões de pessoas vivendo com AIDS nessas regiões, com 64.000 recém-infectados pelo HIV e 23.000 mortes causadas pela AIDS (3.101 delas na Europa Ocidental).[2] Entre

### Tabela 16.1
Dados globais de prevalência do vírus da imunodeficiência humana (HIV) e mortalidade pela síndrome da imunodeficiência adquirida (AIDS) por região, 2004

| Região | Adultos e crianças vivendo com HIV | Mortes de adultos e crianças causadas pela AIDS |
|---|---|---|
| África subsaariana | 25,4 milhões | 2,3 milhões |
| Ásia | 8,2 milhões | 540.000 |
| América Latina | 1,7 milhões | 95.000 |
| América do Norte, Europa Ocidental e Central | 1,6 milhões | 23.000 |
| Leste Europeu e Ásia Central | 1,4 milhões | 60.000 |
| Oriente Médio e Norte da África | 540.000 | 28.000 |
| Caribe | 440.000 | 36.000 |
| Oceania | 35.000 | 700 |

The Joint United Nations Programme on HIV/AIDS (UNAIDS)/Organização Mundial de Saúde (OMS) (2004).[2]

as pessoas com 15 a 24 anos, ela afetou 0,1% das mulheres e 0,2% dos homens. Apesar da difusão de programas de educação em saúde nesses países, a UNAIDS conclui que "os esforços de prevenção não estão acompanhando as epidemias em mudança nos diversos países", visto que novos setores da população estão se infectando: além dos homens que fazem sexo com homens e dos usuários de drogas injetáveis, cada vez mais pessoas, especialmente mulheres, estão sendo infectadas em relações heterossexuais desprotegidas.[2] Para muitas mulheres, um grande fator de risco é o fato de os seus parceiros não lhes revelarem que são HIV-positivos. Além disso, diferentes setores da população geral, especialmente aqueles em áreas de privação socioeconômica, estão agora sofrendo uma taxa muito maior de infecção. Nos Estados Unidos, por exemplo, cerca de 40.000 pessoas são infectadas a cada ano, mas a epidemia está agora desproporcionalmente alojada entre os afro-americanos (que respondem por cerca de 25% de todos os casos de AIDS em 2003) e sobretudo entre as mulheres afro-americanas (cerca de 72% dos novos diagnósticos de HIV entre as mulheres norte-americanas).[2]

Além de a AIDS ser perigosa por si só, o fato de se ter um sistema imune comprometido também coloca as pessoas com AIDS em risco de outras doenças. Estas *co-morbidades* são especialmente evidentes nos países mais pobres, onde o tratamento pode não estar disponível ou ser muito caro. Elas incluem doenças diarréicas, pneumonia, herpes zoster, tuberculose e malária, a qual contribuem sinergisticamente com a AIDS para uma maior morbidade e mortalidade em áreas onde as duas doenças são prevalentes, sobretudo na África subsaariana.

No mundo desenvolvido, a maioria das pessoas que precisam de tratamento anti-retroviral têm acesso a ele; muitas agora recebem tratamentos como a terapia anti-retroviral altamente ativa (HAART). Como resultado, existe hoje um prolongamento significativo da expectativa de vida e da qualidade de vida entre as pessoas com AIDS, e as mortes pela doença permaneceram relativamente baixas. Porém, o UNAIDS faz um alerta sobre duas tendências potencialmente perigosas. Primeiro, o fato de que em diversos países muitas pessoas com infecção por HIV continuam não diagnosticadas: por exemplo, eles estimam que, no Reino Unido, cerca de um terço das pessoas com HIV não

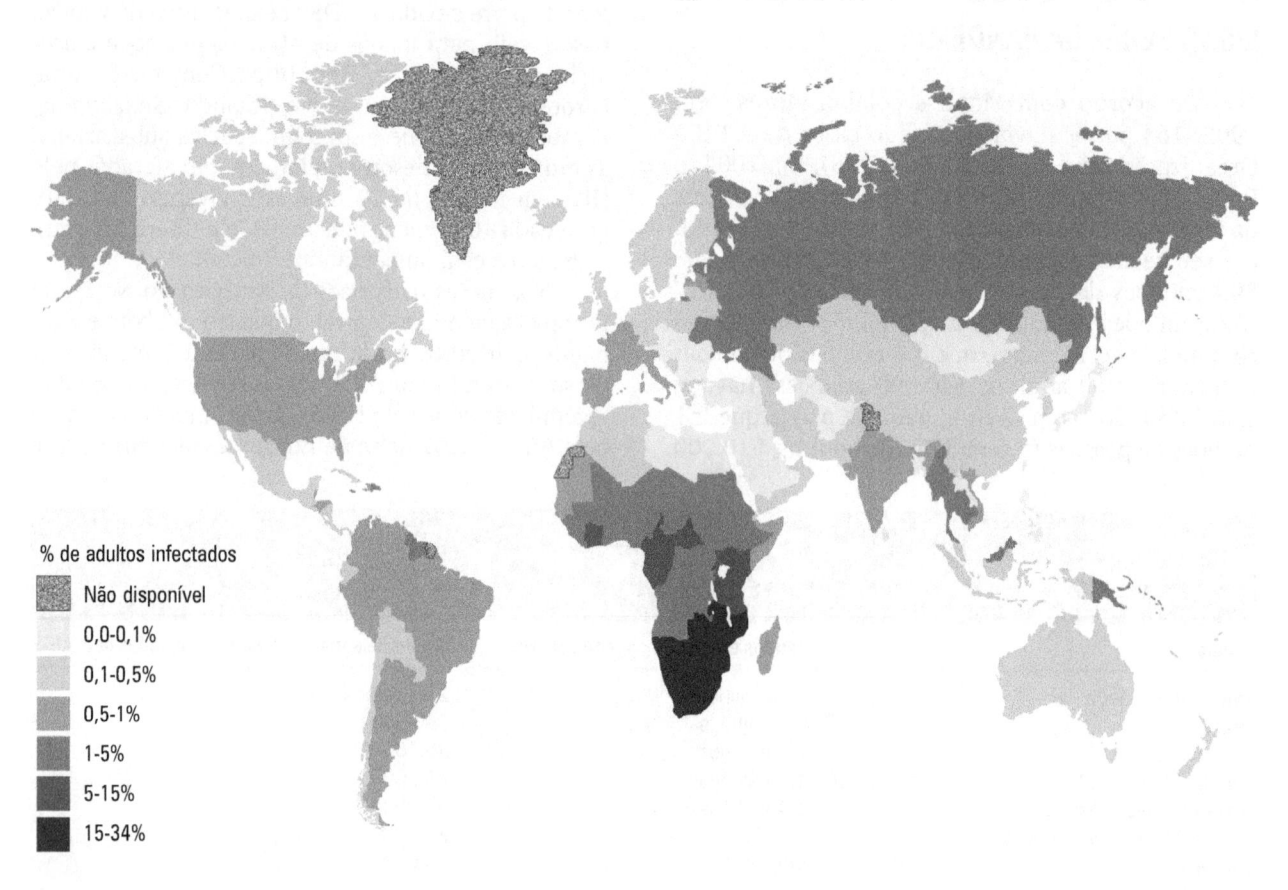

**Figura 16.1** Taxas de prevalência mundial do vírus da imunodeficiência humana (HIV). (Fonte: adaptada do UNAIDS Global Report 2006, "A global view of HIV infection" (2005).)

têm conhecimento de seu *status* sorológico e que provavelmente só o terão quando de fato contraírem uma doença relacionada à AIDS. Segundo, "há evidências preocupantes de resistência às drogas anti-retrovirais entre alguns indivíduos recentemente infectados com o HIV na Europa Ocidental". Eles sugerem, assim, que "os principais desafios são fornecer tratamento precoce e efetivo e cuidado a todas as pessoas infectadas com o HIV, reforçar os esforços de prevenção e adaptá-los aos padrões mutáveis da epidemia, reduzindo as repercussões psicossociais, econômicas e físicas da infecção pelo HIV".[2]

A síndrome da imunodeficiência adquirida não é única apenas do ponto de vista biológico. Como sua disseminação é tão claramente ligada a certos padrões de *comportamento* humano, sobretudo o comportamento sexual, ela é, na verdade, um fenômeno biológico e sociocultural. Como tal, qualquer tentativa de controlar a sua propagação não pode concentrar-se apenas na busca de uma vacina ou cura farmacológica, mas também deve levar em consideração os complexos ambientes sociais, culturais e econômicos em que a doença está inserida e que podem facilitar ou dificultar a sua disseminação.

A próxima seção resume algumas das muitas formas como a pesquisa em antropologia médica (e em outras ciências sociais) pode contribuir – e já contribuiu – para uma compreensão desses vários fatores socioculturais.

## As metáforas da AIDS no mundo ocidental

A síndrome da imunodeficiência adquirida não é apenas uma doença. Como a peste, o câncer e a tuberculose antes dela, a AIDS na percepção popular tornou-se uma *metáfora* – ou melhor, um conjunto de metáforas – e um veículo para expressar muitos dos medos e das ansiedades da vida moderna. Seu uso na mídia e tanto no discurso médico quanto no popular pode desempenhar um papel político, estigmatizando e alienando ainda mais aqueles grupos (como homossexuais, viciados em drogas ou imigrantes) que supostamente têm maior risco de contrair a doença.[3] Assim, Frankenberg,[4] em sua análise do retrato da AIDS na literatura moderna, destaca "o paradoxo de que a AIDS é popularmente vista tanto como uma doença de poucos e dos outros, quanto como uma ameaça final para os muitos e semelhantes". Esses modos de falar sobre a AIDS, e os preconceitos e os medos associados a eles, podem enfraquecer as tentativas de identificar, tratar e controlar a doença e de oferecer a suas vítimas o cuidado e compaixão que elas merecem. Assim, as atitudes morais e ideológicas de uma sociedade em relação à AIDS são tão relevantes para seu controle quanto a busca por uma vacina efetiva. Como Clatts e Mutchler[5] assinalam, é importante examinar "o que a sociedade faz às pessoas com palavras e as imagens que as palavras evocam". Eles observam que as metáforas culturais desempenham um papel proeminente na definição da identidade de nós mesmos e dos outros e na forma como nos relacionamos uns com os outros. Nos Estados Unidos, o discurso sobre a AIDS freqüentemente define a vítima como o "outro" definitivo – "estranho, anti-social, anormal, perigoso e ameaçador". Eles descrevem que, gradualmente, as imagens da doença e do mal foram se fundindo, chegando ao ponto de se dizer que, se alguém "tem AIDS", isto quer dizer que a pessoa é "perigosa e intocável" e que sua doença é uma manifestação de seu "mal moral e/ou doença mental" internos. Os grupos estigmatizados como os homossexuais e os viciados em drogas freqüentemente são associados a imagens de um tipo de personalidade que é "compulsivo, fora de controle e desajustado". Clatts e Mutchler destacam que essa identificação da AIDS somente com o "outro" desviante, bem como a confiança excessiva nos poderes da medicina para curar a doença, podem ser perigosas, pois fazem com que "o público norte-americano acredite que está a salvo, desde que siga o caminho virtuoso do desejo".

As metáforas poderosas e negativas da AIDS foram particularmente comuns durante os primeiros anos da epidemia. Elas são menos prevalentes hoje em dia nos países mais desenvolvidos, embora o HIV/AIDS ainda envolva um estigma significativo em muitas outras partes do mundo. Na América do Norte e na Europa Ocidental das décadas de 1980 e início de 1990, várias imagens recorrentes ou metáforas da AIDS podiam ser identificadas, particularmente nas manchetes sensacionalistas da imprensa popular, as quais incluíam:

1. A AIDS como uma *peste* (às vezes até chamada de "a peste *gay*"). Essa imagem ecoava aquela da pestilência medieval ou peste negra mencionada antes; isto é, de uma força destrutiva invisível e disseminada que traz com ela o caos, o distúrbio e a ruptura da sociedade ordenada, da vida em família e dos relacionamentos interpessoais.
2. A AIDS como um *contágio* invisível. Nessa imagem, aparentemente com base em modelos populares mais antigos das doenças infecciosas, a AIDS era vista como uma influência invisível transmitida por virtualmente qualquer contato com uma pessoa infectada, quer esse contato fosse com a superfície corporal, dejetos ou mesmo com o ar respirado. Essa influência invisível poderia ocorrer no trabalho, na escola, em casa ou mesmo na

igreja. Assim como nas teorias medievais da doença, era como se a vítima fosse circundada por um miasma infectado, ou uma nuvem de "ar ruim" venenoso, que provocava doença nos outros ao seu redor. Implícita nessa imagem estava a idéia de que o estilo de vida sexual dos portadores da doença também podia ser contagioso para aqueles que os cercavam.

3. A AIDS como *punição moral*. Nessa imagem, as vítimas da doença geralmente eram divididas em dois grupos: os "inocentes" (os receptores acidentais de transfusões de sangue, como os hemofílicos e as crianças, e os cônjuges daqueles que eram bissexuais ou que mantinham relações extraconjugais); os "culpados" (como homens homossexuais, bissexuais, pessoas promíscuas, prostitutas e usuários de drogas intravenosas). Essa imagem particular da AIDS ainda é proeminente em algumas coberturas da doença pela imprensa popular.

4. A AIDS como *invasor*. Essa é uma imagem que costumava incluir temas de xenofobia e invasão estrangeira, pois freqüentemente envolvia preconceitos contra estrangeiros, imigrantes e turistas, especialmente africanos, haitianos e outros.

5. A AIDS como *guerra*. Essa imagem pode estar ligada à anterior, em que a AIDS era vista como uma guerra desencadeada na sociedade convencional por estilo de vida imoral, promiscuidade, influências estrangeiras e minorias estigmatizadas (como *gays*, prostitutas, imigrantes ou usuários de drogas); aqui, as vítimas heterossexuais da doença algumas vezes eram representadas como se fossem "dano colateral" – mortes de civis inocentes pegos no fogo cruzado de uma guerra.[8]

6. A AIDS como uma força ou entidade *primitiva* ou pré-social. Essa era uma imagem semelhante à do câncer recém-descrita, porém caracterizada mais por imagens de hedonismo infantil e sexualidade irrestrita e não-convencional.

Embora essas metáforas sejam usadas muito menos comumente hoje em dia (pelo menos na mídia ocidental), elas continuam muito fortes em muitas comunidades em todo o mundo. Quando unidas no discurso popular à própria palavra "AIDS", essas metáforas têm sido usadas freqüentemente para fins políticos, sobretudo para estigmatizar ainda mais certos grupos na sociedade, como homossexuais, imigrantes e usuários de drogas. Porém, de uma perspectiva da antropologia médica, essas metáforas são perigosas por muitas razões, especialmente porque podem impedir qualquer avaliação racional dos riscos da doença e de como ela deve ser reconhecida, controlada, prevenida e tratada. Watney[9] observou que o "pânico moral" e o preconceito na maioria dos comentários da mídia sobre a AIDS tornam qualquer avaliação racional da doença muito difícil, pois esses preconceitos "determinam fortemente toda a discussão do vírus". Cominos e colaboradores[10] também destacaram que o único modo de prevenir a transmissão de pessoa a pessoa é pela educação, "que só é efetiva se baseada na compreensão profunda do conhecimento, das atitudes e das práticas predominantes relacionados à infecção pelo HIV em diversas sociedades e subgrupos". Porém, essa pesquisa sobre a transmissão da AIDS não será possível se os estigmas e as metáforas ligados a ela fizerem com que muitas pessoas não desejem buscar diagnóstico e tratamento.

Outro risco das metáforas da AIDS é que a imagem de punição moral e a ênfase excessiva em subculturas estigmatizadas como homens *gays* ou usuários de drogas intravenosas podem impedir os pacientes com AIDS de obter o cuidado compassivo e o tratamento médico que merecem. Por exemplo, Cassens[6] descreveu as sérias conseqüências sociais e psicológicas que os homens *gays* diagnosticados com AIDS freqüentemente sofrem, incluindo a rejeição pela família ou por outros. Em um momento de grande estresse psicológico, é possível que eles também sofram o que pode ser chamado de "morte social" pelo isolamento, com a retirada do apoio social (ver Capítulos 9 e 11).

Assim, como ilustram os exemplos da AIDS e do câncer, sob algumas circunstâncias certas *doenças médicas* graves também podem se tornar formas de *doença popular*, o que pode prejudicar seriamente o reconhecimento, o diagnóstico, o manejo e o controle dessas condições.

## As representações culturais da AIDS

A síndrome da imunodeficiência adquirida é uma doença global, mas há uma grande variação na forma como os diferentes grupos humanos compreendem suas origens, seu significado e seus modos de disseminação, bem como nos significados que eles atribuem a ela. Este é mais um exemplo da divisão entre doença e "perturbação" (*disease* e *illness*) descrita no Capítulo 5. De muitas formas, a AIDS tornou-se a principal doença popular da era moderna, absorvendo, em cada contexto local, uma variedade de imagens, metáforas e temas culturais nativos. Como em todas as formas de infortúnio humano, essas imagens, metáforas e temas culturais fornecem respostas a perguntas que as pessoas fazem a si mesmas, como "*por que eu?*" e "*por que agora?*".

Atualmente, em muitos países, a publicidade difundida sobre a AIDS tem levado alguns indivíduos ansiosos ou deprimidos a desenvolver o que pode ser chamado de *AIDS folclórica*. Este é um tipo de "perturbação" sem doença que também tem sido denominado "pseudo-AIDS"[11] ou "neurose da AIDS",[12] em que as pessoas ficam convencidas de que têm a doença, mesmo diante da inexistência de qualquer evidência médica. Uma razão para esse fenômeno, como Miller e colaboradores[11] destacam, pode ser o fato de que os sintomas iniciais da AIDS – como letargia, perda de apetite, emagrecimento e sudorese excessiva – são parecidos com os da ansiedade e depressão, de modo que alguns indivíduos podem interpretá-los erroneamente. No Japão, Miller[12] relatou a incidência disseminada da "neurose da AIDS" – com o primeiro caso tendo sido relatado em 1985 – sendo que muitas autoridades estão convencidas de que ela é "uma doença distintamente japonesa". A autora cita um conselheiro de AIDS que disse: "Os japoneses estão em risco muito maior de desenvolver neurose da AIDS do que de contrair AIDS". A síndrome geralmente é caracterizada por queixas somáticas, depressão, distúrbios do sono, idéias suicidas e ilusão, apesar de evidências contrárias de que são soropositivos para o HIV.

Em outros contextos, as representações culturais da AIDS podem ser uma mistura de crenças médicas e nativas – uma doença física mas também uma punição pelo comportamento pecador. Por exemplo, Ingstad[13] descreveu que, em Botsuana, os curandeiros tradicionais sabiam da AIDS, mas a viam como apenas uma nova forma de *meila*, uma doença popular causada pela quebra de certos tabus sexuais (ver adiante). Nos Estados Unidos, Flaskerud e Rush[14] encontraram crenças semelhantes entre alguns afro-americanos, com a AIDS sendo vista como uma "punição pelo pecado", o resultado do desrespeito às leis religiosas e morais, especialmente aquelas contra o homossexualismo ou o sexo extraconjugal. No entanto, essas representações culturais não são estáticas. Os antropólogos têm mostrado como elas podem mudar com o tempo, à medida que novas informações (freqüentemente de programas de educação em saúde) são recebidas e então combinadas com as crenças mais antigas e mais tradicionais, como ilustrado no estudo de caso a seguir.

### Estudo de caso:

**Mudança de conceitos da AIDS em Do Kay, Haiti**

Farmer[15] descreveu a mudança gradual dos conceitos da síndrome da imunodeficiência adquirida (AIDS) (*syndrome d'immunodéfiecence acquise* ou *sida*) durante o período de 1983 a 1989 no vilarejo rural de Do Kay, Haiti. Em 1983 a 1984, o vilarejo havia ouvido somente rumores vagos de uma "doença da cidade" (*maladi lavil*); poucos sabiam como ela era transmitida ou qual era a sua gravidade. Em 1985 a 1986, baseando-se nos modelos populares de causa da doença, tornou-se comum a idéia de que a *sida* era uma "doença do sangue", algo que "suja o sangue e deixa a gente com tão pouco sangue que você fica pálido e seco". Em parte devido aos programas de saúde pública, essas crenças aos poucos foram se ligando a compreensões vagas da *sida* como sendo causada por uma poluição irreversível, resultante de transfusões de sangue ou relações homossexuais, bem como da fraqueza pelo trabalho excessivo na cidade ou de viagens aos Estados Unidos. Em 1987, um consenso sobre os sintomas da *sida* havia começado a se desenvolver, especialmente sobre sua associação com diarréia e tuberculose. Nesse mesmo ano, o primeiro residente de Do Kay adoeceu com a síndrome, o que foi amplamente atribuído a uma "doença enviada", ou bruxaria, causada por inveja. A família da vítima consultou um sacerdote vodu, que confirmou o fato e identificou certos indivíduos responsáveis por ela. Porém, quando outra moradora da vila adoeceu, a maioria não acreditou que ela realmente tivesse *sida*, pois era considerada "demasiado inocente" para ser vítima de inveja. Em 1988 a 1989, após os dois moradores da vila terem morrido e um terceiro ter adoecido, um consenso sobre a doença havia desenvolvido-se em Do Kay. A *sida* era considerada como duas entidades, ambas causadas por um micróbio: uma doença "natural", causada pelo contato sexual com alguém que "carrega o germe", e uma doença "não-natural" enviada pela bruxaria de uma pessoa maldosa. Os preservativos eram úteis contra a primeira, mas inúteis contra a segunda. A *sida* "não-natural" só podia ser prevenida com o uso de amuletos que "protegeriam contra qualquer tipo de doença que uma pessoa enviasse a você".

Assim, conforme Farmer destacou, durante o período de seis anos, "o termo *sida* e a síndrome à qual ele é associado vieram a ser incorporados em uma série de idéias distintamente haitianas sobre a doença". Estas, por sua vez, ligaram o aparecimento súbito da doença a aspectos sociais e políticos mais amplos, que ele descreveu como "o sofrimento sem fim do povo haitiano, a punição divina, a corrupção da classe governante e os males do imperialismo norte-americano".

### O conhecimento popular e profissional da AIDS

Em muitas partes do mundo, um número cada vez maior de programas educacionais vem tentando difundir o conhecimento sobre a AIDS para o público. No entanto, por uma série de razões, muitas pessoas ainda não sabem como ela é transmitida, como ela pode ser prevenida e tampouco conhecem os tipos de sintomas de alerta. Mesmo que tenham sido informadas, elas podem não ter compreendido os conceitos subjacentes; em algumas comunidades, por exemplo, nem todos os indivíduos estão familiarizados com a teoria da doença causada por germes, de modo que podem não estar certos do que exatamente significa um "vírus". Eles também não compreendem como esta minúscula entidade invisível e intangível pode fazê-los adoecer.

As concepções errôneas sobre a AIDS ainda são comuns, embora o fossem mais nas décadas de 1980 e 1990 do que hoje em dia. Em um estudo em Walsall, Reino Unido, em 1988, por exemplo, Smithson[16] encontrou um bom nível de conhecimento geral sobre a AIDS (90% haviam obtido suas informações da televisão e 80% de artigos em jornais), mas também algumas concepções errôneas importantes sobre como ela poderia ser disseminada. Nesse estudo, por exemplo, 26% achavam que poderiam pegar AIDS ao doar sangue, 16,1% ao compartilhar louças ou talheres e 15,6% ao usar um assento sanitário previamente utilizado por um paciente com AIDS. Como parte do mesmo estudo, as mesmas questões foram feitas à equipe de saúde (como enfermeiros e técnicos de laboratório): 17,8% deles também acreditavam que a AIDS poderia ser contraída ao doar sangue e mais da metade temia pegar AIDS dos pacientes. Em outro estudo de 399 indivíduos em São Francisco, Nova York e Londres, Temoshok e colaboradores[17] verificaram que um medo geral da AIDS, bem como um preconceito contra *gays*, estava associado a pouco conhecimento sobre a AIDS; havia um nível menor de conhecimento e um nível maior de temor geral da doença em Londres, em comparação com São Francisco, sendo que Nova York ocupava uma posição intermediária entre as duas. Neste estudo, porém, "não ficou claro se o medo e... o preconceito promovem a ignorância, ou se a ignorância aumenta o medo e o preconceito". Em qualquer caso, o conhecimento da doença não é suficiente; o papel dos medos irracionais e preconceitos também é importante na determinação da mudança de comportamento ou não por parte das pessoas.

Snow,[18] em 1993, descreveu que, em algumas zonas urbanas pobres, as crenças populares afro-americanas também atribuíam a AIDS a "banheiros", "sujeira", "toque", "beijos" e "mosquitos". Algumas dessas crenças a consideram como evidência de um "sangue ruim" ("Tantas coisas podem dar errado com o sangue da gente; assim como a AIDS, uma porção de coisas resulta em um sangue impuro"); outras, como o resultado da "resistência diminuída" a impurezas, maus hábitos de saúde, exposição ao frio, nutrição inadequada ou "um corpo enfraquecido pela menstruação". A crença de que os mosquitos podem transmitir a doença também foi encontrada na Namíbia, assim como a noção de que os portadores assintomáticos não são infecciosos.[19]

O conhecimento sobre como prevenir a AIDS é particularmente importante entre os jovens, embora não necessariamente seja traduzido em ação. No Brasil, o maior e mais populoso país da América do Sul, por exemplo, 26% da sua população tem menos de 20 anos, e a AIDS é um problema de saúde crescente.[20] Em um grande estudo de uma população estudantil (de 13 a 22 anos) em Porto Alegre, sul do Brasil, em 1993, De Souza e colaboradores[20] constataram que, embora 95% tivessem altos níveis de conhecimento sobre a fisiologia da reprodução, isso nem sempre se traduzia em precauções para sexo seguro. Enquanto 42% da amostra já haviam tido uma relação sexual e 35% faziam sexo no mínimo uma vez por semana, 52% deles não tomavam nenhuma precaução contraceptiva sistemática ou regular. Quaisquer que sejam as razões para isso, os autores concluem que essa situação coloca muitos adolescentes brasileiros em um alto risco de gestações indesejadas e de doenças sexualmente transmissíveis como a AIDS.

Embora esses estudos sobre crenças em relação à AIDS e sua prevenção possam ser úteis para fornecer uma base para a educação em saúde no futuro, os antropólogos freqüentemente têm alertado que as crenças e os comportamentos não são necessariamente idênticos; as pessoas, na verdade, podem não fazer o que dizem que fazem (ver Capítulo 19). A pesquisa indica que o conhecimento do risco, em si, nem sempre resulta em uma mudança de comportamento, como mostrado pelas muitas pessoas que continuam a fumar, beber e dirigir sob a influência do álcool, apesar de conhecerem os muitos riscos envolvidos.[16] As razões psicológicas para essa "divisão" entre crença e comportamento são complexas e freqüentemente pouco compreendidas. No nível social, como ilustrado adiante, os fatores como a desigualdade sexual e a pobreza desempenham um papel importante. No nível individual, as razões podem incluir a crença de que se é "sortudo" ou "abençoado" (e, assim, imune ao perigo), um desejo subconsciente de ser ferido ou morto, ou até uma compulsão pelo prazer do risco. Como um estudo sobre o comportamento sexual de homens jovens em uma vila tailandesa mostrou: "O HIV lhes dá outra oportunidade de testar sua invulnerabilidade; de dar uma prova de coragem aos amigos".[21] Assim, os estudos das crenças e dos comportamentos freqüentemente exigem uma investigação antropológica maior para compreender por que as pessoas se comportam (ou não) de um modo particular, apesar das mensagens de educação em saúde a que elas são expostas.

## As dimensões sociais da AIDS

As pessoas diagnosticadas com AIDS (ou como HIV-positivas) freqüentemente tornam-se vítimas de discriminação e preconceito ou mesmo de violência.

Em casos extremos, essa rejeição social pode levar à "morte social" descrita no Capítulo 9. Os estudos antropológicos podem fornecer dados fundamentais sobre as atitudes, os preconceitos e os estereótipos relativos à AIDS mantidos pelo restante da população e sobre o grau de estigma ligado a ela. Katz e colaboradores,[22] por exemplo, entrevistaram um grupo de 433 adultos – principalmente enfermeiros, estudantes de medicina e estudantes de quiropraxia – na cidade de Nova York, em 1987, sobre como eles percebiam as pessoas acometidas por doenças graves, incluindo a AIDS. O estudo revelou que a AIDS é uma "condição gravemente estigmatizante" e, para todos os grupos na amostra, o *status* dos portadores de AIDS foi como "desviados sociais que são vistos como responsáveis pela própria doença". Em Owambo, Namíbia, Webb[19] também verificou que a AIDS era uma doença altamente estigmatizada e que muitos acreditavam que "os que estão infectados vão certamente infectar os outros, quer deliberadamente por maldade, ou como resultado de não conseguirem se manter abstinentes". Como Temoshok e colaboradores[17] notam, há "diferenças culturais no grau de interação com os grupos de alto risco e no grau de preconceito em relação a eles com base no medo da doença". Os dados sobre essas diferenças, assim, podem ser usados para planejar programas de educação pública que visem reduzir o desconhecimento sobre a doença e o medo irracional que existe em relação a ela. Porém, o estigma não liga-se somente aos assim chamados grupos e indivíduos de alto risco na sociedade. Stanley,[23] em seu estudo com mulheres brancas de classe média portadores de HIV, mostrou que, nos Estados Unidos (como em outros locais), o estigma estende-se também a todas as partes da população que são HIV-positivas, independentemente de sua orientação sexual, gênero, *status* econômico ou etnia.

Uma área crescente de pesquisa são as *redes sociais* das pessoas com HIV. Além de ser útil para rastrear a disseminação do vírus, esse tipo de pesquisa permite a compreensão do contexto social dos comportamentos de risco, como o compartilhamento de seringas ou o sexo desprotegido. Assim, Parker e colaboradores[24] investigaram as redes sexuais dos homens HIV-positivos em Londres, a fim de identificar como os comportamentos de risco ajudam a disseminar o vírus. Certas situações, como o sexo entre homens mais velhos e homens mais jovens ou entre prostitutos homens e seus clientes, foram identificadas como potencialmente passíveis de disseminar a infecção através de uma rede muito maior de pessoas. Em Nova York, Neaigus e colaboradores[25] mostraram que as "redes de risco" dos usuários de drogas intravenosas freqüentemente sobrepõem-se às suas redes sociais; isto é, as pessoas compartilham seringas principalmente com pessoas com quem já estão intimamente envolvidas. Assim, 70% injetam ou compartilham seringas com um cônjuge ou parceiro sexual, um amigo íntimo ou alguém que conhecem bem. Isso implica que mudar as redes de risco pode ser muito difícil, pois essas redes são uma parte importante da vida cotidiana dos adictos (ver Capítulo 8). Porém, esses mesmos laços sociais com outros viciados podem ser uma via útil – sob a forma de pressão entre iguais e apoio emocional – para a transmissão de mensagens sobre os modos de reduzir os comportamentos de alto risco. Por exemplo, esses laços podem ser usados para desenvolver uma auto-organização coletiva dos usuários de drogas injetáveis, "de modo a tornar a redução do risco de HIV uma característica permanente da subcultura desse grupo".

Assim, os antropólogos muitas vezes podem ajudar a identificar as redes sociais, os grupos de auto-ajuda e outros recursos da comunidade que podem ser mobilizados para ajudar os portadores de AIDS e que podem, então, ser integrados ao seu tratamento a longo prazo. Isso é de particular importância nas cidades sobretudo nos países ocidentais, pois a AIDS é predominantemente uma doença *urbana*. No final de 1991, por exemplo, quase 20% (37.436) do todos os casos de AIDS identificados nos Estados Unidos foram relatados na cidade de Nova York, que perdeu apenas para São Francisco nos números cumulativos de casos por 10.000 habitantes.[26] Apesar de sua anomia, os ambientes urbanos oferecem algumas vantagens em relação aos rurais para as pessoas com AIDS: maior concentração de recursos médicos, redes de apoio e grupos de auto-ajuda mais desenvolvidos e uma tolerância maior para com estilos de vida diferentes. Eles também facilitam o desenvolvimento de subculturas *gays*, com suas próprias práticas e visão de mundo. Em alguns casos, essa subcultura pode ser prejudicial à saúde. Nos Estados Unidos, em 2001, o Urban Men's Health Study[27] identificou uma alta prevalência de uso de drogas recreativas (52%) e uso de álcool (85%) entre os homens *gays* urbanos, o que poderia ter grandes conseqüências para sua saúde. Enquanto sua taxa de uso de álcool era comparável à de outros homens urbanos, sua taxa de uso de drogas era maior do que a da população masculina geral.

Assim, os programas de educação em saúde precisam levar em conta a diversidade social e cultural das populações urbanas e os muitos tipos diferentes de apoio da comunidade disponíveis para aqueles com a doença.

## Práticas e comportamento sexual

A disseminação da AIDS está intimamente ligada aos comportamentos sexuais, mas essa área íntima dos relacionamentos humanos sempre foi notoriamente difícil de estudar. Nos últimos anos, porém, uma série de estudos antropológicos começou a remediar essa situação, fornecendo dados úteis para os programas de saúde pública. Esses estudos revelam que os padrões de comportamento sexual "normal" e "anormal" (heterossexual e homossexual) diferem amplamente entre diferentes sociedades e mesmo dentro delas. Por exemplo, o sexo anal foi relatado como relativamente comum tanto entre heterossexuais quanto homossexuais no Brasil,[28] em comparação com alguns outros países. Outro exemplo é a variação significativa encontrada mundialmente na incidência do sexo extraconjugal e o fato de que, na maioria das sociedades, ele é mais comum entre os homens do que entre as mulheres (ver Capítulo 6); esse é um fato crucial, pois em muitas partes do mundo a AIDS está tornando-se cada vez mais uma doença heterossexual.[21] Além disso, quando existem esses padrões duplos de moralidade sexual, esperando-se que as mulheres (mas não os homens) sejam castas, fiéis e puras no casamento, elas podem ser colocadas em risco pelo comportamento dos maridos, especialmente se eles recorrem a prostitutas.[29]

No México, Carrier[30] descreve o significado, para a prevenção da AIDS, dos valores culturais masculinos urbanos (e principalmente *mestizos*). Estes incluem a importância da família, a masculinidade (*machismo*), os papéis de gênero estritamente definidos, a dicotomização das mulheres como sendo "boas" ou "ruins" e a vergonha ligada à homossexualidade. Como no Brasil,[28] a divisão clara dos papéis de gênero significa que há dois grupos distintos de homens homossexuais: aqueles que desempenham o papel ativo e "masculino" de penetração (*activo*) e aqueles que são passivos (*pasivo*) e penetráveis. Somente o segundo grupo é considerado verdadeiramente homossexual, bem como "feminino". O grupo *activo* não é estigmatizado como homossexual – a auto-imagem masculina dos homens mexicanos, assim, não é ameaçada por seu comportamento homossexual desde que o papel apropriado seja desempenhado e que eles também tenham relações sexuais com mulheres". Isto é, "embora envolvidos em um comportamento bissexual, eles consideram a si mesmos como heterossexuais". A ênfase no *machismo* encoraja os homens a ter "múltiplos contatos sexuais descompromissados, que iniciam na adolescência" como um sinal de masculinidade. Em oposição, a dicotomização das mulheres em "boas" (virginais, fiéis, respeitáveis) e "ruins" (aquelas que já adquiriram uma "identidade manchada") é acompanhada por restrições no comportamento sexual das mulheres, que podem durar 10 a 12 anos, da adolescência até o início da fase adulta. Durante esse período, são as mulheres "ruins" que são procuradas; elas podem desempenhar o papel de prostitutas, amantes ou esposas "de papel passado". Em alguns casos, os parceiros homossexuais podem representar "uma alternativa gratuita ou certamente de menor custo em comparação com quaisquer parceiras mulheres que estejam disponíveis". Carrier também destaca que, após o casamento, "os relacionamentos extraconjugais dos homens podem ser apenas com mulheres, mas também podem incluir ou ser somente com homens". De modo geral, ele conclui que "mais homens solteiros sexualmente ativos no México têm relações sexuais com ambos os sexos em comparação com os homens anglo-americanos". Em termos de estratégias preventivas, ele sugere que, como a maioria dos homens bissexuais e homossexuais vive com suas famílias, uma campanha nacional de educação em saúde deveria concentrar-se na família, e não nos indivíduos, educando a família sobre a importância de práticas sexuais mais seguras por seus membros. Outra estratégia útil, dada a pobreza disseminada em algumas áreas, seria aumentar a distribuição gratuita de preservativos e de lubrificantes espermicidas (para aqueles que desempenham o papel *pasivo*) ou a sua venda a preços baixos.

### Atitudes em relação ao uso de preservativo

Apesar de décadas de aconselhamento sobre a necessidade de "sexo seguro" e sobre o valor dos preservativos na prevenção da infecção por HIV, muitas pessoas em grupos de alto risco continuam rejeitando-os. Em alguns casos, isso se deve à não-disponibilidade dos preservativos ou ao seu alto custo (Figuras 16.2 e 16.3). Em outros, isso pode se dever a certas atitudes culturais em relação a eles. Como Whitehead[31] observa, os preservativos freqüentemente têm um "poder simbólico" ou um significado sociocultural em diferentes comunidades, o qual pode afetar a resposta das pessoas a eles. Schoepf[32] descreveu algumas das crenças populares generalizadas sobre o uso de preservativo e seus supostos riscos às mulheres em partes da África Central e do Leste, que incluem infecções, esterilidade permanente e mesmo a morte no caso de o preservativo se rasgar e ficar dentro da vagina. Em Uganda, Obbo[33] descreveu o grande efeito que esses temores têm, pois algumas mulheres vêem o uso de preservativos como ameaçador para sua saúde reprodutiva. Em uma sociedade na qual existe pressão social para que as mulheres (assim como os homens) demonstrem sua fertilidade, na qual as mulheres estéreis são merecedoras de pena e as mães são respeitadas e na qual as mulheres alcançam *status* social e recursos mediante o casamento e a geração de filhos, os riscos do uso do preservativo pareciam altos. Além disso, havia a oposição de algumas igrejas ugandenses e a crença das autoridades de que a pronta disponibilidade de preservativos promoveria a promiscuidade. Preston-Whyte[34] também descreveu outras crenças populares, na África do Sul, de que os próprios perservativos poderiam causar AIDS, ou de que, pelo fato de conterem fluidos corporais, poderiam ser usados por feiticeiros para fins escusos.

Os homens em muitos países rejeitam o uso do preservativo por diversas razões, freqüentemente relacionadas a crenças sobre o seu efeito de reduzir a sensação sexual ("tomar um banho com capa-de-chuva"). Em outros casos, essas crenças podem estar relacionadas a outros aspectos da identidade masculina. Em um estudo com homens afro-americanos urbanos de baixa renda em Baltimore, Whitehead[31] verificou que as barreiras ao uso do preservativo podem estar ligadas a:

- idéias sobre a importância de ter filhos, como parte da identidade masculina;
- proezas e conquistas sexuais, como evidências da atratividade masculina;
- capacidade econômica, como um atributo do *status* e do poder masculino.

Nessa comunidade, como em muitas outras no mundo, a identidade central dos homens e o seu sentido de auto-estima (especialmente o dos homens mais jovens) podem levá-los a assumir muitos riscos em suas vidas diárias. Não usar preservativo é apenas mais uma forma de comportamento de risco entre várias.

As mulheres muitas vezes relutam em sugerir o uso do preservativo, pois podem ser vistas como sexualmente muito experientes e muito "avançadas" em seu comportamento.[35] Outras podem achar que propor o uso de poreservativo pode ameaçar a sobrevivência de sua relação, prejudicando a intimidade pela

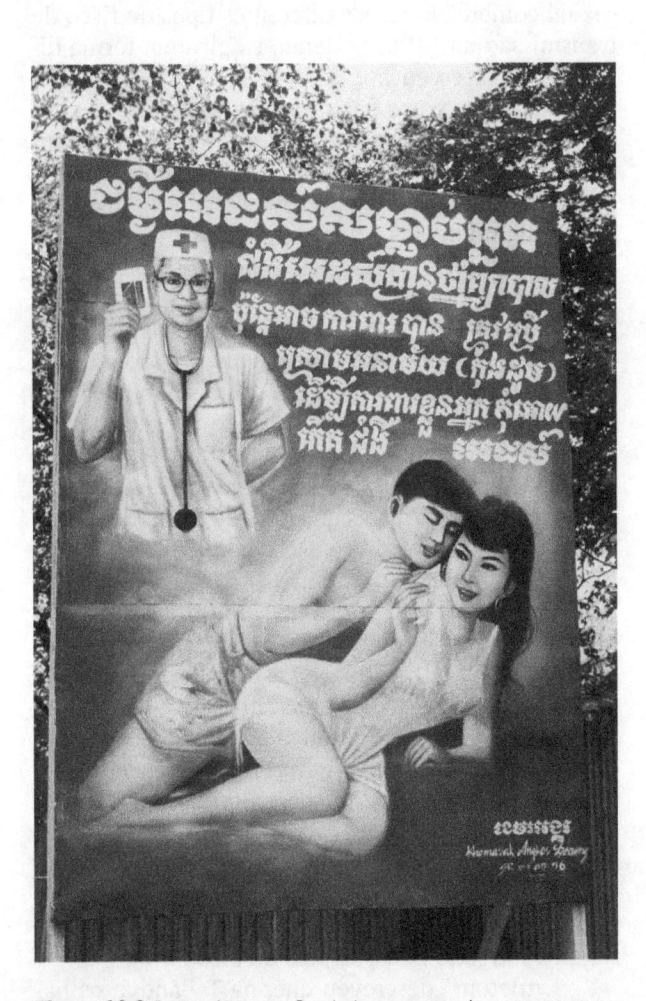

**Figura 16.2** Cartaz de rua no Camboja, promovendo o sexo seguro e o uso de preservativos para prevenir a síndrome da imunodeficiência adquirida (AIDS). (Fonte: © Sean Sprague/Panos Pictures. Reproduzida com permissão.)

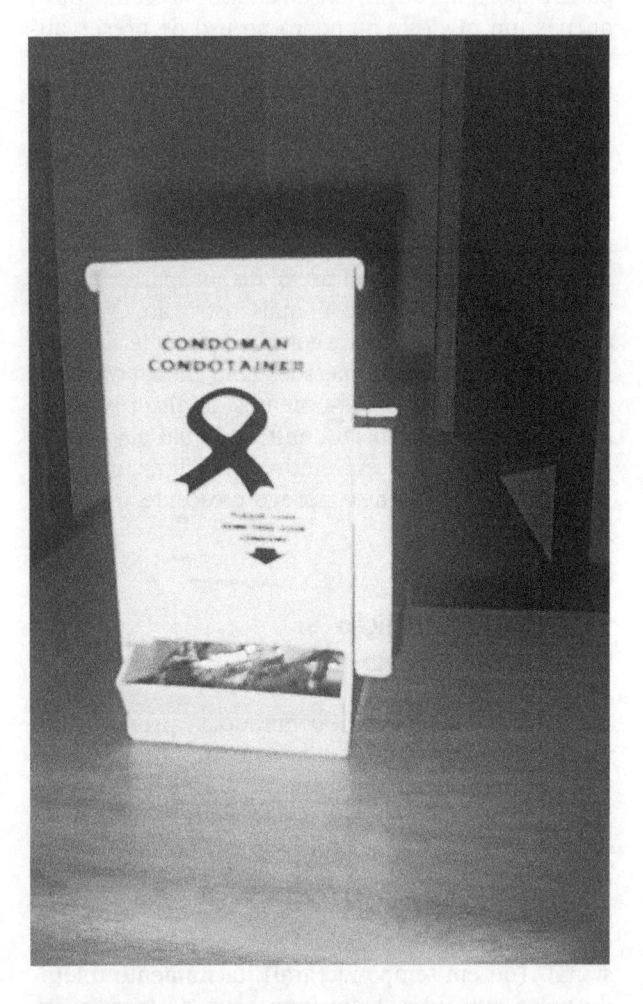

**Figura 16.3** Um dispensador de preservativos em uma clínica de cuidados primários em Transkei, África do Sul.

sugestão de que elas não confiam em seu parceiro sexual. Porém, outro aspecto importante aqui é o diferencial de *poder* – físico, social e econômico – entre as mulheres e os homens em muitas sociedades. Freqüentemente, as mulheres mais jovens ou mais pobres não se sentem capazes de resistir à pressão dos homens para não usar preservativo.[21] Este é particularmente o caso das prostitutas, que podem usar preservativos com os clientes, mas preferem não usá-los em seus relacionamentos mais íntimos com namorados (ver adiante).

A pronta disponibilidade dos preservativos, combinada com um conhecimento maior sobre a AIDS, não necessariamente resulta em uma redução no comportamento sexualmente arriscado. Por exemplo, Kapiga e Lugalla[36] examinaram o comportamento sexual e o uso de preservativos em uma amostra de 10.000 pessoas na Tanzânia, entre 1991/2 e 1996. Durante esse período, tanto o governo quanto as organizações não-governamentais (ONGs) haviam promovido ativamente o uso de preservativos, como uma parte importante da prevenção da AIDS. Porém, houve apenas um modesto aumento no uso de preservativos (de 9,3% para 15,2%), durante esses anos, e poucas modificações no comportamento sexual. De fato, houve algumas evidências de que o uso aumentado do preservativo, especialmente entre as pessoas mais jovens, foi correlacionado com um nível maior de comportamento sexual de alto risco, como ter outros parceiros sexuais fora do casamento ou fora de uma relação estável. Esse padrão foi menos marcante, porém, entre as mulheres com mais instrução. O estudo destaca que "é importante compreender que simplesmente visar grupos de pessoas com mais probabilidade de praticar comportamentos de alto risco sem mudar o ambiente social dentro do qual elas vivem provavelmente não será efetivo". Na Tanzânia, isso inclui a pobreza, o desemprego crescente e a desigualdade sexual.

### Padrões de prostituição feminina e masculina

Em muitas partes do mundo, a prostituição, masculina e feminina, é uma fonte importante de infecção pelo HIV,[37] assim como de outras doenças sexualmente transmissíveis. Como outras formas de comportamento humano, a prostituição só pode ser compreendida completamente em termos do *contexto* cultural e social específico em que ela surge. Por exemplo, o modelo ocidental de prostituição "profissional" (ou em tempo integral), tacitamente tolerado pelas autoridades em uma zona de meretrício, pode não ser aplicável em outros locais. Em muitos países mais pobres, a prostituição é um fenômeno mais complexo. Ela pode envolver, por exemplo, o que pode ser chamado de "prostituição episódica", fenômeno em que, por motivos econômicos, as mulheres (e, menos comumente, os homens) vendem sexo antes ou durante o casamento ou depois de enviuvarem, ou de se divorciarem. Sua carreira de prostituição pode durar apenas alguns meses ou anos, entremeada com o casamento e/ou a criação de filhos. Assim, as prostitutas não são um grupo homogêneo, sendo que, dentro da mesma cidade ou região, diversos tipos diferentes de prostituição podem ser encontrados. Carrier[30] observa que um estudo no México identificou nove tipos diferentes de prostitutas vendendo seus serviços à clientela masculina de todas as classes sociais: "trabalhadoras de rua, viajantes itinerantes, dançarinas e garçonetes, *taxi girls*, profissionais vivendo em bordéis, semi-profissionais, amantes, garotas de programa e acompanhantes para festas ou férias". Cada um desses tipos de atividade sexual comercial oferece diferentes tipos de risco de transmissão da AIDS, podendo exigir uma forma diferente de intervenção.

Na maior parte das situações, a *pobreza* e a dependência econômica das mulheres são grandes causas da prostituição feminina, especialmente em sua forma "episódica". Elas podem ser viúvas, divorciadas ou abandonadas pelos maridos, sendo forçadas a sustentar suas famílias, ou então os seus maridos podem estar doentes ou velhos demais para trabalhar. Em algumas partes da África, depois de se divorciarem, elas podem ter de devolver o "dote" pago pelos seus maridos, o mesmo acontecendo caso não queiram ser "herdadas" pelo irmão do seu marido falecido (ver adiante). Assim, em sua vida pessoal, elas podem ser esposas, mães ou avós e ter outros relacionamentos sexuais que não são de modo algum comerciais. Em outros casos, como descrito por Webb[19] no norte da Namíbia, o "sexo transacional" pode ser um arranjo muito mais informal entre meninos e meninas adolescentes, ou entre uma menina e um homem mais velho. Nesse caso, as meninas, de qualquer modo, não se consideram prostitutas. A prostituição, porém, não é a única estratégia econômica disponível para as mulheres nas regiões mais pobres; como Pickering e Wilkins[38] constataram em Gâmbia, oeste da África, há outros modos pelos quais as mulheres divorciadas ou viúvas podem garantir o seu sustento e que não envolvem a venda do corpo, como trabalhar como lavadeira, cabeleireira ou cozinheira, ou vendendo nozes, frutas ou álcool.

Lyttleton[21] descreveu que, na Tailândia, os habitantes das zonas urbanas ganham nove vezes mais do que os das zonas rurais, e que muitas "trabalhadoras do sexo" dessas aldeias pobres passam diversos anos em Bangcoc juntando dinheiro antes de voltar para suas aldeias a fim de constituir família. Nas próprias áreas rurais, o sexo comercial, embora menos comum, também existe, e uma atitude mais permissiva em relação ao sexo se disseminou da cidade para o campo. Em algumas cidades, além disso, jovens estudantes ocasionalmente vendem sexo em discotecas ou em seus dormitórios.

Mesmo que as prostitutas estejam dispostas a adotar práticas de "sexo seguro", seus clientes (que possuem o controle econômico da situação) podem fazer objeções. Por exemplo, Leonard,[37] em seu estudo com 50 homens clientes de mulheres prostitutas em Camden, New Jersey, mostrou que 29 haviam se recusado a usar preservativo. Apesar de estarem cientes dos perigos envolvidos, eles tentavam "minimizar" esse risco por meio de várias estratégias, incluindo a escolha de uma mulher que parecia "limpa", "bem arrumada", relativamente inexperiente ou livre de drogas. Outros preferiam o sexo oral ao vaginal, acreditando que isso seria mais seguro. Dessa maneira, como "o uso do preservativo é um dos pontos mais importantes de negociação para a prevenção de doenças entre os parceiros sexuais", os programas de prevenção da AIDS devem visar não somente as prostitutas, mas também os seus clientes. Porém, como sugere o estudo de Waddell[35] em Perth, Austrália, mesmo que as prostitutas estejam dispostas a usar preservativos com os clientes, elas ainda podem se recusar a usá-los em seus relacionamentos mais íntimos com namorados ou maridos.

Além da prostituição feminina, o sexo comercial masculino e bissexual é uma característica de diversas sociedades. Isso inclui diferentes formas de prostituição masculina, como os travestis "masculinos" (*michês*) e os mais "femininos" (*travestis*) no Brasil[28] e o *activo* e *pasivo* no México.[30] Em sociedades com um padrão sexual duplo (como em muitas partes da América Latina e em outros locais), onde os adolescentes e os adultos jovens do sexo masculino são encorajados a ter relações sexuais, mas suas contrapartidas femininas não, o risco de se recorrer a prostitutas pode aumentar. De modo semelhante, em diversas partes da África,[39] um casamento tardio para os homens, freqüentemente combinado com a necessidade de acumular um grande "dote" para pagar o pai de uma possível esposa, também podem aumentar esse risco.

Portanto, as intervenções para reduzir a transmissão do HIV pela prostituição devem levar em conta o contexto econômico, social e cultural em que esse tipo de comportamento ocorre. Elas também precisam considerar os relacionamentos emocionais íntimos em que as prostitutas estão envolvidas e o seu possível papel na transmissão da doença.

## Uso de drogas intravenosas e compartilhamento de agulhas

Nos Estados Unidos, os usuários de drogas intravenosas (UDIVs) são o segundo maior grupo de risco para a AIDS.[40] Dos 41.960 casos novos de AIDS relatados em 2000, 28% estavam associados ao uso de drogas intravenosas.[41] Em muitos outros países industrializados, a situação é parecida; em Edimburgo, Reino Unido, por exemplo, cerca de 60% dos usuários de drogas injetáveis na cidade são agora HIV-positivos. Na Espanha, a disseminação do uso de drogas intravenosas na população desde 1978 também levou a uma difusão maior do vírus da AIDS por todo o país.[42] Cada vez mais, os UDIVs têm tornado-se uma fonte importante de exposição ao HIV para a população heterossexual.

Estudos etnográficos detalhados indicam que os UDIVs, assim como as subculturas de adictos que eles formam, *não* são homogêneos; eles variam em relação a motivações, atitudes, comportamentos sexuais, redes sociais, drogas que usam e técnicas de injeção que empregam. Na maioria dos casos, porém, o uso compartilhado de agulhas é uma grande fonte de infecção por HIV, embora algumas vezes sobreponha-se a outros comportamentos de risco. Page e colaboradores[40] estudaram 230 usuários de drogas injetáveis, a maioria deles afro-americanos, vivendo em subúrbios pobres de Miami, Flórida. Da amostra, 104 eram HIV-positivos, o que estava claramente correlacionado com sua prática de compartilhar agulhas. No preparo para a injeção, além de as agulhas serem freqüentemente compartilhadas entre eles, muitos também lavavam suas seringas na mesma jarra de água ou retiravam suas drogas do mesmo recipiente. Além disso, 136 haviam, em algum momento de suas vidas, praticado sexo em troca de dinheiro; dessas pessoas, 45 (33 mulheres e 12 homens) haviam se prostituído por períodos que variam de alguns meses a diversos anos antes do início do estudo.

Em 1989, em outro estudo com 438 UDIVs em São Francisco, Estados Unidos, Newmeyer e colaboradores[43] constataram que mais de 90% deles admitiram o uso compartilhado recente de agulhas e seringas (apesar de que somente 9% da amostra fossem HIV-positivos). Embora 86% dissessem que lavavam suas agulhas entre os episódios de uso compartilhado, isso não era feito de modo consistente, e muito dessa limpeza consistia apenas em uma simples lavagem com água. Esse compartilhamento de agulhas ocorria em parte porque naquela época (1985 a 1986) havia uma escassez crônica de agulhas, pois a política pública considerava ilegal possuí-las (exceto para certas "circunstâncias previstas por razões médicas"). Newmeyer e colaboradores sugerem, assim, que os UDIVs poderiam prevenir a disseminação da AIDS de quatro modos: parando completamente de usar a droga; caso isso não fosse possível, não injetando as drogas; se as injetassem, não compartilhando agulhas e outros equipamentos; e desinfetando o equipamento de injeção a ser compartilhado. Sua pesquisa indicou que somente a última opção seria aceitável para a maioria dos UDIVs e que a limpeza poderia ser feita de modo adequado com alvejante doméstico. Porém, eles também concluíram que como "mudar as práticas sexuais dos UDIVs será mais difícil do que mudar seu comportamento de uso de agulhas", o foco das intervenções deveria ser principalmente nesse último.

Sibthorpe,[44] em um estudo no Oregon, Estados Unidos, em 1992, examinou as razões pelas quais os UDIVs recusavam-se tanto a usar preservativos quanto a praticar "sexo seguro". Dos 161 usuários de drogas entrevistados, a vasta maioria não usava preservativos regularmente (mas 58% da amostra via seu risco de contrair HIV como zero ou leve). O uso de preservativos correlacionou-se com os tipos de relacionamentos sexuais em que eles estavam envolvidos; quanto maior a distância social (e emocional) entre os parceiros (como a distância entre a prostituta e o cliente), mais provavelmente eles os usavam. Em relacionamentos mais íntimos, porém, havia resistência a eles; não usar preservativo era relacionado com amor e confiança – a própria base e prova de intimidade. Assim, algumas prostitutas usariam preservativos com os clientes, mas não com seus maridos ou namorados ("este é o meu homem, essa é a diferença"). Assim, nessa situação, o preservativo pode ser visto como uma forma de "pele simbólica" (ver Capítulo 2) e uma barreira à intimidade entre estas duas pessoas. Sibthorpe destaca que, nos Estados Unidos, a prevenção da AIDS tem se concentrado no "modelo de responsabilidade pessoal" dos comportamentos de risco, e não nos relacionamentos em que eles ocorrem. Como o sexo dentro de uma relação íntima é "uma das bases das relações sociais humanas", o uso de preservativo nesses relacionamentos próximos pode ser profundamente ameaçador para ambos os parceiros, significando culpa ou suspeita e trazendo à tona "o comprometimento, a ligação e a exclusividade" da relação. Dessa forma, a autora conclui que os "maiores ganhos nas práticas sexuais mais seguras podem ser esperados daqueles relacionamentos que afirmam apenas minimamente as ligações sociais", enquanto nos relacionamentos mais íntimos passar a usar preservativos pode ser muito mais difícil.

Assim, como Page e colaboradores[40] alertam, "as variações intercomunidade nas práticas de auto-injeção são potencialmente infinitas, e cada variante pode ser acompanhada por diferentes tipos de riscos de infecção pelo HIV". Por essa razão, as estratégias desenvolvidas para determinado país, região, cidade ou comunidade podem não ser completamente apropriadas para outro, e as condições locais específicas devem sempre ser levadas em conta.

Mais um aspecto é que algumas outras formas de uso de drogas, que não as injetáveis, podem aumentar o risco do HIV. Por exemplo, Sanchez e colaboradores[45] relatam o caso dos usuários de heroína inalada no sul da Flórida, Estados Unidos, cujo risco de contrair HIV é aumentado pelas outras formas de comportamento relacionadas ao seu uso de heroína, como fazer sexo com múltiplos parceiros (incluindo com UDIVs), não usar preservativos e se prostituir para comprar drogas.

## Agentes de cura tradicionais e alternativos e a AIDS

Os estudos sobre o pluralismo dos cuidados de saúde (ver Capítulo 4) nas partes mais ricas e mais pobres do mundo também são relevantes para a pesquisa da AIDS. Assim como em outras doenças graves, como câncer, dor crônica ou incapacidade,[46] para as quais a medicina não pode oferecer uma "cura rápida", muitos pacientes com AIDS podem optar por usar diferentes tipos de autotratamento ou consultar praticantes tradicionais ou alternativos. O autotratamento é especialmente comum no mundo industrializado (ver adiante). Em um estudo sobre homens *gays* com AIDS em West Hollywood, Califórnia, Estados Unidos,[47] por exemplo, enquanto 92% estavam correntemente usando tratamentos biomédicos, 69,2% também estavam fazendo uso de uma ou mais terapias alternativas ao mesmo tempo, e outros 19,3% já haviam usado terapias alternativas no passado. Assim, somente 11,5% nunca haviam feito uso de qualquer forma de terapia alternativa.

Em alguns casos, as comunidades podem consultar agentes de cura tradicionais ou religiosos como uma tentativa de prevenir a doença em primeiro lugar, e esses agentes de cura podem tornar-se aliados úteis para controlar a disseminação da doença. Em Botsuana, Ingstad[13] descreve as diferentes atitudes dos vários agentes de cura tradicionais Tswana – como o *ngaka ya diatola* ("médico dos ossos"), *ngaka ya dishotswa* ("médico das ervas") e *profiti* (um "profeta" das igrejas africanas independentes) – quanto às origens e tratamento da AIDS. Alguns consideram-na uma "doença moderna", que não pode ser curada pela medicina tradicional. Outros a vêem como uma "doença Tswana", uma versão da *meila* (uma doença popular nativa) que eles poderiam tratar usando os métodos tradicionais. Nesta condição, a doença e o infortúnio são atribuídos à quebra de tabus sexuais, que proíbem as relações sexuais durante certos períodos de tempo, como na menstruação ou logo após o parto. Isso torna os homens vulneráveis à "poluição" originada dentro do corpo das mulheres (em seu sangue), que o homem pode então transmitir a outras mulheres com as quais ele mantiver relações. Assim como a AIDS, o sangue e o sêmen são vistos como os veículos para a transmissão da "poluição". Ingstad sugere que, no futuro, os agentes de cura tradicionais Tswana podem ter um papel importante na prevenção da AIDS, por exemplo, ao encorajar o uso de preservativos: "Defender os preservativos como um modo de prevenir a *meila* provavelmente resultará em mais incentivo do que defender o seu uso para evitar a gravidez ou outras doenças sexualmente transmissíveis".

Green[48] destaca que em outras partes da África também há uma necessidade urgente de uma relação colaborativa mais próxima entre os agentes de cura tradicionais e as autoridades de saúde, sobretudo onde há poucos médicos e enfermeiros. Ele observa que o novo papel do curador vai exigir alguma educação e treinamento e que eles seriam especialmente úteis em: (1) encaminhar casos de doenças sexualmente transmissíveis (DSTs) para o sistema de saúde; (2) identificar e localizar os parceiros sexuais dos clientes infectados com DSTs; (3) defender o uso de métodos de "barreira" para o controle da natalidade, como os preservativos, bem como de espermicidas; (4) influenciar no comportamento sexual em relação a relacionamentos mais fiéis, de um só parceiro; (5) influenciar as pessoas a adotarem práticas sexuais menos arriscadas (como o "sexo nas coxas") como uma alternativa ao sexo com penetração; e (6) fornecer aconselhamento e apoio emocional aos clientes com HIV e AIDS e suas famílias.

Em termos dos tratamentos para a AIDS que são oferecidos pelos curadores não-médicos em diferentes culturas, há uma urgência de mais estudos sobre sua eficácia (ou falta de eficácia). Deve-se notar, porém, que em alguns casos as definições populares da eficácia podem ser diferentes daquelas da biomedicina. Por exemplo, tanto a forma religiosa quanto a secular de cura simbólica (ver Capítulo 10) podem ser muito úteis para as vítimas e suas famílias, pois elas podem ser capazes de "curar" o indivíduo mesmo que não possam "curar" a doença. Inversamente, outras formas de cura popular e alternativa podem ter um efeito mais negativo sobre a saúde. Os injecionistas, acupunturistas e aqueles que praticam escarificações rituais, sangramentos ou sangrias podem ajudar inadvertidamente na disseminação da doença. De qualquer forma, a antropologia pode contribuir para uma compreensão dos efeitos sociais, psicológicos e físicos (no sistema imune, por exemplo) não somente dos remédios populares seculares como as ervas, massagem, moxibustão, mas também de diferentes formas de cura simbólica praticadas mundialmente.

Por fim, é possível que alguns UDIVs vejam a si mesmos, perversamente, como "curadores" por si próprios, considerando as drogas que injetam ritualmente em si mesmos e nos outros como uma forma de remédio para os sintomas físicos e psicológicos da abstinência. Neste sentido, eles estão agindo como o que poderia ser denominado de "auto-injecionistas".

### Estudo de caso:

**Abordagens alternativas para tratar HIV/AIDS nos Estados Unidos**

O'Connor[49] descreveu as muitas formas de autotratamento e estratégias alternativas em uso nos Estados Unidos em meados da década de 1990, sobretudo por homens *gays* na comunidade de pessoas com AIDS. Desde meados da década de 1980 tem havido uma resposta bem organizada à epidemia, com a proliferação de organizações de auto-ajuda e redes de informação. Elas visam não somente ajudar aqueles com a doença, mas também promover mais pesquisas e diferentes formas de tratamento, especialmente porque a medicina convencional parece oferecer apenas tratamento paliativo. A autora descreve diversas de formas alternativas ou complementares de autotratamento, incluindo:

- as abordagens nutricionais, como as dietas macrobióticas e livres de leveduras, a "Dieta do Poder Imunizador", os suplementos alimentares, os antioxidantes e as megadoses de vitaminas ou minerais;
- os tratamentos herbais, como equinácea, *ginseng*, alho, erva-de-são-joão, aloe vera, astrágalo ou florais de Bach;
- os tratamentos homeopáticos, como noz-vômica para náusea severa ou arnica para dores musculares;
- a medicina tradicional chinesa, tanto as preparações herbais como a acupuntura;
- as abordagens holísticas do estilo *New Age*, como formação guiada de imagens, visualização, toque terapêutico, *reiki, Qi Dong* ou cura por cristais;
- as abordagens psicológicas e metafísicas, como os serviços religiosos de cura, oração e pensamento positivo para aumentar a "psicoimunidade";
- os produtos farmacêuticos convencionais usados de forma "não-oficial", ou antes de receberem aprovação oficial (como as "drogas do submundo" obtidas de "clínicas de guerrilha", grupos de tratamentos experimentais ou do exterior).

O'Connor destaca que a maioria desses tratamentos destina-se a *suplementar*, e não suplantar, o tratamento médico convencional. Para as pessoas com AIDS, eles são modos de assumir responsabilidade pessoal por sua saúde e assegurar seus direitos e conhecimento sobre a própria condição e seu tratamento.

## Mutilações e alterações corporais

Como descrito no Capítulo 2, muitas das formas de mutilação corporal praticadas mundialmente podem envolver riscos à saúde. Entre aquelas que podem ajudar a disseminar o HIV estão a tatuagem, a escarificação, a circuncisão,[50] a perfuração da orelha e do lábio e o compartilhamento do sangue em cerimônias de ingresso de membros em um culto ou "irmandade de sangue". Os rituais em que o sangue é regularmente espalhado – por autoflagelação ou perfuração da pele – também podem algumas vezes estar implicados. Todas as formas de mutilação corporal, assim, devem ser levadas em conta no planejamento de um programa de prevenção da AIDS. Quando um grupo cultural particular não está disposto a abandonar essas práticas, é possível convencê-lo a usar agulhas e instrumentos esterilizados e desinfetantes (para a circuncisão ou escarificação, por exemplo), fornecendo-os gratuitamente quando necessário. Nem todas as mutilações corporais são perigosas: pesquisas recentes sugerem que, em algumas circunstâncias, a circuncisão masculina pode oferecer alguma proteção contra as infecções por HIV.

## Os padrões de migração e a disseminação da AIDS

Estudos sobre os padrões regulares de movimento populacional, como os dos trabalhadores migrantes, trabalhadores rurais temporários, motoristas de caminhão, empresários em viagens de negócios ou turistas, são relevantes para uma compreensão de como a AIDS se dissemina dentro e entre diferentes países. Quando as pessoas (em geral homens) migram como indivíduos e não como parte de uma unidade familiar estabelecida, há um risco maior de contrair doenças sexualmente transmissíveis, incluindo a AIDS. Por exemplo, o estudo de Webb,[19] na região de Owambo, Namíbia, indicou uma série de rotas de transmissão da infecção por HIV ligadas aos movimentos populacionais. Estas incluíam:

- os trabalhadores migrantes em minas e áreas urbanas no sul do país, que tiveram relações sexuais durante sua ausência de casa;
- os comerciantes e caminhoneiros em viagens regulares ao longo da principal estrada do sul do país (a infecção pelo HIV tendia a se concentrar em áreas mais próximas da rodovia, onde a densidade de tráfego era maior);
- os militares lotados em várias bases da região (muitos dos quais haviam vivido previamente em Zâmbia e Angola, durante as guerras pela independência).

Na Tailândia, também, Lyttleton[21] descreveu o modo como um grande número de trabalhadores migrantes temporários (incluindo as prostitutas), bem como cerca de 200.000 caminhoneiros, "muitos dos quais diminuem o comprimento e a extensão do país, parando nos muitos bordéis para caminhões", também podem auxiliar na disseminação da doença. Além desses movimentos populacionais mais regulares, o surgimento de refugiados, especialmente o deslocamento em massa de pessoas na função de guerra ou conflitos civis, também pode estar relacionado a uma maior incidência de certas doenças, incluindo a AIDS (ver Capítulo 12).

As mulheres trabalhadoras migrantes, em particular, são vulneráveis à exploração e abuso sexuais, que por sua vez podem aumentar os riscos de contrair AIDS – um perigo destacado no estudo de Bandyopadhyay e Thomas[52] com 200.000 mulheres trabalhadoras migrantes, muitas oriundas das Filipinas, trabalhando em Hong Kong como empregadas domésticas. Na Europa Ocidental, muitas mulheres do Leste Europeu e da antiga União Soviética migraram para trabalhar nas cidades como profissionais do sexo, muitas delas levadas contra sua vontade por "traficantes de pessoas", e elas estão particularmente em risco de contrair a doença e voltar com ela para suas terras natais. Outro aspecto relacionado, sobretudo nos países em desenvolvimento, é o nível crescente de "turismo sexual", que freqüentemente envolve a exploração sexual de meninas e meninos menores de idade por turistas de países mais ricos, alguns dos quais podem exigir sexo sem o uso de preservativos.

Finalmente, o processo de migração para as cidades também é importante, pois, em alguns casos, as restrições sociais ao comportamento podem ser menos fortes do que seriam em comunidades rurais pequenas. A aglomeração, o contato com pessoas de diferentes origens e a exposição a anúncios e à mídia podem enfraquecer essas restrições sociais em um ambiente urbano e aumentar a incidência de alcoolismo, abuso de drogas, gravidez na adolescência e DSTs, especialmente AIDS. Em outros casos, os movimentos populacionais para a cidade podem seguir um padrão mais circular, com as pessoas recém-urbanizadas mantendo ligações íntimas com suas raízes rurais e valores tradicionais, retornando para lá regularmente para visitar suas famílias e vice-versa.

## Padrões de casamento e parentesco

Em diferentes culturas, certos padrões de parentesco e casamento algumas vezes podem aumentar o risco de disseminação do HIV dentro de uma comunidade. Estes incluem a *poliginia* (um homem, diversas esposas) e a *poliandria* (uma mulher, diversos maridos), o "casamento fantasma" e o "casamento entre mulheres" (ver Capítulo 6). A poliginia é particularmente importante, pois Ember e Ember[53] estimam que ela ainda é praticada de alguma forma em cerca de 70% das sociedades humanas. Nessa situação, um marido que contraiu o HIV pode passá-lo para diversas mulheres e então para seus filhos. Além disso, algumas sociedades que praticam o *levirato* (ou "herança da viúva"), em que um homem é obrigado a se casar com a viúva de seu irmão, ou o *sororato*, em que uma mulher é obrigada a se casar com o marido de sua falecida irmã, também podem ser mais um risco de disseminação da AIDS. No mundo industrializado, no qual as taxas de separação, divórcio e novos casamentos estão aumentando muito, o efeito às vezes pode ser semelhtante.

## AIDS E DESIGUALDADE SOCIAL

A síndrome da imunodeficiência adquirida (e outras DSTs) só pode ser compreendida dentro de seu contexto socioeconômico particular, especialmente se ele é de desigualdade econômica e social. Isso ocorre porque uma das influências mais importantes na doença é a *pobreza*, que pode ser tanto um fator de risco para contrair AIDS quanto um resultado dela. A pobreza pode significar que as mulheres ou meninas têm de ingressar na prostituição a fim de sustentar a si mesmas ou seus filhos ou pagar uma dívida da família. Nessa situação, isso também pode significar que nem elas nem os seus clientes têm dinheiro para comprar preservativos. A pobreza pode ajudar a concentrar a doença em certas áreas ou em certas partes da população. Na África do Sul, por exemplo, Fassin[54] relaciona a incidência extremamente alta de AIDS na população africana com o legado do *apartheid*, com suas muitas décadas de desigualdade econômica e social. A pobreza e a privação resultantes produziram baixos níveis educacionais, condições de vida inseguras e em aglomeração, um risco maior de estupro e de prostituição forçada de mulheres jovens e uma pressão econômica sobre os homens para migrar sozinhos para as cidades grandes, para trabalhar em indústrias ou minas. Todos esses fatores se somam para um risco aumentado de infecção pelo HIV.

Ao lidar com essa situação, muitos países mais pobres, sobretudo na África, não possuem serviços básicos de saúde e freqüentemente convivem com uma escassez crônica de drogas para tratar a infecção e de equipes médicas para administrá-las. Eles também podem não ter capacidade para lidar com as co-morbidades mais graves do HIV/AIDS, como tuberculose, malária, certas pneumonias e lesões de pele.

A síndrome da imunodeficiência adquirida, por sua vez, pode empobrecer indivíduos, famílias, comunidades e até países inteiros. Os custos de clínicas, transporte, equipamento diagnóstico, bem como os salários dos médicos e outros funcionários, podem ser enormes. A AIDS pode dizimar a força de trabalho de um país e afetar seu sistema educacional. Em 2003, a BBC[55] relatou que, em Zâmbia, 1.967 professores haviam sido perdidos para a doença em 2001, e mais de 2.000 no ano seguinte, enquanto em partes de Malaui mais de 30% dos professores eram HIV-positivos. Mesmo quando disponíveis, os medicamentos contra a AIDS não são baratos. As abordagens à terapia como a HAART podem exigir que o paciente tome 20 comprimidos por dia ou mais,[56] embora diversos países estejam agora tentando desenvolver versões mais baratas dessas drogas anti-retrovirais.

Outra forma de desigualdade social relevante para a disseminação da AIDS é a desigualdade *de gênero*: os diferenciais de poder entre os homens e as mulheres. Como o estudo de Lyttelton na Tailândia[21] ilustrou, as mulheres jovens podem não ter poder para resistir às exigências de seus parceiros homens para fazer sexo sem o uso de preservativo. Essa situação é particularmente verdadeira na indústria do sexo comercial já descrita.

Todos esses fatores significam que, como parte de qualquer programa de prevenção da AIDS, essas desigualdades estruturais, econômicas e sociais precisam ser avaliadas – além de tratar medicamente aqueles que já contraíram a doença.

## AVALIAÇÃO DAS ESTRATÉGIAS DE PREVENÇÃO

A antropologia é útil no acompanhamento ou na *avaliação* das estratégias de prevenção. Devido à diversidade dos grupos de risco, intervenções locais geralmente também são necessárias além de campanhas nacionais (ou internacionais) de saúde pública.[19,21] Em muitas comunidades, os programas de extensão de auxílio à saúde têm tido sucesso ao levar informações sobre a prevenção da AIDS (bem como sobre preservativos e outros itens) a diferentes comunidades e a grupos particulares de pessoas dentro delas. Daly e Horton[57] destacam que "os melhores agentes de saúde são muitas vezes recrutados nos próprios grupos-alvo", quaisquer que sejam eles. Assim, alguns programas já recrutaram prostitutas para atuar, de fato, como "agentes de saúde da comunidade", encorajando-as a distribuir preservativos, difundir informações sobre a AIDS e se recusar a manter relações sexuais desprotegidas com seus clientes.

Em São Francisco, os agentes de programas de extensão em saúde da comunidade foram usados para convencer os UDIVs sobre o valor de esterilizar seu equipamento de injeção com alvejante doméstico e, juntamente com publicações educacionais, eles distribuíram milhares de embalagens de meio litro de alvejante para esse grupo de pessoas. Em Londres e outras cidades européias, as "trocas de agulha" foram planejadas para fornecer agulhas e seringas esterilizadas para os adictos, gratuitamente e sem que se fizesse perguntas.

Na Tailândia, segundo Lyttleton,[21] o abrangente National AIDS Program, iniciado em 1989, fornece volumes consideráveis de informações sobre a prevenção da AIDS para a população, especialmente na mídia e em escolas, clínicas e hospitais. No nível rural, porém, o costume e as crenças locais podem tornar essas informações menos efetivas na alteração do comportamento. Em um vilarejo do nordeste da Tailândia, por exemplo, as pessoas viam alguns dos comportamentos de risco, incluindo visitar prostitutas, como "algo pertencente ao estilo de vida da cidade" ao invés do seu próprio. A ênfase excessiva na prostituição como fonte de AIDS significava que, para alguns homens, dormir com diferentes mulheres do vilarejo não era "promiscuidade", ao contrário de uma única visita a uma profissional do sexo. Outros evitavam as prostitutas mais baratas, percebidas como mais provavelmente portadoras; ao contrário, procuravam "boas meninas", como estudantes. Assim, eram tantos os homens que não gostavam de usar preservativos que algumas prostitutas não insistiam no seu uso em todas as ocasiões, especialmente se os clientes eram "oficiais graduados do governo local", homens jovens alegando ser virgens e querendo que sua primeira experiência fosse "natural" e homens tidos como "respeitáveis" ou que eram clientes regulares. Dessa forma, Lyttleton enfatiza que, além das campanhas nacionais sobre como evitar os comportamentos de risco, "para compreender a disseminação do HIV, real e potencial, o significado local ligado a estes atos é um conhecimento essencial".[21]

De modo semelhante, Heald[58] criticou o programa oficial de prevenção da AIDS em Botsuana por não levar em conta as realidades sociais locais e as atitudes culturais em relação à doença e por não considerar os pontos de vista de influentes agentes de cura tradicionais locais e das igrejas da região. A autora destaca que muitos dos folhetos anti-AIDS vêm impressos em inglês, porém a maioria das pessoas fala Setswana. Além disso, o modelo governamental do "ABC" da prevenção (A = Abstinência, B = Ser (*be*) fiel, C = Usar condom) é basicamente planejado no exterior, e a linguagem usada na educação em saúde "é a linguagem da ciência e política ocidental" (ver Figura 16.4). Ela também é a linguagem do individualismo, que assume um modelo ocidental particular de escolha racional individual, desde que alguém receba os "fatos" e seja informado de quais são as escolhas. Na vida real, porém, as escolhas das pessoas são contextuais: elas muitas vezes estão ligadas intimamente aos relacionamen-

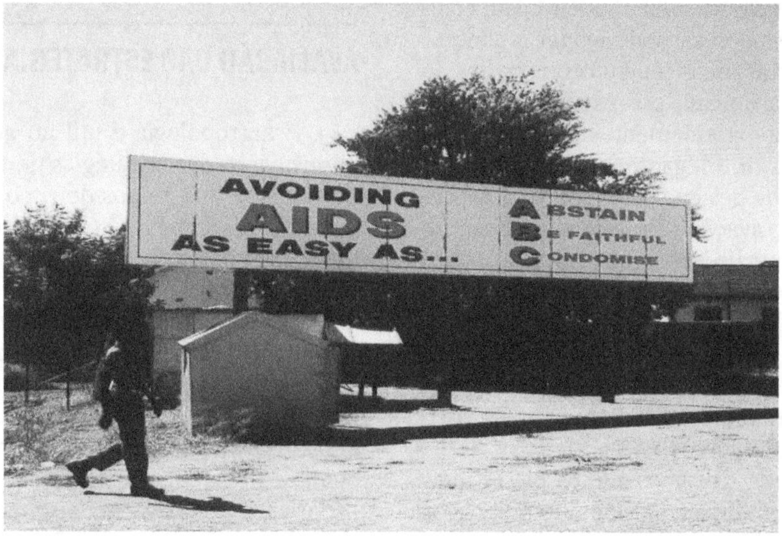

**Figura 16.4** Cartaz perto de Gaberone, Botsuana, promovendo a "mensagem do ABC para prevenir a AIDS" (síndrome da imunodeficiência adquirida). (Fonte: © Suzette Heald. Reproduzida com permissão.)

tos sociais e econômicos, e várias pessoas (sobretudo as mulheres) não têm tanta autonomia ou controle sobre suas vidas como o modelo implica. Ademais, a própria natureza pública da campanha, com sua discussão franca da sexualidade e dos preservativos, encontrou resistência por parte das igrejas, bem como de muitos pais, que a consideram encorajadora da promiscuidade na população.

Alguns programas de prevenção à AIDS também podem falhar, pois pressupõem, de modo bastante errôneo, um alto nível de instrução por parte de sua população-alvo, ou mesmo o acesso a rádio ou televisão. Outros podem não levar em conta as influências *econômicas* no comportamento, como mulheres pobres, viúvas, divorciadas ou abandonadas que se vêem forçadas a trabalhar como prostitutas para alimentar suas famílias – uma situação que tem sido denominada "sexo para sobrevivência"[59] – ou meninas pobres de vilarejos na Tailândia tendo que trabalhar por diversos anos na cidade para acumular dinheiro para seu futuro.[21] Outras restrições econômicas incluem a impossibilidade de pagar pelo tratamento médico básico, incluindo drogas, exames, hospitalização e reabilitação, e a falta de dinheiro para comprar preservativos ou alvejante (no caso dos UDIVs) ou para viajar até uma clínica para obtê-los. Por exemplo, as prostitutas que têm muitos clientes na mesma noite podem não ter dinheiro suficiente para fornecer um preservativo para cada, mesmo que estes estejam disponíveis. Em países mais pobres, o impacto econômico da AIDS é substancial, especialmente em termos de custos de cuidados de saúde e redução na força de trabalho, e qualquer programa deve levar esses fatos em consideração.

Outro aspecto da avaliação do programa é a determinação do papel das burocracias nacionais e internacionais na educação, na pesquisa e na provisão de cuidados médicos (ver adiante). Além de suas subculturas institucionais (que podem ajudar ou reduzir sua efetividade), as influências econômicas, políticas[60] e religiosas nos programas de prevenção da AIDS também devem ser avaliadas, assim como os direitos humanos daqueles que têm a doença.[61] As atitudes dos profissionais de saúde também podem ter um efeito negativo sobre a vigilância e o tratamento da AIDS. Alguns estudos mostraram que muitos portadores de AIDS ainda desconfiam do sistema médico para fornecer-lhes cuidados de saúde efetivos e sem julgamentos. Por exemplo, um estudo em 1994, com 632 homens homossexuais na Inglaterra,[62] descobriu que 44% deles nunca haviam informado seus médicos de família sobre sua orientação sexual e que, dos 77 que eram HIV-positivos, 44% não haviam comunicado o fato aos seus médicos.

Do lado médico, o uso crescente de tratamentos como a HAART (especialmente no mundo desenvolvido) é encorajador, mas os antropólogos precisam alertar o sistema médico sobre sua tendência à "cura" em vez de ao "cuidado", isto é, sua ênfase excessiva nos aspectos físicos em detrimento dos aspectos psicológicos, sociais e culturais da má saúde (ver Capítulo 5). Isso significa que a coleta de dados pelos antropólogos e outros cientistas sociais é urgentemente necessária tanto para o planejamento quanto para a avaliação dos programas de prevenção da AIDS. Além disso, o sucesso desses programas deve sempre ser monitorado, não somente a partir da perspectiva das autoridades médicas, mas também da própria comunidade em risco, e, quando possível, esta deve ajudar no planejamento de intervenções mais efetivas para o futuro.

## REFERÊNCIAS-CHAVE

3 Sontag, S. (2001). *Illness as Metaphor and AIDS and its Metaphors.* London: Picador.

12 Miller, E. (1998). The uses of culture in the making of AIDS neurosis in Japan. *Psychosom. Med. 60,* 402-9.

15 Farmer, P. (1990). Sending sickness: sorcery, politics, and changing concepts of AIDS in rural Haiti. *Med. Anthropol. Q. (New Ser.)* 4, 27.

21 Lyttleton, C. (1994). Knowledge and meaning: the AIDS education campaign in rural northeast Thailand. *Soc. Sci. Med.* 38, 135-46.

24 Parker, M., Ward, H. and Day, S. (1998). Sexual networks and the transmission of HIV in London. *J. Biosoc. Sci.* 30, 63-83.

30 Carrier, J. M. (1989). Sexual behavior and the spread of AIDS in Mexico. In: *The AIDS Pandemic: A Global Emergency* (Bolton, R. ed.). Reading: Gordon and Breach, pp. 37-50.

37 Leonard, T. L. (1990). Male clients of female street prostitutes: unseen partners in sexual disease transmission. *Med. Anthropol. Q. (New Ser.)* 4,41-55.

40 Page, B., Chitwood, D. D., Prince, P. C. *et al. (1990).* Intravenous drug use and HIV infection in Miami. *Med. Anthropol. Q. (New Ser.)* 4, 56-71.

44 Sibthorpe, B. (1992). The social construction of sexual relationships as a determinant of HIV risk perception and condom use among injection drug users. *Med. Anthropol. Q. (New Ser.)* 4, 255-70.

52 Bandyopadhyay, M. and Thomas, J. (2002) Women migrant workers' vulnerability to HIV infection in Hong Kong. *AIDS Care* 14(4), 509-21.

54 Fassin, D. (2003) The embodiment of inequality. *EMBO Rep.* 4 *(Spec. Iss.),* S4-9.

58 Heald, S. (2002) It's never as easy as ABC: Understandings of AIDS in Botswana. *Afr. J. AIDS Res.* 1, 1-10.

## LEITURA RECOMENDADA

Aggleton, P. and Homan, H. (eds). (1988) *Social Aspects of AIDS*. Philadelphia: Falmer Press.

ten Brummelhuis, H. and Herdt, G. (eds). (1995). *Culture and Sexual Risk: Anthropological Perspectives on AIDS*. Reading: Gordon and Breach.

Farmer, P. (1992) *AIDS and Accusation: Haiti and the geography of blame.* Berkeley: University of California Press

Green, E.C. (1994) *AIDS and STDs in Africa: Bridging the gap between traditional healing and modern medicine.* Boulder: Westview Press/University of Natal Press.

UNAIDS (2004) *AIDS Epidemic Update*. Geneva: Joint United Nations Programme on HIV/AIDS (UNAIDS)/World Health Organization.

## *WEBSITES* RECOMENDADOS

AIDS and Anthropology Research Group: http://puffin.creighton.edu/aarg

UNAIDS: Joint United Nations Programme on HIV/AIDS: http://www.unaids.org/en/default.asp

UNICEF: Programmes to prevent HIV/AIDS: http://www.unicef.org/aids/index.php

# 17

# Doenças tropicais: malária e lepra

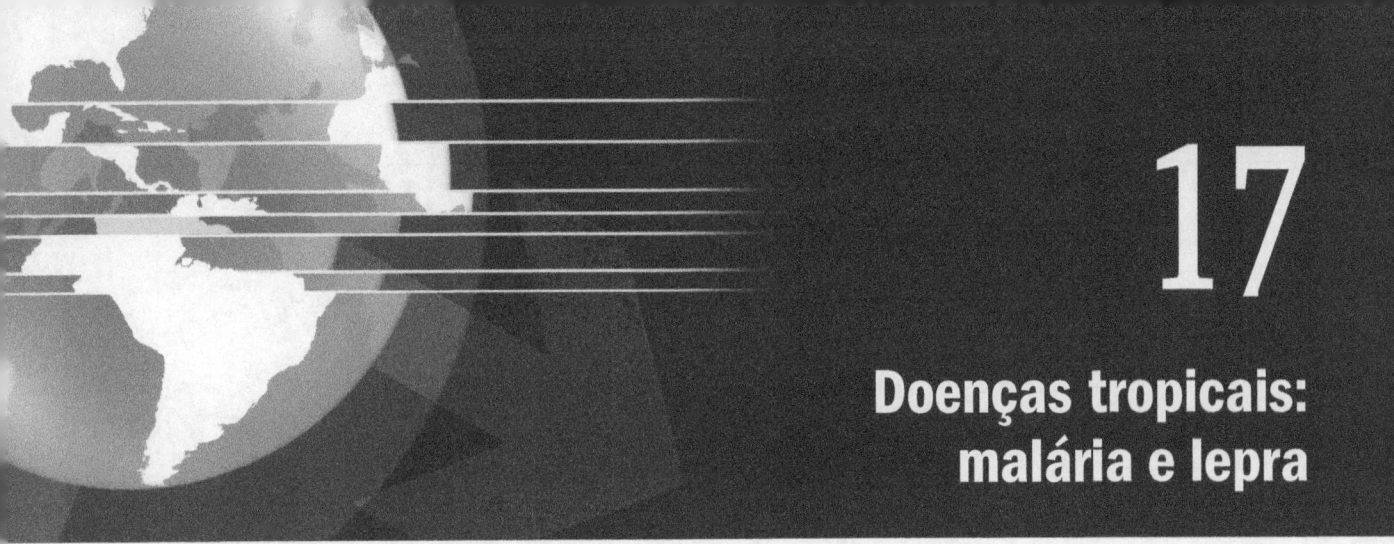

Este capítulo aborda duas das doenças tropicais mais comuns encontradas em todo o mundo: malária e lepra. Juntas, elas são responsáveis por milhões de mortes a cada ano, especialmente nos países mais pobres, impondo-lhes uma carga enorme, tanto em termos humanos quanto econômicos.

## MALÁRIA

### A escala do problema

A malária é uma das parasitoses mais perigosas e disseminadas do mundo. Seu nome vem do antigo conceito de *mal aria* ou "ar ruim," considerado a causa da doença em áreas úmidas e baixas. Ela é causada por parasitas transmitidos pela picada do mosquito *Anopheles*. Estima-se que mais da metade da população mundial viva em áreas onde a malária é transmitida em algum grau.[1] A maioria dos casos ocorre na África tropical, mas também em partes da Ásia e da América Latina. Ela é especialmente comum em regiões pobres, subdesenvolvidas e com privações, onde tem um efeito enorme sobre a saúde pública. De acordo com a Organização Mundial de Saúde (OMS), em 2005, 107 países e territórios – com uma população combinada de 3,2 bilhões de pessoas – têm áreas em risco de transmissão da malária dentro de seus limites. No mundo, entre 350 e 500 milhões de pessoas sofrem da doença a cada ano, muitas vezes de forma grave.[2] A malária mata entre 1,5 e 2,7 milhões de pessoas anualmente, sendo que mais de um milhão dessas mortes ocorre em crianças com menos de cinco anos, embora também em muitas crianças maiores, gestantes e viajantes não-imunizados.[1] Apesar de existirem quatro tipos de malária humana (*Plasmodium vivax*, *Plasmodium malariae*, *Plasmodium ovale* e *Plasmodium falciparum*), a maioria dos casos da doença é causada pelos parasitas *P. falciparum* e *P. vivax*, sendo que a malária por *P. falciparum* sozinha causa cerca de 1 milhão de mortes por ano.[2] De modo geral, a malária é responsável por 10 a 30% de todas as hospitalizações em todo o mundo.[3] Além disso, muitas vezes está associada a diversas outras condições, como desnutrição, infecções respiratórias, síndrome da imunodeficiência adquirida (AIDS) ou tuberculose.

A malária é particularmente grave na África subsaariana. Em 2005, a OMS estimou que 60% dos casos de malária em todo o mundo (e cerca de 75% dos casos de *P. falciparum*) ocorreram nessa área.[2] A doença é especialmente perigosa para crianças; ela é uma importante causa de anemia em crianças (e gestantes), de baixo peso ao nascimento, de parto prematuro e de mortalidade infantil. Em áreas africanas endêmicas, a malária é responsável por 25 a 30% de todas as consultas a ambulatórios hospitalares, 20 a 45% de todas as hospitalizações e 15 a 35% das mortes em hospital (Figura 17.1).[2]

Como outras doenças globais, as altas taxas de malária são uma característica da pobreza e dos serviços de saúde inadequados. A urbanização, o crescimento de favelas, as aglomerações, a desnutrição, a desigualdade econômica, os conflitos civis, os padrões de migração e o movimento de refugiados, bem como o alto custo das drogas antimaláricas, tornam o controle da situação muito mais difícil. Porém, assim como a AIDS, a malária também pode ajudar a *causar* pobreza e ser um obstáculo importante ao desenvolvimento econômico.[3] As perdas econômicas provocadas pela doença somente na África foram estimadas em 2 bilhões de dólares por ano.[4] A melhoria dos padrões de vida das pessoas comuns em países mais pobres, por meio de avanços econômicos, pode ser quase impossível sem uma política efetiva de controle da malária e a destinação de recursos apropriados. Além dos custos crescentes de tratamento e prevenção, os adultos doentes freqüentemente estão muito exaustos para trabalhar e as crianças se sentem cansadas ou indispostas demais para ir à escola.[5]

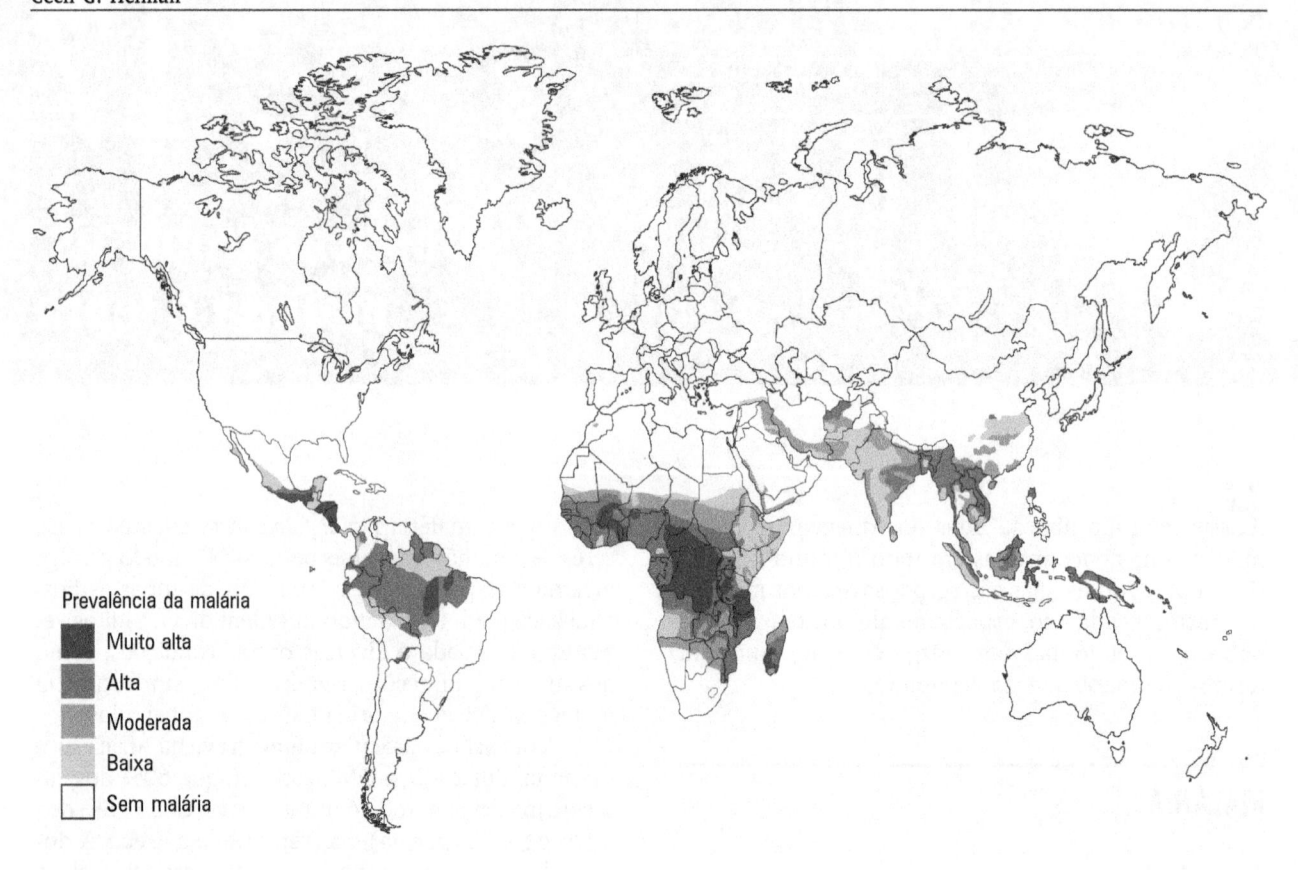

**Figura 17.1** Distribuição global do risco de transmissão da malária, 2003. (Fonte: Organização Mundial de Saúde, http://rbm.who.int/wmr2005/html/map1.htm, acesso em 01 de setembro de 2006. Reproduzida com permissão.)

Prevalência da malária
- Muito alta
- Alta
- Moderada
- Baixa
- Sem malária

Para lidar com essa situação, a OMS, juntamente com outras agências das Nações Unidas, lançou a Estratégia de Controle Global da Malária (GMCS) em 1995. Seu objetivo era assegurar que 90% dos países com malária endêmica no mundo implementassem programas nacionais de controle da doença, assim que fosse possível. Em meados de 1997, esse alvo havia sido atingido, com 47 dos 49 países com malária endêmica na África tendo completado seus planos nacionais de ação, enquanto, fora da África, 57 outros países também haviam reorientado seus programas de controle da malária de acordo com essa mesma estratégia.[1] Porém, essas políticas nacionais não são suficientes. Para seu sucesso, elas também exigem desenvolvimento econômico – a fim de proporcionar melhores condições de moradia, melhor sistema de esgotos, mais drenagem de pântanos e terapias medicamentosas mais efetivas – e participação da comunidade em todas as estratégias de prevenção e tratamento.

Apesar de todas essas iniciativas, a malária continua sendo um dos piores problemas de saúde no mundo. Isso se deve em parte ao subdesenvolvimento econômico difundido e ao surgimento de espécies de mosquito resistentes a pesticidas e a drogas que previnem e tratam a doença.[6] Novas estratégias estão sendo desenvolvidas para prevenir e tratar a malária. Estas incluem a reavaliação de alguns tratamentos antimaláricos nativos. Descobriu-se que a artemisinina, por exemplo, era efetiva contra algumas cepas resistentes a drogas da doença. Ela é extraída da erva medicinal chinesa *Artemisis annua* – conhecida como *qinghaosu* – e os chineses a têm usado como tratamento para febres há mais de 1.000 anos.[7]

Não obstante esses diversos avanços na prevenção e no tratamento da malária, em certas comunidades uma variedade de crenças e práticas *culturais* também continua sendo parte do problema.

### Crenças populares sobre a malária

Diversos estudos antropológicos mostraram que as crenças populares podem influenciar a cooperação, por parte da comunidade, com o programa de controle da malária, o reconhecimento dos sintomas precoces da doença e a aceitação ou não do tratamento médico para ela. Essas crenças também influenciam a forma como as pessoas explicam a origem e a natureza da doença em si. Dois aspectos-chave, em todos esses estudos antropológicos, são:

- o fato de as pessoas conectarem as picadas de mosquito com a origem da doença;
- a forma como as pessoas interpretam o significado da febre e se elas a relacionam ou não com a malária.

No sudeste da Tanzânia, por exemplo, Muela e colaboradores,[8] em 1998, constataram que, embora 98% das pessoas entrevistadas acreditassem que as picadas de mosquito causavam malária, muitas também acreditavam em *outros* modos de transmissão, como beber ou nadar em água suja ou ser exposto ao "sol intenso". Ao mesmo tempo, o sintoma da malária mais freqüentemente relatado foi *homa*, ou febre. Porém, *homa* tinha um significado mais amplo, pois podia expressar também um mal-estar geral ou dores difusas no corpo. Na estação das chuvas, quando a umidade e o calor favoreciam a proliferação do mosquito, as pessoas tendiam a identificar o *homa* com a malária. Porém, na estação seca, elas estavam mais propensas a atribuir as mesmas febres ao trabalho pesado, à exposição ao frio ou ao "sol intenso". Além disso, as pessoas freqüentemente faziam uma distinção entre dois tipos de *homa*: um tipo causado pela malária, uma doença "natural" que era facilmente tratada, e outro "não-natural", causado por espíritos ou feitiçaria (*uchawi*) e mais difícil de tratar. Na última forma, a feitiçaria era a responsável por uma doença que mimetizava exatamente a malária, mas que *não* era a mesma doença. Setenta e três por cento das mães no estudo acreditavam que essa "malária falsa" poderia ser produzida por feitiçaria, e 62%, que os feiticeiros poderiam tornar o parasita invisível. Esta era a razão, segundo acreditavam, pela qual os exames hospitalares podiam às vezes não detectar a doença e os tratamentos médicos às vezes não conseguiam curá-la. Quando as "pessoas do hospital" não podiam ajudar, um curandeiro tradicional (*mganga*) costumava ser chamado. Mesmo quando as pessoas achavam que estavam com malária "real" e haviam aceito o tratamento médico, elas podiam culpar a feitiçaria caso o tratamento falhasse ou a condição recidivasse ou piorasse subitamente. Ademais, as pessoas com "malária real" freqüentemente perguntavam os *porquês* – "Por que o mosquito picou meu filho e não o de outra pessoa?" "Por que isso aconteceu *comigo*?", "Por que *agora*?" – questões que somente poderiam ser respondidas por um curandeiro tradicional. No caso das crianças, praticamente todas as mães no estudo que suspeitavam de malária iriam primeiro a um hospital, mas, caso não houvesse alívio para seus filhos, 60,6% procurariam então um curandeiro tradicional. Durante o tratamento do *mganga* para a feitiçaria, os antimaláricos não seriam tomados, pois eram considerados inefetivos ou mesmo perigosos naquele momento.

Outro estudo,[9] realizado em uma região diferente da Tanzânia em 1996, também constatou que as pessoas faziam distinções entre vários tipos de febre ou *homa*. A "febre da malária" (*homa ya malaria*) era apenas uma de um grupo de condições leves, considerada como não muito perigosa, sobretudo porque a febre freqüentemente ia e vinha. Para essas pessoas, ela ocorria quando havia um grande número de mosquitos, durante a estação das chuvas entre abril e maio. As febres mais graves, conhecidas como "febres que não respondem ao tratamento no hospital" (*homa zisizokubali tiba za hospitali*), eram atribuídas a espíritos, feitiçaria, bruxaria ou outras causas. Elas incluíam doenças sérias da infância conhecidas como *degedege*, caracterizadas por início súbito, febre alta, tremores, delírio, rigidez de membros, convulsões e uma alta taxa de mortalidade. As pessoas não estavam certas sobre sua causa; às vezes, eram atribuídas a espíritos, mas apenas ocasionalmente à malária. Também se acreditava que não se devia inserir uma agulha na pele de uma criança com *degedege*, pois isso poderia fazer com que espíritos malevolentes entrassem em seu corpo e causassem uma morte rápida. Nessa região, assim, o controle da malária não era uma alta prioridade, pois ela era vista apenas como uma febre leve. Muitas vezes, eles não associavam sua *homa ya malaria* com as complicações mais sérias, como malária cerebral, anemia grave ou malária na gravidez.

Na Índia, um estudo em 1997 por Lobo e Kazi,[10] no distrito de Surat, estado de Gujurat, também encontrou diferentes modelos populares sobre a febre e sobre as causas da malária. Como nos exemplos da Tanzânia, a febre era vista como uma doença em si, além de um sintoma. Nas três vilas estudadas, as pessoas reconheciam 30 tipos *diferentes* de febre (ou *tav*). Porém, a situação era complicada pelo fato de que havia uma ampla variação, inclusive dentro da mesma vila, na forma como as pessoas descreviam essas febres, sua possível causa e a maneira como elas deviam ser tratadas. Em vilas diferentes, as pessoas descreviam febres semelhantes, mas lhes davam nomes distintos – ou o mesmo nome, porém referindo-se a tipos diversos de febre. Em geral, porém, para a maioria das pessoas no distrito, a malária era vista como um tipo particular de febre, do qual duas formas eram reconhecidas: *sado* ou malária simples (leve), e *zeri* ou malária "venenosa" (grave). Lobo e Kazi destacam que essas duas categorias de malária popular não eram necessariamente sinônimos da malária biomédica, podendo até nem sobrepor-se a ela. Havia ampla variação nas crenças sobre os outros sintomas associados a esses tipos de malária (especialmente a forma *sado*) nas três vilas. Por exemplo, em uma vila, a malária *sado* era associada com perda de apetite, letargia, gosto amargo na boca, sonolência e sudorese, enquanto em outra vila ela era associada principalmente com frio, dores no corpo, cefaléia, "amolecimento" do corpo, dor abaixo do joelho, dor na cintura e flutuação da febre. A malária *zeri* geralmente era associada a sintomas como uma febre de duração mais longa, calafrios agudos, fraqueza, dores intensas, vômitos e, às vezes, convulsões. Quanto à etiologia dessas febres maláricas, 59,5% da amostra não tinham certeza do que as causava, enquanto somente 34,1% as atribuíam às picadas de mosquito.

Assim, esses exemplos indicam que as crenças populares sobre as febres em geral, e sobre a malária em particular, muitas vezes variam amplamente dentro do mesmo país, da mesma região e até dentro da mesma vila. E mais, em muitas comunidades não há concordância universal sobre as picadas de inseto serem a causa da malária, tampouco há concordância sobre os tipos de febre característicos da doença ou sobre o tratamento apropriado para ela. Assim, qualquer programa de controle da malária deve levar em conta as crenças locais sobre a doença e sobre como ela pode ser prevenida ou tratada.

### Estudo de caso:

**Crenças sobre malária em uma comunidade rural no sul de Gana**

Agyepong,[11] em 1992, relatou as crenças sobre as febres, incluindo malária, em uma comunidade rural da tribo Ga-Adangbe, no sul de Gana. A autora descreve o *asra*, um sintoma complexo que pode incluir febre, mas também alguns ou todos os seguintes: gripe, dores de cabeça, dores no corpo, olhos amarelos, gosto amargo na boca, urina muito escura, perda de apetite, fraqueza, vômitos, palidez das palmas e solas e úlceras ao redor da boca. A versão mais grave e menos comum era o *asraku*, em que a pessoa tem febre alta, confusão e "age como um louco". Somente uma pequena minoria acreditava que os mosquitos poderiam causar *asra*. Quase todos os membros da comunidade concordavam que o *asra* era causado pelo contato com calor externo excessivo, especialmente da luz solar, mas também pelo fato de cozinhar, queimar carvão ou ficar perto demais de uma fogueira. Esse calor causaria *asra* acumulando-se no corpo e perturbando o equilíbrio corporal por causa de um efeito no sangue. A visão prevalente era de que o *asra* não podia ser prevenido. Ele era um fato inevitável da vida e de ter que trabalhar na rua sob o sol forte. O tratamento para a condição ocorria sobretudo em casa e apenas raramente em instalações médicas. Os remédios caseiros incluíam ervas para "remover a doença do sangue", de modo que ela fosse eliminada pelo suor através da pele ou pela urina. Somente quando esses remédios falhavam é que então eles recorriam a produtos farmacêuticos de venda livre, como analgésicos ou, ocasionalmente, doses baixas de cloroquina.

## Atitudes em relação ao tratamento da malária

As pessoas diagnosticam malária, em si mesmas e nas outras, por uma série de métodos. Estes incluem a apresentação clínica, a estação do ano em que a doença ocorre, e as circunstâncias pessoais que precederam a doença. Quando a malária é endêmica em uma comunidade, alguma forma de *autotratamento* geralmente é comum, como o uso de remédios caseiros tradicionais ou de produtos farmacêuticos comprados no comércio varejista.[12] Essa abordagem resulta em parte do alto custo das drogas prescritas por médicos,[13] mas também de crenças populares sobre a origem e a natureza da doença em si. Dependendo dessas crenças, a pessoa doente pode ser tratada primeiro em casa,[12] ou, então, ser levada diretamente a um hospital[9] ou, às vezes, a um curandeiro tradicional.[9] Na maioria dos casos, as pessoas vão e voltam entre os sistemas biomédico e tradicional, dependendo de sua condição. O processo costuma iniciar com o autotratamento, mas depois este freqüentemente é realizado em paralelo com o tratamento médico. As estratégias de autotratamento às vezes substituem os cuidados médicos, especialmente se as drogas não funcionam e se o paciente piora. Nesse caso, um curandeiro tradicional pode ser consultado. No estudo de Muela e colaboradores,[8] por exemplo, quando um paciente não se recuperava ou tinha uma recidiva, um *mganga* era consultado – primeiro para diagnosticar feitiçaria ou espíritos maléficos, e então para neutralizá-los por rituais ou tratamento com ervas. Esse fato, por sua vez, podia representar problemas sérios para o tratamento bem-sucedido, pois 96% da amostra acreditavam que, uma vez que os remédios herbais fossem iniciados, os antimaláricos não deviam ser usados. Tomá-los juntamente com a cloroquina era perigoso, pois o efeito no paciente podia ser forte demais, de modo a fazer seu sangue "começar a ferver".

Mwenesi e colaboradores,[12] no distrito costeiro de Kilifi do Quênia, também constataram que a maioria das mães que diagnosticavam malária em seus filhos voltavam-se primeiro para drogas de venda livre compradas no varejo. Vinte e nove por cento das mães haviam dado a seus filhos drogas antimaláricas, e 30% antipiréticos ou outros medicamentos (incluindo antibióticos). Somente 25% haviam levado a criança a uma clínica, 9% não haviam lhe dado nenhum tratamento e 7% haviam lhe dado um remédio caseiro, como uma preparação herbal da árvore *neem* (*Azadirachta indica*). A escolha mais popular foi uma combinação de antipiréticos e antimaláricos. De modo semelhante, no sul de Gana, Agyepong[11] descobriu que o *asra* era primeiramente tratado em casa com uma mistura complexa de ervas ou produtos farmacêuticos. As ervas eram dadas para "remover a doença do sangue", e as drogas para tratar a doença específica. Entre os Mende de Serra Leoa, Bledsoe e Goubaud[13] verificaram que a malária era tratada por certos alimentos ou condimentos (especialmente a pimenta), por certas ervas, pelo ato de esfregar giz branco na pele e algumas vezes por produtos farmacêuticos ocidentais. Eles constataram que muitas pessoas escolhiam essas drogas com base na *cor*, elegendo os remédios brancos para aliviar a febre porque eram vistos como análogos ao tradicional giz branco e seu suposto "amargor", o qual, segundo eles, produzia calor e reduzia a febre. Por essa razão, as pessoas aceitariam medicamentos como a cloroquina, desde que ela fosse branca, ou se o seu sabor amargo não fosse disfarçado por revestimentos de açúcar. Mas isso também significava que outros remédios brancos ou amargos, como aspirina, drogas para o coração, antidiarréicos e anti-hipertensivos, seriam igualmente considerados como um tratamento aceitável para a malária.

Assim, esses estudos indicam algumas das razões pelas quais os antimaláricos prescritos por médicos podem ser aceitos ou rejeitados por uma comunidade particular (Figura 17.2). Eles também sugerem por que essas drogas são freqüentemente combinadas com outras formas de tratamento, auto-administradas ou dadas por um curandeiro tradicional, de modos que "façam sentido" para a comunidade em termos de suas crenças culturais locais.

## Atitudes em relação à prevenção da malária

Em muitas comunidades, a malária é tão comum que às vezes chega a ser vista como uma parte normal (embora indesejável) do cotidiano, e não como algo que os médicos podem prevenir. Da mesma forma, os mosquitos e suas picadas são uma parte tão comum da vida que as pessoas chegam a acreditar que nada pode ser feito para erradicá-los.[8-11] Além disso, as estratégias preventivas para a malária devem levar em consideração o fato de que muitas pessoas não relacionam as picadas de mosquito com a doença. Se, como no estudo de Agypong,[11] as pessoas acreditam que a febre malárica (*asra*) é causada pelo calor externo, então, como disse um informante: "Não há nada que possamos fazer [para preveni-la], a não ser que você nos dê outros empregos, de modo que não precisemos trabalhar tanto no sol". Os métodos modernos de prevenção no nível da comunidade, como melhores condições de moradia, telas nas janelas e portas, drenagem da água estagnada, pulverização de reservatórios potenciais do parasita, uso de repelentes de insetos e mosquiteiros impregnados com pesticida freqüentemente não fazem sentido em termos das crenças nativas. Eles podem também ser muito caros, como os pesticidas e as drogas antimaláricas produzidas pela indústria farmacêutica ocidental.[14]

Em diversas comunidades há modos tradicionais muito usados para repelir mosquitos, prevenir suas picadas ou as doenças que eles podem transmitir. Em Gujarat, por exemplo, Lobo e Kazi[10] descreveram que esses métodos incluem cobrir o corpo com lençóis para protegê-lo ou usar a fumaça da queima de esterco de vaca ou folhas de *neem*. Porém, eles encontraram resistência considerável ao uso de mosquiteiros. Dos 30%

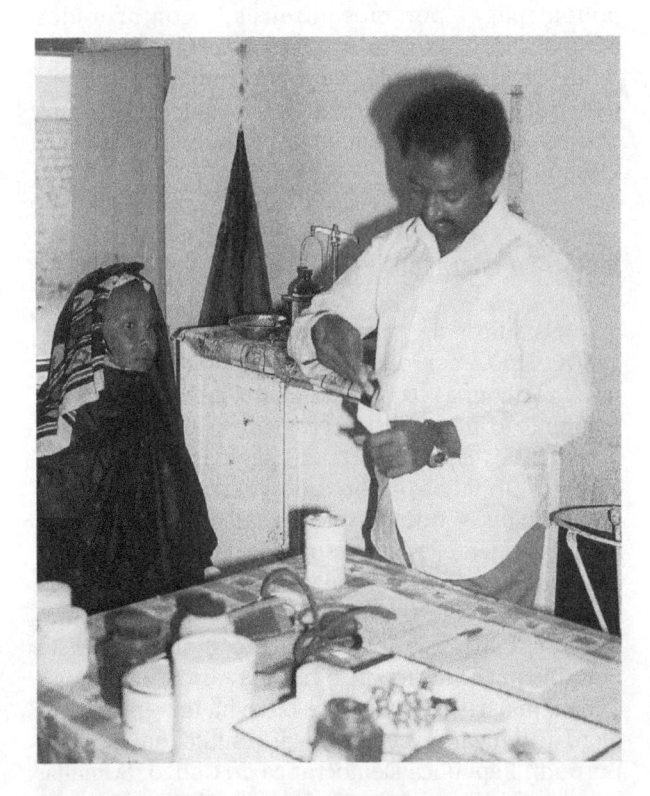

**Figura 17.2** Preparo da medicação para um paciente com malária no Sudão. (Fonte: Organização Mundial de Saúde, *World Health*, No. 2, March-April 1998, pg. 12.)

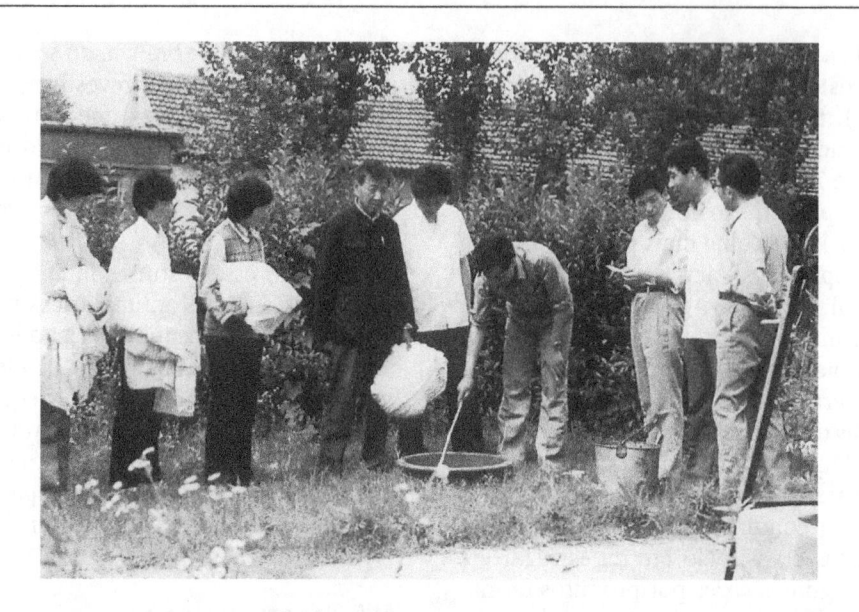

**Figura 17.3** Participação da comunidade na prevenção da malária. Moradores de uma vila chinesa mergulham seus mosquiteiros em um inseticida (deltametrina) para se proteger contra as picadas de mosquito. (Fonte: Organização Mundial de Saúde/TDR/Y. Zhao, *World Health*, No. 3, May-June, 1998, pg. 10.)

que tinham um, somente 53,7% os usavam regularmente. As pessoas os descreviam como muito caros e como desconfortáveis ou sufocantes, e freqüentemente era difícil encontrar um local para suspendê-los sobre a área de dormir. Outras pessoas (13,3%) preferiam dormir em espaços abertos, especialmente em climas muito quentes. Além disso, os conceitos culturais de *espaço pessoal*, incluindo quem deve dormir onde, com base em idade, gênero e *status*, tornavam seu uso problemático. Por exemplo, os membros idosos da família geralmente dormiam na varanda. Isso devia-se em parte à necessidade de ficarem mais perto dos banheiros, mas também à necessidade cultural de manter uma distância física das filhas crescidas, noras e seus filhos. Em muitas casas, as crianças dormiam na cozinha, pois acreditava-se que a fumaça da cozinha repelia os mosquitos. Em outras, um casal jovem sem filhos dormiria na cozinha, mas os casais mais velhos, na sala. Dentro das casas, as famílias dormiam em camas ou redes, ou às vezes no chão, especialmente nas castas sociais mais inferiores. Todas essas variações na localização e na demarcação dos espaços de dormir tornam o uso universal de mosquiteiros muito difícil. Além da exigência de um local para pendurá-los, essas redes impõem "bolhas" individuais de espaço (ver Capítulo 2) em comunidades e famílias que valorizam o aspecto comunal e um compartilhamento maior do espaço pessoal do que costuma ocorrer no mundo industrializado.

Assim, qualquer tentativa de obter a participação da comunidade na prevenção da malária deve levar essas crenças e preocupações culturais em conta. O papel dos fatores econômicos também deve ser considerado, pois muitas pessoas simplesmente não podem pagar por mosquiteiros,[15] comprimidos antimaláricos, diferentes tipos de vestimenta e moradia mais apropriada, nem para modificar as formas tradicionais de agricultura, mesmo que isso os coloque em contato regular com os reservatórios de mosquitos.

## Malária e migração

Os surtos de malária freqüentemente estão ligados a movimentos maciços de populações humanas. Em algumas partes do mundo, a doença é extremamente comum entre refugiados. Ela é uma das principais causas de morte das pessoas que fogem de conflitos armados – sobretudo guerras civis e agitações sociais – nos países em desenvolvimento.[16] Freqüentemente, essas pessoas são deslocadas de uma área onde a malária é incomum para áreas de alta transmissão. Não tendo imunidade natural, sucumbem rapidamente à doença e suas complicações. Este tem sido particularmente o caso na África, em regiões onde a malária é endêmica e onde há um grande número de refugiados em função de conflitos em Ruanda, Burundi, República Democrática do Congo, Somália, leste do Sudão, Etiópia, Quênia e Malaui.[16] Na Ásia, um problema semelhante ocorreu entre os refugiados cambojanos na fronteira Tailândia-Cambodja e entre os refugiados do Afeganistão no Paquistão e em outros locais. Nesses casos, as intervenções médicas devem concentrar-se não somente no fornecimento rápido de cuidados de saúde aos campos de refugiados, mas também nas crenças e práticas culturais próprias dos refugiados. Este tipo de pesquisa rápida (*Rapid Assessment Procedures*) em situações de emergência é listado no Capítulo 19 e foi descrito em mais detalhes por Slim e Mitchell.[17]

Outros movimentos populacionais que podem contribuir para a disseminação da doença são as viagens turísticas aéreas[17] – das pessoas doentes ou dos próprios mosquitos, transportados nas roupas e na bagagem – e a migração de trabalhadores. Nos países mais pobres, sobretudo onde há uma grande desigualdade econômica entre as regiões, os padrões do trabalho migrante podem expor mais pessoas à doença. Liese,[3] por exemplo, descreveu que, no Brasil, a pobreza relativa do campo faz com que as pessoas busquem trabalho nas cidades como trabalhadores migrantes. A cada ano, milhares de homens jovens são atraídos para a corrida do ouro na bacia amazônica. Muitos desses aspirantes a mineiros ou garimpeiros vivem em más condições, em casas sem paredes adequadas e estão desnutridos. Muitos sofrem de malária. Vindos do sul do país, eles nunca foram expostos à doença, que os afeta severamente em função de sua baixa imunidade natural. Eles transportam a malária consigo quando retornam ao lar para visitar parentes ou amigos. Quando gastam suas economias, voltam para a Amazônia e o processo inicia novamente.

Em alguns casos, não são as pessoas, mas sim os mosquitos que migram entre os países e então causam malária. Esta é a causa da *malária dos aeroportos*, que foi relatada em países na Europa Ocidental, bem como nos Estados Unidos, em Israel e na Austrália.[18] Ela é causada pelos mosquitos *Anopheles* transportados em aviões vindos de áreas endêmicas (na cabine ou na bagagem), que picam e infectam as pessoas que vivem ou trabalham próximo aos aeroportos onde o avião pousou. Entre 1969 e 1999, a OMS recebeu um total de 89 relatos de casos de malária dos aeroportos.[18]

### Resumo

Os exemplos resumidos antes ilustram, desse modo, a necessidade de uma abordagem holística para a prevenção e o tratamento efetivos da malária. Tal abordagem inclui o desenvolvimento econômico, a diminuição da pobreza, melhores condições de moradia de trabalho e acesso fácil e de baixo custo a drogas antimaláricas, repelentes de insetos e mosquiteiros impregnados com pesticidas (Figura 17.3). Também exige uma compreensão das crenças populares sobre origem, natureza, reconhecimento e tratamento da doença.[19,20] Essa abordagem holística é igualmente importante para o controle de outras doenças veiculadas por mosquitos, como a febre amarela, a dengue e a filariose.

## LEPRA

A lepra, ou *hanseníase*, é uma doença tropical grave e incapacitante, causada pela bactéria *Mycobacterium leprae*. Ela é conhecida há milênios e foi mencionada tanto no Velho quanto no Novo Testamento, além de ter sido reconhecida na China e no Egito antigos. Na Índia, que detém hoje a maior parte dos casos de lepra no mundo, a doença tem uma longa história e foi descrita pela primeira vez em 600 a.C pelo médico Sushruta, em seu tratado *Sushruta Samhita*.[21]

A doença afeta principalmente a pele e os nervos, mas, se não tratada, pode causar lesão permanente à pele, aos olhos, aos nervos e aos membros. A condição desenvolve-se lentamente, com um período de incubação de cinco anos, podendo levar até 20 anos para que surjam sintomas. Seu tratamento geralmente é bem-sucedido com a terapia de multidrogas (MDT), que usa uma combinação de três drogas: dapsona, rifampicina e clofazimina.[21] A vacina BCG (bacilo de Calmette-Guérin), usada para a prevenção da tuberculose, também oferece alguma proteção contra a lepra.[22] De acordo com a OMS,[21] mais de 14 milhões de pacientes com lepra foram curados nos últimos 20 anos, e o número de portadores da doença caiu de 5,2 milhões em 1985 para 286.000 no final de 2004, ano durante o qual aproximadamente 410.000 *novos* casos foram detectados (comparados com 804.000 em 1985). Apesar dessas melhorias, a lepra ainda é considerada um importante problema de saúde pública, e nove países na África, na Ásia e na América Latina são responsáveis por 75% da carga global total da doença, em particular Índia, Brasil, Madagascar, Moçambique, Mianmar (Burma) e Nepal.[21] Para lidar com a doença, a OMS, em 1999, formou a Aliança Global para a Eliminação da Lepra (GAEL), em colaboração com vários governos, agências de saúde e companhias farmacêuticas.

### Lepra e estigma

Embora seja apenas levemente contagiosa,[21] um dos principais problemas ao se lidar com a lepra é o *estigma* ligado a ela. Desde os tempos antigos, aqueles que contraíam a doença despertavam sentimentos de rejeição social e discriminação. Na Índia, por exemplo, ainda que o grau de estigma tenha diminuído um pouco nos últimos 50 anos,[23] Chaturvedi e colaboradores[24] relatam que a doença ainda evoca "medo e ódio públicos" e que os pacientes freqüentemente encontram desaprovação, rejeição, exclusão e discriminação. Também continuam existindo concepções culturais errôneas difundidas sobre a doença, por exemplo, de que ela é hereditária, muito contagiosa ou resultado de punição divina.

### O impacto do estigma

A lepra tem um grande impacto naqueles que a contraem, bem como em seus familiares. Isso se deve não somente à doença, mas também ao estigma que ela envolve. Em termos socioeconômicos, muitas pessoas com essa doença não conseguem um emprego e com freqüência acabam tendo de ser sustentados pelos outros ou até mendigar para sobreviver. De modo geral, Thomas e Thomas[23] estimam que entre 21 e 45% de todas as pessoas com lepra sofrem uma deterioração econômica como resultado de ter adquirido a doença. Na Índia, há diferenças nos efeitos da doença em diferentes grupos de castas: aqueles nas castas inferiores sofrem mais problemas econômicos, enquanto aqueles nas castas superiores têm mais problemas sociais.[24]

Tanto o processo de adoecer por lepra quanto suas conseqüências sociais podem ter efeitos devastadores sobre a vida das pessoas, especialmente em termos de escolarização, emprego, lazer, finanças e funcionamento social. Ela pode afetar sua vida sexual, seus relacionamentos pessoais e reduzir suas chances de casamento. Freqüentemente, as pessoas com lepra são rejeitadas pelos amigos, pela família e pela comunidade, tendo de enfrentar ostracismo social, isolamento, rejeição e discriminação. Alguns indivíduos na comunidade podem tentar excluir essas pessoas dos locais de trabalho, bem como de piscinas e outras instalações públicas ou até confiná-las em "colônias de leprosos" (antes da década de 1950, os leprosos pobres na Índia sofriam segregação por lei, eram impedidos de viajar em trens ou servir o exército, não podiam fazer seguro nem herdar propriedades).[25] Alguns dos pacientes com lepra se "auto-estigmatizam", isolando-se da vida social para que sua pele doente ou membros incapacitados não sejam vistos por outras pessoas. A estigmatização parece ter um impacto social maior nas *mulheres*, que sofrem mais isolamento e rejeição do que os homens, são ignoradas por seus maridos ou famílias e enfrentam uma probabilidade maior de divórcio.[24] Em um estudo indiano, por exemplo, 58% das mulheres com a doença expressaram idéias suicidas, enquanto 8% de fato intentaram contra sua vida.[21]

Tudo isso tem efeitos muito negativos sobre o estado psicológico das pessoas com lepra, resultando em taxas maiores de depressão, ansiedade e ideação suicida.[24] Isso está relacionado com o seu grau de incapacidade física, mas também com as atitudes da família e da comunidade do paciente, bem como com seu nível de conhecimento sobre a doença.

Na Índia, Chaturvedi e colaboradores[24] ressaltam que, em uma população de pele escura, qualquer coisa que mude a cor, a tonalidade, a textura ou o aspecto da pele atrai atenção e, às vezes, estigma. Além da lepra, isso também se aplica a *outras* formas de doenças cutâneas facilmente visíveis, as quais também estão associadas com uma alta morbidade psiquiátrica. A *psoríase*, por exemplo, caracterizada por placas descamativas vermelhas na pele, também é uma condição estigmatizada e freqüentemente resulta em ansiedade e depressão entre suas vítimas, sobretudo mulheres. Porém, a estigmatização é ainda mais séria com o *vitiligo*, uma doença de pele caracterizada por manchas pálidas ou placas de despigmentação na pele. Chaturvedi e colaboradores constataram que os pacientes com vitiligo "sofriam os mesmos abusos físicos e mentais pelos quais passavam aqueles com lepra", sendo muito discriminados.[24] Eles freqüentemente são considerados não adequados para o casamento, e as mulheres que contraem a doença após terem se casado enfrentam a possibilidade de divórcio. As vítimas são vistas como tendo *Sweta Kushta* ("lepra branca") e, em alguns textos religiosos, são acusadas de terem cometido *Guru Droh* (insultado seu professor em uma vida passada), com o vitiligo sendo uma punição por esse ato. Como é relativamente comum na Índia, o vitiligo tem grandes implicações para a saúde pública.

Ao lidar com o estigma da lepra na Índia, Chaturvedi e colaboradores[24] sugerem que as soluções devem incluir apoio e cuidados de saúde mental para os pacientes (incluindo grupos de auto-ajuda e terapia de grupo), legislação para prevenir a discriminação e maior educação do público sobre a doença. Porém, eles salientam que um conhecimento maior sobre a lepra não necessariamente levará a atitudes positivas em relação aos pacientes com a condição, mesmo entre médicos e educadores de saúde.

Awofeso[27] descreveu que na Nigéria as pessoas com lepra são igualmente discriminadas e estigmatizadas em uma sociedade "que valoriza a integridade corporal, a beleza, a independência física e econômica". O nível de estigmatização parece variar conforme a região, com um grau maior no sul, predominantemente cristão, e um nível de modo relativo mais leve no norte, predominantemente muçulmano. Awofeso relatou que o conhecimento inadequado da doença é difundido, mesmo entre médicos e enfermeiros. Como na Índia, a estigmatização tem efeitos negativos sobre a saúde física e mental, pois a maioria das deformidades relacionadas à lepra (Figura 17.4) resulta da ocultação por parte dos pacientes, de sua condição até que as complicações se desenvolvam e eles sejam forçados a buscar ajuda.

A lepra não necessariamente atrai o mesmo grau de estigmatização em todos os países. Por exemplo, em 1981, Waxler[25] comparou as diferenças nas atitudes em relação aos pacientes com lepra na Índia e no Sri Lanka, apesar de haver temores muito parecidos quanto ao contágio em ambas as populações. No Sri Lanka, as pessoas com lepra também tendiam a afastar-se, em certa medida, da vida social, mas muitas vezes permaneciam em casa, e até continuavam trabalhando. Apesar de algum grau de estigma, a autora verificou que "o padrão geral, em relação ao indiano, é de aceitação ou, ao menos, de tolerância". Uma estrutura de castas menos hierárquica e a predominância do budismo no país, com sua "ênfase na tolerância das diferenças e na compaixão pelos outros", podem estar entre as razões para essas atitudes distintas.

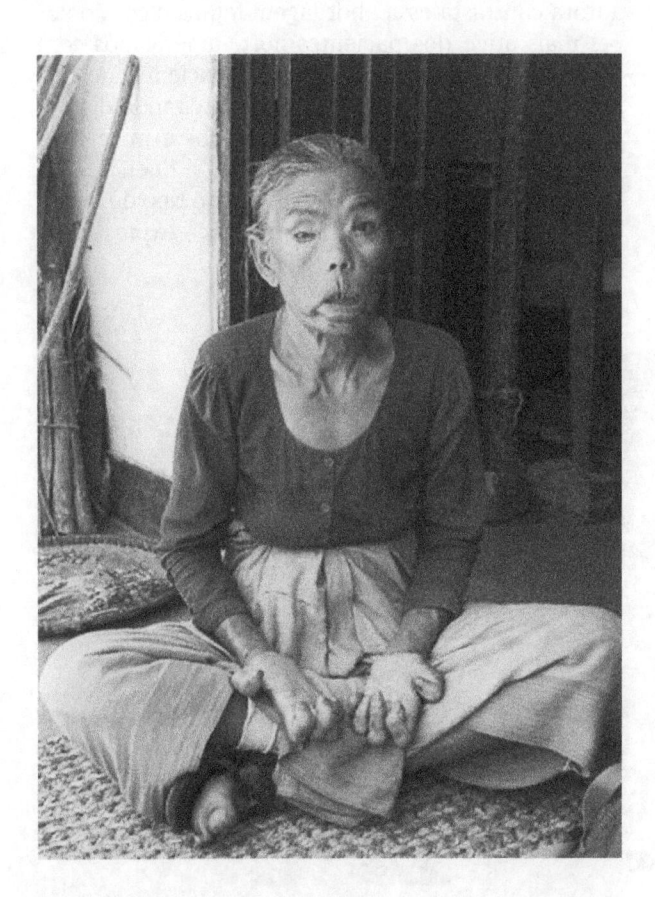

**Figura 17.4** Uma viúva de 46 anos com deformidades graves devido à lepra, perto de Katmandu, Nepal. (Fonte: © M. Burgess. Reproduzida com permissão.)

### Estudo de caso:
#### Estigma de pacientes com lepra em Banaras (Varanasi), Índia

Barrett[28] estudou 72 pacientes com lepra que freqüentavam um centro de tratamento e uma clínica de rua em Banaras, Índia, de 1999 a 2001. Ele verificou que os efeitos do estigma social da lepra eram "muito piores do que a doença em si" e que eles exacerbavam tanto os efeitos físicos quanto os efeitos psicológicos da doença. Esse estigma também era mais "contagioso" do que a doença em si, pois geralmente afetava a família do paciente, levando-a a isolar ou rejeitar a vítima, sobretudo quando a doença não podia mais ser ocultada. Mesmo que a doença fosse completamente curada pelo tratamento, o estigma social para a vítima ainda podia durar toda a vida. Por essa razão, os pacientes com lepra adotavam uma variedade de estratégias para ocultar sua doença dos outros – e de si mesmos. Estas incluíam negar a doença, não comparecer ao tratamento, cobrir as áreas afetadas com roupas, viajar para se tratar em clínicas a muitos quilômetros de distância, não seguir o tratamento prescrito ou procurar curandeiros não-oficiais para tratar-se. Outros tentavam ignorar seus membros afetados falando deles como se não fossem realmente parte de seu corpo; diziam "a mão" (*haath*) em vez de "minha mão" (*hamare haath*). Como vários desses membros doentes haviam perdido completamente o tato e a sensação de dor, isso muitas vezes resultava em negligência e "dissociação" de uma parte do seu corpo que exigia atenção e cuidado constantes. Alguns tentavam exagerar suas deformidades físicas ainda mais – por cirurgia, automutilação ou uso de curativos manchados de sangue – para atrair mais dinheiro ao pedir esmolas. De modo geral, Barrett descreve a relação circular entre o estigma e a incapacidade física, em que o estigma pode causar retardo do tratamento, tratamento inadequado ou autonegligência, todos os quais podendo exacerbar ainda mais as deformidades físicas causadas pela doença.

### Crenças populares sobre a lepra

Conforme já mencionado, a lepra, como todas as outras doenças graves, está associada com muitas crenças populares diferentes sobre o que a causa, quem a contrai, como ela deve ser reconhecida e como deve ser tratada. White,[29,30] por exemplo, estudou as crenças sobre a lepra entre 1998 e 1999 em moradores de *favelas* ou subúrbios de baixa renda no Rio de Janeiro, Brasil (país onde cerca de 45.000 casos de lepra são detectados por ano[29] e cuja incidência da doença é somente menor que a da Índia). Entre as crenças populares que a autora encontrou, estava a de que a lepra poderia ser contraída de outras pessoas (incluindo por relações sexuais), bem como de cães, gatos, ratos, praias, rios, lagos abertos, sujeira, vento, ou alimentos como peixe e porco. Diversas pessoas acreditavam que a lepra poderia ser contraída pelo contato casual com um paciente com essa doença, inclusive com suas roupas ou outros itens pessoais. Algumas, especialmente do norte do Brasil, acreditavam que se podia adquiri-la pelo "*sangue queimado*", que surge quando o sangue é "queimado" com bebidas alcoólicas ou remédios fortes. Outras acreditavam que a lepra resultava de bruxaria (*feitiço*) ou "mau-olhado", ou que era uma punição de Deus ou na verdade uma "lição de vida" (uma oportunidade para aprender mais sobre sofrimento e compaixão). Também havia confusão sobre a forma de reconhecer a doença e seus sintomas iniciais. A crença popular era de que a lepra caracterizava-se por placas pruriginosas da pele, carne podre, lesões supurativas e perda dos membros, mas as pessoas freqüentemente ignoravam os sinais de alerta iniciais, como áreas indolores de pele despigmentada. Para aumentar a confusão, muitos dos pacientes haviam tido sua doença diagnosticada erroneamente por médicos que eles consultaram. Mesmo quando o tratamento havia sido iniciado, algumas pessoas o abandonavam devido a seus efeitos colaterais, como alterações no tom da pele, edema facial e ganho de peso.

White[10] destaca, porém, que as idéias sobre a causa da lepra *não* são estáticas e freqüentemente mudam com o tempo, sobretudo após o contato prolongado com o sistema médico. Um aspecto disso foi a substituição do termo *lepra* – com suas várias associações negativas na crença popular – por um termo novo, mais neutro e menos estigmatizante: *hanseníase*. De outra forma, também, os pacientes gradualmente assimilaram alguns dos conceitos biomédicos da lepra (embora não necessariamente todos) – suas causas, complicações, tratamento e prognóstico – aos seus próprios sistemas de crença. Os modelos explanatórios sincréticos que emergiram desse processo também foram influenciados pelos programas de educação em saúde do governo e pela mídia – especialmente pela televisão.

### A lepra como um papel social

A lepra, então, é uma doença *tanto* social *quanto* biológica, de modo que não se pode tratar um desses aspectos sem tratar também o outro. Tanto o estigma como a incapacidade precisam ser manejados. Em todas as sociedades, os pacientes *aprendem* a ser "leprosos", e em certa medida, esse papel é sempre "construído socialmente". Por exemplo, Waxler[25] descreveu que, na Etiópia, onde a doença "é temida e estigmatizada" e tida como incurável, diversas pessoas com a doença na verdade estigmatizavam a si mesmas e afastavam-se da vida normal, do casamento, do trabalho, do lazer e das atividades religiosas, muitas vezes terminando isoladas e empobrecidas. A autora contrasta essa abordagem fatalista com o papel mais ativo dos pacientes norte-americanos com lepra, alguns dos quais se tornam "pacientes de carreira" – dando palestras públicas e suscitando discussões para obter melhores tratamentos e mais tolerância do povo em geral em relação à doença. Nos Estados Unidos, eles "aprendem a ser o tipo de leprosos esperado pelos norte-americanos", expressando

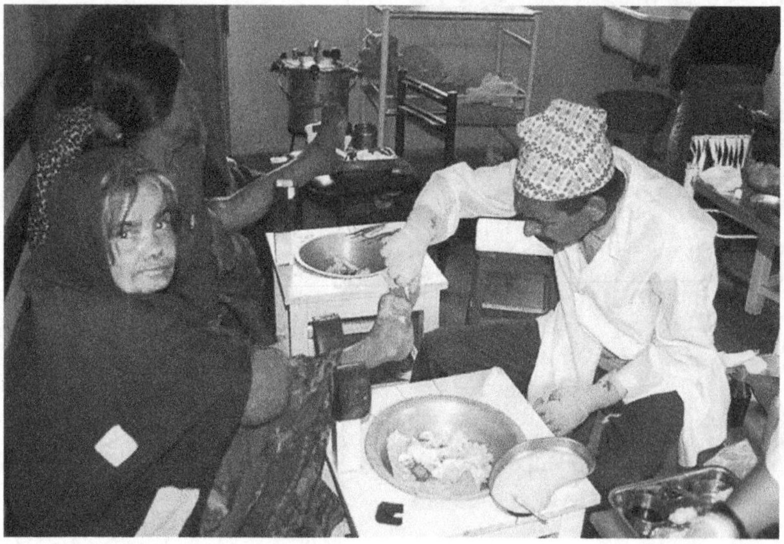

**Figura 17.5** Tratamento de um paciente com lepra em uma clínica perto de Katmandu, Nepal. O próprio funcionário da clínica também é um paciente de lepra curado. (Fonte: © M. Burgess. Reproduzida com permissão.)

valores de "ativismo, auto-suficiência e mudança". Assim, em cada uma dessas situações culturais, os pacientes com lepra aprendem a comportar-se de um modo consistente com os valores sociais da sociedade particular.

### Reabilitação dos pacientes com lepra

Thomas e Thomas[23] descrevem que, nos últimos 25 anos, o local dos cuidados da lepra mudou do hospital para o lar, das instituições para a comunidade – uma abordagem apoiada pela OMS. A reabilitação moderna da lepra tem adotado uma abordagem multidimensional, especialmente a *reabilitação baseada na comunidade* (RBC), em vez da segregação que ocorria no passado. Uma vez que as intervenções médicas como a cirurgia reconstrutiva são apropriadas somente para uma pequena proporção de pacientes com deformidades, um tratamento mais abrangente para a reabilitação precisa ser desenvolvido, exigindo mais participação e cooperação tanto dos pacientes quanto da comunidade. Na RBC, os pacientes são auxiliados por suas famílias e por voluntários, bem como por profissionais de saúde (Figura 17.5). O objetivo da reabilitação não é apenas restaurar a função ao paciente, de modo a "ajustá-lo" à comunidade, mas também mudar as atitudes da comunidade em relação aos pacientes, que deve ser mais tolerante e aceitar as pessoas com essas incapacidades. Isso representa uma mudança de uma abordagem puramente médica para uma abordagem mais holística, a qual deve ser mais disponível, humana e culturalmente apropriada. Apesar dos grandes problemas socioeconômicos – a pobreza, a corrupção, a apatia ou a rejeição da comunidade – em países como a Índia, essa abordagem ainda oferece o modo mais viável para o progresso.

## REFERÊNCIAS-CHAVE

1 Trigg, P. and Kondrachine, A. (1998). The Global Malaria Control Strategy. *World Health* 3,4-5.

8 Muela, S. H., Ribera, J. M. and Tanner, M. (1998). Fake malaria and hidden parasites - the ambiguity of malaria. *Anthropol. Med.* 5(1),43-61.

9 Winch, P. J., Makemba, A. M., Kamazima, S. R. *et al.* (1996). Local terminology for febrile illnesses in Bagamoyo district, Tanzania, and its impact on the design of a community-based malaria control programme. *Soc. Sci. Med.* 42, 1057-67.

10 Lobo, L. and Kazi, B. (1997). *Ethnography of malaria in Surat.* Surat: Centre for Social Studies.

11 Agyepong, I.A. (1992). Malaria: ethnomedical perceptions and practice in an Adangbe farming community and implications for control. *Soc. Sci. Med.* 35,131-7.

12 Mwenesi, H., Harpham, T. and Snow, R.W. (1995). Child malaria practices among mothers in Kenya. *Soc. Sci. Med.* 49, 1271-7.

16 Meek, S. and Rowland, M. (1998). Malaria in emergency situations. *World Health* 3,22-3.

23 Thomas, M. and Thomas, M.J. (2003) The changing face of rehabilitation in leprosy. *Indian J. Lepr.* 75(2),59-68.

24 Chaturvedi, S.K., Singh, G. and Gupta, N. (2005) Stigma experience in skin disorders: an Indian perpective. *Dermatol. Clin.* 23, 635-42.

25 Waxler, N. (1981) Learning to be a leper: a case study in the social construction of illness. In: *Social Contexts of Health, Illness, and Patient Care* (Mishler, E.G., Amarasingham, L.R., Osherson, S.D. *et al*, eds.) Cambridge: Cambridge University Press, pp.169-94.

27 Awofeso, N. (1996) Stigma and socio-economic reintegration of leprosy sufferers in Nigeria. *Acta Leprol.* 10(2), 89-91.

29 White, C. (2002) Sociocultural considerations in the treatment of leprosy in Rio de Janeiro, Brazil. *Lepr. Rev.* 73,356-65.

## LEITURA RECOMENDADA

Heggenhougen, H.K., Hackerrhal, V. and Vivek, P. (eds.) *(2003) The Behavioural and Social Aspects of Malaria and its Control.* World Health Organization, Special Programme for Research Training in Tropical Diseases (TDR).

World Health Organization (2005) *World Malaria Report 2005.* World Health Organization.

## *WEBSITES* RECOMENDADOS

Centers for Disease Control and Prevention: http://www.cdc.gov/malaria/faq.htm

International Federation of Anti-Leprosy Organizations (ILEP): http://www.ilep.org.uk/content/home.cfm

Special Program for Research and Training in Tropical Diseases (TDR) (UNICEF/UNDP/World Bank/WHO): http://www.who.int/tdr

World Health Organization, Leprosy: http://www.who.int/lep

World Health Organization, Malaria: http://www.who.int/topics/malaria/en

# 18

# Antropologia médica e saúde global

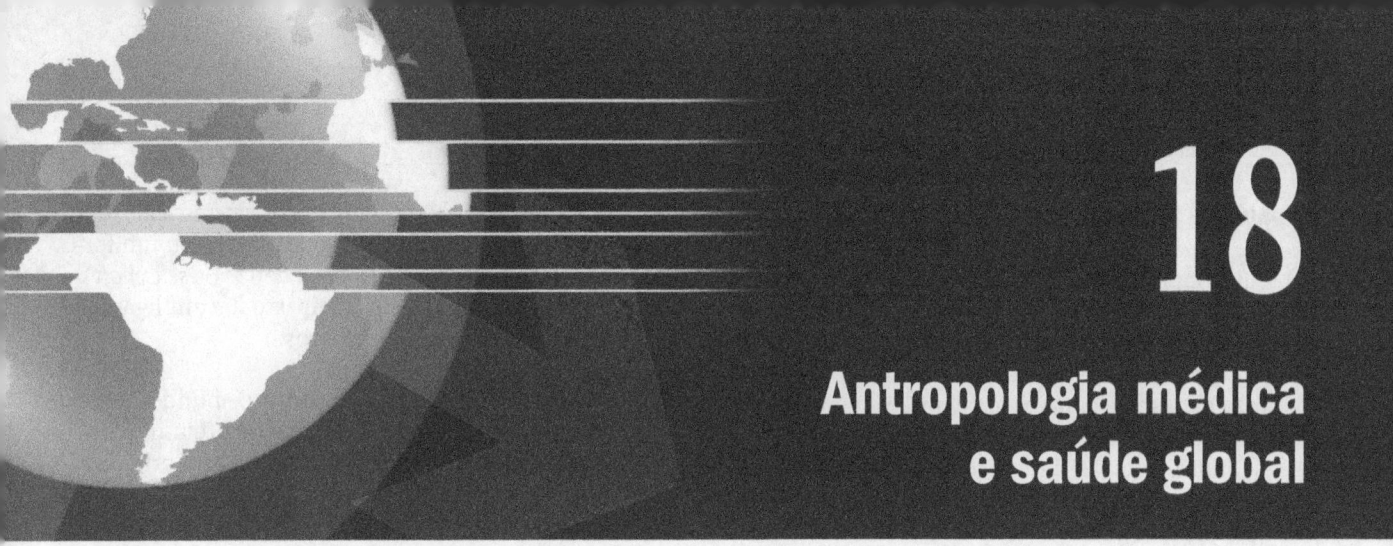

Tradicionalmente, a maioria dos antropólogos estuda sociedades em pequena escala ou grupos relativamente pequenos de pessoas dentro de uma sociedade maior. De modo geral, eles têm por objetivo uma visão holística de uma cultura particular ou comunidade, incluindo a forma como os seus diferentes aspectos estão conectados uns com os outros – para compreender, de acordo com as palavras de Mars,[1] "a articulação da família e da organização de parentesco com o poder político e autoridade locais, a relação destes com as crenças e práticas religiosas, e a posição assumida em todos esses relacionamentos pela maneira como os bens e serviços são produzidos e distribuídos".

Os antropólogos médicos também concentram-se principalmente nos problemas de saúde em nível local (e ocasionalmente nacional). Porém, nos últimos anos, muitas das principais ameaças à saúde humana – como superpopulação, poluição, aquecimento global, abuso de drogas e a epidemia da síndrome da imunodeficiência adquirida (AIDS) – não podem mais ser confinadas ou abordadas unicamente dentro dos limites locais ou nacionais. Em um mundo cada vez mais móvel e interdependente, esses problemas são verdadeiramente globais em suas origens e efeitos. Além disso, as informações sobre esses problemas também tornam-se globais à medida que as telecomunicações, a internet, o rádio, a televisão, as viagens aéreas e o turismo em massa conectam mais áreas do mundo entre si.

Por essas razões, a pesquisa futura em antropologia médica provavelmente se concentrará não apenas na forma como certos fatores culturais e sociais podem prejudicar a saúde do indivíduo, mas também na saúde da espécie humana como um todo. Isso envolverá a adoção de uma perspectiva muito mais global – uma visão holística das interações complexas entre as culturas, os sistemas econômicos, as organizações políticas e a ecologia do planeta em si.

A antropologia médica, como uma disciplina biocultural que integra a ciência médica e a biologia com as ciências sociais e comportamentais, traz uma perspectiva exclusiva para o estudo desses problemas globais de saúde. Sua abordagem comparativa, transcultural, associada à coleta de dados físicos e psicológicos, lhe permite uma visão geral da diversidade das crenças e dos comportamentos encontrados em todo o mundo e da relação destes com a saúde e a doença.

Ela também pode ajudar a explicar os efeitos e as causas desses problemas globais em nível local. Por exemplo, a AIDS, descrita em mais detalhes no Capítulo 16, representa agora uma ameaça à saúde em nível global. Frente a essa situação, estudos etnográficos detalhados e aprofundados podem fornecer informações sobre:

- a forma como um aumento da AIDS pode afetar a vida social, econômica e cultural de uma comunidade particular;
- a maneira como as crenças e os comportamentos dentro daquela comunidade mudam (ou não mudam) para enfrentar essa ameaça;
- as explicações que são dadas (em termos das crenças locais) para as origens da doença e para o fato de algumas pessoas serem afetadas por ela e outras não;
- o fato de os portadores da doença conseguirem ou não mobilizar apoio social ou acabarem sendo estigmatizados e rejeitados;
- o modo como os relacionamentos sexuais, os padrões de casamento, as estruturas familiares e os rituais religiosos são alterados pela doença;
- as alterações que podem ocorrer no modo como os diferentes gêneros e gerações se relacionam uns com os outros;
- as estratégias de prevenção e autocuidado usadas pela comunidade e o modo como estas se articulam com os sistemas médicos local e nacional;
- as mudanças que ocorrem nos padrões de trabalho, de migração e de residência;
- o papel dos fatores econômicos locais e globais na origem, na disseminação, na persistência e no manejo da doença.

## O papel da pobreza

É sempre importante observar, porém, que todas essas abordagens antropológicas em relação aos problemas de saúde devem ser consideradas a partir de um aspecto-chave na saúde global: a *pobreza*. A pobreza extrema é o maior assassino e a maior causa de problemas de saúde e sofrimento em todo o planeta.[2] Junto com a desigualdade econômica e social, ela é responsável por mais doenças físicas e mentais do que qualquer outra causa.

Os riscos de saúde dos pobres são muito diferentes daqueles dos ricos. Gwatkin e colaboradores[2] destacam que, em países mais ricos, a proporção de pessoas mais velhas na população sobe devido a um declínio nas taxas de fertilidade e a um declínio na mortalidade. Como resultado, as doenças crônicas "não-transmissíveis" (como doença cardíaca, diabetes ou câncer) começam a predominar como causa de morte. Em 1990, as doenças crônicas eram responsáveis por 56% de todas as mortes em todo o mundo, em comparação com 34% das doenças infecciosas ("transmissíveis") e 10% de acidentes e lesões. Porém, as principais causas de morte variam entre os países ricos e pobres. Entre os 20% mais pobres da população mundial, as doenças crônicas eram muito menos importantes, com 59% das mortes sendo causadas por doenças infecciosas, em comparação com somente 8% entre os 20% mais ricos, onde as doenças crônicas eram responsáveis por 85% de todas as suas mortes. Assim, as políticas de saúde devem concentrar-se no combate às doenças transmissíveis como um modo de reduzir a distância "pobres-ricos". Concentrar-se nos recursos principalmente para as doenças crônicas teria o efeito oposto, ampliando a distância, beneficiando sobretudo os cidadãos mais ricos do mundo.

## O CONCEITO DE "SAÚDE GLOBAL"

Em muitas partes deste livro, tento mostrar como as definições de "saúde" variam amplamente através das sociedades e culturas. Um aspecto relacionado, porém, é a definição de "global". O que exatamente queremos dizer com expressões como "Saúde Global", "Saúde Mundial" ou "Saúde Internacional"? Como Keane[3] destaca, há muitos modos *diferentes* de examinar a "globalidade" – "a consciência do mundo como um só lugar". Ele identifica quatro modelos conceituais diferentes (embora estes freqüentemente sobreponham-se), os quais são subjacentes à maioria dos discursos de "saúde mundial" ou "saúde global". Em sua análise, o autor usa a distinção antropológica entre dois tipos de grupos humanos: (1) "comunidade" (*gemeinschaft*), um grupo pequeno, intimamente conectado, com um forte sentimento comum; e (2) "sociedade" (*gesellschaft*), um grupo muito maior, mais impessoal, com ligações mais fracas entre os seus membros.

1. *Gemeinschaft I* – este considera o mundo como composto de múltiplas comunidades, relativamente fechadas e discretas, que fornecem o principal contexto para suas vidas (uma visão mantida também pela maioria dos antropólogos). Na política de saúde, essa perspectiva enfatiza o papel dos "recursos da comunidade", a "participação da comunidade", os "líderes da comunidade" e os "trabalhadores de saúde da comunidade" (ver adiante). Freqüentemente, a ajuda médica estrangeira e a globalização são vistas como algo que rompe o equilíbrio interno dessas comunidades.
2. *Gemeinschaft II* – este considera o mundo como "uma comunidade", independente dos limites nacionais ou das diferenças na língua ou na cultura. Assim, todas as pessoas têm obrigações umas para com as outras nessa comunidade humana global mais ampla, em termos da humanidade que têm em comum, especialmente se elas estão doentes ou sofrendo. Pode-se dizer que essa abordagem é a base dos movimentos pelos direitos humanos universais e das organizações internacionais de ajuda médica como a Cruz Vermelha Internacional e os Médicos sem Fronteiras (MSF).
3. *Global Gesellschaft I* – este considera o mundo como uma coleção de estados-nação, que são vistos como os principais agentes para o fornecimento de cuidados de saúde para a população mundial. Assim, as intervenções de saúde em nível global sempre vão exigir a permissão e a cooperação de cada governo nacional. Esta é a abordagem predominante da OMS, que "facilita a troca de informações e idéias entre os estados-nações e estabelece códigos (voluntários) de padrões nacionais de saúde" para eles.
4. *Global Gesellschaft II* – esta é uma perspectiva mais radical e concentra-se nas desigualdades dentro do "sistema mundial" – tanto dentro quanto entre as sociedades – em termos econômicos, sociais e de saúde. A saúde é vista como contingente ao bem-estar econômico e, assim, a má saúde está ligada à "dependência econômica global" e aos "padrões globais de exploração". Dessa forma, as desigualdades econômicas e sociais devem ser o principal foco da política de saúde. De acordo com essa visão, o uso de agentes de cura tradicionais ou trabalhadores de saúde da comunidade é considerado apenas como um "cuidado de saúde de baixa qualidade para os pobres".

Portanto, cada uma dessas quatro perspectivas implica uma visão muito diferente do "mundo" e das formas apropriadas de fornecer cuidados de saúde à sua população. Cada perspectiva tem importantes implicações ideológicas, políticas e práticas, podendo influenciar grandemente não apenas a política de saúde, mas também a distribuição de fundos para os programas locais e internacionais de cuidados de saúde.

Aos quatro grupos de Keane, poder-se-ia adicionar uma quinta e mais contemporânea visão da "saúde mundial": a de que o mundo agora é o "paciente" e de que sua saúde está deteriorando-se rapidamente:

5. A posição *ambientalista* concentra-se no dano causado ao planeta e à sua biosfera como resultado da ação humana (como poluição, efeito estufa, aquecimento global, superpopulação, destruição das florestas tropicais ou testes nucleares). Assim, a política de saúde, no sentido mais amplo, deve estar orientada na direção de mudar o comportamento dos seres humanos uns em relação aos outros e ao ambiente natural em si.

## ASPECTOS-CHAVE EM SAÚDE GLOBAL

A fim de demonstrar a relevância da antropologia médica para certos problemas contemporâneos de saúde global, alguns aspectos-chave foram selecionados para maior discussão:

1. Superpopulação
2. Urbanização
3. Cuidados primários de saúde
4. Poluição e aquecimento global
5. Desmatamento e extinção de espécies

### Superpopulação

A superpopulação é um dos problemas globais mais graves, e a situação piora a cada ano. Apesar das tentativas de diminuir o seu ritmo de crescimento, a população mundial ainda está aumentando exponencialmente. Em 2005, as Nações Unidas[4] estimaram que, nos próximos 45 anos, a população mundial vai aumentar em 2,6 bilhões, dos atuais 6,5 bilhões para 9,1 bilhões em 2050, e que quase todo esse crescimento vai ocorrer nos países mais pobres, onde se espera que a população atual de 5,3 bilhões aumente para 7,8 bilhões. Além desse aumento maciço da população, o consumo de energia pelos países mais ricos está aumentando em uma velocidade ainda maior. De modo geral, o consumo de energia mundial cresceu de cerca de 1 terawatt em 1890 para 3,3 terawatts em 1950 e 13,7 terawatts em 1990; em média, as pessoas pobres usam um décimo da energia que é utilizada pelos ricos.[5]

A superpopulação, somada ao uso excessivo das fontes de energia (como os combustíveis fósseis), é uma combinação potencialmente perigosa, com resultados fatais para a saúde global. Estes incluem fome generalizada, doença, pobreza e agitação civil, esgotamento das valiosas reservas de combustíveis fósseis e riscos ambientais, como mudanças climáticas e aquecimento global (devido ao "efeito estufa"), elevação dos oceanos com o alagamento de planícies costeiras, aumento de ondas de calor e secas e desastres naturais como furacões e ciclones. A superpopulação, além do desenvolvimento econômico, também provoca um aumento na demanda mundial de *água*. Em 2005, o Programa de Desenvolvimento das Nações Unidas (UNDP) estimou que o uso geral de água deve aumentar em 40% nos próximos 20 anos. Nas próximas décadas, o adequado "manejo dos recursos hídricos" vai se tornar ainda mais importante à medida que a população aumenta. Atualmente, cerca de 1,2 bilhão de pessoas não têm acesso a água potável segura e 2,4 bilhões não têm acesso a saneamento adequado; em ambas as situações, isso pode levar diretamente a uma alta incidência de infecções veiculadas pela água.[6]

### *Programas de planejamento familiar*

Várias estratégias têm sido elaboradas para lidar com o crescente problema da superpopulação, incluindo programas internacionais, como os da OMS ou da International Planned Parenthood Federation, e nacionais, como a política de "filho único" na República Popular da China. Muitos desses programas de planejamento familiar são dirigidos às mulheres e visam aumentar sua consciência em relação aos benefícios advindos da redução do tamanho da família, permitindo intervalos maiores entre as gestações e usando várias formas de contracepção artificial atualmente disponíveis. Como descrito no Capítulo 6, muitas mulheres nos países mais pobres ainda preferem as formas tradicionais de controle da fertilidade, como ervas ou amamentação prolongada, às formas artificiais importadas de contracepção.

Em 1993, estimou-se que 43% dos casais em todo o mundo usam alguma forma de contracepção moderna.[7] Isso inclui 52% dos casais nos países mais ricos e desenvolvidos e 27% no mundo em desenvolvimento (embora na China o dado tenha sido de 73%).[7] Na Índia, estimou-se em 2001[8] que 48,2% dos casais (de 15 a 49 anos) praticam alguma forma de planejamento familiar, com a esterilização feminina sendo responsável por 34,2% e a esterilização masculina caindo de 3,4%, em 1992 a 1993, para 1,9%, em 1998 a 1999. Nesse mesmo período, o uso de preservativos aumentou de 2,4 para 3,1%. Em 1987, foram realizados cerca de 30 milhões de abortos legais em todo o mundo e entre 10 e 22 milhões de abortos ilegais.[7] Um aspecto emergente é o aborto seletivo por sexo, realizado em alguns países asiáticos, conseqüência do maior acesso ao ultra-som pré-natal, o que tem levado ao aborto de fetos femininos. Na Índia, Jha e colaboradores[9] estimam que, nos últimos 20 anos, cerca de 10 milhões de fetos femininos foram abortados, resultando em um número menor de nascimentos de meninas do que de meninos no país, sobretudo em áreas urbanas. Isso é especialmente verdadeiro em famílias que já têm uma ou mais filhas, mas não filhos.

Como uma forma de controle populacional e planejamento familiar, o aborto pode trazer muitos riscos à saúde, incluindo hemorragia, infecção e perfuração do útero, especialmente quando realizado por pessoas não-treinadas. Estimou-se, no início de 1990, que entre 100.000 e 200.000 mulheres morrem a cada ano nos países em desenvolvimento por causa das complicações de abortos ilegais.[7]

Apesar de suas boas intenções, os programas de planejamento familiar freqüentemente são mal-sucedidos na redução do crescimento populacional. Em muitas partes do mundo, a idéia de limitar a fertilidade de alguém tem sido prontamente rejeitada ou aceita somente com muita resistência. Assim, é importante reconhecer, como Warwick[10] destaca, que a demanda por planejamento familiar *não* é universal e que ele não é aceito por muitas culturas diferentes. Há muitas razões para isso.

Na maioria dos casos, o significado do planejamento familiar está intimamente relacionado com o valor dado aos filhos. Em muitas culturas, ter um filho é o sinal visível do *status* de adulto; além disso, para muitos homens, o nascimento de um menino é a prova cabal de sua virilidade. Nas comunidades em que a fome, a pobreza, a insegurança e um alto índice de mortalidade infantil são comuns, a fertilidade recebe um valor social muito alto. Ter muitos filhos é um dos poucos modos de as pessoas assegurarem seu futuro, especialmente se o Estado é fraco, tem poucos recursos e não consegue garantir um cuidado abrangente aos seus cidadãos. A família ampliada tradicional fornece aos seus membros uma sociedade em pequena escala por si própria. Ela funciona como uma unidade social e econômica, que compartilha a criação e a distribuição dos recursos, fornecendo a seus membros um sistema de segurança social em miniatura e ajudando-os com o cuidado das crianças, dos idosos e dos enfermos.

Outra razão importante para a rejeição do planejamento familiar é que algumas religiões do mundo desaprovam todas as formas artificiais de controle de natalidade, preferindo os métodos mais "naturais" (de ritmo). Porém, em nível nacional e local, há muitas outras razões pelas quais os programas de planejamento familiar não são bem-sucedidos. Warwick[10] observa que "em cada país, pelo menos um grupo se opõe ao planejamento familiar organizado por alguma razão ou outra", e a oposição pode ser baseada em critérios religiosos, culturais, econômicos ou políticos. Em alguns países em desenvolvimento, por exemplo, os programas de planejamento familiar originados no ocidente podem ser vistos como apenas mais uma forma de colonialismo, impondo-se à cultura e população local e enfraquecendo-as durante o processo. Além disso, nos países multiétnicos onde há conflitos entre as diferentes comunidades, como Sri Lanka, Líbano, Malásia, Fiji, África do Sul e Índia, esses conflitos "podem criar sentimentos de que uma população grande é vital para a sobrevivência da comunidade e de que o planejamento familiar ajuda os seus inimigos". [10]

Outro fator que influencia a aceitação das técnicas contraceptivas são as crenças culturais sobre o corpo, particularmente no que se refere ao sistema reprodutivo feminino. Essas crenças incluem idéias, como as descritas entre alguns grupos de baixa renda nos Estados Unidos,[11] de que o útero é um órgão oco, que se mantém fechado durante o mês e que só se "abre" durante a menstruação. Dessa maneira, engravidar seria possível apenas logo antes ou logo depois do período menstrual, quando o útero ainda está "aberto" (durante o período menstrual em si, as relações são estritamente proibidas), não sendo necessário, assim, tomar precauções contraceptivas durante o resto do mês.

Além disso, as mulheres em muitas culturas vêem o sangue menstrual como "poluidor" ou "venenoso" e temem os efeitos de um fluxo menstrual diminuído, quando a maior parte do "veneno" vai ficar retida dentro de seus corpos (ver Capítulos 2 e 6). Esta é uma das razões pelas quais a pílula contraceptiva, que pode causar menstruações mais brandas ou mesmo interromper o fluxo, tem sido rejeitada por muitas mulheres em todo o mundo. Por exemplo, Good,[12] em 1977, descreveu que em Maragheh, Irã, os períodos mais fracos resultantes do uso da pílula eram vistos como os culpados pela doença popular "sofrimento do coração" nas mulheres (ver Capítulo 5), motivo pelo qual elas a evitavam. No estudo de Scott,[13] em 1975, em Miami, Flórida, muitas das mulheres entrevistadas viam a pílula como perigosa por essa mesma razão, temendo que o sangue acumulado fizesse com que elas tivessem "pressão no sangue", doença mental, nervosismo ou depressão. Nos grupos que viam o sangue menstrual como poluidor e perigoso para as outras pessoas, os sangramentos intermenstruais ("*spotting*") algumas vezes causados pela pílula também poderiam levar à sua rejeição: esse mesmo efeito também podia impedi-las de participar de certos rituais religiosos e festivais por causa de seu estado temporário de "poluição".

Da mesma forma, as atitudes culturais podem influenciar a aceitação ou não do dispositivo intra-uterino (DIU). Algumas podem aceitar o DIU, que freqüentemente causa períodos mais intensos, como um modo de aumentar a perda mensal do seu sangue "venenoso". Outras podem rejeitá-lo com base em modelos populares da anatomia feminina. Por exemplo, na Jamaica, MacCormack,[14] em 1985, verificou que algumas mulheres acreditavam que o útero e a vagina eram um tubo único, aberto em ambas as extremidades, de modo que temiam que o DIU pudesse se mover e se perder em algum lugar no interior do corpo. Snow,[15] em seu estudo com afro-americanas de baixa renda no início da década de 1990, encontrou crenças semelhantes sobre o DIU. Como o sangue menstrual era visto como poluidor e vergonhoso, a idéia de expor-se a um médico estranho para a inserção do DIU durante um período menstrual (como normalmente é feito) era recebida com repulsa.

No Japão, tem havido rejeição disseminada, pública e oficial, da contracepção oral. Sobo e Russell[16] atribuíram isso às crenças tradicionais japonesas de que o corpo humano deve estar sempre em harmonia com a natureza, ao contrário do desejo ocidental de sempre dominar a natureza. Ao tornar infértil o corpo feminino fértil, os contraceptivos artificiais (incluindo pílula, esterilização cirúrgica ou DIU) violam essa relação. A pílula, em particular, é vista como uma forma de alterar a ecologia natural do corpo, privando-o "da oportunidade de seguir seu ritmo natural autodeterminado".

Além dessas crenças culturais, os métodos de planejamento familiar também podem ser rejeitados por motivos mais práticos como disponibilidade ou custo, especialmente em áreas de extrema pobreza. Os preservativos e os contraceptivos orais podem ter de ser comprados no mercado comum, a um preço que a maioria das pessoas simplesmente não pode pagar. Além disso, como todas as formas de contracepção artificial (incluindo a esterilização) trazem consigo certos riscos e efeitos colaterais, o conhecimento e a experiência sobre os anticoncepcionais em uma comunidade obviamente vão influenciar a disposição das mulheres para aceitá-los ou não.

Como mencionado antes, a maioria dos programas de planejamento familiar busca atingir as mulheres. De acordo com McCally,[7] "o controle do crescimento populacional parece estar nas mãos das mulheres. A concessão de poder às mulheres, significando acesso à educação, serviços de saúde, emprego e saúde pública, está começando a ser compreendida como um determinante importante da fertilidade". A tomada de decisão reprodutiva, porém, pode não ser somente uma prerrogativa das mulheres. As decisões sobre a fertilidade também dependem das condições culturais locais, dos padrões de casamento e de residência e dos modos como as mulheres individuais estão inseridas nas redes familiares de parentesco. Dyson e Moore,[17] por exemplo, destacam as diferenças em relação ao poder das mulheres para tomar decisões sobre a fertilidade entre o norte e o sul da Índia. De acordo com a pesquisa, as mulheres do norte tendem a se casar mais cedo do que as do sul, sendo mais controladas pela família do marido e estando, assim, sob maior pressão para gerar muitas crianças, especialmente do sexo masculino. Em seu estudo com judeus iemenitas em Israel, Weingarten[18] descreveu que a maioria dos casais só começa a praticar a contracepção depois que a fertilidade da mulher é provada com o nascimento de um filho. Em 40% dos casos, o método usado é o coito interrompido, o qual, por colocar toda a responsabilidade no homem, "poupa a mulher da necessidade de restringir sua fertilidade, que é tradicionalmente a fonte de seu *status*". Isso também, presumivelmente, mantém o *status* do homem como principal tomador de decisões.

Os programas de planejamento familiar também devem dirigir-se aos homens. No presente, muitos dos programas direcionados aos homens parecem enfatizar o uso de preservativos principalmente como uma maneira de prevenção da AIDS, e não como uma forma regular de contracepção dentro de uma relação. Provavelmente, ao ressaltar somente a ligação das mulheres com a fertilidade, alguns homens podem ser levados a concluir que, se a fertilidade é unicamente um aspecto feminino, então o mesmo seria verdade com relação à responsabilidade pela infertilidade (ver Capítulo 6). Obter a cooperação dos homens (bem como a das mulheres) é especialmente importante em sociedades dominadas pelos homens, onde cabe a eles a maior parte das decisões sobre fertilidade. Entre os Hausa do norte da Nigéria, por exemplo, Renne[19] descreve que as mulheres casadas freqüentemente são mantidas isoladas dentro de suas casas. Esta *auren kulle* ("prisão do casamento") significa que elas têm pouco acesso à contracepção sem a permissão dos maridos. Elas têm poucos recursos financeiros, motivo pelo qual não podem pagar por contraceptivos e, de qualquer forma, são desencorajadas a ir a uma farmácia ou clínica, a menos que acompanhadas de seus maridos ou de uma parente mais velha.

Devido à diversidade das populações, muitos antropólogos concluíram que não pode haver um modelo universal de planejamento familiar que se aplique a todas as partes do mundo. Em muitos países, diferentes regiões, religiões, grupos étnicos, classes sociais e comunidades locais podem ter atitudes muito diversas em relação ao planejamento familiar, e cada uma pode exigir um tipo diferente de programa. Em alguns casos, sobretudo onde a população é cultural, étnica ou socialmente diversificada, isso pode tornar uma estratégia nacional de planejamento familiar difícil ou até impossível.

Assim, Warwick[10] sugere que, além de programas em âmbito nacional e internacional, as comunidades locais também sejam envolvidas nos programas de planejamento familiar. Isso inclui consultas regulares com a comunidade, percepção das suas necessidades culturais, expectativas e preocupações (por exemplo, providenciando uma equipe feminina para conduzir entrevistas e exames) e registro das opiniões e da cooperação dos líderes religiosos e políticos locais. Isso também significa reconhecer que "em algumas regiões, as condições socioculturais podem não estar prontas para nenhum tipo de programa de planejamento familiar. A vida pode ser demasiado precária, o valor dos filhos muito alto, a política muito polarizada ou o aspecto do controle da fertilidade remoto demais para fazer valer tamanho investimento".

Finalmente, assim como todas as outras formas de auxílio e intervenção de saúde, os programas de planejamento familiar não podem ocorrer em um vácuo. Eles sempre devem ser parte de uma abordagem mais holística, que também envolve o desenvolvimento social e econômico, como redução da pobreza, melhoria dos cuidados de saúde, melhor nutrição, maiores níveis de instrução e emprego e redução da mortalidade materna e infantil. A partir de uma perspectiva global, isso também envolve uma distribuição mais justa dos recursos entre as partes mais pobres e mais ricas do mundo e uma redução do consumo de energia pelos ricos.

O estudo de caso da Argentina, descrito a seguir, examina como as crenças culturais sobre corpo, sexualidade e fertilidade podem influenciar a aceitação das formas modernas de contracepção.

### Estudo de caso:
**Atitudes em relação à contracepção de dois grupos de mulheres na Argentina**

Molina,[20] em 1997, estudou as atitudes em relação a formas modernas de contracepção (pílula, diafragma e DIU) entre dois grupos de mulheres argentinas: as índias Pilagá no nordeste e as mulheres *criollas* de baixa renda que haviam migrado para Buenos Aires. Ambos os grupos rejeitavam as formas modernas de contracepção, mas por diferentes razões. As mulheres *criollas* estavam acostumadas a métodos tradicionais de controle da fertilidade que tinham base em plantas (até 20 infusões de plantas diferentes usadas como contraceptivos ou abortivos). Além disso, ao contrário dos médicos, elas não viam a procriação somente como um fenômeno biológico, mas também como um processo mais místico. Elas acreditavam que uma relação sexual isolada não trazia consigo o risco de gravidez, pois esta só poderia ocorrer se a "energia" pessoal ou o "poder vital" dos parceiros fosse suficientemente alto. Os parceiros "mais fortes" poderiam fazê-las engravidar com apenas uma relação sexual, mas a maioria das pessoas teria de manter várias relações para atingir esse resultado. Ambas as partes também tinham de otimizar seus níveis pessoais de "energia", freqüentemente com o auxílio de xamãs ou remédios herbais. A pílula era rejeitada porque não era baseada em plantas nem podia ser classificada de acordo com o sabor – amargo, ácido ou forte, atributos dos quais dependia a eficácia de uma planta. As pílulas também eram vistas como substâncias perigosas que podiam causar sintomas físicos desagradáveis, como inchaços corporais, cefaléias e queixas do fígado. Tanto o diafragma quanto o DIU eram rejeitados, pois, na visão *criolla*, a doença era concebida como "substâncias" estranhas localizadas dentro de uma determinada parte do corpo, onde causariam uma disfunção. Como esses dois contraceptivos são introduzidos no corpos das mulheres, eles poderiam fazê-las adoecer ou mesmo ter câncer. As mulheres Pilagá também acreditavam que a fertilização era um evento místico, além de biológico. A gravidez também era improvável com apenas uma relação sexual. Vista como inerentemente fértil, a copulação freqüente, além de induzir a fertilização, também era necessária para o desenvolvimento do embrião e da placenta, pois a mulher em si era vista "como um mero receptáculo, não contribuindo em nada para a procriação". Tradicionalmente, os métodos contraceptivos eram desconhecidos, e tanto o aborto quanto o infanticídio eram usados pelas Pilagá para gestações indesejadas. Nos últimos anos, elas adotaram cada vez mais atitudes *criollas* em relação à procriação, passando a rejeitar a contracepção moderna por motivos muito parecidos. Elas passaram a usar mais métodos com base em plantas e recorriam menos ao aborto. As Pilagá acreditavam, além disso, que a eficácia de um método de controle da natalidade (como a gravidez em si) não dependia somente do comportamento humano, mas também das divindades "que enfim decidem se o processo será efetivo ou não". Assim, tanto na população *criolla* como na Pilagá, existem conflitos entre suas próprias visões sobre o controle da fertilidade e as do sistema biomédico com o qual elas se deparam.

## Urbanização

Um fenômeno paralelo à superpopulação foi o aumento maciço da urbanização. No início do século XIX, a população urbana mundial totalizava menos de 50 milhões;[21] em 2004, ela foi estimada pela Divisão Populacional das Nações Unidas em 3 bilhões, prevendo-se que, em 2030, esse número chegue a 5 bilhões.[22] Estima-se que a proporção da população mundial que vive em cidades suba de 48% em 2004 para 61% em 2030.[22] Além disso, essa taxa anual de aumento seria quase o dobro do esperado para a população mundial como um todo. Muitas partes do mundo testemunham hoje o desenvolvimento de grandes "megalópoles" (10 milhões de habitantes ou mais) como Cairo, Calcutá, Cidade do México, São Paulo, Bombaim, Jacarta e Manila, principalmente em razão do crescimento natural, mas também devido à migração de pessoas do campo em busca de uma vida melhor. Em 2003, havia 20 dessas megalópoles.[22] Tóquio, com uma população de 35 milhões em 2003, é a aglomeração urbana mais populosa do mundo, seguida por Nova York-Newark (18,3 milhões), São Paulo (17,9 milhões) e Mumbai (17,4 milhões). Quase todo o crescimento futuro da população urbana ocorrerá nas partes mais pobres e menos desenvolvidas do mundo, com um aumento médio de 2,3% na população durante o período de 2000 a 2030, de modo que, em 2017, o número total de moradores urbanos nesses países será aproximadamente igual ao número de moradores rurais.[22]

As cidades em si podem ter um grande impacto sobre o ambiente. Suas imensas áreas consomem a terra cultivável disponível, usada anteriormente para a produção de alimentos. Elas usam enormes quantidades de energia e produzem muita poluição, esgoto e lixo. Muitas vezes, elas criam seus próprios "microclimas", especialmente uma temperatura aumentada sobre a área da cidade (conhecida como efeito da *ilha de calor urbana*), bem como túneis de vento entre os prédios altos, poluição sonora e luminosa. Elas freqüentemente estão sujeitas a alagamentos, pois as grandes áreas de solo coberto com concreto não absorvem as chuvas intensas ou a elevação do nível dos rios. Isso, por sua vez, pode levar a deslizamentos de terra ou desabamentos de casas mal construídas. As cidades também estão cheias de carros, ônibus e caminhões, que aumentam a poluição do ar (especialmente os veículos mais antigos e mal conservados) e a incidência de acidentes de trânsito. As cidades grandes e aglomeradas também são vulneráveis a epidemias de doenças infecciosas, crime e desagregação familiar, incidentes de agitação social e ataques por grupos terroristas.

Em 1985, a OMS propôs o *Healthy Cities Project*[23] para melhorar os ambientes urbanos em todo o mundo e reduzir seus efeitos negativos sobre a saúde. O objetivo era criar ambientes limpos e seguros que atendessem as necessidades de suas populações e despertar um forte senso de comunidade, promovendo um alto grau de participação pública nos governo locais e das cidades. Nos últimos anos, este projeto tornou-se ainda mais urgente, dado o crescimento aumentado e freqüentemente descontrolado das cidades hoje em dia, sobretudo nos países mais pobres.

### Crescimento dos pobres urbanos

O crescimento rápido da urbanização também foi acompanhado pelo crescimento rápido dos "pobres urbanos", que freqüentemente vivem em favelas, cortiços ou aglomerações "à sombra da cidade". De modo geral, no final da década de 1980, a porcentagem de moradores urbanos vivendo nessas favelas em crescimento variou de 79% em Adis-Abeba, 67% em Calcutá e 60% em Kinshasa para 30% no Rio de Janeiro, 23% em Karachi e 20% em Bancoc.[24]

Essas comunidades com freqüência incluem grandes números de pessoas sem-teto, inclusive muitas "crianças de rua", cujas vidas são arriscadas, inseguras e freqüentemente muito breves. Algumas delas passam diversos anos vivendo "na rua". Em um estudo de crianças de rua em Katmandu, Nepal, por exemplo, Panter-Brick[25] constatou que a duração média desse período sem lar foi de 2,7 anos, mas, em alguns casos, de até 9 anos. Os pobres urbanos enfrentam inúmeros problemas de saúde, muitas vezes piores do que aqueles dos pobres de zonas rurais. Muitos desses problemas são uma combinação das mazelas do subdesenvolvimento (como desnutrição e doenças infecciosas) e do desenvolvimento (poluição, ruído, acidentes de trânsito, etc.). De acordo com Harpham e colaboradores[24] esses problemas têm três fontes principais:

1. *Problemas diretamente ligados à pobreza*, como desemprego, baixa renda, educação e instrução limitadas, alimentação inadequada, falta de aleitamento materno e prostituição.
2. *Problemas ambientais*, causados por habitações em má condição, aglomeração, saneamento e suprimento de água potável inadequados, falta de sistema de esgotos, poluição do ar, acidentes de trânsito, proximidade de indústrias perigosas e falta de terra para cultivar alimentos.
3. *Problemas psicossociais*, como estresse (ver Capítulo 11), insegurança, ruptura conjugal, depressão, alcoolismo, tabagismo, violência doméstica e drogadição.

Esses problemas de saúde raramente são limitados às favelas em si. Na Cidade do México, por exemplo, há tantas pessoas sem saneamento adequado que, muitas vezes, uma "neve fecal" cai sobre a cidade, quando o vento carrega os restos fecais humanos secos.[4] Como ilustrado adiante, esses ambientes urbanos superpovoados também podem se transformar em zonas de multiplicação de diversas doenças infecciosas – algumas disseminadas pelos seres humanos e outras, por vetores como os mosquitos.

> ### Estudo de caso:
> 
> **Dengue e urbanização em Mérida, México, e El Progresso, Honduras**
> 
> O estudo de Kendall e colaboradores[26] em 1991, em Mérida e El Progresso, mostra como o crescimento de uma população urbana, e especialmente o aumento de favelas e cortiços está criando novas ecologias de doença. Em muitas áreas urbanas da América Central e do Sul e do Caribe, a aglomeração, a mobilidade da população, a poluição, o mau saneamento e o acúmulo de lixo estão contribuindo para a rápida disseminação de certas doenças. Estas incluem as doenças transmitidas por insetos, como a dengue e sua variante febre da dengue hemorrágica (FDH), malária, febre amarela, elefantíase e encefalite japonesa. A dengue é causada por um vírus e transmitida por mosquitos, especialmente o *Aedes aegypti* (que também pode transmitir a febre amarela). Ela pode causar distúrbios hemorrágicos e morte, não havendo tratamento específico ou vacina para ela até o momento. Em áreas urbanas, os mosquitos procriam em locais com água estagnada, como poças de água da chuva, barris, garrafas, pneus velhos, vasos de flores, potes e bebedouros de animais. Porém, muitas pessoas ainda não estão conscientes dos riscos representados pelos mosquitos em um ambiente urbano e da necessidade de se precaver contra eles. Em Mérida, embora a maioria da população conhecesse a dengue pelos programas de educação em saúde pública, alguns a confundiam com outras doenças que também provocam febre, como o *derengue* (uma doença do gado), a desidratação e a gripe; eles também não sabiam que os insetos eram seus vetores, culpando, em vez disso, certos "ventos" por transportá-lo e outras doenças febris. Em El Progresso, também, a maioria das pessoas conhecia a dengue, mas muitas a confundiam com a gripe, também acreditando que ela provinha dos "ventos" ou do lixo, e não das picadas de mosquito. Os autores concluíram, assim, que dado o crescimento da urbanização e dessas "novas" doenças urbanas, o seu controle "vai exigir conhecimento teórico sobre a organização dos ambientes urbanos e sua relação com a doença, bem como novas metodologias para incentivar a participação e o ativismo social em saúde e maior conhecimento sobre como influenciar o comportamento relacionado à saúde".

A pesquisa antropológica sobre as novas megalópoles, especialmente entre os pobres urbanos, pode contribuir para a provisão de cuidados primários orientados para a comunidade (CPOC) – uma forma de cuidados de saúde que enfatiza a importância de relacionar a provisão de cuidados de saúde com as necessidades e as condições locais.[27] Seu papel é avaliar as necessidades e os problemas de saúde específicos de uma comunidade particular, aumentar a conscientização sobre o papel das crenças e dos comportamentos culturais na saúde (e nos cuidados de saúde) e agir em sua defesa frente às autoridades médicas e em geral, quando necessário. A pesquisa etnográfica também pode ser relevante para o planejamento, a aplicação e a avaliação de uma variedade de programas de cuidados primários de saúde, em nível nacional e internacional, como ilustrado posteriormente neste capítulo.

### Cuidados primários de saúde

Em 1978, a OMS promulgou sua famosa declaração em Alma-Ata, de "Saúde para Todos até o Ano 2000".[28] Esse plano ambicioso visava desenvolver, em todo o mundo, um sistema *abrangente* de cuidados primários de saúde (CPS). O programa deveria consistir, como Mull[29] descreve, em "cuidados essenciais de saúde tornados universalmente acessíveis aos indivíduos e às famílias, por meios aceitáveis para eles, com sua plena participação e a um custo pelo qual eles, sua comunidade e o país como um todo pudessem pagar". Como parte da abordagem abrangente, os cuidados de saúde seriam acompanhados por melhorias da educação em saúde, nutrição, saneamento, imunizações, planejamento familiar, saúde materna e infantil e fornecimento de drogas essenciais (ver Capítulo 8). Acima de tudo, ela representava um distanciamento do modelo médico curativo, de "cura rápida", centralizado, e um avanço na direção de uma estratégia mais preventiva, descentralizada e baseada na comunidade.[29]

Essa abordagem abrangente era vista como crucial para o enfrentamento dos problemas de saúde globais, especialmente nos países de Terceiro Mundo. Nesses países mais pobres, as taxas de mortalidade infantil são muitas vezes maiores do que as no mundo industrializado. Estimou-se que 12 milhões de crianças morrem em função da pobreza anualmente, muitas delas por doenças preveníveis ou tratáveis. Essas mortes ocorrem principalmente por doenças infecciosas como doenças respiratórias, tétano neonatal, doenças diarréicas, pólio, difteria, coqueluche, sarampo, rubéola, tuberculose, cólera, febre tifóide e febre amarela.[30] Outras morrem de parasitoses como malária, esquistossomose, leishmaniose e, cada vez mais, de AIDS e hepatite B. A maioria dessas causas de morte precoce estão associadas, direta ou indiretamente, com a *pobreza* e podem ser prevenidas ou tratadas – como têm ocorrido nos países mais industrializados.

Os críticos do plano de CPS mundialmente abrangentes destacaram seu custo considerável, a escassez de profissionais de cuidados de saúde e as dificuldades práticas de participação da comunidade. Alguns planejadores de saúde sugeriram, como alternativa, uma forma mais *seletiva* de CPS, que se concentraria em problemas de saúde específicos (como as doenças diarréicas, especialmente em recém-nascidos e crianças. A política de "sobrevivência infantil" tornou-se um ponto de destaque, e agora tem sido adotada de alguma forma pela maioria das organizações envolvidas na saúde internacional. Suas estratégias foram resumidas pelo UNICEF como "GOBI-FF,"[28-30] que significa:

- *G*rowth monitoring (monitoração do crescimento)
- *O*ral rehydration (reidratação oral)
- *B*reast-feeding (amamentação ao seio)
- *I*mmunization (imunização)
- *F*amily planning (planejamento familiar)
- *F*ood supplements (suplementos alimentares)

Outro "F" foi adicionado, para "*Female literacy*" (educação feminina),[31] pois há evidências de que níveis maiores de instrução materna estão associados a uma redução tanto na taxa de natalidade quanto na mortalidade infantil.[30] Isso deve-se, entre outras razões, à capacidade das mulheres lerem folhetos ou informações relacionados à saúde e as instruções em embalagens de remédios.

Mull[29] criticou os CPS seletivos por sua abordagem mais restrita, ao invés da estratégia mais abrangente de Alma-Ata, com sua ênfase na participação e no poder da comunidade, afirmando que esse plano seletivo defende a idéia de se "lidar com entidades nosológicas mensuráveis, de modo que resultados quantificáveis possam ser produzidos ao menor custo possível". Ele também destaca que o GOBI-FFF visa principalmente crianças e mulheres jovens, enquanto ignora o restante da comunidade. Os homens também precisam ser envolvidos nas intervenções de cuidados de saúde, pois muitos podem não seguir necessariamente os conselhos de saúde de suas esposas ou mães. Para evitar que bebam, fumem, sejam muito competitivos ou adotem comportamentos sexuais de risco, é possível que as intervenções de saúde tenham de ser levadas aos seus ambientes de trabalho ou veiculadas por líderes comunitários (homens). Além disso, como Green[32] verificou em Bangladesh, embora as mulheres fornecessem o principal cuidado para as crianças, eram os homens que decidiam que remédio comprar caso essas ficassem doentes.

Apesar da divisão conceitual entre as abordagens "abrangente" e "seletiva" dos CPS, Mull[29] destaca que, em muitos programas de ajuda internacional, uma fusão pragmática dos dois realmente ocorreu; por exemplo, um foco "de cima para baixo" e seletivo em um dado problema de saúde (como as doenças diarréicas), combinado a intervenções que melhoram a nutrição, o saneamento, os suprimentos de água, a educação das mulheres e a participação popular no nível da comunidade.

## Problemas do GOBI-FFF

Alguns dos problemas específicos associados à aplicação de cada aspecto da estratégia GOBI-FFF foram descritos em mais detalhes anteriormente neste livro. Eles incluem a terapia de reidratação oral (Capítulo 1), o aleitamento materno e os suplementos alimentares (Capítulo 3) e o planejamento familiar (recentemente citado). Em muitos casos, fatores organizacionais e culturais locais podem dificultar a sua aplicação. Por exemplo, embora os pediatras concordem sobre o valor da monitoração do crescimento (principalmente altura e peso) como um modo de identificar a desnutrição ou outros problemas do desenvolvimento, ela também pode ser vista como um modo ocidental e ligado à cultura de definir "saúde". Como descrito no Capítulo 5, as definições numéricas usadas para explicar "normalidade" podem não corresponder às crenças nativas sobre se uma criança é saudável ou não. Os pais podem ver uma criança como "saudável" se ela puder sorrir, brincar, falar, responder afetivamente ou realizar certas tarefas domésticas ou rituais, independente de sua altura e peso. Além disso, algumas mães podem temer a inveja alheia se, na clínica, seu próprio filho for considerado mais "normal" do que as outras crianças, ou podem temer ser acusadas de feitiçaria ou "mau-olhado" se a situação for inversa. A próxima seção concentra-se principalmente nas imunizações e na prevenção e no tratamento das doenças diarréicas e respiratórias, inclusive a tuberculose.

### *Imunizações*

Cerca de 5 milhões de crianças morrem a cada ano em função de doenças que podem ser evitadas pelas imunizações.[29] Para lidar com isso, a Organização Mundial de Saúde elaborou o *Programa Expandido em Imunizações* (EPI), em 1974, com o objetivo de atingir seis doenças importantes da infância: difteria, tétano, coqueluche, pólio, sarampo e tuberculose. Desde então, as taxas de imunização das crianças no mundo em seu primeiro ano de vida subiram de apenas 5% em 1974 para 76% no final de 2003.[33] Em 2000, a OMS lançou outra iniciativa, a Aliança Global para Vacinas e Imunização (GAVI), uma parceria internacional privada e pública com a Fundação Gates e outras, para ampliar a cobertura vacinal nos 74 países mais pobres do mundo e para introduzir novas vacinas contra doenças como hepatite B e *Haemophilus influenzae* tipo B.[34] Em 2004, com cerca de 500 milhões de contatos de imunização com as crianças anualmente, estimou-se que a EPI estava prevenindo as mortes de, no mínimo, 3 milhões de crianças por ano, enquanto a pólio estava "à beira da erradicação", com menos 750.000 crianças incapacitadas, cegas ou mentalmente retardadas devido a doenças preveníveis por vacinas.[33]

Há dois problemas-chave enfrentados na tentativa de imunizar uma grande proporção da população mundial:

1. Os problemas organizacionais e técnicos para disponibilizar as vacinas àqueles que necessitam delas (isso inclui a necessidade de uma "cadeia fria", para que as vacinas permaneçam em uma temperatura baixa e constante do local de produção até o local de imunização).
2. A necessidade de aumentar a aceitabilidade das vacinas, mesmo quando elas estão disponíveis.

Os aspectos de ordem técnica incluem o custo, a produção e a eficácia das vacinas e a forma como elas são distribuídas. Os problemas organizacionais incluem quando e como as campanhas de imunização devem ser colocadas em prática; se elas devem visar a grupos particularmente vulneráveis ou toda a população; se elas devem acontecer separadamente ou em conjunto com os demais CPS; como a comunicação com a comunidade pode ser efetivamente organizada; e se os curadores locais, como as parteiras tradicionais, devem ser envolvidos na campanha. Porém, eles destacam que as imunizações isoladas muitas vezes não reduzem as taxas de mortalidade geral, a menos que *outros* aspectos, como a desnutrição e a má qualidade de moradia, também sejam abordados. De modo geral, assim, "é preciso estar ciente de que as imunizações não representam uma proteção mágica ou universal contra todas as doenças". Em termos de aceitabilidade, os autores relacionam os baixos níveis de aceitabilidade com uma série de fatores, incluindo baixo *status* socioeconômico, famílias grandes, baixo nível educacional das mães, isolamento social e *status* de migrante (incluindo estilos de vida nômades). A cobertura vacinal de crianças deficientes ou com outras incapacidades também tem demonstrado ser baixa, assim como a das meninas em comparação com a dos meninos. Em contraste, aqueles "predispostos à imunização" tendem a acreditar que sua suscetibilidade a uma doença é alta, que as conseqüências de contraí-la seriam sérias, que a imunização é o modo mais efetivo de preveni-la e que não há barreiras sérias para a imunização.

### Atitudes em relação à imunização

Certas crenças nativas podem ajudar ou impedir as campanhas de imunização; em geral, para que estas sejam bem-sucedidas, devem, de algum modo, "fazer sentido" em termos das percepções de má saúde das próprias pessoas. Nichter[36] destaca que informações limitadas, combinadas com algumas crenças locais, podem causar medos ou gerar falsas expectativas sobre uma campanha de imunização em particular. Em seu estudo no sul da Índia, em 1992, ele verificou que somente 11% dos domicílios no distrito de Kanara do Norte e 28% em Kanara do Sul tinham um membro da família que havia sido informado sobre a doença a ser prevenida pela imunização que haviam recebido. Na maioria dos casos, os trabalhadores de saúde haviam simplesmente lhes dito que "a vacinação é boa para a saúde e previne doenças".

Algumas gestantes achavam que as vacinas eram "injeções tonificantes" que fariam com que tivessem bebês grandes e, assim, partos difíceis. Informadas pelos trabalhadores de saúde de que as vacinas eram poderosas "injeções de saúde", outras pessoas pensavam que elas seriam fortes demais para um corpo "enfraquecido", como o de uma criança fraca ou doente, especialmente com febre, tosse produtiva ou diarréia. Outros achavam que as vacinas, assim como a perfuração das orelhas ou a escarificação ritual, dariam um "choque" no corpo para que ele voltasse a ser saudável. Acreditava-se também que as vacinas removeriam "toxinas" do corpo, protegendo contra todas as doenças infecciosas sérias e contra doenças místicas como o *krimi*, e que as vacinas eram "doses de antibiótico de longa duração" que percorriam todo o corpo para reduzir as doenças, diminuindo tam-

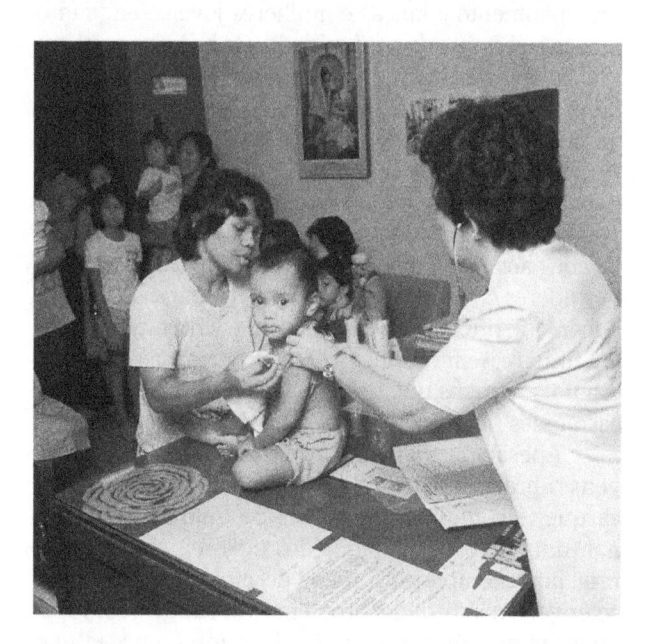

**Figura 18.1** Uma sessão de imunização nas Filipinas. O acesso ao cuidado preventivo é um direito do indivíduo e uma necessidade da sociedade. (Fonte: Organização Mundial de Saúde, *World Health*, No. 5, September-October, 1996, pg. 8. Reproduzida com permissão.)

bém a fertilidade das crianças no futuro. Além disso, muitas pessoas não confiavam na competência da equipe de CPS que administrava as injeções, especialmente se fossem de fora da comunidade e não tivessem de prestar contas a ela. Inversamente, os trabalhadores de saúde nessas comunidades-alvo algumas vezes podiam relutar em aplicar imunizações com medo de serem culpados se falhassem em seu trabalho ou se causassem efeitos colaterais. Quando ocorriam efeitos colaterais por causa de uma vacina particular, as mães freqüentemente rejeitavam todas as outras formas de vacinação, supondo que todas são "semelhantes" e que, portanto, vão provocar reações adversas parecidas.

Nichter[36] destaca ainda que, embora haja vantagens na identificação, por parte dos trabalhadores da saúde, de uma vacina pelo nome da doença com que as pessoas estão familiarizadas (como coqueluche), isso pode ser mais difícil quando a doença a ser prevenida tem um quadro clínico mais vago e difuso (como exantema ou febre). Além disso, em muitos casos, as pessoas acreditam que a vacina pode proteger contra uma doença específica ou uma variedade de doenças que elas temem, mesmo que este não seja o caso. Por exemplo, em sua pesquisa em Kanara do Sul, Nichter e Nichter[37] constataram que, enquanto 50% das mães pesquisadas achavam que as vacinações protegiam suas crianças contra doenças específicas (como pólio ou tuberculose), 28% achavam que elas protegiam contra todas as doenças "grandes" ou graves encontradas naquela comunidade. Assim, eles destacam que essas falsas expectativas podem contribuir para a percepção entre muitas pessoas de que as vacinações não são muito efetivas.

Concepções errôneas semelhantes foram relatadas em muitas outras partes do mundo. Por exemplo, em um estudo das mães Xhosa na zona rural de Transkei, África do Sul, em 2003, Helman e Yogeswaran[38] verificaram que, embora suas atitudes em relação às imunizações geralmente fossem positivas e seu conhecimento das vacinas contra pólio e sarampo fosse alto, havia confusão sobre as razões para algumas outras imunizações. Diversas mães achavam que o BCG (bacilo de Calmette-Guérin) imunizava contra a "doença BCG", enquanto a vacina DPT (difteria-coqueluche-tétano) evitava a "doença DPT" – assim como a vacina contra a pólio prevenia a pólio (*ipolio*) e a vacina contra o sarampo prevenia o sarampo (*imasisi*). Assim, elas não conectavam a BCG com a prevenção da tuberculose, nem a DPT com a prevenção de difteria, coqueluche e tétano.

As mães também podem ver as visitas a clínicas e a aplicação de injeções como ações realizadas somente quando alguém está doente, e não quando se está saudável.[38] Fazer injeções em um bebê saudável pode parecer contra-intuitivo (especialmente quando fazem com que o bebê fique temporariamente doente). Um resultado, como no exemplo de Transkei, era uma confusão entre a prevenção e o tratamento. Dizia-se que as vacinas fortaleciam a criança ("ela vai crescer forte"), impedindo-a de adoecer ("a criança fica menos vulnerável à doença") ou mesmo "tratando" uma criança já doente ("Eu notei que quando ele nasceu não estava tão bem, mas, depois de receber as imunizações, houve uma diferença"). Além disso, as doenças infantis, como outras doenças, geralmente são vistas como de origem multicausal (ver Capítulo 5) e não apenas provocadas por um micróbio particular. As condições como pólio ou sarampo podem ser atribuídas a uma série de outros fatores, como mau cuidado pela mãe, "leite ruim", "sujeira", feitiçaria, exposição ao mau tempo, má condição de moradia, punição divina ou ira dos ancestrais – e essas doenças não podem ser evitadas somente pela imunização.[38]

Episódios de efeitos colaterais de uma vacina também podem reduzir a realização de vacinações. Em Moçambique,[39] Cutts e colaboradores constataram que o fato de saber que outra criança havia tido um abscesso pós-vacinação podia dissuadir uma mãe de vacinar seus próprios filhos. Nos países mais afluentes, a mídia pode desempenhar um papel semelhante ao alarmar as mães sobre os possíveis riscos da imunização. Por exemplo, no Reino Unido, no final da década de 1990, houve considerável publicidade na mídia sobre uma possível ligação entre a vacina contra sarampo-caxumba-rubéola (MMR) e o desenvolvimento posterior de autismo e doença de Crohn. Embora essa alegação tenha sido posteriormente contestada por muitos outros cientistas, o número nacional de vacinas da MMR realizadas caiu significativamente, sobretudo entre as classes sociais mais afluentes. Casiday e colaboradores[40] verificaram que, embora a maioria dos pais fosse favorável à imunização em geral, muitos sentiam-se ambivalentes em relação à segurança da MMR e exibiam um "nível considerável de desconfiança quanto ao papel do governo na regulação do risco". Porém, apesar de desconfiar dos "médicos" em geral, eles confiavam nos conselhos sobre imunização de seus próprios médicos de família.

### Fatores sociais e econômicos

Diversos estudos indicam que os fatores *sociais e econômicos* na origem familiar de uma criança podem desempenhar um papel crucial na redução do nível geral de realização de vacinação. Estes incluem (1) baixa renda familiar,[35] (2) baixo nível de educação,[41] (3) baixo nível de instrução,[41] (4) família grande,[35,39,41] (5) residência afastada da clínica[39,42] e (6) impossibilidade de pagar pelo transporte até a clínica.[43] A mãe também pode estar grávida ou doente ou não ter com quem deixar os seus outros filhos enquanto vai à clínica.[38]

Outros fatores que podem levar a um baixo número de realização de vacinação não tem nada a ver com as crianças, com seus pais ou suas famílias: eles são culpa do sistema médico em si. Por exemplo, em áreas pobres, as clínicas podem estar localizadas longe demais de onde as pessoas vivem. Pode não haver transporte fácil até elas.[38,42,43] Elas podem abrir somente durante horários pouco convenientes (no estudo de Moçambique, a clínica abria somente durante poucos dias por semana). Elas podem ter horários de consulta rígidos, os quais podem não se adequar às vidas mais imprevisíveis e caóticas das pessoas pobres das zonas rurais. O seu estoque de vacinas muitas vezes pode acabar de uma hora para a outra, e as mães e os bebês voltam para casa sem terem sido vacinados.[41] Elas podem (ilegalmente) cobrar as mães pelas imunizações, e a equipe da clínica pode ser rude ou não atenciosa com a mãe e a criança.[38,42]

Um aspecto final é que os membros de uma comunidade podem não compreender por que somente as crianças, e às vezes as mulheres, são os principais alvos das campanhas de vacinação, enquanto os homens e as crianças maiores são ignorados. Eles podem criar toda uma variedade de teorias conspiratórias e políticas para explicar por que não estão recebendo as poderosas "injeções do governo", que aumentam a saúde e protegem contra doenças.[37]

De modo geral, então, uma compreensão dos fatores estruturais e das idéias nativas sobre as doenças e vacinas é crucial para o sucesso de qualquer programa de imunização. De acordo com Heggenhougen e Clements,[35] "as mensagens que contradizem as crenças, os hábitos e as ações nas quais as pessoas investiram tempo, esforços e recursos, e em torno das quais as pessoas baseiam suas vidas, vão exigir consideravelmente mais força, engenhosidade e/ou repetição para impressionar o público-alvo, do que as mensagens que estão de acordo com o seu modo de fazer as coisas".

Um exemplo de um ajuste mais próximo entre as crenças locais e as do sistema médico em relação às imunizações é dado no estudo de Burkina Faso, a seguir.

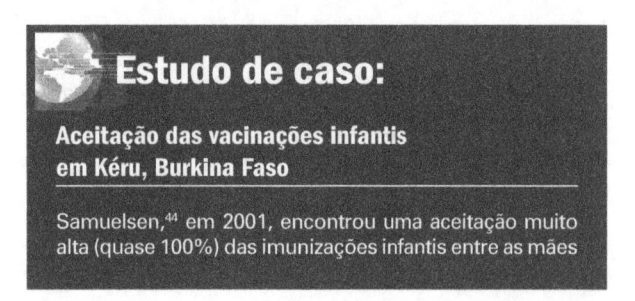

### Estudo de caso:
**Aceitação das vacinações infantis em Kéru, Burkina Faso**

Samuelsen,[44] em 2001, encontrou uma aceitação muito alta (quase 100%) das imunizações infantis entre as mães na vila de Kéru, Burkina Faso. Isso se devia em grande parte a ecos entre as formas tradicionais de "vacinação", praticadas na vila por muitos anos, e as formas modernas promovidas no presente pelo sistema de saúde pública. Tradicionalmente, as mães em Kéru traziam seus bebês para uma curandeira herbalista local (conhecida como vacinatriz) para o tratamento e a prevenção de uma variedade de doenças populares. Usando uma navalha, a curandeira fazia 30 a 40 incisões pequenas na pele da criança e esfregava ervas especiais nelas. Supunha-se que muitas dessas doenças preveníveis eram causadas por um "enfraquecimento do sangue", de modo que os tratamentos em que os remédios eram misturados diretamente com o sangue reverteriam aquele processo, ajudando a fortalecer o sangue outra vez. Samuelsen também destaca que a formação de cicatrizes com facas ou navalhas e a escarificação seguida pela realização de sangrias também são praticadas em muitas outras partes da África, e que a vacinação contra a varíola na verdade foi praticada na África Ocidental muito antes de ter sido introduzida na Europa. Em Kéru, há agora uma influência de duas vias entre os sistemas de saúde tradicional e público, pois, como Samuelsen salienta, "As assim chamadas práticas nativas não são estáticas; ao contrário, se ajustam e se alteram continuamente em resposta às condições sociais e culturais sempre em mudança". A vacinatriz integrou muitas das abordagens e a auto-apresentação da clínica de saúde pública local, ou *Centre de Santé et de Promotion Sociale* (CSPS), como o atendimento uma vez por semana, horários de espera, o pagamento em dinheiro e o uso de lâminas e agulhas importadas. Embora o CSPS critique os tratamentos da curandeira e seus riscos (especialmente infecções e hemorragia), essas crenças e práticas tradicionais na verdade aumentaram a aceitação das imunizações modernas por parte da comunidade, reforçando a idéia de que a doença pode ser prevenida pelo processo da imunização.

### Doenças diarréicas

Alguns dos aspectos relacionados com as doenças diarréicas e a aceitação da solução de reidratação oral (SRO) já foram discutidos no Capítulo 1. Essas doenças, que matam cerca de 5 a 7 milhões de pessoas por ano, estão muito ligadas à pobreza, com os seus problemas inerentes de desnutrição, suprimentos de água escassos, más condições de moradia, mau saneamento e destinação inadequada do lixo. Antes que as doenças diarréicas possam ser reduzidas ou eliminadas permanentemente, esses aspectos socioeconômicos devem ser abordados.[45] Além disso, Weiss[46] descreveu as muitas explicações culturais encontradas por todo o mundo sobre a origem, o significado ou o tratamento das doenças diarréicas. Por exemplo, em muitos grupos culturais (inclusive América Latina e sul da Ásia), elas são atribuídas a um desequilíbrio de "calor" e "frio" no interior do corpo ou no ambiente. Em outros grupos, o "leite materno ruim", alimentos pesados, sujeira ou poluição podem ser culpados. As causas sobrenaturais (ver Capítulo

5) das doenças diarréicas incluem mau-olhado, feitiçaria, bruxaria, espíritos malignos, punição divina, contato com uma mulher menstruada, infidelidade sexual dos pais ou sexo durante a gravidez ou lactação. Os tratamentos nativos podem envolver remédios herbais, medicamentos comerciais, rituais religiosos, alterações na dieta ou na amamentação ao seio e até a "limpeza do trato gastrintestinal com enemas, purgantes e eméticos".

Nichter[47] salienta a importância de se compreender se, de fato, as comunidades fazem uma diferenciação entre diarréia comum (geralmente viral) e disenteria, que é mais perigosa (causada por bactérias como a *Shigella*). Além da SRO, a disenteria pode exigir tratamento com antibióticos e, freqüentemente, hospitalização. O pesquisador destaca que, em algumas comunidades, a diarréia sanguinolenta associada à disenteria pode ser considerada mais séria do que a diarréia secretora e mais aquosa, mas, em outras, a situação pode ser inversa. Em Mindoro, nas Filipinas, por exemplo, ele verificou que a ênfase dos trabalhadores de saúde nos perigos da desidratação significava que os habitantes da vila temiam mais a forma menos grave de diarréia aquosa do que a própria disenteria. A febre e a dor, e não o sangue nas fezes em si, eram vistas como razões para se ir à clínica. No Sri Lanka, a diarréia sanguinolenta é associada com "calor" preso no corpo e tratada pela ingestão de "substâncias refrescantes", além de remédios e SRO. Porém, algumas pessoas recusam os antibióticos, os quais consideram "perigosos agentes de aquecimento para a diarréia sanguinolenta". Por outro lado, outras recusam a SRO para o tratamento da diarréia aquosa "porque o senso comum cultural determina que se deve secar as fezes aquosas".

Tanto os trabalhadores de saúde da comunidade como os curadores tradicionais têm sido usados na promoção do uso da terapia de reidratação oral (TRO) nas suas comunidades. Porém, esses curadores não são um grupo homogêneo e freqüentemente variam quanto ao seu conhecimento da TRO e em termos de sua disposição de usá-la. Em Montrouis, Haiti, por exemplo, Coreil[48] constatou que, embora 74% das mães tivesse ouvido falar da TRO, somente 51% dos curadores conheciam a técnica. De todos os curadores, 32% haviam ensinado as mães sobre a TRO, e 2% haviam usado a TRO eles próprios. As parteiras e os "injecionistas" tinham mais conhecimento sobre a TRO e estavam mais dispostos a usá-la do que os herbalistas e os xamãs. De todos os curadores tradicionais, as parteiras – devido a seu envolvimento íntimo no cuidado da mãe e do bebê – provavelmente estão na melhor posição para aconselhar as mães sobre os benefícios da TRO.

## Infecções respiratórias: agudas e crônicas

Na maior parte do Terceiro Mundo, as infecções respiratórias agudas (IRAs) são uma das principais causas de morte de recém-nascidos e crianças com menos de cinco anos de idade. Na Índia, por exemplo, cerca de 500.000 a 750.000 crianças morrem dessas infecções a cada ano.[49] O Fundo das Nações Unidas para a Infância (UNICEF)[50] estimou em 2000 que, a cada ano, dois milhões de crianças com menos de cinco anos morrem de IRA nos países em desenvolvimento. As IRAs mais comumente implicadas são pneumonia, bronquite, bronquiolite e tuberculose. Assim como as doenças diarréicas, elas com freqüência estão associadas a pobreza e privação e algumas vezes complicam outras infecções da infância como sarampo e coqueluche. Elas estão freqüentemente associadas a condições como desnutrição e malária.

Assim como as doenças diarréicas, os estudos antropológicos das IRAs têm examinado as crenças e as práticas nativas, as formas de cura tradicional e as atitudes em relação aos tratamentos médicos.[49] As percepções locais dessas condições são particularmente importantes, pois podem influenciar o ponto que os pais definem como potencialmente perigoso (quando então buscam ajuda), e se este ocorre antes ou depois de a infecção ter tido a chance de se disseminar pelo resto da família ou da comunidade. Essas crenças nativas podem incluir, por exemplo, noções acerca dos modos "normais" e "anormais" de respirar, do significado dos diferentes tipos de tosse, sibilância, catarro ou febre e assim por diante. Para explicar a origem e o significado das IRAs, também aplicam-se muitas das teorias leigas sobre a etiologia da doença descritas no Capítulo 5. Outro aspecto importante é o uso de produtos farmacêuticos ocidentais (como antibióticos) comprados livremente de farmácias locais ou vendedores de remédios (ver Capítulo 8), pois estes podem causar o desenvolvimento de cepas resistentes de bactérias responsáveis pelas IRAs. O papel importante dos *insights* antropológicos para o desenvolvimento de estratégias preventivas e terapêuticas para essas doenças foi reconhecido pela OMS, com seu Programa para o Controle das Infecções Respiratórias Agudas.[51]

### Tuberculose

Entre as doenças respiratórias crônicas, a tuberculose (TB) é a mais séria. Em 1991, estimou-se que cerca de 1.700 milhões de pessoas estavam ou haviam sido afetadas pela doença,[52] e que, anualmente, 8 milhões de casos de TB estavam ocorrendo em todo o mundo, bem como cerca de 3 milhões de mortes pela doença, 95 a 99% das quais ocorriam nos países em desenvolvimento.[52] Uma pesquisa mais recente, em 2003,[53] estimou que em 2000 houve um total de cerca de 8,3 milhões de casos novos de TB em todo o mundo e que as taxas de incidência da doença eram maiores na África subsaariana. Entre 1997 e 2000, enquanto o número total de casos novos de TB em todo o mundo aumentou em uma taxa de 1,8% por ano, o número de casos novos na antiga União Soviética aumentou muito mais rapidamente (6,0% por ano), assim como aquele na África subsaariana (6,4% por ano).[53] De modo geral, a carga global da tuberculose e das doenças associadas a ela parece estar aumentando de modo constante.

A tuberculose em geral é uma doença da pobreza, associada com desnutrição, aglomeração e cuidados inadequados de saúde. Recentemente, porém, os casos de TB no mundo ocidental têm aumentado, muitas vezes em bairros pobres das cidades e às vezes em associação com a AIDS ou outras doenças. Uma estimativa de 1998, previa que, em 2000, cerca de 1,4 milhões de casos de tuberculose (14% do total global) seriam associados à infecção pelo HIV.[54] Porém, os dados de 2000 indicaram que somente cerca de 9% de todos os casos novos de TB em adultos (de 15 a 49 anos) eram, de fato, atribuíveis à infecção pelo HIV, mas a proporção era muito maior na Região Africana da OMS (31%) e em alguns países industrializados, especialmente os Estados Unidos (26%). Naquele ano, houve cerca de 1,8 milhões de mortes pela doença em todo o mundo, das quais 12% (226.000) foram atribuídas à infecção por HIV.[53]

As tentativas de tratar a TB e controlar a sua disseminação têm encontrado uma série de problemas sociais e culturais. De acordo com uma revisão feita por Rubel e Garro,[55] as duas principais barreiras ao controle bem-sucedido são a demora na busca de tratamento e o abandono do tratamento antes de ele surtir efeito. As crenças culturais sobre o significado dos sintomas precoces da doença desempenham um papel particularmente importante. Por exemplo, um estudo realizado por eles entre trabalhadores migrantes mexicanos no sul da Califórnia encontrou períodos consideráveis (8,5 meses, em média) entre o início dos sintomas e a decisão de consultar um médico. Muitos deles interpretavam de modo equivocado os seus sintomas iniciais – tosse, fadiga, perda de peso, cefaléia, dor lombar ou coriza como evidências de doenças menos graves, como *gripe* ou *bronquite* ou mesmo *susto* (ver Capítulo 5). Muitos atribuíam sua fadiga e perda de peso ao trabalho pesado e a poucas horas de sono, e inicialmente tratavam a si mesmos fumando e bebendo menos, indo dormir mais cedo, usando remédios comerciais e levando o que eles consideravam ser um estilo de vida mais saudável. Outra razão para a demora na busca de tratamento (além do seu abandono precoce) é o marcante *estigma* associado à doença em muitas partes do mundo. Os autores citam um estudo entre os Zulu na África do Sul, em que descobriu-se que a mera sugestão de que as pessoas com TB eram infecciosas equivalia a identificá-las como feiticeiras ou bruxas, pois estas eram as únicas pessoas naquela comunidade com o poder de causar doença em outras pessoas. Um estudo na Cidade do México mostrou que 52% dos pacientes que recebiam alta do hospital após tratamento para TB não podiam voltar para casa devido à hostilidade de suas famílias; outro mostrou que muitos pacientes haviam abandonado o seu tratamento precocemente por causa dos custos do transporte até a clínica, da ameaça de desintegração familiar e do medo de rejeição por parte de suas famílias (25% dos faltosos não haviam revelado a seus familiares o verdadeiro diagnóstico). Como o término bem-sucedido do tratamento está associado a um bom apoio social da família, o estigma associado à doença pode ser uma razão pela qual as tentativas de controlá-la podem falhar. Outra razão para a falha se relaciona ao sistema de cuidados de saúde em si e ao modo como as clínicas de TB são organizadas. Por exemplo, marcar consultas em horários inconvenientes, registrar repetidamente os pacientes a cada consulta, fazer as pessoas aguardarem em salas de espera lotadas e mal-ventiladas, atendê-las rigidamente pela ordem do registro (ignorando quaisquer circunstâncias do paciente), além do uso, por parte dos médicos, de jargão técnico ao se dirigirem aos pacientes, podem todos contribuir para a relutância das pessoas em ir até uma clínica para tratamento ou acompanhamento. Assim, a falha do tratamento, incluindo custos e disponibilidade, são algumas das razões para a persistência da TB. Ao planejar intervenções mais efetivas, Rubel e Garro sugerem que é necessário avaliar "como as pessoas usam o seu conhecimento para interpretar os sintomas dessa doença crônica e debilitante no momento em que buscam ajuda, e como sua decisão de buscar ajuda é influenciada pelas considerações financeiras, de transporte e outras".[55]

### Estudo de caso:

**Modelos populares de tuberculose em Dongora, sul da Etiópia**

Vecchiato,[56] em 1997, descreveu as crenças populares sobre a tuberculose e os autotratamentos em uma comunidade rural do povo Sidama, no sul da Etiópia. Apesar da alta prevalência de tuberculose naquela região, e apesar do fato de que nenhum estigma social era ligado a ela, somente uma fração dos casos se apresentava à clínica local. Porém, a maioria dos Sidamas reconhecia os sintomas da doença, que eles atribuíam ao trabalho excessivo ou à desnutrição (embora alguns aceitassem que ela se disseminava por contágio ou "pela inalação de partículas de poeira"). Porém, 52,1% acreditavam que os remédios tradicionais (*Sidama taghiccho*) eram muito mais efetivos no tratamento da tuberculose do que os modernos, enquanto somente 37,8% preferiam os últimos. Os tratamentos tradicionais incluíam uma dieta nutritiva (em particular carne, leite e o mingau *ensete*), diversos tipos de remédios herbais (a maioria usada como eméticos, para vomitar o "sangue ruim" acumulado internamente), ou a consulta com um curador tradicional (*oghessa*) que aplicaria gravetos em brasa para "cauterizar" as partes doentes do corpo, especialmente o peito. Vecchiato notou que uma das razões para a rejeição das drogas antituberculose, como a estreptomicina, era porque elas não tinham efeito emético. O autor, assim, sugere que futuros programas antituberculose levem em conta essas crenças nativas e trabalhem com elas quando possível. Como um ponto de partida, esses programas devem reconhecer que os Sidama são capazes de diagnosticar acuradamente a tuberculose pulmonar, que eles têm uma noção de que as doenças podem ser contagiosas e que sabem do valor de uma dieta altamente nutritiva quando estão doentes. Ele também sugere que sejam feitas tentativas para descobrir se os remédios herbais tradicionais são efetivos no tratamento da tuberculose ou não.

## *Recursos da comunidade nos CPS*

A ênfase na declaração de Alma-Ata sobre a *participação da comunidade* nos CPS significa que uma série de recursos da comunidade têm sido usados para facilitar os CPS em nível local. Estes incluem:

1. Trabalhadores de saúde da comunidade (TSC).
2. Grupos de saúde da comunidade.
3. Curadores tradicionais.
4. Líderes comunitários.

### *Trabalhadores de saúde da comunidade*

Estes em geral são membros de uma comunidade particular, cuja tarefa é melhorar a saúde daquela comunidade, freqüentemente em cooperação com o sistema de saúde ou com as agências de ajuda nacionais ou internacionais. Eles podem ser selecionados pelas suas comunidades, embora algumas vezes isso seja feito pelos líderes locais ou por agências externas. Eles aconselham a comunidade sobre estratégias preventivas e dão conselhos sobre o cuidado das crianças, alimentação saudável, imunizações e higiene e também prestam alguns serviços limitados de cura e de primeiros socorros; além disso, muitos se tornam agentes mais gerais de mudanças na comunidade em outras áreas além da saúde. Desde Alma-Ata, milhares foram selecionados e treinados, em 62 países diferentes, tanto em zonas rurais quanto urbanas.[57] Eles incluem os "médicos descalços" na China, os "educadores do bem-estar familiar" em Botsuana, os "trabalhadores do desenvolvimento de saúde da aldeia" na Indonésia, os "voluntários de saúde da aldeia" na Tailândia e os "agentes de saúde da comunidade" no Egito. Na maioria dos casos, os TSCs recebem um treinamento rápido – geralmente de algumas semanas a poucos meses – e alguns poucos equipamentos, como drogas básicas, bandagens, desinfetantes, termômetro, balança e gráficos para medir o peso e a altura das crianças. Em alguns países, o treinamento dos TSCs tem sido muito mais extenso, como o dos *feldsher*,[58] ou assistentes médicos, em áreas rurais da Rússia e da antiga URSS, que fornecem alguns CPS básicos no âmbito das pequenas comunidades rurais desde que Pedro, o Grande, os criou, no século XVIII, e cujo treinamento dura quase 2,5 anos.[58]

Porém, o uso dos TSCs ainda é controverso. Por um lado, sua seleção e treinamento fazem surgir os problemas de como se definir "comunidade", "saúde" e "trabalhador". A definição de "comunidade", por exemplo, pode ser uma ficção burocrática, imposta a um grupo díspar de pessoas por algum oficial distante ou agência de auxílio, com pouco conhecimento local. Além disso, essas comunidades não são estáticas; muitas estão em constante fluxo, com pessoas chegando de áreas rurais e outras partindo em busca de trabalho. Elas também não são homogêneas. As favelas e os cortiços, especialmente aqueles com uma alta proporção de migrantes rurais, freqüentemente possuem muitas comunidades diferentes dentro deles – formadas por pessoas da mesma localidade ou região ou com base em diferentes origens religiosas, étnicas ou sociais. Cada microcomunidade e, freqüentemente, cada um dos gêneros, pode ter atitudes muito diferentes em relação à saúde e à doença, podendo usar uma variedade de curas e curandeiros tradicionais (ver Capítulo 4).

As definições de "saúde" também são problemáticas, pois, conforme ilustrado ao longo deste livro, as definições médicas e leigas de saúde freqüentemente são muito diferentes. Que definição, então, o TSC deve promover? Se esses trabalhadores são vistos como simples agentes do serviço de saúde, isso pode reduzir sua credibilidade aos olhos de sua comunidade? Finalmente, muitos desses TSCs não são "trabalhadores" no sentido formal, uma vez que muitos são voluntários não pagos ou recebem muito pouco dinheiro pelo seu tempo e esforço.

Outro argumento contra os TSCs é que, com seu período limitado de treinamento, eles não são praticantes de saúde "reais", podendo fornecer apenas "cuidados de saúde de segunda classe a cidadãos de segunda classe". Em muitos casos, as pessoas doentes preferem consultar um médico "real", independente do custo, esforço ou viagem envolvidos. Um estudo de acompanhamento dos TSCs tanzanianos,[59] por exemplo, verificou que, embora a comunidade em geral estivesse a seu favor, ela e os próprios TSCs estavam principalmente interessados em serviços curativos, e não preventivos. Além disso, 53% dos 344 TSCs entrevistados não tiveram nenhuma visita de supervisão de qualquer agência de saúde nos três meses anteriores. A combinação de diagnósticos e habilidades terapêuticas inadequados, supervisão infreqüente e escassez de drogas enfraqueceu a aceitação dos TSCs por suas comunidades; apesar disso, eles eram vistos como um recurso valioso, e 88% daqueles treinados desde 1983 ainda estavam ativos cinco anos depois.

### Grupos de saúde da comunidade

Outros recursos locais podem ser os *grupos de saúde da comunidade*, organizados para compartilhar informações sobre aspectos de saúde (como a importância do planejamento familiar, da amamentação ao seio ou das imunizações) e fornecer ajuda a seus membros. Muitos são grupos de mulheres, especialmente os grupos pré-natais e de mães-bebês, os quais com freqüência são facilitados pelos TSCs locais.

### Curadores tradicionais

Os curadores tradicionais também têm sido promovidos como uma parte intrínseca dos CPS, e alguns dos argumentos a favor e contra seu uso já foram resumidos no Capítulo 4. Em alguns casos, os papéis do TSC e do curador tradicional podem se sobrepor, direta ou indiretamente, devido a laços familiares. No estudo realizado por este autor em Porto Alegre, sul do Brasil, por exemplo, a maioria dos 150 trabalhadores de saúde da comunidade (*agentes de saúde*) recrutados para trabalhar em favelas no início da década de 1990 tinha, no mínimo, um curador tradicional em sua família, embora em 2006 essa tendência houvesse em grande parte desaparecido. A intenção da OMS tem sido a de envolver os curadores tradicionais no CPS, por exemplo, no Programa de Drogas Essenciais (ver Capítulo 8), mas sem causar demasiada ruptura nos padrões culturais locais.[60] Isto é: "o estabelecimento de serviços de cuidados primários de saúde nos países em desenvolvimento não deve resultar na ruptura abrupta dos padrões culturais prevalecentes nas comunidades rurais. O trabalho dos curadores tradicionais, por exemplo, deve ser adaptado e suplementado, de modo a assegurar que a inovação seja integrada com sucesso nos sistemas de cuidado existentes".[60]

### Líderes comunitários

Um recurso final usado nos CPS são os líderes comunitários ou pessoas de influência – como professores, figuras religiosas ou líderes políticos da localidade – pois sua cooperação pode ser vital para o sucesso de qualquer iniciativa de cuidados de saúde. Em muitos sistemas de CPS, esses recursos da comunidade freqüentemente são combinados aos de clínicas locais ou "postos de saúde" situados em vilas, ou favelas urbanas e atendidos por médicos, enfermeiros ou outros profissionais de saúde, muitas vezes em cooperação com os TSCs. Os casos mais sérios são encaminhados a hospitais distritais regionais ou, algumas vezes, a hospitais mais especializados em outros locais. Em certa medida, essa mudança em relação aos CPS com base na comunidade também significa um distanciamento do modelo médico que tornou-se cada vez mais caro, superespecializado e superdependente da tecnologia. Ela também implica o desenvolvimento de um novo tipo de médico, que considera os CPS bem-sucedidos não somente como uma ciência médica aplicada, mas também como uma ciência social aplicada.

### O papel dos antropólogos nos CPS

Desde Alma-Ata, muitos antropólogos têm sido envolvidos no planejamento, na aplicação e na avaliação dos programas de CPS,[29-31] bem como no incremento da participação da comunidade nos cuidados de saúde. Além de sua experiência com as culturas locais, com as crenças e práticas de saúde e com as formas tradicionais de cura, Donahue[61] vê o papel do antropólogo como um "intermediador cultural", fazendo a mediação entre as necessidades das comunidades locais e as do sistema de cuidados de saúde: "Os antropólogos podem fornecer *feedback* direto à comunidade que eles estudam. Seu conhecimento sobre os sistemas estruturais-cognitivos de ambos os sistemas médicos, o tradicional e o moderno, permite-lhes encontrar pontos de articulação entre os dois". Mars[1] sugere que "em uma tentativa de ligar a realidade social ao planejamento social", os programas de ajuda médica devem desenvolver uma rede de "antropólogos descalços" – de modo que um antropólogo treinado poderia, com o auxílio de assistentes lo-

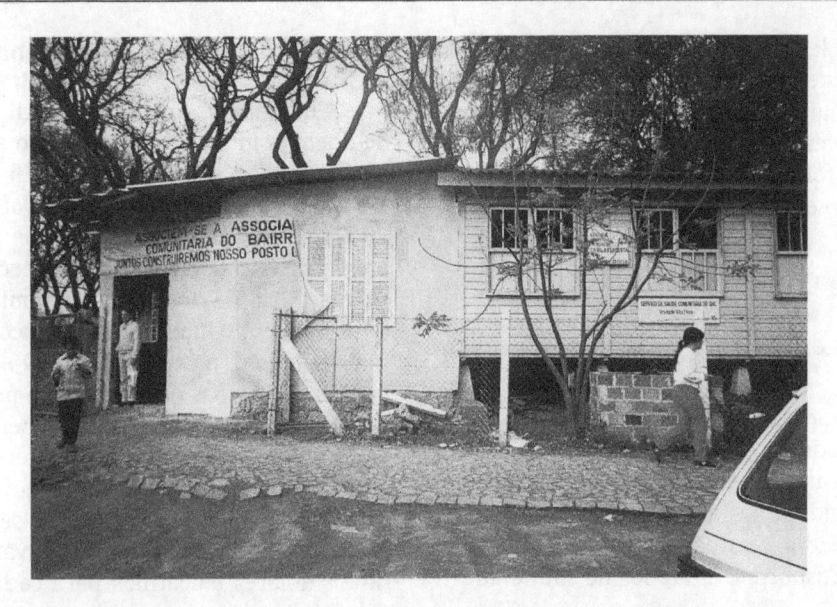

**Figura 18.2** Uma clínica de cuidados primários de saúde em uma favela em Porto Alegre, sul do Brasil, construída e administrada em cooperação com a comunidade local.

calmente recrutados, monitorar até 10 comunidades em pequena escala e facilitar a comunicação de duas vias, com o objetivo de modificar e influenciar as decisões políticas mais centralizadas.

Deve-se destacar, porém, que "antropólogo" não é necessariamente sinônimo de "antropólogo ocidental". Em muitos contextos diferentes, sobretudo em países não-ocidentais, são os antropólogos e outros cientistas sociais desses próprios países (ou mesmo dessas comunidades) que podem ser as pessoas mais certas para atuar como consultores e pesquisadores. Essas pessoas, que compreendem as sutilezas do costume e da crença locais e são falantes nativos da língua, podem ser mais capazes de evitar o *"imprint*\* cultural do Ocidente" inerente a muitos programas de CPS (ver adiante). Esse tipo de informação é crucial aos CPS com base na comunidade, pois esses programas freqüentemente são desenvolvidos por uma burocracia internacional distante, na Europa ou na América do Norte, ou por uma elite urbana nacional com pouco conhecimento das condições locais em áreas rurais ou nas vizinhanças mais pobres de suas próprias cidades.

### Cuidados primários de saúde e conceitos culturais de tempo

Uma razão importante para o fracasso das estratégias de prevenção e educação em saúde, nos CPS

e em outras situações, é uma diferença na percepção de *tempo* entre os planejadores de saúde e as comunidades locais. Muitos desses programas são planejados por indivíduos de classe média e dirigidos a pessoas muito mais pobres do que eles, e grande parte da educação em saúde é baseada no que pode ser denominado um "modelo de investimento de classe média". Isto é, "invista" em você agora (educando-se, economizando, alimentando-se nutritivamente, evitando o tabagismo, usando preservativo e "adiando a gratificação") e esse comportamento resultará em "lucros" (ou "juros" sobre o seu "investimento") daqui a muitos anos no futuro. Em termos de saúde, esses lucros virão na forma de melhor saúde física, melhor qualidade e maior expectativa de vida. Porém, essa abordagem ignora a realidade diária das pessoas que vivem de maneira precária, atingidas pela miséria. A luta diária, algumas vezes horária, pela sobrevivência – por alimento, abrigo, dinheiro e segurança – de muitas pessoas que vivem em favelas, especialmente onde não há sistema de assistência social, significa que elas têm um período de vida muito curto. As pessoas que vivem essa existência precária podem não ser capazes de planejar mais do que um dia ou dois à frente; esperar que elas, por exemplo, não fumem de modo que daqui a 15 ou 20 anos não desenvolvam câncer de pulmão ou doença cardíaca simplesmente não é prático, sobretudo com adolescentes e pessoas jovens, que também têm uma noção muito diferente de tempo. Além de mudar as realidades socioeconômicas em que elas estão inseridas, os programas de educação em saúde precisam destacar os benefícios a curto prazo de uma mudança de

---

\* N. de R.T. *Imprint* no sentido de ter um viés ocidental próprio.

comportamento. Eles também podem precisar dividir as intervenções em saúde a longo prazo em unidades de tempo muito menores (como a abordagem "um dia de cada vez" dos Alcoólicos Anônimos) de modo a refletir a forma como as diferentes pessoas vivenciam o tempo em suas vidas diárias.

## Considerações socioeconômicas e CPS

Como mencionado antes, muitos dos problemas de saúde abordados por CPS abrangentes são o resultado, direto ou indireto, da pobreza, especialmente da incapacidade de arcar com os custos de alimentação, moradia, vestuário, saneamento, remoção de lixo, transporte e cuidados de saúde adequados.[62]

Para os pobres das zonas rurais de países do Terceiro Mundo, outro grande obstáculo à saúde e aos cuidados de saúde não são os seus sistemas de crença cultural, mas a falta de qualquer infra-estrutura física, especialmente de estradas, ferrovias, pontes, rede elétrica, iluminação pública, telefones, hospitais e clínicas.[63] As estradas de má qualidade, o transporte público infreqüente ou caro e as longas distâncias a percorrer até uma clínica podem influenciar a capacidade e a disposição de buscar cuidados médicos. Além disso, dentro de um dado país, as regiões mais ricas podem ser mais capazes de pagar pela infra-estrutura de saúde do que as mais pobres. Na Índia, por exemplo, os estados mais ricos de Maharashtra e Gujarat têm 1,5 e 1,1 leitos hospitalares por 1.000 habitantes, enquanto as taxas para os estados mais pobres de Bihar e Madhya Pradesh são de apenas 0,3 e 0,4, respectivamente.[63] Existe também uma escassez significativa de médicos, enfermeiros e outros profissionais de saúde em muitos países mais pobres, e um viés urbano em sua distribuição (ver Capítulo 4).

Porém, todas as tentativas de melhorar a saúde e prevenir a doença serão infrutíferas, a menos que os aspectos sociais, econômicos e ecológicos mais amplos também sejam abordados. Estes incluem superpopulação, poluição e aquecimento global, já mencionados, mas também o comércio transnacional de "reconfortantes químicos" como o tabaco,[64] produtos farmacêuticos (ver Capítulo 8) e drogas que causam dependência. Outro aspecto é a enorme *desigualdade* em termos de riqueza e recursos entre as diferentes partes do mundo: estima-se que os 20% mais ricos do mundo são 150 vezes mais ricos que os 20% mais pobres, e que a distância entre os dois está se ampliando em ritmo constante.[2]

## O comércio internacional de armas

Finalmente, também é inútil salvar as crianças de doenças infecciosas se elas vão acabar sendo mortas por crimes, guerras ou outras formas de violência. De acordo com o relatório *Global Health Action* de 2005-06, cerca de 191 milhões de pessoas morreram em decorrência de conflitos no século XX.[65] Além disso, mais de 85% dos principais conflitos armados desde a Segunda Guerra Mundial ocorreram em países mais pobres e, entre 1986 e 1996, uma grande proporção de pessoas que morreram por causa de conflitos armados era civil, particularmente mulheres e crianças.[65] O papel do comércio internacional de armas – legal e ilegal – é importante aqui. Em um artigo do *British Medical Journal*,[5] estimou-se que, em 1993, os países em desenvolvimento estavam gastando cerca de 38 dólares em armas para cada pessoa, mas somente 12 dólares em saúde, e que todo o orçamento anual da OMS correspondia a apenas três horas do gasto mundial em armas. Além de desperdiçar recursos escassos, essas armas são uma grande ameaça à vida. Nesse mesmo ano, um artigo no *New York Times*[66] estimou que cerca de 100 milhões de minas terrestres ameaçavam civis em mais de 60 países, causando dezenas de milhares de mortes e lesões, especialmente no Afeganistão e no sudeste da Ásia (cerca de 30.000 pessoas no Camboja haviam perdido algum membro do corpo, principalmente por causa de minas terrestres). Ao mesmo tempo, o mercado para essas minas movimentava 200 milhões de dólares por ano, e elas estavam sendo produzidas por cerca de 100 companhias e agências governamentais em 48 países.

Um grande número de pessoas morre a cada ano por causa de armas. De modo geral, a OMS estimou que, em 1998, 2,3 milhões de pessoas em todo o mundo morreram como resultado de violência, e que isso incluiu centenas de milhares de homicídios causados por armas de fogo.[67] De acordo com a BBC,[68] a maior proporção de mortes por armas de fogo ocorre no Brasil, onde as armas matam uma pessoa a cada 15 minutos e onde ocorreram 36.000 mortes por armas de fogo em 2004.

Muitos dos homicídios causados por armas de fogo ocorrem em partes do mundo "ricas em armas e pobres em recursos" como o Brasil, mas este nem sempre é o caso: em 2000, por exemplo, os homens norte-americanos tinham três vezes mais risco de morrer por lesões relacionadas a armas de fogo do que os homens canadenses, enquanto, para mulheres norte-americanas, o risco era sete vezes maior.[69] De modo geral, a pesquisa de 2003 *Small Arms Survey* estimou que 639 milhões de armas de pequeno porte estavam em circulação em todo o mundo (uma para cada 10 pessoas no planeta), que 59% eram mantidas legalmente por civis e que as vendas anuais de armas no mundo eram de 21 bilhões de dólares, sendo que o Reino Unido, a França e os Estados Unidos ganhavam mais com as vendas de armas do que forneciam em auxílio ao Terceiro Mundo.[70] Deve-se notar que, em muitas partes do mundo, as armas de pequeno porte são mantidas não somente pelo exército e pela polícia. De acordo com a pesquisa mais recente *Small Arms Survey* de 2005, por exemplo, havia cerca de 58 a 107 milhões de armas de pequeno porte no Oriente Médio, das quais a vasta maioria (45 a 90 milhões) estava nas mãos de civis.[71] Em 47 dos 49 grandes conflitos entre 1990 e 2000, as principais armas usadas foram as de pequeno porte e leves, causando lesões e perdas de vida consideráveis.[72] Como mencionado anteriormente, mais de 85% dos grandes conflitos desde a Segunda Guerra Mundial ocorreram em países mais pobres.[72] Nesses países, assim, CPS devem sempre levar em conta a origem dos grandes depósitos de armas e das muitas mortes e lesões, além da drenagem de recursos financeiros e dos riscos à equipe de saúde que eles podem causar.

Um aspecto relacionado é que a guerra, a agitação civil e os desastres ecológicos em geral resultam em refugiados – atualmente estimados entre 15 e 50 milhões em todo o mundo,[5] mas localizados sobretudo nos países mais pobres. Alguns dos muitos efeitos físicos, psicológicos e sociais do *status* de refugiado e de migrante são descritos no Capítulo 12.

As evidências, portanto, são de que a organização de qualquer sistema de CPS, qualquer que seja sua ideologia ou origem, deve sempre levar em consideração esses aspectos socioeconômicos e ecológicos mais amplos. Isto é, para ser verdadeiramente efetiva, essa organização deve sempre ter algum elemento "abrangente".[29]

### Burocracias de cuidados de saúde e CPS

Para se compreender completamente qualquer forma de CPS, é preciso examinar o papel desempenhado pela cultura da medicina em si (ver Capítulo 5), bem como o papel das suas várias instituições, como hospitais, faculdades de medicina, departamentos do governo e burocracias das agências de ajuda internacional. Cada um deles tem sua própria subcultura institucional, hierarquia, ideologia (política, religiosa ou secular) e visão de saúde, de doença e da natureza dos cuidados médicos. Assim, ao examinar os CPS, a antropologia médica não trata somente das crenças e dos comportamentos de saúde das diferentes culturas e comunidades; uma parte essencial de sua perspectiva é a compreensão de como esses fatores institucionais podem ajudar ou prejudicar o oferecimento bem-sucedido de cuidados de saúde.

Foster[73] destaca que os profissionais de saúde aceitam facilmente a premissa de que as principais barreiras aos cuidados de saúde situam-se na comunidade-alvo. A pressuposição é de que os cuidados de saúde efetivos só podem ser oferecidos quando os membros das comunidades tradicionais mudam seu comportamento de saúde. Raramente se pergunta "Como os antropólogos podem ajudar a mudar o comportamento burocrático que inibe o planejamento e a operação dos melhores sistemas possíveis de cuidados de saúde?".[73] Além disso, "entre a equipe de saúde, há uma pressuposição esperançosa de que existe uma "chave" certa que, assim que for descoberta pelos antropólogos, abrirá a porta para uma cooperação franca da comunidade com as atividades dos cuidados primários de saúde".[47] Da mesma forma, Coreil[74] alerta que "os estudos são solicitados com a esperança de que a ciência social possa indicar exatamente um elemento-chave que pode ser manipulado de tal modo que faça todo o sistema trabalhar conforme o desejado". A presunção é que "se a mudança do comportamento resultar em cuidados primários de saúde efetivos, o que deve mudar é o comportamento da comunidade, e não o burocrático".

Foster[75] destaca os enormes passos que as agências internacionais de saúde (como a OMS) têm dado para atender as necessidades mundiais de saúde, especialmente nos países em desenvolvimento. Porém, ele vê muitos deles, embora internacionais na ideologia, como portadores do *"imprint* cultural do Ocidente". Ele descreve três premissas que subjazem a muitos programas internacionais de ajuda médica:

1. O mundo desenvolvido possui tanto o talento quanto o capital para ajudar os países "atrasados" a se desenvolver.
2. Se algumas pessoas têm *"know-how"* e outras não, são aquelas com o *"know-how"* que devem planejar e executar a transferência.
3. As instituições e os modos de operação particulares que atendem as necessidades do mundo desenvolvido são os modelos apropriados para o mundo em desenvolvimento, isto é, "as estratégias de saúde que serviram para o Ocidente são universais e igualmente adequadas para Boston ou Bombaim".

### Abordagens inovadoras para CPS

Em países muito grandes ou muito pobres, foram desenvolvidos alguns métodos bastante inovadores de oferecimento de cuidados primários diretamente a uma população amplamente dispersa. Outros foram desenvolvidos para levar conselhos sobre cuidados de saúde diretamente ao público, sem exigir-lhes uma viagem a uma clínica ou hospital. Exemplos de algumas dessas abordagens inovadoras são dados a seguir:

- O *Royal Flying Doctor Service* (RFDS)[76] da Austrália foi desenvolvido em âmbito nacional em 1930 e, desde então, leva cuidados de saúde a comunidades remotas, especialmente para o vasto interior ou "Outback". Ele também leva os doentes para o hospital em áreas urbanas. Em 2004, o RFDS e seus 45 aviões atenderam 210.423 pacientes, realizaram 31.231 remoções aéreas, fizeram 58.012 pousos e voaram um total de mais de 19 milhões de quilômetros.[76]
- O *Phelophepa Health Care Train*[77] da África do Sul, criado em 1994, percorre todo o país, levando cuidados de saúde a comunidades rurais afastadas com pouco acesso aos cuidados primários de saúde. Os vagões do trem contêm uma variedade de ambulatórios, incluindo triagem em saúde, saúde materna e infantil, aconselhamento, oftalmologia, odontologia e educação em saúde. As comunidades rurais são informadas com antecedência sobre quando o trem chegará em sua localidade. A cada ano, o trem opera por 36 semanas, cobre 15.000 quilômetros e trata mais de 180.000 pacientes. Desde 1994, 595.961 crianças foram triadas, 6.679 voluntários locais foram treinados em um Programa de Educação Básica em Saúde e mais de 7.000 estudantes (de medicina, enfermagem e outros) trabalharam como voluntários no trem.[77]
- O serviço telefônico *NHS Direct*,[78] uma parte do National Health Service (NHS) britânico, é uma linha telefônica 24 horas administrada por enfermeiros especialmente treinados que fornecem conselhos médicos gratuitos, informações sobre saúde e tranquilização para o público. Ele faz parte do NHS, mas atua em paralelo. Quando necessário, os enfermeiros podem encaminhar as pessoas que telefonaram a um hospital ou ao médico para tratamento subseqüente. O serviço telefônico é suplementado por um serviço *on-line*, NHS Direct Online, que fornece informações sobre saúde e responde a perguntas sobre aspectos específicos de saúde.

Assim, esta seção mostra que as realidades locais – sociais, culturais, econômicas e demográficas – e as necessidades e os desejos das comunidades locais também devem ser levados em conta ao se planejar qualquer sistema de CPS. Por essa razão, muitos dos *insights* da antropologia médica, geralmente com base em microestudos detalhados sobre as comunidades locais, podem ser úteis para aqueles envolvidos no planejamento, na administração e na avaliação dos programas de cuidados primários de saúde. Eles podem ajudar no planejamento de sistemas de CPS em nível local, nacional e internacional que sejam humanos, culturalmente apropriados e custo-efetivos e que atendam as necessidades não somente das burocracias médicas, mas também das próprias comunidades locais e dos indivíduos dentro delas.

## POLUIÇÃO E AQUECIMENTO GLOBAL

Em 1944, o antropólogo Malinowski fez uma diferenciação entre as necessidades humanas "básicas", essenciais para a sobrevivência biológica (como metabolismo, movimento, crescimento, saúde e reprodução) e as necessidades humanas "secundárias" (ou derivadas), exigidas para a vida social.[79] Essas "necessidades derivadas", criadas pelo homem, incluem sistemas de leis, valores, religião, arte, ritual, linguagem e simbolismo, mas também objetos materiais, artefatos e tecnologia. Com o desenvolvimento socioeconômico, "surgem novas necessidades, e novos imperativos ou determinantes são impostos ao comportamento humano". O problema é que essas novas necessidades culturalmente derivadas, tais como a "necessidade", na sociedade ocidental, de sempre usar garfo e faca para comer, fazer viagens aéreas de férias todo ano, ou ter um automóvel e um refrigerador, freqüentemente passam a ser vistas como se fossem "básicas" ou biológicas, como a necessidade de alimento ou abrigo, tornando-se difícil viver sem elas. Assim, ao examinar os aspectos ecológicos, os estudos antropológicos dessas necessidades culturalmente derivadas e "quase básicas" são importantes, pois a produção constante dessas necessidades pela publicidade e pela indústria pode exaurir os recursos do planeta, criar desigualdade e insatisfação e ser perigosa para o ambiente.

Para citar um pequeno exemplo, descobriu-se que o uso disseminado dos clorofluorocarbonos (CFCs) em refrigeradores e aerossóis contribui para a diminuição da camada de ozônio e para o aquecimento global (o "efeito estufa"), o que pode prejudicar seriamente a saúde humana.[80] Embora fatores econômicos (como os lucros envolvidos na produção, na promoção e na venda desses produtos) tenham um papel importante em sua popularidade, também o têm as crenças e os comportamentos culturalmente influenciados. Por exemplo, nos locais onde os aerossóis são usados como desodorantes, purificadores de ar, laquês para cabelo e lustra-móveis, seu uso é claramente influenciado por certos valores culturais reforçados constantemente pela publicidade. Nos países ocidentais, em particular, esses valores enfatizam a importância de se viver em um ambiente sem cheiros, com ausência de odores naturais do corpo e de cheiros estranhos dentro de casa. Eles também promovem certos estilos e cores de cabelo (particularmente aqueles que sugerem uma aparência mais jovem) e enfatizam as superfícies brilhantes, quase como espelhos, na mobília dentro de casa como um sinal de ordem, riqueza e respeitabilidade social.

## O automóvel

Outro exemplo ainda mais difundido é o automóvel, uma invenção com um profundo efeito na vida humana, transformando as sociedades, culturas, economias, paisagens e relações humanas em todo o mundo.

Embora não se tenha dados exatos, estima-se que hoje em dia existam cerca de 600 milhões de veículos a motor em todo o mundo, 200 milhões deles nos Estados Unidos.[81] Porém, apesar de todos os seus benefícios, o custo dessa invenção tem sido alto em termos humanos. Desde a sua invenção, há cerca de um século, e desde o primeiro acidente de trânsito fatal, em 1898, cerca de 20 milhões de pessoas morreram em acidentes automobilísticos,[82] e muitos milhões mais foram lesados – o que dá ao automóvel o *status* de uma das invenções mais perigosas da história da humanidade. A OMS estima que, mundialmente, mais de 1,2 milhões de pessoas são mortas nas estradas a cada ano e que, em 1998, mais de 38 milhões de pessoas envolvidas em acidentes de automóvel sofreram lesões em todo o mundo.[83] O custo econômico dessas mortes e lesões é enorme; nos países em desenvolvimento, a OMS o estima em cerca de 100 bilhões de dólares anualmente.[83] Os automóveis são responsáveis não somente pela lesão direta à saúde humana, mas também por danos ao ambiente. O exemplo mais conhecido disto é a poluição do ar pela fumaça do escapamento dos automóveis – principalmente monóxido de carbono, ozônio, óxido nitroso e hidrocarbonetos. Em cidades superpopulosas com alta densidade de tráfego, a poluição do ar pode ter efeitos sérios e permanentes sobre a saúde, particularmente no sistema respiratório. Além disso, a combustão de aditivos com chumbo (banida nos Estados Unidos, mas ainda comum em outros lugares) pode resultar na deposição sobre a terra de poeira de óxido de chumbo, que pode contaminar os alimentos, o solo, as plantações e a ração dos rebanhos, causando sérios problemas de saúde, especialmente em crianças.[84]

O carro, porém, não é somente uma forma de transporte. Ele também é um objeto simbólico que possui diferentes *significados* para diferentes pessoas, dependendo de sua cultura e origem socioeconômica, gênero e faixa etária. Ele freqüentemente simboliza valores de prestígio, poder, autonomia, individualismo e mobilidade (social e geográfica), imagens muitas vezes criadas ou mantidas pela indústria automobilística.

Assim como ocorre com o controle populacional, as tentativas de reduzir a poluição do ar causada pelos escapamentos dos carros precisam levar em conta alguns desses aspectos socioculturais. As políticas nacionais de trânsito (como estabelecer limites mais baixos de velocidade, subsidiar combustível sem chumbo, verificar os escapamentos dos carros, aumentar os impostos sobre os carros e proibir o uso de automóveis no centro das cidades) podem não ser a única solução. Antes que as pessoas comecem a alternar das formas privadas de transporte para as formas públicas e menos poluentes, como as ferrovias, as quais devem ser facilmente acessíveis e baratas, também é importante compreender por que tantas pessoas desejam ter um carro em primeiro lugar. Nesse caso, os estudos antropológicos dos papéis culturais da posse de um carro podem ser úteis como parte de uma política nacional de transportes.

As medidas de saúde pública para reduzir a poluição do ar devem levar em conta esses fatores culturais. Como nos anúncios de cigarro e álcool, a cria-

### Estudo de caso:

**Simbolismo do automóvel em Chaguanas, Trinidad**

Miler,[85] em 1994, descreveu que na cidade de Chaguanas, Trinidad, o carro é "um veículo não somente para transportar as pessoas espacialmente, mas também conceitualmente, de um conjunto de valores para outro". Estes novos valores incluem noções de individualidade, pois na Trinidad contemporânea "o carro é provavelmente o artefato que supera até mesmo as roupas em sua capacidade de incorporar e expressar o conceito do indivíduo". Nas conversas, as pessoas algumas vezes são identificadas não pelo nome, mas pela marca ou pelo número da placa de seus carros. Para os homens jovens, particularmente, os carros tornaram-se o meio de realizar suas fantasias internas de independência da família, conquistas bem-sucedidas e atração sexual (a sabedoria de rua insiste que "as mulheres não olham para os homens que não têm um carro"). Como um meio público de expressar a individualidade, os carros podem ser "customizados" por decorações especiais em seus estofamentos ou em sua aparência exterior, marcando claramente o *status* e a personalidade do dono. Um resultado disso é "a má vontade para caminhar uma vez que se tem um carro"; grandes engarrafamentos são algo comum, pois as pessoas dirigem até o trabalho ou a escola por mais perto que estejam de casa. Portanto, em Trinidad, como em outros locais, o carro tornou-se "um veículo tão importante para a identidade expressiva assim como o é para o transporte".

ção constante de "necessidades derivadas" – e a ênfase em atendê-las somente mediante consumo e exibição pública de objetos materiais, como um carro – terão de ser abordadas, antes que o dano ao ambiente torne-se irreversível.

### Aquecimento global

O aquecimento global é uma das características mais importantes na vida moderna, com muitas implicações sérias, e a situação provavelmente vai piorar nos próximos anos. McMichael e colaboradores[86] notam que, durante o século XX, a temperatura média do mundo aumentou em aproximadamente 0,6°C, e que cerca de dois terços desse aquecimento ocorreram desde 1975. Isso se deve sobretudo aos "gases estufa" (greenhouse gases, ou GHGs), que são principalmente o dióxido de carbono (em especial da queima de combustíveis fósseis e de queimadas em florestas), o metano (da agricultura irrigada, criação de animais e extração de óleo), o óxido nitroso e vários halocarbonetos produzidos pelo homem (como os CFCs). Mais significativamente, o Painel Intergovernamental das Nações Unidas sobre Alterações Climáticas (IPCC) concluiu em 2001 que: "Há evidências novas e mais fortes de que a maior parte do aquecimento observado nos últimos 50 anos é atribuível às atividades humanas", especialmente a liberação de gases estufa pelos combustíveis fósseis.[86] O IPCC concluiu que, se não forem realizadas ações específicas para reduzir as emissões de gases estufa, as temperaturas globais provavelmente subirão entre 1,4°C e 5,8°C no período entre 1990 e 2100.[86]

Essas mudanças climáticas provavelmente terão grandes efeitos sobre a saúde humana. De acordo com o World Health Report de 2002,[87] esses efeitos variam do aumento de mortes por doença respiratória ou cardíaca causado pelas temperaturas extremas a mortes por um aumento nos "desastres climáticos", como enchentes, secas ou tempestades violentas. As alterações nos padrões climáticos provavelmente também afetarão a prevalência de doenças transmitidas por vetores, como malária e dengue, a incidência sazonal de várias infecções relacionadas a alimentos e água, os lucros das safras da agricultura, a variedade de pestes e patógenos vegetais e animais, a salinidade das áreas costeiras e os suprimentos de água doce, com a elevação dos níveis do mar, e o risco de conflitos por recursos naturais esgotados (como água, combustíveis ou minerais). Eles estimam que, em 2000, a alteração climática foi responsável por cerca de 2,4% dos casos de diarréia em todo o mundo, 6% dos casos de malária em alguns países de renda média e 7% dos casos de dengue em alguns países industrializados. De modo geral, as mudanças no clima foram responsáveis por cerca de 154.000 mortes nesse ano.

## DESMATAMENTO E EXTINÇÃO DE ESPÉCIES

Uma das maiores ameaças à saúde global é o desmatamento, especialmente das florestas tropicais. Menos de 50% da área coberta por florestas tropicais pré-históricas ainda existe, mas mesmo essa parcela está atualmente sendo derrubada ou queimada em uma taxa de cerca de 142.000 quilômetros quadrados por ano (aproximadamente 1,8% da área total ainda em pé).[88] As florestas – "os pulmões da Terra" – desempenham um papel crucial na estabilização dos gases globais, reduzindo assim o efeito estufa, e na manutenção dos índices pluviométricos globais. Sua destruição pode resultar na redução do volume de chuva em áreas adjacentes e na erosão irreversível do solo, causando quebras de safras e uma queda na produção de alimentos. Além dos seus efeitos sobre a ecologia do planeta, há três outros problemas sérios associados o desmatamento:

1. *Destruição dos povos nativos* que vivem em áreas de floresta, destruição tanto física quanto cultural, pela violência direta de madeireiros, fazendeiros, mineradores ou funcionários do governo, ou pela destruição real do seu *habitat* e das áreas de caça.
2. *Extinção de espécies* de animais, aves, plantas e micróbios, incluindo muitos que poderiam ser usados no desenvolvimento de medicamentos.
3. *Doenças infecciosas* resultantes da destruição dos *habitats* e nichos ecológicos de certos vírus ou de seus vetores e sua liberação entre as populações humanas.

Em muitos casos, os antropólogos têm conseguido contribuir para uma compreensão mais detalhada do problema. Por exemplo, eles têm fornecido dados consideráveis sobre os grupos tribais indígenas, especialmente no Terceiro Mundo (como os índios brasileiros) e sobre quantos estão morrendo como resultado da destruição das florestas onde eles vivem e caçam ou de doenças trazidas do mundo exterior.[89] Muitos têm atuado como seus defensores junto ao governo e outras instituições burocráticas, em uma tentativa de deter o que pode vir a ser um genocídio. Freqüentemente, eles têm mostrado que aqueles que vivem nos países industrializados podem aprender valiosas lições com esses povos indígenas, especialmente em termos de respeito e reverência ao ambiente natural e seus recursos limitados.

## Medicamentos tradicionais

A destruição de espécies naturais, especialmente plantas, aves, animais e micróbios, representa uma ameaça especial para a saúde global. Nos próximos 50 anos, cerca de um quarto de todas as espécies serão extintas, particularmente aquelas perdidas pelo rápido desmatamento das florestas tropicais.[88] Na taxa atual, essa perda de biodiversidade significaria cerca de 27.000 espécies extintas a cada ano, ou mais de 74 por dia. Um resultado importante disso seria a perda de milhares de remédios potenciais para tratar muitas doenças. Chivian,[88] em 1993, estimou que cerca de 80% de todas as pessoas que vivem nos países em desenvolvimento (cerca de dois terços da população mundial) dependem quase exclusivamente dos medicamentos tradicionais que usam substâncias naturais, derivadas em sua maioria de plantas; mesmo nos Estados Unidos, 25% de todas as prescrições aviadas por farmácias comunitárias entre 1959 e 1980 continham ingredientes ativos extraídos de plantas. Muitas dessas plantas vinham sendo usadas pelos curandeiros indígenas durante séculos antes do desenvolvimento da farmacêutica moderna e ainda são usadas. Em 2003, a OMS estimou que 25% de todos os remédios modernos eram feitos de plantas, primeiramente usadas de modo tradicional.[90] Entre os remédios mais conhecidos derivados de plantas estão o quinino e a quinidina (da casca da cinchona), a D-tubocurarina (da trepadeira *Chondrodendron*), a aspirina (da casca do salgueiro), a digitális (da dedaleira), a morfina (da papoula), as drogas anticâncer taxol (da árvore do Pacífico *yew tree*), a vinblastina e a vincristina (da *Vinca rosa*, a pervinca)[88] e o antimalárico artemisinina (*Artemisia annua*, da erva chinesa *qinghaosu*). Ao longo dos anos, os estudos antropológicos acerca da cura tradicional e da farmacopéia indígena têm sido uma fonte útil de informações sobre muitos outros remédios à base de plantas, assim como sobre suas vantagens e desvantagens e sobre como eles são usados pelos grupos humanos em diferentes partes do mundo.[91] Tem sido destacado, porém, que embora os remédios herbais tradicionais sejam de origem "natural", eles algumas vezes podem ser perigosos para a saúde e causar uma variedade de alergias, efeitos tóxicos e mesmo cânceres.[92]

Há uma preocupação cada vez maior com o crescimento da *biopirataria*, que é o uso não-autorizado, e freqüentemente ilegal, de recursos biológicos (como plantas nativas, colheitas ou animais) ou remédios tradicionais dos métodos de cura pertencentes às comunidades locais em países mais pobres por parte de grandes corporações de negócios no mundo desenvolvido. Muitas vezes, as companhias estrangeiras patenteiam recursos biológicos locais e então passam a desenvolver novos produtos farmacêuticos; os lucros desse desenvolvimento, porém, não costumam ser compartilhados com as comunidades nativas em si. Para prevenir essa situação, a Convenção das Nações Unidas sobre Diversidade Biológica (DLC), apresentada pela primeira vez no Earth Summit do Rio de Janeiro, em 1992, foi agora ratificada por 168 países.[93] Seus objetivos são a conservação da diversidade biológica mundial, o uso sustentável dessa biodiversidade e uma "divisão justa e eqüitativa dos benefícios originados da utilização dos recursos genéticos".[93] Os governos nacionais também tomaram medidas para proteger seus próprios recursos biológicos: em 2002, por exemplo, a Índia aprovou o Biological Diversity Bill, cujo objetivo era abordar as preocupações básicas sobre acesso, coleta e utilização dos recursos e do conhecimento biológicos por parte de estrangeiros, bem como compartilhamento dos benefícios originários desse acesso". Antes dessa lei, os casos de biopirataria na Índia haviam incluído a patente das propriedades de cura de ferimentos do *haldi* (tumérico) e os efeitos hipoglicemiantes da *karela* (abóbora amarga).[94]

Em 2002, a OMS lançou sua primeira Estratégia de Medicina Tradicional abrangente.[95] Seu objetivo era o de desenvolver estratégias nacionais sobre avaliação científica e regulamentação da medicina tradicional (MT) e complementar (MAC). Ela também visava melhorar a disponibilidade e o custo da MT/MAC, incluindo os remédios herbais essenciais – uma estratégia essencial, pois cerca de um terço da população dos países em desenvolvimento não tem acesso aos remédios essenciais, de modo que "a provisão de terapias efetivas em MT/MAC poderia ser um instrumento crítico para ampliar o acesso aos cuidados de saúde". Porém, isso deveria ser acompanhado por mais pesquisas sobre a segurança e a eficácia dessas terapias.

O desmatamento também envolve o perigo da liberação de novas doenças infecciosas nas populações humanas devido à destruição dos *habitats* e à ruptura de delicadas ecologias locais. Por exemplo, a derrubada das florestas tropicais (como na área da Amazônia) desloca os roedores da floresta, que são os hospedeiros usuais dos flebótomos ou mosquitos-palha (que transportam protozoários do gênero *Leishmania*). Como resultado, os mosquitos-palha passam temporariamente a picar os seres humanos, aumentando, assim, a incidência da leishmaniose, uma doença grave que afeta mais de 12 milhões de pessoas no mundo.[88] Da mesma forma, os carrapatos, as moscas tsé-tsé (portadoras da doença do sono africana) e os barbeiros (portadores da doença de Chagas, comum na América Central e do Sul, afetando 15 a 20 milhões de pessoas) podem ser liberados pela destruição de seus *habitats* usuais. Diversas doenças virais também "emergiram" recentemente de regiões de floresta como resultado do desmatamento. Entre elas, está a doença da floresta de Kyasanur (KFD), transportada pelos carrapatos *Haemophysalis spinigera*, que geralmente se alimentam de pequenos animais nas áreas de floresta tropical do sul da Índia. Com a introdução de ovelhas e gado em áreas previamente cobertas por floresta, esses animais tornam-se reservatórios da doença, da mesma forma como os seres humanos que os criam.[88,96] Assim como ocorre com outras doenças virais "novas", os antropólogos têm estudado o impacto dessas epidemias em comunidades particulares, como neste caso da Índia.

### Estudo de caso:

**Reações da comunidade à doença da floresta de Kyasanur, no distrito de Kanara do Sul, sul da Índia**

Nichter,[96] em 1987, descreveu a doença da floresta de Kyasanur (KFD), no distrito de Kanara do Sul, como essencialmente uma "doença do desenvolvimento" – o resultado do desmatamento e da criação de gado nos terrenos desmatados entre as aldeias e a floresta. Muitos dos atingidos eram trabalhadores rurais pobres, que cuidavam desse gado portador de carrapatos. Na área, a cosmologia local divide o universo em três reinos: o dos seres humanos, o da selva (floresta) e o dos espíritos, que faz a mediação entre os dois primeiros. O perigo é inerente a qualquer encontro entre os reinos humano e espiritual, de modo que, quando os espíritos não são controlados, os resultados podem ser "quebras de safra, epidemias e morte violenta de pessoas e animais domésticos". Confrontados com o surto da KFD, os habitantes da área presumiram que os espíritos estavam punindo algumas transgressões morais de sua parte e tentaram apaziguá-los por meio de vários rituais; sua crença na causa sobrenatural da KFD era reforçada pelo fracasso dos médicos em curar a doença. Durante a epidemia, muitas vítimas se recusavam a ir para o hospital, por motivos tanto culturais quanto econômicos, preferindo, em vez disso, o tratamento em casa por um praticando aiurvédico particular. As vítimas da doença temiam que morrer no hospital significaria uma "morte ruim", e o seu espírito insatisfeito (*preyta*) causaria problemas para os familiares sobreviventes. Apaziguar tal espírito envolveria então rituais caros, pelos quais não podiam pagar. A hospitalização também significava a perda de outro assalariado saudável, que seria forçado a ajudar no cuidado do paciente no hospital. Em contraste, o praticante particular, embora menos eficiente (do ponto de vista médico), era mais sensível às crenças populares sobre saúde do que os hospitais, prescrevia dietas especiais de acordo com essas crenças e era bastante liberal na administração de diazepam (Valium) a pacientes com uma grande variedade de doenças. Ao tratá-los em casa, ele também ajudava a evitar os custos de uma "morte ruim". Nichter destaca que, inicialmente, os funcionários do governo desprezaram a ligação entre a KFD e o desmatamento e não acionaram suficientemente a auto-ajuda da comunidade como um recurso para enfrentar a epidemia. Apesar de sua crença na origem mística da doença, os esforços dos moradores para apaziguar a causa espiritual da KFD não impedem um interesse pelo controle dos carrapatos como uma causa instrumental da doença".

Além do desmatamento, muitas espécies da vida selvagem foram caçadas até quase a extinção, não como uma fonte de alimento, mas, sim, por motivos culturais, tais como:

- as baleias caçadas no início do século para o fornecimento de cartilagens usadas na fabricação de corseletes femininos;
- os milhares de animais abatidos anualmente em safáris na África, rendendo troféus para caçadores ricos;
- os tubarões mortos como uma fonte de sopa de "barbatana de tubarão", popular no Extremo Oriente;
- as raposas, as martas e os coelhos mortos para a fabricação de casacos de pele para mulheres na moda;
- os chifres de rinocerontes usados, em forma de pó, como um afrodisíaco em partes da África;
- as presas de elefantes, para o fornecimento de marfim para a fabricação de ornamentos;
- os tigres mortos para que seus órgãos sejam usados em remédios tradicionais na Índia e na China;
- os ursos caçados em partes da Ásia para a retirada de suas vesículas biliares, por seu suposto valor medicinal.

Em cada um desses casos de destruição ambiental, Cortese[97] destaca que os sistemas de crenças humanas são parte do problema, especialmente a visão antropocêntrica de mundo de que o "homem é a mais importante de todas as espécies e deve ter o domínio sobre a natureza", e de que os recursos do planeta são "gratuitos e inesgotáveis". Uma das conseqüências dessa crença, e dos sistemas econômicos e políticos que a acompanham, é a crise ecológica atual e sua crescente ameaça à saúde global.

### Resumo

Como esta seção resumidamente ilustra, muitas vezes há uma conexão, direta ou indireta, entre a ecologia do planeta, a saúde dos seus habitantes e certas crenças e comportamentos culturais. Além das práticas humanas que causam a poluição ambiental, elas incluem o desmatamento, o uso de energia e armas nucleares, a extinção de muitas espécies da vida selvagem e a ênfase nos lucros a curto prazo e no poder político sobre os interesses a longo prazo da humanidade. Todos devem ser considerados pelo antropólogo médico do futuro, pois a cultura humana influencia a forma como esses problemas serão produzidos, se eles serão reconhecidos e se eles serão ou não manejados.

## OS PAPÉIS DA ANTROPOLOGIA EM UMA ESTRATÉGIA DE SAÚDE GLOBAL

Este capítulo resumiu não somente alguns dos problemas de saúde global que enfrentamos hoje, mas também a tensão inerente entre as soluções nacionais (e internacionais) para eles, por um lado, e as condições sociais e culturais locais por outro. Em outras palavras, há um *paradoxo* básico no centro de quase todas as estratégias de saúde global, quer sejam para controle populacional, melhora da nutrição, prevenção do HIV/AIDS, promoção do aleitamento materno ou qualquer outra forma de promoção da saúde. Esse paradoxo pode ser expresso da seguinte forma:

1. Os problemas de saúde globais exigem uma estratégia de saúde global.
2. Nenhuma estratégia de saúde global pode ser universalmente aplicável a *todas* as partes do mundo devido à ampla diversidade dos grupos populacionais humanos, especialmente em nível local.

Dada essa situação, alguns dos possíveis papéis da antropologia médica em uma política de saúde global podem ser resumidos nos seguintes termos:

1. Realizar pesquisas detalhadas em comunidades e grupos sociais locais sobre as dimensões sociais e culturais dos problemas de saúde e doenças específicos.
2. Fornecer um banco de dados abrangente sobre a composição social e cultural das diferentes comunidades em todo o mundo, com base em pesquisas anteriores de outros antropólogos.
3. Estudar a relação entre as crenças e os comportamentos ligados à saúde em contextos ou comunidades particulares, isto é, explorar as diferenças entre o que as pessoas dizem que acreditam ou fazem e o que elas realmente fazem na prática, e explicar as razões para essas discrepâncias.
4. Fazer a mediação entre as intervenções de saúde locais e os elaboradores de políticas em nível nacional ou internacional de modo a adaptar o programa às condições locais específicas.
5. Auxiliar nessas intervenções em nível *local*:
    a) assegurando que o programa "faça sentido" para a comunidade, em termos de suas realidades locais social, cultural e econômica;
    b) identificando os recursos da comunidade (como líderes locais, organizações religiosas ou grupos de mulheres) que podem atuar como agentes de mudança na educação em saúde ou cuidados de saúde, como parte de um programa nacional ou internacional;
    c) monitorando o impacto desses programas na comunidade local ao longo do tempo;
    d) desenvolvendo uma rede de "antropólogos descalços" recrutados localmente (assistentes de pesquisa) ou de cientistas sociais para ajudar no planejamento, na aplicação e na avaliação do programa;
    e) fornecendo *feedback* aos desenvolvedores de políticas sobre o progresso e o impacto do programa;
    f) adaptando os programas de educação em saúde para difundir informações através dos canais culturalmente apropriados na comunidade (como professores, líderes religiosos ou curadores tradicionais);
    g) atuando como defensores ou intérpretes culturais da comunidade perante as burocracias de saúde e os elaboradores de políticas em nível nacional ou internacional.
6. Organizar programas educacionais sobre as dimensões social e cultural da saúde e da doença direcionados aos elaboradores de políticas e a outros pesquisadores.
7. Monitorar as culturas institucionais das agências de ajuda médica nacionais e internacionais para melhorar sua eficiência e ajudar a reduzir os desvios etnocêntricos ou medicocêntricos.
8. Desenvolver e testar novos instrumentos de pesquisa (como os procedimentos de avaliação rápida) para estudar determinados problemas de saúde em contextos específicos, locais e nacionais (ver Capítulo 14).

Porém, todas essas intervenções devem ser baseadas em uma compreensão realista tanto dos pontos fortes quanto das limitações da antropologia, quando aplicadas aos aspectos de saúde globais.

Os *pontos fortes* da antropologia incluem o seguinte:

1. Ela pode fornecer conhecimento detalhado sobre comunidades humanas locais particulares.
2. Ela pode fornecer dados comparativos detalhados sobre uma ampla variedade de grupos humanos em todo o mundo.

3. Sua abordagem à pesquisa é holística e multidimensional.

As *limitações* da antropologia incluem o seguinte:

1. Seu conhecimento pode ser demasiado local e bastante limitado a pequenas comunidades específicas.
2. Seus pesquisadores podem não ter treinamento em biologia, epidemiologia ou psicologia – as quais podem ser relevantes para certos problemas de pesquisa.
3. Sua tradição de longas pesquisas etnográficas pode ser inapropriada em situações em que as crises sérias de saúde precisam ser abordadas em caráter de urgência.

Apesar dessas limitações, o objetivo deste capítulo foi mostrar que a antropologia ainda pode fazer uma contribuição considerável e contínua para a solução de problemas de saúde globais.

## REFERÊNCIAS-CHAVE

2 Gwatkin, D.R., Guillot, M. and Heuveline, P. (1999) The burden of disease among the global poor. *Lancet* 354, 586-9.

3 Keane, C. (1998) Globality and the construction of World Health. *Med. Anthrop. Q.* 12(2), 226-40.

10 Warwick, D. P. (1988). Culture and the management of family planning programs. *Stud. Fam. Plan.* 19, 1-18.

22 United Nations Population Division (2004) *UN Report Says World Urban Population of 3 Billion Today Expected to Reach 5 Billion by 2030* (Press release POP/899, 24 March 2004). New York: UNPD.

24 Harpham, T., Lusty, T. and Vaughan, P. (eds) (1988). *In the Shadow of the City: Community Health and the Urban Poor.* Oxford: Oxford University Press, pp.40-88.

35 Heggenhougen, H. K. and Clements, C. I. (1990). An anthropological perspective on the acceptability of immunizarion services. *Scand. J. Infect Dis. Suppl.* 76, 20-31.

38 Helman, C.G. an Yogeswaran, P. (2004) Perceptions of childhood immunizations in rural Transkei: a qualitative study. *S. Afr. Med. J.* 94(2), 835-8.

47 Nichter, M. (1991). Use of social science research to improve epidemiologic studies of and interventions for diarrhea and dysentery. *Rev. Inf. Dis.,* 13(Suppl. 4), S265-71.

53 Corbett, E.L., Watt, C.J., Walker, N. *et al. (2003)* The growing burden of tuberculosis: Global trends and interactions with the HIV epidemic. *Arch Intern Med* 163, 1009-21.

57 Walt, G. (ed.) (1990). *Community Health Workers in National Programmes.* Maidenhead: Open University Press.

71 Graduate Institute of International Studies (2005) *Small Arms Survey 2005.* Oxford: Oxford University Press.

86 McMichael, A.J., Campbell-Lendrum, D.H., Corvalan, C.F. *et al* (2003) *Climate Change and Human Health.* Geneva: World Health Organization, pp. 6-7.

## LEITURA RECOMENDADA

Baer, H., Singer, M. and Susser, I. (2004). *Medical Anthropology and the World System,* 2nd edn. Westport: Praeger.

Chivian, E., McCally, M., Hu, H. and Haines, A. (eds). *(1993). Critical Condition: Human Health and the Environment.* Cambridge: Massachusetts Institute of Technology Press.

Coreil, J. and Mull, D.J. (eds). (1990). *Anthropology and Primary Health Care.* Westview Press.

Hahn, R.A. (ed.) (1999) *Anthropology in Public Health.* Oxford: Oxford University Press.

Inhorn, M.C. and Brown, P.J. (eds) (1997) *The Anthropology of Infectious Diseases: International Health Perspectives.* Reading: Gordon and Breach.

Nichter, M. and Nichter, M. (1996). *Anthropology and International Health: Asian Case Studies,* pp. 329-65. Reading: Gordon and Breach.

Russell, A., Sobo, E.J. and Thompson, M.S. (eds) (2000) *Contraception across Cultures.* Oxford: Berg.

World Health Organization. (2002) *The World Health Report 2002 - Reducing risks, promoting healthy life.* Geneva: World Health Organization.

## *WEBSITES* RECOMENDADOS

Center for Traditional Medicine:
http://www. centerfortraditionalmedicine.org

Global Health Watch: http://www.ghwatch.org

United Nations Population Division:
http://www.un.org/esa/population/unpop.htm

World Health Statistics 2005 (World Health Organization):
http://www3.who.int/statistics

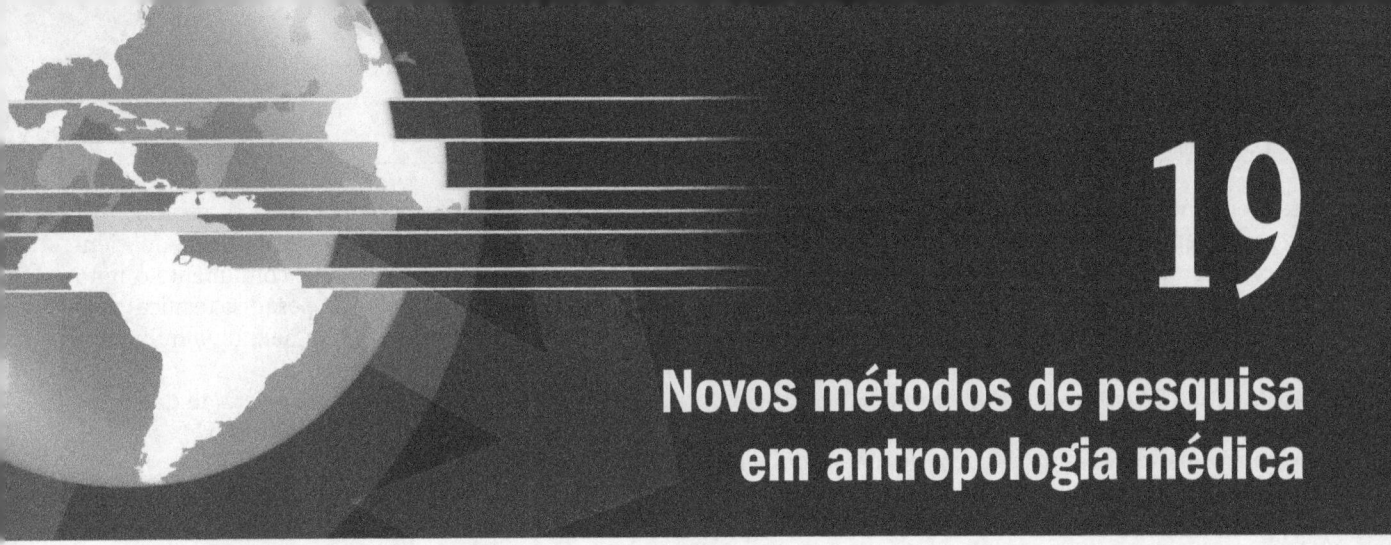

# 19
# Novos métodos de pesquisa em antropologia médica

Para atender os desafios dos problemas de saúde internacionais e locais – muitos exigindo intervenções urgentes – diversas novas técnicas de pesquisa foram desenvolvidas em antropologia médica, bem como em psicologia e sociologia. Todas elas visam fornecer uma nova compreensão sobre saúde e doença, especialmente sobre crenças e comportamentos relacionados à saúde. Muitas dessas intervenções tomam a forma de técnicas *qualitativas*, embora sejam hoje freqüentemente combinadas com técnicas mais quantitativas (ou baseadas em medidas) dentro do mesmo projeto.[1] Estas podem incluir pesquisas populacionais em grande escala sobre morbidade, mortalidade, prevalência e incidência de certas doenças. Além disso, um problema muitas vezes é pesquisado mediante o uso de diversas técnicas qualitativas ao mesmo tempo e como parte do mesmo estudo.[2] Essas técnicas são retiradas de uma "caixa de ferramentas" de diversos métodos de coleta de dados, mencionados adiante. Com freqüência, estes são combinados com a técnica mais tradicional de observação participante da etnografia,[3] descrita no Capítulo 1. Usar técnicas diferentes para examinar a mesma questão de pesquisa tem uma vantagem importante. Ao analisar os dados, a existência de uma *concordância* forte entre os achados de duas ou mais dessas técnicas diferentes passa a ser geralmente considerada uma indicação (e um modo de confirmação) da validade desses dados – um processo conhecido como *triangulação* (ver adiante).[4]

Enquanto os estudos quantitativos freqüentemente tentam descobrir *o que* aconteceu em uma situação particular, a maioria dos projetos de pesquisa em antropologia médica tenta responder a questão "*por quê?*"[5] Por que, por exemplo, algumas pessoas preferem os agentes de cura tradicionais ou alternativos para algumas condições, mas não para outras? Por que algumas pessoas mudam sua dieta durante a doença, a gravidez ou a lactação de maneira prejudicial à sua saúde? Por que alguns grupos rejeitam uma forma de tratamento médico, mas aceitam outra? Por que algumas condições são vistas como doenças em um grupo, mas não em outro? Por que os comportamentos tidos como "ruins" em um grupo são vistos como "loucos" em outro? Por que a contracepção é aceita por uma comunidade, mas não por outra? Por que os níveis de abuso de álcool ou drogas são altos em um grupo cultural, mas não em outro?

## TIPOS DE DADOS

Examinar qualquer um dos problemas descritos neste livro – particularmente o papel das crenças e dos comportamentos em saúde – exige uma abordagem mais holística e multidimensional. Os pesquisadores devem certificar-se de que compreenderam, o máximo possível, *todos* os aspectos da situação que está sendo estudada. Para isso, devem idealmente buscar examinar, e então integrar, quatro tipos ou níveis diferentes de dados,[6] cada um coletado e analisado de maneiras muito diversas.
Os quatro níveis de dados são:

1. O que as pessoas *dizem* acreditar, pensar ou fazer.
2. O que as pessoas realmente *fazem*.
3. O que as pessoas *realmente* pensam ou acreditam.
4. O *contexto* dos três pontos anteriores.

Examinar somente uma forma de dado, como pelo uso de um questionário para coletar frases sobre crenças de saúde referidas (dados do nível 1), muitas vezes pode fornecer um quadro bastante diferente do que realmente é observado na vida cotidiana (dados do nível 2). Os últimos dados freqüentemente são coletados pelo processo de observação participante, descrito no Capítulo 1. As discrepâncias entre os dados de nível 1 e 2 – isto é, entre o que as pessoas dizem fazer e o que realmente fazem na prática – têm sido freqüentemente relatadas por antropólogos. Talvez essas discrepâncias precisem ser explicadas em termos de crenças mais profundas e ocultas (dados do nível 3) – aquilo que as pessoas *realmente* acreditam no nível de sua "gramática cultural" interna (chamada por Hall[7] de cultura de nível "primário" ou "secundário"; ver Capítulo 1) ou em nível do inconsciente pessoal. Nesse nível pessoal, por exemplo, os médicos que aconselham os pacientes sobre os riscos de fumar mas que continuam, eles próprios, fumando pesadamente podem fazê-lo porque:

- acreditam genuinamente que fumar é inofensivo;
- presumem que têm "sorte" e que não vão adoecer em função do tabagismo, mesmo que outras pessoas adoeçam;
- apreciam realmente o sentido de perigo e de risco envolvido no ato de fumar;
- de fato querem, em algum nível, adoecer por causa do fumo.

Assim, dados nesse nível podem ter de ser inferidos dos níveis 1 e 2 ou revelados por estudos mais aprofundados e detalhados. Embora mais difíceis de descobrir, os dados no nível pessoal nunca devem ser ignorados, pois muitas falhas dos programas de promoção da saúde ou prevenção de doenças resultam de fenômenos desse tipo. Por fim, os dados nos níveis 1, 2 e 3 também podem ser fortemente influenciados pelo *contexto* em que foram coletados, e as informações sobre esse contexto (dados de nível 4) precisam ser explicitamente registradas em qualquer descrição dos achados de pesquisa.[6] Isso pode incluir a hora, o local e as circunstâncias em que a pesquisa foi realizada, bem como as características dos próprios pesquisadores.

## INFLUÊNCIAS NA COLETA DE DADOS

Ao contrário da abordagem tradicional quantitativa ou "positivista" da pesquisa, especialmente nas ciências sociais, a *pesquisa qualitativa* reconhece que certos fatores inerentes ao projeto de pesquisa em si podem influenciar os fenômenos em estudo e, assim, os tipos de dados que podem ser obtidos. Isso é particularmente verdadeiro nos estudos das populações humanas e sua cultura ou organização social. Nessas situações, esse reconhecimento dos aspectos subjetivos e contextuais da pesquisa qualitativa é uma força importante da sua abordagem, e não uma fraqueza. Isso se dá porque essa pesquisa fornece aos seus leitores muito mais informações sobre as quais eles poderão basear sua avaliação dos resultados do estudo e sua opinião quanto à validade desse estudo. Isso difere da pesquisa científica quantitativa (em ciências sociais), que ainda promove comumente o mito do "pesquisador invisível" (e da pesquisa técnica) cuja presença supostamente não tem nenhuma influência sobre as pessoas em estudo.

As principais influências na coleta de dados reconhecidas pela pesquisa qualitativa são:

1. Os atributos do *pesquisador*.
2. Os atributos da *técnica de pesquisa*.
3. O *contexto* em que a pesquisa ocorre.

As implicações disso são que, em alguns casos, diferentes pesquisadores, mesmo quando usam questionários idênticos, podem produzir dados muito diferentes com a mesma população. Muitas vezes, isso se deve a alguma influência sutil de seus atributos pessoais, como idade, gênero, etnia, vestimenta, linguagem corporal, tom de voz, origem religiosa ou política e assim por diante, sobre as pessoas entrevistadas. Além disso, cada técnica de pesquisa também impõe sua própria influência específica sobre as pessoas em estudo, particularmente quanto ao que elas dizem e fazem durante o estudo, às questões que respondem e àquelas que não respondem. No plano mais simples, isso inclui técnicas de pesquisa como os questionários auto-administrados, que exigem um alto grau de instrução ou capacidade numérica da população em estudo, ou uma familiaridade com abordagens típicas de uma cultura como o questionário de múltipla escolha. Mais sutilmente, porém, diz respeito à influência, digamos, da presença visível de um gravador ou uma câmera de vídeo na entrevista e à forma como isso pode causar vergonha e retraimento nas pessoas entrevistadas ou uma tendência para superdramatizar as respostas. Finalmente, o *contexto* em que a pesquisa é realizada – a situação e as circunstâncias onde os dados são coletados – também pode influenciar os dados obtidos. As pessoas comportam-se diferentemente em contextos diversos, e o mesmo questionário administrado em uma enfermaria hospitalar, em uma cela policial, em um supermercado ou na casa do entrevistado pode fornecer resultados muito diferentes.

## MÉTODOS DE PESQUISA QUALITATIVA

Nos últimos anos, um foco crescente tem sido dirigido aos métodos de pesquisa que podem coletar dados etnográficos em períodos relativamente curtos de tempo em comparação com os longos períodos do trabalho de campo tradicional ou da *etnografia*, embora este continue sendo um tipo muito valioso de pesquisa. Essas técnicas mais novas estão tornando-se mais populares e sofisticadas. Elas são consideradas particularmente úteis no planejamento, no desenho e na avaliação da educação em saúde, na prevenção de doenças e nos programas de ajuda internacional. Elas também são especialmente relevantes em situações nas quais as pesquisas (e as decisões políticas que serão baseadas nelas) precisam ser realizadas em períodos de tempo muito limitados. Este é o caso das situações de emergência (como crises de refugiados ou desastres naturais) ou de surtos de doenças infecciosas, em que o controle rápido pode salvar muitas vidas, especialmente entre pessoas jovens, idosas e vulneráveis. A etnografia tradicional,[3] como descrito no Capítulo 1, que pode levar até dois a três anos para ser completada, redigida e analisada, simplesmente não é útil nesse tipo de situação.

Algumas dessas técnicas de pesquisa mais novas e mais rapidamente administradas são resumidas nos próximos parágrafos.

### Questionários abertos

Esses questionários podem ser estruturados ou semi-estruturados. Podem ser dirigidos a uma questão de pesquisa particular (como tabus alimentares durante a gravidez) ou a um aspecto mais amplo (como crenças sobre a origem, a apresentação e o tratamento da infertilidade). As questões abertas são, por exemplo, "O que causa a tuberculose?", "Por que você ficou doente?", "Como você se sente em relação à sua condição?". Freqüentemente, uma ou mais questões abertas são incluídas em um questionário mais estruturado ou mesmo de múltipla escolha. As respostas para essas questões abertas são registradas por escrito pelos entrevistados ou gravadas para serem então transcritas. Exemplos de questionários abertos (questionários clínicos) relacionados a tópicos abordados neste livro são listados no Apêndice.

### Procedimentos de avaliação rápida

Os procedimentos de avaliação rápida (PAR)[8] são cada vez mais populares nos programas de ajuda médica internacional e promoção da saúde. Entre os mais conhecidos estão a *avaliação etnográfica rápida*,[9] o *estudo etnográfico focalizado*,[10] a *avaliação epidemiológica rápida*[11] e a *avaliação rural rápida*.[12] Em cada caso, a pesquisa pode levar entre diversas semanas e diversos meses e freqüentemente é realizada por uma equipe de pesquisadores, em vez de um único pesquisador. Essa pesquisa costuma ser realizada em cooperação com a comunidade (de fato, a participação comunitária é necessária para *todas* as formas de PARs). Durante a pesquisa, os membros da equipe de pesquisa estudam diferentes aspectos da vida diária da comunidade, especialmente suas crenças e seus comportamentos relacionados à saúde, com o auxílio de um livreto de perguntas padronizadas de pesquisa e questionários abertos. Estes podem incluir sua organização social e econômica, papéis de gênero, crenças de saúde, doenças populares locais e síndromes ligadas à cultura, práticas de alimentação dos bebês, uso de agentes de cura tradicionais, estratégias de autotratamento, dieta e nutrição e condições de moradia. Outros pesquisadores poderão coletar dados demográficos e censitários, tentando avaliar o estado de saúde da comunidade e realizando pesquisas de morbidade e mortalidade – freqüentemente em relação às doenças específicas, como desnutrição, tuberculose ou síndrome da imunodeficiência adquirida (AIDS). Em geral, o estudo vai concentrar-se em um problema de saúde específico ou em uma questão de pesquisa específica, como planejamento familiar, controle da malária ou prevenção da AIDS. No estudo de grupos refugiados, Eisenbruch[13] também desenvolveu outro tipo de procedimento de avaliação rápida, a *entrevista de luto cultural*. Este é um modo de compreender como os refugiados têm respondido às suas experiências de deslocamento – física, emocional e socialmente (ver Capítulo 12).

Nos últimos anos, os PARs têm sido usados para estudar aspectos como práticas de alimentação dos bebês,[14] desnutrição,[15] infecções respiratórias agudas,[10] saúde reprodutiva das mulheres,[16] desenvolvimento infantil, vírus da imunodeficiência humana (HIV) e AIDS,[17] imunização, mortalidade infantil,[18] atitudes em relação à epilepsia[19] e necessidades de saúde da comunidade.[20] Por exemplo, Pelto e Grove[10] descreveram o modo como um estudo etnográfico focalizado foi desenvolvido para a Organização Mundial de Saúde (OMS) com o objetivo de estudar as infecções respiratórias agudas em crianças e alguns dos achados úteis dele. Em muitos casos, esses PARs precisam ser combinados com dados coletados de trabalho de campo a longo prazo, mais intensivo, e muitas vezes também com mais dados clínicos ou epidemiológicos.

### Coleta de modelos explanatórios

Os Modelos Explanatórios (MEs) de doença e infortúnio (ver Capítulo 5) podem ser coletados de vários modos, inclusive pelo questionário listado no referido capítulo. Como foi mencionado, os MEs têm suas limitações, mas ainda podem ser uma ferramenta útil de pesquisa. Outros métodos mais detalhados para estudar as crenças e atitudes em saúde e os significados que as pessoas dão à sua doença incluem o bem mais longo e mais estruturado Catálogo de Entrevistas de Modelos Explanatórios (EMIC), desenvolvido por Weiss e colaboradores,[21,22] e a bem mais curta e mais semi-estruturada Entrevista Breve de Modelos Explanatórios (SEMI), desenvolvida por Lloyd e colaboradores[23]. Bhugra[24] observa que os dois tipos de questionário mostraram-se particularmente úteis na pesquisa psiquiátrica transcultural: o EMIC, por exemplo, foi usado por Raguram e colaboradores[25] para estudar a depressão clínica em Bangalore, Índia, enquanto Jadhav e colaboradores o utilizaram para estudar a mesma condição em Londres, Reino Unido.[26]

### Grupos focais

Os grupos focais[27,28] são entrevistas intensivas com um pequeno grupo de pessoas (geralmente 8 a 12) que compartilham certos atributos. De modo ideal, eles não devem ter se encontrado antes. O grupo focal pode ser, por exemplo, um grupo de adolescentes grávidas, adolescentes do sexo masculino, usuários de drogas ou pacientes com AIDS. O objetivo é observar e registrar as crenças e os comportamentos relacionados à saúde desse grupo particular de pessoas, como revelado na discussão em grupo – particularmente por suas respostas a questões-chave e pela interação entre os membros do grupo. O grupo é conduzido por um ou mais facilitadores, e as reuniões são gravadas para serem então transcritas. Os grupos focais freqüentemente são úteis como parte dos PARs. Algumas das vantagens e alguns dos problemas dessa técnica são resumidos por Asbury.[28]

### Listagem livre

O objetivo dessa técnica é revelar as crenças de saúde subjacentes ao solicitar-se que os sujeitos listem o máximo de itens possível a respeito de um assunto particular.[29] Por exemplo, "Diga-me todos os tipos de febres que as crianças podem ter", "Liste todas as formas de tratar a diarréia em sua comunidade", "Cite todos os sintomas de tuberculose que você conhece" ou "Liste todos os alimentos que são ruins (ou bons) para o diabetes".

### Classificação por agrupamento

Este geralmente se segue à listagem livre. Os sujeitos podem receber a lista de itens reunidos pelo procedimento recém-descrito, cada um anotado em um cartão separado. Eles são então solicitados a separá-los em pilhas, de acordo com certos critérios. Por exemplo, "Por favor, coloque em uma pilha todos os tipos de febre da infância que você acha que devem ser levados a uma clínica, em outra pilha aqueles que você trataria em casa e em outra todos aqueles que você acha que devem ser tratados por um curandeiro tradicional". Os sujeitos são então solicitados a falar sobre as pilhas e a descrever em detalhes as razões para suas escolhas.[29]

### Ordenação hierárquica

Esta é uma elaboração da classificação por agrupamento, na qual os sujeitos são solicitados a agrupar os cartões (compilados das listagens livres) em hierarquias, em termos de critérios específicos. Por exemplo, agrupar os tipos de febre da infância de acordo com a gravidade em três grupos, de "mais grave" a "moderada" e "leve".[29]

### Análise de rede semântica

Esta técnica sobrepõe-se um pouco à listagem livre. Seu objetivo é revelar, freqüentemente com o auxílio da "livre associação", todos os conceitos, imagens, medos, preconceitos e presunções que estão ligados nas mentes das pessoas a uma palavra ou frase particular. Isso pode incluir um determinado sintoma, uma doença (como o "câncer") ou um rótulo diagnóstico. Ela é útil para o estudo de doenças populares e suas associações simbólicas, como no estudo de Blumhagen[30] sobre "hiper-tensão" e na descrição de Good[31] acerca da doença popular "sofrimento do coração", no Irã.

### Entrevistas familiares

Estas são freqüentemente baseadas nos conceitos e nas técnicas de investigação da terapia familiar. Esses conceitos incluem o da "teoria dos sistemas familiares",[32] que vê a família como um sistema de relacionamentos em constante busca de equilíbrio. As entrevistas visam examinar aspectos específicos da cultura da família[33] e sua relevância para saúde, doença e estilo de vida. Nesse tipo de estudo, a definição de "família" freqüentemente pode ser bastante ampla e inclui muitos membros não-biológicos (ver Capítulo 10) que também desempenham papéis significativos na vida familiar.

## Análise de narrativas

Esta costuma incluir a análise de relatos autobiográficos sobre má saúde, interações médico-paciente, cirurgias e exames diagnósticos, ou sobre eventos significativos da vida como parto, luto ou doença grave. Essa análise também inclui a coleta de histórias de vida mais longas de alguns informantes selecionados.[34] Todas as narrativas são redigidas (pelo entrevistado ou pelo pesquisador) ou gravadas em vídeo, ou fita. A análise dessas narrativas pode focalizar a estrutura da história ou seu significado, ou ambos.[35]

## Coleta de folclore médico

Este é o estudo do folclore herdado – dentro das famílias, comunidades e populações maiores – que se relaciona com a saúde, a doença e os cuidados médicos. Em geral, esse folclore inclui a coleção de remédios tradicionais, histórias populares e métodos de diagnóstico. Ele é coletado como folclore oral (normalmente dos membros mais velhos da comunidade) ou de textos publicados, livros médicos para leigos, panfletos ou folhetos de aconselhamento. Um exemplo dessa abordagem é o estudo aprofundado de Snow[36] sobre as crenças de saúde tradicionais afro-americanas e sua medicina popular.

## Análise de material escrito ou visual

Esse material pode incluir diários, fotografias de família, registros históricos, relatórios de censo, mapas, artigos de jornais, anúncios, panfletos de auto-ajuda, relíquias, testamentos e mesmo novelas pertinentes a uma determinada área, grupo de pessoas ou tipo de má saúde.

## Fitas de vídeo e áudio e fotos

Estas técnicas são usadas especialmente para estudar eventos específicos dentro dos cuidados de saúde, como as consultas médico-paciente ou enfermeiro-paciente, o comportamento em uma sala de espera de uma clínica ou a linguagem corporal dos profissionais de saúde ou seus pacientes. Embora útil, essa é uma técnica "fotográfica", que captura somente um momento no tempo. Ela diz pouco sobre o que aconteceu antes ou depois do registro ou sobre os sistemas internos de crença dos participantes.

## Genealogias e genogramas

Estes são obtidos com os informantes e úteis para compreender os padrões de parentesco e casamento dentro de uma família ou comunidade,[37] a herança dos padrões de estilo de vida (como alcoolismo, abuso de drogas e gravidez na adolescência) ou dos padrões de sintomas dentro de uma família (a "árvore sintomática familiar")[38] e as origens e persistência de doenças hereditárias (como fibrose cística ou doença de Tay-Sachs).

## Análise de redes sociais

Esta envolve a compilação de uma tabela da rede de pessoas associadas a um indivíduo particular.[39] Ela pode enfocar família, amigos, vizinhos, colegas de trabalho, parceiros sexuais, membros do mesmo clube ou igreja ou qualquer combinação particular dessas categorias. Ela é especialmente útil no rastreamento dos contatos durante os surtos de doenças infecciosas (inclusive doenças sexualmente transmissíveis), na monitoração da difusão de informações relacionadas à saúde em uma comunidade e em estudos sobre suporte social disponível para os indivíduos doentes. Um exemplo dessa técnica é o estudo de Parker e colaboradores[40] sobre a transmissão do HIV em Londres, utilizando a análise das redes sexuais de uma amostra de pessoas HIV-positivas.

## Mapeamento e modelagem

Nestas técnicas, os sujeitos são solicitados a retratar – por meio de desenhos, diagramas, obras de arte ou mesmo esculturas – certos aspectos de suas vidas diárias ou sistemas de crença. Por exemplo, pode-se pedir que as pessoas desenhem um mapa de sua casa, vila ou comunidade local ou diagramas do interior do corpo para mostrar a localização de órgãos, ou que indiquem em um contorno padronizado do corpo (como no estudo de Boyle sobre imagem corporal entre pacientes ingleses)[41] a localização de órgãos ou sistemas corporais. A maioria dos estudos de imagem corporal tem usado essa abordagem, como o estudo de MacCormack[42] a respeito da compreensão das mulheres jamaicanas sobre seus próprios sistemas reprodutivos. Uma combinação de mapas e questionários abertos – a "entrevista-desenho" – foi usada no Projeto COMAC de Infância e Medicina sobre as percepções das crianças acerca da doença, em nove países europeus, realizado no período de 1990 a 1993.[43] Aqui, cada criança no estudo foi solicitada a fazer um desenho da última vez em que ficou doente, para então ser entrevistada em profundidade sobre o conteúdo e o significado do desenho que havia feito.

### Técnicas projetivas

Essas são semelhantes ao uso do Rorschach e outros testes em psicologia. Grupos ou indivíduos são expostos à mesma fotografia, *slide*, filme, modelo ou vinheta escrita e então solicitados a descrevê-los e comentá-los. Isso é útil para revelar presunções ocultas sobre os níveis de compreensão (dados de nível 3). Por exemplo, pode-se apresentar um conjunto de 10 fotos de crianças, algumas das quais visivelmente sofrendo de uma dada doença, a uma amostra de mães solicitando-lhes que escolham e falem sobre as crianças que vêem como saudáveis ou doentes e a forma como lidariam com a situação. Outra técnica projetiva – observar o desempenho com bonecas (freqüentemente produzidas com órgãos sexuais explícitos) – tem sido usada para revelar evidências de abuso sexual sofrido por crianças.

### Vinhetas estruturadas

Esta técnica, desenvolvida por Greenhalgh e colaboradores,[44] visa contornar o que eu denominaria *viés da deferência* – a tendência de alguns sujeitos de origem humilde a concordar automaticamente com qualquer pergunta que o pesquisador faça, especialmente se o pesquisador provém de uma origem mais influente ou escolarizada. A vinheta é uma história ficcional, na forma de gravação, texto ou até em quadrinhos, apresentada ao sujeito para ser comentada. O objetivo é revelar o sistema de crenças do sujeito (dados de nível 3), notando o quanto ele concorda ou discorda da história. No caso de se usar uma gravação, ela pode ser passada lentamente, frase por frase; após cada uma delas, pergunta-se ao sujeito, por exemplo, "Você concorda com a forma como esta pessoa agiu (ou pensou)?" Algumas frases deliberadamente incorretas podem ser incluídas, para verificar o viés da deferência. Apresentar uma vinheta ficcional reduz o elemento de intimidação e o desejo de agradar o investigador.

### Etnografias de uma instituição médica

Estas usam técnicas tradicionais de observação participante[45] para estudar a cultura institucional, as normas, os rituais, a organização social, o uso da linguagem e a divisão do trabalho dentro de um ambiente médico ou de enfermagem. Freqüentemente, os pesquisadores trabalham dentro da instituição durante um período de tempo (como, digamos, porteiros de hospital, auxiliares de enfermagem ou recepcionistas) para realizar seu trabalho de campo. As situações poderiam incluir uma enfermaria hospitalar, uma clínica, um consultório médico, uma faculdade de medicina ou de enfermagem. Os exemplos incluem o trabalho de Goffman[46] sobre a cultura dos hospitais para doentes mentais, os estudos de Katz[47,48] sobre os rituais cirúrgicos e a cultura dos cirurgiões nos Estados Unidos e o estudo de Barrett[49] sobre como a esquizofrenia é definida e tratada dentro de um hospital psiquiátrico estatal na Austrália.

### Etnografias de um agente de cura popular, tradicional ou "alternativo"

Este é um estudo de observação participante, que geralmente envolve "sentar-se" com um ou mais agentes de cura e observar o ambiente ritual de seu trabalho, as técnicas que eles empregam e os tipos de reações que os pacientes têm diante deles. O estudo freqüentemente também envolve tentar avaliar a eficácia dessas técnicas em comparação com as da medicina ocidental convencional. Exemplos desse tipo de etnografia incluem o estudo de Kleinman[50] sobre o trabalho do *tângki* ou xamã folclórico em Taiwan, o estudo de Finkler[51] sobre os curandeiros espirituais no México e o estudo de Simon[52] sobre um curandeiro popular Xhosa em Transkei, África do Sul.

## ANÁLISES POR COMPUTADOR

O principal valor de programas de computador está em sua capacidade de analisar grandes quantidades de texto, selecionar certos temas ou grupos de temas e revelar relações entre eles, ou entre eles e certas variáveis demográficas, ou de outra natureza.[53] Muitos programas de computador são úteis na conversão de dados qualitativos (na forma de textos ou transcritos) em dados quantitativos (na forma de análises estatísticas, modelos, tabelas, gráficos ou diagramas). Em sua revisão dessa análise auxiliada por computador dos dados qualitativos (conhecida como CAQDAS), Seale[54] destaca suas vantagens em termos de velocidade, exatidão, facilitação da pesquisa em equipe, bem como o desenvolvimento de esquemas de códigos consistentes. Atualmente existem numerosos programas disponíveis, os quais são comumente usados para analisar os dados em antropologia médica. Eles incluem: NU*DIST,[54] ETHNOGRAPH,[54,55]

ANTHROPAC,[55,56] TEXTBASE ALPHA,[55] EPISTAT, ZYINDEX,[55] GOPHER,[55] TALLY,[55] AnSWR,[57] ATLAS[54] e Nvivo,[54] que permitem que arquivos de imagens e sons sejam associados a um projeto, bem como textos brutos.

## Resumo

Keesing[58] destacou que a antropologia está mais "relacionada com significados do que com medidas, com a textura do dia-a-dia nas comunidades do que com a abstração formal". Apesar disso, a maioria das pesquisas em antropologia médica hoje, geralmente, inclui a coleta de alguns dados *quantitativos* (como recenseamento de uma vila, pesquisa de domicílios, estudos de renda familiar, ingesta calórica, produção de alimentos, resultado de safras, mortalidade infantil ou prevalência de doenças) além desses métodos qualitativos de pesquisa. O casal Peltos[59] salienta que a tarefa do antropólogo médico moderno é cada vez mais desenvolver modos de integrar os dados qualitativos com os dados quantitativos – articular estudos etnográficos detalhados de crenças e comportamentos em saúde com o trabalho dos epidemiologistas e outros pesquisadores mais quantitativos.

Na psiquiatria transcultural, uma série de instrumentos de pesquisa mais especializados, qualitativos e quantitativos, tem sido desenvolvida. Mumford[60] revisou diversas dessas técnicas, cujo objetivo geral é identificar, analisar, medir e comparar os transtornos mentais em uma variedade de culturas. Por exemplo, o Bradford Somatics Inventory (BSI) foi desenvolvido "para atender a necessidade de um levantamento multicultural dos sintomas somáticos comuns relatados por indivíduos ansiosos e deprimidos na Grã-Bretanha e no subcontinente indiano".[60] Outro exemplo é a "entrevista de luto cultural", mencionada anteriormente.[13]

## A QUESTÃO DA VALIDADE

As técnicas de pesquisa qualitativas têm uma série de limitações na antropologia médica e em outras áreas. Em particular, elas são trabalhosas,[61] exigem treinamento especial para os pesquisadores, são aceitáveis principalmente para estudar grupos pequenos de pessoas e são inadequadas para pesquisas populacionais em grande escala ou estudos de dados fisiológicos. Também é possível que a amostra entrevistada não seja típica da população geral, ou que haja viés do observador ou discordância entre os pesquisadores.[6]

Para minimizar esses possíveis vieses e maximizar a validade dos achados de pesquisa, as seguintes estratégias devem ser seguidas:

1. Durante a pesquisa, os atributos dos seguintes itens devem ser *padronizados*:
   a) do pesquisador;
   b) da técnica de pesquisa;
   c) do contexto da pesquisa.
   Isso significa que, sempre que possível, o mesmo pesquisador (ou alguém de atributos semelhantes) deve realizar toda a pesquisa, usando as mesmas técnicas de pesquisa de cada vez, e que ela deve ser realizada nas mesmas circunstâncias (em termos de local, horário e situação).
2. Durante a pesquisa, os mesmos fenômenos devem ser estudados usando-se *diferentes* técnicas de pesquisa (selecionadas da "caixa de ferramentas"), pois um alto grau de concordância entre esses achados seria significativo e maximizaria as chances de validade. Esse processo de buscar concordância ou sobreposição entre os achados de diferentes técnicas de pesquisa no mesmo estudo é conhecido como *triangulação*.[62]
3. Ao analisar os achados de pesquisa, como um corpo de texto produzido por um questionário aberto, o objetivo é obter a *concordância* de diversos pesquisadores ao codificar os dados e identificar os temas subjacentes. Isto é, diversos pesquisadores devem ler e analisar o material de modo independente, para então comparar as notas de modo maneira a identificar as áreas de concordância entre eles.[61] Esta também é uma forma de triangulação.
4. Ao publicar ou apresentar a pesquisa, o momento, o local e as circunstâncias precisas em que ela foi realizada – bem como os atributos do pesquisador e de suas técnicas – devem ser descritos completamente. Essa *descrição detalhada*[62] do processo real de pesquisa permite ao leitor julgar a validade dos achados e avaliar o grau com que eles podem ter sido influenciados pelas circunstâncias particulares em que foram coletados ou pelo pesquisador particular.

Essas novas abordagens à pesquisa qualitativa e as tentativas de torná-las ainda mais válidas e confiáveis são agora parte essencial da maioria das ciências sociais.[63] Elas também são particularmente relevantes no campo da antropologia médica clinicamente aplicada à medida que ela vai entrando em um novo milênio.

## PROBLEMAS DE PESQUISA EM POPULAÇÕES CULTURALMENTE DISTINTAS

Deve-se notar, porém, que até certo ponto a "pesquisa", qualitativa ou quantitativa, é em si um conceito muito ligado à cultura. Para muitas pessoas, ela também pode ser um conceito bem pouco familiar. A idéia de que o conhecimento e a compreensão do mundo, e da condição humana, podem ser mais bem obtidos pelos rituais rígidos da objetividade e da medida de um projeto de pesquisa pode parecer pouco familiar, bem como bastante inapropriada. Para muitas dessas pessoas, o conhecimento e a sabedoria baseiam-se em critérios mais subjetivos, como as percepções e experiências pessoais, as visões da família, dos amigos ou do grupo de pares, as opiniões de líderes religiosos respeitados, os textos religiosos ou o conhecimento adquirido pela própria educação, informal e formal.

A "cultura de pesquisa" da sociedade ocidental, com sua epistemologia subjacente, seus conceitos de prova e validade, sua ênfase em números, porcentagens e estatísticas, sua busca pela verdade objetiva em vez da subjetiva e suas idéias de experimentação e reprodutibilidade, pode ser vista como a expressão de temas culturais básicos, particularmente ocidentais. Estes incluem a ênfase em individualidade, escolha, igualdade social, habilidades cognitivas e capacidade de articular os próprios pensamentos e experiências para os outros – bem como diferença entre o conhecimento "objetivo" e "subjetivo". Este aspecto ligado à cultura também é verdadeiro para muitos *métodos de pesquisa*, incluindo alguns dos recém-listados, que podem ser bastante inapropriados para sociedades modernas muito diversificadas culturalmente – ou para sociedades rurais mais tradicionais. Alguns exemplos dos problemas metodológicos e éticos da realização de pesquisas nestes novos contextos são descritos a seguir:

1. Os *ensaios controlados randomizados* (ECRs) podem ter menos validade em uma sociedade muito heterogênea, com vários grupos étnicos e culturais, pois pode não ser possível considerar a amostra como "típica" ou representativa da população maior. Por essa razão, a amostragem para os ECRs pode ter de ser feita separadamente para cada um desses grupos étnicos, culturais ou sociais, já que eles podem não somente variar em termos de estilo de vida e aparência, como também em termos de constituição genética.
2. Os *questionários de múltipla escolha* (QMEs) podem impor um enquadramento artificial à experiência humana. Embora as noções de *escolha* possam ser uma característica-chave da sociedade ocidental de consumo, e de como a nossa experiência diária é moldada, isso pode não se aplicar a todos os grupos e indivíduos. Por exemplo, fazendo-se uma questão como "A dor está: (A) melhor, (B) pior, ou (C) igual", alguns podem responder: "Todas elas. Veja, ela é variável. Algumas vezes ela está melhor e algumas vezes está pior. Em outras palavras, ela é basicamente sempre a mesma."
3. Os *questionários abertos* e as entrevistas abertas com indivíduos, especialmente na pesquisa qualitativa, podem não ser apropriados para os membros de alguns grupos, por diversas razões:
   a) Os entrevistados podem não ser instruídos, em sua própria língua ou na língua do questionário, ou em ambas.
   b) Os entrevistados podem fazer objeções quanto ao gênero, à idade, à etnia ou à origem social do pesquisador. Algumas mulheres, por exemplo, podem preferir ser entrevistadas somente por um pesquisador do sexo feminino, e mesmo então podem exigir a presença de um acompanhante ou membro da família.
   c) Os entrevistados podem fazer objeções quanto ao local da entrevista da pesquisa e preferir um local menos público, como sua casa. Isso algumas vezes pode criar outros problemas para o pesquisador, como a falta de privacidade ou a presença de uma família grande.
   d) Os entrevistados podem ter fortes objeções quanto a serem entrevistados por um estranho, especialmente sobre assuntos pessoais. Eles podem considerar todo o processo inapropriado, embaraçoso e até perigoso. Eles podem temer que as informações reveladas caiam em mãos erradas, como nas da polícia, das autoridades de imigração, dos fiscais do imposto de renda ou de membros de grupos rivais. Eles também podem ficar apreensivos quanto "a possibilidade de "perderem o respeito", "ficarem envergonhados" ou "perderem a masculinidade" ao responderem certas perguntas feitas por um estranho. Em alguns casos, eles podem ter receio de que falar sobre eventos positivos possa atrair "mau-olhado" ou "feitiçaria" (ver Capítulo 5), enquanto falar sobre eventos traumáticos possa fazer com que eles voltem a acontecer.
   e) Em algumas comunidades religiosas, pode ser difícil entrevistar as mulheres, especialmente as mais jovens, sozinhas na sala sem a presença de um membro masculino mais velho da família. Isso, por sua vez, pode inibir a entrevista, sobretudo quando esses homens insistem em responder todas ou a maioria das perguntas do pesquisador.

f) Em algumas comunidades tradicionais, especialmente das rurais nos países em desenvolvimento, um líder local mais velho, como o líder da vila, chefe ou curador tradicional, pode insistir em participar da entrevista, o que também pode limitar os tipos de dados que podem ser coletados.

g) Em muitas comunidades tradicionais, o "conhecimento geral" não é visto como apropriado para todos os membros da sociedade. O conhecimento nunca é geral. Certos tipos de conhecimento – por exemplo, sobre saúde, doença, parto ou cura tradicional[64] – só são mantidos por certas pessoas especializadas (como apenas pelos homens ou apenas pelas mulheres), e eles podem não querer compartilhá-lo com uma pessoa de fora. As mulheres, por exemplo, podem ser as únicas que conhecem os segredos sobre cura esotérica com certas ervas, os quais são passados de mãe para filha. Assim, elas podem não querer tornar o seu conhecimento público, perdendo desse modo seu poder simbólico (e freqüentemente econômico) dentro da sua comunidade.[65]

h) O *viés da deferência* antes mencionado pode fazer com que os entrevistados digam ao pesquisador o que eles acham que ele quer ouvir, em respeito ao seu maior *status* social.

4. Os *conceitos estatísticos* como "risco", "fatores de risco" ou "probabilidade", esses com base no modelo científico ocidental, podem ser inapropriados para as comunidades cujos conceitos nativos de risco baseiam-se mais em elementos pessoais, religiosos ou fatalistas.

5. Os *estudos fisiológicos* que envolvem, digamos, a remoção para exame dos líquidos corporais, como sangue, esperma, escarro ou liquor, podem ser rejeitados por alguns grupos. Eles podem perceber essa remoção como um *tabu*, pois estes líquidos são de propriedade do doador e uma parte intrínseca de seu corpo; como um *perigo* para o doador caso caiam nas mãos de pessoas malevolentes como bruxos ou feiticeiros; e como causa de uma *depleção* permanente dos recursos vitais do corpo, especialmente nos locais onde os líquidos corporais são vistos como de volume finito e não-renováveis. Para os grupos que consideram seus líquidos corporais como tendo um poder sagrado e não sendo renováveis, a retirada de uma grande quantidade de sangue, por exemplo, pode ser vista como "roubo" de algo vital para aquela pessoa e como um processo que lhes traz mais risco do que a própria condição que motivou o procedimento clínico para exame.

6. O *consentimento informado*, como um conceito, pode não ser familiar e até ameaçador para algumas comunidades étnicas. Além de aspectos como a ignorância ou "viés da deferência", os sujeitos da pesquisa podem relutar em assinar um papel de aspecto oficial cujas implicações não são compreendidas totalmente por eles. Para superar isso, Dein e Bhui[66] sugerem que o consentimento seja obtido não como um evento único, mas "como um processo continuado de negociação entre o pesquisador e o informante", o que implica, assim, "uma relação prolongada de confiança" entre os pesquisadores e as pessoas que eles estão estudando.

### Aspectos éticos

Em qualquer sociedade, urbana ou rural, ocidental ou não-ocidental, distinta ou não, esses aspectos metodológicos devem sempre ser considerados, juntamente com certas questões éticas chave:

1. Que benefício possível esta pesquisa trará para os sujeitos da pesquisa, suas famílias e suas comunidades?
2. A pesquisa será explorada por outros, em detrimento dos sujeitos e de sua comunidade?
3. Quais podem ser os efeitos psicológicos, positivos e negativos, do projeto de pesquisa nos sujeitos e naqueles que os cercam?
4. Os achados da pesquisa retornarão à comunidade e, em caso positivo, para quem e por quem?

## REFERÊNCIAS-CHAVE

3 Keesing, R.M. (1981) *Cultural Anthropology: A Contemporary Perspective.* Austin: Holt, Rinehart and Winston, pp. 1-8.

11 Smith, G.S. (1989) Development of rapid epidemiological assessment methods to evaluate health status and delivery of health services. *Int. J. Epidemiol.* 18(2), S2-14.

13 Eisenbruch, M. (1990). The cultural bereavement interview: a new clinical research a aproach to refugees. *Psychiatr. Clin. North Am.* 13, 715-35.

21 Weiss, M.G., Doongaji, D.R., Wyoij, D. *et al. (1992)* The explanatory model interview catalogue (EMlC): contribution to cross-cultural research methods from a study of leprosy and mental health. *Br. J. Psychiatry* 160, 819-30.

22 Weiss, M.G. (1997) Explanatory Model lnterview Catalogue (EMlC): framework for comparative study of illness. *Transcult. Psychiatry* 34, 235-63.

23 Lloyd, K.R., Jacob, K.S., Patel, V. *et al* (1998) The development of the Short Explanatory Model Interview (SEMI) and its use among primary-care attenders with common mental disorders. *Psycholog. Med.* 28, 1231-7

28 Asbury, J. E. (1995). Overview of focus group research. *Qual. Hlth. Res.* 5(4), 414-20.

35 Bleakley, A. (2005) Stories as data, data as stories: making sense of narrative enquiry in clinical education. *Med. Ed.* 39, 534-40.

45 DeWalt, K.M. and DeWalt, B.R. (2002) *Participant Observation*. Walnut Creek: AltaMira Press.

54 Seale, C. (2005) Using computers to analyse qualitative data. In: *Doing Qualitative Research* (Silverman, D. ed). London: Sage, pp. 188-207.

66 Dein, A. and Bhui, K. (2005) Issues concerning informed consent for medical research among non-westernized ethnic minority patients in the UK. *J. R. Soc. Med.* 98, 354-6.

## LEITURA RECOMENDADA

Bernard, H. R. (2002). *Research Methods in Anthropology: Qualitative and Quantitative Approaches*, 3rd edn. Walnut Creek: AltaMira Press.

Helman, C. G. (1991). Research in primary care: the qualitative approach. In: *Primary Care Research: Traditional and Innovative Approaches* (Norton, P. G. Stewart, M., Tudiver F. *et al.*, eds). London: Sage, pp.105-1124.

Helman, C. G. (1996). The application of anthropological methods in general practice research. *Fam. Pract.* 13(Suppl. 1), S13-16.

Pelto, P.J. and Pelto, G.H. (1990). Field methods in medical anthropology. In: *Medical Anthropology* (Johnson T.M. and Sargent, C.E. eds). Westport: Praeger, pp. 269-97.

Scrimshaw, N. S. and Gleason, G. R. (eds) (1992). *Rapid Assessment Procedures*. Boston: International Nutrition Foundation for Developing Countries (INFDC).

Silverman, D. (ed) (2005) *Doing Qualitative Research: A Practical Handbook*. London: Sage.

## *WEBSITES* RECOMENDADOS

*Qualitative Research for Health Programmes* (compiled by Patricia Hudelson). World Health Organization: http://whqlibdoc.who.int/hq/1994/WHO_MNH_PS_F_94.3.pdf

# Apêndice

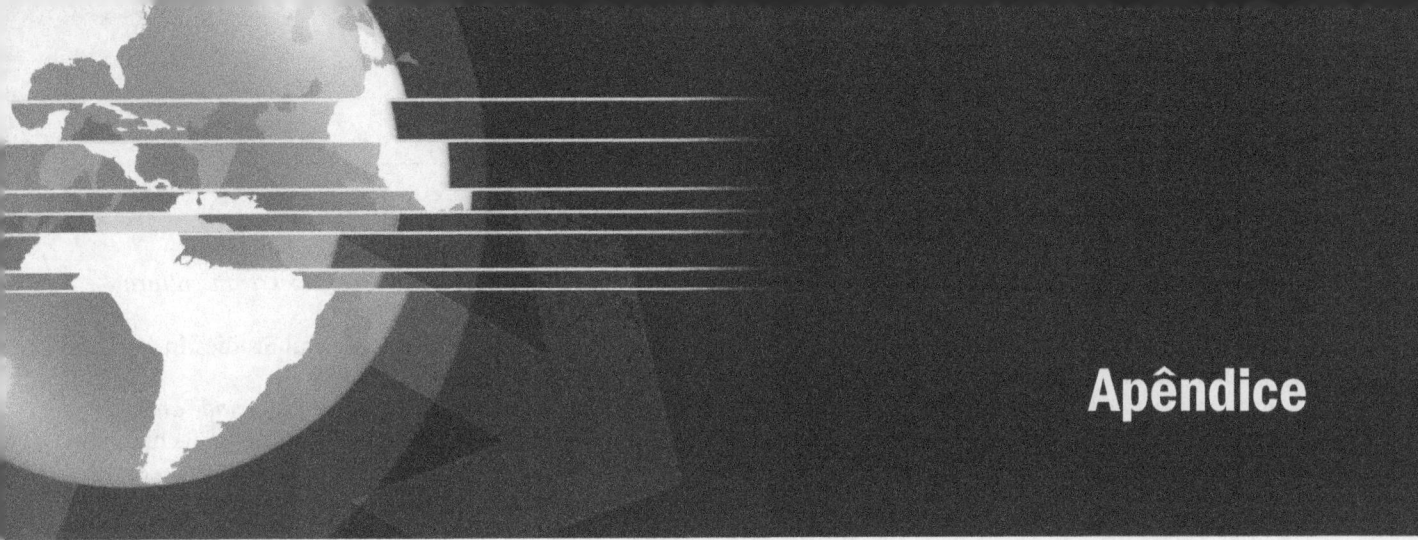

## PERIÓDICOS E *WEBSITES*

Os seguintes periódicos e *websites*, em vários países diferentes, publicam artigos sobre antropologia médica ou têm interesse por seus conceitos ou achados de pesquisa.

### Periódicos

*Ageing and Society* (Reino Unido)
*AIDS Care* (Reino Unido)
*AM: Rivista della Società Italiana di Antropologia Medica* (Itália)
*Anthropology and Medicine* (Reino Unido)
*Bunka to Kokoro (Culture and Psyche)* (Japão)
*Cross-Cultural Psychology Bulletin* (Estados Unidos)
*Culture, Medicine and Psychiatry* (Estados Unidos)
*Culture, Health & Sexuality* (Reino Unido)
*Curare: Zeitschrift fur Ethnomedizin und Transkulturelle Psychiatrie* (Alemanha)
*Ethnicity and Health* (Reino Unido)
*Forced Migration Review* (Reino Unido)
  (também em Francês, Espanhol e Árabe)
*Health: An Interdisciplinary Journal for the Social Study of Health, Illness and Medicine* (Reino Unido)
*International Migration Review* (Estados Unidos)
*Journal of Cross-Cultural Gerontology* (Estados Unidos)
*Journal of Cross-Cultural Psychology* (Estados Unidos)
*Journal of Ethnopharmacology* (Holanda)
*Journal of Gender, Culture and Health* (Estados Unidos)
*Journal of Refugee Studies* (Reino Unido)
*Journal of the Royal Anthropological Institute* (Reino Unido)
*Journal of Transcultural Nursing* (Estados Unidos)
*Kallawaya: Órgano del Instituto Antropológico de Investigaciones en Medicina Tradicional* (Argentina)
*Les bulletins d'Amades* (França)
*Medical Anthropology* (Estados Unidos)
*Medical Anthropology Quarterly* (Estados Unidos)
*Medicina y Ciencias Sociales* (Espanha)
*Mental Health, Religion and Culture* (Reino Unido)
*Medische Antropologie* (Holanda e Bélgica)
*Transcultural Psychiatry* (Canadá)
*Santé et Société* (França)
*Social Science and Medicine* (Reino Unido/Estados Unidos)
*Sociology of Health and Illness* (Reino Unido)
*Viennese Ethnomedical Newsletter* (Áustria)

### Websites

#### Organizações profissionais

AG Medical Anthropology: der Deutschen Gesellschaft für Völkerkunde (Alemanha)
http://www.medicalanthropology.de
AGEM: Arbeitsgemeinschaft Ethnomedizin (Alemanha)
http://www.agem-ethnomedizin.de
Amades: Anthropologie médicale appliqué au development et à la santé (França)
http://www.amades.net
American Anthropological Association
http://www.aaanet.org
Medical Anthropology Switzerland MAS: Commission: Interdisciplinaire d'Anthropologie Médicale (Suíça)
http://www.seg-sse.ch/fr/commissions/ciam.shtml
Royal Anthropological Institute (Reino Unido)
http://www.therai.org.uk
Society for Applied Anthropology (Estados Unidos)
http://www.sfaa.net
Society for Medical Anthropology (Estados Unidos)
http://www.medanthro.net/index.html
World Health Organization
http://www.who.org

## Sistemas de medicina tradicional

Traditional Asian Medicine
http://www.iastam.org/home.htm
Traditional Chinese Medicine
http://www.mic.ki.se/China.html
Traditional Indian Medicine
http://www.mic.ki.se/lndia.html
Traditional Islamic Medicine
http://www.mic.ki.se/Arab.html

## Diversidade e saúde

American Public Health Association
http://www.apha.org/ppp/red/Background.htm
National Multicultural Institute (Estados Unidos)
http://www.nmci.org/otc/default.htm
South East Sydney Ilawarra Area Health Services, NSW, Australia
http://www.sesahs.nsw.gov.au/intermulticult/links/links.htm
University of York, Department of Health Sciences
http://www.york.ac.uk/healthsciences/equality/cultural.htm
USA/UK Collaborative Initiative on Racial and Ethnic Health
http://www.omhrc.gov/us-uk/index.htm

## Competência cultural em cuidados de saúde

Diversity Rx (Estados Unidos)
http://www.diversityrx.org/HTML/DIVRX.htm
National Center for Cultural Competence, Georgetown University
http://gucchd.georgetown.edu/nccc
Office of Minority Health (Estados Unidos)
http://www.omhrc.gov/clas/index.htm
http://www.omhrc.gov/cultural
Research Centre for Transcultural Studies in Health, Middlesex University
http://www.mdx.ac.uk/www/rctsh/ccap.htm
Program for Multicultural Health, University of Michigan Health System
http://www.med.umich.edu/multicultural/ccp/tools.htm

## Enfermagem transcultural

Royal College of Nursing (Reino Unido)
http://www.rcn.org.uk/resources/transcultural/index.php
Research Centre for Transcultural Studies in Health, Middlesex University
http://www.mdx.ac.uk/www/rctsh/index.htm
State University of New York Institute of Technology
http://www.sunyit.edulibrary/html/culturedmed/bib/transcultural

## Psiquiatria transcultural, psicologia e psicanálise

Association Internationale d'EthnoPsychanalyse
http://clinique-transculturelle.org
International Association for Cross-Cultural Psychology
http://www.iaccp.org
Japanese Society of Transcultural Psychiatry
http://www.jstp.net/Index_E.htm
Society for the Study of Psychiatry and Culture (Estados Unidos)
http://www.psychiatryandculture.org
World Association of Cultural Psychiatry
http://www.waculturalpsychiatry.org
World Psychiatric Association
http://www.wpanet.org

## Etnofarmacologia e remédios de ervas tradicionais

European Society of Ethnopharmacology
http://ethnopharma.free.fr/index.html

## Telemedicina: *web-journals*

Cyberspsychology and Behavior
http://www.liebertpub.com/publication.aspx?pub_id=10
Journal of Telemedicine and Telecare
http://www.rsmpress.co.uk/jtt.htm
Telemedicine and e-Health
http://www.liebertpub.com/publication.aspx?pub_id=54

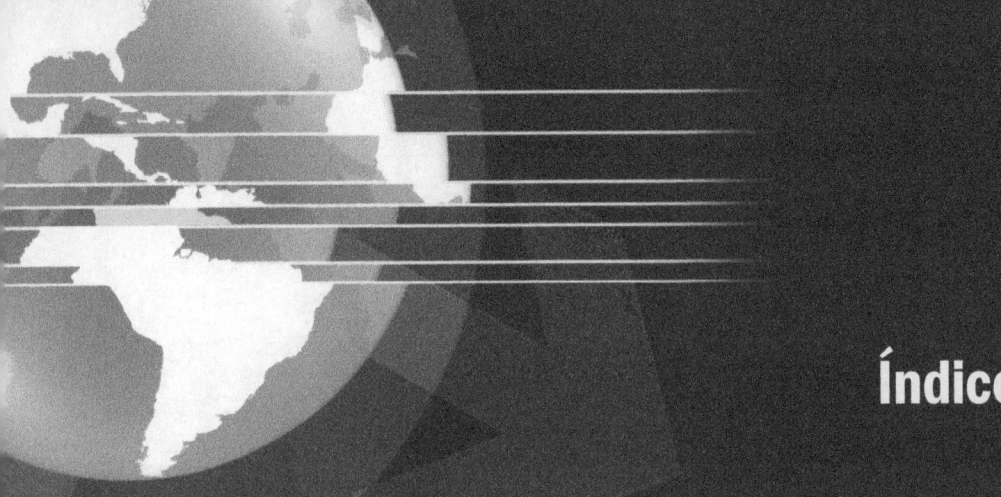

# Índice onomástico

**A**

Abrahams RD 223
Acocella J 239
Adler HM 180-181
Agyepong IA 365-368
Ainsworth C 29-30
Al-Adawi SH 217-218, 253-254
Alexander F 238
Alland A 339-340
Als AB 309-310
Alwan A 322
American Psychiatric Association 243
Anarfi JK 163
Anderson BG 16, 53-54, 56, 93-94, 128-129, 210, 218-219, 225-226, 228, 233
Anderson JG 306
Anderson ME 76
Andrews M 24
Appels A 264-265
Apple D 118, 135, 137-138
Aramburuzabala P 132-133
Armelagos G 60, 63, 69-70
Árnason A 103
Asbury JE 403-404
Ascher RC 33
Awofeso N 371
Awusabo-Aware K 163

**B**

Babcock BA 223
Bach S 277-278
Baer CA 299
Baer HA 190
Balarajan S 292
Balint M 138-139, 215-216
Ball HL 72
Bandyoppadhyay M 358
Barley SR 98-99
Barot R 253-254
Barrett R 371
Barrett RJ 85-86, 406
Bascope G 159-160
Batancourt JR 23
Bauman R 223
BBC 392
Beattie J 215-218
Becker G 124, 129-130, 159-160
Belaunde LE 164
Belsey EM 72
Belshaw CS 61
Bennett S 90

Benson H 180, 182
Bestor TC 75-76
Betancourt JR 14-15, 284-285
Bhugra D 250, 403-404
Bhui K 23
Bilu Y 250
Blackburn R 231-232
Blaxter M 103, 118, 128-129, 135
Bledsoe CH 53-54, 366
Blumhagen D 130-131, 138-139, 404
Bodeker G 287, 294
Bose R 239, 240
Bosk CL 217-218
Botsis C 132-133
Bourgois P 187-188
Boyle CM 33, 37, 138-139, 405
Boyle J 24
Brabin BJ 339
Brabin L 339
Branthwaite A 181
Breuer SJ 236
British Broadcasting Corporation 392
British General Council of Complementary Medicine 105-106
British Holistic Medical Association 105-106
British Medical Association 106-107
Brockington IF 291-292
Brodwin PF 177
Brody H 129-130
Broom DH 323-324, 342
Brown GW 259-261
Browner CH 97-98, 156-157
Bruce DM 322, 325
Budd S 106-107
*Bulletin of the Pan American Health Organization* 196
Burke AW 291-292
Burkitt DP 61, 75-76
Burnett A 287, 293
Butz BP 301
Byng-Hall J 253
Byrne P 218-219

**C**

Calnan M 150
Campion J 250
Cannon W 262-263
Caplan P 147
Carillo E 23
Carpenter L 291-292
Carrier JM 352, 354
Cartwright A 101-102, 118

Cartwright F 196
Cartwright SA 255
Casiday R 385
Cassell FJ 117-118
Cassell J 284-285
Cassens BJ 347-348
Cay FL 139-140
Center for Society and Genetics at UCLA 320
Cetina KK 21, 316-317
Charsley S 63
Chaturvedi SK 370
Chavez LR 123-124
*Chinese Restaurant News* 75-76
Chivian E 397
Chowdhury AM 59
Chrisman NJ 79-80, 124, 126
Christensen H 303-304
Claridge G 179-182, 185-186
Clatts MC 347
Clayton B 319
Clements CI 385-386
Cluver JS 303-304
Cohen L 20-21
Coiera E 298, 305-308
Coleman CH 326
Colson E 285-286
Cominos ED 348
Community Health Foundation 103-104
Convention on Biological Diversity 397-398
Cooper P 181
Copeland JR 232
Copper IE 231-232
Coreil J 386-387, 393
Cortese AD 398
Cosminsky S 159-160
Council of Europe's *Convention on Human Rights* 321
Cox IL 288
Cox SM 324-325
Craig J 298
Crawford R 342
Csordas TJ 31, 44, 175, 244, 250
Cutts FT 385

**D**

Dalton K 150-151
Daly J 359-360
Darr A 323
Davids JP 165
Davis S 195-196
Davis-Floyd RE 97-98, 154-157
Davison C 318, 341

de Almeida AB 350
De Craen AJM 181
de Garine I 29-30
de Grey ADN 21
de Jonge P 103-104
De La Cancela 240
De Souza RP 350
Dein S 23, 247-248
Desjarlais R 10, 265-266, 287
Dettwyler KA 64-65
Devisch R 147-148
Devlieger P 41, 42
Diefenbach MA 301
DiNicola VF 30-31, 253-254
Dobkin de Rios M 200
Doherty WJ 196
Donahue JM 390-391
Douglas M 30-31, 62, 218, 343
Dow J 245-248
Dressler WW 274-275
Drewnowski A 75
Dudley HAF 33, 138-139
Dunaway MO 303
Dunk P 144-145, 228-229
Dunnell K 101-102, 118
Dyson T 379-380

# E

Edgerton RB 225-226
Edwards J 161
Eisenberg D 88, 89
Eisenberg L 113-117, 230-232
Eisenbruch M 210-211, 290, 403-404
Eiser AR 307-308
El-Islam MF 248-249, 254-255
Elema R 148
Elinson J 119
Elliott C 185-186
Elliott-Binns CP 101-103, 111-112
Ellison J 52-53
Ember CR 145-146, 359
Ember M 145-146, 359
Engel GL 114-115, 169, 174, 237, 260-263
Enticott G 59-60
Epstein MD 180
Etkin NL 59-60
Etsuko M 250
Evans-Pritchard FF 161
*Expanded Program on Immunization* 383

# F

Fabrega H 83-84, 114-115, 169
Farb P 60, 63, 69-70
Farmer P 349
Fassin D 359
Fazel M 287
FDA (US) 327
Feinstein AR 98-99, 113-114
Ferguson A 197-199
Finkler K 83-84, 245-246, 250, 406
Fisher P 88
Fisher S 27
Fitzpatrick M 285
Fletcher CM 332
Food and Drug Administration (US) 327
Foster GM 16, 34-35, 53-56, 93-94, 128-129, 215, 218-219, 225-228, 393
Foucault M 96-97
Fox RC 103-104, 332
Frank R 281
Frankenberg R 122-123, 347

Freeland JB 187-188
Freud S 236
Friedman M 264-265
Fulder S 106-107
Furth C 151

# G

Gabe I 150
Gaccione L 41
Gadjusek DC 330
Gailly A 147-148
Gamarnikow E 148
Garro LC 387-388
Gatrad AR 161
Gefou-Madianou D 194
Genao I 23
Gerber BS 307-308
Gerrits T 132-133
Giddens A 271, 283
Gilbert P 151-153
Global Health Watch (2005) *Global Health Action* 392
Goddard V 144-145
Goel KM 73
Goffman E 94, 263-264, 406
Gomersall JD 234
Good BJ 113-117, 121-122, 378-379, 404
Good MD 113-117
Goody J 61, 75-76
Gordon DR 30-31, 123-124
Gottleib A 150-151
Gottschang SK 348
Goubaud MF 53-54, 366
Graham H 155-156
Greatbach D 309-310
Greeley AM 192-193
Green EC 356, 383
Green J 285-286
Greenfield SM 250
Greenhalgh T 69-70, 405
Greenwood B 57-58
Griefeld M 164
Grove S 403-404
Guthrie GM 261
Guttmacher S 119
Gwatkin DR 376

# H

Hackett TP 136
Hahn RA 154, 157-158, 180, 240-243, 261-262, 329
Hailey D 305
Haines A 100-101
Hall ET 12, 31, 39, 134, 306-307, 402
Hamamy H 322
Hammett VO 180-181
Harpham T 381-382
Harris CM 108
Harris G 157-158
Harris T 261
Harrison GG 71
Harwood A 57-58, 139-140
Haynes RB 263-264
Heald S 359-360
Health Education Authority 196
Heggenhougen HK 166, 385-386
Helman CG (referred to as 'the author') 27-28, 131-132, 137, 181, 184-185, 235, 267-268, 385, 390-391
Henry S 103
Hertz R 262-263

Herzlich C 123-124, 127
Hindmarch I 103
Hitch PJ 291-292
Hjelm NM 305
Homans H 51
Horton M 359-360
Hospers HJ 300
Høyer K 320, 325
Hsu E 176-177, 282
Hsu J 309-310
Humphrey C 83-84
Hunt G 195
Hunt JH 108
Hunt LM 123-124
Hunt S 56-58, 65-66
Hussain MF 234

# I

Illich I 91-92, 150
Ingstad B 41, 348, 356
Inhorn MC 160-161
Institute for Complementary Medicine 105-107
International Organization for Migration 273
Ioannidi E 289, 291
Iqbal SJ 65-66
Islam MM 163

# J

Jackson B 48-49
Jadhav S 31, 403-404
James A 17-18, 133
Jefferys M 103, 181
Jeliffe DB 56, 60
Jerome NW 61-62
Johnson SM 51-52
Johnson TM 151
Joint United Nations Programme on HIV/AIDS (UNAIDS) 345, 347
Jones DR 185
Jones RA 72
*Journal of the American Medical Association* (editorial) 99
Joyce CRB 180-181, 185

# K

Kapiga SH 354
Kaptchuk TJ 89
Karasek RA 260-261
Karasu TB 246-247
Katz I 349
Katz MM 232
Katz P 406
Kaufert PA 151-153
Kaufman S 19-21, 32, 46, 210-211, 318-321
Kavanagh AM 323-324, 342
Kazi B 365-368
Keane C 376
Keesing RM 11-12, 63-64, 144-146, 162, 406
Kendall C 381-382
Kendell RE 228-230, 330
Khatib-Chahidi J 71
Kienle GS 182
Kienle H 182
Kiev A 227
Kimani VN 82-83
Kiritz S 261
Kirk SA 244
Kirmayer LJ 97-98, 122-123, 227, 235, 244, 283, 286, 294, 317-318

Kitzinger S 156-159, 209
Kleinman A 34, 37, 79-82, 113-114, 119-123, 173, 178, 227, 234, 235, 244-246, 250, 262-263, 406
Knupfer G 192-193
Koenig BA 99
Kolonel LN 76
Konner M 95, 97-98, 210
Konrad M 161, 323-325
Krantzler N 149
Krause IB 121-122, 235
Krengel M 164
Krupinski J 285, 290
Kurzweil R 45
Kutchins H 244

## L

Lader M 183
Lamb GS 166
*Lancet* (editorial) 44
Landy D 79, 127, 172, 226, 262-263
Lang T 75
Langley S 171-172
Lasker JN 300
Last M 86
Lau A 31, 253-255
Lau BKW 235-236
Laungani P 212-213
Le Barre W 173
Leach E 12-13, 203-204, 207-208
Leavitt JW 154
Leff IP 138-139
Leininger M 24
Leonard TL 355
Levi-Strauss C 32, 55, 262-263
Levine JD 172
Levinson D 41
Levitt R 101-102, 108-109
Levy L 103
Lewis G 119, 172, 174, 255
Lewis IM 81-85, 128-129, 147-148, 223-224, 245
Lex BW 262-263
Liese BH 368
Like R 52-53
Lipkin M 166
Lipowski ZL 237
Lipsedge M 255, 233, 289, 290
Littlewood J 149
Littlewood R 255, 233-234, 238-239, 289-290
Livingston G 285-286
Lloyd KR 403-404
Lobo L 365-366, 368
Lock MM 48-49, 151-153
Logan MH 34-35
Loudon JB 203, 215
Loustaunau MO 19-20
Low SM 269-270
Lowenfels AB 76
Lucas RH 85-86
Lugalla JPL 354
Lupton D 122-123, 151
Lyttleton C 355, 358-360

## M

McCallie DP 182
McCally M 379-380
MacCormack CP 157-158, 378-379, 405
McCready WC 192-193
McDonald M 190, 194
McDougall J 176, 237
McElroy A 257-258
McGilvray DB 159-160
McGoldrick M 253
McGuire MB 85-86, 128-129, 176, 268
McKellin W 324-325
McKenzie K 331-332
MacLachlan M 274-275
McLaren P 303-304
McLuhan M 38, 44-45, 75-76, 283, 311-312
McMichael AJ 396-397
Maiolo C 299
Manchandra M 303-304
Mann JM 345
Maranhao T 253
Mares P 66
Marmot M 15, 261-262, 330-332, 339-340
Mars G 194, 343, 375, 390-391
Marsh A 195-196
Marshall J 311-312
Martin E 226
Martin M 83-84
Martinez A 309
Matheson J 195-196
Mauron A 316-318
Mechanic D 137-138, 140-141
Menon MS 254-255
Mensah K 278-279
Merskey H 255
Mestheneos E 289, 291
Miller BD 162
Miller D 396-397
Miller E 348
Miller EA 305
Minas H 227, 244, 283, 286, 294, 317-318
Minuchin S 238, 253
Mitchell J 368
Modell B 323
Moerman DE 245-246
Molina AI 165, 380
Moore M 379-380
Moos RH 261
Morgan LM 46, 211, 318, 319
Muecke MA 157-158
Muela SH 364-366
Mull DS 22
Mull JD 22, 382-383
Mumford DB 237, 407
Murphy E 259-260, 330
Murphy JM 245
Mutajoki M 29-30
Mutchler KM 347
Mwenesi H 366

## N

Nasser M 30-31
National Federation of Spiritual Healers 103-104
National Human Genome Research Institute 315, 325
National Institute of Medical Herbalists 103-104
National Multicultural Institute 275-276
National Phobics Society (*website*) 103
National Research Development Corporation 165
Neaigus A 351
Newberne PM 76
Newmeyer JA 355-356
Newton J 285
Ngubane H 51-52, 85-86, 240
Nichter M 196, 384-387, 398
Nichter M and Nichter M 154, 385
Nicod M 62
Nixon LL 283-284
Nudeshima J 45, 46

## O

Oakley A 155-156
Obbo C 353
Obeyesekere G 35
O'Connor BB 357
O'Connor I 191-193
Odutola AB 308-309
Office of Health Economics 107
Office of Minority Health 23
Olin HS 136
Oliver M 40-41
Orbach S 29-30
Osler W 268
Ots T 56-57, 235-236

## P

Page B 355-356, 356
Palgi P 160-161
Panter-Brick C 323, 380-381
Papadopoulos I 24
Parikka J 312-313
Parish PA 184-185
Parker M 351, 405
Parker R 340
Parkes CM 216-217, 258-260, 286, 290
Parkinson J 103-104
Patel V 235, 235-236, 332-333
Paterson E 103, 118, 135
Patterson V 298
*Patient* UK 103
Pattison CJ 103
Payer L 92-93
Peace A 194
Pearson J 33, 138-139
Peel M 287, 293
Pellegrino ED 185
Pelto GH 403-404
Peltos BJ 406
Pesämaa L 303-304
Peters-Golden H 122-123
Pfifferling JH 93-94
Phelophepa Health Care Train 394
Pickering H 355
Pieri E 327
Pierret J 123-124, 127
Pill R 125-126
Pillsbury BLK 158
Polhemus T 27-28
Pollock K 257-258
Pollock NJ 68-69
Popkin BM 75
Prentice AM 68-69
Preston-Whyte EM 15, 353
Psoriasis Association 103
Pugh JF 171-172
Purnell LD 24

## Q

Quijano N 164
Quintero G 195-196
Qureshi N 323

## R

Rabinow P 319-320
Rack PH 291-292
Raguram R 333-334, 403-404
Raleigh VS 292
Reeder LG 195
Reichelt S 293

Renne EP 379-380
Rethans JJ 309-310
Reynolds-Whyte S 41
Reznik M 298-299
Rheinberger JJ 316-318, 321
Richards, M 319
Rintala M 29-30
Ritenbaugh C 29-30
Robins LN 186-187
Robinson D 103
Room R 192-193
Rosenman RH 264-265
Rosensteil CR 187-188
Ross PJ 59-60
Royal Flying Doctor Service 394
Rubel AJ 120-121, 228-229, 240, 332, 387-389
Rubinstein R 43
Russell A 378-379

## S

Sacks O 43
Samuelson H 385-386
Sanchez J 356
Sandelowski M 44, 149, 311-312, 317-318
Sanner MA 49-50
Sargent C 159-160
Sarwar T 73-74
Satterlee S 195
Scarry E 170, 177
Schaechter F 289
Schapira K 181
Scheper-Hughes N 48-50, 233, 283
Schimmel A 215
Schoepf BG 353
Schubert L 327
Scott CS 100-101, 378-379
Scrimshaw SCM 348
Seale C 307-308, 406
*Self Help* UK 103
Selye H 257-259
Sembhi S 285-286
Sentumbwe N 41
Shafran B 255
Shankar R 254-255
Shapiro AK 180
Sharp LA 47-48
Sharpe D 101-102
Shaw A 320
Sheikh A 161
Shepherd G 144-147
Shu-Yueh C 151
Sibthorpe B 355-356
Silver DB 83-84, 114-115
Simon C 219, 406
Simpson B 47-48, 326-328
Sinha A 308-309
Skegg DCG 338
Skolbekken JA 342
Skultans V 51-52, 175, 210, 216-217
Sleeboom M 325, 327
Slim H 368
Smith MC 184
Smithson RD 349
Snow LF 50-53, 81-82, 100-101, 127-128, 349, 378-379, 404
Snowden R 160-161
Sobo EJ 19-20, 378-379
Sontag S 122-123
Sørenson T 309
Spiritualist National Union 103-104
Spooner B 128

Srinavasan P 87
Stacey M 91-92, 101-102, 148, 154
Standing H 207-208, 216-217
Stanley LD 351
Stebbins KR 197-198
Stein A 287
Stein H 246-247
Stewart-Knox B 73-74
Stimson GV 100-101, 103, 137, 150
Stollberg R 281
Stott NCH 125, 126
Strathern AJ 11, 12, 63-64
Stroud CE 65-66
Suler J 303
Suzuki H 212-213
Sveaass N 293
Swartz L 234, 240
Szasz T 230

## T

Tait CD 33
Taitz LS 67
Tamura T 31, 253-254
Tann SP 57-58, 73
Taylor P 305, 306
Temerlin MK 230
Temoshok L 349, 351
Tenner E 96-97, 99-100
Thacker E 312-313
Thomas AE 193
Thomas CS 255
Thomas J 358
Thomas M 370, 372
Thomas MJ 370, 372
Townsend PK 257-258
Trakas DJ 132-134
Tremblay MS 68
Trimble MR 258-259
Trostle J 331-332, 342
Trowell HC 61
Turkle S 38, 312-313
Turner VW 51, 81-82, 203-206, 217-218
Twigg J 56-57
Tyma S 169
Tyrer P 185

## U

UCLA Center for Society and Genetics 320
Underwood P 82-83, 128, 336
Underwood Z 82-83, 128, 336
United Nations Children's Fund (UNICEF) 70, 386-387
United Nations Convention on Biological Diversity 397-398
United Nations Development Programme (UNDP) 274-275, 377-378
United Nations Educational, Scientific and Cultural Organization (UNESCO) 327
United Nations High Commission for Refugees (UNHCR) 273-274
United Nations International Research and Training Institute for the Advancement of Women (INSTRAW) 277
United Nations Population Division 377
United Nations Programme on HIV/AIDS, Joint (UNAIDS) 345, 347
United States Food and Drug Administration 327
University of California Los Angeles Center for Society and Genetics 320

Unterhalter B 15
Urness D 302

## V

van der Geest S 133, 200
van Dijck J 312-313
van Dongen E 148
van Gennep 208, 215
van Hollen C 157-158, 175
Van Os J 232
Vaskilampi T 133
Vassallo DJ 309
Vayda E 340-341
Vecchiato NL 388-389
Velimirovic B 87

## W

Waddell G 34
Wagley C 335
Wagner MB 350
Waldron I 153, 264-265
Walker LA 106-107
Warburton DM 103, 185
Ward A 88
Ward PS 66
Warwick DP 377-380
Waters WH 139-140
Waxler N 227, 244-245, 263-264, 371-372
Webb B 137
Webb D 351, 355, 358
Weber M 264-265
Weingarten MA 379-380
Weinman J 257-261
Weiss M 123-124
Weiss MG 14-15, 386-387, 403-404
Wessley S 255
Westbrook JI 301
Wheeler EF 57-58, 73
Whitaker ED 128-129
White C 371-372
Whiteford LM 283-284
Whitehead D 196
Whitehead TL 353, 354
Wilkins A 355
Williams P 184
Wilson S 327
Wilson-Barnet J 258-259
Wing JK 255
Wirsing RL 88
Wolf S 180
Wolff BB 171-172
World Health Organization (WHO) 28-29, 40-41, 49-50, 67-68, 86, 89-91, 95, 117-118, 147-148, 158, 195-199, 243, 258-259, 261, 363, 369, 382, 387-388, 390-391, 396-398
World Tourism Organization 278-279

## Y

Yip MP 298-299
Yogeswaran P 385
Young A 128-129, 235, 257-258

## Z

Zahid MA 289
Zaylor C 302
Zborowski M 136-138, 171, 174-175
Zola IK 134-138, 170, 172, 174, 332
Zulu EM 163

# Índice

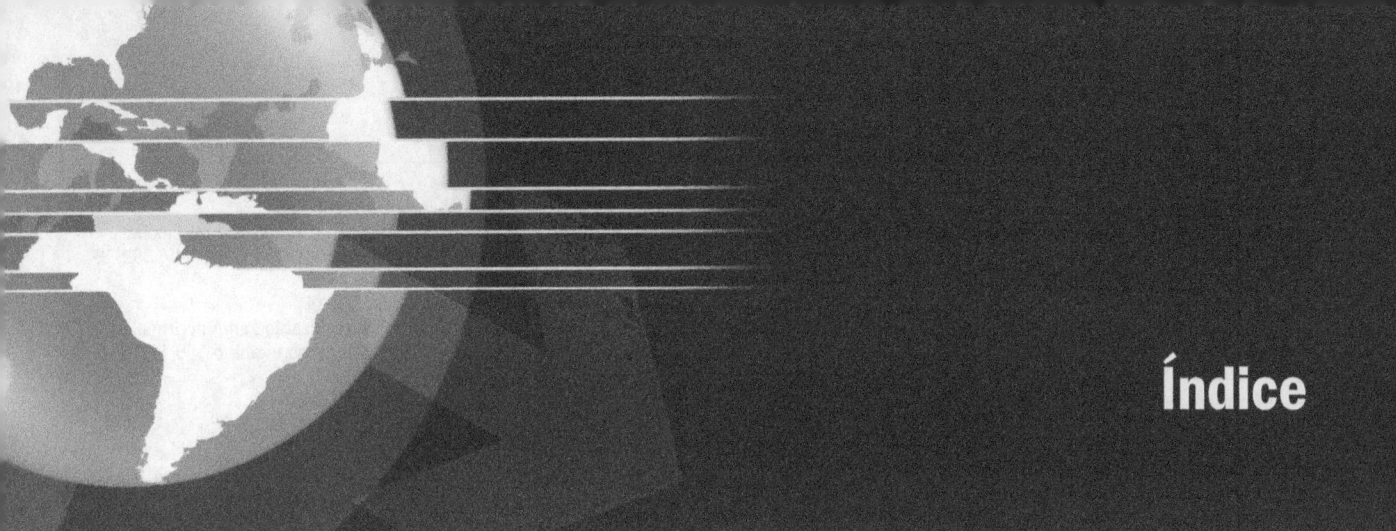

## A

abertas, entrevistas e questionários 402-403
    populações culturalmente diversificadas 408-409
abordagem etnográfica (observação participante) em pesquisa antropológica 24-25, 402-403
    agentes de cura populares/tradicionais/alternativos 406
    instituição médica 406
aborto 162-165, 377-378
aconselhamento genético na Arábia Saudita 323
aculturação temporal 274-275
acupuntura 36
    dor 176-177
    Reino Unido 105-107
adaptação a estressores 257
adaptação geral, síndrome de 257
adesão, problemas de 139-140
adicção (dependência física) 185-189
    "legal" 197-198
    grupos de auto-ajuda 103
    subculturas de adictos 186-189
    tratamento e prevenção 188-189
adicção, síndromes de (não relacionadas a drogas) 239
    internet 308-309
adicções legais 197-198
aditivos químicos alimentares 59-60
adivinhação 82-84, 215-216
    no Reino Unido 104-105
    transe 83-84, 215-216
adolescentes
    cultura e comportamento sexual em 147
    peles simbólicas 32
    tabagismo 195-196
adultério *ver* sexo extraconjugal
aeroportos, malária dos, 369
África
    comércio de escravos *ver* afro-americanos; escravos negros
    espíritos malevolentes 128-129
África do Sul
    AIDS e uso de preservativo 353
    curandeiro tradicional 219, 281
    era do *apartheid ver apartheid*
    imunização infantil 385
    trem Phelophepa de cuidados de saúde 394
    Xhosa *ver* Xhosa
    Zulu *ver* Zulu

África subsaariana (incl. central/leste/oeste/sul da África)
    abstinência sexual pós-parto 163
    AIDS
        cura tradicional 356
        desigualdades sociais 359
        uso de preservativo 353-354
    malária 363
    rituais de morte 211
    tuberculose 387-388
afro-americanos
    crenças sobre AIDS 350
    crenças sobre alimentos 61-62
    curandeiros populares 81-82
afro-caribenhos/das Antilhas no Reino Unido, doença mental em 255, 231-234, 291-292
agorafobia 238-239
agulhas, compartilhamento de, e risco de infecção por HIV 186-187, 351, 355-356, 359-360
AIDS folclórica 348
AIDS *ver* HIV, doença por/AIDS
ajuda médica, abordagens ocidentais 394
    internacional 394
alarme, reação de (estresse) 257
álcool, uso de/abuso 188-195, 263-264
    caseiro 189
    como adicção legal 197-198
    consumo normal *vs.* anormal de bebida 190-191
    em rituais 201
    modelos de alcoolismo 189-195
Alcoólicos Anônimos (AA) 83, 263-264
Alemanha 272, 281-282
    cuidados profissionais de saúde comparados com outros países europeus 92-93
    medicina aiurvédica 272, 281-282
    medicina complementar 88
    refugiados judeus na Alemanha nazista 277-278
alimentos
    classificações culturais 55-63
    economia política 63-64
    medos alimentares 59-60
    rituais 62-63, 204 *ver também* dieta
alimentos integrais, movimento dos 56-57
alimentos profanos 56-57
Alma-Ata, declaração de Saúde para Todos até o Ano 2000 86-87, 382, 389

alopatia *ver* profissional, setor
alteração climática 396-397
alternativa, medicina *ver* medicina complementar e alternativa
Alzheimer, doença de 19-21
*amafufunyana* 241
amamentação ao seio (e lactação)
    amamentação com mamadeira *vs.* 69-74
    redução da fertilidade em 72, 163
Amazônia brasileira, malária 369
Amazônia peruana
    abstinência de relações sexuais 164
    telemedicina 309-310
amenorréia da lactação 72, 163
América Latina
    câncer cervical 338-339
    cocaína e *crack* 187-189
    crenças alimentares 56-59
    crenças sobre o sangue 53-54
    distúrbios psicológicos 238-240
    imigrantes nos Estados Unidos da, ataques de nervos 240-241, 269-270
    religiões sincréticas em 283-284
    teoria humoral em medicina popular 34-35
*amok* 238-239
analgesia, placebo 172, 180-181
análise visual 404
anatomia
    crenças 32-34, 36-38
    imagens digitais e o Visible Human Project 44
anatomias simbólicas 36
ancestrais incluídos no conceito de família 211, 252
    como causa de doença 128
anemia
    falciforme e malária 323-324
    imigrantes no Reino Unido e minorias étnicas 66-67
*angina pectoris*, efeito placebo 182-183
animais
    como doadores de órgãos 325
    domésticos, doença humana ligada a 338
anorexia nervosa 29-31
anormalidade (comportamento anormal) 221, 226
    controlada 223-225
    descontrolada 224-226, 243-244
    dimensões políticas 230-232
    vantagens 225-226

Índice

ansiedade
  compreensão paciente vs. médico da 138-140
  limite 319-320
  neurose da AIDS associada a 348
antidepressivos 184
antienvelhecimento, indústria 20-21
antimaláricos 364-368
antimicrobianos, resistência a 99-100
anti-retrovirais, drogas na África 359
antropologia
  cultural 11, 17
  disciplina da 11
  enfermagem 24
  física 11
  nas estratégias de saúde global 399-400
  pesquisa em, *ver* pesquisa
  social 11, 17
antropologia médica 16-22
  ciclo vital humano e 17-21
  clinicamente aplicada 21-22
  crítica 21-22
  definição 11
  periódicos e *websites* 467-468
antropólogos sociais, pesquisa psiquiátrica por 221
antropólogos, papel dos, nos cuidados primários de saúde 390-391
*apartheid*, era do, na África do Sul
  desigualdades de saúde na 15
  estresse da 265-267
aplicação clínica da antropologia médica 21-22
aprendizado social
  de doenças populares 122-123
  do uso de álcool 190, 193
apresentação
  da doença 136-137
  pública da dor 172-173
aquecimento global 396-397
ar, poluição do 396-397
árabes *ver* mundo islâmico; Oriente Médio
Arábia Saudita, aconselhamento genético 323
Argentina
  aborto 165
  contraceptivos 380-381
armamentos *ver* armas
armas
  comércio internacional de 392-393
  migração 283-284
armas de fogo, homicídios por 392-393
aromaterapia, Reino Unido 105-107
artemisinina 364-365
Ásia
  câncer e dieta 76-77
  medicina complementar 88
asiáticos, imigrantes, no Reino Unido
  crenças alimentares 59, 69-70
  doença popular 121-122
  obesidade 69-70
  práticas de alimentação infantil 72-74
  rituais de morte 212-213
  somatização 234-235
  subnutrição 65-66
  tentativas de suicídio 291-292
asilo, busca de 273-274
aspectos legais em genética médica 326
aspectos protetores dos distúrbios genéticos 323-324
aspirina 181
ataques de nervos 240-241, 269-270
atenção, déficit de, transtorno de hiperatividade e 226
atmosférica, poluição 396-397

atributos pessoais do pesquisador 402
áudio, fitas de 404-405
Austrália
  migração para a, de crianças britânicas 277
    riscos de saúde (incl. doença mental) 285, 289-291
  Royal Flying Doctor Service 394
  serviços *on-line*
    terapia comportamental cognitiva 303-304
    uso clínico de informações 301
  ultra-som pré-natal na 157-158
auto-ajuda, grupos de 83-82
  imigrantes 294-295
  Reino Unido 103
autoconsciência, do médico 141-142
autocura, poderes e efeito placebo 182
automóvel 396-397
autopunição (autoflagelação) 176
autotratamento 79-80, 338
  AIDS 356
  epidemiologia da doença relacionada a 338
  malária 366
  medicação em países em desenvolvimento 198-199
  saúde mental dos migrantes 294-295
auxiliares funerários tradicionais 210
auxiliares tradicionais de parto 147-148, 158-160
aves domésticas, doença humana ligada a 338
aviões de tratamento médico na Austrália 394
*ayahuasca* 201
*ayin ha-rah* 128
*ayn* 128
azar *ver* infortúnio

## B

Bangladesh
  telemedicina em, 309
  imigrantes no Reino Unido de, crenças alimentares e diabetes 69-70
banquetes e festivais
  alimentos 62-63
  comportamento anormal 223, 226
barreira, contraceptivos de 164
  *ver também* preservativos; diafragma; dispositivo contraceptivo intra-uterino
barreiras estruturais à competência cultural 23
barreiras organizacionais à competência cultural 23
BCG, vacinação
  proteção contra a lepra 369
  Xhosa 385
bebês *ver* lactentes
beleza corporal 28-30
beleza, clínicas e terapeutas de, no Reino Unido 105-106
benzodiazepinas, dependência de 184-185
biculturalismo 12-13
biobancos 325
  Suécia 320
biocolonialismo 326
biodiversidade, perda da (por extinção) 397-398
biogerontologia 21, 321-322
biologia molecular 315-318
  *ver também* genética
biomedicina *ver* profissional, setor
biônicos, corpos/ciborgues 43-44, 97-98, 312-313
biopirataria 326, 397-398

biotecnologia 235-236
bipolar, transtorno *ver* transtorno bipolar
bissexualidade e AIDS 340, 347-348, 352, 355
Black Report 14-15
*blogs* 300, 313-314
Boletim da Organização Pan-Americana da Saúde sobre tabaco 196-198
*bomoh* 188-189
Botsuana, AIDS em
  curadores tradicionais e 356
  prevenção 359-360
Brasil
  AIDS no
BRCA1/BRCA2, genes 326
British General Council of Complementary Medicine 105-106
British Holistic Health Association 105-106
bruxaria 127
budismo, anatomia simbólica do 36
Burkina Faso, vacinações da infância em 385-387
burmeses, refugiados na Tailândia, cura tradicional 294
burocracias e instituições
  cuidados de saúde/médicos 393-394
  etnografia 406
  tempo nas 39-40

## C

Cabo Verde, Ilhas de, crenças sobre sangue 52-53
cadáveres computadorizados 52-53
café 185-187
cálcio, deficiência de 66
calendário, método de contracepção 164
calendas, tempo das 39-40
  rituais das 207-208
Califórnia, doença cardíaca coronariana em japoneses na 339-340
calor causando doenças, teoria leiga 126
Camarões, produtos farmacêuticos ocidentais em 200
Camboja, AIDS e uso de preservativo no 353
Canadá
  álcool e identidade social 194
  crianças britânicas migrando para o 277
  gregos no *ver* greco-canadenses
  manejo médico da menopausa no 152-153
  obesidade em imigrantes 68
  taxas cirúrgicas comparadas ao Reino Unido/Estados Unidos 340-341
câncer
  atraso na consulta 136
  cervical, América Latina 338-339
  dieta e 76-78
  metáforas 122-124
  Reino Unido, pressupostos culturais 307-308
câncer de cólon, e dieta 76
câncer de estômago e dieta 76
câncer de mama
  fatores de risco genéticos 326
  metáforas 123-124
  *websites* no Reino Unido 307-308
câncer de próstata, *websites* do Reino Unido 307-308
câncer de pulmão, alertas sobre o tabagismo causando 195-196
*cannabis* 201
caos interno, estresse como 267-268
capital, migração para a 283-284
carismáticos, grupos católicos 81-82, 250

carros 396-397
casamento
    abstinência de relações sexuais 164
    casamento, diferentes formas/padrões de 251
        epidemiologia da doença e 334
        métodos para compreensão 405
        no Sudão 161-162
    comportamento sexual antes/fora do 147
    comportamento sexual no 147
    consangüíneo e distúrbios genéticos 322-323
    de mulheres no Sudão 161-162
    HIV e 359
    ver também cônjuge
casamento fantasma 161-162
casamento, rituais de 208
    no Reino Unido 63
casm-e sur 128
caso-controle, estudos de 329
catártico, efeito dos rituais 217-218
categorização biológica (modelo médico) dos distúrbios psicológicos 227-228, 230
    combinada com rotulagem social 228-229
    ver também medicalização
católicos carismáticos, grupos 81-82, 250
células-tronco embrionárias, pesquisa de 321
células-tronco, pesquisa de 321
cérebro 45-46 ver também mente
chá 185-187
chakras 36
Cheyenne, índios 170
chi 36
China
    câncer e dieta 76
    diáspora 275-276
    distúrbios psicológicos 238-239
    malária 367-368
    medicina tradicional ver medicina tradicional
    migração dentro da 273-274
    migrantes da (diáspora) 275-276
    migrantes no Reino Unido, alimentação infantil 73-74
    período pós-parto 158
    somatização e sintomas psicossomáticos 235-236
    uso de tabaco 196-198
    ver também Taiwan
chocolate 185-187
cibercondria 308-309
cibercorpo 311-313
ciberespaço, corpo virtual no 44-45, 311-313
ciberself 311-314
ciberterapia 303-305
ciborgues 43-44, 97-98, 312-313
ciclo cósmico, celebrações do 207-208
ciclo vital (humano)
    antropologia médica e 17-21
    feminino, medicalização 150-153
    rituais ligando alterações na posição social a alterações no ver social, transição, rituais de
CID-10, Classificação dos Distúrbios Mentais e Comportamentais 243
cigarros, fumo de ver tabaco
cinco elementos 35
cipriotas, gregos, rituais de morte 210
circuncisão
    feminina 27-29
    masculina ver homens
cirurgia
    à distância (telecirurgia) 299

    taxas comparadas nos Estados Unidos/Canadá/Reino Unido 340-341
cirurgia estética 28-29, 153
classes sociais
    definições de saúde e 118
    uso de álcool e 194
cleptomania 238-239
clonagem humana 321, 325
clorofluorocarbonetos 396-397
coca, folhas de (*Ethroxylum coca*) 201
cocaína, *crack* 187-189
coito interrompido 164
*coitus reservatus* 164
cola, nozes de 201
COMAC, projeto 132-133
*commodities*, transformação em
    genoma humano 329
    partes do corpo humano 46-50, 283
competência clínica 23
competência cultural em cuidados de saúde 22-24
    websites 468
comportamento
    regulação em psicoterapia 246-247
    relacionado à saúde, fatores que influenciam 13-14, 117-119
    teoria leiga sobre a causa das doenças em 125
    ver também anormalidade; normalidade e tipos específicos de comportamento
comportamento agressivo 239
comportamento criminal 225-226
comportamento descontrolado
    anormal 224-226, 243-244
    normal 225-226
comportamento dissidente ou desviante, rotulagem incorreta do 230-232
comportamento repetitivo violento, síndromes de 239
comportamento sexual
    AIDS e 352, 355-356, 359-360
        Brasil 340, 350, 352
        prevenção da 359-360
    câncer cervical na América Latina 338-339
    cultura de gênero e 145-146
    epidemiologia da doença e 334
computador
    análise de dados qualitativos em antropologia 406
    corpo virtual e 52-53
    mente como 38
    pessoal médico 309-310
    síndromes associadas ao uso do 308-309
    ver também internet; tecnologia médica
    vírus 312-313
comunicação em telemedicina, padrões de 298-302 ver também consultas
comunicação entre profissionais de saúde (incl. médicos) e pacientes
    à distância (telemedicina) 298-300, 306
    melhora da 140-142
comunidade
    mundo visto como 376-377
    tradicional, entrevistas abertas ou questionários em 409
comunidade hospedeira e doença mental em imigrantes 289-290
comunidade local, estratégias de saúde no nível da 399-400
    programas de planejamento familiar envolvendo a 379-380
comunidade, cuidados primários de saúde com base na 381-382, 389-391

comunidade, reabilitação baseada na, lepra 372
comunidades tradicionais, entrevistas ou questionários abertos em 409
confidencialidade, aspectos de, em genética 325
conflito ver guerra e conflito
cônjuge, comportamento de consumo de álcool do 193
consangüinidade e distúrbios genéticos 322-323
consentimento informado 23, 409
constipação, crenças no Reino Unido 37
consultas (paciente-praticante/médico) 134-141
    como rituais 218-219
    contexto das 139-142
    efeitos do computador pessoal em 309-311
    no Reino Unido, medicina privada 110-111
    no Reino Unido, terapeutas complementares 106-107
    problemas 137-141
    razões para consultar ou não um médico 134-136
contágio invisível, AIDS como 347-348
contracepção 162-165, 377-381
    epidemiologia da doença e padrões de 334-335
    formas nativas 163-165
    lactação 72, 163
    métodos de barreira ver barreira, contraceptivos de; preservativos
    programas de 377-381
contraceptivos orais (pílula) 378-380
    crenças sobre/atitudes 378-379
    herbais 164
    na Argentina 380
contratransferência cultural 116-117, 141-142
coorte, estudos de, 329
coração 46-48
    afundando 121-122, 238-239, 267-268
    transplante 47-48
coração, sofrimento do (*narahtiye qalb*) 121-122, 238-239, 267-268
cordão umbilical, cuidado do 335
cores das drogas
    efeito placebo e 181
    malária e 366
    povo Zulu e 206-208
cores, simbolismo ritual 204-208
corpo 27-54
    alteração do, ver mutilação
    beleza e 28-30
    como informação 311-313, 317-318
    como máquina 38
    composto 43
    contracepção e crenças culturais sobre 378-379
    efeito da internet nas noções de 311-313
    encanamento, modelo de 36-38, 154-155
    equipamentos para exame do 97-98
    estrutura interna 32-34
    forma/tamanho/superfície 27-31
    funcional 34-38
    incapacitado ver incapacidade
    individual e social 30-31
    limites 31-32
    médico 46
    na gravidez 50-51
    no espaço e tempo 38-41
    normal e anormal, borramento dos limites entre 319
    novo, do século XX 43-47
    ornamentos ritualísticos 204
    partes do, transplante ver transplante

poroso 241-242
*ver também* pessoalidade
virtual, no ciberespaço 44-45, 311-313
Costa Rica, nervos na 269-270
*couvade*, síndrome de, 166-167
*crack*, cocaína em forma de 187-189
crenças espirituais *ver* religião; crenças sobrenaturais
crenças folclóricas (crenças nativas)
    coleta de folclore médico 404
    genética 318-319
    imunização 384-385
    infecções respiratórias em crianças 387-388
    lepra 371-372, 381-382
    malária 364-366
    tuberculose 388-389
crenças relacionadas à saúde, fatores que influenciam 13-14, 117-119
crenças sobrenaturais
    causa de doença 127-129
    causa de incapacidade 42-43
    *ver também* mágica; possessão; xamãs
crianças 385-394
    antropologia médica 17-18
    aprendizado de doença popular 122-123
    desnutrição em Mali 64-65
    doença por HIV /AIDS, prevalência e mortes 345
    estratégias de cuidados primários de saúde para 385-394
    exposição ao álcool 193
    incapacidade em, crenças sobre causa 42
    migração de 277-278
    obesidade 67-68
    percepções da doença 132-134
    planejamento familiar e o valor dado a 377-379
    tratamento da diarréia (terapia de reidratação oral) 22, 386-387
    *ver também* adolescentes; lactentes; pais
cristianismo e comunidades
    autoflagelação 176
    glossolalia 223-225
    poder simbólico do número 45, 215
crítica, antropologia médica 21-22
cromossomos sexuais e sexo 143-144
cuidados primários de saúde 382-394
    abordagens inovadoras 394
    orientados para a comunidade 389-391
    papel dos antropólogos 390-391
cuidados primários de saúde, equipes de
    África do Sul (Phelophepa) 394
    Reino Unido 109
culinária indiana no Reino Unido 75-76
culinária japonesa, globalização e 75-76
culinária, globalização da 75-76, 282-283
cultura 12-15
    aquisição de 274-275
    categorias/divisões/subdivisões 12-13
    conceito 12-15
    definições 12-15
    distúrbios psicológicos ligados à 238-241
    mau uso da 13-15
cura espiritual (cura espiritista) 103-104, 250-251
cura simbólica 245-251
cura *ver* terapia
cura, grupos de (cultos/grupos religiosos) *ver* religião
curador tradicional *ver* curandeiro folclórico

curadores 16-17
    ajudando a construir a narrativa da doença dos pacientes 129-132
    dor e 171-172
    efeito placebo e 180-181
    folclóricos *ver* curandeiros populares
    rituais de ajuda 217-218
curandeiros populares/curandeiros tradicionais e setor popular dos cuidados de saúde 81-89, 101-107, 245-246
    África do Sul 85-86, 219, 281
    afro-americanos 81-82
    AIDS 356-357
    Botsuana 356
    Burkina Faso 385-386
    cuidados primários de saúde envolvendo 390-391
    cultura de gênero 147-148
    difusão global a sociedades ocidentais 281
    difusão global de influências da biomedicina 281
    etnografia 406
    Federação Russa 83-84
    Haiti 386-387
    Iêmen 82-83
    índios norte-americanos 84
    malária 366
    Malásia 188-189
    México 84-85
    migrantes 294
    parteiras (auxiliares tradicionais de parto) 147-148, 158-160
    Peru 201
    profissionalização 85-87
    Quênia 82-83
    Reino Unido 103-107, 111
    Tailândia, refugiados burmeses na 294
    Taiwan 250
    Tanzânia 364-365
    treinamento 85-86
    vantagens e desvantagens 84-85 *ver também* medicina tradicional
    Zâmbia 218-219, 244
    Zimbábue 87
custo *ver* economia

# D

dados em antropologia médica
    acesso dos pacientes a 300-301
    acesso profissional a 300-301
    banco de dados genético 325
    influências na coleta de 402-407
    tipos 404-402
dano/destruição ambiental 377, 394-399
DeCode 326
degeneração como causa de doença, teoria leiga da 126
demência 19-21
dengue 381-382
dependência de drogas 183-189
    física *ver* adicção
dependência psicológica de drogas 183-185
dependência, síndromes de 239
depressão 234-236
    aspectos transculturais 235-236
    compreensão paciente *vs.* médico da 138-140
    epidemiologia 332-333
    neurose da AIDS associada a 348

rotulagem social 228
somatização 178, 234-235
terapia comportamental cognitiva *on-line* 303-304 *ver também* antidepressivos; transtorno bipolar
dermatologia *ver* pele, lesões de
desenvolvimento (físico e mental), modelo médico ocidental do 39
desenvolvimento (socioeconômico), em sociedades mais pobres, melhorias em saúde relacionadas ao 16
desequilíbrio *ver* equilíbrio e desequilíbrio
desigualdades
    em saúde, fatores socioeconômicos 14-16, 376, 382
    sociais, AIDS e 359-360
desmame, no Egito 71
desmatamento 397-399
desmedicalização dos transtornos comportamentais 244
desnutrição 63-67
despertar emocional em psicoterapia 246-247
determinismo genético 317-318
Deus e deuses na causa das doenças 128
dhat, síndrome 238-239
Dia de Ação de Graças 63
diabetes
    obesidade e 67
    tele-educação 298-299
diafragma, mulheres argentinas e 380
diagnóstico biológico/ocidental 227, 255
    diagnóstico, influências culturais e sociais 228-229, 255, 231-232
    glossolalia 223-224
    imigrantes na Austrália 291
    imigrantes no Reino Unido 291-292
    na Índia 254-255
diagnóstico das doenças
    à distância (telediagnóstico) 298-299
    avanços de tecnologia e disponibilidade de equipamento 96-99, 114-116
    diferenças nacionais sugerindo fatores culturais 92-93
    distúrbios genéticos 320
    doença psiquiátrica *ver* distúrbios psicológicos
    estudos epidemiológicos das variações em 340-341
    pré-natal 323-326
    ritual 215-216
    ritual na consulta 218-219
diálise, pacientes de 21, 98-99
diarréia, tratamento da (terapia de reidratação oral) em crianças 22, 386-387
diáspora 275-276
dieta e nutrição 55-78
    dieta e câncer 76
    doenças/"perturbação" e 75-78
    epidemiologia 335
    globalização 63-64, 73-76, 282-283
    na gravidez 51
    teoria leiga da dieta na causa 125
    *ver também* alimentos; desnutrição; supernutrição
dietas, tipos de 28-30, 68
difteria-coqueluche-tétano (DPT), vacinação 385
*dil ghirda hai* (coração afundando) 121-122, 238-239, 267-268
dimensões/fatores sociais
    AIDS 350-352, 359-360
    alimentos 60-63

causa de doença 127-128
distúrbios psicológicos 227-228
dor 174
estresse 260-261
genética 320-321
lepra 369-372
rituais 217-218
telemedicina 307-309
uso de drogas 179-180, 184-185
    adicção 185-187
    álcool 190-191, 193-195 ver também fatores socioeconômicos
Dinamarca, computador pessoal do médico e seus efeitos na consulta 309-311
disenteria 386-387
disfunção vs. incapacidade 40-41
dispositivo contraceptivo intra-uterino (DIU) 378-380
distância entre os indivíduos 31
distância íntima 31
distância pessoal 31
distúrbios genéticos 322-325
    aspectos médico-legais 326
    aspectos protetores 323-324
    consangüinidade e 322-323
    diagnóstico 320
    grupos de apoio 319-320
    triagem 319-320, 323-325
distúrbios psicológicos (psiquiátricos/doença mental) 221-256, 285, 294-295
    apresentação dos sintomas físicos como manifestação de ver somatização
    comparações 226-229
    críticas 242-243
    cura cultural e simbólica 244-251
    em migrantes, 285, 294-295
        manejo 293
        refugiados 287
        teorias da causa 287-290
        variações nas taxas 290-293
    estudos socioculturais ver psiquiatria cultural/transcultural
    ligados à cultura e/ou contexto 224-225, 238-243
    medo da AIDS causando 348
    padronização cultural 233-234
    telemedicina 302-305
distúrbios psicológicos 228
    combinados com abordagem biológica para categorização 228-229
    estresse dos rótulos diagnósticos 263-264
    loucura temporária 225-226
distúrbios psicossociosomáticos 238
distúrbios/sintomas psicossomáticos 235-238
    China 235-236
    estruturas familiares como causa de 253
    ver também somatização
diversidade
    das populações no mundo ocidental, social e cultural 274-276
    espécies, perda da (por extinção) 397-398
    problemas de pesquisa 407-409
    respeito à 141-142
diversidade multicultural ver diversidade
DNA 316-317
    banco de dados 325
    biotecnologia 235-236
    dupla hélice 315
    racialização e 327-328
doença
    "desconforto" sem doença 137-139

alcoolismo como 189-190
cultura e identificação da 331-333
de gênero social 153-154
definições médicas/significados 114-115
diagnóstico ver diagnóstico
dieta e ver dieta
distinção do "desconforto" 117-118
doença sem "desconforto" 137-138
epidemiologia ver epidemiologia
genética ver distúrbios genéticos
infecciosa ver infecções
modelos médicos ver modelos médicos
perspectiva médica em 113-116
teoria de classificação quente-frio 34-35
tratamento ver terapia ver também riscos de saúde; doença
doença cardíaca coronariana, epidemiologia da 331-332
    comportamento tipo A e 264-265
    cultura do gênero masculino e 153
    em imigrantes japoneses 339-340
    metáforas 123-124 ver também angina pectoris
doença cardíaca ver doença cardíaca coronariana
doença crônica 99-101
doença falciforme e malária 323-324
doença física ver doença
doença urbana, AIDS como 351-352, 358-359
doenças 153-154
doenças populares 120-123
    AIDS 348
    doenças médicas tornando-se 123-124
doenças tropicais 363-373
Dolly, ovelha 321, 325
domínio cognitivo em psicoterapia 246-247
dor 169-178
    aspectos políticos 177
    como somatização em 178, 234
    comportamento 169-177
    na religião 175
    parto 175 ver também analgesia
dor crônica 177-178
dor privada 170
dormideira, sementes de 201
DPT, vacinação 385
drogas 179-180, 202
    dependência ver dependência
    efeito total da droga 179-180
    lepra 369
    medicinais/terapêuticas ver medicamentos
    propriedades que contribuem para o efeito placebo 181
drogas essenciais (OMS), programa de 199
    aspectos éticos em pesquisa antropológica 409
    farmacogenética 327-328
    indústria farmacêutica e dependência de drogas 185-186
    transplante de órgãos 48-49
drogas psicotrópicas
    aceitação social 185
    mulheres 150-151
    prescritas, dependência de 184
    sagradas 201-202
drogas recreacionais 202, 337
    efeito placebo 182
    intravenosas ver HIV, doença por/AIDS
    risco de HIV e 351, 356
drogas sacramentais 200-202, 224-225
    alucinógenas 201-202, 224-225

DSM ver Manual Diagnóstico e Estatístico de Transtornos Mentais
dupla hélice de DNA 315

# E

economia (custo)
    da epidemiologia das doenças 333-334
    da pesquisa genética e aplicação 326-327
    da prevenção da AIDS 360
    da produção e do consumo de alimentos 63-64
    das causas do estresse 261
    do uso de álcool 189, 190
    do uso de drogas 179-180
    do uso de tabaco 196-198
    dos cuidados médicos em países ocidentais 99-100 ver também fatores socioeconômicos
educação
    à distância (tele-educação) 298-299
    crenças relacionadas à saúde e comportamentos influenciados pela 13-14
    prevenção da AIDS e 348, 351-352
    saúde 399
efeito total da droga 179-183
efeitos iatrogênicos da biomedicina 99-100
efeitos/respostas psicológicos
    da lepra 370
    da migração 288
    das mudanças culturais ao longo do tempo 274-275
    do estresse 257-258
Egito
    amamentação ao seio e desmame 71
    auxiliares tradicionais de parto 159
elementos, cinco (medicina aiurvédica) 35
emagrecimento (dieta) 28-30, 68
emprego ver trabalho
encanamento, modelo do corpo 36-38, 154-155
energia, síndromes de perda de 239
enfermagem 147-149
    à distância (tele-enfermagem) 298
    antropologia 24
    culturas de gênero 147-149
    disponibilidade/números de enfermeiros, comparações nacional/global 91, 147-148
    migração de enfermeiros 277-279
    NHS Direct de enfermeiros 299-300
    no Reino Unido 110, 147-149
    transcultural, websites 468
enfermagem, profissão de, e culturas de gênero 148
engorda, rituais de 29-30, 68-69
entrevistas
    abertas ver abertas, entrevistas e questionários
    de família 404
envelhecimento, base biológica do, ver gerontologia
    antropologia médica e 17-21
epidemiologia 17, 329-344
    crenças leigas 341-344
    cultural 332-334
    fatores culturais 333-340
    infecção por HIV/AIDS 345
    malária 363-365
    psiquiátrica 227, 332-334
equilíbrio e desequilíbrio 34-35

alimentos 56-59
  em teorias leigas sobre a causa das doenças 126-129
escarificação 28-29, 32
Escócia
  causa de doença, teorias leigas 128-129
  práticas de alimentação infantil em Glasgow 73
escravos negros 187-188
  rotulados com doença mental 255
espaço
  corpo no 38-39
  inversão do, em migrantes 211
Espanha
  sistemas profissionais de cuidados de saúde comparados com outros países europeus 92-93
  uso de drogas intravenosas e AIDS 355-356
especialista(s), médico 93-94
especialistas, departamentos em hospitais 94
espécies, extinção das 397-398
esperma, doação de 161
espermicidas 164
espíritos, maus/malevolentes 128-129
  possessão *ver* possessão
esquizofrenia
estados dissociativos 227
Estados Unidos (EUA)
  abuso de drogas 186-189
  AIDS
    conhecimento público 350
    curandeiros tradicionais e alternativos 356-357
    dimensões sociais 351
    metáforas 347
    prevenção 359-360
    representações culturais 348
    uso de drogas intravenosas e 355-356
  causa da doença, teorias leigas 124-125, 131-132
  comportamento de dor 170-171
    influência do cuidado das crianças no 174-175
  comunicação da doença ao médico em 136
  consumo de álcool 189-190, 192-194
  contraceptivos orais 378-379
  crenças alimentares 59-63
    sobre fertilidade 159-160
    sobre o sangue 51-53, 59-60
  cuidados de saúde, medicina complementar 88-89
  cuidados profissionais de saúde
    comparados com países europeus 92-93
    culturas de gênero 147-149
    enfermagem 149
    parteiras/obstetrícia 154-157
  distância entre os indivíduos 31
  doação de órgãos em 47-48
  grupos étnicos e imigrantes
    culturas de família 253
    diversidade populacional 275-276
    riscos de saúde da migração 284-286
    *ver também* afro-americanos; irlandeses; ítalo-americanos; judaísmo; América Latina, imigrantes nos Estados Unidos da; nativos norte-americanos
  imagem corporal interna 34
  lepra 372
  menstruação, crenças sobre a 51-53
  menstruação, medicalização da 150-151
  metáforas do câncer de mama 123-124

migração de profissionais de saúde para 277-278
nativos norte-americanos 84
psiquiatria
  diagnóstico 231-232
  imigrantes 285-286
  somatização 235
rituais de morte 210-211
síndrome de couvade em pais expectantes 166-167
tabagismo 195-196
taxas cirúrgicas comparadas ao Reino Unido e Canadá 340-341
terapia comportamental cognitiva *on-line* 303-304
estigma
  AIDS 263-264
  AIDS no mundo ocidental 347-348, 351
  câncer de mama 123-124
  incapacidade 40-41-41
  lepra 369-372
  tuberculose 388-389
estratégias protetoras (prevenção)
  AIDS 359-362
  apoio social no estresse como 260-261
  doença mental em migrantes 291, 294
  malária 367-368
  rituais como 218
estresse 257-303
  coletivo 265-267
  culturogênico 251, 261-265
  estudo de caso 130-132
  fatores
estresse coletivo 265-267
  (estressores) causando 257-261
  culturogênicos 261-264, 337
  influenciando a resposta ao 260-262
  migrantes 265-266, 289
  nas teorias leigas sobre a causa da doença 128
  refugiados 267 *ver também* sofrimento
estresse pós-traumático, síndrome de 265-267
estrogênio, deficiência de 151-153
e-terapia 303-305
Etiópia
  lepra 371-372
  tuberculose 388-389
etnomedicina 90
eu
  cibernético 311-314
  poroso 241-242
Europa
  curandeiros folclóricos no Leste Europeu 86-87
  medicina complementar 88
  percepções das crianças sobre a doença 132-133
  sistema profissional de cuidados de saúde 92-93
  tabagismo 195-196
  terapia de família e dinâmica família 253-254
  uso de álcool 194
exaustão, fase do estresse 257
exibicionismo 238-239
exorcismo em Omã 217-218, 254-255
experiência afetiva 246-247
experiências fora-do-corpo 242
Explanatory Model Interview Catalogue 332-333, 403-404
explosão interna, estresse como 268
extinção das espécies 397-398

# F

família e parentes
  álcool e 192-193
  ancestrais mortos incluídos 211, 252
  como provedores de saúde 79-80
  como sociedades em pequena escala 252-253
  definições/conceitos de família 251-252
  dinâmica 253-255
  do doador de órgãos, atitudes frente ao transplante 47-49
  entrevistas 404
  epidemiologia da doença e 334
  estrutura 251-255
  grupos de apoio (auto-ajuda) 103
  impacto da migração em 285-286
  tamanho da, epidemiologia da doença e 334 *ver também* consangüinidade
família, médicos de *ver* generalistas
família, teoria dos sistemas da 238, 253, 404
família, terapia de 251-255
  refugiados na Noruega 293
familiar, *script* 253
famílias mistas 251
famílias tradicionais, práticas de criação de filhos e comportamento na dor 174-175
famílias virtuais 252
farmacêuticos, agentes *ver* drogas; medicamentos
farmácias
  locais, nos países em desenvolvimento 198-199
  pela internet 299
farmacogenética 327-328
*fast-food*, lojas de 75
fatores ambientais (natureza)
  como estressores 260-261
  crenças relacionadas à saúde e comportamentos influenciados por 13-14
  migração dos riscos ambientais 282
  na teoria leiga sobre a causa das doenças 126-129
  problemas de saúde em pobres urbanos devidos a 381-382
  *ver também* natureza *vs.* cultura
fatores climáticos causando doença, teoria leiga 126
fatores psicológicos, ingesta de álcool e 189
fatores socioeconômicos
  crenças e comportamentos relacionados à saúde influenciados por 13-14
  cuidados primários de saúde 392
  desigualdades de saúde 14-16, 376, 382
  melhora da saúde em sociedades mais pobres 16
  programas de imunização 385-387
favelas 380-382, 389-391
  estresse 261-262
fé *ver* religião
febres, teoria leiga sobre a causa no Reino Unido 131-132
Federação dos Terapeutas Holísticos 105-106
Federação Russa
  diáspora da 275-276
  telemedicina 309
  uso de tabaco 196
  xamãs urbanos 83-84
feitiçaria
  benigna no Reino Unido (*wicca*) 103-104

maligna 127
*feldsher* na Rússia 389
fertilidade 159-160
    controle da *ver* contracepção
    problemas *ver* infertilidade
fertilização *in vitro* (FIV) 46, 160-161
festivais *ver* banquetes e festivais
feto, vulnerabilidade do 50-51
    *ver também* feto e entradas em pré-natal
Filipinas
    imunização 384
    migração de profissionais de saúde 277-278
fins recreacionais e epidemiologia da doença 337-338
fisiologia
    agrupamento, classificação por 403-404
    crenças 34-38
    da dor 169
    do estresse 257-258
    estados psicológicos que afetam a 238
    feminina, medicalização da 151-153
    foco médico na 113-114
    problemas de pesquisa relacionados à 409
    rituais ligando aspectos sociais da vida a *ver* social, transição, rituais de
fluoxetina 184
força primitiva, AIDS como 347-348
forças interpessoais, estresse como 268
fórmulas *vs.* amamentação ao seio 69-74
fotografias 404-405
fragmentação, estresse como 267-268
França
    diagnóstico psiquiátrico 232-233
    sistemas de cuidados profissionais de saúde, comparados com outros países europeus 92-93
    uso de álcool 192-193
frio (ambiental) causando doença, teoria leiga 126-132
frio (poder simbólico), na teoria quente-frio *ver* quente-frio, classificação
funções psicológicas do ritual 216-218
Fundo das Nações Unidas para a Infância (UNICEF), antropólogos médicos no 21-22

# G

gambienses, obesidade em 68-69
Gana
    abstinência sexual pós-parto 163
    malária em,
        crenças 365-366
        tratamento 366
    migração de profissionais de saúde para o Reino Unido 278-279
    produtos farmacêuticos ocidentais em 199
gases estufa 396-397
*gemeinschaft* 376-377
genealogias 405
generalistas (médicos de família)
    efeito placebo e 180-181
    no Reino Unido 108-109
    oftalmologistas e, videoconferência 298-299
    ritual de consulta 218-219
    *status* de HIV conhecido pelos 360
gênero e identidade de gênero 143-149, 318
    AIDS e 359-360
    álcool e 194
    componentes 143-145, 318
    debate natureza vs. cultura 143-144
    inversão de papéis em migrantes 286

gênero, culturas de 144-149
    comportamento sexual e 145-147
    cuidados de saúde e 147-149
    epidemiologia da doença e 334
    medicalização e 149-153
    saúde e 152-154
    variações 145-146
genética 17, 311-313, 315-328
    aplicada 235-236
        respostas da 324-327
    das respostas individuais a drogas 327-328
    pesquisa, respostas da 324-327
    revolução 315-318
geneticização 317-320
genitália externa
    feminina,
        circuncisão/mutilação 27-29
        cirurgia estética 28-29
    masculina, mutilação *ver* homens
    sexo somático e 143-144
genogramas 405
genoma 315-317
genômica, metafísica 316-317
gerontologia 20-21, 321-322
    transcultural 17-20 *ver também* biogerontologia
*gesellschaft* 376-377
gestos rituais 204-205
ghee 61, 69-70
Global Malaria Control Strategy 363-364
globalização 271-272
    definições 271-272
    dieta 63-64, 73-76, 282-283
    riscos 271-272 *ver também* migração
glocalização 272
glossolalia 223-225
GOBI-FF/GOBI-FFF 382-477
gordura na dieta e câncer 76-77
Grã-Bretanha *ver* Reino Unido
gravidez 208-209
    alimento e 57-58
    corpo durante a 50-51
    epidemiologia da doença e 335
    homens e 165-167
    rituais 156-158, 206-209, 216-217
    tecnologia médica 97-98 *ver também* aborto; parto, culturas de; fertilidade; infertilidade; parteiras; obstetrícia
Grécia, uso de álcool na 194
    mau-olhado na 128
greco-canadenses, cultura sexual 144-145
    nervos (somatização) 269-270
greco-cipriotas, rituais de morte 210
gripes e resfriados, teoria leiga sobre a causa 126-132
grupo, comportamento de, controlado 223-224
grupo, identidade de *ver* identidade
grupos étnicos
    discriminação contra 289
    diversidade *ver* diversidade
    farmacogenética e 327-327-328
    migração de capital/empregos/dívida 283-284
    minorias *ver* minorias
    semelhanças genéticas entre 319-320
    uso de álcool e 192-193
grupos focais 403-404
Guatemala, fertilidade e infertilidade 159-160
guerra e conflito
    como anormalidade controlada 223
    como estressor 265-266

    como metáfora da AIDS 347-348
    *ver também* refugiados; armas

# H

Haiti
    conceitos de AIDS 349
    terapia de reidratação oral 386-387
Hansen, doença de (lepra) 369-372
Harlem hispânico, *crack* e cocaína no 187-189
hassídicos, judeus, cura religiosa 247-248
Hausa, povo da Nigéria do norte, alimentos e medicamentos 59-60
Havaí, doença cardíaca coronariana em imigrantes japoneses para o 339-340
Health Education Authority em tabagismo 196
Healthy Cities Project 380-381
hepatite B 339
herança, *ver* genética
herbalismo (remédios tradicionais de plantas)
    contraceptivos orais 164
    Reino Unido 103-107
heroína 186-187
heterossexualidade 147
    AIDS e 352
    no Brasil 340, 352
HGP, *ver* Projeto Genoma Humano (HGP)
higiene pessoal 336
hinduísmo
    alimento e 56-57, 61
    anatomia simbólica 36
    cura simbólica 248-249
    doença popular em imigrantes no Reino Unido 121-122
    rituais de morte no Reino Unido 212-213
    *sadhu* 224-225
    sistema aiurvédico *ver* medicina aiurvédica
    sistema de castas 61
hiperglicemia do jaleco branco 264-265
hipertensão 263-264
    do jaleco branco 264-265
    migração e 284-285
    teorias leigas sobre a causa 130-132
hipnoterapeutas, Reino Unido 105-106
HIV, doença por/AIDS 340, 345-362, 375-376
    amamentação e 70
    co-morbidades 346-347
    conhecimento público e profissional 349-350
    curadores tradicionais e alternativos e 356-357
    dimensões sociais 350-352, 359-360
    drogas intravenosas 355-356
    epidemiologia 345-347
    estratégias preventivas 359-362
    estresse 263-264
    metáforas 123-124
    migração e disseminação da 358-359
    mutilações corporais/alterações e 357-358
    padrões de casamento e parentesco e 359
    representações culturais 348-349
    trabalhadores do sexo e 354-355, 358
Holanda *ver* Países Baixos
homens
    AIDS, práticas sexuais e 352-355
    câncer cervical na América Latina e comportamento sexual dos 338-339
    circuncisão, 27-28
        benefícios à saúde 28-29
    doenças de gênero social 153
    gravidez e 165-167
    migrando sozinhos 276

programas de planejamento familiar
dirigidos aos 379-380
*ver também* sexo
homeopatia
Índia 87
Reino Unido 103-106
homicídios por armas de fogo 392-393
homossexualismo (masculino e feminino)
conhecimento dos médicos de família do
*status* de HIV do paciente 360
cultura de gênero e 147
desmedicalização 244
HIV/AIDS e
no Brasil 340
nos Estados Unidos 351
salas de conversação e 300
Honduras, pobreza urbana e dengue 381-382
Hong Kong, depressão 235-236
hospitais-escola 98-99
hospital(is) 94-95
disponibilidade de leitos 91, 95
migrantes admitidos ao, Reino Unido
291-292
NHS 108
obstétrico *ver* obstetrícia
psiquiátrico, confinamento ao 230-255
hospitalização, rituais de 213-215
*hsiehping* 238-239
humor, alteração do, no diagnóstico da
depressão 235, 332-333
Huntington, doença de 324-326

## I

*iboga* 201
Icelandic Genome Project 326
Identidade
de grupo social
e álcool 193
e alimentos 61-62
geneticização e 318-320
pessoal *ver* pessoalidade
sexual *ver* gênero
idioma, dificuldades relacionadas ao, nos
imigrantes ao Reino Unido 289-292
idosos, *ver também* envelhecimento;
gerontologia; velhice
Iêmen, República do (Iêmen do Norte) e
iemenitas
curandeiros populares 82-83
mau-olhado 128
imagem à distância (telerradiologia) 298-299
imigrantes ilegais 274-275
imigrantes no Reino Unido
asiáticos *ver* asiáticos, imigrantes
crenças alimentares 59, 64-70
diversidade populacional e 275-276
doença mental 234, 285-286, 289-293
inversão de papéis de gênero 286
práticas de alimentação infantil 72-74
problemas nutricionais 64-70
profissionais de saúde 278-279 *ver também*
migração; minorias
imigrantes nos Estados Unidos *ver* Estados
Unidos
imunização (vacinação) 383-387
crianças 383-387
propriedades "imunizantes" dos alimentos
59-60
tuberculose *ver* BCG, vacinação *ver também*
vacinação
*in vitro*, fertilização (FIV) 46, 160-161

incapacidade 40-43
aspectos positivos 41-42
crenças sobre a causa da 42-43
disfunção vs. 40-41
estigma 40-41
lepra como causa de 369
incesto, tecnologias reprodutivas vistas como 161
Índia
câncer e dieta 76-77
contracepção com óleo de *neem* 165
cuidados primários de saúde 392
culturas do parto 157-158
depressão 333-334
desmatamento e doença da floresta de
Kyasanur 397-398
diáspora 275-276
dor no parto 175
estruturas familiares 254-255
hinduísmo *ver* hinduísmo
imunização em Kanara do Sul 384-385
lepra 370-372
linguagem da dor 171-172
malária 365-368
medicina tradicional 87-88
programas de contracepção 377-378
rituais de morte 211-213
sistema aiurvédico *ver* medicina aiurvédica
índice de massa corporal (IMC) e obesidade
67-68
indivíduo
como fator
na causa da doença 125-126
na resposta ao estresse 260-261
nas crenças e nos comportamentos
relacionados à saúde 13-14, 118
comportamento anormal controlado 223-225
estresse como força entre 268
estudos epidemiológicos e 329-330
genética das respostas a drogas 327-328
indústria farmacêutica 185-186, 199
infecções
animais domésticos como fonte de 338
desmatamento e 397-398
imunização *ver* imunização
parasitoses *ver* parasitoses
percepções das crianças 132-133
pobreza e 382
resistentes a drogas 99-101
teorias leigas sobre a causa 126-127, 131-132
tropicais 363-373 *ver também* germes;
microrganismos
infecções respiratórias da infância 386-388
teorias leigas soabre a causa 126, 131-132
infecções sexualmente transmitidas
África, curadores tradicionais e 356-357
circuncisão masculina e 28-29
comportamento sexual e transmissão de
147
infertilidade 159-162
tratamento 46-47, 160-162
informação
corpo como 311-313, 317-318
informações *on-line*, acesso
dos pacientes a 301
profissional a 300-301
informal, setor de saúde *ver* popular, setor
infortúnio
dor como 171-172
estudos de caso 218-219
narrativas do 129-132
rituais do 215-216

injeções, curandeiros populares e 82-86
instituições médicas *ver* burocracias e
instituições
Institute for Complementary Medicine 105-107
Internacional Classification of Impairments,
Disabilites and Handicaps (IClDH)
40-41
internet/*world wide web* (e *websites*) 297,
467-468
artigos de antropologia médica na 467-468
*blogs* 300, 313-314
conselhos médicos na 103
contexto cultural do uso 306-308
dependência de 308-309
grupos de auto-ajuda 103
psicoterapia 303
intervenções psicológicas em saúde 89
invasão, na etiologia da doença, teoria leiga
sobre a 126
AIDS 347
inversão de gerações em famílias de migrantes
285-286
Irã, sofrimento do coração 121-122
Irlanda do Norte, percepções da amamentação
na 73-74
Irlanda e irlandeses
consumo de álcool 191, 194
distúrbios psicológicos 233
imigrantes nos Estados Unidos,
apresentação da doença ao médico 136
apresentação da dor 172
dinâmica familiar 253
problemas de saúde (Reino Unido)
285, 291-292
Israel
cura psiquiátrica e religiosa 250
espaçamento dos nascimentos, imigrantes
etíopes e 165
infertilidade, atitudes em relação à 160-161
metáforas de doença 123-124
Itália
cultura de gênero 144-145
metáforas do câncer de mama 123-124
sistemas profissionais de cuidados de
saúde comparados com outros
países europeus 92-93
teoria leiga sobre a causa da doença 128-129
uso de álcool 192-193
ítalo-americanos
apresentação da doença ao médico 136
apresentação da dor 172
dinâmica familiar 253
uso de álcool 189, 192-193

## J

jaleco branco (do médico), como símbolo
ritual 204-207
jaleco branco, hipertensão e hiperglicemia do
264-265
Jamaica
auxiliares tradicionais de parto 159-160
dispositivo contraceptivo intra-uterino
378-379
imigrantes para o Reino Unido, psicose
234
Japão e japoneses
câncer e dieta 76
contraceptivos orais 378-380
cura simbólica 250-250
doação de órgãos e transplante 46
doença cardíaca coronariana 339-340

estrutura familiar 253-255
neurose da AIDS 348
possessão por raposa 250-250
práticas funerárias 212-214
*jinn*, espírito 238-239, 242
judaísmo
　alimentos 56-56-57
　cura simbólica 247-248, 250
　judeus norte-americanos apresentando a doença aos médicos 136
　poder simbólico do número 45, 215
　refugiados da Alemanha nazista 277-278
　rituais de morte 210
　uso de álcool 189, 192-193

## K

*kava* 201
*khat* 201
*koro* 238-239
*kuru* 330
Kuwait, domésticas migrantes para o 289
Kyasanur, doença da floresta de 397-398

## L

lactação *ver* amamentação
lactentes/bebês
　infanticídio 162, 165
　mãe e, separação conceitual na obstetrícia ocidental 155-156
　práticas de alimentação 69-74
lazer e epidemiologia da doença 337-338
leite, parentesco do 71-72, 251
leitos hospitalares, disponibilidade nacional/global 91, 95
lepra 369-372
Leste Europeu, curandeiros populares do 86-87
líderes comunitários 390-391
ligação emocional na cura simbólica 246
limites, ansiedade dos 319-320
linguagens do sofrimento 136-137
línguas, falando em 223-225
linha, estresse como uma 267-268
listagem livre 403-404
litigância e acusação de feitiçaria 128
loucura, crenças leigas sobre comportamento constituindo 225-226
　*ver também* distúrbios psicológicos
Lubavitch, movimento, cura religiosa 247-248
lutar ou fugir, resposta 262-263
luto 209-218
　cultural 267, 290, 294-295, 403-404
　estresse no 259-260
　por não-humanos (p.ex., partes do corpo perdidas/função, posição social, animais domésticos, etc.) 213-214
　rituais de 209-218 *ver também* práticas funerárias

## M

má saúde (física ou geral) 124-132, 137-139
　apresentação 136-137
　causa/etiologia, teorias leigas 124-132
　classificação 128-132
　compreensão do paciente 140-141
　definições 117-118
　estudos de caso 218-219
　fumo causando, alertas sobre 195-196
　metáforas *ver* metáforas
　modelos explanatórios da *ver* modelos explanatórios
　narrativas de *ver* narrativas
　percepção das crianças 132-134
　perspectivas do paciente em 117-119
　popular *ver* doença popular
　processo de adoecer 119
　refugiados 287
　rituais de 215-216
　tratamento *ver* terapia *ver também* doença; riscos de saúde
machismo e AIDS no México 352
maconha 201
mãe (gestante) 50-51
　lactente e, separação conceitual na obstetrícia ocidental 155-156.
　　*Ver também* pais
mães paquistanesas (no Paquistão e na Inglaterra), práticas de alimentação infantil 73-74
mães substitutas 160-161
magia
　branca, Reino Unido 103-104
　contracepção e 165 *ver também* possessão; crenças sobrenaturais
*mal de ojo* 128, 238-239
*mal occhia* 128
malária 363-369
　atitudes de prevenção 367-368
　crenças folclóricas 364-366
　doença falciforme e 323-324
　escala do problema 363-365
　migração 368-369
　tratamento 366-368
Malásia, curandeiros folclóricos da, tratamento da adicção 188-189
Malaui
　abstinência sexual pós-parto 163
　AIDS 359
Mali, desnutrição na infância 64-65
mamadeira vs. amamentação ao seio 69-74
Manual Diagnóstico e Estatístico dos Transtornos Mentais (DSM) 243-244
　anormalidade descontrolada e 243-244
　críticas 243-244
　normalidade descontrolada e 225-226
mapeamento (aspectos da vida diária ou sistemas de crença) 405
máquina, corpo como uma 38
　mau funcionamento (disfunção mecânica), doença por, teorias leigas 126
　mau funcionamento, estresse como 268
marca comercial, nome da droga e efeito placebo 181
Maria Lionza, culto a 248-250
Marrocos
　crenças alimentares 57-58
　medicina humoral 35
material escrito, análise do 404
*mati* 128
mau comportamento 225-226
mau-olhado 25, 127-128, 224-225
　América Latina/hispânicos 128, 238-239
maus espíritos *ver* espíritos
McDonald's 75
McDonaldização 272
mecânicas, causas de doença *ver* máquina, mau funcionamento
medicalização e biologização 149-127
　da morte 210-211
　da psiquiatria 317-318
　da velhice 20-21
　de condições relacionadas a gênero 149-153
　do alcoolismo 189-190
　do comportamento anormal 243-244
　do parto 155-158
　geneticização e 317-318
　papel da indústria farmacêutica 185-186
　　*ver também* desmedicalização
medicamentos (drogas medicinais; produtos farmacêuticos)
　atitudes das crianças 133
　compra pela internet 299
　cores *ver* cores
　doença por HIV 359
　efeito placebo *ver* placebo, efeito
　infecções resistentes a 99-101
　malária 364-368
　ocidentais, nos países em desenvolvimento 197-200, 282
　problemas de adesão 139-140
　psicotrópicos, prescrição em mulheres 150-151
　respostas geneticamente determinadas a 327-328
　troca por usuários 103 *ver também* drogas
medicina
　alimento como 59-60
　clínica 17
　como alimento 59-60
　crise na 99-101
　moralidade e 116-118
　reducionismo na 114-115 *ver também* medicamentos
medicina aiurvédica 35, 87-88
medicina complementar e alternativa (MAC) 88-89, 397-398
　AIDS e 356-357
　Ásia 88
　Estados Unidos 88-89
　Europa 88
　Reino Unido 103-107 *ver também* curandeiros populares
medicina tradicional
　chinesa 35-36, 87
　Índia 87-88
　iniciativa da OMS 86-87, 397-398
　sintomas psicossomáticos 235-236
médico, sistema *ver* profissional, setor
médico-legais, aspectos em genética médica 326
médicos/profissão médica 93-94
　aviões na Austrália 394
　computador pessoal dos 309-311
　consulta *ver* consultas
　de família *ver* generalistas
　disponibilidade/números 90-91
　doença e perspectivas do 113-116
　efeito placebo e 180-181
　jaleco branco como símbolo ritual 204-207
　migração de 277-279
　organização/divisões 93-94
　percepções das crianças 134
　relações
　　e interações com o paciente 113-142
　　em telemedicina 298-300, 306
　　estratégias de melhora 140-142
　troca de papel na medicina ocidental 100-101
Mende, povo de Serra Leoa, crenças sobre o sangue 53-54
menopausa 151-153
menstruação 150-151
　crenças sobre a 51-53, 378-379
　medicalização 150-153

rituais da menarca 206-207
    ver também amenorréia
mente como computador 38
metafísica, genômica 316-317
metáforas
    de câncer 123-124
    de doença 122-124
    do estresse 267-268
    doença por HIV/AIDS 123-124
metanfetamina 186-187
México
    crenças sobre tuberculose 388-389
    cura folclórica 84-85
    curadores espirituais 84
    metáforas do câncer em mulheres 123-124
    pobreza urbana e dengue 381-382
    rituais de morte 211
    sexo comercial 354
    sexo, AIDS e comportamento sexual 352
microrganismos
    contaminação dos alimentos 59-60
    migração 282 ver também germes;
        infecções
mídia
    assuntos de saúde na 301-302
    contato dos migrantes com a terra natal
        via 294-295
migração de idéias/objetos/serviços/
    ideologias, etc. 280-285
migração de pessoas 272-280, 285, 294-295
    AIDS e 358-359
    alimentos e 61-62
    benefícios 283-285
    como estressor ver estresse
    doença mental ver distúrbios psicológicos
    epidemiologia da doença e
    ilegal ou sem documentos 274-275
    impacto na família 285-286
    involuntária 273-274
    malária e 368-369
    profissionais de saúde 277-279
    retorno ao lar ver retorno
    riscos de saúde ver saúde, riscos de
    status de migrante 337
    temporária vs. permanente 273-275
    visão geral 272-275 ver também imigrantes;
        refugiados
migração interna 273-274
    de pessoas deslocadas 273-274
migração voluntária (vs. involuntária)
    273-274
militares, armas, migração e 283-284
minas terrestres 392
minorias em sociedades ocidentais, étnicas e
    culturais
    crenças sobre alimentos no Reino Unido
        64-67
    cura popular/tradicional no Reino Unido
        104-106
    desigualdades de saúde 14-15
    grupos de auto-ajuda 103
    problemas nutricionais no Reino Unido 64-67
    terapia de família 253-254 ver também
        imigrantes
mito(s)
    de retorno (migrantes) 294-295
    familiares 253
MMR, vacina 385
Moçambique, imunizações da infância em
    385-386
modelagem (aspectos da vida diária ou
    sistemas de crença) 405

modelo comportamental
    alcoolismo 190
    psicose 116-117
modelo orgânico das psicoses 116-117
modelos explanatórios da doença 119-121,
        140-141, 332-333
    coleta de modelos 403-404
    incompatibilidade 137-138
modelos médicos de doença 115-117
    alcoolismo 189-190
    distúrbios psicológicos ver categorização
        biológica ver também medicalização
modelos psicodinâmicos do alcoolismo 190
modelos psicológicos, alcoolismo 190
monitoração à distância (telemonitoração) 299
moradia e epidemiologia da doença 336
moralidade
    AIDS como punição moral 347-348
    álcool e 189-190
    medicina como sistema de 116-118
    psiquiatria e 230
moribundo, medicalização do 210-211
mortalidade ver morte
morte 209-214
    causada por armas 392-393
    doação de órgãos e questões éticas sobre
        48-49
    infecções respiratórias em crianças 386-388
    medicalização da morte 210-211
    relacionada ao HIV, prevalência 345
    ritual 206-207, 209-214
    social/sociocultural/vodu/morte por
        mágica 209-213, 238-239, 261-264
        ver também práticas funerárias;
        infanticídio; parassuicídio; suicídio
morte cerebral 45-46, 212-213
    doação de órgãos e 48-49
morte por mágica (sociocultural) 209-213,
        238-239, 261-264
mortos, conceito de família incluindo os 211, 252
mosquitos e prevenção da malária 367-368
movimentos ritualísticos 204-205
muçulmanos ver mundo islâmico
mulheres
    AIDS e práticas sexuais 352, 354-355,
        359-360
    alterações corporais, AIDS e 358
    alterações corporais/mutilações 28-29,
        153
    como curandeiras populares 147-148
    como provedoras de saúde da família
        79-80
    dietas 29-30
    dificuldades das imigrantes na língua no
        Reino Unido 289-292
    doenças de gênero social 153
    fisiologia e ciclo vital, medicalização 150-153
    genitália feminina ver genitália
    gestantes ver gravidez
    grupos de auto-ajuda 103
    lepra e impacto social em 370
    metáforas do câncer 123-124
    migração de 273, 276-277
    no setor popular de cuidados de saúde
        147-148
    obesidade (valorizada) 29-31
    prescrição de drogas psicotrópicas 150-151
    programas de planejamento familiar
        dirigidos a 377-380
    subordinação 145-146 ver também
        fertilidade; sexo; infertilidade; mãe;
        reprodução

multimigração 288
múltipla escolha, questionários de 408
Munchausen, síndrome de 173
mundo islâmico/muçulmanos e árabes
    álcool e 191
    alimentos e 56-57
    autoflagelação 176
    consangüinidade e distúrbios genéticos
        322-323
    crenças leigas sobre a causa da doença
        128-129
    cura simbólica 248-249
    distúrbios psicológicos e psiquiatria em
        238-239, 254-255
    infertilidade 160-161
    parentesco do leite 71-72, 251
    poder simbólico do número 45, 215
    práticas de alimentação infantil 71-72
    relações sexuais pós-parto, abstinência
        163, 215
mundo mítico e curas simbólicas 245-246
mutilação corporal 27-29, 335
    AIDS e 357-358

# N

Namíbia
    AIDS, dimensões sociais da 351
    AIDS, migração e disseminação da 358
    prostituição 355
nana (auxiliares tradicionais de parto)
    159-160
não-adesão 139-140
não-normativa, empreitada científica 89
narahtiye qalb (sofrimento do coração)
    238-239, 267-268
narcóticos ver opióides
narrativas de má saúde e infortúnio 119-120,
    129-132
    análise 404
nascimento (parto) 208-213
    dor durante o 175
    epidemiologia da doença e 335
    medicalização 155-158
    rituais 156-158, 207-209, 215
    social (vs. biológico) 211-212
        ver também pós-parto, período;
        renascimento
natalidade, controle da ver contracepção
nativos norte-americanos
    comportamento de dor 170
    cura popular 84
    drogas sagradas 201
natureza vs. cultura, debate 316-318
    sobre o sexo 143-144 ver também fatores
        ambientais
naturopatas, Reino Unido 106-107
nazar 128
nazista, Alemanha, refugiados da 277-278
Ndembu, povo, ritos de cura 218-219, 244
neem, óleo de 165
negros norte-americanos ver afro-americanos
Nepal
    curador tradicional 248-249
    lepra 371, 372
nervos 268-303
    ataques de 240-241, 269-270
    descritos como fios ou linhas 267-268
neurofibromatose, grupos de 319-320
neurose da AIDS 348
New Age, cura 81-82, 89
NHS (National Health Service) 107-111

## Índice

NHS Direct 299-300, 394
   *on-line* 301, 394
Nigéria
   Hausa, alimento e medicina 59-60
   lepra 371
nocebo, efeito 124, 180, 261-264
   morte social e 211-213, 261-264
nome comercial de drogas e efeito placebo 181
normalidade (comportamento normal) 221-223
   definições 221-223
   descontrolada 225-226
normalidade, desaparecimento 319
Noruega, terapia de família para refugiados 293
Nova Guiné
   cultura sexual 144-147
   estresse 261-262
Nova Zelândia, imigrantes de Tonga 62
nutrição *ver* dieta; alimento; desnutrição; supernutrição
nutricêutica 59-60
Nyoro, povo, adivinhação por transe 215-216

## O

obesidade 67-70
   cultural/voluntária 29-31, 68-69
   epidemia global 67-70
   sociedades ocidentais 76
objetividade do médico 113-114
observação participante *ver* abordagem etnográfica
obstetrícia 154-158
   tecnologia médica 97-98 *ver também* parto, culturas de; parteiras; gravidez
ocidentalização
   crenças alimentares e 63-64
   transtornos alimentares e 30-31
ocupação *ver* trabalho
odores, rituais 204
oftalmologia, telemedicina em 298-299
Omã, exorcismo em 217-218, 254-255
*on-line*, serviços *ver* internet/*world wide web*
operações *ver* cirurgia
opióides (narcóticos)
   adictos, Estados Unidos 186-188
   endógenos 172, 180-181, 257-258
órfãos, migração de 277-278
Organização Mundial de Saúde (OMS)
   antropólogos médicos em 21-22
   auxiliares tradicionais de parto 158
   cuidados profissionais de saúde 90, 147-148
   declaração de Alma-Ata (Saúde para Todos até o Ano 2000) 86-87, 382, 389
   doenças definidas pela 117-118
   estresse 258-261
   International Classification of Impairments, Disabilities and Handicaps (ICIDH) 40-41
   lepra 369
   malária 363-364
   medicina tradicional 86-87, 397-398
   obesidade 67
   produtos farmacêuticos ocidentais nos países em desenvolvimento 198-199
   programa de drogas essenciais 199-200
   programas de imunização 383
   tabagismo 195-198
   urbanização 380-381
órgãos, transplante de *ver* transplante
Oriente Médio
   armas leves 393
   autoflagelação 176
   consangüinidade e distúrbios genéticos 322-323
   infertilidade 160-161
osteopatas no Reino Unido 106-107
ozônio, camada de 396-397

## P

paciente
   acesso a bancos de dados 301
   consulta *ver* consultas
   estruturas narrativas impostas pela medicina ocidental em 129-131
   interações com médicos *ver* médicos
   perspectivas de doença 117-119
   rotulagem *ver* rótulos
pacientes comatosos 212-213
   e definições de morte 48-49
   e tecnologia médica 212-213
pais
   comportamento de dor na vida posterior influenciado pelos 174-175
   impacto da migração nos (inversão de gerações) 285-286
   percepções das crianças sobre a doença e papel dos 132-133
   substitutos 161-162 *ver também* crianças, práticas de cuidado das; pai; mãe
país antigo (dos migrantes) 286
   mantendo-se em contato físico com 294-295
   recriação dos aspectos do 294-295
   rejeição do, e sua cultura 294-295
   retorno ao *ver* retorno
País de Gales
   crenças sobre o sangue 51-52
   taxas cirúrgicas comparadas ao Reino Unido/Estados Unidos 340-341
pais e gravidez 165-167
Países Baixos (Holanda)
   efeitos do computador pessoal na consulta 309-310
   medicina complementar 88
países desenvolvidos/industrializados
   infecção por HIV /AIDS 346
   práticas de alimentação infantil 70
países subdesenvolvidos/não-industrializados (Terceiro Mundo)
   cuidados primários de saúde 382
   culturas de parto 157-160
   curandeiros populares 82-83
   desigualdades de saúde 14-15
   doação de órgãos 47-48
   doenças tropicais 363-373
   infecção por HIV/AIDS 345-347
   migração dos sistemas de cura dos países ocidentais para 280-281
   migração dos sistemas de cura para os países ocidentais 281-282
   ocidentalização dos *ver* ocidentalização
   pais na gravidez 166
   pobreza e saúde 376
   práticas de alimentação infantil 69-71
   produtos farmacêuticos 197-200, 282
   tecnologia médica 98-99, 280-281
   telemedicina 308-310
países/sociedades ocidentais
   ajuda médica internacional com *imprint* cultural dos 394
   conceitos de tempo 39
   contracepção 163
   cuidados profissionais de saúde comparações 91-93
   crise 99-100
   culturas de gênero 147-148
   papéis dos médicos em, alterações 100-101
   profissão de enfermagem 148
   cultura de parto 154-158
   culturas de gênero em 143-144, 150-153
   definições de saúde em 118
   desigualdades de saúde em minorias étnicas e culturais 14-15
   diversidade populacional *ver* diversidade
   doação de órgãos em 47-48
   doença psicossomática em 238
   doenças e alterações da dieta em 75-76
   estresse, noções leigas 128
   estruturas familiares 253-254
      novos tipos 251
   estruturas narrativas impostas aos pacientes 129-131
   metáforas da AIDS 347-348
   migração dos sistemas de cura dos países em desenvolvimento para 281-282
   migração dos sistemas de cura para países em desenvolvimento *ver* países subdesenvolvidos
pais na gravidez 166
prostituição 354
psiquiatras treinados em, pesquisa 221
psiquiatria 230
   diagnóstico/categorização dos distúrbios psicológicos 227-228, 230-236
   papel político 230-233
   rituais de luto 216-217, 302
   rituais de transição social 207-208
   tratamentos de infertilidade 161
      *ver também* países desenvolvidos
palavras, rituais 204
Paquistão, terapia de reidratação oral para crianças 22
parasitoses 339-340
   pobreza e 382
parassuicídio 238-239
parentes *ver* família e parentes
parentesco, padrões de
   HIV e 359
   métodos para compreensão 405
paroquial, medicina não-convencional 89
parteiras 154-155
   disponibilidade/números, comparação nacional/global 91, 147-148
   no Reino Unido 110, 147-148, 154
   populares (auxiliares tradicionais de parto) 147-148, 158-160
parto, culturas de 154-160
   não-ocidentais 157-160
   ocidentais 154-158
partos, espaçamento entre os 165
*Patient UK* (*website*) 103
patologia 17
   à distância (telepatologia) 298-299
pele, lesões de
   na lepra 370
   telemedicina 298-299
peles simbólicas 31-32
periódicos de antropologia médica 467
período antenatal *ver* pré-natal
personalidade
   risco do migrante se doença mental relacionada a 291
   transtorno de, múltipla 239
   uso de álcool e 192-193

personalistas, sistemas de etiologia da doença 128-129
peso, estresse como 267-268
peso, problemas de *ver* obesidade; supernutrição
pesquisa
    em antropologia 24-25, 400-410
    em populações culturalmente diversificadas 407-409
    genética, respostas 324-325-327
    novos métodos 400-410
    psiquiátrica, por psiquiatras de treinamento ocidental 221
pesquisa qualitativa em antropologia médica 402-407
pesquisador, atributos 402
pessoal, manejo de risco, conceitos 343-344
pessoal, vulnerabilidade à doença 125-126
pessoalidade (identidade pessoal) 315
    geneticização 318
peste, AIDS vista como 347-348
*peyote*, cacto 201
Phelophepa Health Care Train 394
*pituri* 201-202
placebo, efeito 180-183
    analgésicos 172, 180-181
    componentes/mecanismos 180-181
    poder 180
planejamento familiar *ver* contracepção
plantas
    extinção 397-398
    remédios modernos de 397-398
    remédios tradicionais de *ver* herbalismo
*Plasmodium*, espécies de 363
pobreza e privação 376
    AIDS e 359
    desigualdades de saúde 14-16, 376, 382
    desnutrição 63-65
    estresse 261-262, 265-267
    malária e 363-364
    prostituição 355
    urbana 380-382
poder simbólico
    40 (o número) 215
    jaleco branco do médico 204-206
polarização do significado, símbolos rituais e 205-207
poliandria 163, 334, 359
poliginia 163, 334, 359
políticas, dimensões
    da dor 177
    da pesquisa genética e aplicação 326-327
    da produção e do consumo de alimentos 63-64
    da psiquiatria 230-255
    do alcoolismo 190
poloneses, migrantes no Reino Unido, internações psiquiátricas 291-292
poluição 394-397
populações
    controle *ver* aborto; contracepção; infanticídio
    crescimento excessivo 377-381
    diversidade *ver* diversidade
    epidemiologia da doença e políticas em 335
    estudos antropológicos e epidemiológicos, comparação 329
    indígenas da floresta, destruição 397
    migração *ver* migração

popular, setor
    conceitos epidemiológicos e de risco em 341-344, 409
    conhecimento da AIDS 349-350
    cuidados de saúde entre 79-82
    epidemiologia da doença associada a 338
    estresse e modelos de sofrimento social 267-270
    no Reino Unido 101-103, 111
    produtos farmacêuticos do, em países em desenvolvimento 198-199
    teorias de causa da doença *ver* doença
porto-riquenhos (Estados Unidos)
    classificação dos alimentos em quente-frio 57-58
    cocaína 187-188
pós-humanos 44
pós-parto, período (puerpério) 157-158
    práticas contraceptivas 72, 163
    rituais 157-158, 208, 215
        *ver também* amamentação ao seio
possessão por espíritos 223-224, 238-239, 241-242
    exorcismo em Omã 217-218, 254-255
    no Japão 250
postura 27-28
*potlach* 61
povos indígenas, destruição dos 397
práticas funerárias 212-214
    epidemiologia da doença e 337
práticas sexuais e 340, 350, 352
    conhecimento público 350
    cura espiritista 250-251
    malária 368-369
pré-menstrual, síndrome 150-153
pré-natais (antenatais), intervenções 156-158
pré-natal (antenatal), triagem genética e diagnóstico 323-326
preocupações locais, integração com as globais 272
prescrição de drogas 179-180
    efeito placebo e 181-182
prescrição de drogas psicotrópicas em mulheres 150-151
preservativos 352-354, 359-360, 379-380
    atitudes diante do uso de 352-356, 359-360
    primitivos 164
    trabalhadores do sexo 355, 359-360
pressão alta *ver* hipertensão
primos, casamentos entre, e distúrbios genéticos 322-323
privados, cuidados de saúde no Reino Unido 110-111
problemas de saúde *ver* má saúde
problemas psicossociais em pobres urbanos 381-382
profissão médica *ver* médicos
profissional, setor de cuidados de saúde (alopatia; biomedicina; sistema médico) 90-100-101
    comparação no Ocidente 91-93
    culturas de gênero 147-148
    migração de sociedades ocidentais para países em desenvolvimento *ver* países em desenvolvimento
    Reino Unido *ver* Reino Unido
profissionalização do setor popular de cuidados de saúde
    curandeiros populares 85-87
    terapeutas complementares 89
    terapeutas complementares no Reino Unido 105-106

progesterona, deficiência de 150-151
programas internacionais de ajuda médica, abordagens ocidentais 394
projeção, técnicas de 405
Projeto Genoma Humano 44, 311-312, 315-317
prostituição *ver* sexo, trabalhadores do
Prozac 184
pseudo-AIDS 348
pseudo-hermafroditismo 143-144
psicanálise 246-248
    *websites* 468
psicologização da depressão 234-235
psiconeuroimunologia 238, 258-259
psicoses 116-117
    crenças leigas sobre comportamento que constitui 225-226
    diagnóstico 231-233
    modelos psiquiátricos que explicam 116-117
    transtorno bipolar com 231-232
psicoterapias 246-248
    migrantes 293-294
    misticismo judeu combinado com 250
    *on-line* 303-305
psilocibina 201
psiquiatras
    comportamento diagnóstico 228-230
    treinamento ocidental em pesquisa 221
psiquiatria 221-256
    à distância (telepsiquiatria) 302-305
    cultural/transcultural 221-341
    diagnóstico 221, 226-233, 255
    influências culturais e sociais 228-233, 255
    medicalização *ver* medicalização
    migrantes 294-295
    papel político 230-233 *ver também* hospitais; distúrbios psicológicos
    *websites* 468
público, setor *ver* popular, setor
puerpério *ver* pós-parto, período
punição
    AIDS como 347-348
    do comportamento dissidente 231-232
    *ver também* autopunição
punjabis, imigrantes no Reino Unido, coração afundando e 121-122

## Q

*qat* 201
*qinghaosu* 364-365
quarenta (o número), poder simbólico do 215
Quênia
    cultura de gênero 147
    injecionistas 82-83
    tratamento da malária 366
quente-frio, teoria de classificação
    alimentos 56-59
    doenças 34-35
questionários
    abertos *ver* abertas, entrevistas e questionários
    múltipla escolha 408
quiropráticos, Reino Unido 105-106

## R

raça (conceito de) e farmacogenética 327-328
    *ver também* grupos étnicos
racismo afetando a saúde mental do imigrante 289-290, 293
radiologia à distância (telerradiologia) 298-299

radiônica, Reino Unido 106-107
raiva, síndromes de 239
Ramadã 56
randomizados, estudos controlados 408
　ordenamento por posição 404
　procedimentos de avaliação rápida 402-404
raposas, possessão por, Japão 250
raquitismo 65-68
rastafarianismo, alimentos 56-57
reabilitação, lepra 372
reconfortantes químicos, drogas como 185, 337
recursos hídricos, demanda aumentada de 377-378
reducionismo em medicina 114-116
reflexividade do médico 141-142
reflexologia 105-107
refugiados 273-276, 393
　cura tradicional 294
　estresse e saúde mental 291-292
　retorno ao lar 273-274
　riscos de saúde 287
　terapia de família 293
Reino Unido/Ilhas Britânicas
　AIDS, conhecimento público da 349
　anúncios de drogas psicotrópicas para mulheres 150-151
　causa da doença, teorias leigas sobre 128-132
　consulta
　　como ritual 218-219
　　efeitos do computador pessoal na 309-310
　　problemas 138-139
　crenças alimentares 59, 63, 69-70
　crenças sobre constipação 37
　crenças sobre o sangue 51-52
　crianças migrando para o exterior sozinhas 277
　cuidados populares de saúde 101-103, 111
　cuidados profissionais de saúde em 107-112
　　comparados com outros países europeus 92-93
　　cuidado obstétrico 110, 147-149
　　culturas sexuais 147-148
　　parteiras 110, 147-148, 154
　　presunções e premissas sobre a profissão médica 93-94
　　tecnologia médica 97-99
　culinárias 75-76
　diversidade populacional (com a imigração) 275-276
　luto e rituais de morte 210, 216-218
　medicina humoral 35-36
　migrantes do (diáspora) 275-276
　migrantes no ver imigrantes
　práticas de alimentação infantil 72-74
　psiquiatria
　　cura simbólica 250
　　diagnóstico 231-233
　　distúrbios ligados à cultura 238-239
　taxas cirúrgicas comparadas com América do Norte 340-341
　terapia comportamental cognitiva *on-line* 303-304
　tratamento da infertilidade 161
　uso de álcool 195
　uso de tabaco, economia do 196
　*websites* de câncer para pacientes 307-308

relacionamentos (sociais)
　álcool e 195
　dor e 174
　genética e 319-320
　médico-paciente ver médicos
　no Japão, estresse na interconexão 253-254
　tempo da relação social 39-40
relações sexuais (peniano-vaginais),
　abstinência 164
　alternativas para 164
　pós-parto 163, 215 ver também contracepção
religião (e crenças espirituais/fé)
　álcool e 191-193
　alimento e 55-56, 62-63
　ciclo de tempo em 39-40
　controle da natalidade e 378-379
　cultura de parto e 154-155
　dor em 175-176
　entrevistas ou questionários abertos e 408
　epidemiologia da doença e 336-337
　grupos de cura associados a 81-82, 247-248
　migração 283-284
　no Reino Unido 103-104, 247-248
　pesquisa genética e aplicações e 324-325
　poder simbólico do número 45 215 ver também sagrados, itens; crenças sobrenaturais
religião judaica ver judaísmo
religiões sincréticas na América Latina 283-284
renascimento simbólico 39-40, 47-48
reprodução 154, 166-167
reprodução assistida 46-47, 160-162
Research Council for Complementary Medicine 105-106
resfriado comum e gripe, teoria leiga sobre a causa 126-132
restaurantes étnicos (Reino Unido) 75-76
retorno ao lar 294-295
　mito do 294-295
　refugiados 273-274
rim, transplante de 21
risco, conceitos leigos de 341-344, 409
ritmo, método de 164
ritmo, ritual 204
ritmos musicais rituais 204
ritos de passagem ver social, transição, rituais de
rituais 203-219
　aspectos técnicos 215-216
　definições 203-204
　funções 215-219
　símbolos ver símbolos
　tipos 207-216
　　contracepção 165
　　cura ver terapia
　　do infortúnio 215
　　refeições 62-63, 204
　　transição social ver social, transição, rituais de
　uso de drogas em 200-201
ritual, *couvade* 166
robótica 44
　à distância (telerrobótica) 299
rótulos (pessoas/pacientes) 91
roupas (vestuário) 27-28
　epidemiologia da doença e 335-336
　rituais 204-208
Royal Flying Doctor Service, Austrália 394
russos, migrantes no Reino Unido, admissões psiquiátricas 291-292

## S

sabores, rituais 204
Sadhu 224-225
sagrados/sacramentais, itens
　alimentos 56-57
　drogas 200-202, 224-225
sal na dieta, conselhos 76-77
salas de conversação 300
saneamento e epidemiologia da doença 336
sangue "fino" 52-53, 59
sangue "grosso" 52-53, 59
sangue, crenças sobre o 51-54, 59
　menstrual ver menstruação
sarampo-caxumba-rubéola, vacina 385
saúde
　crenças e comportamentos relacionados a, fatores que influenciam, 117-119
　culturas de gênero e 152-154
　definições 117-118, 389
　desigualdades, fatores socioeconômicos e 14-16, 376, 382
　manutenção da, crenças 83
　problemas de ver doença
saúde global 375-400
　aspectos-chave 46-47, 56-57
　conceito 377-378
　papel da antropologia em estratégias de 399-400
Saúde para Todos até o Ano 2000 (declaração de Alma-Ata) 86-87, 382, 389
saúde, cuidados de 79, 111-112
　à distância (telecuidado) 298, 299
　burocracias/instituições ver burocracias
　culturas de gênero e 147-149
　globalização 272
　primários ver cuidados de saúde primários
　rede terapêutica 100-102
　setores 79-80, 100-101
　setores no Reino Unido 101-112
　subculturas 79 ver também terapia
saúde, educação em ver educação
saúde, grupos de, na comunidade 390-391
saúde, profissionais de/trabalhadores
　acesso a banco de dados 300-301
　comunicação com os pacientes 298-300, 306
　comunicação em telemedicina 298-299
　comunidade 389-391
　conhecimento de AIDS entre 349-350
　migração 277-279
saúde, riscos de
　compartilhamento de agulhas 186-187, 351, 355-356, 359-360
　migração 284-285, 294-295, 340-341
　turismo 280 ver também risco
saúde, seguro 117-118
saúde, turismo de 280
secular, cura simbólica 246-248
seguro-saúde 117-118
seleção, hipótese da doença mental e migração 289
*Self Help UK* (*website*) 103
Selye, modelo do estresse de 257-258
semântica, análise de rede 404
sensibilidade, dos profissionais de saúde contribuindo para a competência cultural 23
separação, estágio de, na hospitalização 215
seres limiares 46, 319
Serra Leoa, crenças sobre o sangue entre os Mende 53-54

serviços para pacientes *on-line*, na doença terminal 303-304
sexo anal 164
    AIDS e, no Brasil 340
    cultura sexual e 147
    homens-mulheres 147, 164
sexo extraconjugal 147
    AIDS e 352
sexo genético 143-144
sexo psicológico 143-144
sexo seguro e AIDS 350, 352, 355-356
    e trabalhadores do sexo 355
sexo somático 143-144
sexo, trabalhadores do (prostituição) 354-303
    AIDS e 354-303, 358-360
    cultura de gênero e 147
    masculinos 354
    padrões 354
shinkeishitsu 238-239
Sibéria, xamãs urbanos na 83-84
sida (AIDS no Haiti) 349
silêncio, ritual 204
símbolo(s)
    carro como 396-397
    computador pessoal do médico como 311
    rituais 204-208
sinais e sintomas psicogênicos 34, 237
sintomas e sinais
    atribuídos à cultura 14-15
    de distúrbios psicológicos, na categorização diagnóstica 228-229
    de distúrbios psicológicos, na depressão 235-236
    físicos, necessidades psicológicas expressas como *ver* somatização
    na consulta
        como fator de decisão na consulta 135-136
        na apresentação da doença para o médico 136-137
        problemas de terminologia 138-140
    percepções das crianças 132-133
    percepções e compreensão do médico 113-114
    psicogênicos 34, 237
    triagem genética sem presença de 323-324
sintomas físicos, necessidades psicológicas expressas como *ver* somatização
siques
    alimentos 56-57
    doença popular em imigrantes ao Reino Unido 121-122
sistema imune, estado psicológico afetando o 238, 258-259
situações públicas
    comportamento de dor em 170-172
        apresentação 172-173
        aspectos sociais 174-177
    consumo de álcool em 193-195
    distância entre pessoas em 31
    rituais em 203-204
social, análise de rede 405
social, apoio *ver* suporte (social)
social, aprendizado *ver* aprendizado
social, comportamento, dimensões/zonas 221-226 *ver também* anormalidade; normalidade
social, corpo 30-31
social, distância 31
social, diversidade *ver* diversidade
social, gênero 143-145
social, identidade *ver* identidade
social, modelo das psicoses 116-117
social, morte 209-213, 238-239, 261-264, 348
social, nascimento 211-212
social, organização dos sistemas de cuidados de saúde 16
social, rotulagem *ver* rótulos
social, sofrimento *ver* sofrimento
social, *status* e alimento 60-61
social, tempo de relação 39-40
social, transição, rituais de (ritos de passagem) 207-215
    casamentos *ver* casamento
    dor 176-177
    gravidez 156-158, 206-209, 216-217
    parto/puerpério 156-158, 207-209, 215
sociedade
    em pequena escala, família como 252-253
    mundo visto como (*gesellschaft*) 376, 377
sociedades mediterrâneas, uso de álcool 194
sofrimento
    linguagem do, 119, 137
    linguagem do, distúrbios psicológicos e 233, 235-236
    linguagem do, interpretações errôneas do 137-138
sofrimento emocional 235
    médico 113
    problemas de terminologia na consulta sobre 138-140
    aculturação 12-13
sofrimento social 257, 265-267
    modelos leigos 267-270
*software*, análise qualitativa de dados em antropologia 406
somatização 130-131, 234-238
    cultural 236-237
    doença popular 121-123
    dor e 173, 178
sono como morte em miniatura 206-207
sons, rituais 204
Sri Lanka
    comportamento de dor 176
    doação de órgãos em 47-48
    infertilidade 159-161
    lepra 371
subjetividade
    avaliação do paciente com distúrbio psicológico 228-230
    descrição pelo paciente de seus sintomas e sinais 98-99, 113-114, 118-119
Sudão
    malária 367-368
    práticas de parentesco e casamento 161-162
Suécia
    biobanco 320
    percepções dos transplantes de órgãos 49-50
suicídio, imigrantes no Reino Unido 291-292
    *ver também* parassuicídio
supernutrição, imigrantes no Reino Unido/minorias étnicas 67 *ver também* obesidade
superpopulação 377-381
suporte (social)
    distúrbios herdados 319-320
    imigrantes 294-295
    internet 300
    proteção contra o estresse 260-261
*susto* 224-225, 238-242
Swahili, cultura de gênero 147

## T

tabaco (e tabagismo) 195-198
    como "adicção legal" 197-198
tabagismo *ver* tabaco
tabu, alimentos 56-57
Tailândia
    AIDS na, desigualdade social e 359-360
    AIDS na, estratégias preventivas 359-360
    migração e disseminação da AIDS 358
    refugiados burmeses, cura tradicional 294
    trabalhadores do sexo 355
Taiwan
    comportamento de dor 173
    período pós-parto 158
    somatização 235
    *tang-ki*, curador tradicional 250
Tamis (incl. Tamil Nadu)
    culturas de parto 157-158
    dor no parto 175
    infertilidade 159-161
Tanzânia
    AIDS e uso de preservativo na 354
    malária 364-366
tatuagem 28-29, 32
tecido, bancos de *ver* biobancos
tecnologia médica 95-99
    críticas 305-309
    definição 297-298
    diagnóstica 97-99, 114-116
    DNA/genética 321
    morte e 211-213
    mundo em desenvolvimento 223-225
    nos países em desenvolvimento 98-99, 280-23
    obstetrícia 155-158
    telemedicina 297, 309-310
    tratamento da infertilidade 46-47, 160-162
    *websites* 468
temperança, movimentos de 189-190
tempo 39-41
    corpo no 39-41
    cuidados primários de saúde e conceitos culturais do 390-392
    das calendas *ver* calendas, tempo das
    efeitos psicológicos das mudanças culturais sobre o 274-275
    genética e 319-320
    inversão do, migrantes 211
    percepções das crianças 133-134
tempo monocrômico 39-40
    crianças e 133
tempo nacional 39-40
tempo policrônico 39
    crianças e 134
temporal, aculturação 274-275
teoria humoral 34-36
terapêutica, rede 100-102
terapia comportamental cognitiva *on-line* 303-304
terapia de reidratação oral em crianças 22, 386-387
terapia de reposição hormonal (TRH) 152-153
terapia genética 321
terapia/tratamento/cura 141-142
    cultural/transcultural 180-181, 245-247
    domínio leigo *ver* popular, setor
    efeito placebo *ver* placebo, efeito
    estudos de caso 218-219
    estudos epidemiológicos das variações em 340-341

migração 280-282
problemas da/consenso em 139-140
produtos farmacêuticos do Ocidente 197-200, 282
ritual 213-216, 244-246
simbólica 245-251
terapia gênica 321 *ver também* cuidados de saúde; reabilitação; autotratamento; telemedicina e tipos específicos de distúrbios
terapias faladas 246-247
Terceiro Mundo, *ver* países subdesenvolvidos/não-industrializados
terminologia folclórica para doenças 138-139
psicossomática, na cultura ocidental 238
terminologia médica, problemas relacionados à 138-140
termômetros, percepções das crianças 133
tipo A, comportamento 153, 226, 264-266
tipo B, comportamento 264-265
tomografia computadorizada 98-99
tortura 177
trabalhadores de saúde da comunidade 389-391
trabalho/emprego/ocupação
cultura de gênero e 145-146
epidemiologia da doença e 336
migração dos empregos 283-284
tranqüilizantes, dependência de 184-185
transcultural, enfermagem 24
transe, adivinhação por 83-84, 215-216
transexualismo 143-144
trans-humanos (pós-humanos) 44
transição psicossocial dos migrantes 290
Transkei
curador tradicional 219-212, 281
dispensador de preservativo 353
imunização das crianças 385
transplante (órgãos) 43-47-50
doadores 45-46
animais (xenotransplante) 325
atitudes dos membros da família 47-49
comércio de partes do corpo 46-50, 283
rim 21
transplante renal 21
transtorno bipolar 226
com psicose 231-232
transtornos alimentares 29-31
tratamento *ver* autotratamento; terapia
treinamento, curandeiros populares 85-86
triagem genética 319-320, 323-325
triangulação 392, 407

Trinidad, simbolismo do automóvel 396-397
Truth and National Reconciliation Commission 267
tuberculose 387-389
vacinação *ver* BCG, vacinação
turismo 278-280
turismo sexual 280, 358

## U

Uganda
adivinhação em transe 215-216
AIDS e uso de preservativo em 353
ukuthwasa 241
ultra-som, pré-natal 157-158
umbanda 248-249
urbanização 273-274, 380-382
urbanos, xamãs 83-84
usuários de drogas intravenosas 337
risco de infecção por HIV 186-187, 351, 355-360
subculturas de adictos 186-187
útero
externo 46-47
na gravidez 51
na menstruação 51-53
Uzbequistão, aborto 165

## V

vacinação, tuberculose (BCG), proteção contra lepra 369
validade da pesquisa 407
*vegatalistas* 201
velhice, antropologia médica 17-21
*ver também* gerontologia
veneno, alimento como 59-60
Venezuela, culto a Maria Lionza 248-250
vesícula biliar, crenças leigas sobre 138-139
viagem sazonal e epidemiologia da doença 337
viagens *ver* migração
vida, mudanças de, como estressores 258-261
vídeo, fitas de 404-405
videoconferência
ciberterapia (psicoterapia *on-line*) 303-304
oftalmologia 298-299
viés de deferência 405, 409
Vietnam, ex-combatentes do, abuso de drogas por 186-187
vinhetas estruturadas 405-406
virtual, corpo no ciberespaço 44-45, 311-313
vírus
biológicos, *ver também* germes
de computador 312-313

vírus da imunodeficiência humana *ver* HIV
Visible Human Project 44, 311-312
vital, líquido, estresse como depleção de 268
vitamina $B^{12}$, deficiência de 66
vitamina D, deficiência de 65-66
vodu, morte por (morte sociocultural) 209, 211-213, 238-239, 261-264, 348
voluntários, trabalhadores de saúde, conselho e cuidados de 103
vulnerabilidade (pessoal) à doença 125-126
vulnerabilidade à doença física, teoria leiga da 126
vulnerabilidade genética, teoria leiga da 126
vulnerabilidade psicológica à doença, teoria leiga da 126

## W

*websites ver* internet
Whitehall, Estudo 15
*wicca* 103-104
*windigo* 238-239
*World Health Statistics*, relatório 90, 147-148
*World Tourist Organization* 278-279
world wide web *ver* internet

## X

X, cromossomos, e sexo 143-144
xamãs 83-84, 224-225, 242, 245-246
xenotransplante 325
Xhosa
curandeiros 241, 281
imunização 385

## Y

Y, cromossomos e sexo 143-144
*yage*, planta 201
*yin* e *yang* 35, 36

## Z

Zâmbia
AIDS 359
povo Ndembu, ritos de cura 218-219, 244
*zar*, espírito 238-239, 242
Zulu, povo
abstinência sexual pós-parto 163
crenças sobre a menstruação 51-52
crenças sobre tuberculose 388-389
curandeiros populares 81-86, 245
distúrbios psicológicos 241
simbolismo de cores para remédios 206-208